Acupuncture & Meridian System of Human Body

눈으로 배우는 경락경혈학

리순화 · 박정연 · 신동화 · 신원범
윤석나 · 이명심 · 이명희 · 이화정
장예선 · 최성임 · 홍지유

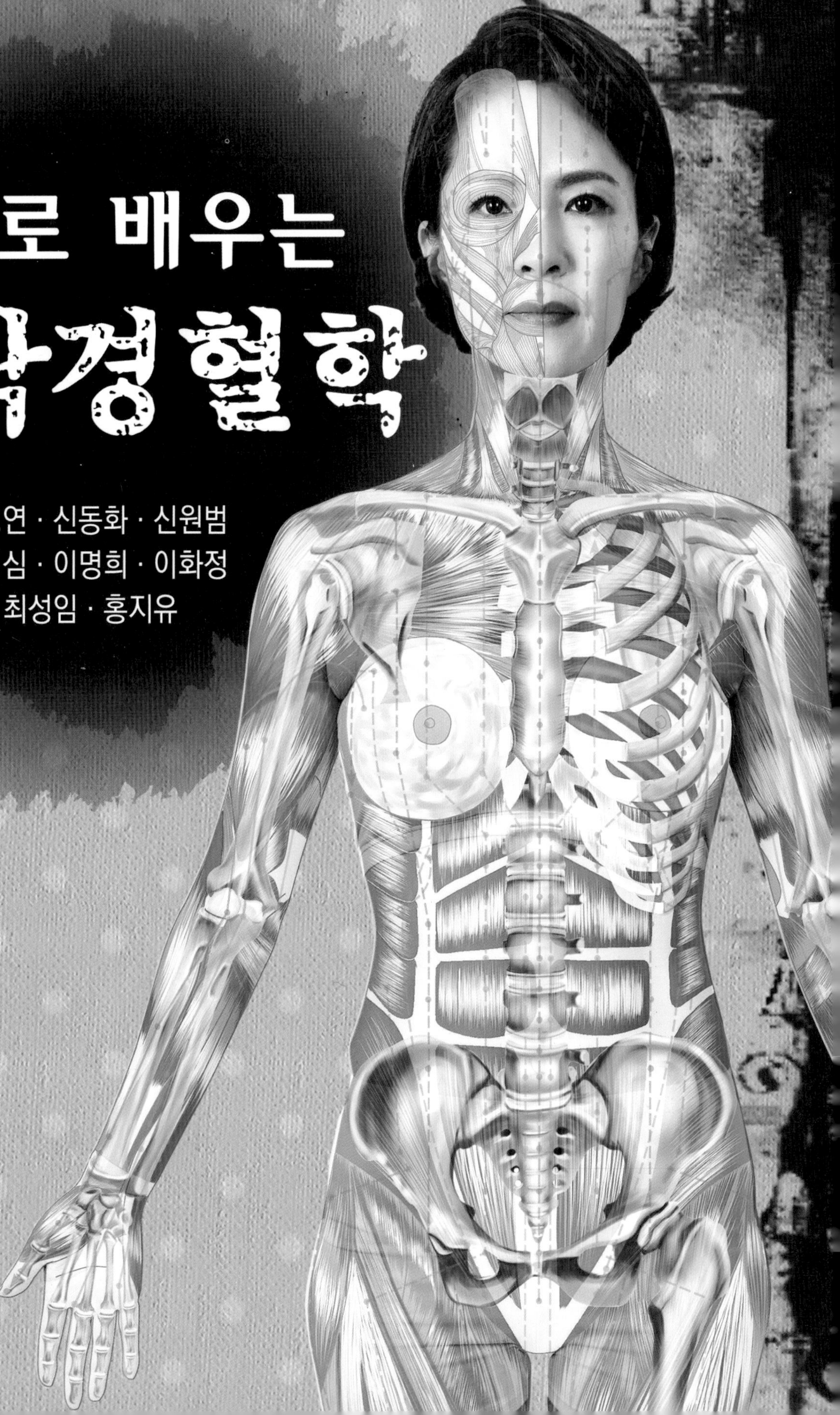

대경북스

저자소개

리 순 화
건국대학교 교수

박 정 연
광주대학교 교수

신 동 화
오산대학교 조교수

신 원 범
건국대학교 교수

윤 석 나
동주대학교 교수

이 명 심
인천재능대학교 교수

이 명 희
송호대학교 교수

이 화 정
성신여자대학교 교수

장 예 선
제주관광대학교 교수

최 성 임
경인여자대학교 교수

홍 지 유
건국대학교 교수

눈으로 배우는
경락경혈학

초판발행 2018년 3월 8일
1판 2쇄 2021년 3월 5일
발 행 인 민유정
발 행 처 대경북스
ISBN 978-89-5676-622-5

dkb 대경북스
등록번호 제 1-1003호
서울시 강동구 천중로42길 45(길동 379-15) 2F
전화: (02)485-1988, 485-2586~87 · 팩스: (02)485-1488
e-mail: dkbooks@chol.com · http://www.dkbooks.co.kr

머리말

경락은 체내의 기혈(氣血) 운행의 통로이며, 인체의 안팎 및 위 · 아래를 연결하고 장부와 기관을 연계하는 계통을 말한다. 경락은 경맥(經脈)과 낙맥(絡脈)으로 나뉘는데, 경맥이란 기혈이 위 · 아래로 운행하는 통로이고, 낙맥이란 기혈이 좌 · 우로 운행하는 통로이다. 사람의 몸에는 내부장기를 유지하기 위한 에너지 순환계가 상하 · 좌우 · 종횡으로 머리끝에서 발끝까지 분포되어 있다. 경맥과 낙맥을 흐르고 있는 에너지를 기혈, 또는 영위(營衛)라고 하는데, 이는 서양의학에서 말하는 순환계통이나 신경계통과 비슷한 점이 있으나 다르다.

병에 걸렸을 때 나타나는 증상들은 기혈이 순조롭게 운행하지 못하기 때문인데, 이때 경락을 순조롭게 소통시키기 위한 방법들이 강구된다. 질병의 원인과 치료에 대한 동양의학과 서양의학의 관점은 차이가 있다.

물리치료 측면에서 보면 동양의학에서는 자극의 대상을 기혈영위(氣血營衛)의 순행로(循行路)인 경락(經絡)과 내부장기의 반응점인 경혈(經穴)에 두고, 현대 서양의학은 근육 · 신경 · 혈관 · 관절의 운동 등을 주대상으로 삼는다.

치료목적도 동양의학에서는 정신적 · 생리적인 균형조절을 위주로 하고 체표적(體表的)인 자극에 의한 내부장기의 기능조절에 있는 데 반해, 서양의학에서는 국소적인 진통소염과 운동장애의 개선에 주안점을 두고 있다. 그리고 이학적인 자극인자도 현대 서양의학은 온열 · 전기 · 광선 · 방사선 · 원자력 등의 과학적인 이기(利器)를 개발 · 이용하는 데 있는 반면, 동양의학에서는 주로 자연적인 인자(因子)를 이용하고 자연발생적인 힘을 응용한다.

이처럼 동양의학과 서양의학은 근본적인 차이점을 지닌 채 수천 년에 걸쳐 각기 다르게 발전하여 왔다. 서양의학에서도 최근 동양의학의 경혈경락시스템에 큰 관심을 가지고 과학적으로 규명하고 임상에 응용하기 위해 다양한 연구가 진행되고 있다.

이 책은 한의학에 근거한 경혈경락시스템을 공부하고 있거나, 경락마사지와 경혈지압요법을 시술하고 있는 관련 분야의 전문가들이 인체 경혈경락시스템의 이론적 기반을 이해하고 임상적에서 적용하는 데 도움이 될 수 있도록 기획되었다. 특히 기존의 경혈경락 관련 서적에서 볼 수 있던 모호한 인체도 및 경혈도의 한계를 극복하여 실제적인 인체비례에 맞는 인체모형을 구성하고, 척추와 사지관절의 위치에 근거하여 경혈의 위치를 찾을 수 있게 구성하였다. 특히 『눈으로 배우는 경락경혈학』이라는 제목에 걸맞게 시각적인 학습을 통해 경락과 경혈을 익힐 수 있도록 배려하였다.

최근 대체의학의 붐과 더불어 경락마사지와 경혈지압요법은 한방치료뿐만 아니라 아름다운 몸을 가꾸는 것을 목적으로 하는 미용 분야에서, 스포츠상해의 예방 및 처치를 담당하는 스포츠의학 분야에서, 그리고 멋진 몸매를 만들고 유지하려는 다이어트 차원에서 적극적으로 활용되고 있다.

인체의 경혈경락시스템은 인체의 조화와 균형에 기반한 과학이다. 이 책이 경혈경락시스템과 경락마사지를 과학적 근거없이 행해지는 민간요법으로 격하시키거나, 미신에 기반한 치료행위로 치부하는 기존의 인식을 일소하고, 과학적이고 합리적인 대체의학으로 자리매김하는 데 일조하기를 기대한다.

끝으로, 일선에서 활동하시는 전문가들과 동료 및 선후배 학자들의 아낌없는 충고와 질책을 기대하며, 이 책을 읽게 될 독자들의 냉정한 평가를 바란다.

2018년 2월

저 자 씀

차례

PART 1 경락과 경혈의 기초

PART
2 정경12경맥

PART
3 기경8맥

PART

4 경외기혈

부록

PART 1

경락과 경혈의 기초

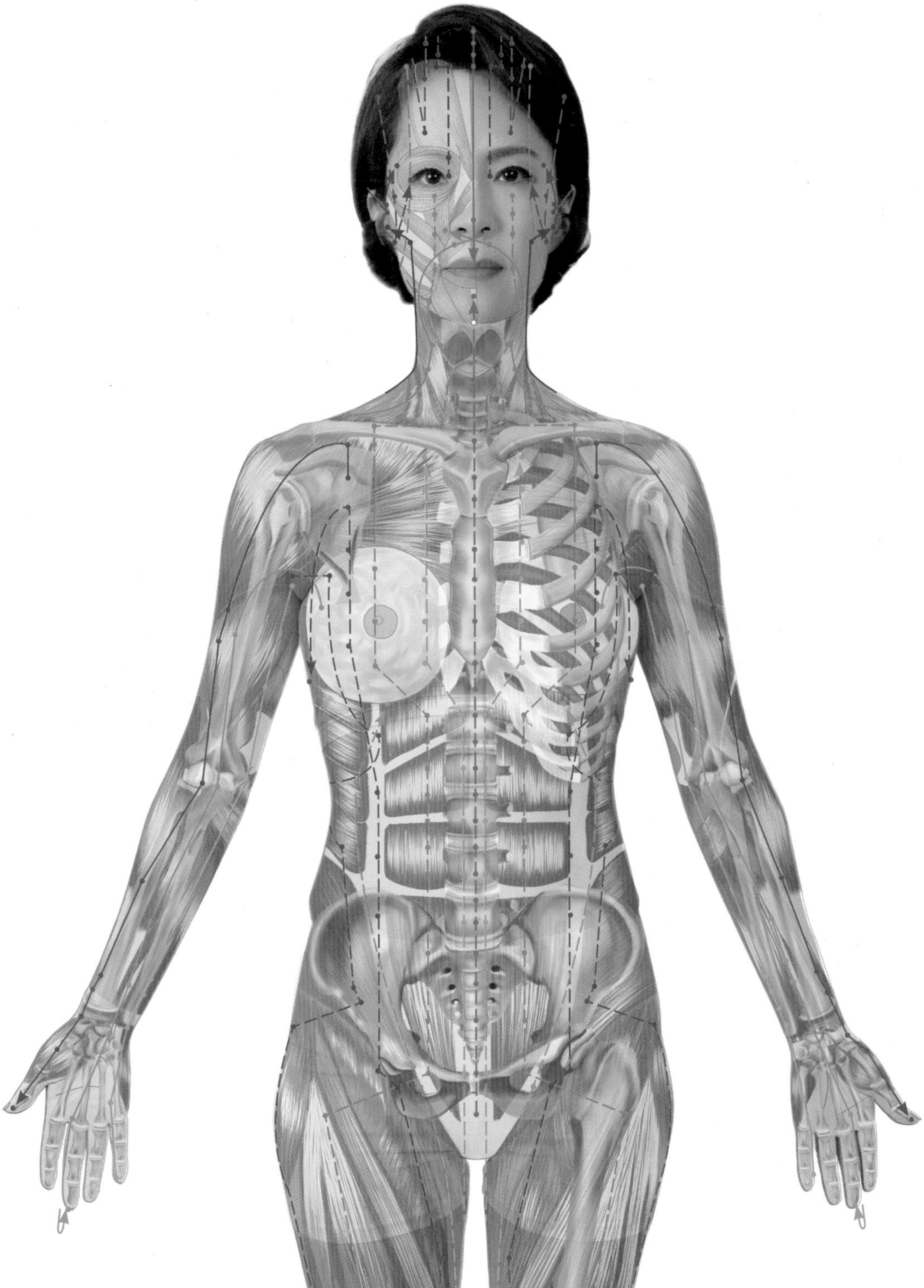

1 전신의 경맥

수태음폐경	———	LU
족태음비경	- - - -	SP
수소음심경	———	HT
족소음신경	- - - -	KI
수궐음심포경	———	PC
족궐음간경	- - - -	LR
수양명대장경	———	LI
족양명위경	- - - -	ST
수태양소장경	———	SI
족태양방광경	- - - -	BL
수소양삼초경	———	TE
족소양담경	- - - -	GB
독맥	———	GV
임맥	- - - -	CV

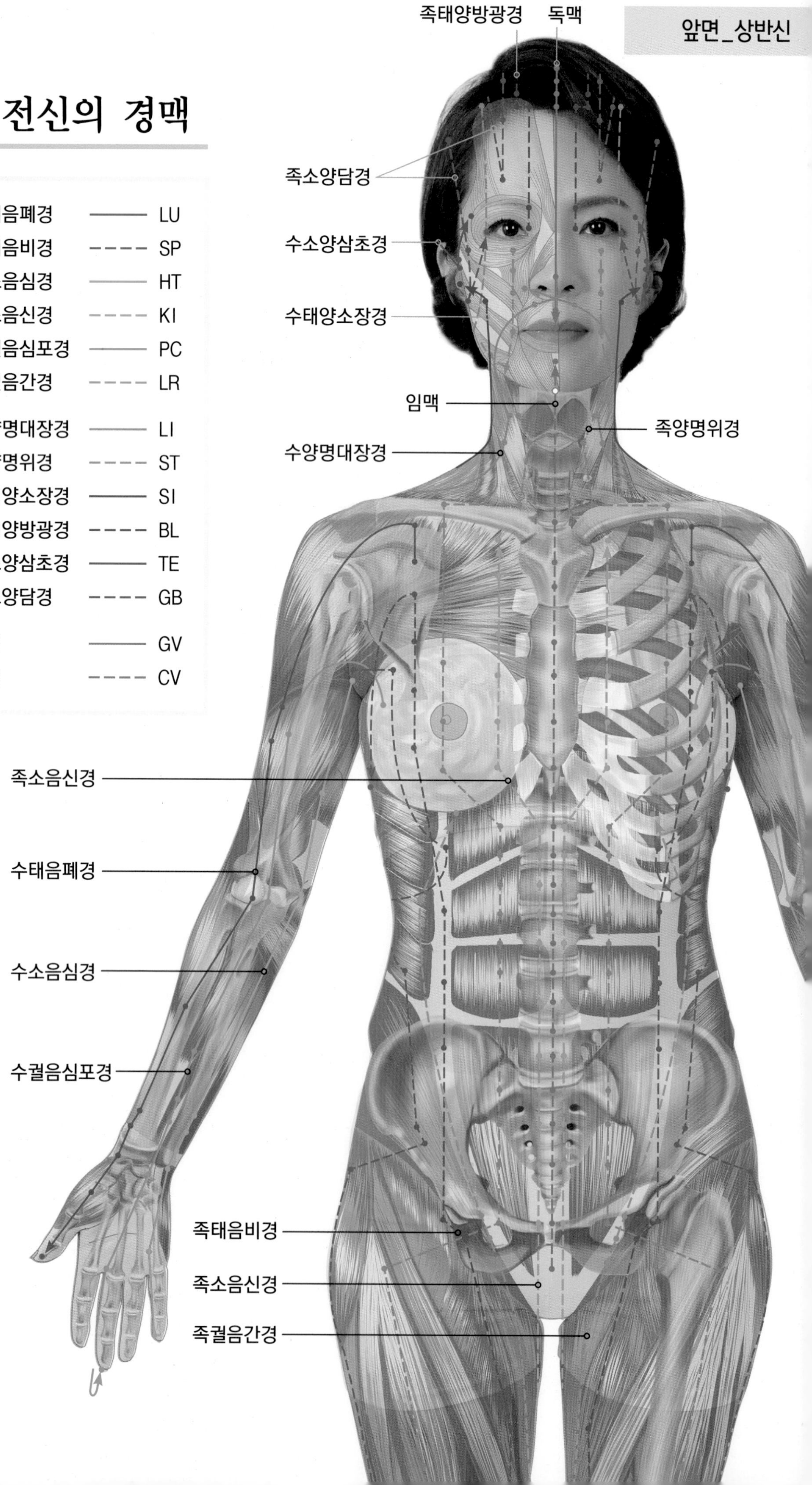

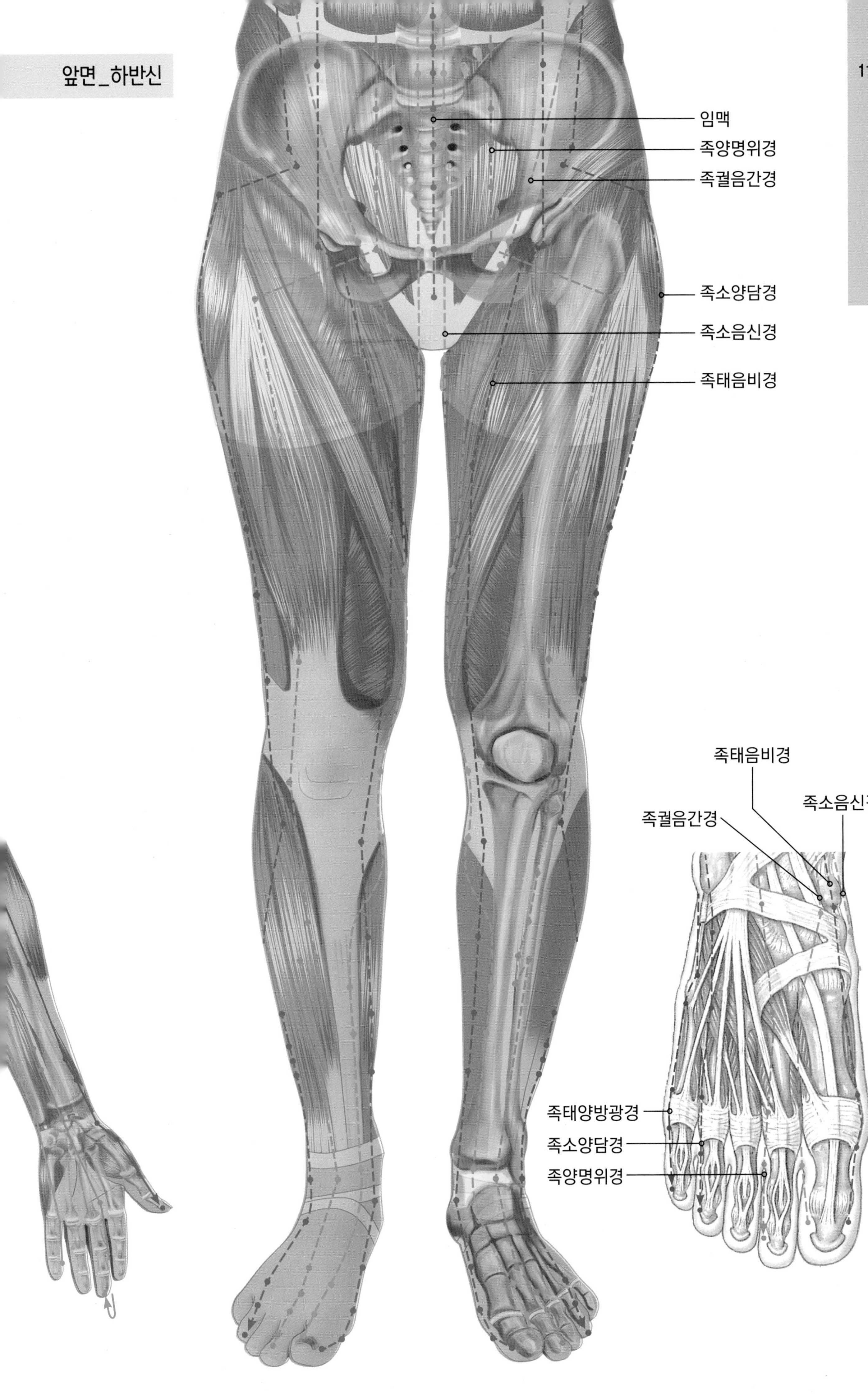
임맥
족양명위경
족궐음간경
족소양담경
족소음신경
족태음비경
족태음비경
족소음신경
족궐음간경
족태양방광경
족소양담경
족양명위경

수태음폐경	———	LU
족태음비경	- - - -	SP
수소음심경	———	HT
족소음신경	- - - -	KI
수궐음심포경	———	PC
족궐음간경	- - - -	LR
수양명대장경	———	LI
족양명위경	- - - -	ST
수태양소장경	———	SI
족태양방광경	- - - -	BL
수소양삼초경	———	TE
족소양담경	- - - -	GB
독맥	———	GV
임맥	- - - -	CV

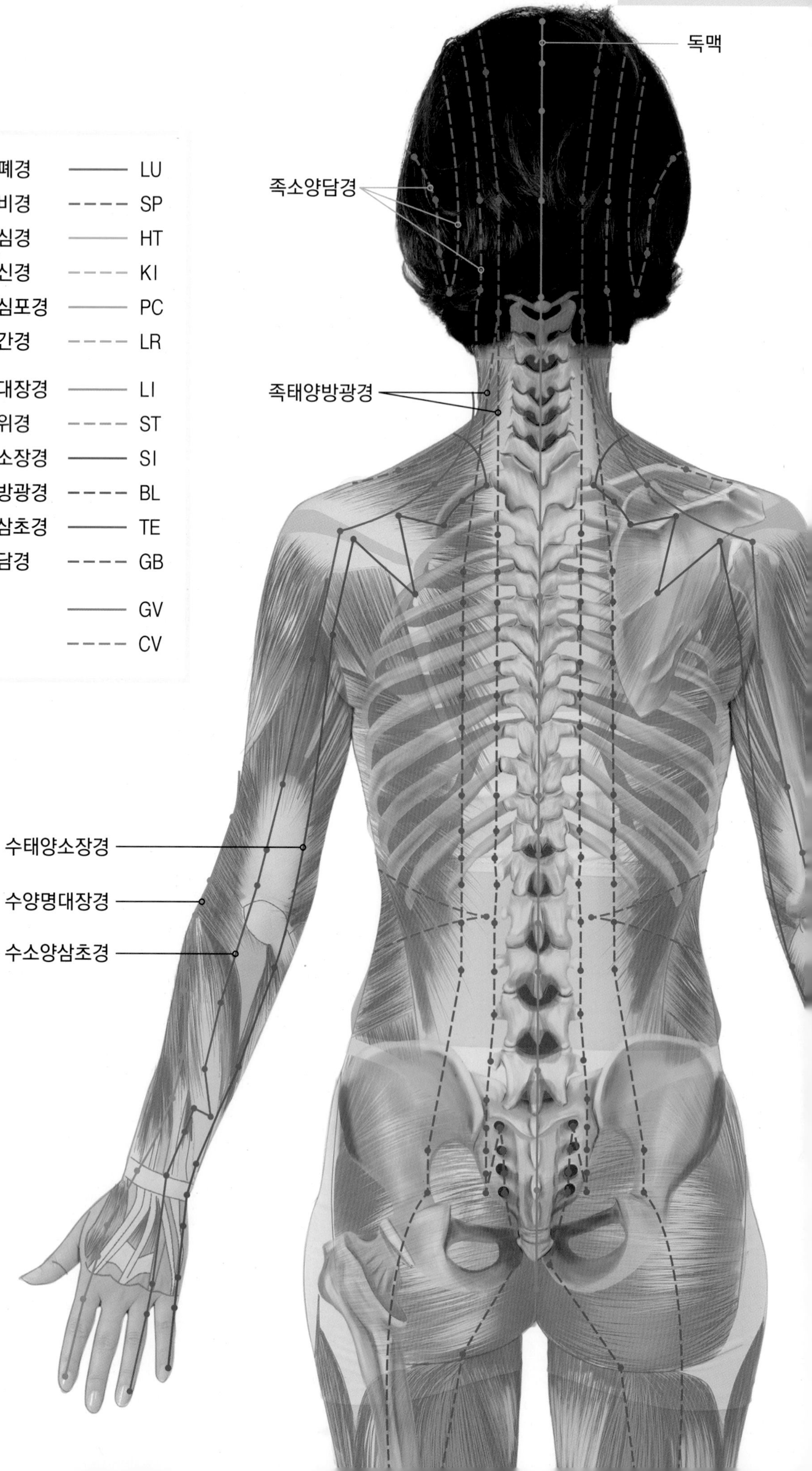

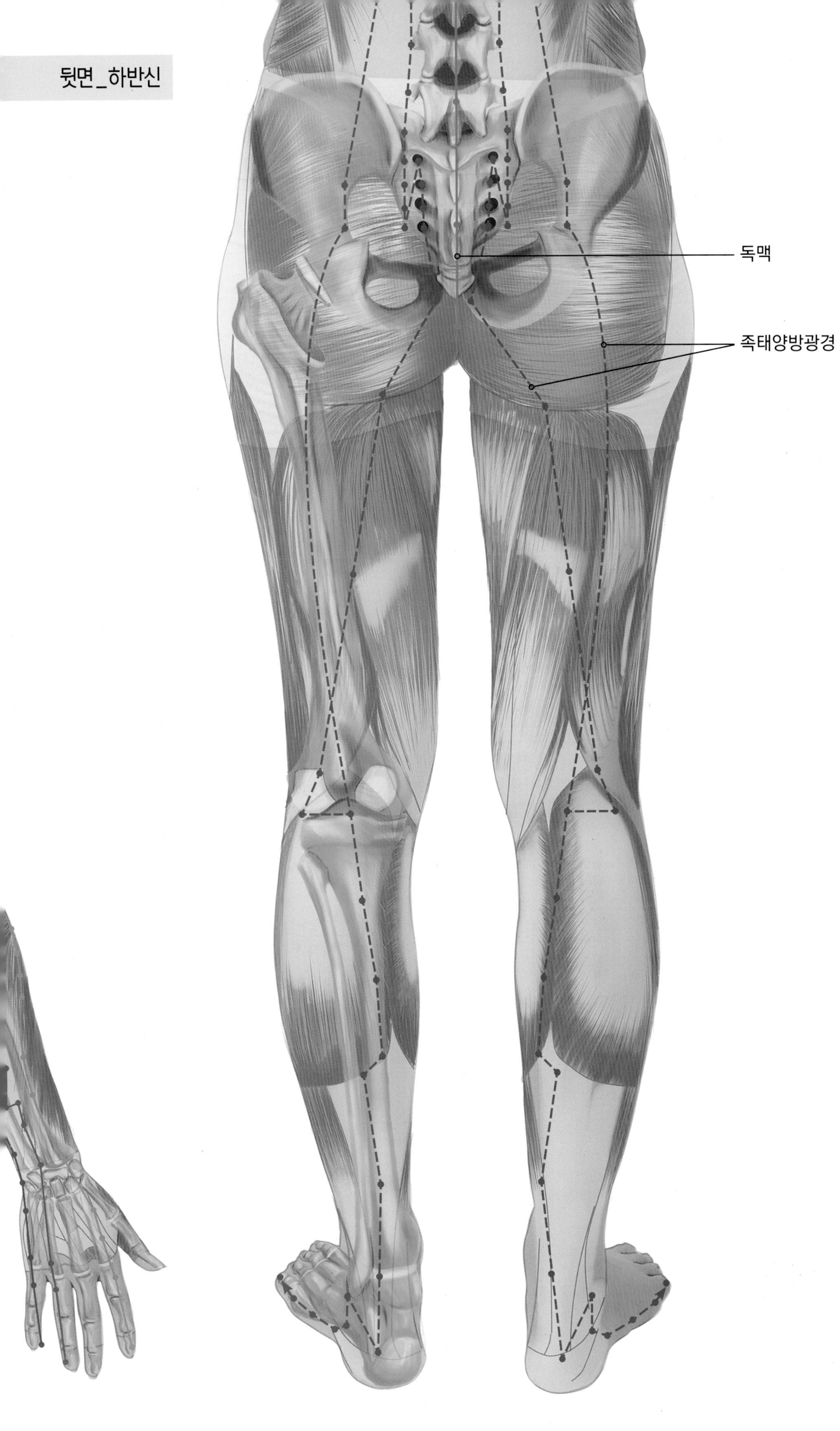
독맥
족태양방광경

수태음폐경	——	LU
족태음비경	----	SP
수소음심경	——	HT
족소음신경	----	KI
수궐음심포경	——	PC
족궐음간경	----	LR
수양명대장경	——	LI
족양명위경	----	ST
수태양소장경	——	SI
족태양방광경	----	BL
수소양삼초경	——	TE
족소양담경	----	GB
독맥	——	GV
임맥	----	CV

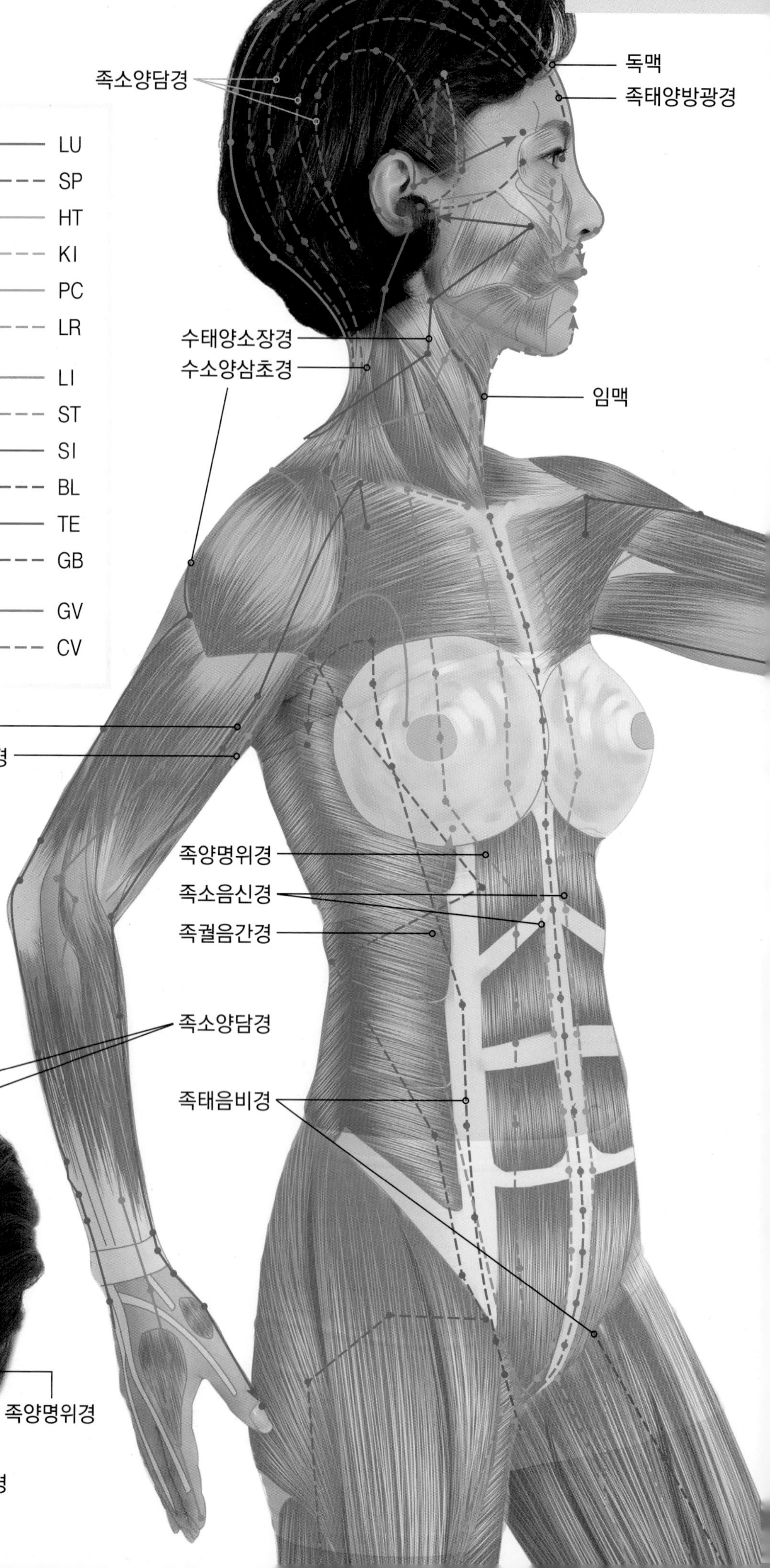

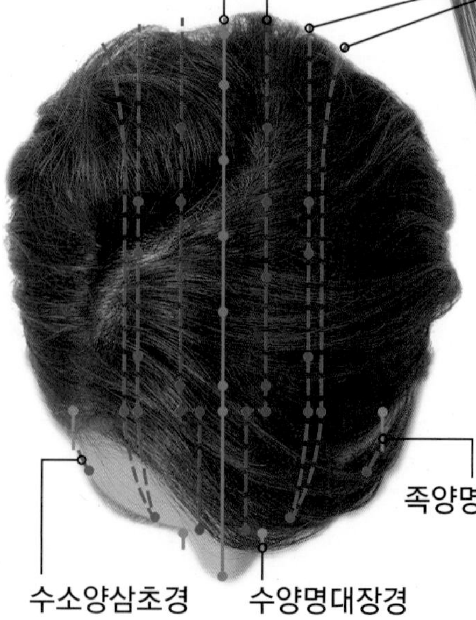

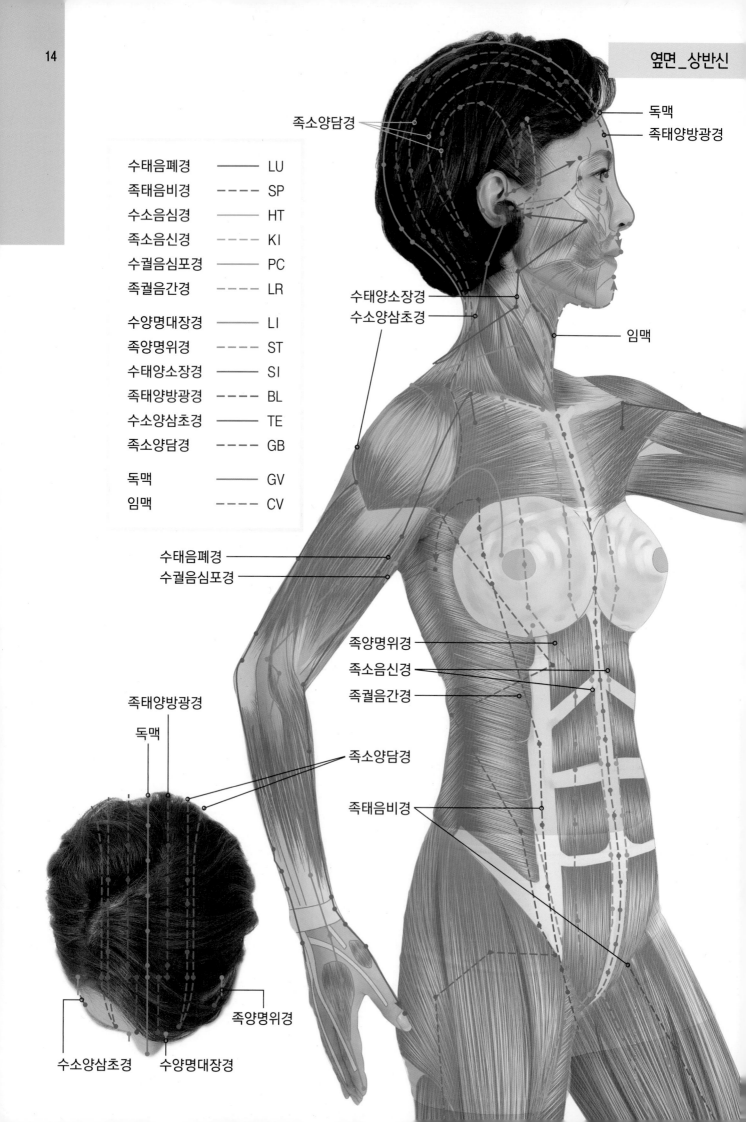

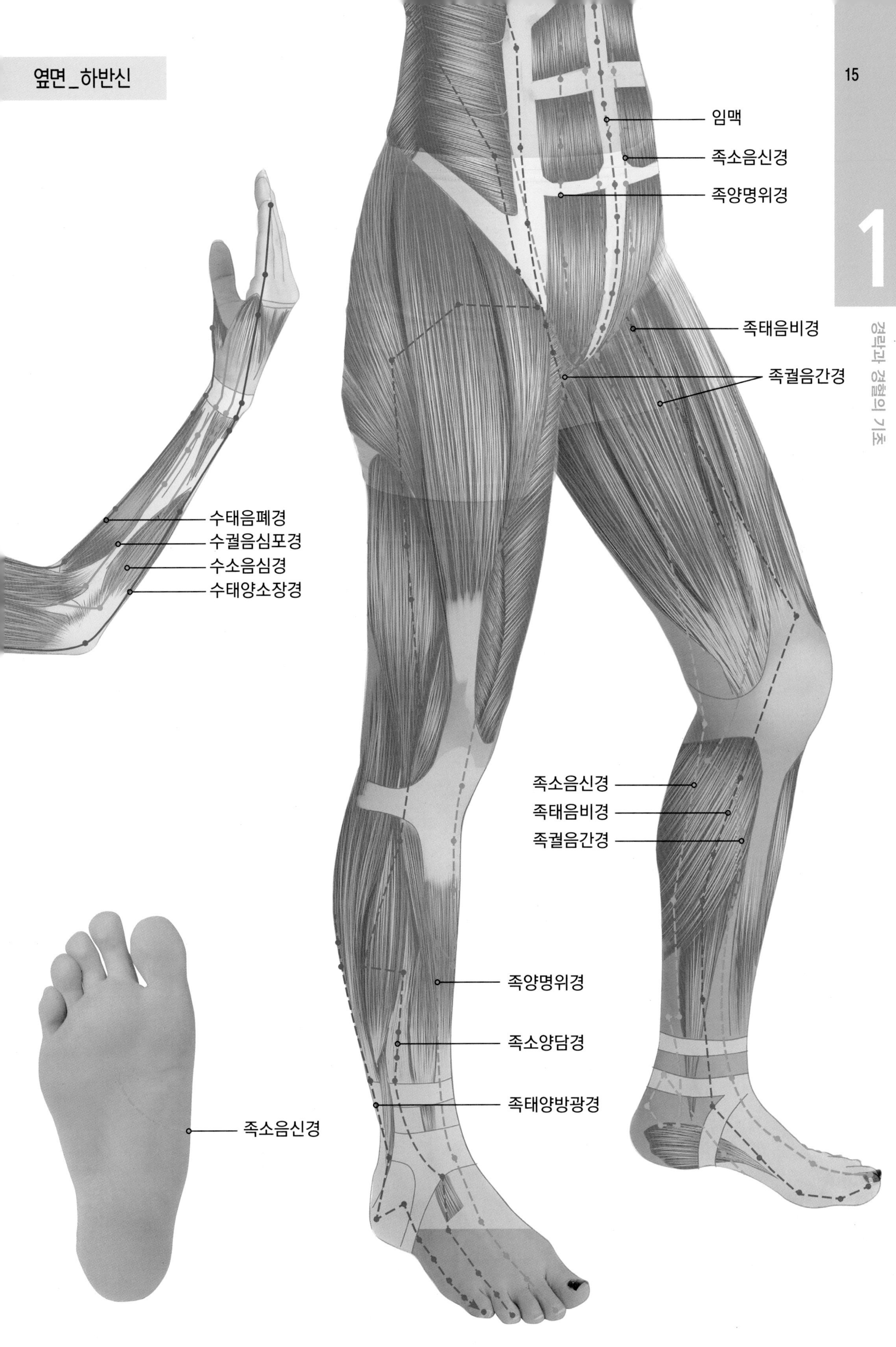
임맥
족소음신경
족양명위경
족태음비경
족궐음간경
수태음폐경
수궐음심포경
수소음심경
수태양소장경
족소음신경
족태음비경
족궐음간경
족양명위경
족소양담경
족태양방광경
족소음신경

2 정경12경맥

►[1] 양경과 음경

정경12경맥에는 3개의 양경(양명, 태양, 소양)과 3개의 음경(태음, 소음, 궐음)이 있다. 음경은 6장(폐, 심장, 심포, 비장, 신장, 간) 중 어느 것에 속하며, 양경은 6부(대장, 소장, 삼초, 위, 방광, 담) 중 어느 것에 속한다.

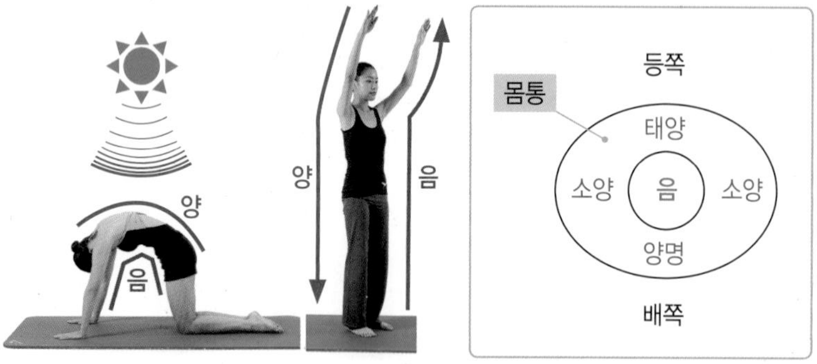

정경12경맥에서는 기혈이 흐르는 방향이 정해져 있다. 손을 들어올린 자세를 취한 후 기혈이 위에서 아래로 흐르는 것이 양경이고, 아래에서 위로 흐르는 것이 음경이다. 몸통(체간)에서는 양손과 양발을 지면에 붙인 자세를 취하였을 때 음경은 햇빛이 닿지 않는 배쪽(복측)을 흐른다. 한편 양경은 몸통의 표면에 가까운 얕은 부분을 3개의 부위에 나누어져 분포되어 있다.

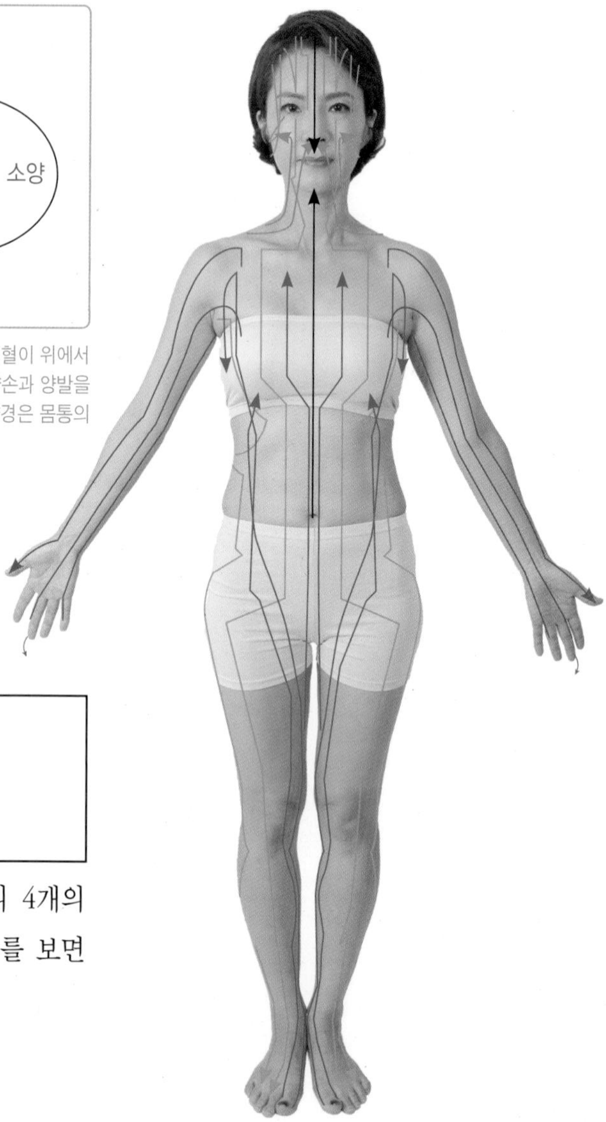

►[2] 정경12경맥의 유주의 방향

경맥의 흐름을 '유주(流注)'라고 한다. 정경12경맥의 유주는 원칙적으로 다음과 같다.

→ ① 수의 3음경(手三陰經)은 가슴 · 배부위에서 손끝으로
→ ② 수의 3양경(手三陽經)은 손끝에서 얼굴 · 머리부위로
→ ③ 족의 3양경(足三陽經)은 얼굴 · 머리부위에서 발끝으로
→ ④ 족의 3음경(足三陰經)은 발끝에서 가슴 · 배부위로

가슴에서 시작하여 손의 음경+양경, 발의 양경+음경의 4개의 경에서 가슴 · 배부위로 돌아오게 되는데, 정경12경맥 전체를 보면 전신을 도는 하나의 고리를 이루고 있다.

►[3] 정경12경맥의 유주

정경12경맥은 중초(가슴 · 배부위)인 수태음폐경에서 시작하여 순서대로 이어지며, 족궐음간경에서 중초로 돌아간 다음 다시 수태음폐경으로 이어진다. 이것을 그림으로 나타내면 다음과 같다.

비익(鼻翼) : 콧방울
비순구(鼻脣溝) : 코입술고랑. 코와 윗입술 사이에 이어진 움푹 들어간 부분.
내안각(內眼角, medial canthus) : 안쪽눈구석. 내자(內眥)
외안각(外眼角, lateral canthus) : 가쪽눈구석. 외자(外眥)

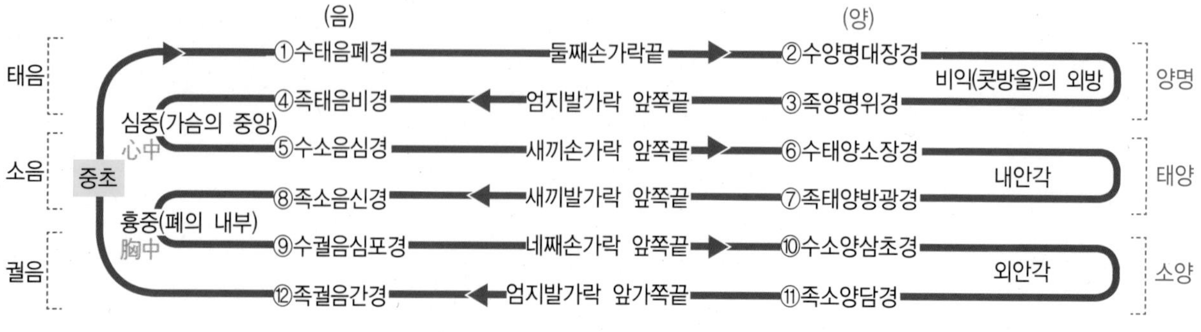

►[4] 정경12경맥과 관련장기

정경12경맥은 각각 6장 · 6부에 속해 있다.

6장은 간 · 심 · 비 · 폐 · 신의 5장에 심포(심장을 감싸는 막)를 더하여 6장으로 본다. 5장은 기(氣) · 혈(血) · 수(水)를 만들어 전신으로 보내는 활동을 하는 주머니 모양의 기관이다.

6부는 음식물을 소화 · 흡수하는 관 모양의 기관이다. 6부 중 삼초는 구체적인 장기는 아니지만, 몸속공간(체강)을 채우는 것으로, 위에서부터 상초→중초→하초의 3부위로 나누어져 있다.

그리고 정경12경맥은 속해 있는 6장6부와 음양 관계에 있는 장기에 이어져 있다.

6장·6부

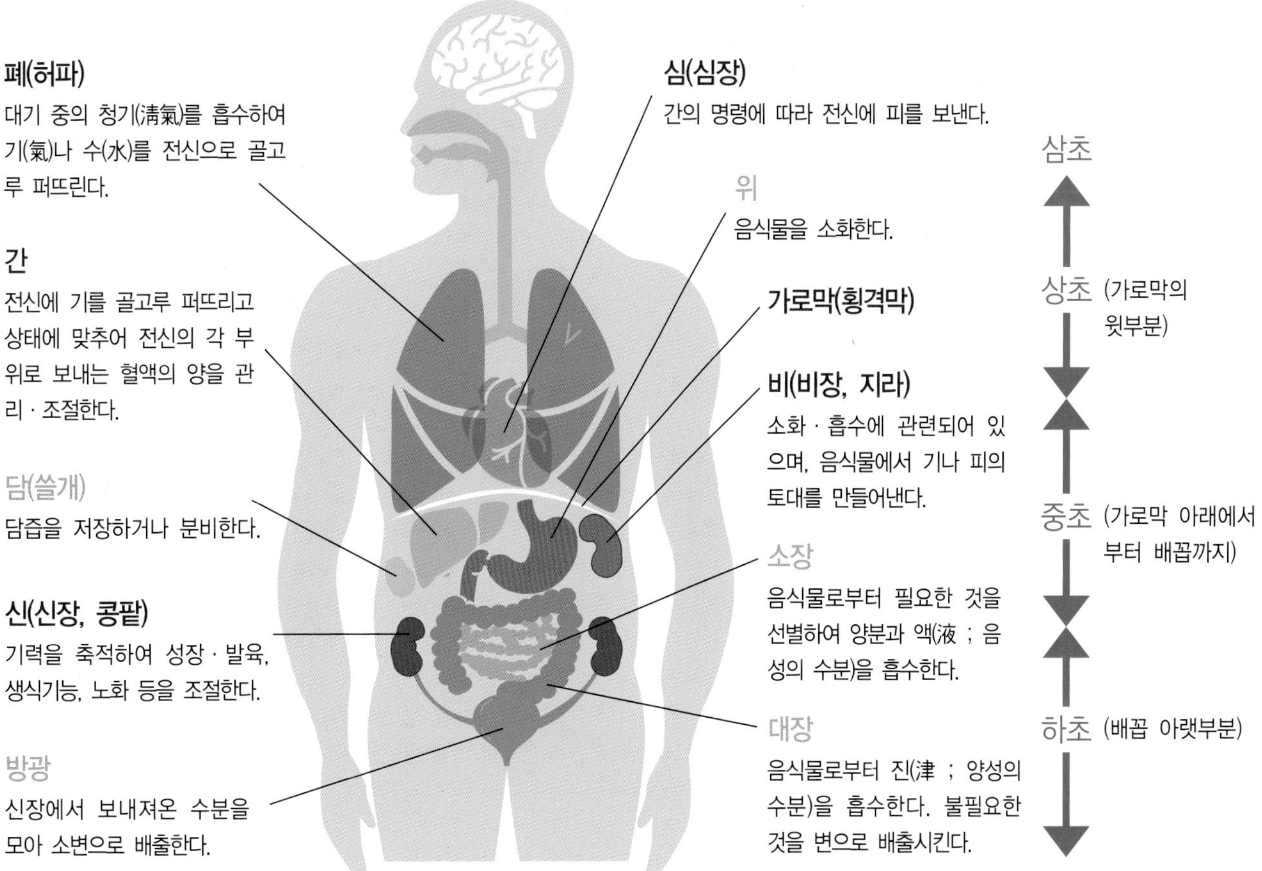
폐(허파)
대기 중의 청기(淸氣)를 흡수하여 기(氣)나 수(水)를 전신으로 골고루 퍼뜨린다.
간
전신에 기를 골고루 퍼뜨리고 상태에 맞추어 전신의 각 부위로 보내는 혈액의 양을 관리 · 조절한다.
담(쓸개)
담즙을 저장하거나 분비한다.
신(신장, 콩팥)
기력을 축적하여 성장 · 발육, 생식기능, 노화 등을 조절한다.
방광
신장에서 보내져온 수분을 모아 소변으로 배출한다.
심(심장)
간의 명령에 따라 전신에 피를 보낸다.
위
음식물을 소화한다.
가로막(횡격막)
비(비장, 지라)
소화 · 흡수에 관련되어 있으며, 음식물에서 기나 피의 토대를 만들어낸다.
소장
음식물로부터 필요한 것을 선별하여 양분과 액(液 ; 음성의 수분)을 흡수한다.
대장
음식물로부터 진(津 ; 양성의 수분)을 흡수한다. 불필요한 것을 변으로 배출시킨다.
삼초
상초 (가로막의 윗부분)
중초 (가로막 아래에서부터 배꼽까지)
하초 (배꼽 아랫부분)

►[5] 6장의 기능

심장

① 심(心)은 혈맥(血脈)을 주관한다.

심(심장, heart)은 혈의 통로인 혈맥을 통해 혈액을 운행하고 순환시켜 전신의 기능을 정상으로 유지한다.

② 심은 정신작용을 주관한다.

외부의 자극, 사물에 대한 의식, 사유활동, 인체의 모든 생명활동 등을 주재하는 정신작용은 심(心)의 주도하에 이루어진다. 감정의 변화에 의한 생리적인 변동을 느끼는 부위는 가슴, 즉 심(心)이다.

폐(허파)

① 폐(肺)는 기(氣)를 주관한다.

인체는 폐(허파, lungs)를 통해 자연계의 청기(淸氣)를 흡수하고 체내의 탁기(濁氣)를 배출하는 기체교환 작용을 하여 체내의 신진대사가 정상이 되도록 한다.

또한 폐는 인체의 모든 기를 주관하고 조절한다. 폐는 자연계로부터 받아들인 청기(淸氣)와 비위(脾胃)가 음식물을 소화해 만들어 폐로 보낸 수곡정기(水穀精氣)를 결합시켜 종기(宗氣 ; 폐에 쌓여 있는 기)를 생성한다. 동시에 폐는 체내에서 오르내리고 들고나는(昇降出入) 기의 순행을 조절한다. 따라서 온몸의 기를 주관하는 폐의 기능이 정상이면 각 장부 조직의 기가 왕성하게 된다.

② 폐는 선발(宣發)과 숙강(肅降)기능을 주관한다.

폐는 기(氣)를 위로 올리고 흩트리는 선발기능을 통해 체내에 생성된 탁기(濁氣)를 배출하고, 비(脾)로부터 수송되어 온 진액과 수곡정기를 온몸의 피모(皮毛)까지 나누어 퍼뜨리고, 위기(衛氣)를 발산시켜 피부의 땀구멍을 열고 닫아 신진대사로 생성된 땀을 밖으로 배출시킨다.

또한 폐는 기(氣)를 아래로 내리는 숙강(肅降)기능을 통해 흡수한 자연계의 청기(淸氣)를 신(腎)으로 내려보내 호흡을 깊고 평온하게 유지하고, 수곡정기를 아래로 나누어 퍼뜨리고, 폐와 기도의 이물질을 깨끗이 쓸어내어 청결을 유지한다.

폐의 선발과 숙강기능은 양(陽)과 음(陰)으로 서로 대립하면서 조화관계를 유지한다. 선발기능이 정상일 때 숙강기능도 정상이 된다.

종기(宗氣 : 폐에 쌓여 있는 기)의 주요 기능

- 종기는 기도로 가서 호흡을 운행시킨다. 일반적으로 발성 · 호흡의 강약은 모두 종기의 성쇠와 관련 있다.
- 종기는 심맥으로 흘러가 기혈을 운행시킨다. 체온유지, 활동력, 감각능력, 심장박동의 강약조절 등은 모두 종기의 성쇠와 관련되어 있다.

폐의 선발기능

- 선발(宣發)에서 선은 선포(宣布)의 줄임말로 '넓게 펴다'를 뜻하고, 발은 발산(發散)의 줄임말로 '나누어주다'라는 뜻이다.
- 폐는 널리 이로운 기운을 나누어주며, 나쁜 기운과 수분을 몸 밖으로 내보내는 기능을 한다.
- 폐가 선발기능을 주관한다는 것은 폐가 기혈과 진액을 전신에 퍼뜨려 안으로는 장부 · 경락에, 밖으로는 근육과 피부에 골고루 수포하는 것을 가리킨다.
- 폐의 선발기능이 나쁘면 폐가 막히는 증상이 나타난다.

폐의 숙강기능

- 숙강(肅降)에서 숙은 청숙(淸肅)의 줄임말로 '맑게 한다'를 뜻하고, 강은 하강(下降)의 줄임말로 '아래로 내린다'라는 뜻이다.
- 폐는 맑고 깨끗한 공기와 비장(지라)에서 실어나오는 영양소를 아래로 내려보내는데, 이것은 마치 안개와 이슬이 퍼지게 하는 것과 같다는 뜻이다.
- 숙강기능이 나쁘면 호흡곤란, 만성해수 · 천식 등을 일으킨다.

③ 폐는 수도(水道)를 소통시키고 조절한다.

수도(水道)는 수액(水液)을 운행시키고 배설시키는 통로인데, 폐는 선발기능을 통해 체내에 넘쳐나는 수액을 땀으로 배출시키고, 숙강기능을 통해 체내의 수액을 아래로 수송시켜 요액(尿液)을 생성하는 원천이 되게 한다.

④ 폐와 심의 관계

폐는 기(氣)를 주관하고, 심은 혈(血)을 주관한다. 따라서 온몸의 혈과 맥은 심에 속한다. 혈액 운행의 원동력은 심장의 박동이고 기(氣)의 힘으로 추진력을 얻는데, 기의 승강(昇降)운동에 의해 온몸으로 운행된다. 폐는 온몸의 기를 주관하고, 백맥(百脈)을 연결하고, 기의 운행을 조절하므로 심을 도와 혈액의 순환을 맡는다.

비(비장)

① 비(脾)는 운화(運化)기능을 주관한다.

비(비장, 지라, spleen)에서 하는 운화란 음식물을 소화하고 영양물질을 에너지로 변화시키는 기능이다. 비는 위(胃)와 소장에서 소화 · 흡수된 영양분을 변화시켜 만든 수곡정기(水穀精氣)를 폐로 보낸다. 그리고 폐에서 심맥(心脈)으로 들어가 혈맥을 통해 온몸에 퍼진 영양물질을 오장육부와 모든 조직이 필요로 하는 에너지로 변화시키는 작용도 주관한다.

② 비는 혈(血)을 통제하는 기능을 주관한다.

비는 혈액이 혈맥 속을 운행하고 맥 밖으로 넘쳐나지 않게 통제한다. 비는 기혈을 생성하는 원천이며, 기는 혈을 거느리고 혈은 기를 따라 운행한다.

③ 비는 상승(上昇)시키는 기능을 주관한다.

비는 수곡정기(水穀精氣)를 상승시켜 폐로 올리고, 심과 폐로 하여금 수곡정기와 청기로 기혈을 생성하게 하여 온몸을 영양하게 한다. 또한 비는 인체의 내장조직 · 기관이 복강(배속공간) 안에서 정상적인 자리를 차지하면서 내려 앉지 않도록 한다.

간

① 간(肝)은 소설(疏泄)기능을 주관한다.

간(간장, liver)의 소설기능이란 기(氣)를 소통시키고 혈액과 진액의 운행을 조절하는 생리기능을 말한다. 정서의 변화는 심(心)이 주관하는 정신의 작용에 의한 것이지만, 간도 깊은 관계가 있다.

주요 소화기관은 비와 위인데, 간도 깊은 관계가 있다. 위(胃)의 기(氣)는 음식물을 소장(小腸)으로 하강시키고, 비(脾)의 기(氣)는 흡수한 수곡정기를 폐(肺)로 상승시킨다. 이러한 비의 상승기능과 위의 하강기능은 간의 소설기능에 의해서만 정상으로 유지될 수 있다. 그리고 간에 붙어 있는 담낭은 간의 소설기능에 의해 담즙을 분비하여 비와 위의 소화흡수 · 기능을 돕는다.

한편 혈액의 순행은 기의 승강출입(昇降出入) 운동에 의하므로, 간의 소설기능이 정상이어야 기의 운행이 순조로워 혈액이 순행하게 된다.

수액(水液)의 신진대사는 폐 · 비 · 신 등의 장부가 함께 이루어지는 것인데, 간은 소설기능으로 기의 운행을 조절하여 삼초(三焦)를 조절하고 수도(水道)를 소통시켜 수액대사의 평행을 유지한다.

② 간은 혈(血)을 저장하는 기능을 주관한다.

혈액은 비(脾)에서 수곡정기를 근원으로 생성되고 간(肝)에 저장된다. 간에 저장된 혈액은 간 자체를 영양할 뿐만 아니라 간의 양기(陽氣)가 너무 지나치게 항진하는 것을 억제하여 간의 소설기능을 유지시키고 출혈을 방지한다.

간은 저장하고 있는 혈액을 격렬한 활동으로 많은 양의 혈액을 필요로 하는 부위에 보내주고, 활동량이 줄어 남는 혈액은 다시 저장시킨다.

신(신장)

① 신(腎)은 정(精)을 저장하고, 성장 · 발육 · 생식을 주관한다.

신(신장, 콩팥, kidney)의 정기(精氣)는 인체를 구성하고, 성장 · 발육과 모든 활동에 필요한 원동력이 된다. 신이 저장하는 정(精) 중에서 부모로부터 물려받은 선천(先天)의 정(精)은 번식기능을 하며, 출생 후 음식으로부터 얻는 후천(後天)의 정(精)은 생명활동을 유지하는 영양분이 된다.

선천의 정은 후천의 정으로부터 끊임없이 보충되어야 생리기능을 충분히 발휘할 수 있고, 후천의 정은 선천의 정이 활약하고 도와주어야 생성된다.

신정(腎精)은 출생 후 차츰 충만되어 이갈이를 하고 머리카락이 나는 시기를 거치면서 왕성해지다가 청년기에 최고로 왕성해져 신체가 튼튼해지고 근골도 강해진다. 노년기에 들어 신정(腎精)이 쇠퇴하면 신체도 쇠약해지고 근골의 운동이 원활치 못하여 이가 흔들리고 머리카락이 빠지는 노화(老化)현상이 나타난다. 신정(腎精)이 허(虛)해지면 인체의 성장과 발육에 장애가 생기고, 노년기에 이르지 않아도 쇠약해지는 증상이 나타난다.

신의 정기는 신음(腎陰)과 신양(腎陽) 두 가지이다. 신음은 원음(元陰) 또는 진음(眞陰)이라 하고, 신양은 원양(元陽) 또는 진양(眞陽)이라 하는데, 모든 생리기능에 중요한 작용을 하고 장부의 음양을 이루는 근본이 된다.

② 신은 수액(水液)을 주관한다.

신의 기화(氣化)기능은 체내의 진액을 수송 · 배설하고, 진액대사의 평형을 유지하는 중요한 작용이다.

진액의 대사는 위의 섭취기능, 비의 운화기능, 폐의 선발과 숙강기능, 신의 기화기능에 의하여 삼초(三焦)를 통해 온몸에 수송되고, 대사 뒤의 진액은 땀과 소변으로 배출된다. 폐와 비의 기화기능은 신의 기화기능에 의존하며 소변은 신의 기화기능에 직접 관계가 있다.

③ 신은 기(氣)를 받아들이는 기능을 주관한다.

신은 폐의 호흡작용에 의해 들어온 기를 받아들여 호흡을 조절한다. 인체의 호흡운동은 폐가 주관하지만, 흡수된 기는 신이 받아들여야 호흡이 순조롭게 된다. 정상적인 호흡운동은 폐와 신의 협조로 이루어진다.

심포

심포(心包, pericardium)는 자신만의 경맥은 가지고 있지만, 심장을 보조하는 역할만 한다.

►[6] 부의 기능

담

담(膽, 쓸개, gall bladder)은 담즙을 저장하고 배설하며, 결단력을 주관한다. 담즙은 간에서 흘러내리며 간의 정기(精氣)가 변화되어 만들어진 것으로, 담낭에 모이고 간의 소설(疏泄)기능에 의해 소장으로 흘러내려가 소화를 촉진한다.

담은 사물을 판단하고 결정하는 기능을 가지고 있어, 담의 기(氣)가 왕성하면 강한 스트레스를 받아도 영향을 크게 받지 않는다.

위

인체에 필요한 기혈진액(氣血津液)은 모두 음식물로부터 얻어지는데, 음식물은 입으로부터 식도를 지나 위(胃, 위장, stomach)로 들어오므로 위(胃)를 수곡기혈(水穀氣血)의 바다(海)라고도 부른다.

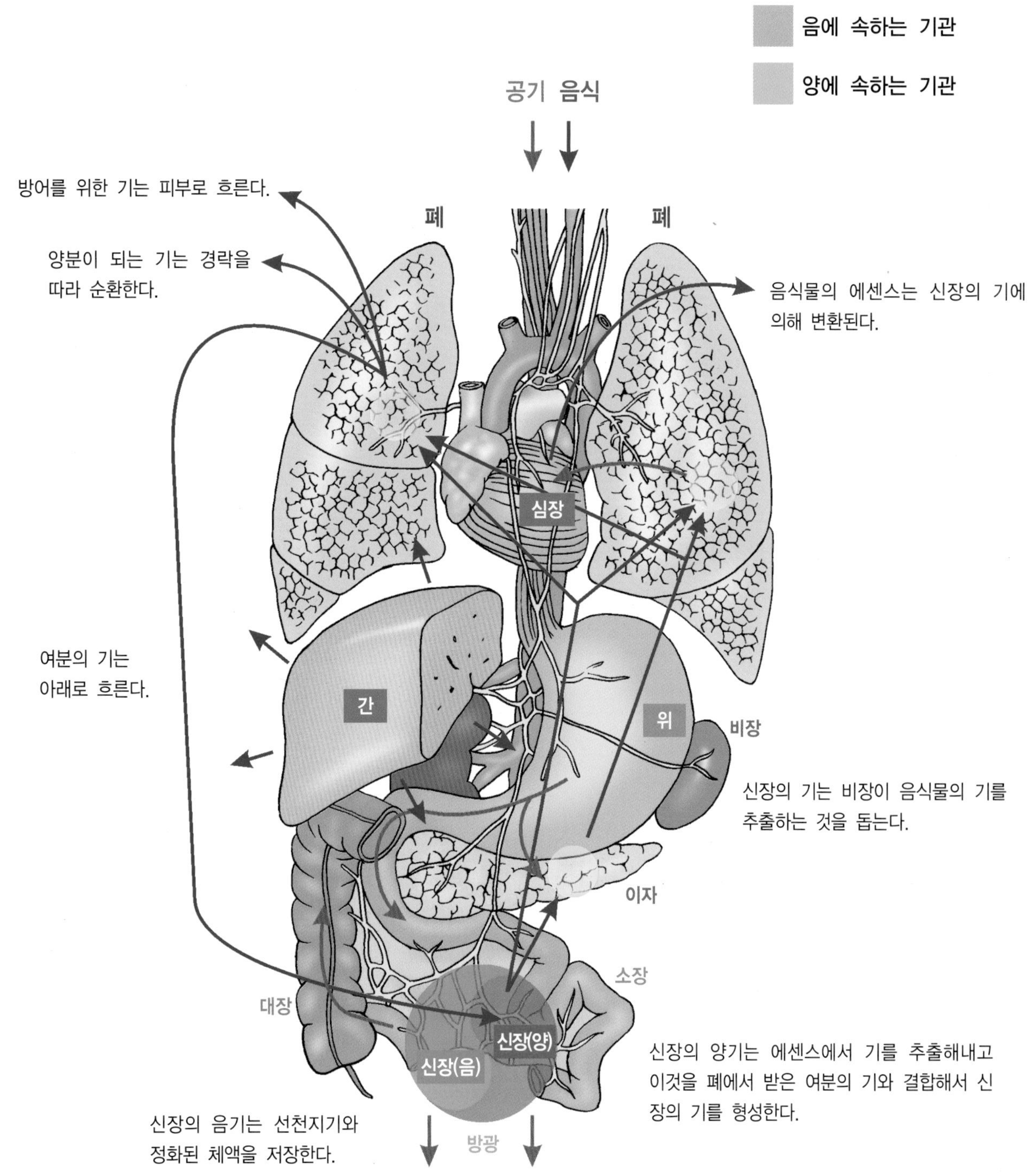
음에 속하는 기관
양에 속하는 기관
공기 음식
방어를 위한 기는 피부로 흐른다.
폐
폐
양분이 되는 기는 경락을 따라 순환한다.
음식물의 에센스는 신장의 기에 의해 변환된다.
심장
여분의 기는 아래로 흐른다.
간
위
비장
신장의 기는 비장이 음식물의 기를 추출하는 것을 돕는다.
이자
소장
대장
신장(양)
신장(음)
신장의 양기는 에센스에서 기를 추출해내고 이것을 폐에서 받은 여분의 기와 결합해서 신장의 기를 형성한다.
신장의 음기는 선천지기와 정화된 체액을 저장한다.
방광

기관의 기능과 기혈의 통로

위(胃)는 음식물을 잘게 부수어 부숙(腐熟 ; 음식물을 죽과 같은 상태로 소화시키는 위의 기능)시키고, 비(脾)의 운화(運化)기능은 음식물을 수곡정기(水穀精氣)로 변화시켜 기혈(氣血)을 생성한다. 그래서 비와 위를 함께 후천의 근본이라 하며, 그 기능과 특성을 위기(胃氣)라 부른다. 위(胃)의 기(氣)는 탁한 것을 아래로 내려 통하게 하는 강탁(降濁)기능을 주관한다.

비(脾)의 기(氣)는 맑은 것을 위로 올리는 승청(昇淸)기능으로, 위(胃)와 소장에서 소화된 정미(精微)를 흡수하고, 위(胃)의 기(氣)는 탁한 것을 하행시키므로 소화되고 남은 찌꺼기를 소장을 거쳐 대장으로 내려가 대변으로 배출되게 한다.

소장

소장(小腸, 작은창자, small intestine)은 위(胃)에서 소화된 음식물을 받아들여 소화하고 흡수한다. 또한 소장은 소화 · 흡수와 동시에 맑은 것과 탁한 것을 가려내는 기능도 가지고 있다.

음식물에서 영양분같이 맑은 것을 가려 흡수하면 비(脾)의 승청(昇淸)기능으로 심과 폐로 수송되어 온몸에 공급되며, 음식물의 찌꺼기같이 탁한 것은 대장으로 보내면 대변으로 배출되고, 수분(水分)은 신(腎)의 기화(氣化)기능을 통해 방광으로 보내져 소변으로 배출된다.

대장

대장(大腸, 큰창자, large intestine)은 찌꺼기를 수송하고 대변을 배출하는 기능을 한다. 소장으로부터 내려온 찌꺼기를 받아들여 그 속에 포함된 수분을 흡수하고 대변을 만들어 배출시킨다.

방광

방광(膀胱, bladder)은 수액(水液)을 폐 · 비 · 신의 기능으로 온몸에 공급하여 인체를 습윤(濕潤)시킨다. 그런 뒤에 수액은 신(腎)의 기화(氣化)작용으로 소변으로 바뀌어 방광에 수송되어 저장되었다가 일정한 양에 이르면 배출된다.

삼초

생명활동의 원동력이 되는 원기(元氣, 原氣)는 삼초(三焦, triple energizer)를 통해 오장육부에 수송되고 온몸에 충만되어 모든 조직 · 기관의 기능을 정상으로 유지시킨다.

삼초는 기(氣)가 승강출입(昇降出入)하는 통로이자 기화(氣化)하고 운행(運行)되는 곳이므로 온몸의 기(氣)를 주관하고 기(氣)의 운행과 기화(氣化)기능을 조절한다.

수액(水液)의 대사(代謝)과정도 폐 · 비 · 위 · 대장 · 신 · 방광 등 여러 장부가 협조해야 되지만, 반드시 삼초를 통해야만 정상적인 승강(昇降)출입(出入)이 이루어질 수 있기 때문에 삼초의 기능이 정상적이어야 신진대사가 정상으로 이루어질 수 있다.

가로막 위쪽을 상초(上焦), 가로막 아래쪽에서부터 배꼽까지를 중초(中焦), 배꼽 아래쪽을 하초(下焦)라 한다. 상초(上焦)는 안개(霧)와 같고, 중초(中焦)는 거품(漚)과 같으며, 하초(下焦)는 도랑(瀆)과 같다고 하였다.

◐ 정경12경맥과 장기의 속락관계(屬絡關係)

정경12경맥	속한 장기	이어진 장기	정경12경맥	속한 장기	이어진 장기
수태음폐경	폐	대장	수양명대장경	대장	폐
수소음심경	심	소장	수태양소장경	소장	심
수궐음심포경	심포	삼초	수소양삼초경	삼초	심포
족태음비경	비	위	족양명위경	위	비
족소음신경	신	방광	족태양방광경	방광	신
족궐음간경	간	담	족소양담경	담	간

◐ 정경12경맥기혈의 성질

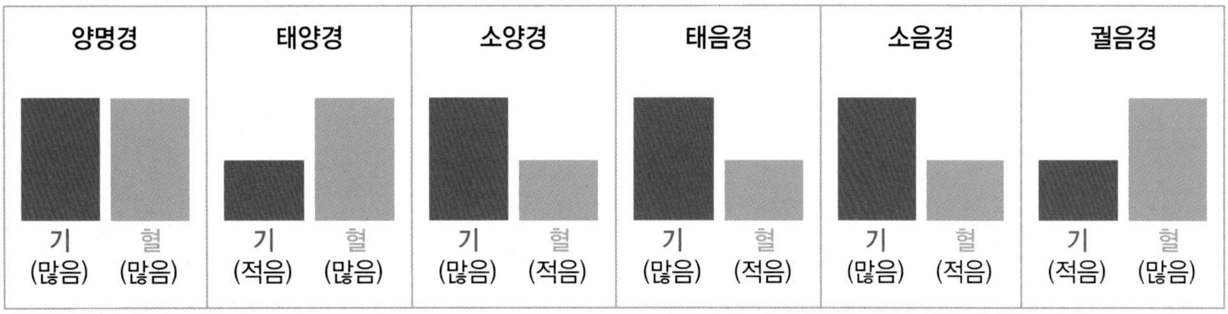

◐ 정경12경맥의 음양 · 6경 · 5행 분류 및 표리관계

	6장			5행	6부			
	6경 분류	장부명	표리관계		표리관계	장부명	6경 분류	
음	족궐음경	간	리	목(木)	표	담	족소양경	양
	수소음경	심	리	화(火)	표	소장	수태양경	
	족태음경	비	리	토(土)	표	위	족양명경	
	수태음경	폐	리	금(金)	표	대장	수양명경	
	족소음경	신	리	수(水)	표	방광	족태양경	
	수궐음경	심포	리	화(火)	표	삼초	수소양경	

◐ 정경12경맥의 시작 경혈 · 정지 경혈 및 경로

유주순서	경맥명	시작 경혈	정지 경혈	경로
1	수태음폐경	중부	소상	가슴부위, 팔 위안쪽모서리
2	수양명대장경	상양	영향	팔 위가쪽모서리, 어깨, 목 앞쪽, 얼굴
3	족양명위경	승읍	여태	얼굴, 이마, 목 앞쪽, 가슴 · 배부위, 다리 앞가쪽
4	족태음비경	은백	대포	다리 안쪽 중앙, 배부위, 가슴
5	수소음심경	극천	소충	가슴, 겨드랑이, 팔 아래안쪽모서리
6	수태양소장경	소택	청궁	팔 아래가쪽모서리, 어깨, 등, 목, 귀, 눈, 얼굴
7	족태양방광경	정명	지음	정수리, 뒤통수, 목, 등, 허리, 엉덩이, 다리 뒤가쪽
8	족소음신경	용천	수부	다리 뒤안쪽모서리, 배, 가슴
9	수궐음심포경	천지	중충	가슴, 겨드랑이, 팔 안쪽의 정중앙
10	수소양삼초경	관충	사죽공	팔 가쪽의 정중앙, 어깨, 목, 옆머리
11	족소양담경	동자료	족규음	옆머리, 어깨, 옆구리, 다리 가쪽
12	족궐음간경	태돈(대돈)	기문	다리 안쪽, 배

수태음폐경 (手太陰肺經)

Lung Meridian : LU

수태음폐경에 속하는 경혈은 11혈로, 좌우 합계 22혈이다. 중부혈에서 시작하여 소상혈에서 정지한다. 수태음폐경의 경혈은 호흡계통 질환의 치료 시에 주로 이용된다. 위팔 앞가쪽의 통증, 위팔신경통, 손바닥 달아오름, 천식, 편도염, 인두염, 기관지염, 숨참, 가슴의 열감 등에 효과적이다. 공최혈(LU 6)은 오래 전부터 치질 치료 시에 이용되고 있다.

◐ 수태음폐경의 경혈

한글 경혈이름	한문 경혈표기	국제표준 경혈기호	한국표준 영문표기	비고	한글 경혈이름	한문 경혈표기	국제표준 경혈기호	한국표준 영문표기	비고
중부	中府	LU 1	Jungbu	폐의 모혈	열결	列缺	LU 7	Yeolgyeol	폐경의 낙혈, 4총혈, 8맥교회혈
운문	雲門	LU 2	Unmun		경거	經渠	LU 8	Gyeonggeo	폐경의 경혈
천부	天府	LU 3	Cheonbu		태연	太淵	LU 9	Taeyeon	폐의 원혈, 폐경의 수혈, 8회혈의 맥회
협백	俠白	LU 4	Hyeopbaek		어제	魚際	LU 10	Eoje	폐경의 형혈
척택	尺澤	LU 5	Cheoktaek	폐경의 합혈	소상	少商	LU 11	Sosang	폐경의 정혈
공최	孔最	LU 6	Gongchoe	폐경의 극혈					

수양명대장경 (手陽明大腸經)

Large Intestine Meridian : LI

수양명대장경에 속하는 경혈은 모두 20혈로, 좌우 합계 40혈이다. 상양혈에서 시작하여 영향혈에서 정지한다. 수양명대장경은 옛날에는 '치맥(齒脈)'으로 불렸다. 수양명대장경의 경혈은 치아통증, 코질환, 코피, 위팔가쪽통증, 목의 부기나 통증, 손가락통증 등을 치료할 때 많이 이용된다. 눈이나 코의 질환 외에 어깨관절이나 팔꿈치통증 치료 시에도 널리 이용되고 있다. 합곡혈(LI 4)은 치통, 눈의 부기, 얼굴통증 등의 치료 시에 많이 이용된다.

◐ 수양명대장경의 경혈

한글 경혈이름	한문 경혈표기	국제표준 경혈기호	한국표준 영문표기	비고	한글 경혈이름	한문 경혈표기	국제표준 경혈기호	한국표준 영문표기	비고
상양	商陽	LI 1	Sangyang	대장경의 정혈	곡지	曲池	LI 11	Gokji	대장경의 합혈
이간	二間	LI 2	Igan	대장경의 형혈	주료	肘髎	LI 12	Juryo	
삼간	三間	LI 3	Samgan	대장경의 수혈	수오리	手五里	LI 13	Suori	
합곡	合谷	LI 4	Hapgok	대장경의 원혈, 4총혈	비노	臂臑	LI 14	Bino	
양계	陽谿	LI 5	Yanggye	대장경의 경혈	견우	肩髃	LI 15	Gyeonu	
편력	偏歷	LI 6	Pyeollyeok	대장경의 낙혈	거골	巨骨	LI 16	Geogol	
온류	溫溜	LI 7	Ollyu	대장경의 극혈	천정	天鼎	LI 17	Cheonjeong	
하렴	下廉	LI 8	Haryeom		부돌	扶突	LI 18	Budol	
상렴	上廉	LI 9	Sangnyeom		화료	禾髎	LI 19	Hwaryo	
수삼리	手三里	LI 10	Susamni		영향	迎香	LI 20	Yeonghyang	

족양명위경
(足陽明胃經)

Stomach Meridian : ST

족양명위경에 속하는 경혈은 모두 45혈로, 좌우 합계 90혈이다. 시작 혈은 승읍이며, 정지 혈은 여태이다. 족양명위경의 경혈은 위장 질환 · 소화흡수이상 등을 치료할 때 주로 이용한다. 그밖에 삼차신경통, 얼굴 · 눈 · 코 · 입 · 치아 · 살굴(서혜부) · 다리 앞면의 통증, 발등 통증 등의 치료에도 효과가 있다. 체력향상을 위해서도 이용한다.

◐ 족양명위경의 경혈

한글 경혈이름	한문 경혈표기	국제표준 경혈기호	한국표준 영문표기	비고	한글 경혈이름	한문 경혈표기	국제표준 경혈기호	한국표준 영문표기	비고
승읍	承泣	ST 1	Seungeup		활육문	滑肉門	ST 24	Hwaryungmun	대장의 모혈
사백	四白	ST 2	Sabaek		천추	天樞	ST 25	Cheonchu	
거료	巨髎	ST 3	Georyo		외릉	外陵	ST 26	Oereung	
지창	地倉	ST 4	Jichang		대거	大巨	ST 27	Daegeo	
대영	大迎	ST 5	Daeyeong		수도	水道	ST 28	Sudo	
협거	頬車	ST 6	Hyeopgeo		귀래	歸來	ST 29	Gwirae	
하관	下關	ST 7	Hagwan		기충	氣衝	ST 30	Gichung	
두유	頭維	ST 8	Duyu		비관	髀關	ST 31	Bigwan	
인영	人迎	ST 9	Inyeong		복토	伏兎	ST 32	Bokto	
수돌	水突	ST 10	Sudol		음시	陰市	ST 33	Eumsi	
기사	氣舍	ST 11	Gisa		양구	梁丘	ST 34	Yanggu	위경의 극혈
결분	缺盆	ST 12	Gyeolbun		독비	犢鼻	ST 35	Dokbi	
기호	氣戶	ST 13	Giho		족삼리	足三里	ST 36	Joksamni	위경의 합혈, 4총혈, 위의 하합혈
고방	庫房	ST 14	Gobang		상거허	上巨虛	ST 37	Sanggeoheo	대장의 하합혈
옥예	屋翳	ST 15	Ogye		조구	條口	ST 38	Jogu	
응창	膺窓	ST 16	Eungchang		하거허	下巨虛	ST 39	Hageoheo	
유중	乳中	ST 17	Yujung		풍륭	豐隆	ST 40	Pungnyung	위경의 낙혈
유근	乳根	ST 18	Yugeun		해계	解谿	ST 41	Haegye	위경의 경혈
불용	不容	ST 19	Buryong		충양	衝陽	ST 42	Chungyang	위의 원혈
승만	承滿	ST 20	Seungman		함곡	陷谷	ST 43	Hamgok	위경의 수혈
양문	梁門	ST 21	Yangmun		내정	內庭	ST 44	Naejeong	위경의 형혈
관문	關門	ST 22	Gwanmun		여태	厲兌	ST 45	Yeotae	위경의 정혈
태을	太乙	ST 23	Taeeul						

족태음비경
(足太陰脾經)

Spleen Meridian : SP

족태음비경에 속하는 경혈은 모두 21혈로, 좌우 합계 42혈이다. 은백혈에서 시작하여 대포혈에서 정지한다. 족태음비경의 경혈은 소화계통 전반의 질환(위장장애, 복부팽만감, 복통, 구토, 변비, 소화불량 등), 위장기능저하 등을 치료할 때 효과적이다. 비장의 활동이 약해진 상태를 '비허(脾虛)'라고 하는데, 이때에는 먹어도 영양이 흡수되기 어렵다.

◐ 족태음비경의 경혈

한글 경혈이름	한문 경혈표기	국제표준 경혈기호	한국표준 영문표기	비고	한글 경혈이름	한문 경혈표기	국제표준 경혈기호	한국표준 영문표기	비고
은백	隱白	SP 1	Eunbaek	비경의 정혈	충문	衝門	SP 12	Chungmun	
대도	大都	SP 2	Daedo	비경의 형혈	부사	府舍	SP 13	Busa	
태백	太白	SP 3	Taebaek	비의 원혈 비경의 수혈	복결	腹結	SP 14	Bokgyeol	
공손	公孫	SP 4	Gongson	비경의 낙혈 8맥교회혈	대횡	大橫	SP 15	Daehoeng	
상구	商丘	SP 5	Sanggu	비경의 경혈	복애	腹哀	SP 16	Bogae	
삼음교	三陰交	SP 6	Sameumgyo		식두	食竇	SP 17	Sikdu	
누곡	漏谷	SP 7	Nugok		천계	天谿	SP 18	Chengye	
지기	地機	SP 8	Jigi	비경의 극혈	흉향	胸鄕	SP 19	Hyunghyang	
음릉천	陰陵泉	SP 9	Eumneungcheon	비경의 합혈	주영	周榮	SP 20	Juyeong	
혈해	血海	SP 10	Hyeolhae		대포	大包	SP 21	Daepo	비의 낙혈
기문	箕門	SP 11	Gimun						

수소음심경 (手少陰心經)

Heart Meridian : HI

수소음심경에 속하는 경혈은 모두 9혈로, 좌우 합계 18혈이다. 시작 혈은 극천이고, 정지 혈은 소충이다. 수소음심경의 경혈은 심장통증 · 두근거림 · 흉통 등과 같은 심장증상을 치료할 때 주로 이용된다. 그밖에 신경증, 불면증, 정신 · 신경계통질환, 손바닥 달아오름이나 통증, 위팔 앞면안쪽의 통증 등의 치료에도 효과적이다.

◐ 수소음심경의 경혈

한글 경혈이름	한문 경혈표기	국제표준 경혈기호	한국표준 영문표기	비고	한글 경혈이름	한문 경혈표기	국제표준 경혈기호	한국표준 영문표기	비고
극천	極泉	HT 1	Geukcheon		음극	陰郄	HT 6	Eumgeuk	심경의 극혈
청령	青靈	HT 2	Cheongnyeong		신문	神門	HT 7	Sinmun	심의 원혈 심경의 수혈
소해	少海	HT 3	Sohae	심경의 합혈	소부	少府	HT 8	Sobu	심경의 형혈
영도	靈道	HT 4	Yeongdo	심경의 경혈	소충	少衝	HT 9	Sochung	심경의 정혈
통리	通里	HT 5	Tong-ri	심경의 낙혈					

수태양소장경 (手太陽小腸經)

Small Intestine Meridian : SI

수태양소장경에 속하는 경혈은 모두 19혈로, 좌우 합계 38혈이다. 소택혈에서 시작하여 청궁혈에서 정지한다. 수태양소장경의 경혈은 주로 목어깨부위에서 위팔 뒷면안쪽의 통증이나 저림, 목의 부기 등의 치료 시에 효과적이다. 그밖에 어깨팔(경완)증후군이나 잠을 잘못 자서 생긴 목(경부)통증, 목 · 턱의 부기나 통증, 난청 · 이명 등의 치료 시에도 이용한다.

◐ 수태양소장경의 경혈

한글 경혈이름	한문 경혈표기	국제표준 경혈기호	한국표준 영문표기	비고	한글 경혈이름	한문 경혈표기	국제표준 경혈기호	한국표준 영문표기	비고
소택	少澤	SI 1	Sotaek	소장경의 정혈	천종	天宗	SI 11	Cheonjeong	
전곡	前谷	SI 2	Jeongok	소장경의 형혈	병풍	秉風	SI 12	Byeongpung	
후계	後谿	SI 3	Hugye	소장경의 수혈 8맥교회혈	곡원	曲垣	SI 13	Gogwon	
완골	腕骨	SI 4	Wangol	소장의 원혈	견외수	肩外腧	SI 14	Gyeonoesu	
양곡	陽谷	SI 5	Yanggok	소장경의 경혈	견중수	肩中腧	SI 15	Gyeonjungsu	
양로	養老	SI 6	Yangno	소장경의 극혈	천창	天窓	SI 16	Cheonyong	
지정	支正	SI 7	Jijeong	소장경의 낙혈	천용	天容	SI 17	Cheonyong	
소해	小海	SI 8	Sohae	소장경의 합혈	관료	顴髎	SI 18	Gwollyo	
견정	肩貞	SI 9	Gyeonjeong		청궁	聽宮	SI 19	Cheonggung	
노수	臑腧	SI 10	Nosu						

족태양방광경
(足太陽膀胱經)

Bladder Meridian : BL

족태양방광경에 속하는 경혈은 모두 67혈로, 좌우 합계 134혈이다. 정명혈에서 시작하여 지음혈에서 정지한다. 족태양방광경의 경혈은 주로 요통, 척주통증, 넙다리뒷면 · 종아리뒷면 통증이나 저림, 좌골신경통 등의 치료 시에 이용된다. 또 눈(안과)질환, 두정부 · 후두부(뒤통수)통증, 눈의 통증, 코피, 치질 등의 치료에도 효과가 있다.

◐ 족태양방광경의 경혈

한글 경혈이름	한문 경혈표기	국제표준 경혈기호	한국표준 영문표기	비고	한글 경혈이름	한문 경혈표기	국제표준 경혈기호	한국표준 영문표기	비고
정명	睛明	BL 1	Jeongmyeong		간수	肝腧	BL 18	Gansu	간의 배부수혈
찬죽	攢竹	BL 2	Chanjuk		담수	膽腧	BL 19	Damsu	담의 배부수혈
미충	眉衝	BL 3	Michung		비수	脾腧	BL 20	Bisu	비의 배부수혈
곡차	曲差	BL 4	Gokcha		위수	胃腧	BL 21	Wisu	위의 배부수혈
오처	五處	BL 5	Ocheo		삼초수	三焦腧	BL 22	Samchosu	삼초의 배부수혈
승광	承光	BL 6	Seunggwang		신수	腎腧	BL 23	Sinsu	신의 배부수혈
통천	通天	BL 7	Tongcheon		기해수	氣海腧	BL 24	Gihaesu	
낙각	絡却	BL 8	Nakgak		대장수	大腸腧	BL 25	Daejangsu	대장의 배부수혈
옥침	玉枕	BL 9	Okchim		관원수	關元腧	BL 26	Gwanwonsu	
천주	天柱	BL 10	Cheonju		소장수	小腸腧	BL 27	Sojangsu	소장의 배부수혈
대저	大杼	BL 11	Daejeo	8회혈의 골회	방광수	膀胱腧	BL 28	Banggwangsu	방광의 배부수혈
풍문	風門	BL 12	Pungmun		중려수	中膂腧	BL 29	Jungnyeosu	
폐수	肺腧	BL 13	Pyesu	폐의 배부수혈	백환수	白環腧	BL 30	Baekwansu	
궐음수	厥陰腧	BL 14	Gworeumsu	심포의 배부수혈	상료	上髎	BL 31	Sangnyo	
심수	心腧	BL 15	Simsu	심의 배부수혈	차료	次髎	BL 32	Charyo	
독수	督腧	BL 16	Doksu		중료	中髎	BL 33	Jungnyo	
격수	膈腧	BL 17	Gyeoksu	8회혈의 혈해	하료	下髎	BL 34	Haryo	

한글 경혈이름	한문 경혈표기	국제표준 경혈기호	한국표준 영문표기	비고	한글 경혈이름	한문 경혈표기	국제표준 경혈기호	한국표준 영문표기	비고
회양	會陽	BL 35	Hoeyang		지실	志室	BL 52	Jisil	
승부	承扶	BL 36	Seungbu		포황	胞肓	BL 53	Pohwang	
은문	殷門	BL 37	Eunmun		질변	秩邊	BL 54	Jilbyeon	
부극	浮郄	BL 38	Bugeuk		합양	合陽	BL 55	Habyang	
위양	委陽	BL 39	Wiyang		승근	承筋	BL 56	Seunggeun	
위중	委中	BL 40	Wijung	방광경의 합혈, 사총혈, 방광의 하합혈	승산	承山	BL 57	Seungsan	
부분	附分	BL 41	Bubun		비양	飛揚	BL 58	Biyang	방광경의 낙혈
백호	魄戶	BL 42	Baekho		부양	跗陽	BL 59	Buyang	양교맥의 극혈
고황	膏肓	BL 43	Gohwang		곤륜	崑崙	BL 60	Gollyun	방광경의 경혈
신당	神堂	BL 44	Sindang		복삼	僕參	BL 61	Boksam	
의희	譩譆	BL 45	Uihui		신맥	申脈	BL 62	Sinmaek	8맥교회혈
격관	膈關	BL 46	Gyeokgwan		금문	金門	BL 63	Geummun	방광경의 극혈
혼문	魂門	BL 47	Honmun		경골	京骨	BL 64	Gyeonggol	방광의 원혈
양강	陽綱	BL 48	Yanggang		속골	束骨	BL 65	Sokgol	방광경의 수혈
의사	意舍	BL 49	Uisa		족통곡	足通谷	BL 66	Joktonggok	방광경의 형혈
위창	胃倉	BL 50	Wichang		지음	至陰	BL 67	Jieum	방광경의 정혈
황문	肓門	BL 51	Hwangmun						

족소음신경
(足少陰腎經)

Kidney Meridian : KI

족소음신경에 속하는 경혈은 모두 27혈로, 좌우 합계 54혈이다. 시작 혈은 용천이고, 정지 혈은 수부이다. 족소음신경의 경혈은 넓다리안쪽통증, 만성요통, 무릎통증, 비뇨계통(빈뇨 · 배뇨곤란 · 배뇨통)의 증상 개선 내지 치료 시에 주로 이용된다. 그밖에 이명, 현기증, 시력저하와 같은 연령에 따른 변화, 노화에 동반된 저항력저하 등의 회복에도 효과적이다.

◐ 족소음신경의 경혈

한글 경혈이름	한문 경혈표기	국제표준 경혈기호	한국표준 영문표기	비고	한글 경혈이름	한문 경혈표기	국제표준 경혈기호	한국표준 영문표기	비고
용천	涌泉	KI 1	Yongcheon	신경의 정혈	중주	中注	KI 15	Jungju	
연곡	然谷	KI 2	Yeongok	신경의 형혈	황수	肓兪	KI 16	Hwangsu	
태계	太谿	KI 3	Taegye	신경의 수혈	상곡	商曲	KI 17	Sanggok	
태(대)종	太(大)鐘	KI 4	Taejong	신경의 낙혈	석관	石關	KI 18	Seokgwan	
수천	水泉	KI 5	Sucheon	신경의 극혈	음도	陰都	KI 19	Eumdo	
조해	照海	KI 6	Johae	8맥교회혈	복통곡	腹通谷	KI 20	Boktonggok	
복류	復溜	KI 7	Bokryu	신경의 경혈	유문	幽門	KI 21	Yumun	
교신	交信	KI 8	Gyosin	음교맥의 극혈	보랑	步廊	KI 22	Borang	
축빈	築賓	KI 9	Chukin	음유맥의 극혈	신봉	神封	KI 23	Sinbong	
음곡	陰谷	KI 10	Eumgok	신경의 합혈	영허	靈墟	KI 24	Yeongheo	
횡골	橫骨	KI 11	Hoenggol		신장	神藏	KI 25	Sinjang	
대혁	大赫	KI 12	Daehyeok		욱중	彧中	KI 26	Ukjung	
기혈	氣穴	KI 13	Gihyeol		수부	兪府	KI 27	Subu	
사만	四滿	KI 14	Saman						

수궐음심포경
(手厥陰心包經)

Pericardium Meridian : PC

수궐음심포경에 속하는 경혈은 9혈로, 좌우 합계 18혈이다. 천지혈에서 시작하여 중충혈에서 정지한다. 수궐음심포경의 경혈은 심장질환, 두근거림 · 숨참, 흉부불안감, 가슴통증, 구역질(오심), 구토, 불면, 손바닥 달아오름 등의 치료에 효과적이다. 그밖에 불면증해소, 정신불안정 개선, 메스꺼움이나 구토 등의 치료 시에도 사용한다.

◐ 수궐음심포경의 경혈

한글 경혈이름	한문 경혈표기	국제표준 경혈기호	한국표준 영문표기	비고	한글 경혈이름	한문 경혈표기	국제표준 경혈기호	한국표준 영문표기	비고
천지	天池	PC 1	Cheonji		내관	內關	PC 6	Naegwan	심포경의 낙혈 8맥교회혈
천천	天泉	PC 2	Cheoncheon		태(대)릉	太(大)陵	PC 7	Taereung	심포의 원혈 심포경의 수혈
곡택	曲澤	PC 3	Goktaek	심포경의 합혈	노궁	勞宮	PC 8	Nogung	심포경의 형혈
극문	郄門	PC 4	Geungmun	심포경의 극혈	중충	中衝	PC 9	Jungchung	심포경의 정혈
간사	間使	PC 5	Gansa	심포경의 경혈					

수소양삼초경
(手少陽三焦經)

Triple Energizer Meridian : TE

수소양삼초경에 속하는 경혈은 모두 23혈로, 좌우 합계 46혈이다. 관충혈에서 시작하여 사죽공혈에서 정지한다. 수소양삼초경의 경혈은 난청, 눈(안)질환, 인두 · 후두의 염증 및 통증 등의 치료에 효과적이다. 또한 어깨팔(경완)증후군, 어깨위쪽통증, 위팔가쪽통증 등의 치료 시에도 이용한다.

◐ 수소양삼초경의 경혈

한글 경혈이름	한문 경혈표기	국제표준 경혈기호	한국표준 영문표기	비고	한글 경혈이름	한문 경혈표기	국제표준 경혈기호	한국표준 영문표기	비고
관충	關衝	TE 1	Gwanchung	삼초경의 정혈	노회	臑會	TE 13	Nohoe	
액문	液門	TE 2	Aengmun	삼초경의 형혈	견료	肩髎	TE 14	Gyeollyo	
중저	中渚	TE 3	Jungjeo	삼초경의 수혈	천료	天髎	TE 15	Cheonllyo	
양지	陽池	TE 4	Yangji	삼초의 원혈	천유	天牖	TE 16	Cheonyu	
외관	外關	TE 5	Oegwan	삼초경의 낙혈 8맥교회혈	예풍	翳風	TE 17	Yepung	
지구	支溝	TE 6	Jigu	삼초경의 경혈	계맥	瘈脈	TE 18	Gyemaek	
회종	會宗	TE 7	Hoejong	삼초경의 극혈	노식	顱息	TE 19	Nosik	
삼양락	三陽絡	TE 8	Samyangnak		각손	角孫	TE 20	Gakson	
사독	四瀆	TE 9	Sadok		이문	耳門	TE 21	Imun	
천정	天井	TE 10	Cheonjeong		화료	禾髎	TE 22	Hwaryo	
청랭연	淸冷淵	TE 11	Cheongnaengyeon	삼초경의 합혈	사죽공	絲竹空	TE 23	Sajukgong	
소락	消濼	TE 12	Sorak						

족소양담경 (足少陽膽經)

Gallbladder Meridian : GB

족소양담경에 속하는 경혈은 44혈로, 좌우 합계 88혈이다. 동자료혈에서 시작하여 족규음혈에서 정지한다. 족소양담경의 경혈은 편두통, 귀질환, 간 · 쓸개(간담)질환, 몸통가쪽이나 다리가쪽의 통증 등의 치료 시에 이용한다. 그밖에 입이 쓰다, 한숨이 나온다, 안색이 어둡다, 옆구리가 팽팽하다 등의 증상 개선에도 효과가 있다.

◐ 족소양담경의 경혈

한글 경혈이름	한문 경혈표기	국제표준 경혈기호	한국표준 영문표기	비고	한글 경혈이름	한문 경혈표기	국제표준 경혈기호	한국표준 영문표기	비고
동자료	瞳子髎	GB 1	Dongjaryo		첩근	輒筋	GB 23	Cheopgeun	
청회	聽會	GB 2	Cheonghoe		일월	日月	GB 24	Irwol	담의 모혈
상관	上關	GB 3	Sanggwan		경문	京門	GB 25	Gyeongmun	신의 모혈
함염	頷厭	GB 4	Hamyeom		대맥	帶脈	GB 26	Daemaek	
현로	懸顱	GB 5	Hyeollo		오추	五樞	GB 27	Ochu	
현리	懸釐	GB 6	Hyeon-Ri		유도	維道	GB 28	Yudo	
곡빈	曲鬢	GB 7	Gokbin		거료	居髎	GB 29	Georyo	
솔곡	率谷	GB 8	Solgok		환도	環跳	GB 30	Hwando	
천충	天衝	GB 9	Cheonchung		풍시	風市	GB 31	Pungsi	
부백	浮白	GB 10	Bubaek		중독	中瀆	GB 32	Jungdok	
두규음	頭竅陰	GB 11	Dugyueum		슬양관	膝陽關	GB 33	Seuryanggwan	
완골	完骨	GB 12	Wangol		양릉천	陽陵泉	GB 34	Yangneungcheon	담경의 합혈, 8회혈의 근회, 담의 하합혈
본신	本神	GB 13	Bonsin		양교	陽交	GB 35	Yanggyo	양유맥의 극혈
양백	陽白	GB 14	Yangbaek		외구	外丘	GB 36	Oegu	담경의 극혈
두임읍	頭臨泣	GB 15	Duimeup		광명	光明	GB 37	Gwangmyeong	담경의 낙혈
목창	目窓	GB 16	Mokchang		양보	陽輔	GB 38	Yangbo	담경의 경혈
정영	正營	GB 17	Jeongyeong		현종	懸鍾	GB 39	Hyeonjong	8회혈의 수회
승령	承靈	GB 18	Seungnyeong		구허	丘墟	GB 40	Guheo	담의 원혈
뇌공	腦空	GB 19	Noegong		족임읍	足臨泣	GB 41	Jogimeup	담경의 수혈 8맥교회혈
풍지	風池	GB 20	Pungji		지오회	地五會	GB 42	Jiohoe	
견정	肩井	GB 21	Gyeonjeong		협계	俠谿	GB 43	Hyepgye	담경의 형혈
연액	淵腋	GB 22	Yeonaek		족규음	足竅陰	GB 44	Jokgyueum	담경의 정혈

족궐음간경 (足厥陰肝經)

Liver Meridian : LR

족궐음간경에 속하는 경혈은 모두 14혈로, 좌우 합계 28혈이다. 태돈혈에서 시작하여 기문혈에서 정지한다. 족궐음간경의 경혈은 하복부팽만감, 소변(尿)장애, 요통, 두통, 현기증, 근육경련, 눈질환 등의 치료 시에 주로 이용된다. 목의 갈증, 구토, 설사, 초조 · 화를 잘 내는 증상 등의 개선에도 효과가 있다.

◐ 족궐음간경의 경혈

한글 경혈이름	한문 경혈표기	국제표준 경혈기호	한국표준 영문표기	비고	한글 경혈이름	한문 경혈표기	국제표준 경혈기호	한국표준 영문표기	비고
태(대)돈	太(大)敦	LR 1	Taedon	간경의 정혈	곡천	曲泉	LR 8	Gokcheon	간경의 합혈
행간	行間	LR 2	Haenggan	간경의 형혈	음포	陰包	LR 9	Eumpo	
태충	太衝	LR 3	Taechung	간의 원혈, 간경의 수혈	족오리	足五里	LR 10	Jogori	
중봉	中封	LR 4	Jungbong	간경의 경혈	음렴	陰廉	LR 11	Eumnyeom	
여구	蠡溝	LR 5	Yeogu	간경의 낙혈	급맥	急脈	LR 12	Geummaek	
중도	中都	LR 6	Jungdo	간경의 극혈	장문	章門	LR 13	Jangmun	비의 모혈, 8회혈의 장회
슬관	膝關	LR 7	Seulgwan		기문	期門	LR 14	Gimun	간의 모혈

►[7] 정경12경맥의 순환과 12지의 관계

인체에 있는 전체 경맥에는 그림의 화살표 방향으로 에너지가 끊임없이 흘러 전신을 영위하고 있다. 모든 경락은 안면 · 손 · 발 · 배 · 가슴에서 서로 연락하며, 전신을 일주한다. 각 경맥은 어느 시간이 오면 특히 활동이 높아진다(그림 주위의 숫자는 기가 왕성한 시간을 나타낸다).

각 경맥은 12지로 배당되어 역리에 따라서 협조하거나 견제하며 만나는 성질이 있다.

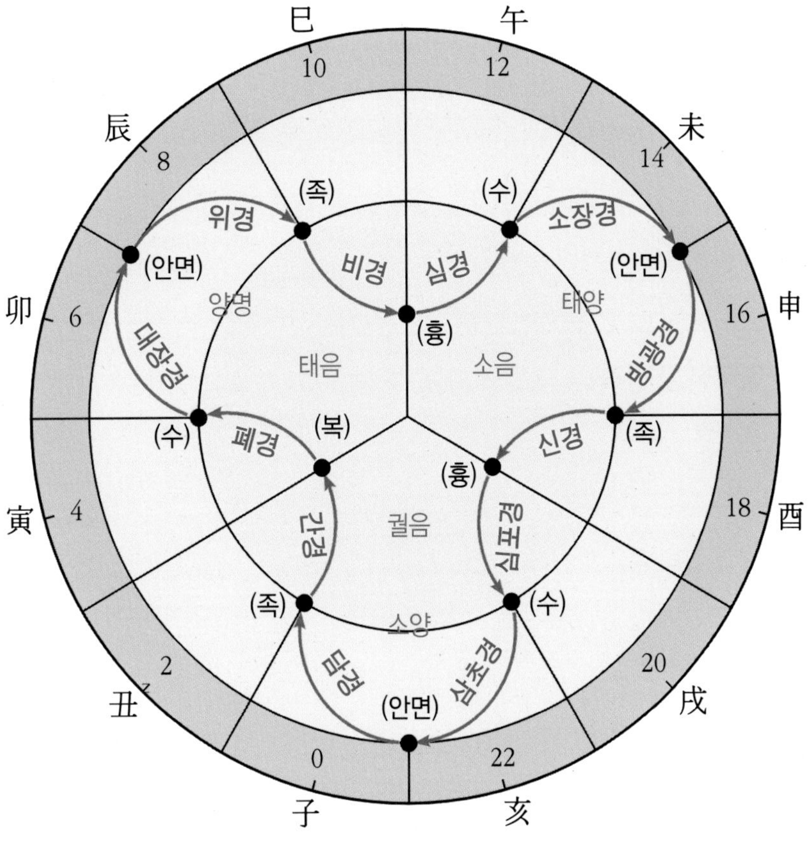

▌정경12경맥의 순환과 12지의 관계

③ 기경8맥

기경8맥(奇經八脈)이란 임맥(任脈), 독맥(督脈), 충맥(衝脈), 대맥(帶脈), 음교맥(陰蹻脈), 양교맥(陽蹻脈), 음유맥(陰維脈), 양유맥(陽維脈)을 말한다.

기경8맥은 정경12경맥처럼 규칙적이지 않고, 장부(臟腑)와 직접 연계되는 관계가 없으며, 경맥 사이의 표리관계를 가지고 있지 않아 기경(奇經)이라 부른다. 기경8맥은 정경12경맥 사이를 가로세로로 지나므로 12경맥들을 연결시키고, 12경맥의 기혈을 조절한다.

» 기경8맥은 역할과 순환하는 부위에 따라서 이름을 붙였다. 기경(奇經)이란 정경(正經)과 상대되는 말이다. '기'는 단독이라는 뜻이며, '8맥'은 상호간에 고정적인 음양표리의 배합관계가 없다.

» '독맥'의 '독(督)'자는 모두 총독한다는 뜻이며, 머리 · 목 등의 정중선을 순행하여 전신의 양경을 총독하므로 '양맥의 바다'라고 한다.

» '임맥'의 '임(任)'자는 담당한다는 뜻이며, 목 · 가슴 · 배의 정중선을 순행하여 전신의 음경을 모두 담당하므로 '음경의 바다'라고 한다.

» '충맥'의 '충(衝)'자는 주요한 길목이라는 의미가 있으며, 순환경로는 밑에서 위로 올라가기만 하고, 정경12경맥의 주요한 길목에 있다 하여 '경락의 바다'라고 한다.

» '대맥'의 '대(帶)'자는 띠와 같다는 뜻이며, 12늑골밑에서 가로로 몸 주위(허리)를 한바퀴 돌아가면서 음양의 여러 경맥을 모두 묶고 있다.

» '양교, 음교'의 '교(蹻)'자는 민첩하다는 뜻이며, 또 발꿈치라는 뜻도 포함되어 있다. 이 두 맥은 발꿈치 양쪽에서 시작하여 한 가닥은 안쪽으로부터 올라가는데, 이것은 음교라 하고, 가쪽으로부터 올라가는 것을 양교라 한다. 이 두 맥은 모두 인체의 운동기능을 유지함과 동시에 눈을 뜨고 감는 기능을 주관한다.

» '음유, 양유'의 '유(維)'자는 얽어맨다는 뜻으로, 모든 음경을 얽어매는 것을 음유라 하고, 모든 양경을 얽어매는 것을 양유라 한다.

» 기경8맥 중 임 · 독맥은 인체의 전후 정중선을 순행하며, 각각 그 전속된 혈을 가지고 있어서 옛사람들은 임 · 독맥을 정경12경맥과 합하여 14경맥으로 보았다.

◐ 기경8맥의 시작점 · 정지점 및 경로

경맥명	시작점	정지점	경로
독맥	꼬리뼈끝과 항문 사이(장강혈)	위잇몸(은교)	항문, 엉치 · 허리 · 배 · 목 · 머리 · 얼굴의 정중앙
임맥	샅중앙(회음혈)	턱끝입술고랑 중앙(승장혈)	샅, 생식기, 배 · 가슴 · 목의 정중앙
충맥	두덩결합 위모서리(기충혈)	배꼽 위쪽(유모혈)	배, 가슴, 인두, 입술
대맥	열한째갈비뼈끝(대맥혈)	아랫배(유도혈)	배꼽과 첫째허리뼈 높이의 허리 · 배부위
양교맥	가쪽복사 아래쪽(신맥혈)	뒤통수(풍지혈)	다리 가쪽, 아랫배, 어깨, 얼굴
음교맥	안쪽복사 아래쪽(조해혈)	목내자(정명혈)	다리 안쪽, 샅굴, 가슴, 목, 얼굴
양유맥	가쪽복사 아래쪽(금문혈)	목덜미(아문혈)	다리 가쪽, 어깨, 옆머리, 목덜미, 갈비뼈부위
음유맥	정강이 안쪽(축빈혈)	목뿔뼈 위쪽(염천혈)	다리 안쪽, 아랫배, 갈비뼈부위, 가슴, 인두

독맥
(督脈)

Governor Vessel : GV

독맥에 속하는 경혈은 모두 28혈이다. 시작 혈은 꼬리뼈(미골)끝과 항문 사이에 있는 장강혈이고, 정지 혈은 위윗몸(상치은)과 위입술주름띠(상순소대)가 만나는 곳에 있는 은교혈이다.

독맥의 경혈은 허리 · 등의 통증, 풍(風)에 의한 허리 · 등부위의 경련, (주로 남성의) 비뇨 · 생식계통의 질병, 정신이상, 소아의 경기 등을 치료할 때 주로 이용한다.

◐ 독맥의 경혈

한글 경혈이름	한문 경혈표기	국제표준 경혈기호	한국표준 영문표기	비고	한글 경혈이름	한문 경혈표기	국제표준 경혈기호	한국표준 영문표기	비고
장강	長强	GV 1	Janggang	독맥의 낙혈	아문	瘂門	GV 15	Amun	
요수	腰腧	GV 2	Yosu		풍부	風府	GV 16	Pungbu	
요양관	腰陽關	GV 3	Yoyanggwan		뇌호	腦戶	GV 17	Noeho	
명문	命門	GV 4	Myeongmun		강간	强間	GV 18	Ganggan	
현추	懸樞	GV 5	Hyeonchu		후정	後頂	GV 19	Hujeong	
척중	脊中	GV 6	Cheokjung		백회	百會	GV 20	Baekhoe	
중추	中樞	GV 7	Jungchu		전정	前頂	GV 21	Jeonjeong	
근축	筋縮	GV 8	Geunchuk		신회	顖會	GV 22	Sinhoe	
지양	至陽	GV 9	Jiyang		상성	上星	GV 23	Sangseong	
영대	靈臺	GV 10	Yeongdae		신정	神庭	GV 24	Sinjeong	
신도	神道	GV 11	Sindo		소료	素髎	GV 25	Soryo	
신주	身柱	GV 12	Sinju		수구	水溝	GV 26	Sugu	
도도	陶道	GV 13	Dodo		태단	兌端	GV 27	Taedan	
대추	大椎	GV 14	Daechu		은교	齦交	GV 28	Eungyo	

임맥
(任脈)

Conception Vessel : CV

임맥에 속하는 경혈은 모두 24혈이다. 시작 혈은 샅(회음) 정중앙의 회음혈이고, 정지 혈은 턱끝입술고랑 중앙의 오목부위에 있는 승장혈이다.

임맥의 경혈은 월경불순, 폐경, 백대하(白帶下), 불임증, 장산통(腸疝痛), 아랫배의 종괴(腫塊) 등을 치료할 때 주로 이용한다.

◐ 임맥의 경혈

한글 경혈이름	한문 경혈표기	국제표준 경혈기호	한국표준 영문표기	비고	한글 경혈이름	한문 경혈표기	국제표준 경혈기호	한국표준 영문표기	비고
회음	會陰	CV 1	Hoeeum		상완	上脘	CV 13	Sangwan	
곡골	曲骨	CV 2	Gokgol		거궐	巨闕	CV 14	Geogwol	심의 모혈
중극	中極	CV 3	Junggeuk	방광의 모혈	구미	鳩尾	CV 15	Gumi	임맥의 낙혈
관원	關元	CV 4	Gwanwon	소장의 모혈	중정	中庭	CV 16	Jungjeong	
석문	石門	CV 5	Seongmun	삼초의 모혈	단중	膻中	CV 17	Danjung	심포의 모혈 8회혈의 기혈
기해	氣海	CV 6	Gihae		옥당	玉堂	CV 18	Okdang	
음교	陰交	CV 7	Eumgyo		자궁	紫宮	CV 19	Jagung	
신궐	神闕	CV 8	Singwol		화개	華蓋	CV 20	Hwagae	
수분	水分	CV 9	Subun		선기	璇璣	CV 21	Seon-gi	
하완	下脘	CV 10	Hawan		천돌	天突	CV 22	Cheondol	
건리	建里	CV 11	Geolli		염천	廉泉	CV 23	Yeomcheon	
중완	中脘	CV 12	Jungwan	위의 모혈 8회혈의 부회	승장	承漿	CV 24	Seungjang	

충맥 (衝脈)

Thoroughfare Vessel : TV

충맥에 속하는 경혈은 모두 12혈로, 좌우 합계 24혈이다. 하복부의 두덩결합 위모서리에 있는 기충혈에서 시작되어 입술을 돌아 배꼽 위쪽의 유문혈에서 정지한다.

충맥의 경혈은 천식, 복통, 장명(腸鳴), 월경불순, 불임증 등을 치료할 때 주로 이용한다.

충맥의 교회혈 및 소속혈

회음(임맥), 기충(족양명위경), 횡골, 대혁, 기혈, 사만, 중주, 황수, 상곡, 석관, 음도, 복통곡, 유문(이상 족소음신경)

대맥 (帶脈)

Belt Vessel : BV

대맥에 속하는 경혈은 모두 3혈로, 좌우 합계 6혈이다. 열한째갈비뼈끝 아래 대맥혈에서 시작하여 몸을 다시 한 바퀴 돈 다음 아랫배의 유도혈에서 정지한다.

대맥의 경혈은 태아를 보호하고 대하(帶下)를 주관한다.

대맥의 교회혈 및 소속혈

장문(족궐음간경), 대맥, 오추, 유도(이상 족소양담경)

양교맥
(陽蹻脈)

Yang Heel Vessel : Yang HV

양교맥에 속하는 경혈은 모두 13혈로, 좌우 합계 26혈이다. 시작점은 가쪽복사 아래의 신맥혈이고, 뒤통수의 풍지혈에서 정지한다.

양교맥의 경혈은 다리안쪽근육의 수축불량과 다리가쪽근육의 경련, 전광(전증과 관증이 합쳐서 나타나는 증상), 불면증 등을 치료할 때 많이 이용한다.

양교맥의 교회혈 및 소속혈

복삼, 신맥, 부양(이상 족태양방광경), 거료(족소양담경), 노수(수태양소장경), 거골, 견우(이상 수양명대장경), 지창, 거료, 승읍(이상 족양명위경), 정명(족태양방광경), 풍지(족소양담경), 풍부(독맥)

음교맥
(陰蹻脈)

Yin Heel Vessel : Yin HV

음교맥에 속하는 경혈은 모두 7혈로, 좌우 합계 14혈이다. 안쪽복사 아래의 조해혈에서 시작하여 목내자(안쪽 눈구석)의 정명혈에서 정지한다.

음교맥의 경혈은 다리가쪽근육의 수축불량과 안쪽근육의 경련, 인후통, 불면증 등을 치료할 때 많이 이용한다.

음교맥의 교회혈 및 소속혈

연곡, 태계, 조해, 교신(이상 족소음신경), 결분, 인영(이상 족양명위경), 정명(족태양방광경)

양유맥
(陽維脈)

Yang Link Vessel : Yang LV

양유맥에 속하는 경혈은 모두 18혈로, 좌우 합계 36혈이다. 가쪽복사뼈 아래의 금문혈에서 시작하여 목뒤쪽(목덜미)의 아문혈에서 정지한다.

양유맥의 경혈은 한열(寒熱)이 반복되는 증상 등을 치료할 때 주로 이용한다.

양유맥의 교회혈 및 소속혈

금문(족태양방광경), 양교, 거료(이상 족소양담경), 비노(수양명대장경), 노수(수태양소장경), 천료(수소양삼초경), 견정(족소양담경), 두유(족양명위경), 본신, 양백, 두임읍, 목창, 정영, 승령, 뇌공, 풍지(이상 족소양담경), 풍부, 아문(이상 독맥)

음유맥 (陰維脈) Yin Link Vessel : Yin LV	음유맥에 속하는 경혈은 모두 8혈로, 좌우 합계 16혈이다. 정강이 안쪽의 축빈혈에서 시작하여 목뿔뼈 위쪽 오목부위의 염천혈에서 정지한다. 음유맥의 경혈은 가슴통증, 심장통증, 옆구리통증 등을 치료할 때 주로 이용한다.

음유맥의 교회혈 및 소속혈

축빈(족소음신경), 충문, 부사, 대횡, 복애(족태음비경), 기문(족궐음간경), 천돌, 염천(이상 임맥)

4 경맥과 낙맥

경(經)이 '날실'을 의미하는 것처럼, 경맥(經脈)이란 신체를 세로방향으로 주행하는 맥(혈관처럼 존재를 확인할 수 있는 실제기관이 아닌 개념상의 기관)을 말한다. 주요한 경맥으로는 정경12경맥과 기경8맥이 있다.

한편 낙(絡)은 '잇다', '얽히다(휘감기다)', '가느다란 줄기' 등을 의미한다. 낙맥(絡脈)에는 경맥에서 갈라져 나와 경맥끼리 연결하는 맥과, 경맥에서 지맥(支脈) · 손락(孫絡) · 세락(細絡)으로 나누어져 그물코와 같이 전신(주로 체표)으로 퍼지는 가느다란 맥의 두 종류가 있다. 특히 큰 15줄기의 낙맥을 15락맥이라고 한다.

경락(經絡)	경맥(經脈)	정경12경맥 (正經十二經脈)	정경12경맥은 각각의 장기와 관련되어 내장에 기(氣)를 돌게 하여 정상적인 기능을 유지하도록 작용한다. 또한 12줄기의 경맥은 독립적이면서도 손발의 끝 등에서 서로 이어져 하나의 고리를 형성한다.
		십이경별(十二經別)	정경12경맥에서 갈라져 나와 가슴배부위(흉복부) · 머리(두부)를 순행한 다음 다시 정경12경맥에 합쳐진다.
		기경8맥(奇經八脈)	정경과는 다른 흐름을 하는 8맥이다. 그중에서 독맥과 임맥 이외의 6맥은 고유의 경혈을 가지고 있지 않다.
	낙맥(絡脈)	15락맥(十五絡脈, 대락 · 별락)	정경12경맥, 독맥, 임맥, 비장의 대락(大絡 ; 족태음비경의 경혈인 '대포혈'에서 나누어지는 경맥)에서 나누어져 주행하는 합계 15줄기의 큰 낙맥.
		손락(孫絡)	15경맥에서 나누어진 지맥.
		세락(細絡)	더욱 나누어져 전신으로 퍼지는 낙맥.
		부락(浮絡)	세락 중에서 체표면에 드러나 전신을 감싸는 낙맥.
	12경근(十二經筋)		정경12경맥의 유주를 따라 있는 전신의 근육이나 관절 등의 운동기관.
	십이피부(十二皮部)		정경12경맥의 유주상에 있으며, 각 경맥에 따라 자양되는 전신의 피부.

※ 정경12경맥과 기경8맥 중 고유의 경혈을 가진 독맥과 임맥을 합하여 14경맥이라고 한다.

5 경혈과 기혈

일반적으로 침구나 지압의 치료점이 되는 이른바 '급소'를 경혈(經穴)이라고 한다. 그런데 정확하게는 이 '급소'를 수혈(腧穴)이라고 하는데, 경혈은 그중에서 정경12경맥과 기경8맥의 독맥과 임맥을 합한 14경맥상의 수혈을 가리킨다.

한편 수혈에는 경혈 외에 경맥(經脈)상에는 없는 기혈(奇穴)과 아시혈(阿是穴)이 있다.

수혈(腧穴)	경혈(經穴, 正穴)	14경맥상에 있으며, 명칭과 부위가 정해져 있다. 2008년 WHO/WPRO에 의하여 361혈(그중 6혈에는 두 가지 설이 있다)의 경혈 명칭과 부위가 결정되었다.
	기혈(奇穴)	경맥상에는 없지만, 명칭과 부위가 정해져 있다. 2008년 WHO/WPRO에 의하여 48혈의 기혈 명칭과 부위가 결정되었다.
	아시혈(阿是穴)	경맥상에는 없으며, 누르면 압통을 느끼고 만지면 경결(硬結)을 느끼는 등의 반응이 있는 기혈 이외의 부위를 말한다. 명칭도 부위도 정해져 있지 않으나, 치료점이 된다.

※ WHO(World Health Organization)/WPRO(Western Pacific Regional Office) : 세계보건기구 서태평양지역사무국(필리핀의 수도 마닐라에 있음)

◐ 기혈(Extra Points : EX)

부위	한글 경혈이름	한문 경혈표기	국제표준 경혈기호	한국표준 영문표기
머리 · 목	사신총	四神聰	EX-HN 1	Sasinchong
	당양	當陽	EX-HN 2	Dangyang
	인당	印堂	EX-HN 3	Indang
	어요	魚腰	EX-HN 4	Eoyo
	태양	太陽	EX-HN 5	Taeyang
	이첨	耳尖	EX-HN 6	Icheom
	구후	球後	EX-HN 7	Guhu
	상영향	上迎香	EX-HN 8	Sangyeonghyang
	내영향	內迎香	EX-HN 9	Naeyeonghyang
	취천	聚泉	EX-HN 10	Chwicheon
	해천	海泉	EX-HN 11	Haecheon
	금진 · 옥액	金津 · 玉液	EX-HN 12 EX-HN 13	Geumjin · Okaek
	예명	翳明	EX-HN 14	Yemyeong
	경백로	頸百勞	EX-HN 15	Kyeongbaekro
가슴 · 배	자궁	子宮	EX-CA 1	Jagung
등	정천	定喘	EX-B 1	Jeongcheon
	협척	夾脊	EX-B 2	Hyeopcheok
	위완하수	胃脘下腧	EX-B 3	Wiwanhasu
	비근	痞根	EX-B 4	Bigeun
	하극수	下極腧	EX-B 5	Hageuksu
	요의	腰宜	EX-B 6	Youi
	요안	腰眼	EX-B 7	Yoan
	십칠추	十七椎	EX-B 8	Sipchilchu
	요기	腰奇	EX-B 9	Yogi

부위	한글 경혈이름	한문 경혈표기	국제표준 경혈기호	한국표준 영문표기
팔	주첨	肘尖	EX-UE 1	Jucheom
	이백	二白	EX-UE 2	Ibaek
	중천	中泉	EX-UE 3	Jungcheon
	중괴	中魁	EX-UE 4	Junggoe
	대골공	大骨空	EX-UE 5	Daegolgong
	소골공	小骨空	EX-UE 6	Sogolgong
	요통점	腰痛點	EX-UE 7	Yotongjeom
	외노궁	外勞宮	EX-UE 8	Woenogung
	팔사	八邪	EX-UE 9	Palsa
	사봉	四縫	EX-UE 10	Sabong
	십선	十宣	EX-UE 11	Sipseon
다리	관골	髖骨	EX-LE 1	Gwangol
	학정	鶴頂	EX-LE 2	Hakjeong
	백충와	百蟲窩	EX-LE 3	Baekchungwa
	내슬안	內膝眼	EX-LE 4	Naeseulan
	슬안	膝眼	EX-LE 5	Seulan
	담낭	膽囊	EX-LE 6	Damnang
	난미	闌尾	EX-LE 7	Nanmi
	내과첨	內踝尖	EX-LE 8	Naegwacheom
	외과첨	外踝尖	EX-LE 9	Oegwacheom
	팔풍	八風	EX-LE 10	Palpung
	독음	獨陰	EX-LE 11	Dokeum
	기단	氣端	EX-LE 12	Gidan

6 특정혈

경혈 중에서도 임상에서 중요한 작용을 하면서 자주 이용되는 것들을 특정혈(特定穴)이라고 한다. 특정혈에는 5수혈(오행혈), 5요혈, 4총혈, 8회혈, 8맥교회혈(8총혈, 8종혈), 교회혈, 하합혈 등이 있다.

►[1] 5수혈

5수혈(五輸穴)은 정경12경맥의 기(氣)가 팔꿈치와 무릎관절 밑으로 흘러가는 것을 물에 비유하여 이름을 지은 혈이다. 손발 끝에서 팔꿈치와 무릎을 향하여 정혈(井穴)→형혈(滎穴)→수혈(輸穴)→경혈(經穴)→합혈(合穴)의 순서로 늘어서 있다.

5수혈은 각각 다음과 같이 기혈(氣穴)이 출입하는 곳으로, 원혈의 활동을 보완하는 중요한 경혈이다. 또한 목(木) 화(火) 토(土) 금(金) 수(水)의 오행에 속하므로 5행혈(五行穴)이라고도 불린다.

◐ 정경12경맥의 오수혈

경맥	정	형	수	경	합
	목(음경), 금(양경)	화(음경), 수(양경)	토(음경), 목(양경)	금(음경), 화(양경)	수(음경), 토(양경)
수태음폐경	소상	어제	태연	경거	척택
수양명대장경	상양	이간	삼간	양계	곡지
족양명위경	여태	내정	함곡	해계	족삼리
족태음비경	은백	대도	태백	상구	음릉천
수소음심경	소충	소부	신문	영도	소해
수태양소장경	소택	전곡	후계	양곡	소해
족태양방광경	지음	족통곡	속골	곤륜	위중
족소음신경	용천	연곡	태계	복류	음곡
수궐음심포경	중충	노궁	태(대)릉	간사	곡택
수소양삼초경	관충	액문	중저	지구	천정
족소양담경	족규음	협계	족임읍	양보	양릉천
족궐음간경	태돈	행간	태충	중봉	곡천

» 정혈(井穴)은 손발의 가장 끝부분에 있어, 맥기(脈氣)가 흐르는 물의 원천과 같아서 정(井)이라 한다(所出爲井).

» 형혈(滎穴)은 정(井)의 다음 부위로, 맥기의 흐름이 원천에서 시작하는 것처럼 미소하여 형(滎)이라 한다(所溜爲滎).

» 수혈(輸穴)은 형(滎)의 다음으로 맥기가 유주하는 곳으로, 미소한 물의 흐름이 좀 더 깊이 유입된다 하여 수(輸)라 한다(所氣爲輸). 음경에서는 원혈과 일치한다.

» 경혈(經穴)은 맥기가 통행하는 곳으로, 흐르는 물이 강을 이루어 흐르는 것과 같다 하여 경(經過라는 뜻이다)이라 한다(所行爲經).

» 합혈(合穴)은 맥기가 합입(合入)된다는 뜻으로, 강물이 흘러 바다에 흘러드는 것처럼 맥기가 장부로 흘러들어가 여러 경맥과 만나므로 합(회합한다는 뜻)이라 한다(所入爲合).

손 앞면

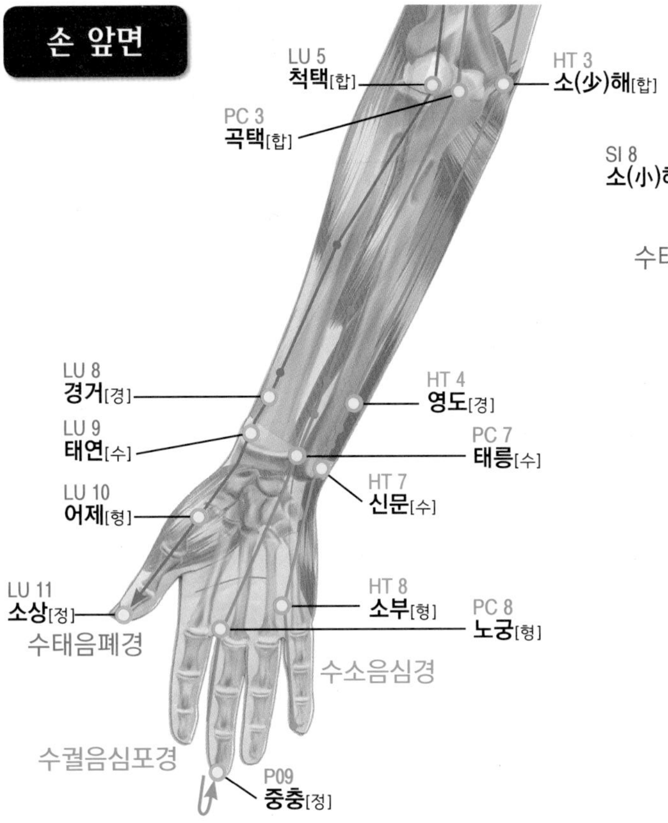

손 뒷면

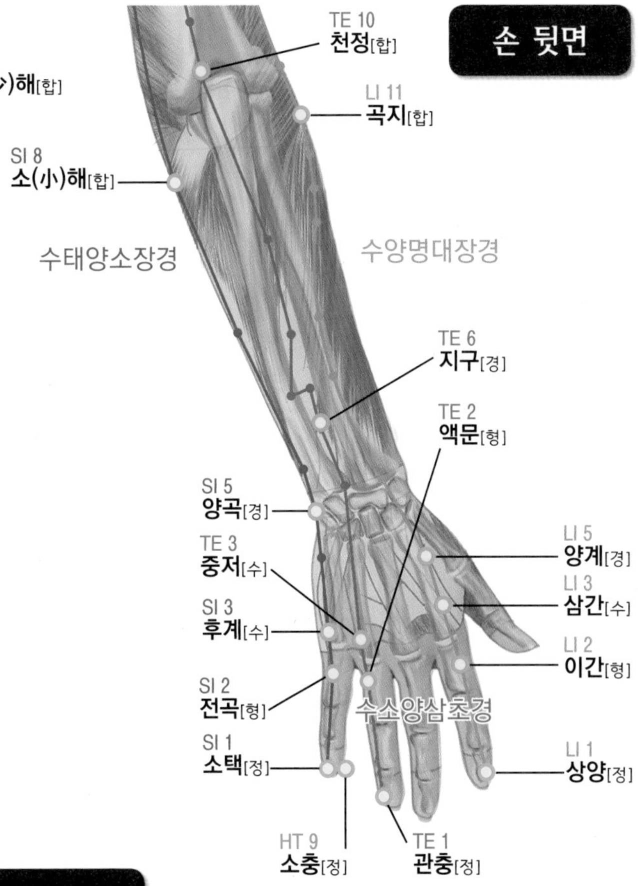

발 가쪽

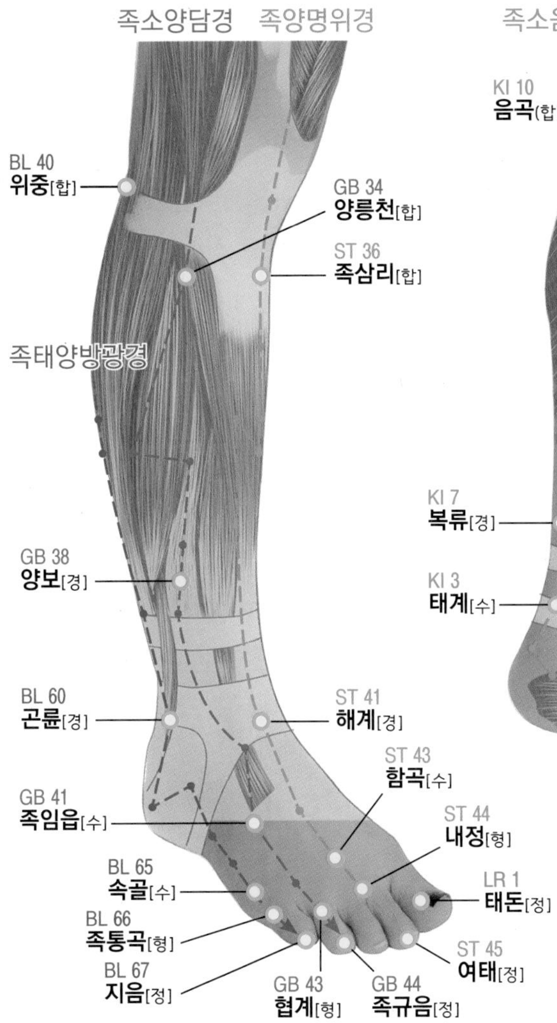

발 안쪽

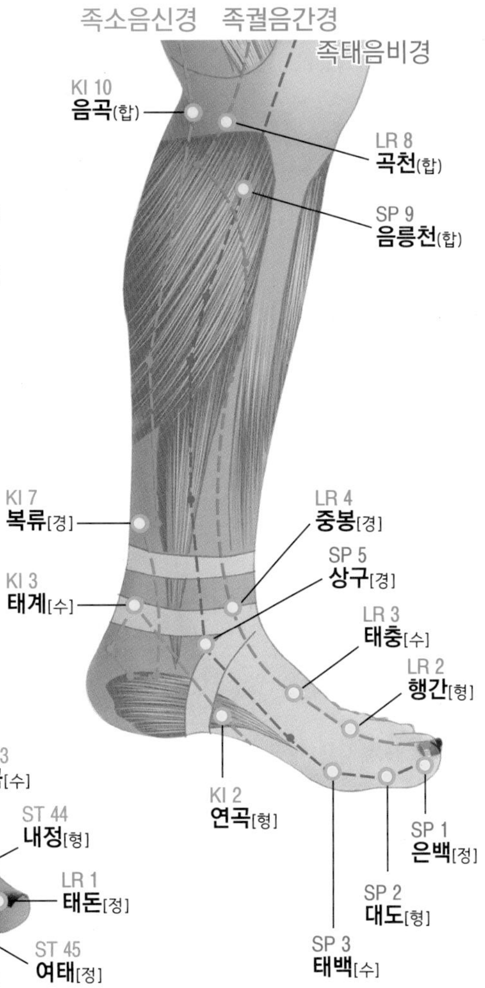

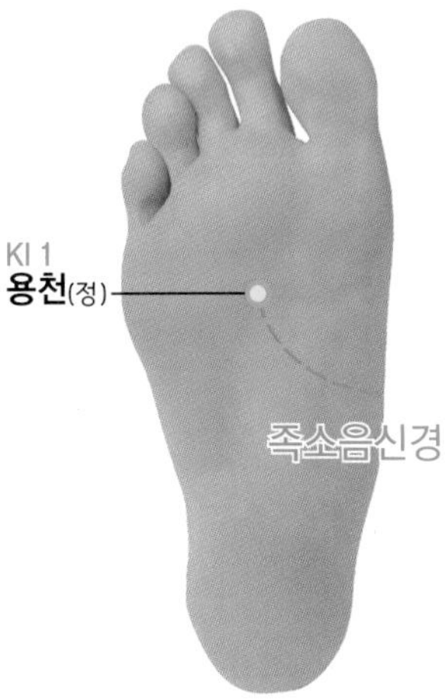

수태음폐경	———	LU
족태음비경	– – –	SP
수소음심경	———	HT
족소음신경	– – –	KI
수궐음심포경	———	PC
족궐음간경	– – –	LR
수양명대장경	———	LI
족양명위경	– – –	ST
수태양소장경	———	SI
족태양방광경	– – –	BL
수소양삼초경	———	TE
족소양담경	– – –	GB
독맥	———	GV
임맥	– – –	CV

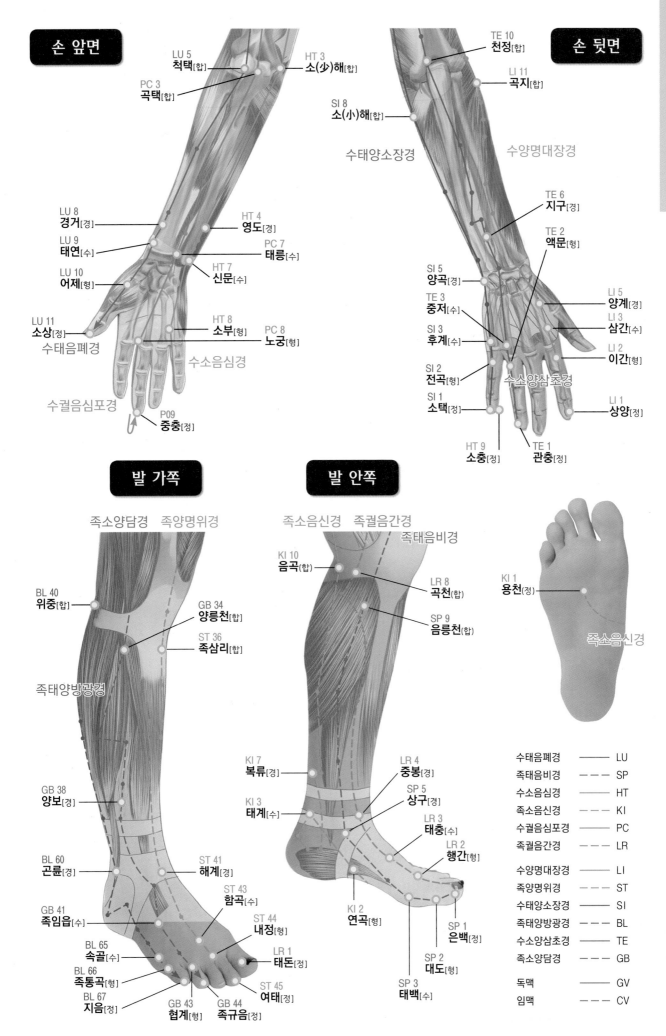

►[2] 5요혈

5요혈(五要穴)은 6장6부의 질병을 진단 또는 치료할 때 자주 이용되는 경혈로, 6장6부 각각에 대하여 원혈(原穴), 극혈(郄穴), 낙혈(絡穴), (복부)모혈(募穴), 배부수혈(背部腧穴)의 5가지 혈이 있다.

◐ 정경12경맥의 5요혈(원 · 낙 · 극 · 모 · 배부수혈)

경락	원	낙	극	모	배수
수태음폐경	태연	열결	공최	중부	폐수
수양명대장경	합곡	편력	온류	천추	대장수
족양명위경	충양	풍륭	양구	중완	위수
족태음비경	태백	공손, 대포	지기	장문	비수
수소음심경	신문	통리	음극	거궐	심수
수태양소장경	완골	지정	양로	관원	소장수
족태양방광경	경골	비양	금문	중극	방광수
족소음신경	태계	태종	수천	경문	신수
수궐음심포경	태(대)릉	내관	극문	단중	궐음수
수소양삼초경	양지	외관	회종	석문	삼초수
족소양담경	구허	광명	외구	일월	담수
족궐음간경	태충	여구	중도	기문	간수

※ 낙혈은 정경12경맥의 12혈+독맥의 장강혈+임맥의 구미혈+대포혈(족태음비경)을 합하여 15혈이다.
※ 극혈은 정경12경맥의 12혈+양교맥의 부양혈+음교맥의 교신혈+양유맥의 양교혈+음유맥의 축빈혈을 합하여 16혈이다.

원혈

원혈(原穴)은 장부(臟腑)의 원기(原氣)가 경과되며 머무르는 경혈을 말한다. 정경12경맥은 팔다리에 각각 하나의 원혈이 있어 십이원(十二原)이라 부른다. 맥기(脈氣)의 성쇠, 장부(臟腑)의 허실을 진단하고 치료한다.

음경(陰經)의 원혈은 오수혈 중 세 번째 수혈이며, 양경의 원혈은 세 번째 수혈의 뒤에 따로 자리하고 있다. 양경의 원혈을 따로 있는 이유는 원기(原氣)를 이루는 삼초(三焦)의 기운을 음(陰)은 바로 받지만(陽→陰), 양(陽)은 바로 받기 힘들기(陽→陽) 때문이다. 음경에서는 5수혈의 수혈(輸穴)이 원혈을 겸하고 있다.

손바닥

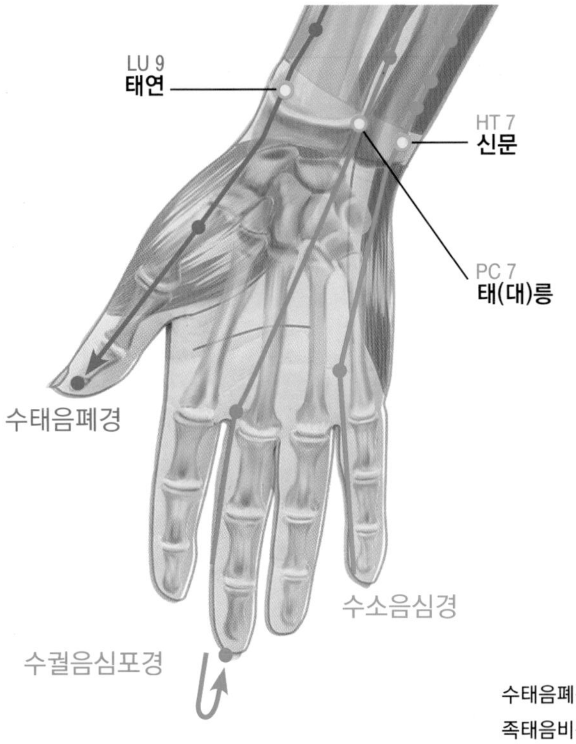

손등

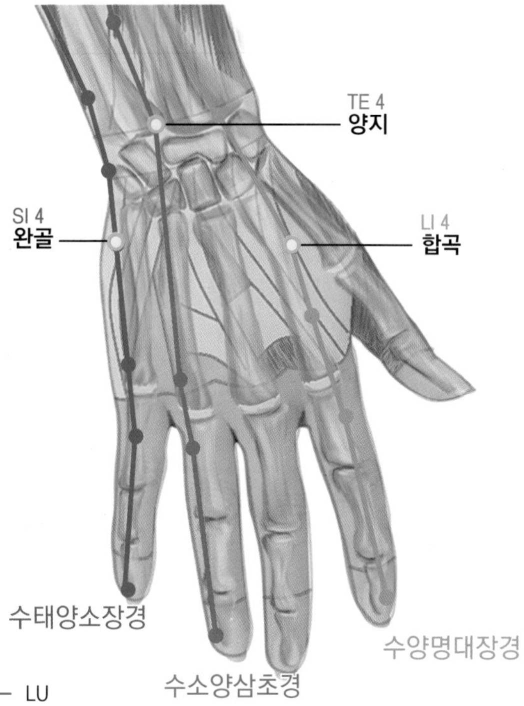

수태음폐경	———	LU
족태음비경	– – –	SP
수소음심경	———	HT
족소음신경	– – –	KI
수궐음심포경	———	PC
족궐음간경	– – –	LR
수양명대장경	———	LI
족양명위경	– – –	ST
수태양소장경	———	SI
족태양방광경	– – –	BL
수소양삼초경	———	TE
족소양담경	– – –	GB
독맥	———	GV
임맥	– – –	CV

발 가쪽

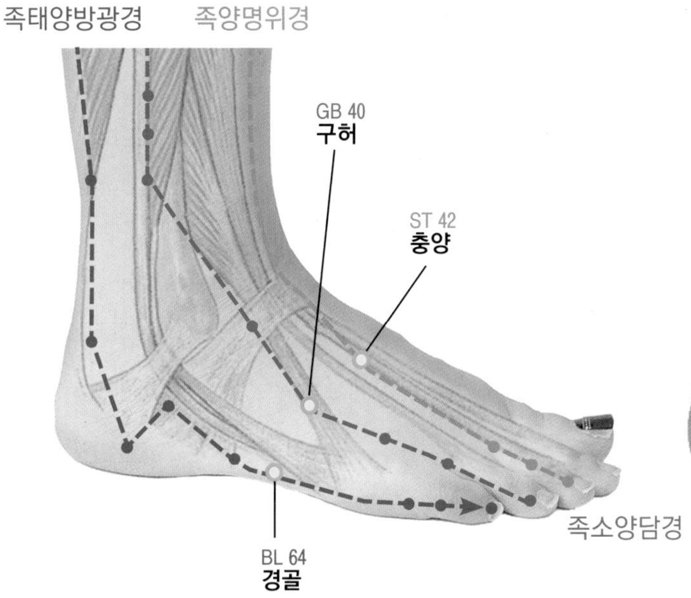

발 안쪽

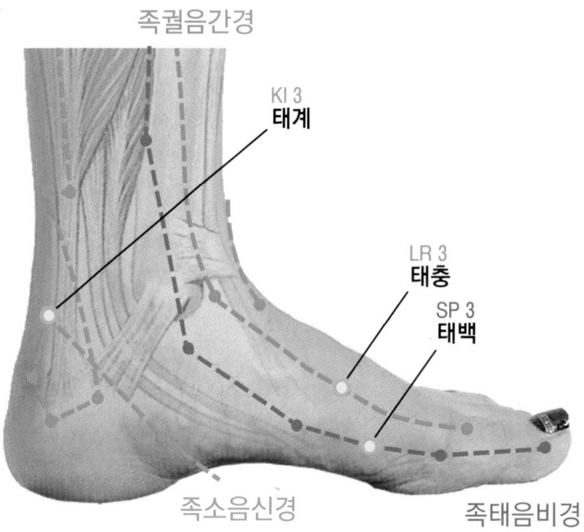

낙혈

낙혈(絡穴)은 표리관계의 두 경맥을 통하게 하는 경혈을 말한다. 정경12경맥의 낙혈은 팔꿈치와 무릎관절 아래에 각각 하나씩 있다. 낙혈은 주요한 낙맥이 경맥에서 갈라져 나오는 부분에 있는 혈로, 정경12경맥에 독맥과 임맥을 더한 14경맥 외에 낙맥의 하나인 비장의 대락(大絡)상의 혈, 대포혈(족태음비경과 공통)에 있으며, 전부 15혈로 되어 있다.

손 뒷면

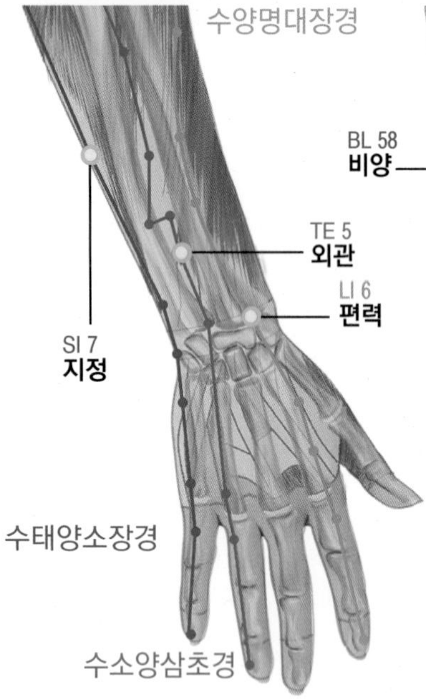

발 가쪽

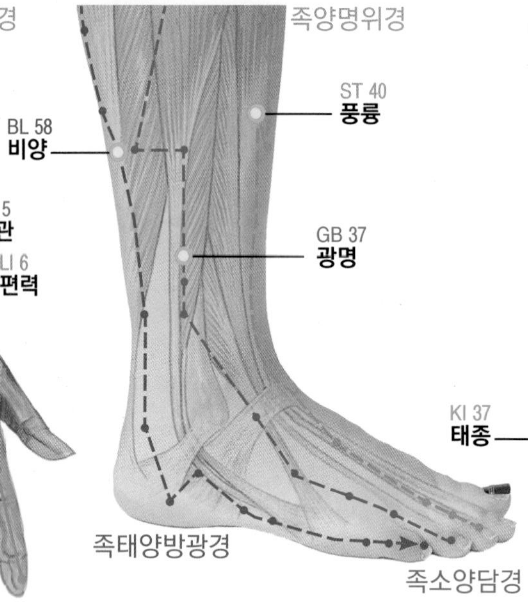

발 안쪽

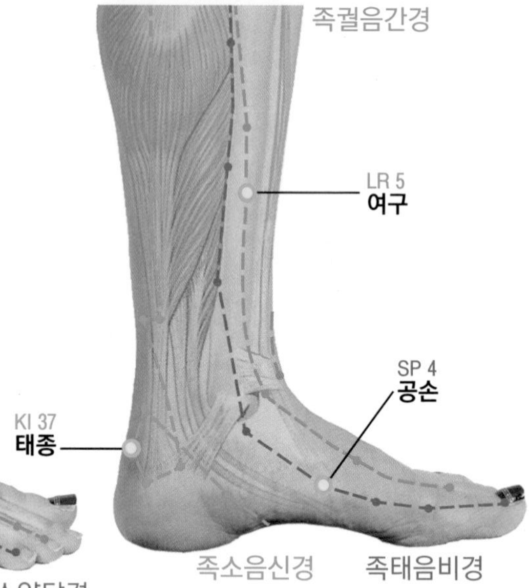

뒷면

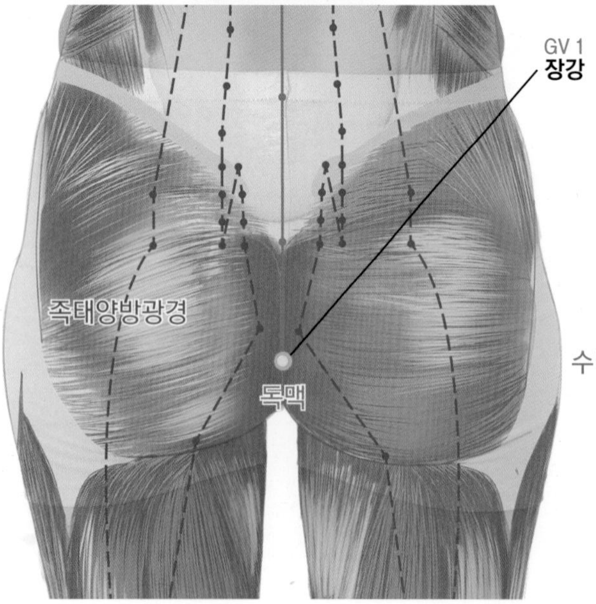

앞면

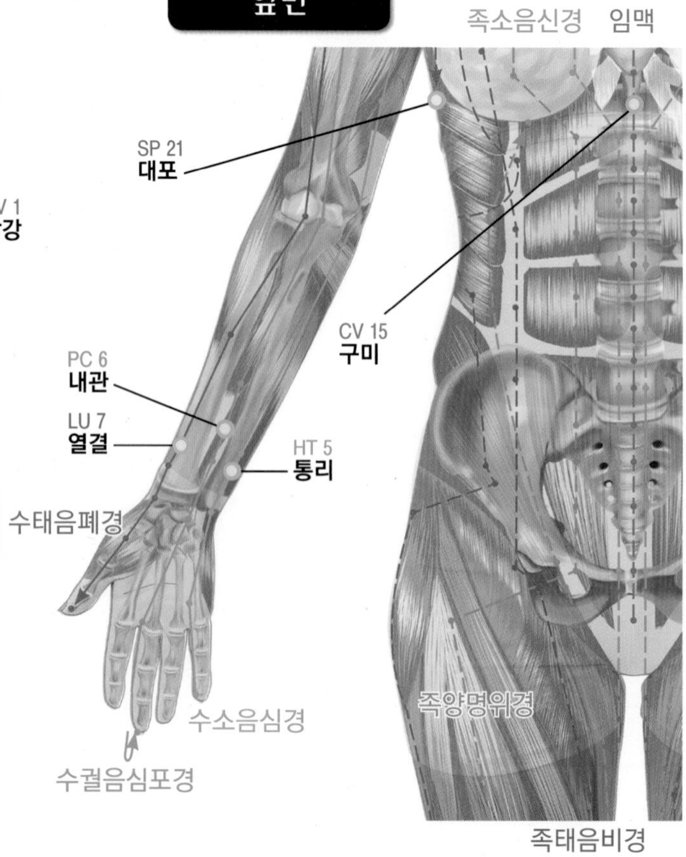

극혈

극혈(郄穴)은 뼈와 근육의 틈새에 있는 혈(穴)로, 그 틈새에 기혈(氣血 ; 인체의 생기와 혈액)이 깊게 모이므로 사기(邪氣)를 재빨리 물리치는 혈이다. 그러므로 급성질환이나 동통완화에 효과를 나타낸다.

극혈은 정경12경맥 외에 기경8맥의 양교맥 · 음교맥 · 양유맥 · 음유맥에도 있으며, 전부 16혈로 되어 있다.

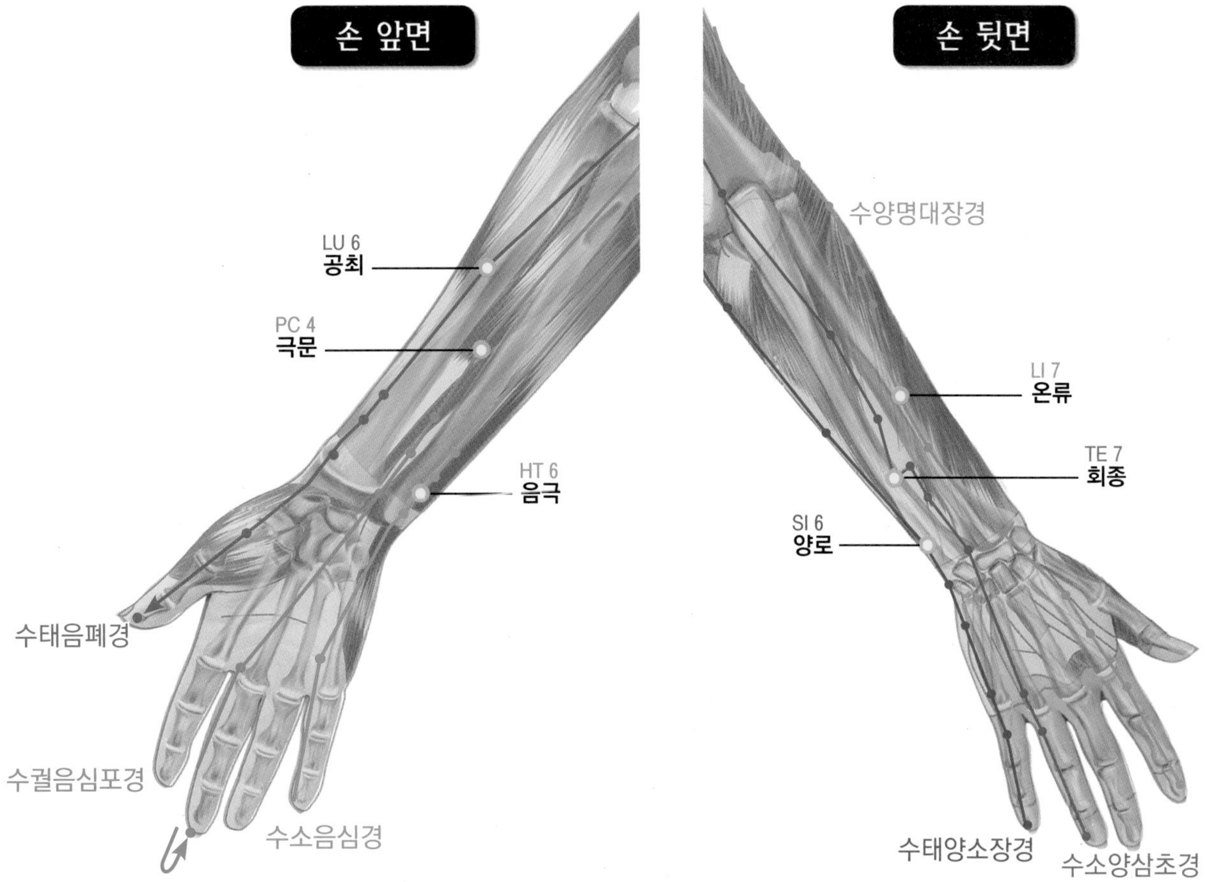

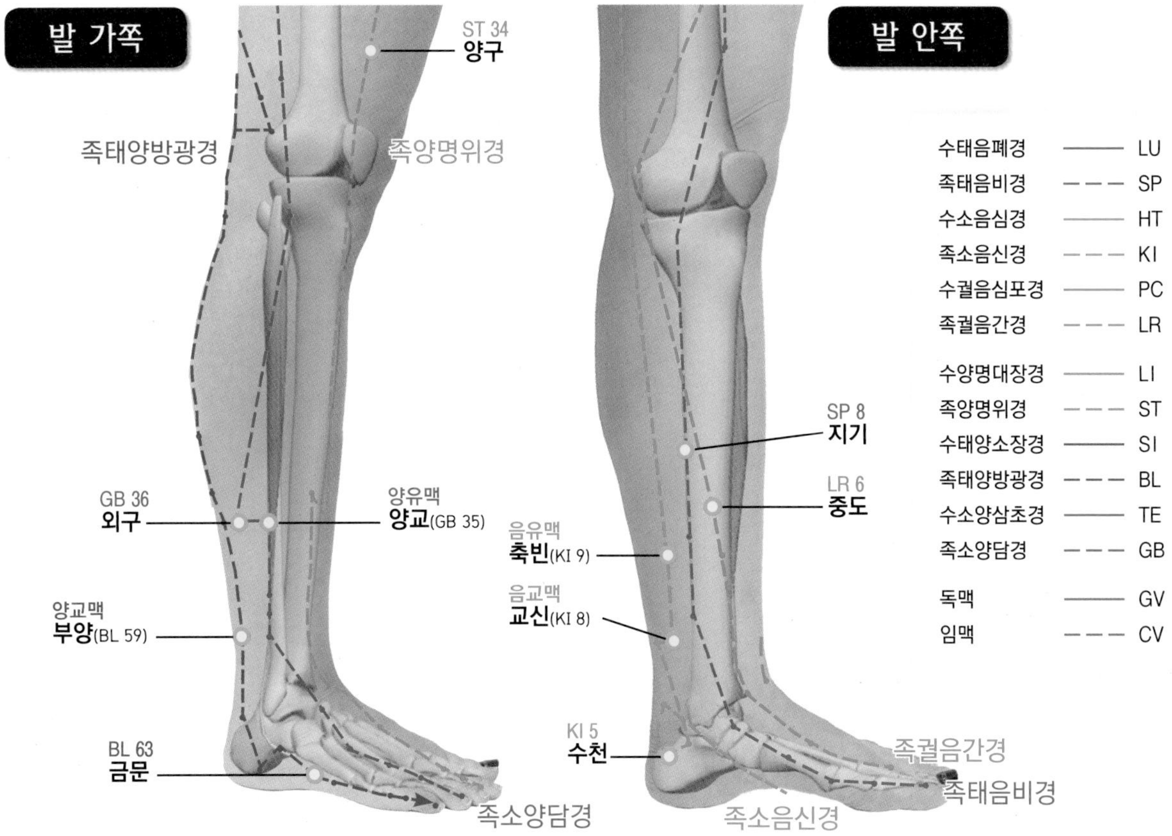

모혈

모혈(募穴)은 가슴 · 배(흉복)부에 있어서 내장의 기가 많이 모이는 혈로, 각각의 장부와 밀접하게 관계되어 있다. 복(腹)모혈이라고도 한다. 그러나 반드시 관련된 장기의 모혈이 그 장기의 이름이 붙은 경맥에 있는 것은 아니다.

경맥상의 모혈이 실제로 소속된 경맥이 다른 것은 다음과 같다.

» 수양명대장경의 모혈인 천추혈은 족양명위경의 경혈
» 족양명위경의 모혈인 장문혈은 족궐음간경의 경혈
» 수소음심경의 모혈인 거궐혈은 임맥의 경혈
» 수태양소장경의 모혈인 관원혈은 임맥의 경혈
» 족태양방광경의 모혈인 중극혈은 임맥의 경혈
» 족소음신경의 모혈인 경문혈은 족소양담경의 경혈
» 수궐음심포경의 모혈인 단중혈은 임맥의 경혈
» 수소양삼초경의 모혈인 석문혈은 임맥의 경혈

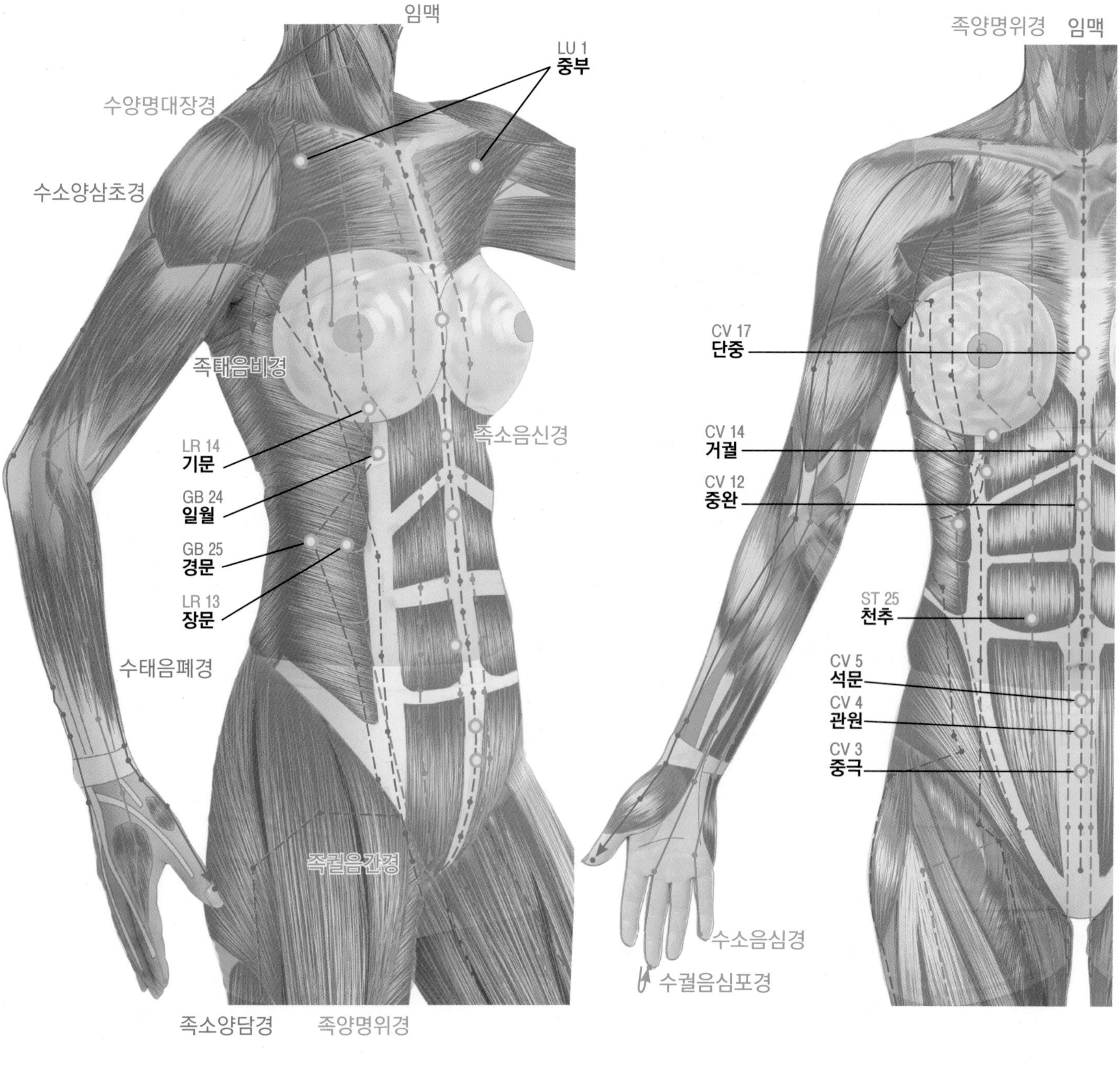

배부수혈

배부수혈(背部腧穴)은 배부(등)에 있는 족태양방광경의 12혈로, 장부의 명칭에 수(腧)자가 붙어 있다. 여기에는 6장6부의 기가 배부에 집중되어 있으며, 장부와 밀접하게 관련되어 있어서 장부의 명칭 뒤에 수(腧)자를 붙인다. 배부수혈에는 각 장부의 이름이 붙어 있는데, 심포에 대한 혈은 궐음수라고 한다.

5수혈(五輸穴)의 수혈(輸穴)과 구별하기 위해서 배부수혈이라고 부른다.

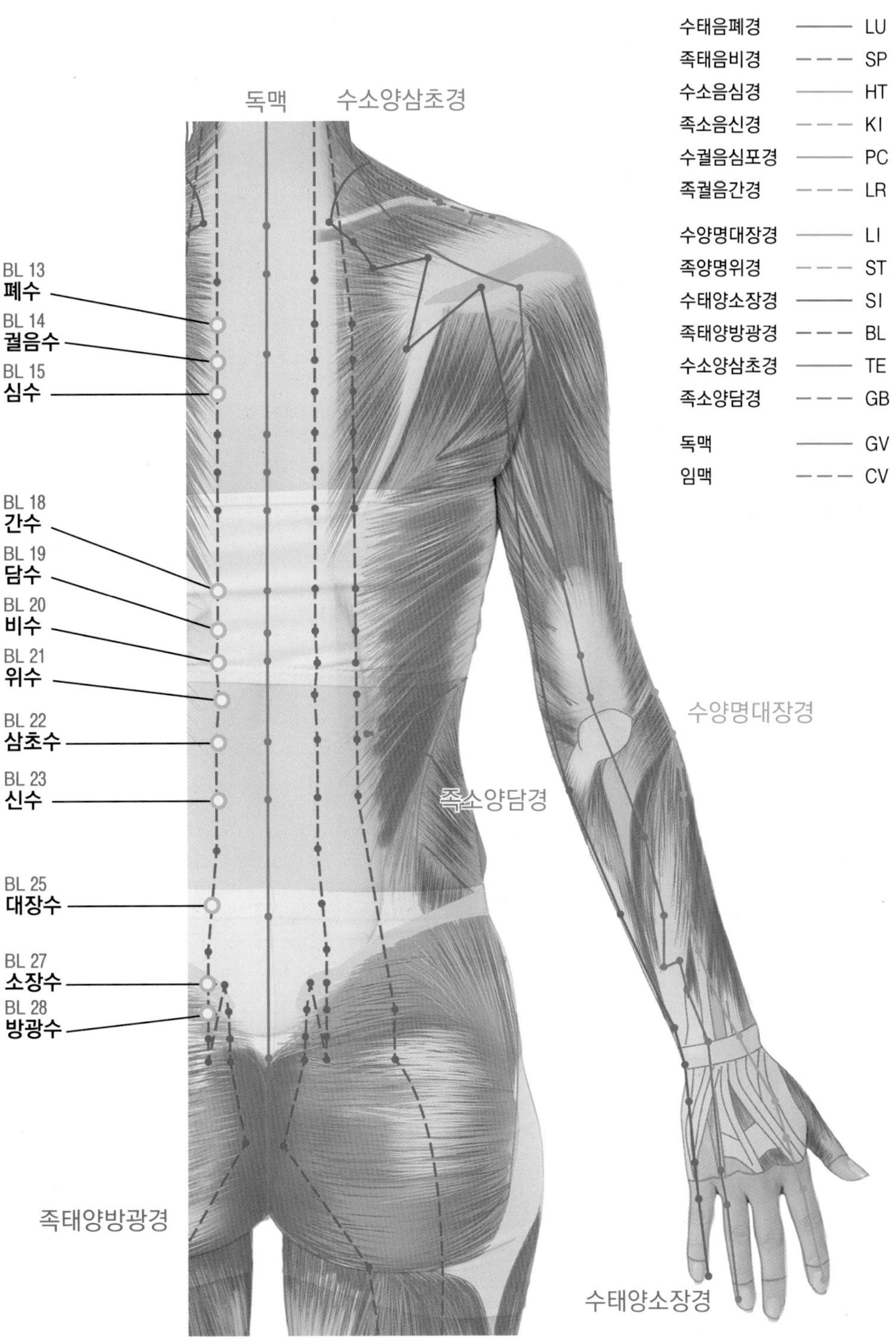

►[3] 회혈

회혈(會穴)에는 8맥교회혈, 8회혈, 교회혈, 6부하합혈(六腑下合穴)이 있다.

8맥교회혈

8맥교회혈(八脈交會穴)은 기경8맥의 주치혈로, 8총혈(八総穴)이라고도 불린다. 기경8맥과 정경12경맥의 맥기가 서로 통하는 혈로, 모두 무릎과 팔꿈치 아래쪽에 있다. 이 8맥교회혈을 통하여 기경과 정경의 기가 서로 섞인다.

본경맥	8혈	기경맥	회합하는 부위
족태음비경	공손	충맥	심(心), 가슴(胸), 위(胃)
수궐음심포경	내관	음유맥	
수태양소장경	후계	독맥	목내자(안쪽눈구석), 목(頸部), 귀, 어깨, 소장, 방광
족태양방광경	신맥	양교맥	
족소양담경	족임읍	대맥	목외자(가쪽눈구석), 귀뒤, 뺨, 목, 어깨
수소양삼초경	외관	양유맥	
수태음폐경	열결	임맥	폐, 인후, 흉격(胸膈)
족소음신경	조해	음교맥	

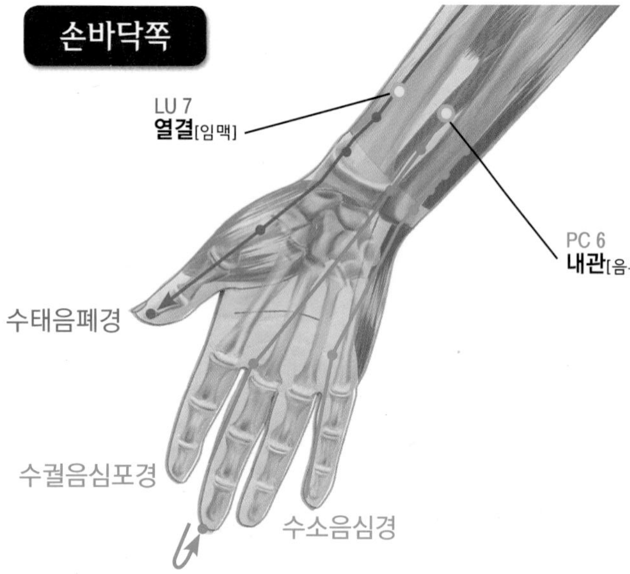

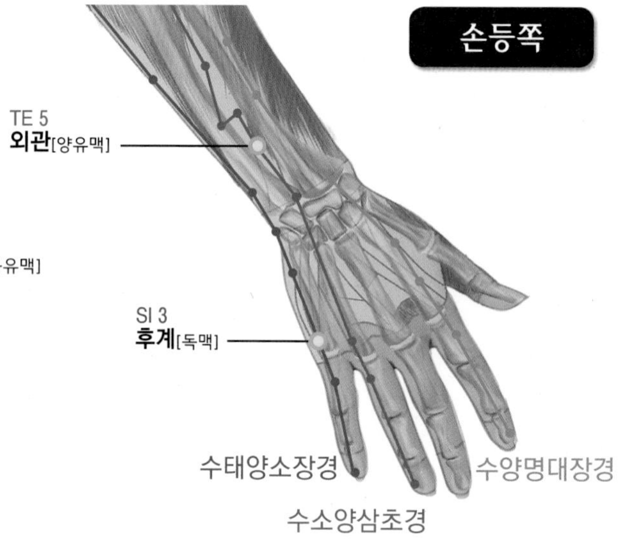

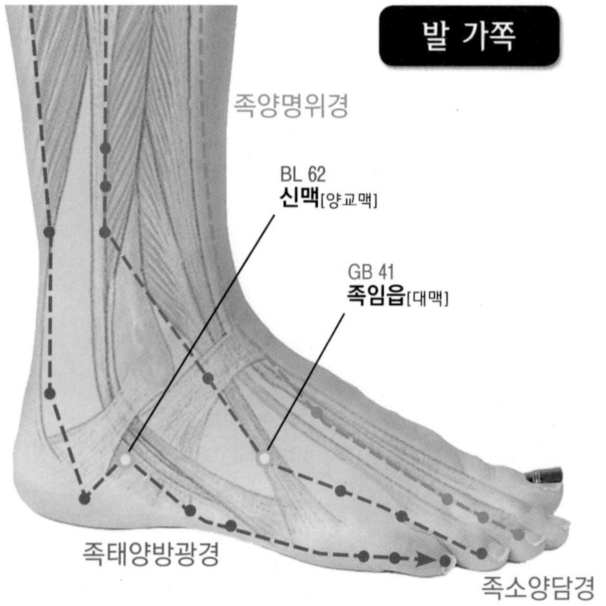

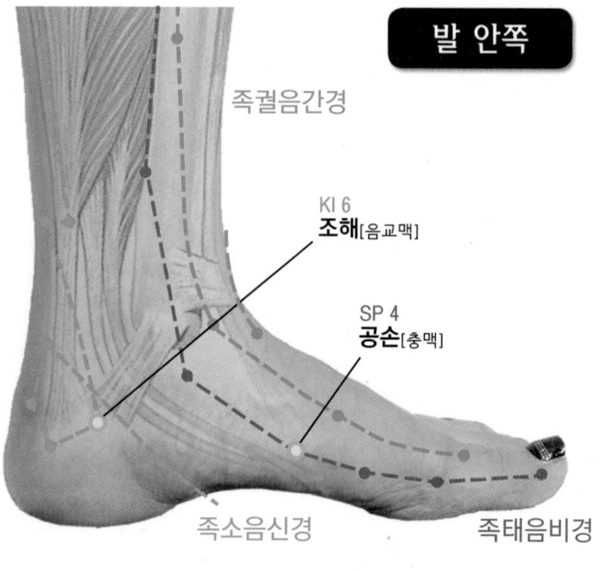

8회혈

8회혈(八會穴)은 장(臟), 부(腑), 기(氣), 혈(血), 근(筋), 맥(脈), 골(骨), 수(髓)의 8가지 정기가 모이므로 8회혈이라고 한다.

8회혈	장(臟)회	부(腑)회	기(氣)회	혈(血)회	근(筋)회	맥(脈)회	골(骨)회	수(髓)회
경혈명	장문	중완	단중	격수	양릉천	태연	대저	현종
주치	5장의 병증	6부의 병증	모든 기(氣)병, 정서적 질환, 호흡기질환	순환계질환	운동기관질환	호흡 · 순환계질환	뼈의 이상이나 질환	뼈와 골수의 이상이나 질환

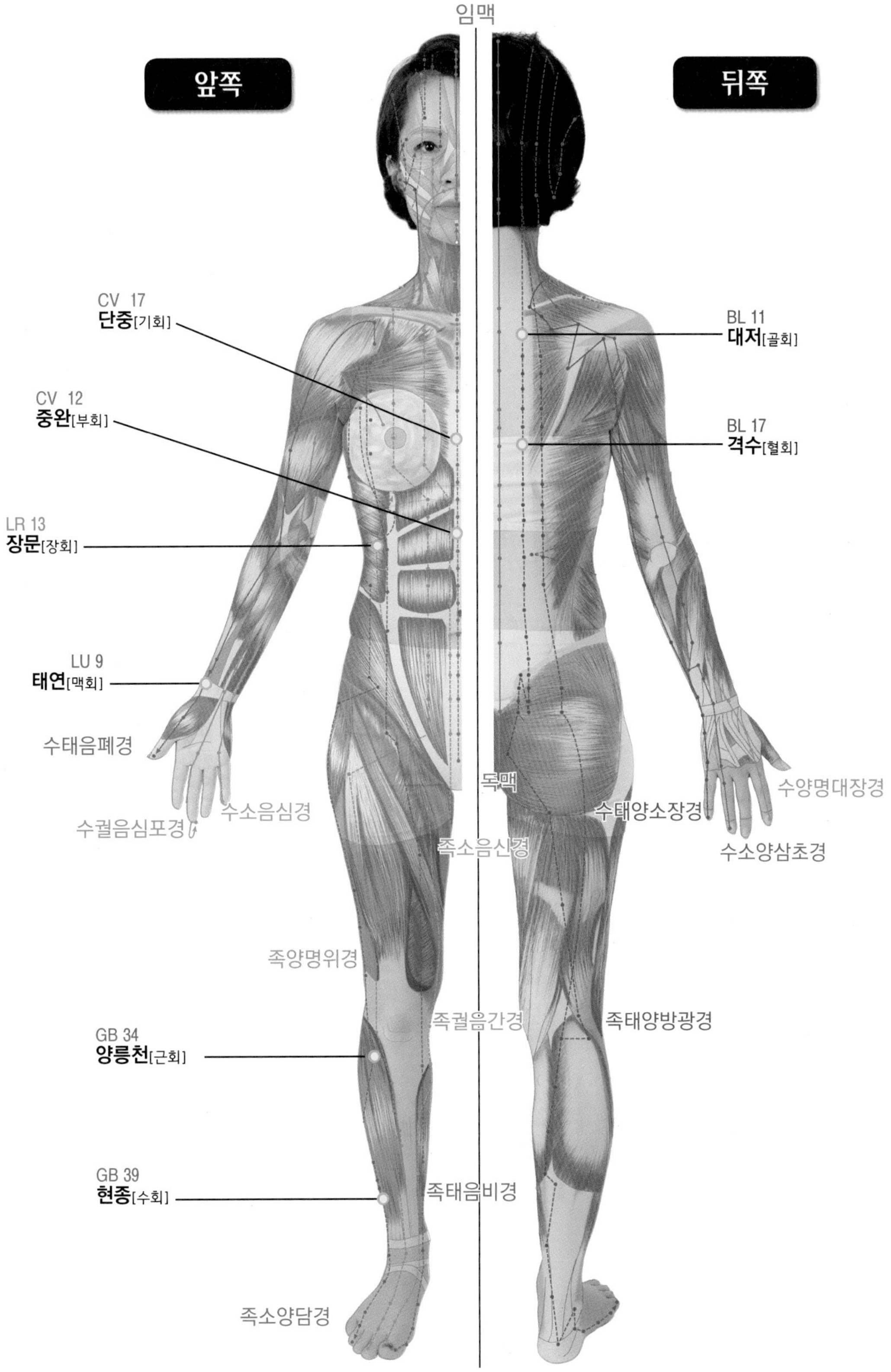

교회혈

2개 이상의 경맥이 교차하는 혈을 교회혈(交會穴)이라고 한다. 그중에서 주요 경맥 즉 교회혈이 귀속되는 경락을 본경(本經)이라 하고, 그 외의 경락은 교회경(交會經)이라 한다. 백회혈, 대추혈, 삼음교혈 등이 있으며, 질병 치료에 중요한 혈이다.

◐ 교회혈(양경) (○ : 소속경맥, ∨ : 교회혈)

경맥명 / 혈명	독맥	족태양	수태양	족소양	수소양	족양명	수양명	양유	양교	대맥	비 고
신 정	○	∨				∨					
수구(인중)	○					∨	∨				
백 회	○	∨									족궐음간경과 교회
뇌 호	○	∨									
풍 부	○							∨			
아 문	○							∨			
대 추	○	∨	∨	∨	∨		∨				
도 도	○	∨		∨		∨					
장 강	○										족소음신경, 족소양담경과 교회
정 명		○	∨			∨					
대 저		○	∨	∨							
풍 문	∨	○									
부 분		○	∨								
부 양		○							∨		양교맥의 극혈
신 맥		○							∨		양교맥의 발생부위
복 삼		○							∨		양교맥의 본원
금 문		○						∨			양교맥의 시작부위
상 료		○		∨							
차 료		○		∨							
중 료		○		∨							
하 료		○		∨							
지 음		○									족소음신경과 교회
노 수			○					∨	∨		
병 풍			○	∨	∨		∨				
관 료			○		∨						
청 궁			○	∨	∨						
동자료			∨	○	∨						
상 관				○	∨	∨					
함 염				○	∨	∨					
현 리				○	∨	∨					
곡 빈		∨		○							
솔 곡		∨		○							
부 백		∨		○							
두규음		∨		○							
완 골		∨		○				∨			
본 신				○							
양 백				○	∨			∨			

혈명 \ 경맥명	독맥	족태양	수태양	족소양	수소양	족양명	수양명	양유	양교	대맥	비 고
두 임 읍	∨			○				∨			
목 창				○				∨			
정 영				○				∨			
본 령				○				∨			
뇌 공				○				∨			
풍 지				○				∨			
견 정				○				∨			
일 월				○	∨						족태음비경, 족궐음간경과 교회
환 도		∨		○							
대 맥				○						∨	
오 추				○						∨	
유 도				○						∨	
거 료				○					∨		
양 교				○				∨			양교맥의 극혈
족 임 읍				○							족궐음간경과 교회
관 충					○						수궐음심포경과 교회
천 료					○				∨		
천 유				∨	○						
예 풍				∨	○						
각 손				∨	○		∨				
화 료			∨	∨	○						
승 읍						○			∨		임맥과 교회
거 료						○			∨		
지 창						○	∨		∨		
하 관					∨	○					
두 유					∨	○		∨			
인 영						○					족태음비경, 족소음신경과 교회
결 분			∨	∨	∨	○	∨				
기 충				∨		○					충맥의 별출부
상 양							○				수태음폐경과 교회
비 노							○				수양명대장경과 교회
견 우							○		∨		
거 골							○		∨		
영 향						∨	○				

◐ 교회혈(음경)

(○ : 소속경맥, ∨ : 교회혈)

경맥명 / 혈명	임맥	족태음	수태음	족궐음	수궐음	족소음	수소음	음유	음교	충맥	비 고
승 장	○										족양명위경과 교회
염 천	○							∨			
천 돌	○							∨			
단 중	○	∨			∨	∨	∨				수태양소장경, 수소양삼초경과 교회
상 완	○				∨						족양명위경, 수태양소장경, 수소양삼초경과 교회
중 완	○	∨			∨						
하 완	○	∨					∨				수태양소장경과 교회
음 교	○				∨					∨	수소양삼초경과 교회
석 문	○										
관 원	○	∨		∨		∨					
중 극	○	∨		∨		∨					
곡 골	○			∨						∨	
회 음	○										독맥을 사이에 끼고 충맥과 교회
삼 음 교		○		∨		∨					
충 문		○		∨							
부 사		○		∨				∨			
대 횡		○						∨			
복 애		○						∨			
중 부		∨	○								
대 돈				○							
장 문				○							족소양담경과 교회
기 문		∨		○				∨			
천 지					○						
횡 골						○					
대 혁						○					
기 혈						○				∨	
사 만						○				∨	
중 주						○				∨	
황 수						○				∨	
상 곡						○				∨	
석 관						○				∨	
음 도						○				∨	
통 곡						○				∨	
유 문						○				∨	
조 해						○			∨		음교맥의 발생부위
교 신						○			∨		음교맥의 극혈
축 빈						○		∨			음유맥의 극혈

6부하합혈

6부하합혈(六腑下合穴) 또는 하합혈은 6양경의 맥기가 무릎 주위와 그 아래에서 6부에 합하는 혈로, 족3양경(족소양담경, 족태양방광경, 족양명위경)에 위치한다. 6부(腑)의 병증 치료에 효과가 있다.

6부	위	방광	대장	삼초	소장	담
경혈	족삼리	위중	상거허	위양	하거허	양릉천
소재경맥	족양명위경	족태양방광경	족양명위경	족태양방광경	족양명위경	족소양담경

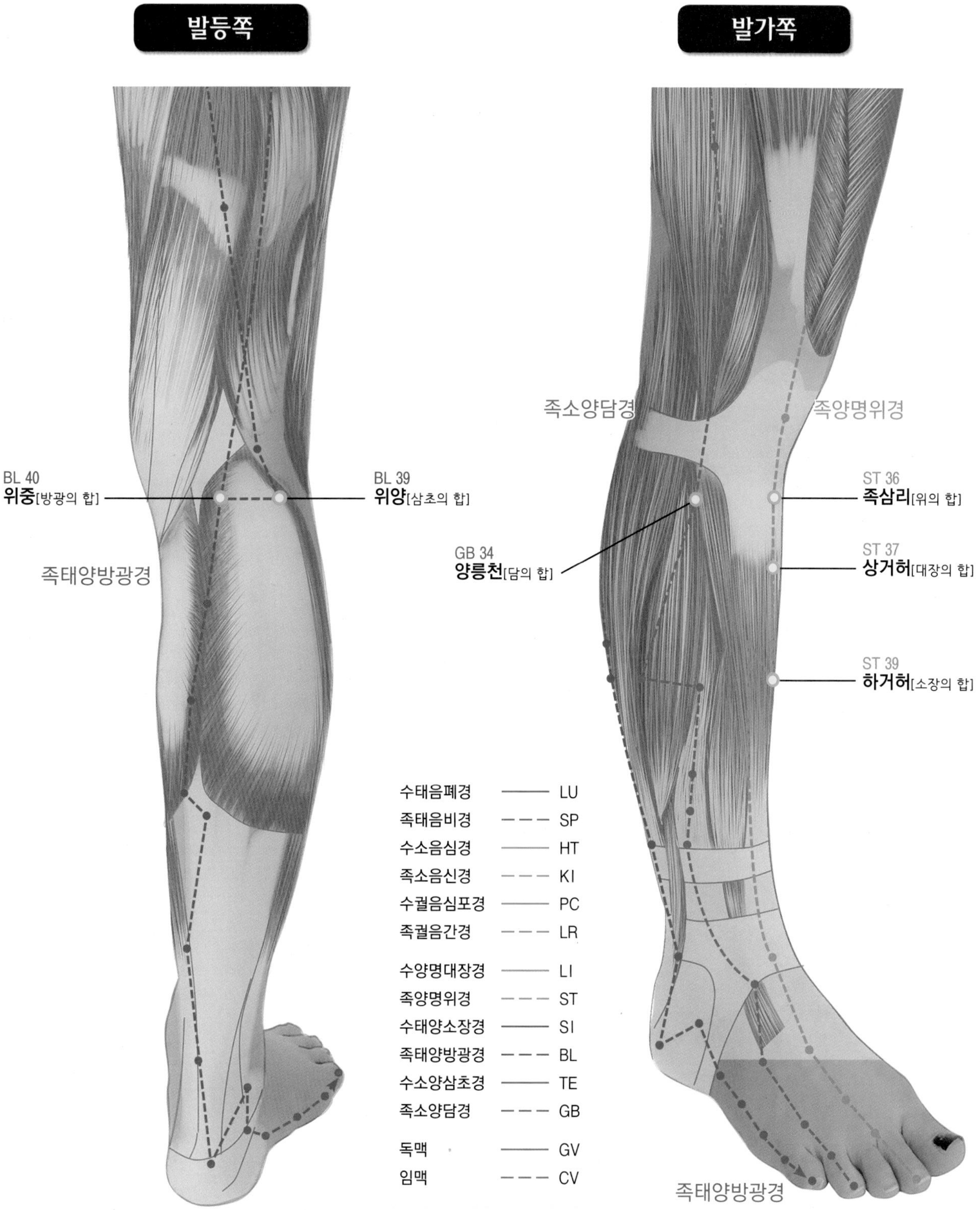

4총혈혈

4총혈(四総穴)은 전신을 심장 밑에서 배꼽 위까지의 하복부(肚腹 ; 심장 밑에서 배꼽까지), 허리와 등(腰背), 안면(얼굴), 정수리(頭頂)의 4개 부위로 나누고, 각 부위의 병변을 종합적으로 치료하는 혈이다. 전신 경혈 작용이 족삼리혈, 위중혈, 합곡혈, 열결혈의 4개 경혈에 집약되어 있어서 4총혈이라고 한다.

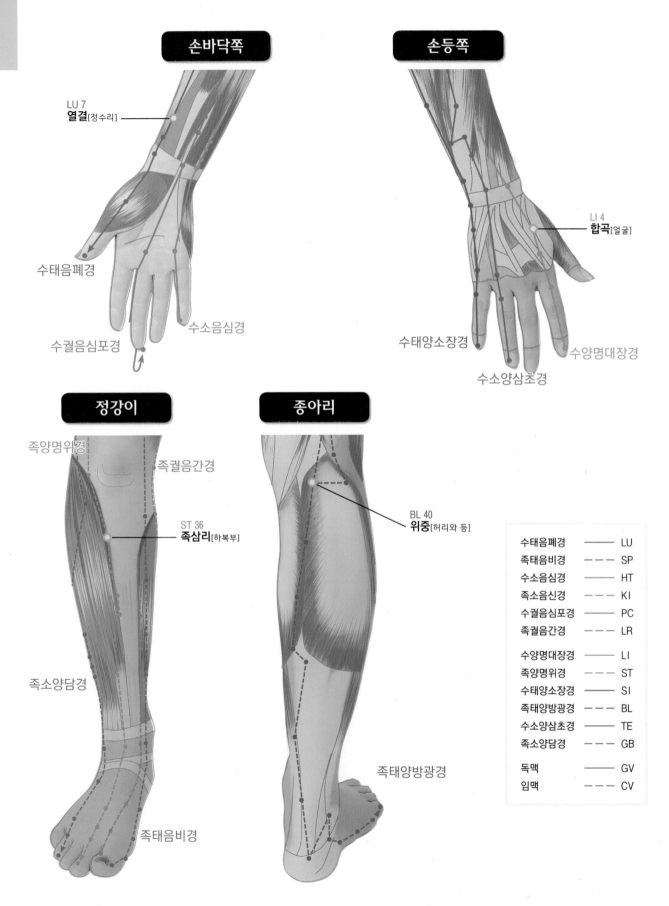

손바닥쪽

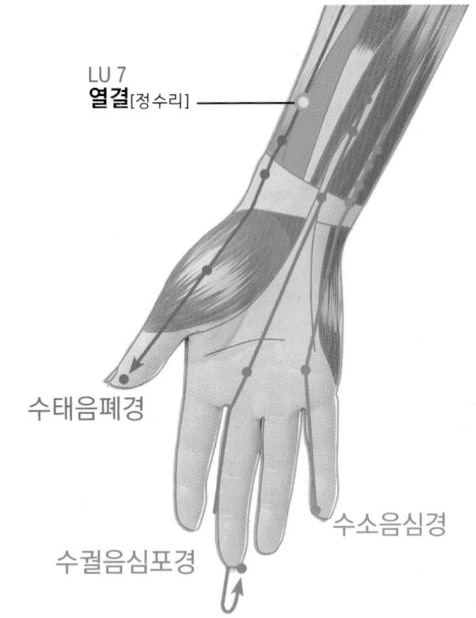

손등쪽

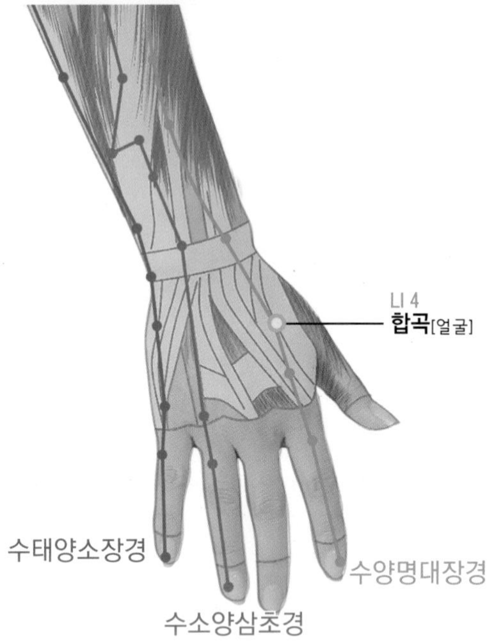

정강이

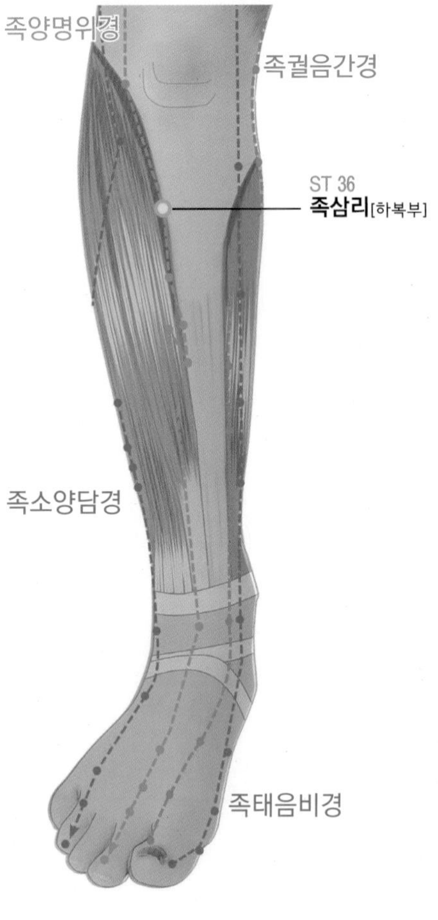

종아리

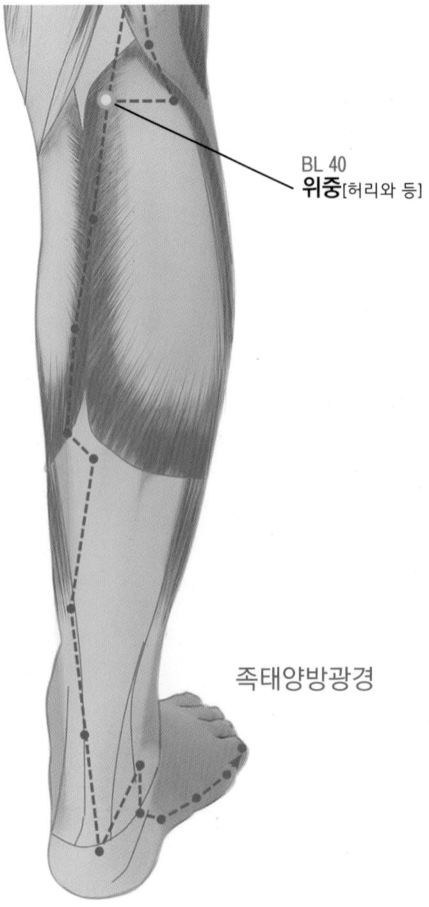

수태음폐경	———	LU
족태음비경	- - -	SP
수소음심경	———	HT
족소음신경	- - -	KI
수궐음심포경	———	PC
족궐음간경	- - -	LR
수양명대장경	———	LI
족양명위경	- - -	ST
수태양소장경	———	SI
족태양방광경	- - -	BL
수소양삼초경	———	TE
족소양담경	- - -	GB
독맥	———	GV
임맥	- - -	CV

7 12경근과 12피부

►[1] 12경근

경근(經筋)이란 골격의 결합과 굽혔다펴기에 관여하는 경락계통을 이루는 한 부분이다.

12경근(十二經筋)은 정경12경맥의 유주상에 있으며, 정경12경맥과 거기에서 퍼지는 낙맥에 의하여 자양되는 근육을 중심으로 하여 운동기관을 이루는 계통이다. 12경근은 정경12경맥과 마찬가지로 손발의 3음3양으로 분류되지만, 장부를 연결하는 것은 아니다. 12경근에는 근육, 근막, 힘줄, 인대 등의 조직이 포함된다. 경근(經筋)의 주행은 팔다리 말단에서 시작하여 몸통에서 끝난다. 경근에 이상이 있으면 근육이나 관절에 통증, 구축, 이완, 마비 등과 같은 운동기능과 관련된 병증이 나타난다.

특히 12경근은 정경12경맥의 기(氣)가 근육과 관절에서 결(結), 취(聚), 산(散), 낙(絡)되는 체계로 되어 있으며, 정경12경맥의 부속부분이다.

12경근은 정경12경맥의 근육을 순횡하는 모든 부위를 뜻하며, 인체의 모든 근육과 관절을 연결하고 운동을 관리한다.

12경근의 기능

» 12경근은 경락계통의 외연(外連)부분으로, 정경12경맥과 일치하여 분포하여 팔다리의 근육과 관절을 자양한다.
» 12경근은 정경12경맥의 맥기(脈氣)에 따라 움직이되, 체표를 따라가며 장부로 들어가지 않는다.
» 주로 팔다리에서 시작하여 관절부위에서 결(結)하므로 장부에는 영향을 미치지 않는다.
» 장부로 인한 근육통일 때는 5수혈(五輸穴)을 이용하고, 순수한 경근의 병일 때에는 아시혈을 이용한다.

12경근의 분포

» 수태음폐경의 경근 : 어제혈(LU 10) 후방 → 팔꿈치에 결(結)하고, 겨드랑이까지 연장
» 수양명대장경의 경근 : 팔꿈치 가쪽 → 견우혈(LI 15)에 결(結)
» 족양명위경의 경근 : 무릎 가쪽 → 비추(髀樞 ; 골반 가쪽 중앙의 볼기뼈부위로, 볼기뼈가 들어간 곳)에 결(結)
» 족태음비경의 경근 : 안쪽복사 → 종아리뼈에 결(結)
» 수소음심경의 경근 : 손바닥 뒤의 자뼈붓돌기(척골경상돌기) → 가슴속에 결(結)
» 수태양소장경의 경근 : 손목의 바닥쪽 → 팔꿈치쪽 자뼈(척골)의 뒷쪽에 결(結)
» 족태양방광경의 경근 : 가쪽복사 → 오금에 결(結)
» 족소음신경의 경근 : 정강뼈 안쪽아래모서리 → 발꿈치에 결(結)
» 족궐음심포경의 경근 : 팔꿈치 안쪽 → 배꼽 아래쪽에 결(結)
» 수소양삼초경의 경근 : 손목의 등쪽 → 팔꿈치머리에 결(結)
» 족소양담경의 경근 : 가쪽복사 → 무릎 가쪽에 결(結)
» 족궐음간경의 경근 : 경골 안쪽아래모서리 → 샅(회음)에 결(結)

►[2] 12피부

사람의 전신 피부는 정경12경맥과 거기에서 갈라져 나와 퍼지는 낙맥의 지배를 받는데, 이것을 12피부(十二皮部)라고 한다. 같은 이름을 가진 손발의 경맥은 상하 구별은 있지만 피부의 명칭은 같으므로 6경피부(六經皮部)라고도 불린다.

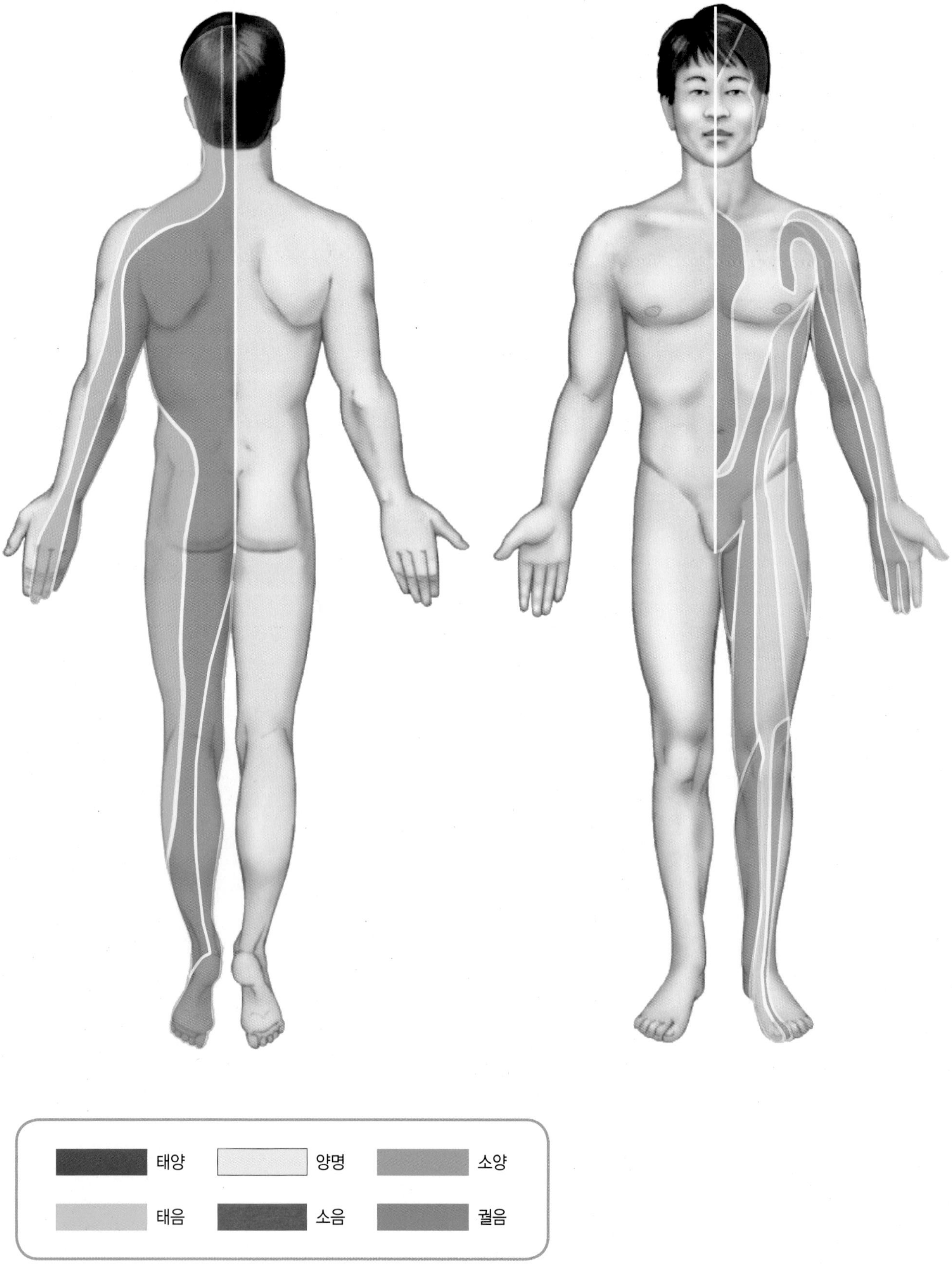

8 취혈법

취혈하는 방법은 체표표지법(體表標識法), 골도분촌법(骨度分寸法), 지촌법(指寸法) 등이 있다.

►[1] 체표표지법

체형은 사람마다 다르지만, 취혈(取穴)을 위한 기준점을 세울 때는 먼저 정중선을 설정해야 한다. 다음으로 머리 · 몸통 · 팔다리에서 누구에게나 있는 것과 발제부위(머리카락이 나는 부분)도 기준점이 되지만, 머리카락이 없는 경우에는 관자놀이를 이용할 수도 있다. 성별차이가 있는 것은 젖꼭지(유두)이다. 남성은 정확한 젖꼭지 위치에서 유중혈을 취혈하지만, 여성은 유방이 있으므로 제4갈비뼈 사이를 표준으로 한다.

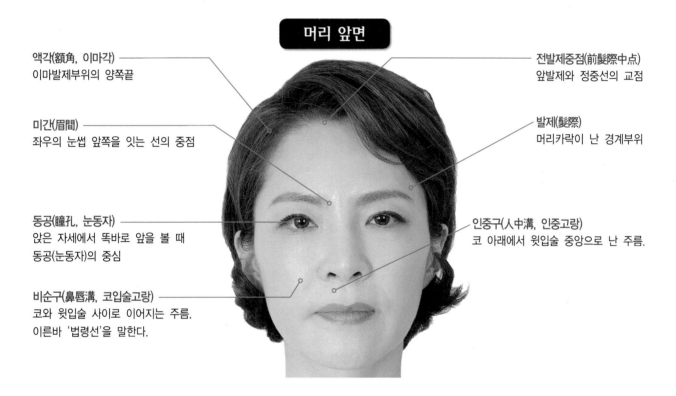

머리 앞면

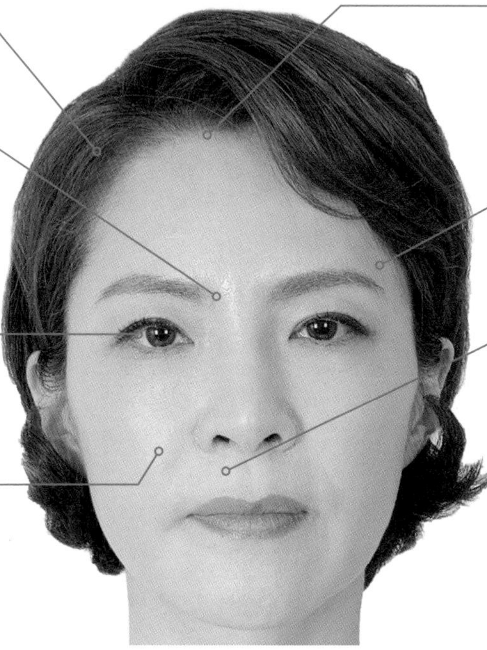

액각(額角, 이마각)
이마발제부위의 양쪽끝
미간(眉間)
좌우의 눈썹 앞쪽을 잇는 선의 중점
동공(瞳孔, 눈동자)
앉은 자세에서 똑바로 앞을 볼 때
동공(눈동자)의 중심
비순구(鼻唇溝, 코입술고랑)
코와 윗입술 사이로 이어지는 주름.
이른바 '법령선'을 말한다.
전발제중점(前髮際中点)
앞발제와 정중선의 교점
발제(髮際)
머리카락이 난 경계부위
인중구(人中溝, 인중고랑)
코 아래에서 윗입술 중앙으로 난 주름.

머리 뒷면

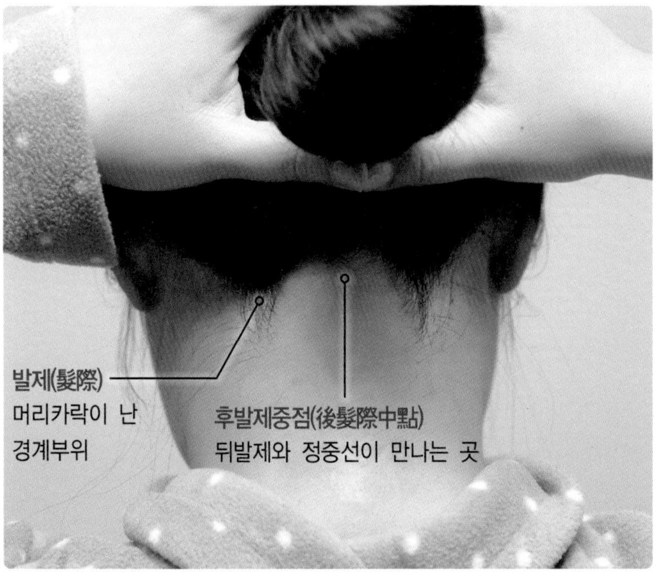

발제(髮際)
머리카락이 난
경계부위
후발제중점(後髮際中點)
뒤발제와 정중선이 만나는 곳

머리 옆면

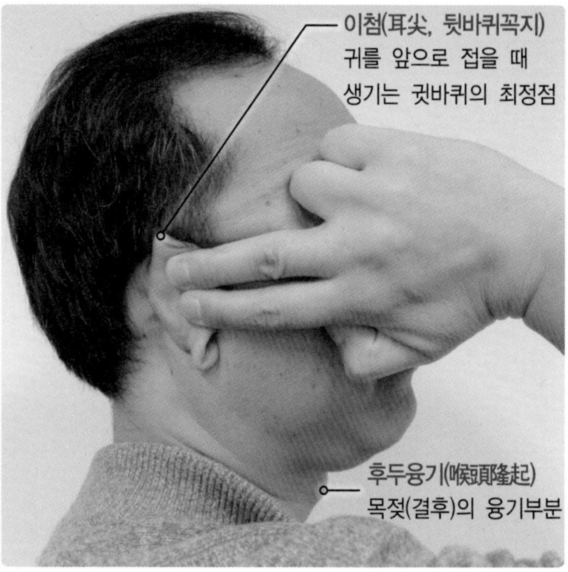

이첨(耳尖, 뒷바퀴꼭지)
귀를 앞으로 접을 때
생기는 귓바퀴의 최정점
후두융기(喉頭隆起)
목젖(결후)의 융기부분

몸통(앞면)

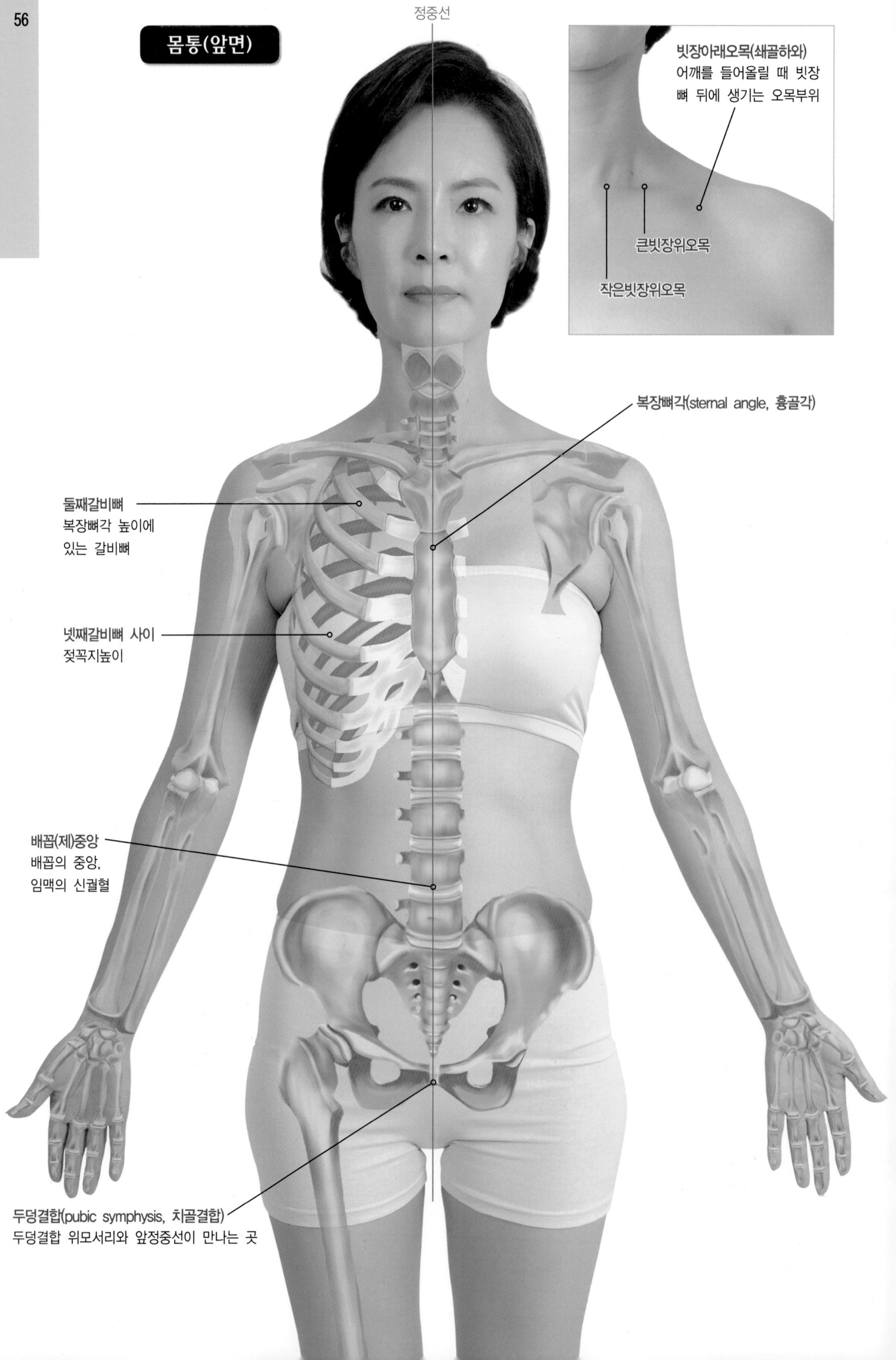
정중선
빗장아래오목(쇄골하와)
어깨를 들어올릴 때 빗장
뼈 뒤에 생기는 오목부위
큰빗장위오목
작은빗장위오목
복장뼈각(sternal angle, 흉골각)
둘째갈비뼈
복장뼈각 높이에
있는 갈비뼈
넷째갈비뼈 사이
젖꼭지높이
배꼽(제)중앙
배꼽의 중앙,
임맥의 신궐혈
두덩결합(pubic symphysis, 치골결합)
두덩결합 위모서리와 앞정중선이 만나는 곳

몸통(뒷면)

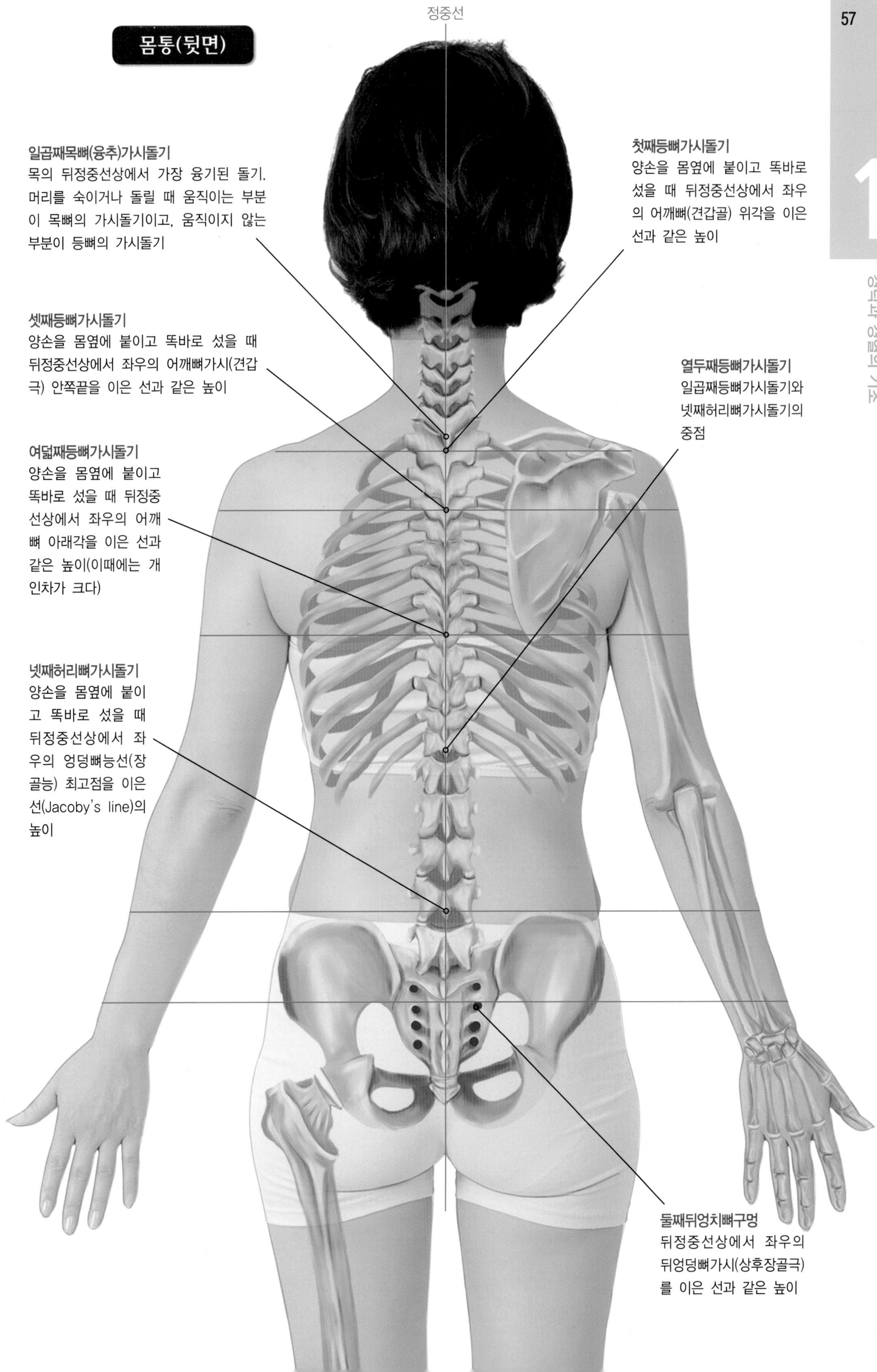
정중선
일곱째목뼈(융추)가시돌기
목의 뒤정중선상에서 가장 융기된 돌기. 머리를 숙이거나 돌릴 때 움직이는 부분이 목뼈의 가시돌기이고, 움직이지 않는 부분이 등뼈의 가시돌기
첫째등뼈가시돌기
양손을 몸옆에 붙이고 똑바로 섰을 때 뒤정중선상에서 좌우의 어깨뼈(견갑골) 위각을 이은 선과 같은 높이
셋째등뼈가시돌기
양손을 몸옆에 붙이고 똑바로 섰을 때 뒤정중선상에서 좌우의 어깨뼈가시(견갑극) 안쪽끝을 이은 선과 같은 높이
열두째등뼈가시돌기
일곱째등뼈가시돌기와 넷째허리뼈가시돌기의 중점
여덟째등뼈가시돌기
양손을 몸옆에 붙이고 똑바로 섰을 때 뒤정중선상에서 좌우의 어깨뼈 아래각을 이은 선과 같은 높이(이때에는 개인차가 크다)
넷째허리뼈가시돌기
양손을 몸옆에 붙이고 똑바로 섰을 때 뒤정중선상에서 좌우의 엉덩뼈능선(장골능) 최고점을 이은 선(Jacoby's line)의 높이
둘째뒤엉치뼈구멍
뒤정중선상에서 좌우의 뒤엉덩뼈가시(상후장골극)를 이은 선과 같은 높이

몸통(옆면)

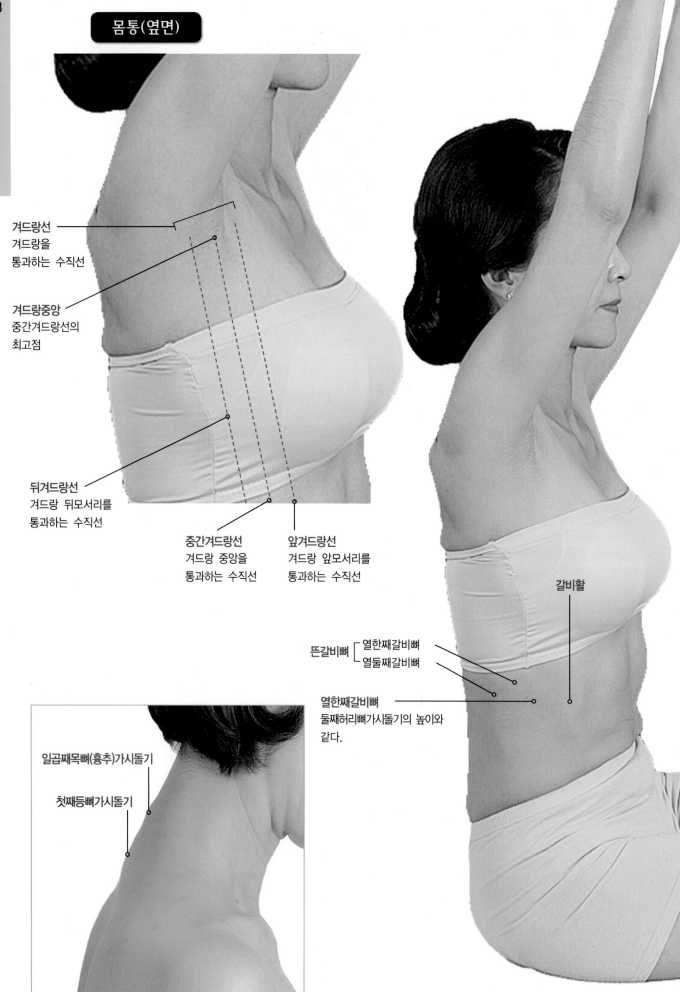

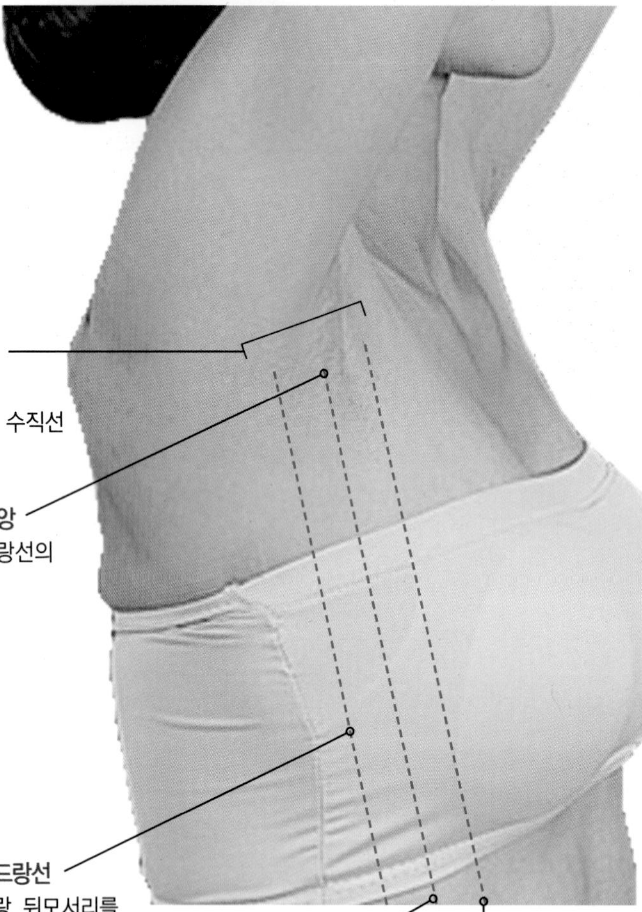
겨드랑선
겨드랑을
통과하는 수직선
겨드랑중앙
중간겨드랑선의
최고점
뒤겨드랑선
겨드랑 뒤모서리를
통과하는 수직선
중간겨드랑선
겨드랑 중앙을
통과하는 수직선
앞겨드랑선
겨드랑 앞모서리를
통과하는 수직선

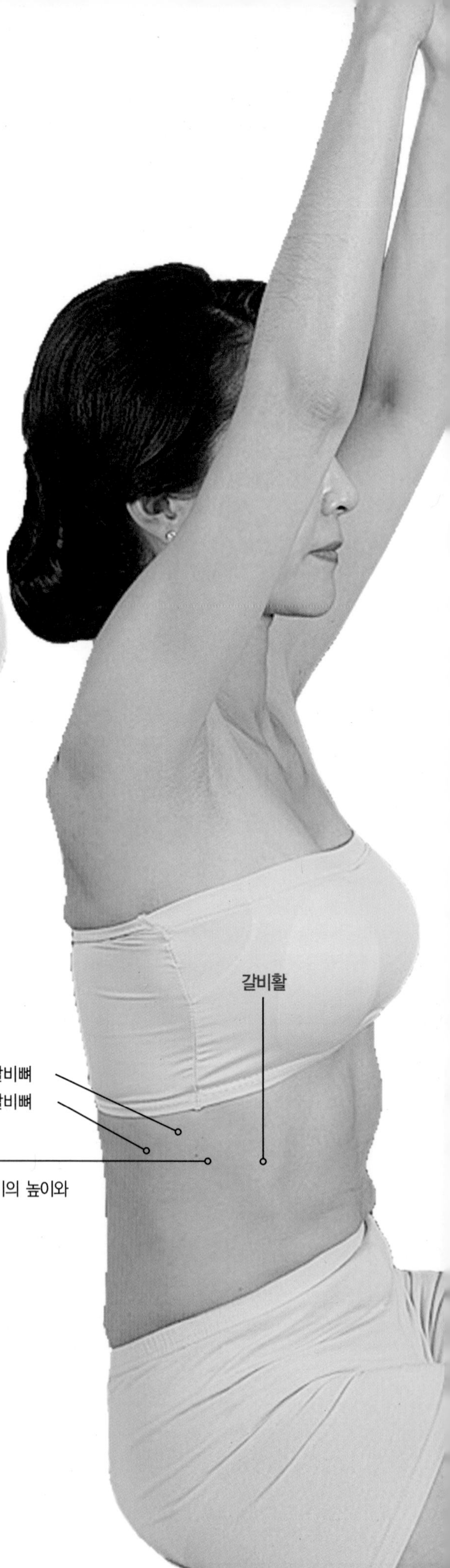
갈비활
뜬갈비뼈
열한째갈비뼈
열둘째갈비뼈
열한째갈비뼈
둘째허리뼈가시돌기의 높이와
같다.

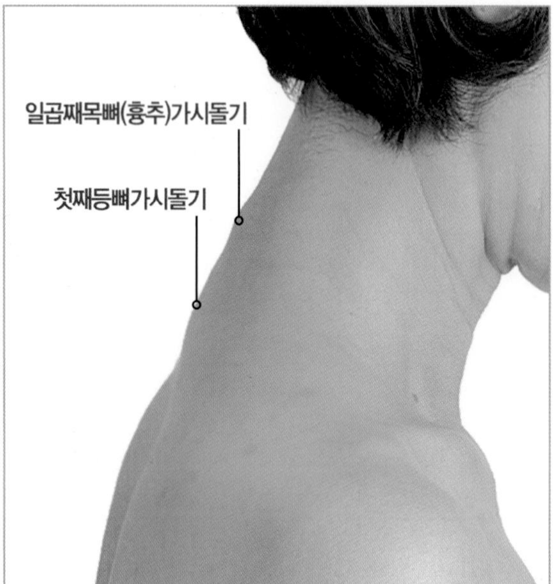
일곱째목뼈(흉추)가시돌기
첫째등뼈가시돌기

팔

* 횡문(橫紋) : 가로주름. 고대 중국의 의학서『黃帝內經 靈樞』骨度편에서 유래된 신체의 척촌(尺寸 : 자와 치. 촌척)을 정하는 방법인 '骨度法'에서 사용하는 용어

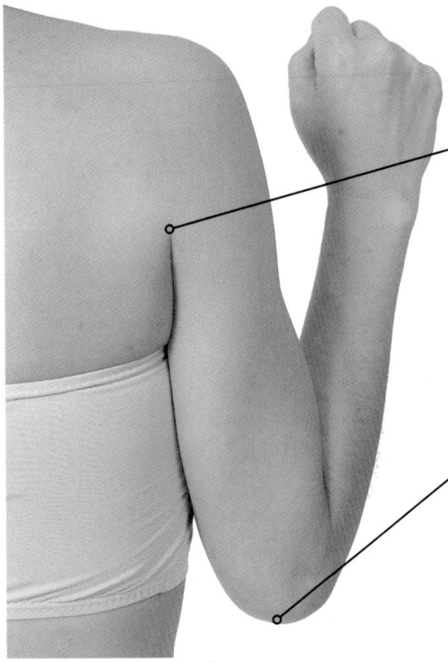

겨드랑주름(액와횡문) 뒤쪽끝
손을 몸옆에 붙였을 때 겨드랑이에 생기는 주름(횡문)의 뒤쪽끝

팔꿈치머리(주첨)
팔꿈치를 굽혔을 때 뾰족한 앞쪽끝 자뼈팔꿈치돌기(팔꿈치머리)

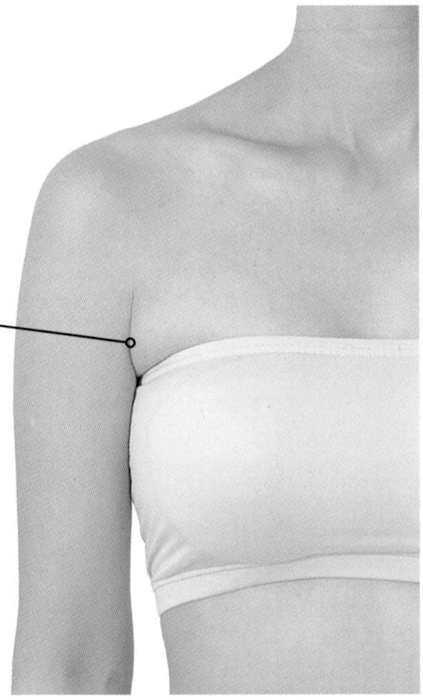

겨드랑주름(액와횡문) 앞쪽끝
손을 몸옆에 붙였을 때 겨드랑이에 생기는 주름(횡문)의 앞쪽끝

손목관절 손바닥쪽주름(수관절장측횡문)
손목관절을 굽혔을 때 생기는 자뼈와 노뼈의 붓돌기(경상돌기) 먼쪽끝을 이은 선상에 생기는 주름. 2줄 이상 생기는 경우에는 가장 먼곳에 있는 것으로 한다.

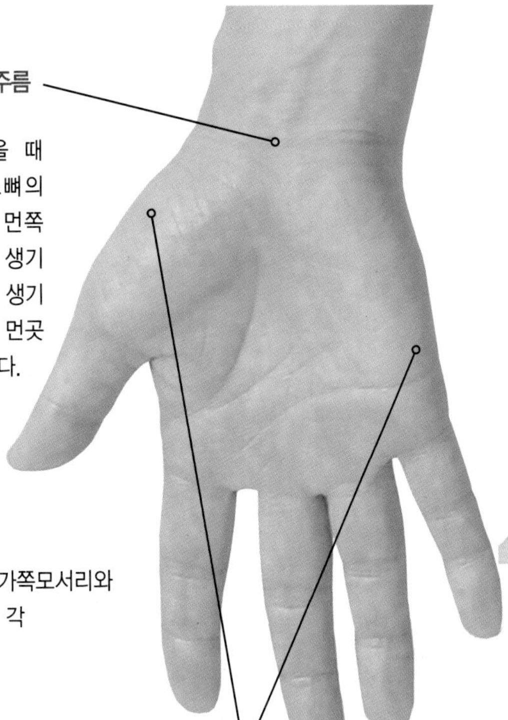

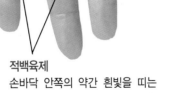

적백육제
손바닥 안쪽의 약간 흰빛을 띠는 피부와 손등쪽의 약간 붉은 빛을 띠는 피부의 경계부위

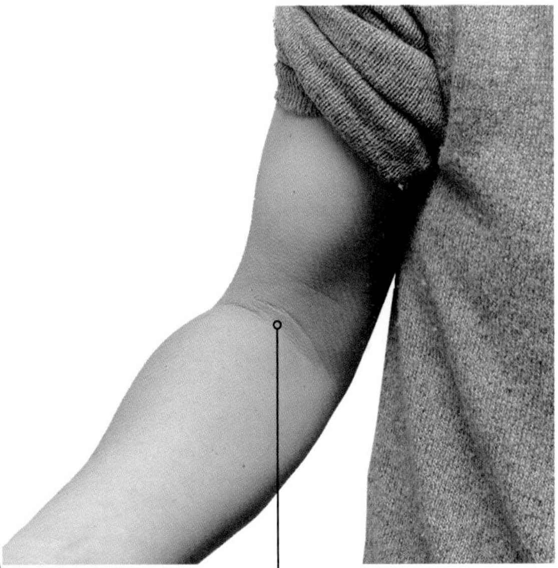

팔오금주름(주와횡문)
팔꿈치를 90도 굽혔을 때 팔꿈치 안쪽에 생기는 주름

손톱각(조갑각)
손톱의 안쪽 또는 가쪽모서리와 손톱뿌리가 이루는 각

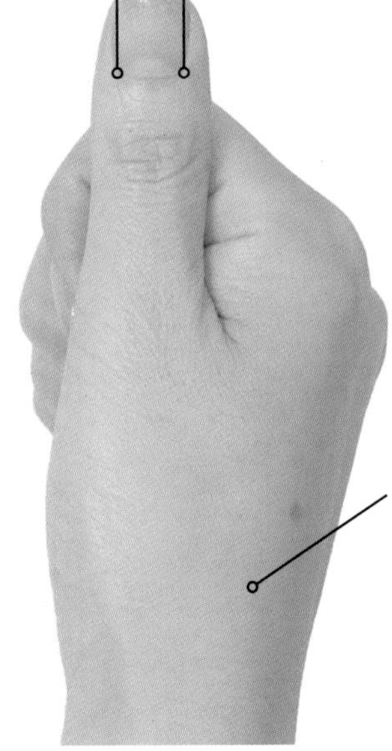

손목관절 손등쪽주름(수관절배측횡문)
손목을 젖혔을 때 생기는 자뼈(척골)과 노뼈(요골)의 붓돌기(경상돌기) 먼쪽끝을 이은 선상에 생기는 주름. 2줄 이상 생기는 경우에는 가장 먼곳에 있는 것으로 한다.

코담배갑(snuffbox, 노뼈작은오목, 요골소와)
엄지손가락을 강하게 벌리거나 펼 때 생기는 긴엄지폄근(장무지신근)과 긴엄지벌림근(장무지외전근), 짧은엄지폄근(단무지신근) 사이에 생기는 움푹한 곳. 옛날에 이 움푹한 곳에 코담배를 놔두었다.

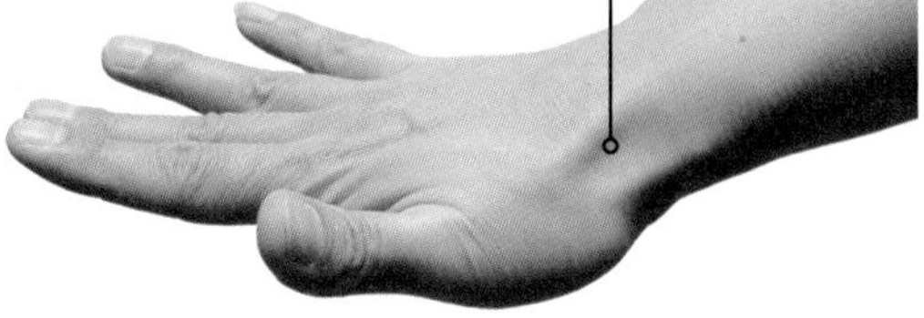

다리

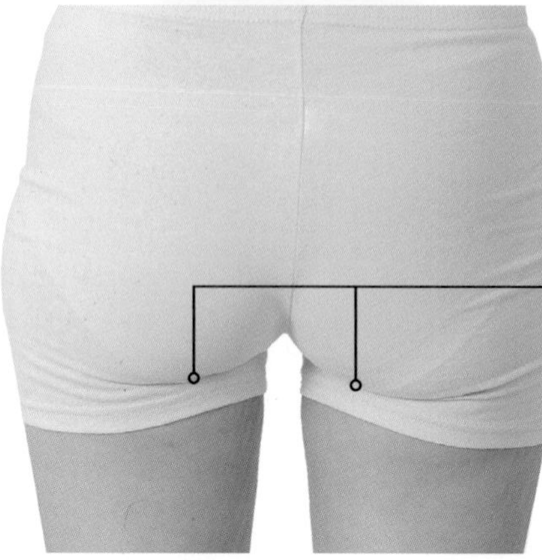
볼기고랑(둔구, 볼기아래주름)
볼기와 넙다리뒤쪽의 경계에 생기는 고랑

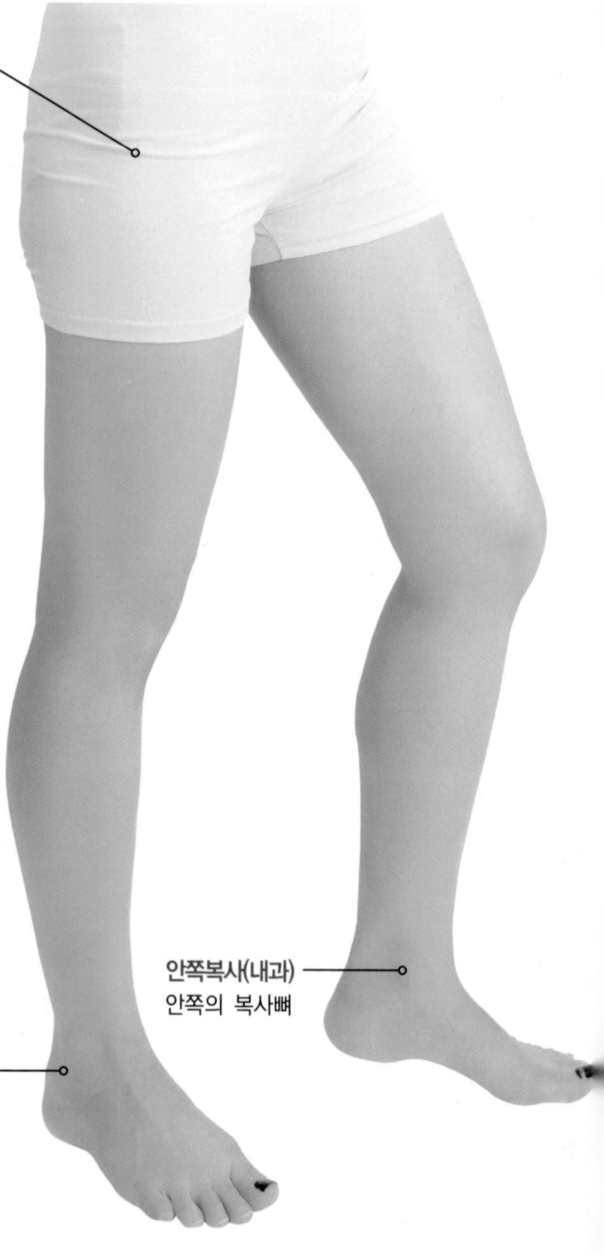
큰돌기(대전자)정점
넙다리뼈(대퇴골) 큰돌기의 최정점
안쪽복사(내과)
안쪽의 복사뼈
가쪽복사(외과)
가쪽의 복사뼈

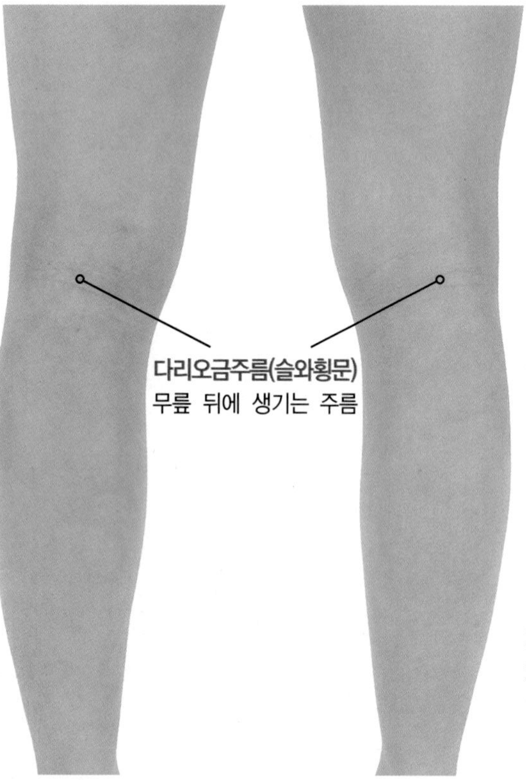
다리오금주름(슬와횡문)
무릎 뒤에 생기는 주름

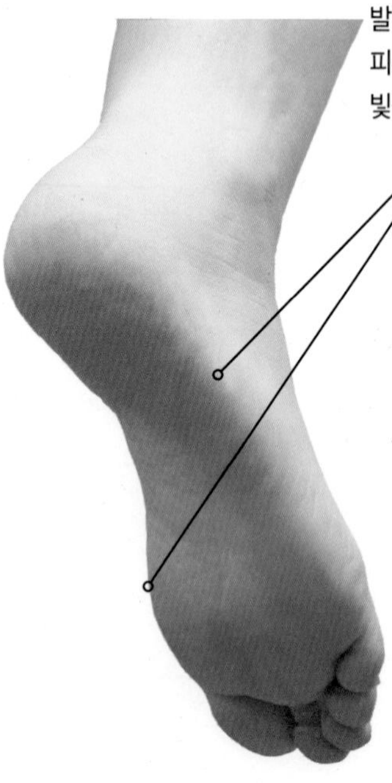
적백육제
발바닥 안쪽의 약간 흰빛을 띠는 피부와 발등 바깥쪽의 약간 붉은 빛을 띠는 피부의 경계부위

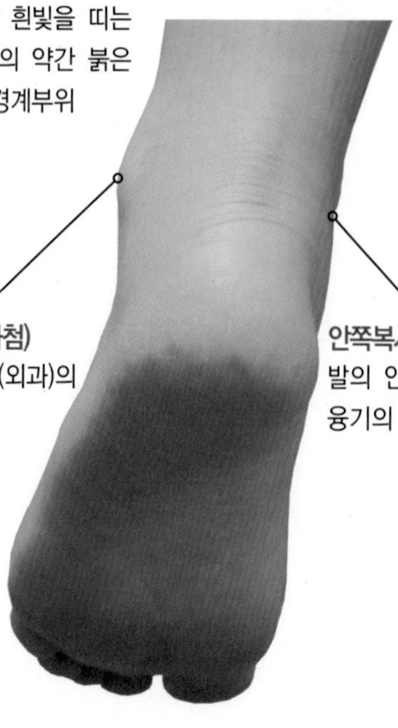
가쪽복사융기(외과첨)
발의 외측 복사뼈(외과)의 융기의 최정점
안쪽복사융기(내과첨)
발의 안쪽 복사뼈(내과) 융기의 최정점

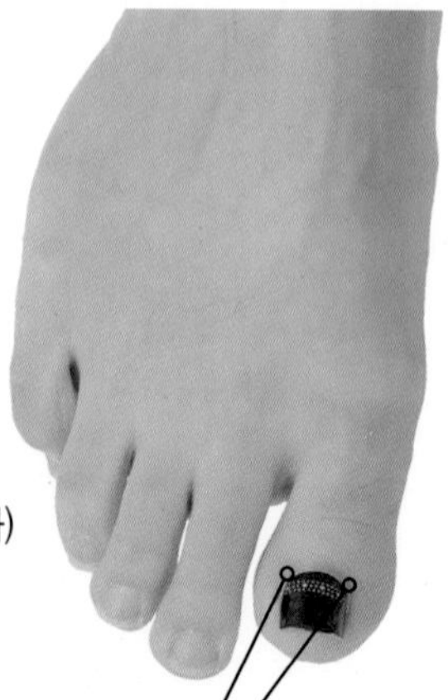
발톱각(조갑각)
발톱 안쪽 또는 가쪽모서리와 발톱뿌리가 만드는 각

►[2] 골도분촌법

옛날에는 뼈마디(骨節)를 기준으로 그 주위의 대소장단(大小長短)을 측정하였는데, 이것을 골도분촌법(骨度分寸法) 줄여서 골도(骨度)라 한다. 다른 말로 등분법(等分法)이라고도 한다.

이 방법에서는 체표의 표지를 이용하게 되는데, 일차적으로 관절을 이용하여 신체 여러 부위의 길이와 폭을 측정하게 된다. 경혈의 위치는 『황제내경 영추』 골도편에 나오는 신체 여러 부위의 골도분촌에 근거를 두고 후대 의학자들에 의해 만들어진 골도분촌을 종합하여 결정하게 된다. 이때 특정관절의 두 점 사이의 길이를 같은 비율로 나누는데, 이때의 각 기본단위는 1치이고, 10치가 1자(척)가 된다.

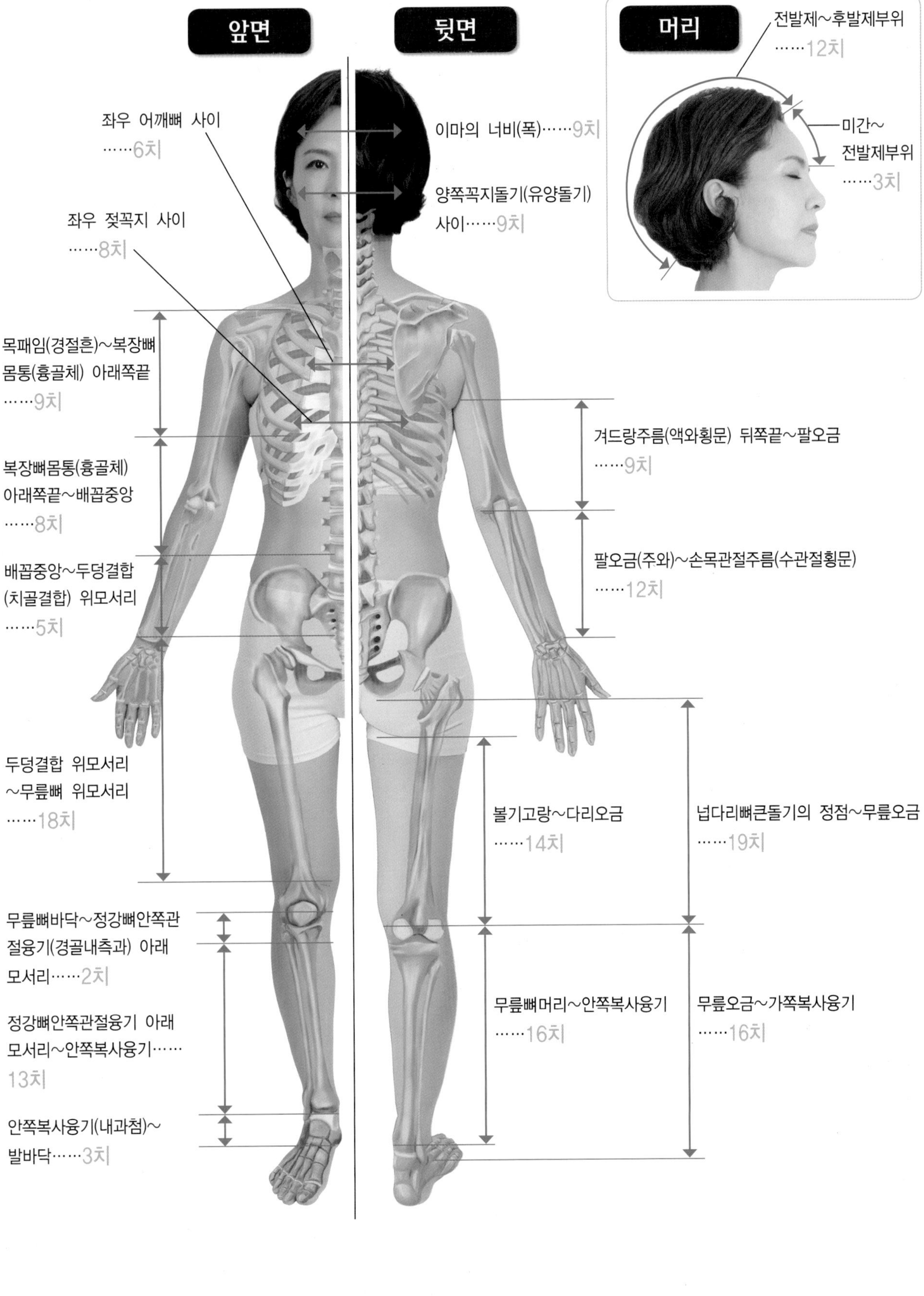

►[3] 지촌법

지촌법(指寸法)은 골도법의 간편한 방법이다. 지촌(指寸)은 환자의 손가락을 기준으로 하며, 다음의 4가지 방법이 있다.

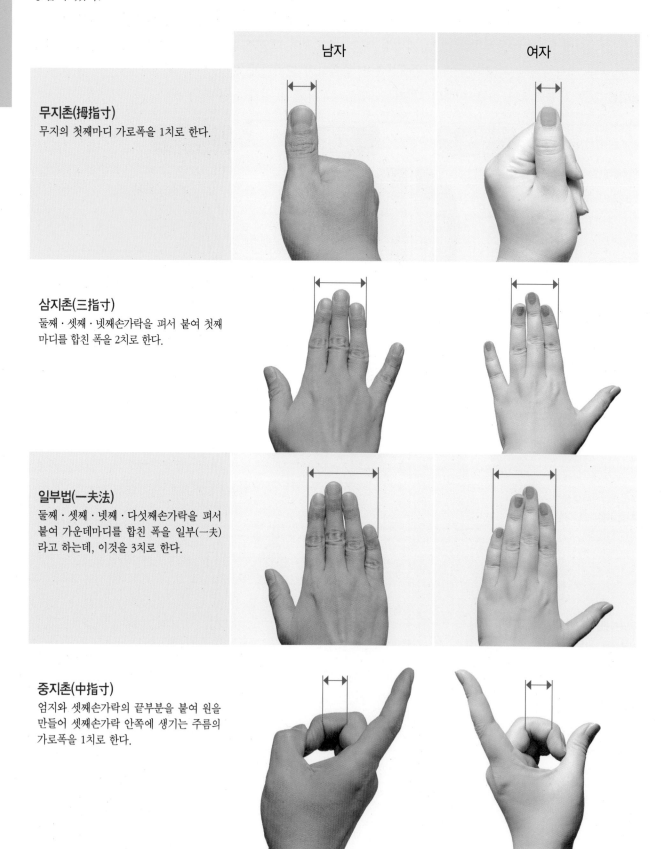

	남자	여자
무지촌(拇指寸) 무지의 첫째마디 가로폭을 1치로 한다.	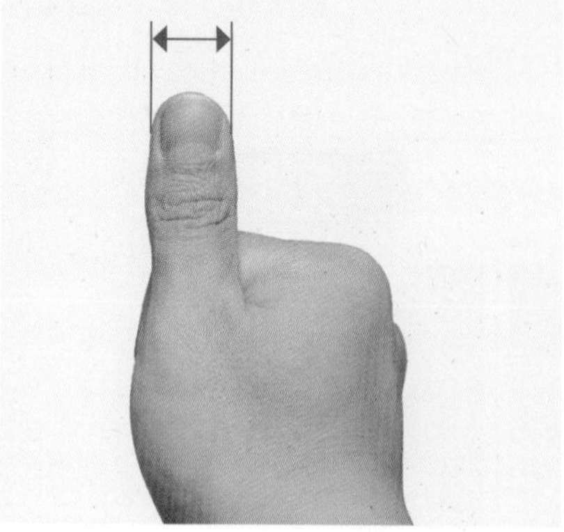	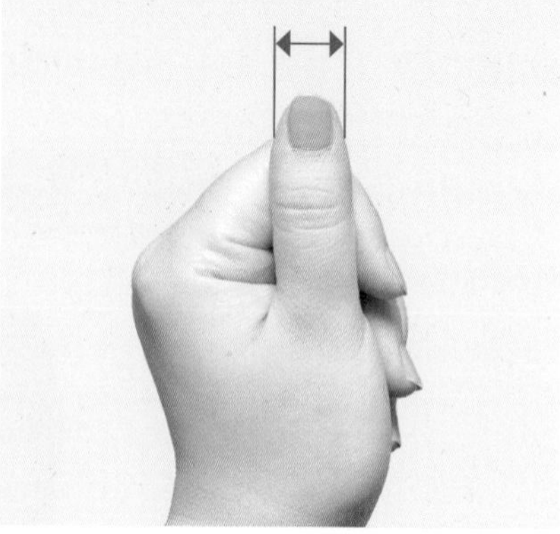
삼지촌(三指寸) 둘째 · 셋째 · 넷째손가락을 펴서 붙여 첫째 마디를 합친 폭을 2치로 한다.	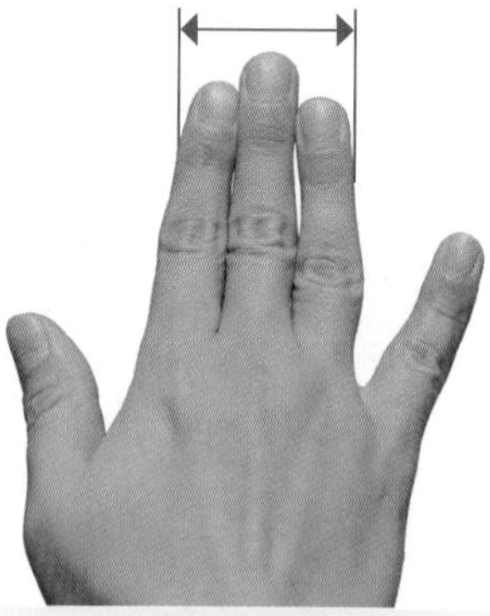	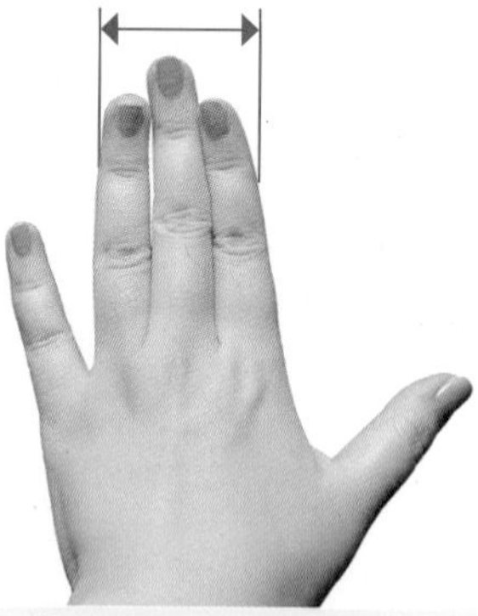
일부법(一夫法) 둘째 · 셋째 · 넷째 · 다섯째손가락을 펴서 붙여 가운데마디를 합친 폭을 일부(一夫)라고 하는데, 이것을 3치로 한다.	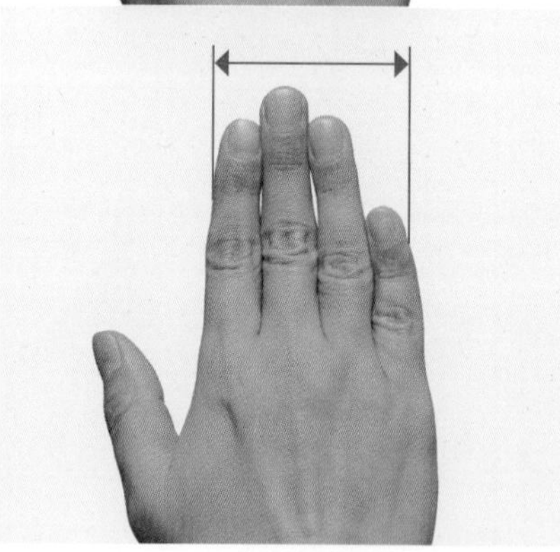	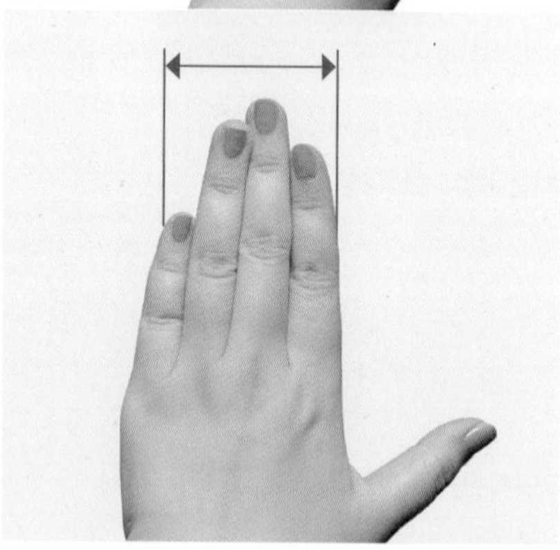
중지촌(中指寸) 엄지와 셋째손가락의 끝부분을 붙여 원을 만들어 셋째손가락 안쪽에 생기는 주름의 가로폭을 1치로 한다.	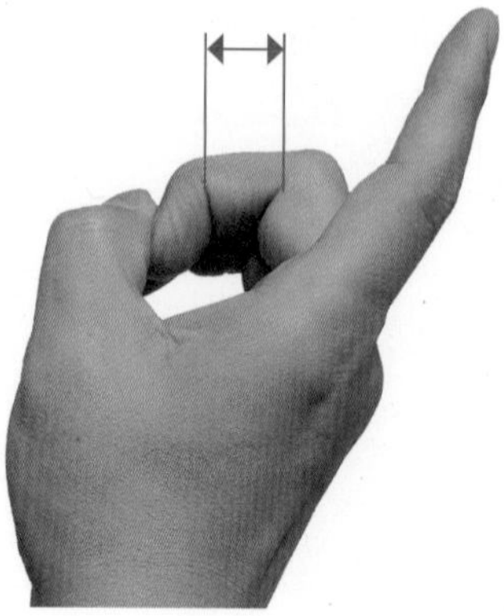	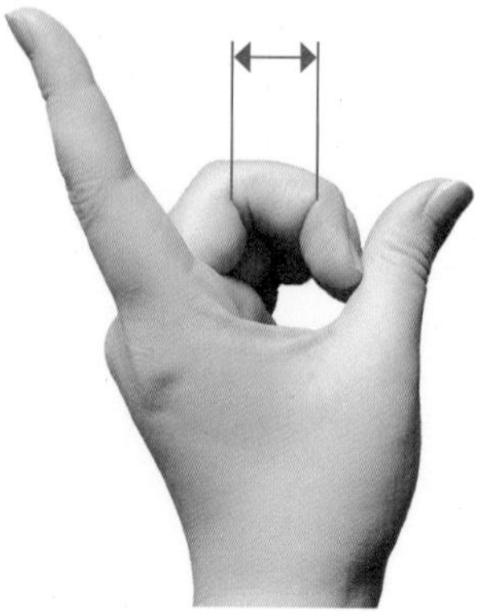

PART 2

정경12경맥

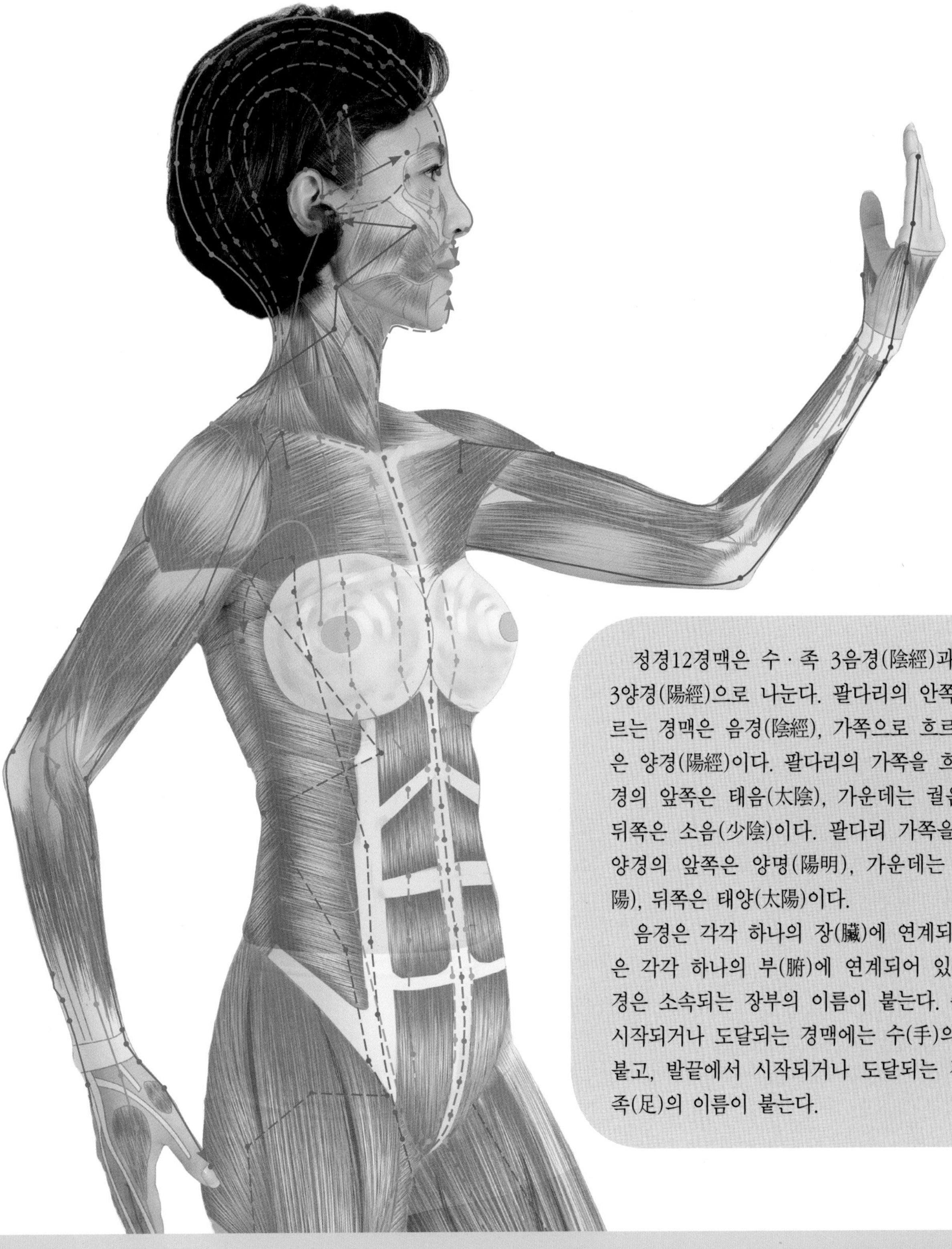

정경12경맥은 수 · 족 3음경(陰經)과 수 · 족 3양경(陽經)으로 나눈다. 팔다리의 안쪽으로 흐르는 경맥은 음경(陰經), 가쪽으로 흐르는 경맥은 양경(陽經)이다. 팔다리의 가쪽을 흐르는 음경의 앞쪽은 태음(太陰), 가운데는 궐음(厥陰), 뒤쪽은 소음(少陰)이다. 팔다리 가쪽을 흐르는 양경의 앞쪽은 양명(陽明), 가운데는 소양(少陽), 뒤쪽은 태양(太陽)이다.

음경은 각각 하나의 장(臟)에 연계되고, 양경은 각각 하나의 부(腑)에 연계되어 있는데, 각 경은 소속되는 장부의 이름이 붙는다. 손끝에서 시작되거나 도달되는 경맥에는 수(手)의 이름이 붙고, 발끝에서 시작되거나 도달되는 경맥에는 족(足)의 이름이 붙는다.

수태음폐경

(手太陰肺經, Lung Meridian : LU)

수태음폐경은 중초(中焦)에서 발생해서 아래로 내려가 대장에 낙(絡)한다. 다시 상행하여 위의 분문을 돌아 폐에 속한다. 기관 · 후두를 돌아 앞가슴으로 얕게 나와(중부혈, 운문혈) 위팔 앞가쪽→팔오금(척택혈)→아래팔 가쪽옆으로 내려가 노동맥 박동부(태연혈)를 거쳐 엄지손가락 가쪽끝의 소상혈에서 끝난다.

아래팔 아래쪽의 열결혈에서 갈라져 나온 지맥(支脈)은 둘째손가락의 가쪽끝에 도달한 다음 거기에서 수양명대장경과 연결된다.

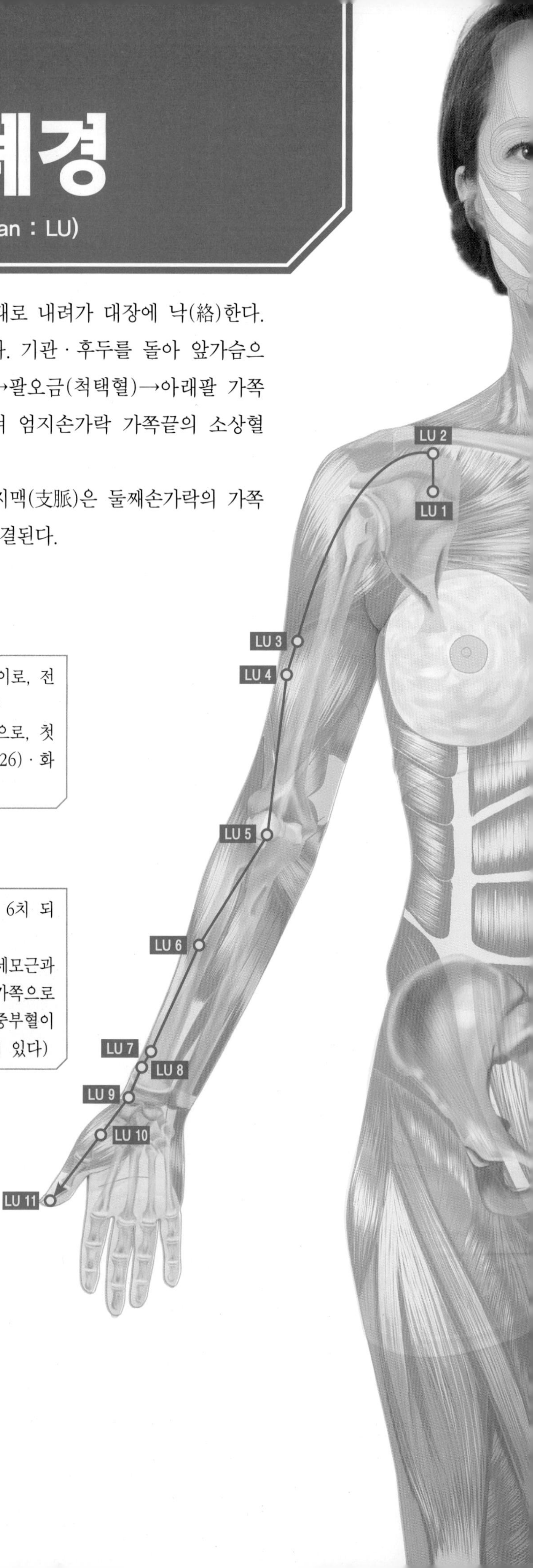

LU 1 중부

위　치 앞가슴에서 첫째갈비사이공간과 같은 높이로, 전정중선에서 가쪽으로 6치 되는 빗장아래오목의 위쪽

취혈방법 운문혈(LU 2)에서 아래로 1치 되는 곳으로, 첫째갈비사이공간을 따라 고방혈(ST 14) · 욱중혈(KI 26) · 화개혈(CV 20) · 중부혈(LU 1)과 나란한 곳

LU 2 운문

위　치 부리돌기 안쪽의 앞정중선에서 가쪽으로 6치 되는 앞가슴부위의 빗장아래오목

취혈방법 팔을 약간 굽혔다 펼 때 나타나는 어깨세모근과 가슴의 삼각부위의 중심으로, 선기혈(CV 21)에서 가쪽으로 6치 되는 곳(이곳에서 아래쪽으로 1치 되는 곳에 중부혈이 있다. 빗장뼈아래모서리의 오목부위로 누르면 압통이 있다)

LU 3 천부

위　치 위팔앞가쪽면 앞겨드랑주름에서 아래로 3치 되는 위팔두갈래근의 가쪽모서리

취혈방법 앞겨드랑주름과 척택혈(LU 5)을 연결하는 선에서 위쪽에서 1/3, 아래쪽에서 2/3 되는 곳(양쪽 팔을 아래로 내리고 양쪽 젖꼭지를 수평으로 하면 폐경의 선이 되는 곳인데, 이곳은 코끝에 먹물을 칠하고 팔을 들어 코끝에 대면 먹이 묻는다)

수태음폐경은 호흡계통질환을 치료할 때 주로 이용한다. 위팔 앞면 가쪽의 통증, 위팔신경통, 손바닥 달아오름, 천식, 편도염, 인두염, 기관지염, 숨참, 가슴의 열감 등에 효과적이다. 공최혈(LU 6)은 오래 전부터 치질 치료 시에 이용되고 있다.

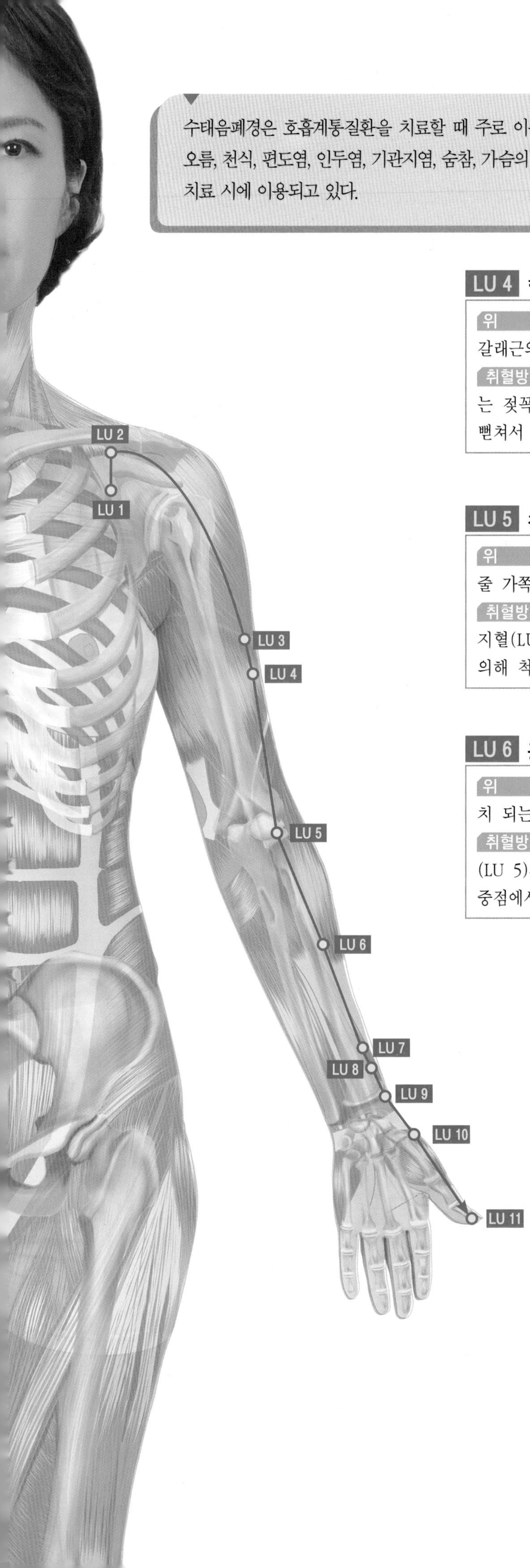

LU 4 협백

위 치 앞겨드랑주름에서 아래쪽으로 4치 되는 위팔두갈래근의 가쪽모서리

취혈방법 천부혈(LU 3)에서 아래로 1치 되는 곳(옛날에는 젖꼭지에 먹물을 칠한 다음 양손바닥을 합하여 두 팔을 뻗쳐서 먹이 묻는 자리에서 취하기도 하였다)

LU 5 척택

위 치 팔꿈치 앞면의 팔오금주름 위쪽, 위팔두갈래근힘줄 가쪽모서리의 오목부위

취혈방법 팔꿈치를 굽힌 자세에서 팔오금주름 위쪽의 곡지혈(LU 11)과 곡택혈(PC 3)의 사이(위팔두갈래근힘줄에 의해 척택혈과 곡택혈이 나눠진다)

LU 6 공최

위 치 아래팔 앞가쪽의 손바닥쪽 손목주름에서 위로 7치 되는 곳

취혈방법 팔을 펴고 손바닥을 위로 한 자세에서 척택혈(LU 5)과 태연혈(LU 9)을 연결하는 선(골도법으로 12치)의 중점에서 위로 1치 되는 곳

LU 7 열결

위 치 아래팔 노쪽면에서 긴엄지벌림근힘줄과 짧은엄지폄근힘줄 사이, 손목관절 손바닥쪽주름에서 위로 1.5치 되는 곳

취혈방법 손바닥쪽 손목주름에서 위로 1.5치 되는 오목부위[양손의 엄지와 둘째손가락 사이의 합골혈부위(소위 '호구'라고 하는 곳)에서 교차하여 둘째손가락의 끝부분]

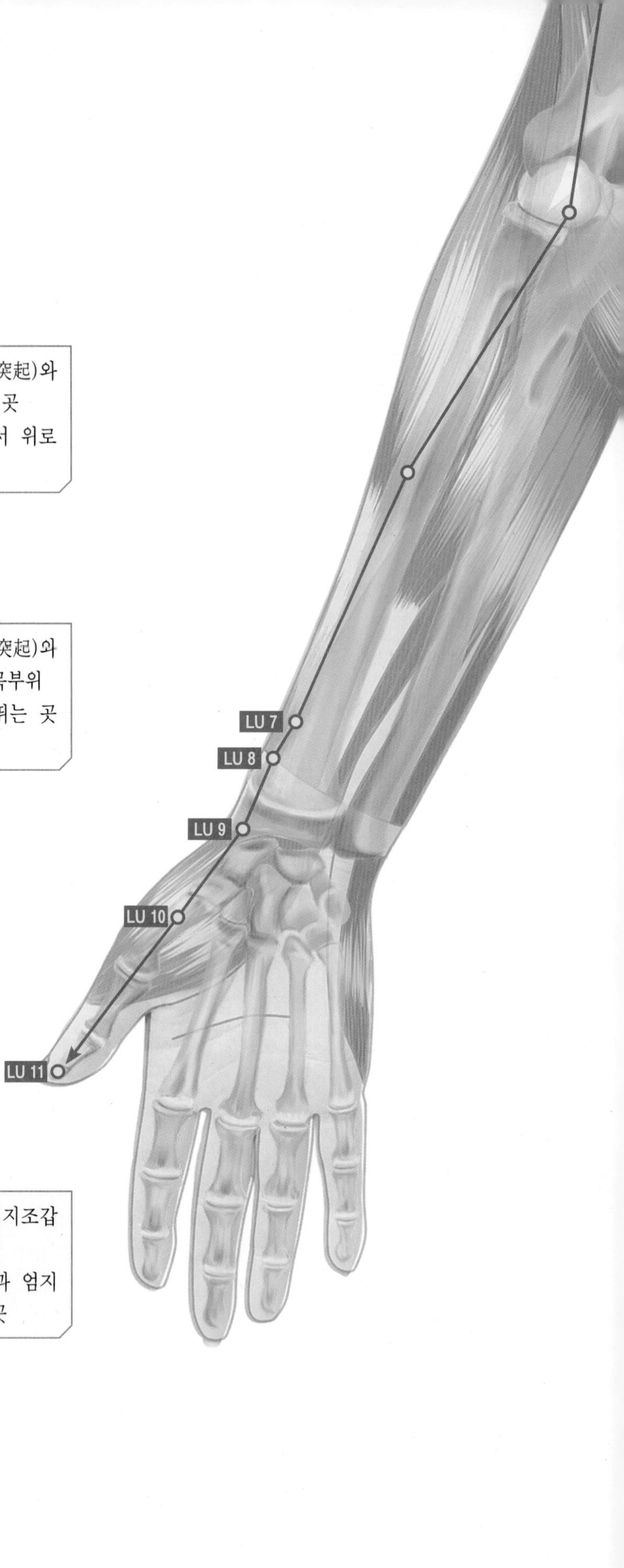

LU 8 경거

위 치 아래팔 가쪽면에서 노뼈붓돌기(橈骨莖狀突起)와 노동맥 사이, 손바닥쪽 손목주름에서 위로 1치 되는 곳

취혈방법 요골경상돌기 안쪽으로 태연혈(LU 9)에서 위로 1치 되는 곳으로 통리혈(HT 5)와 같은 높이의 곳

LU 9 태연

위 치 손목 앞가쪽면에서 노뼈붓돌기(橈骨莖狀突起)와 손배뼈(舟狀骨) 사이로 긴엄지벌림근힘줄 자쪽의 오목부위

취혈방법 손바닥쪽 손목주름 노쪽에서 노동맥이 뛰는 곳으로, 신문혈(HT 7) · 태릉혈(PC)과 같은 높이의 곳

LU 10 어제

위 치 첫째손허리뼈의 노쪽 중점의 적백육제 부위

취혈방법 손바닥을 위로 한 채로, 손바닥 대어제 부위(大魚際部位 : 엄지손가락의 밑동)

LU 11 소상

위 치 엄지손가락 끝마디뼈의 노쪽으로 노쪽엄지조갑근부(손톱의 밑동)에서 가쪽으로 0.1치 되는 곳

취혈방법 엄지손톱의 노쪽모서리를 지나는 수직선과 엄지손톱뿌리(拇指爪甲根部)가 지나는 수평선이 만나는 곳

LU 1 중부(中府, Jungbu) 폐의 모(募)혈

혈이름 해설 '중(中)'은 중초(中焦)를 뜻하고, '부(府)'는 경맥의 기가 모이는 곳을 가르킨다. 중초(中焦)의 기가 올라 폐에 들어가 '폐경이 모이는 곳'이다. 응중수(膺中腧)라고도 한다.

위　　치 앞가슴에서 첫째갈비사이공간과 같은 높이로, 전정중선에서 가쪽으로 6치 되는 빗장아래오목의 위쪽

취혈방법 운문혈(LU 2)에서 아래로 1치 되는 곳으로, 첫째갈비사이공간을 따라 고방혈(ST 14) · 욱중혈(KI 26) · 화개혈(CV 20) · 중부혈(LU 1)과 나란한 곳

관련근육 큰가슴근(大胸筋, Pectoralis major m.), 작은가슴근(小胸筋, Pectoralis minor m.)

관련신경 안쪽 · 가쪽가슴근신경(內 · 外側胸筋神經, Medial · lateral pectoral n.), 빗장위신경(鎖骨上神經, Supraclavicular n.)

관련혈관 가슴봉우리동 · 정맥(胸肩峰動 · 靜脈, Thoracoacromial a. & v.), 가쪽가슴동맥(外側胸動脈, Lateral thoracic a.)

임상적용 기관지염, 천식, 호흡곤란, 견배통(肩背痛) 등

※ 빗장아래오목(鎖骨下窩) : 빗장뼈 바로 밑의 큰가슴과 어깨세모근 융기부 사이의 오목부위

LU 2 운문(雲門, Unmun)

혈이름 해설 '운(雲)'은 구름과 안개를 뜻하고, '문(門)'은 문호를 뜻한다. 운문이란 대기(大氣)의 운무(雲霧)가 만물을 자생시키듯이 인체의 기혈(氣血)이 인체를 자생시킨다는 뜻이다. 인체의 혈은 운문혈에서 시작해 몸속을 순행하여 기문혈에서 끝난다(운문은 최초의 문이다).

위　　치 부리돌기 안쪽의 앞정중선에서 가쪽으로 6치 되는 앞가슴부위의 빗장아래오목

취혈방법 팔을 약간 굽혔다 펼 때 나타나는 어깨세모근과 가슴의 삼각부위의 중심으로, 선기혈(CV 21)에서 가쪽으로 6치 되는 곳(이곳에서 아래쪽으로 1치 되는 곳에 중부혈이 있다. 빗장뼈아래모서리의 오목부위로 누르면 압통이 있다)

관련근육 큰가슴근(大胸筋, Pectoralis major m.)

관련신경 빗장위신경(鎖骨上神經, Supraclavicular n.), 안쪽 · 가쪽가슴근신경(內 · 外側胸筋神經, Mesial · lateral pectoral n.)

관련혈관 가슴봉우리동 · 정맥(胸肩峰動 · 靜脈, Thoracoacromial a. & v.)

※ 깊은부위는 겨드랑동맥이 통과한다.

임상적용 기관지염, 인두염(咽頭炎), 견 · 배부통, 흉통, 천식 등

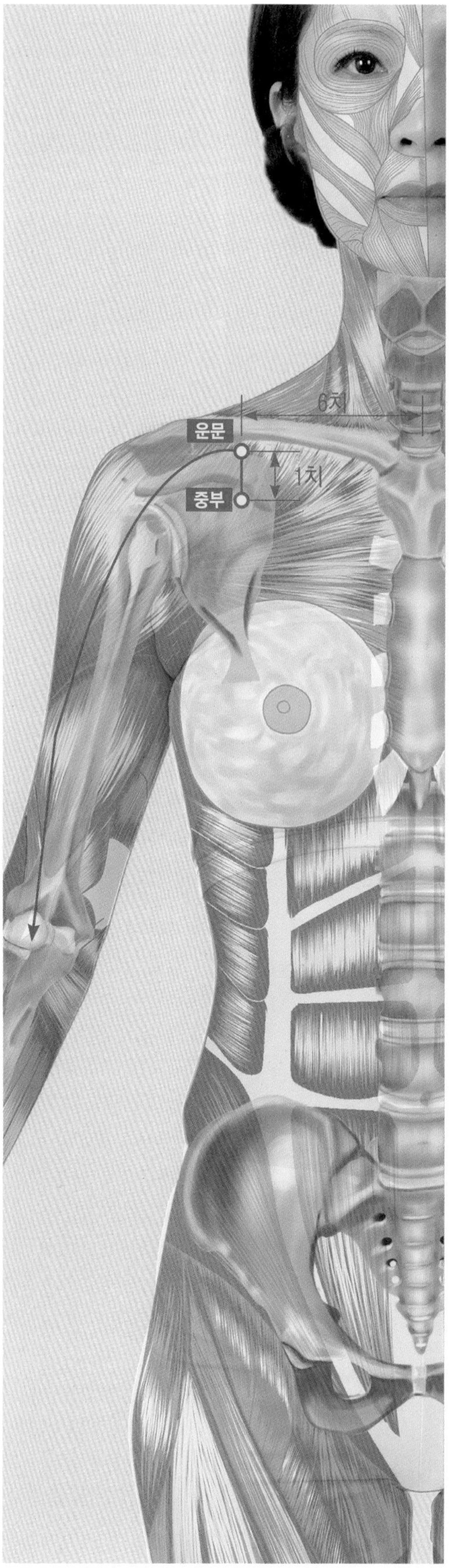

LU 3 천부(天府, Cheonbu)

혈이름 해설 폐는 모든 장부(臟腑)의 윗덮개이므로 하늘에 해당한다. 폐는 또 인체의 모든 기(氣)가 모이는 부(府)이다. 이 혈은 폐기가 모이는 곳이므로 천부라 한다.

위　　치 위팔앞가쪽면 앞겨드랑주름에서 아래로 3치 되는 위팔두갈래근의 가쪽모서리

취혈방법 앞겨드랑주름과 척택혈(LU 5)을 연결하는 선에서 위쪽에서 1/3, 아래쪽에서 2/3 되는 곳(양쪽 팔을 아래로 내리고 양쪽 젖꼭지를 수평으로 하면 폐경의 선이 되는 곳인데, 이곳은 코끝에 먹물을 칠하고 팔을 들어 코끝에 대면 먹이 묻는다)

관련근육 위팔두갈래근(上腕二頭筋, Biceps brachii m.)

관련신경 위가쪽위팔피부신경(上外側上腕皮神經, Superolateral brachial cutaneous n.), 근육피부신경(筋皮神經, Musculocutaneous n.)

관련혈관 위팔동 · 정맥의 가지(上腕動 · 靜脈의 枝, Branch of brachial a. & v.)

임상적용 천식, 코피, 어깨통증 등

※ 앞겨드랑주름(腋窩橫紋前端) : 팔을 내려뜨릴 때 겨드랑이 아래에 생기는 가로주름의 앞쪽끝부분

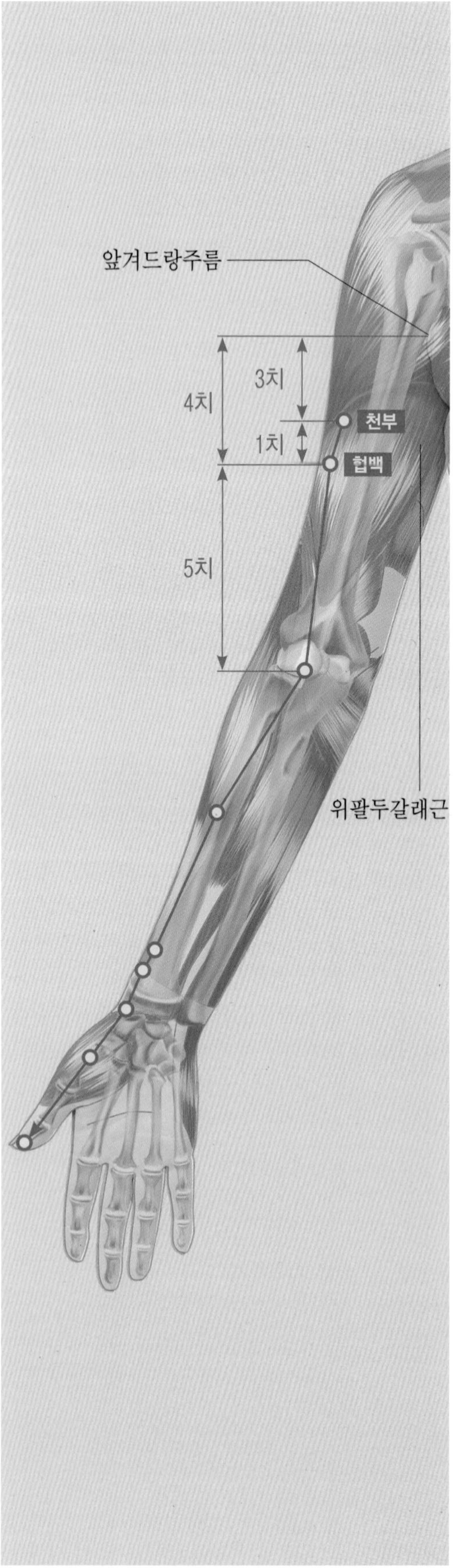

LU 4 협백(俠白, Hyeopbaek)

혈이름 해설 '협(俠)'은 협(夾)과 같은 뜻이다. '백(白)'은 오색(五色)에서 폐(肺)에 속한다. 이 혈(穴)은 위팔 안쪽에 있으면서 백(白)인 폐를 양쪽에서 끼고 있기 때문에 협백(俠白)이라 한다.

위　　치 앞겨드랑주름에서 아래쪽으로 4치 되는 위팔두갈래근의 가쪽모서리

취혈방법 천부혈(LU 3)에서 아래로 1치 되는 곳(옛날에는 젖꼭지에 먹물을 칠한 다음 양손바닥을 합하여 두 팔을 뻗쳐서 먹이 묻는 자리에서 취하기도 하였다)

관련근육 위팔두갈래근(上腕二頭筋, Biceps brachii m.), 위팔근(上腕筋, Brachialis m.)

관련신경 위가쪽위팔피부신경(上外側上腕皮神經, Superolateral brachial cutaneous n.), 근육피부신경(筋皮神經, Musculocutaneous n.)

관련혈관 위팔동 · 정맥(上腕動 · 靜脈, Brachial a. & v.)

임상적용 기관지염, 천식, 각혈(咯血, 객혈), 상완내측통, 팔저림 등

LU 5 척택(尺澤, Cheoktaek) 폐경의 합(合)혈

혈이름 해설 팔꿈치를 약간 굽히면 안쪽에 커다란 주름(횡문)이 생기는데, 그것의 앞쪽끝에서 약 1.5치 안쪽에 있다. 아래팔 경맥의 기준점으로서 '호수와 같은 홈'이라는 의미이다. 귀수(鬼受), 귀당(鬼堂)으로도 불린다.

위 치 팔꿈치 앞면의 팔오금주름 위쪽, 위팔두갈래근힘줄 가쪽모서리의 오목부위

취혈방법 팔꿈치를 굽힌 자세에서 팔오금주름 위쪽의 곡지혈(LU 11)과 곡택혈(PC 3)의 사이(위팔두갈래근힘줄에 의해 척택혈과 곡택혈이 나눠진다)

관련근육 위팔두갈래근(上腕二頭筋, Biceps brachii m.), 위팔근(上腕筋, Brachialis m.)

관련신경 가쪽아래팔피부신경(外側前腕皮神經, Lateral antebrachial cutaneous n.)

관련혈관 노쪽피부정맥(橈側皮靜脈, Cephalic v.), 노쪽되돌이동맥(橈側反回動脈, Radial recurrent a.)

임상적용 기관지염, 천식, 각혈, 인후통(咽喉痛), 주관절내측통증 등

※ 팔오금주름(肘窩橫紋) : 팔꿈치를 90도 굽혔을 때 생기는 가로주름

LU 6 공최(孔最, Gongchoe) 폐경의 극(郄)혈

혈이름 해설 '공(孔)'은 구멍으로, 통한다는 뜻이고, '최(最)'는 제일을 뜻한다. '근골(筋骨) 사이에 있는 좋은 경혈'이라는 뜻이며, 기관지와 목의 질환을 치료할 때에 이용한다.

위 치 아래팔 앞가쪽의 손바닥쪽 손목주름에서 위로 7치 되는 곳

취혈방법 팔을 펴고 손바닥을 위로 한 자세에서 척택혈(LU 5)과 태연혈(LU 9)을 연결하는 선(골도법으로 12치)의 중점에서 위로 1치 되는 곳

관련근육 위팔노근(上腕橈骨筋, Brachioradialis m.)

관련신경 노신경의 얕은가지(橈骨神經의 淺枝, Superficial br. of radial n.), 가쪽아래팔피부신경(外側前腕皮神經, Lateral antebrachial cutaneous n.)

관련혈관 노동 · 정맥(撓骨動 · 靜脈, Radial a. & v.)

임상적용 폐렴, 폐결핵, 기침, 편도선염 등

※ 손바닥쪽손목주름(手關節掌側橫紋) : 손목을 바닥쪽으로 굽혔을 때 자뼈와 노뼈의 붓돌기(경상돌기) 먼쪽끝에 생기는 가로주름. 2줄 이상 나타날 때에는 가장 먼 곳에 있는 것으로 한다.

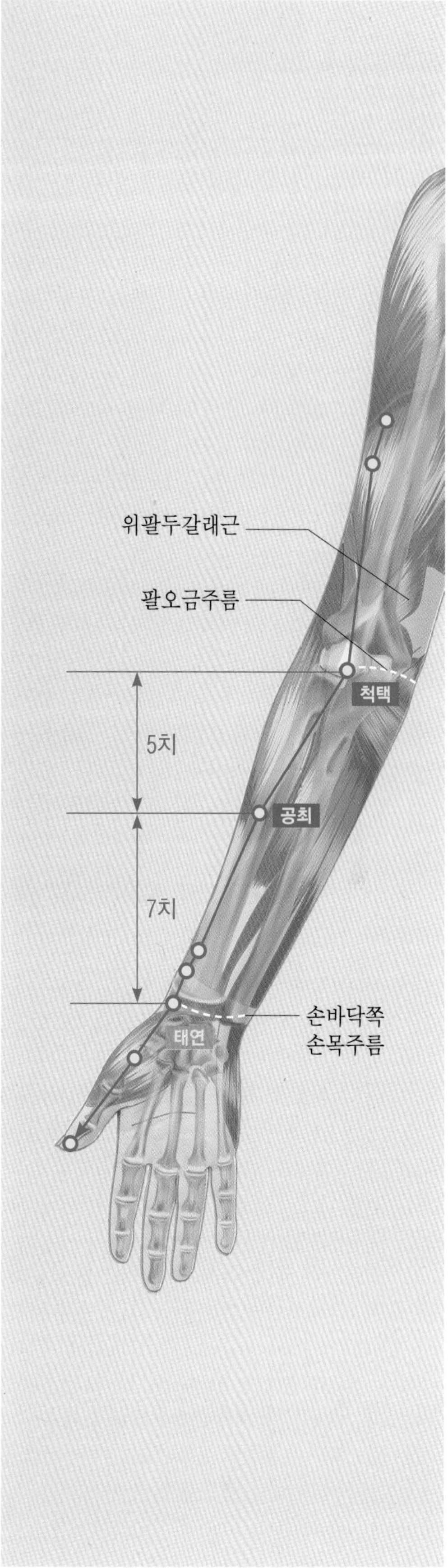

LU 7 열결(列缺, Yeolgyeol)

폐경의 낙(絡)혈, 4총혈, 8맥교회혈

혈이름 해설 '열(列)'은 열(裂)과 같이 '분해(分解)한다', '분행(分行)한다'는 뜻이다. '결(缺)'은 그릇의 찢어진 틈을 뜻한다. 이 혈은 손목부위에서 노뼈붓돌기(橈骨莖狀突起)가 찢어진 틈에 자리하고, 또 수태음폐경의 낙혈로 경맥이 여기에서 갈라져나가므로 열결이라 한다.

위 치 아래팔 노쪽면에서 긴엄지벌림근힘줄과 짧은엄지폄근힘줄 사이, 손목관절 손바닥쪽주름에서 위로 1.5치 되는 곳

취혈방법 손바닥쪽 손목주름에서 위로 1.5치 되는 오목부위[양 손의 엄지와 둘째손가락 사이의 합골혈부위(소위 '호구'라고 하는 곳)에서 교차하여 둘째손가락의 끝부분]

관련근육 긴엄지벌림근(長拇指外轉筋, Abductor pollicis longus m.), 짧은엄지폄근(短拇指伸筋, Extensor pollicis brevis m.), 위팔노근(上腕橈骨筋, Brachioradialis m.)

관련신경 가쪽아래팔피부신경(外側前腕皮神經, Lateral antebrachial cutaneous n.), 노신경의 얕은가지(橈骨神經의 淺枝, Superficial br. of radial n.)

관련혈관 노동 · 정맥(撓骨動 · 靜脈, Radial a. & v.)

임상적용 구안와사(口眼喎斜), 편두통, 기침, 기관지염, 두드러기 등

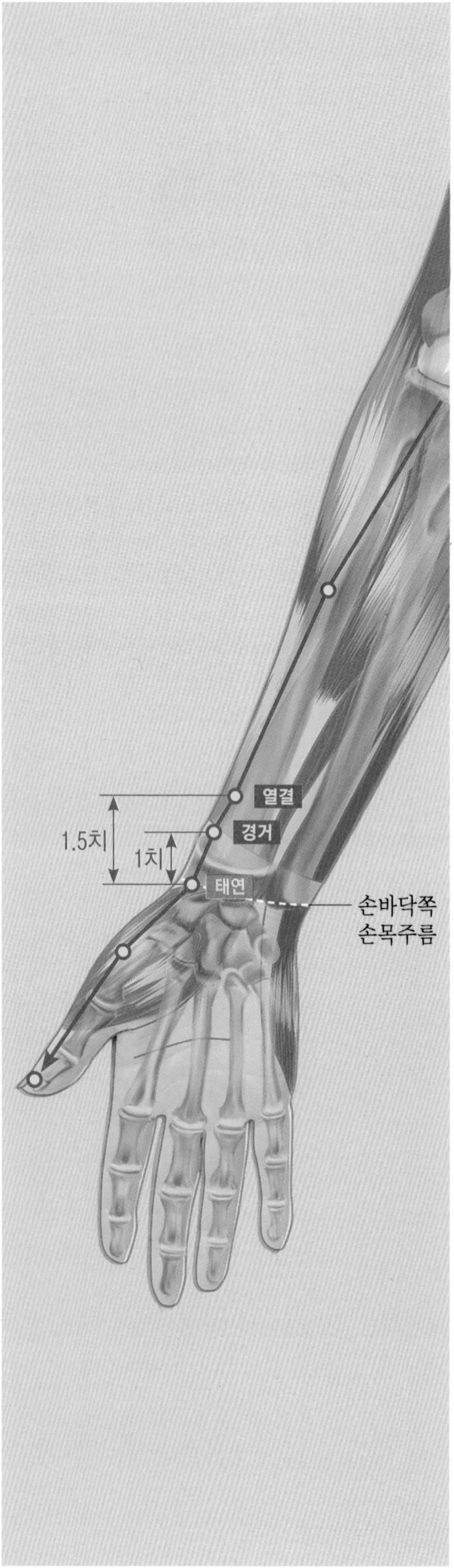

LU 8 경거(經渠, Gyeonggeo) 폐경의 경(經)혈

혈이름 해설 이 혈(穴)은 수태음폐경의 경(經)혈로 폐경의 경기(經氣)가 지나는 중요한 거도, 즉 수로이므로 경거라 이름한다.

위 치 아래팔 가쪽면에서 노뼈붓돌기(橈骨莖狀突起)와 노동맥 사이, 손바닥쪽 손목주름에서 위로 1치 되는 곳

취혈방법 요골경상돌기 안쪽으로 태연혈(LU 9)에서 위로 1치 되는 곳으로 통리혈(HT 5)와 같은 높이의 곳

관련근육 긴엄지벌림근(長拇指外轉筋, Abductor pollicis longus m.), 위팔노근(上腕橈骨筋, Brachioradialis m.)

관련신경 가쪽아래팔피부신경(外側前腕皮神經, Lateral antebrachial cutaneous n.), 노신경의 얕은가지(橈骨神經의 淺枝, Superficial br. of radial n.)

관련혈관 노동 · 정맥(撓骨動 · 靜脈, Radial a. & v.)

임상적용 흉통(가슴의 통증), 구토, 기관지염, 상완신경통, 딸국질(呃逆), 천식(喘息) 등

LU 9 태연(太淵, Taeyeon)

폐의 원(原)혈, 폐경의 수(腧)혈, 팔회혈의 맥회(脈會)

혈이름 해설 '태(太)'는 아주 크다는 뜻이다. '연(淵)'은 깊은 못으로 고기가 잘 모이는 곳이고, 또한 원천을 뜻한다. 이 혈(穴)은 수태음폐경의 수(腧)혈 · 원혈(原穴)이고, 팔회혈(八會穴)의 하나이다. 맥(脈)이 모이는 연못이므로 태연(太淵)이라 한다. 태천(太泉)이라고도 한다.

위 치 손목 앞가쪽면에서 노뼈붓돌기(橈骨莖狀突起)와 손배뼈(舟狀骨) 사이로 긴엄지벌림근힘줄 자쪽의 오목부위

취혈방법 손바닥쪽 손목주름 노쪽에서 노동맥이 뛰는 곳으로, 신문혈(HT 7) · 태릉혈(PC)과 같은 높이의 곳

관련근육 긴엄지벌림근(長拇指外轉筋, Abductor pollicis longus m.), 노쪽손목굽힘근(Flexor carpi radialis m.)

관련신경 가쪽아래팔피부신경(外側前腕皮神經, Lateral antebrachial cutaneous n.), 노신경의 얕은가지(橈骨神經의 淺枝, Superficial br. of radial n.), 정중신경(正中神經, Median n.)

관련혈관 노동 · 정맥(撓骨動 · 靜脈, Radial a. & v.)

임상적용 호흡기질환, 심장병, 천식, 완관절통, 인두병(咽頭病), 무맥증(無脈症) 등

LU 10 어제(魚際, Eoje) 폐경의 형(滎)혈

혈이름 해설 '어(魚)'는 첫째손허리뼈의 근육이 융기된 곳으로 '어복'이라고도 하며, '제(際)'는 가장자리를 뜻한다. 이 혈(穴)은 엄지손가락밑동(拇指基部)의 적백육제(赤白肉際 ; 손발의 등과 바닥면의 경계)에 있는데, 근육이 융기되어 고기(魚)의 배와 닮은 곳에 있어서 어제라고 한다.

위 치 첫째손허리뼈의 노쪽 중점의 적백육제 부위

취혈방법 손바닥을 위로 한 채로, 손바닥 대어제 부위(大魚際部位 : 엄지손가락의 밑동)

관련근육 짧은엄지벌림근(短拇指外轉筋, Abductor pollicis brevis m.), 엄지맞섬근(拇指對立筋, Opponens pollicis m.), 짧은엄지굽힘근(短母指屈筋, Flexor pollicis brevis m.)

관련신경 노신경(橈骨神經, Radial n.)

관련혈관 엄지동 · 정맥의 가지(拇指動 · 靜脈, Branch of thumb a. & v.)

임상적용 발열, 두통, 인두통, 편도선염, 두근거림(心悸亢進), 후두염, 소아의 소화불량 등

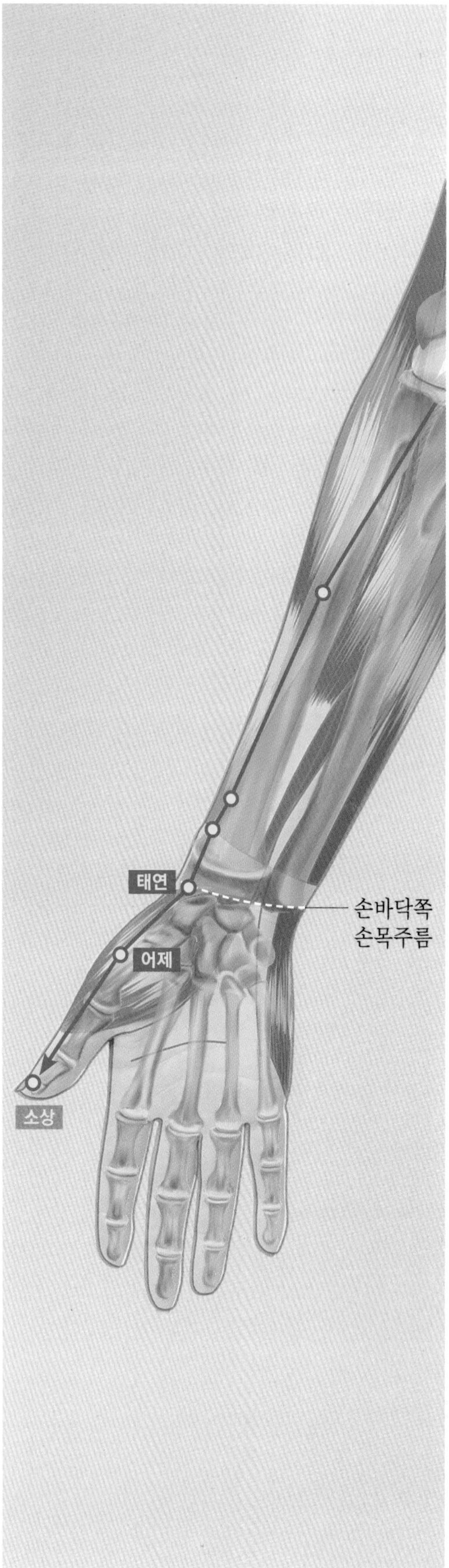

LU 11 소상(少商, Sosang) 폐경의 정(井)혈

혈이름 해설 '소(少)'는 유소(幼少), 최초라는 뜻이다. 폐는 오행(五行)에서 금(金)에 속하고, 오음(五音)에서 상(商)이다. '상(商)'은 폐를 나타내며, 엄지손가락끝 수태음폐경의 말단 혈이라는 뜻이다. 그 맥기(脈氣)는 충분하지 않고, 정(井)혈이기도 하다. 정(井)혈은 맥기가 시작되는 곳을 가리킨다. 귀심(鬼心)이라고도 한다.

위 치 엄지손가락 끝마디뼈의 노쪽으로 노쪽엄지조갑근부(손톱의 밑동)에서 가쪽으로 0.1치 되는 곳

취혈방법 엄지손톱의 노쪽모서리를 지나는 수직선과 엄지손톱뿌리(拇指爪甲根部)가 지나는 수평선이 만나는 곳

관련근육 긴엄지폄근(長拇指伸筋, Extensor pollicis longus m.)

관련신경 노신경의 얕은가지(橈骨神經의 淺枝, Superficial branch of radial n.)

관련혈관 바닥쪽손가락동맥(掌側指動脈, Palmar digital a.), 바닥쪽손가락정맥(掌側指靜脈, Palmar digital v.), 등쪽손가락동맥(背側指動脈, Dorsal digital a.)

임상적용 졸도 시 사혈하는 구급혈, 이하선염(耳下腺炎), 편도선염, 급체, 실신, 소아의 소화불량 등

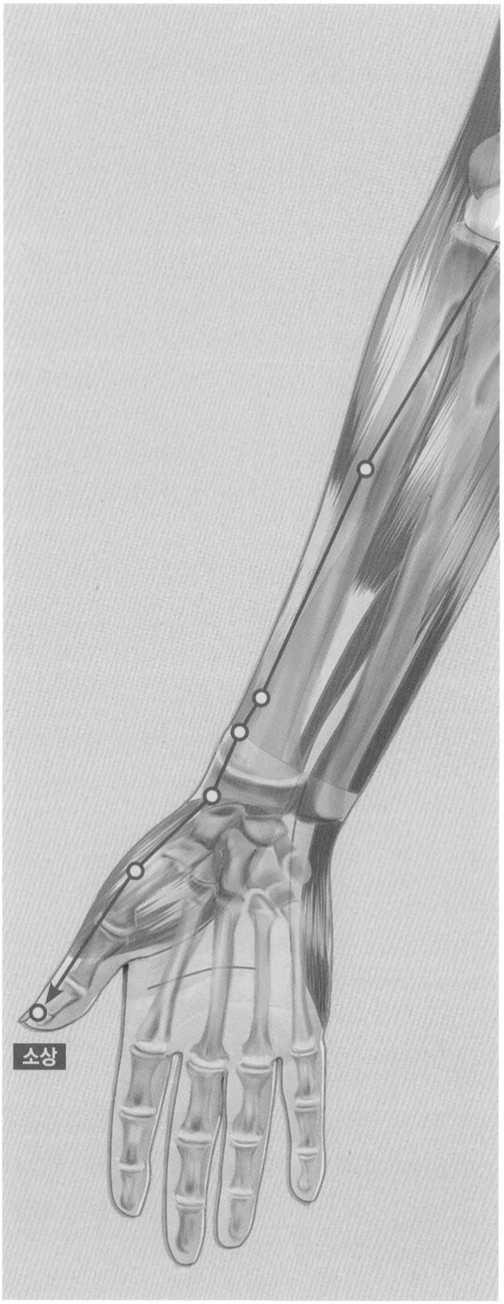

폐(肺)

폐는 기(氣)를 주관한다

인체는 폐를 통해 자연의 청기(淸氣)를 흡수하고 체내의 탁기(濁氣)를 배출하는 기체 교환 작용을 하여 인체 내부의 신진대사가 정상이 되도록 한다.

▶ 폐가 호흡을 주관하는 기능이 정상이면 기도(氣道)가 순조롭게 소통하여 호흡이 고르지만, 폐에 병사(病邪)가 침범하면 호흡과 가슴에 순조롭지 못한 증상이 나타난다.

한편 폐는 인체의 모든 기를 주관하고 조절한다. 폐는 자연계로부터 받아들인 청기(淸氣)와 비위(脾胃)가 음식물을 소화해 만들어 폐로 보낸 수곡정기(水穀精氣)를 결합시켜 종기(宗氣)를 생성한다.

▶ 종기(宗氣)는 폐의 호흡운동을 촉진하며, 심맥으로 들어가 혈기(血氣)를 운행시켜 온몸으로 퍼져 나가게 하여 인체의 모든 조직의 기능과 활동을 정상으로 유지하는 작용을 한다.

동시에 폐는 체내에서 기가 오르내리고 들고나는(昇降出入) 기의 순행을 조절한다. 따라서 폐가 온몸의 기를 주관하는 기능이 정상이면 각 장부 조직의 기가 왕성하게 된다.

▶ 폐의 기능이 비정상이면 종기(宗氣)의 생성과 기의 순행이 고르지 못해 제대로 숨을 쉬지 못하고 말소리도 낮고 사지가 나른하고 맥이 없는 기허(氣虛)의 증상이 나타난다.

▶ 폐의 호흡이 고르게 되어야 종기(宗氣)의 생성과 기의 순행이 순조로워진다. 폐의 호흡기능이 실조되면 종기(宗氣)의 부족과 기의 운동이 원활하지 못해 혈액의 운행과 진액의 수송 · 배설 등의 기능이 실조되는데, 그것은 다시 폐의 호흡운동에 영향을 주어 호흡이 비정상으로 된다.

폐는 선발(宣發)과 숙강(肅降) 기능을 주관한다

폐는 기(氣)를 위로 올리고 흩트리는 선발(宣發) 기능을 통해 체내에 생성된 탁기(濁氣)를 배출하고, 비(脾)로부터 수송되온 진액과 수곡정기를 온몸의 피모(皮毛)까지 나누어 퍼뜨리고, 위기(衛氣)를 발산시켜 피부의 땀구멍을 열고 닫아 신진대사로 생성된 땀을 밖으로 배출한다.

▶ 폐의 선발기능이 실조되면 호흡이 순조롭지 못하고 가슴이 답답하며 기침과 천식이 나고 땀이 나지 않는 증상이 나타난다.

폐는 기(氣)를 아래로 내리는 숙강(肅降) 기능을 통해 흡수한 자연계의 청기(淸氣)를 신(腎)으로 내려보내 호흡을 깊고 평온하게 유지하고, 수곡정기를 아래로 나누어 퍼뜨리고, 폐와 기도(氣道)의 이물질을 깨끗이 쓸어내어 청결을 유지한다.

▶ 폐의 숙강 기능이 실조되면 호흡이 순조롭지 못하고 가슴이 답답하며 기침과 천식이 나고 땀이 나지 않는 증상이 나타난다.

폐의 선발과 숙강 기능은 양(陽)과 음(陰)으로 서로 대립하면서 조화를 이루고 있다. 선발 기능이 정상일 때 숙강 기능도 정상이 된다.

수양명대장경

(手陽明大腸經, Large Intestine Meridian : LI)

수양명대장경은 둘째손가락의 가쪽끝(상양혈)에서 시작하여 둘째손가락 가쪽을 따라 위쪽의 첫째와 둘째손허리뼈 사이(합곡혈)로 나와 상행하여 긴엄지폄근힘줄과 짧은힘줄폄근힘줄 사이(양계혈)로 들어간다. 노뼈를 따라 아래팔 뒤가쪽으로 올라가 팔오금주름 가쪽끝(곡지혈)에서 위팔 뒤가쪽→어깨로 올라가 대추혈(GV14)로 나온다. 대추혈에서 아래쪽의 빗장뼈 위쪽오목으로 들어가 폐에 낙(絡)하고, 가로막을 관통하여 대장에 속한다.

빗장뼈 위쪽오목에서 위로 향하는 지맥(支脈)이 나누어진다. 지맥은 목으로 올라가 볼을 관통하여 아래잇몸으로 들어가며, 되돌아 나와 입을 사이에 두고 인중혈에서 좌우의 맥이 교차한다. 콧구멍을 사이에 두고 콧방울(鼻翼) 가쪽(영향혈)에서 정지하여 족양명위경으로 이어진다.

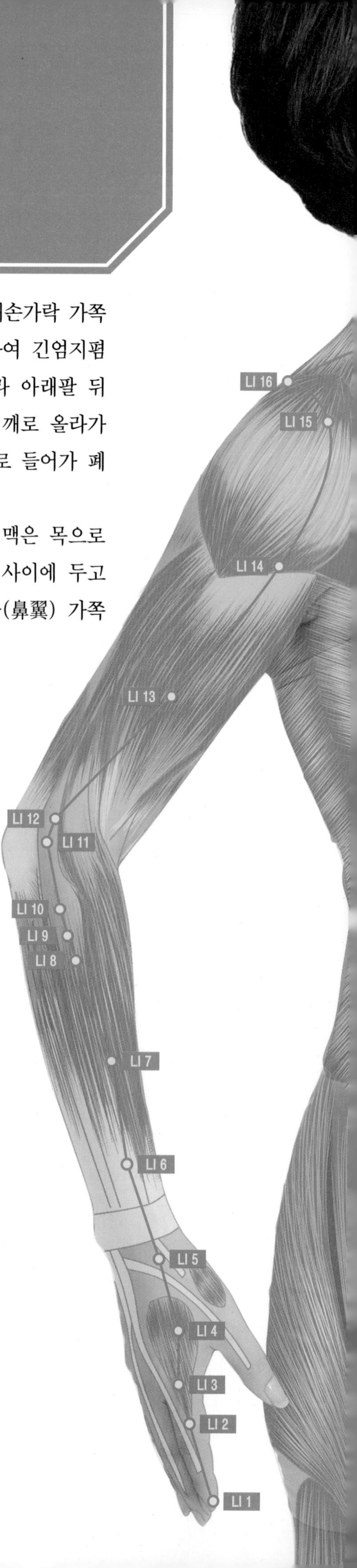

LI 1 상양

위 치 둘째손가락의 엄지쪽 손톱뿌리부위(조갑근부)에서 몸가쪽으로 0.1치 되는 곳

취혈방법 둘째손가락손톱의 노쪽모서리를 지나는 수직선과 손톱뿌리부위(조갑근부)를 지나는 수평선이 만나는 곳(둘째손가락 조갑근부의 엄지쪽 모서리에서 누르면 들어가는 곳)으로 조갑근부 안쪽의 적백육제(赤白肉際)에서 0.1치 되는 곳

LI 2 이간

위 치 둘째손가락의 둘째손허리손가락관절 노쪽에서 먼쪽의 오목부위, 적백육제

취혈방법 주먹을 가볍게 쥔 상태에서 둘째손허리손가락관절(第2中手指節關節) 노쪽의 먼쪽 오목부위

LI 3 삼간

위 치 손등에서 둘째손허리손가락관절(第2中手指節關節) 노쪽의 몸쪽 오목부위

취혈방법 가볍게 주먹을 쥔 상태에서 둘째손허리손가락관절 몸쪽의 오목한 곳(손등과 손바닥의 경계면)

LI 4 합곡

위 치 첫째와 둘째손허리뼈 사이의 오목부위로, 둘째손허리뼈 노쪽의 중점

취혈방법 엄지와 둘째손가락의 손등쪽 손가락 사이로, 두손가락뼈 사이를 누를 때 통증이 있는 곳

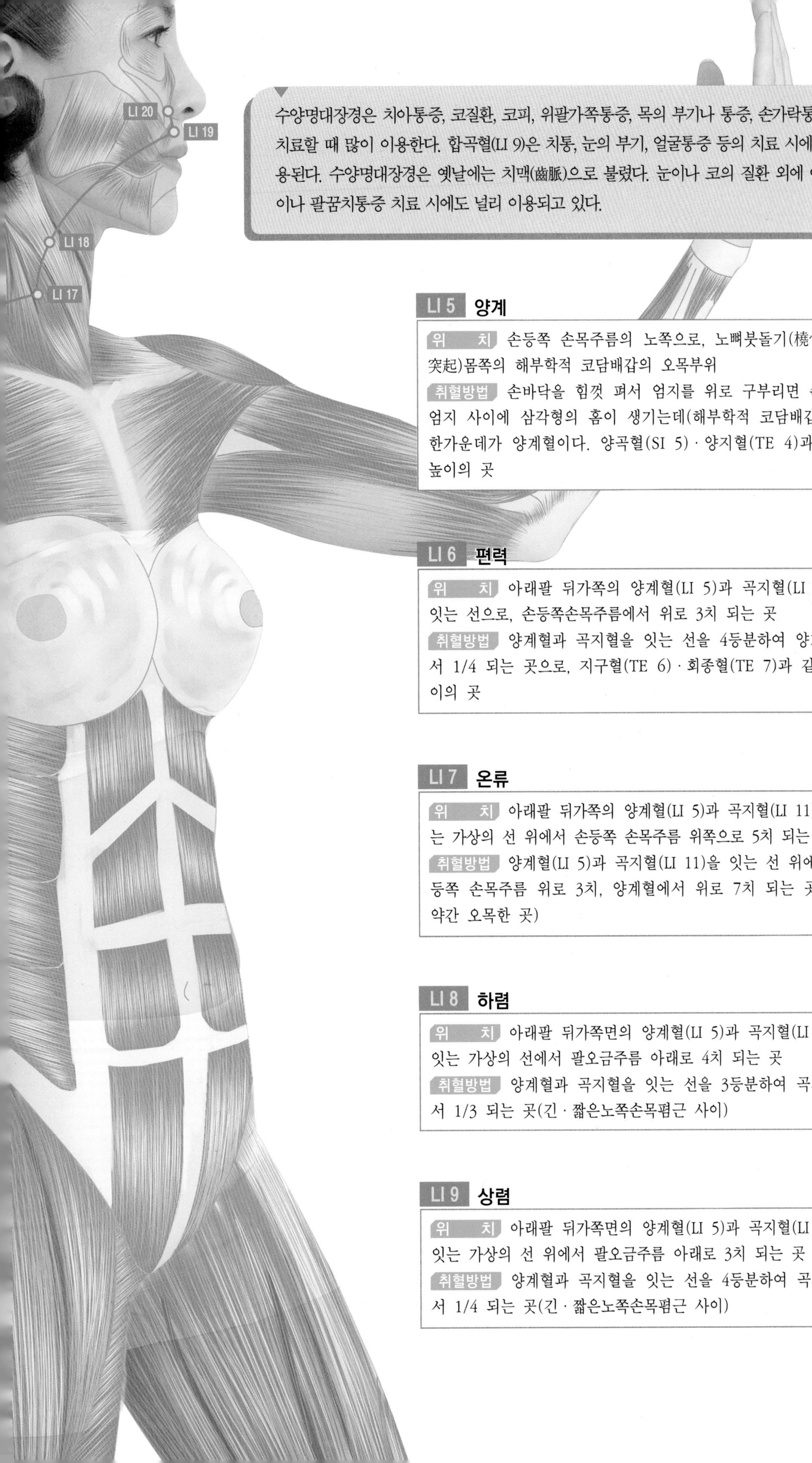

수양명대장경은 치아통증, 코질환, 코피, 위팔가쪽통증, 목의 부기나 통증, 손가락통증 등을 치료할 때 많이 이용한다. 합곡혈(LI 9)은 치통, 눈의 부기, 얼굴통증 등의 치료 시에 많이 이용된다. 수양명대장경은 옛날에는 치맥(齒脈)으로 불렸다. 눈이나 코의 질환 외에 어깨관절이나 팔꿈치통증 치료 시에도 널리 이용되고 있다.

LI 5 양계

위 치 손등쪽 손목주름의 노쪽으로, 노뼈붓돌기(橈骨莖狀突起)몸쪽의 해부학적 코담배갑의 오목부위

취혈방법 손바닥을 힘껏 펴서 엄지를 위로 구부리면 손등과 엄지 사이에 삼각형의 홈이 생기는데(해부학적 코담배갑), 그 한가운데가 양계혈이다. 양곡혈(SI 5) · 양지혈(TE 4)과 같은 높이의 곳

LI 6 편력

위 치 아래팔 뒤가쪽의 양계혈(LI 5)과 곡지혈(LI 11)을 잇는 선으로, 손등쪽손목주름에서 위로 3치 되는 곳

취혈방법 양계혈과 곡지혈을 잇는 선을 4등분하여 양계혈에서 1/4 되는 곳으로, 지구혈(TE 6) · 회종혈(TE 7)과 같은 높이의 곳

LI 7 온류

위 치 아래팔 뒤가쪽의 양계혈(LI 5)과 곡지혈(LI 11)을 잇는 가상의 선 위에서 손등쪽 손목주름 위쪽으로 5치 되는 곳

취혈방법 양계혈(LI 5)과 곡지혈(LI 11)을 잇는 선 위에서 손등쪽 손목주름 위로 3치, 양계혈에서 위로 7치 되는 곳(뼈가 약간 오목한 곳)

LI 8 하렴

위 치 아래팔 뒤가쪽면의 양계혈(LI 5)과 곡지혈(LI 11)을 잇는 가상의 선에서 팔오금주름 아래로 4치 되는 곳

취혈방법 양계혈과 곡지혈을 잇는 선을 3등분하여 곡지혈에서 1/3 되는 곳(긴 · 짧은노쪽손목폄근 사이)

LI 9 상렴

위 치 아래팔 뒤가쪽면의 양계혈(LI 5)과 곡지혈(LI 11)을 잇는 가상의 선 위에서 팔오금주름 아래로 3치 되는 곳

취혈방법 양계혈과 곡지혈을 잇는 선을 4등분하여 곡지혈에서 1/4 되는 곳(긴 · 짧은노쪽손목폄근 사이)

LI 10 수삼리

위 치 아래팔 뒤가쪽면의 양계혈(LI 5)과 곡지혈(LI 11)을 잇는 가상의 선 위에서 팔오금주름 아래로 3치 되는 곳
취혈방법 양계혈과 곡지혈을 잇는 선을 4등분하여 곡지혈에서 1/4 되는 곳(긴 · 짧은노쪽손목폄근 사이)

LI 11 곡지

위 치 팔꿈치 가쪽의 척택혈(LU 5)과 위팔뼈가쪽관절융기를 잇는 선의 중점
취혈방법 팔꿈치를 완전히 굽힌 상태에서는 팔오금주름 가쪽끝의 오목한 곳이고, 팔꿈치를 90도 굽힌 상태에서는 팔오금주름의 가쪽끝과 위팔뼈가쪽관절융기 사이의 오목한 곳

LI 12 주료

위 치 팔꿈치 뒤가쪽으로 위팔뼈가쪽위관절융기 위쪽의 가쪽관절융기 윗능선의 앞쪽
취혈방법 팔을 90도 굽혔을 때 위팔뼈가쪽위관절융기의 위모서리와 위팔뼈노쪽모서리가 만나는 오목한 곳. 곡지혈(LI 11)에서 1치 되는 곳

LI 13 수오리

위 치 위팔가쪽면에서 곡지혈(LI 11)과 견우혈(LI 15)을 잇는 선 위의 팔오금주름에서 위로 3치 되는 곳
취혈방법 위팔두갈래근 노쪽모서리와 위팔뼈 사이, 앞겨드랑주름끝과 곡지혈을 잇는 선에서 위쪽으로부터 2/3 되고 아래쪽에서 1/3 되는 곳

LI 14 비노

위 치 위팔 가쪽면에서 어깨세모근 앞모서리 앞쪽으로 곡지혈(LI 11)에서 위로 7치, 견우혈에서 아래로 3치 되는 곳
취혈방법 팔을 굽혀 팔꿈치에서 생기는 팔오금주름(肘窩橫紋)의 끝에서 어깨쪽으로 손가락을 쓸어올리면 어깨쪽에서 3분의 1 정도 지점에 우뚝 솟은 어깨의 근육이 닿는 곳(앞쪽에는 움푹 패인 홈이 있어 세게 누르면 울리는 부위)

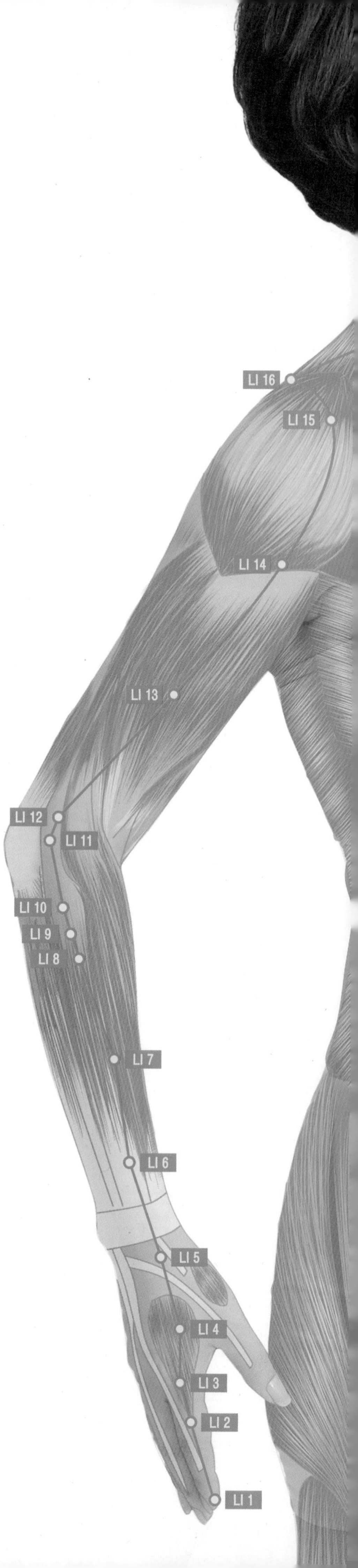

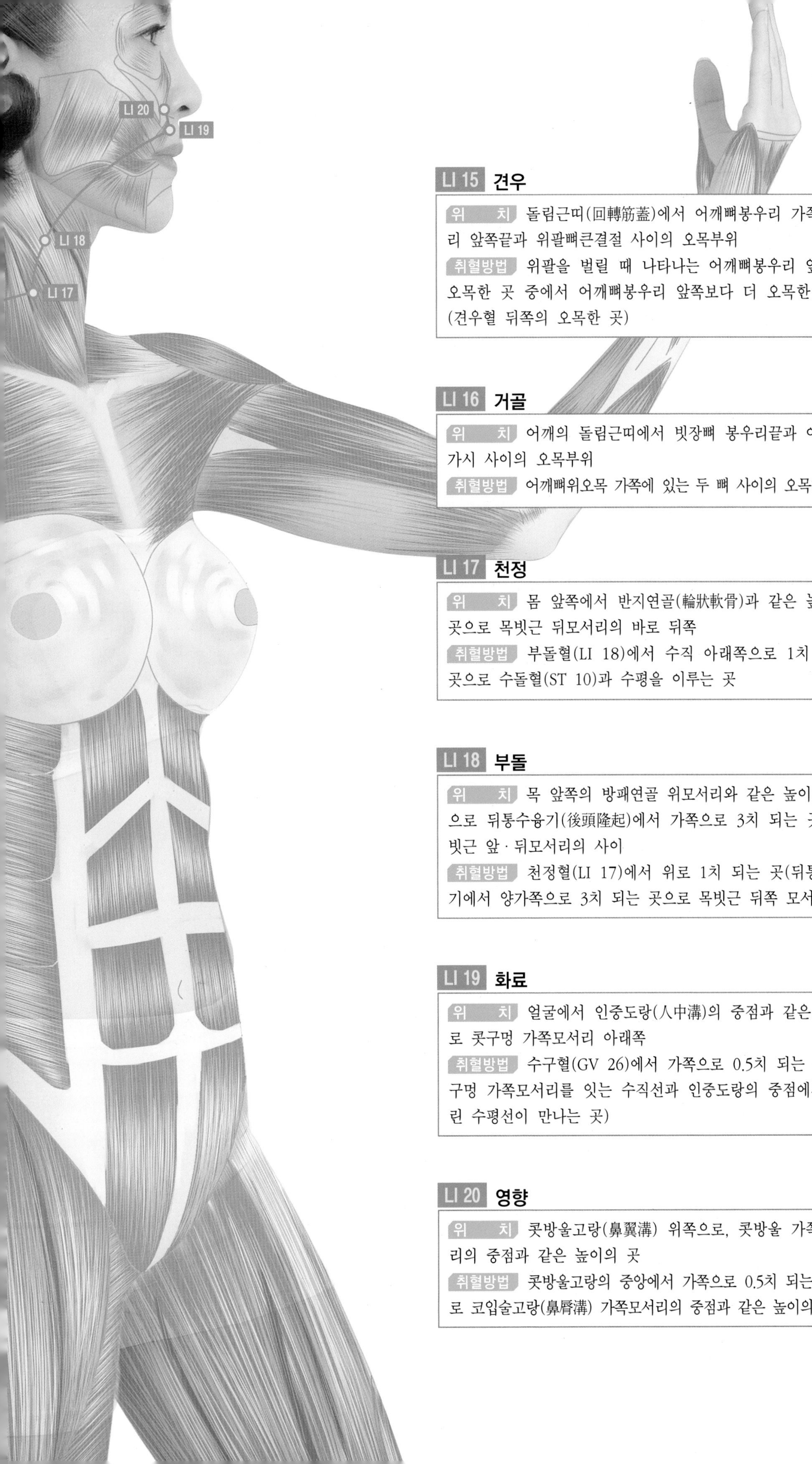

LI 15 견우

위 치 돌림근띠(回轉筋蓋)에서 어깨뼈봉우리 가쪽모서리 앞쪽끝과 위팔뼈큰결절 사이의 오목부위

취혈방법 위팔을 벌릴 때 나타나는 어깨뼈봉우리 앞뒤의 오목한 곳 중에서 어깨뼈봉우리 앞쪽보다 더 오목한 부위(견우혈 뒤쪽의 오목한 곳)

LI 16 거골

위 치 어깨의 돌림근띠에서 빗장뼈 봉우리끝과 어깨뼈가시 사이의 오목부위

취혈방법 어깨뼈위오목 가쪽에 있는 두 뼈 사이의 오목한 곳

LI 17 천정

위 치 몸 앞쪽에서 반지연골(輪狀軟骨)과 같은 높이의 곳으로 목빗근 뒤모서리의 바로 뒤쪽

취혈방법 부돌혈(LI 18)에서 수직 아래쪽으로 1치 되는 곳으로 수돌혈(ST 10)과 수평을 이루는 곳

LI 18 부돌

위 치 목 앞쪽의 방패연골 위모서리와 같은 높이의 곳으로 뒤통수융기(後頭隆起)에서 가쪽으로 3치 되는 곳, 목빗근 앞 · 뒤모서리의 사이

취혈방법 천정혈(LI 17)에서 위로 1치 되는 곳(뒤통수융기에서 양가쪽으로 3치 되는 곳으로 목빗근 뒤쪽 모서리)

LI 19 화료

위 치 얼굴에서 인중도랑(人中溝)의 중점과 같은 높이로 콧구멍 가쪽모서리 아래쪽

취혈방법 수구혈(GV 26)에서 가쪽으로 0.5치 되는 곳(콧구멍 가쪽모서리를 잇는 수직선과 인중도랑의 중점에서 내린 수평선이 만나는 곳)

LI 20 영향

위 치 콧방울고랑(鼻翼溝) 위쪽으로, 콧방울 가쪽모서리의 중점과 같은 높이의 곳

취혈방법 콧방울고랑의 중앙에서 가쪽으로 0.5치 되는 곳으로 코입술고랑(鼻脣溝) 가쪽모서리의 중점과 같은 높이의 곳

니 1 상양(商陽, Sangyang) 대장경의 정(井)혈

혈이름 해설 '상(商)'은 '금'에 해당하며, 동시에 아악의 제1단계 음계이기도 하다. 상양은 수태음폐경의 소상(少商)혈의 양(陽)이라는 뜻이다. 이 두 혈은 똑같이 정(井)혈이다. 수양명대장경은 오행(五行)에서 금(金)이고 양(陽)에 속한다. 수태음폐경은 오행(五行)에서 금(金)이고 음(陰)에 속한다. 이 두 경맥은 표리관계이고, 경맥은 음(陰)인 금(金)에서 양(陽)인 금(金)으로 바뀐다. 이 혈에서 경기가 상승하므로 상양, 절양(絶陽) 등으로 부른다. 둘째손가락손톱밑동부위(爪甲根部)의 엄지쪽 모서리에서 누르면 들어가는 곳에 있다.

위 치 둘째손가락의 엄지쪽 손톱뿌리부위(조갑근부)에서 몸가쪽으로 0.1치 되는 곳

취혈방법 둘째손가락손톱의 노쪽모서리를 지나는 수직선과 손톱뿌리부위(조갑근부)를 지나는 수평선이 만나는 곳(둘째손가락 조갑근부의 엄지쪽 모서리에서 누르면 들어가는 곳)으로 조갑근부 안쪽의 적백육제(赤白肉際)에서 0.1치 되는 곳

관련근육 집게폄근(示指伸筋, Extensor indicis m.), 손가락폄근(指伸筋, Extensor digitorum m.)

관련신경 바닥쪽손가락신경(掌側指神經, Palmar digital n.), 등쪽손가락신경(背側指神經, Dorsal digital n.)

관련혈관 등쪽손가락동맥(背側指動脈, Dorsal digital a.)

임상적용 발열, 두통, 편도선염, 협심증, 졸도 시의 구급혈 등

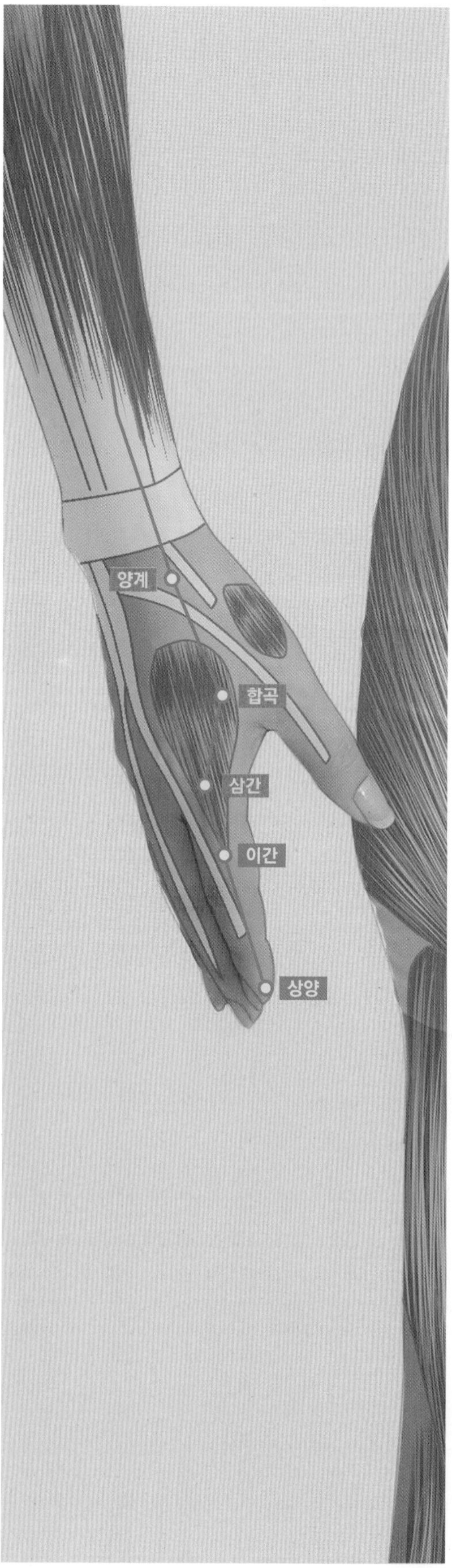

니 2 이간(二間, Igan) 대장경의 형(滎)혈

혈이름 해설 둘째손가락을 굽히면 둘째손허리손가락관절의 옆주름(橫紋)끝에 있다. '이간(二間)'이란 손가락의 제2절이라는 뜻이다. '이(二)'는 제2이고, '간(間)'은 장소를 뜻한다. 둘째손가락의 제2절에 위치하기 때문에 이간(二間)이라 한다. 간곡(間谷)이라고도 한다.

위 치 둘째손가락의 둘째손허리손가락관절 노쪽에서 먼쪽의 오목부위, 적백육제

취혈방법 주먹을 가볍게 쥔 상태에서 둘째손허리손가락관절(第2中手指節關節) 노쪽의 먼쪽 오목부위

관련근육 첫째등쪽뼈사이근(第1背側骨間筋, 1st dorsal interosseous m.)

관련신경 노신경의 얕은가지(橈骨神經의 淺枝, Superficial branch of radial n.), 자신경(尺骨神經, Ulnar n.)

관련혈관 등쪽손가락동맥(背側指動脈, Dorsal digital a.)

임상적용 치통, 구내염(口內炎), 인후염, 구안와사, 삼차신경통 등

LI 3 삼간(三間, Samgan) 대장경의 수(腧)혈

혈이름 해설 '삼(三)'은 제3이라는 뜻이고, '간(間)'은 틈새 또는 들어간 곳을 뜻한다. 둘째손가락의 제3절에 위치하기 때문에 삼간(三間)이라 한다. 소곡(小谷, 少谷)으로도 불린다.

위 치 손등에서 둘째손허리손가락관절(第2中手指關節) 노쪽의 몸쪽 오목부위

취혈방법 가볍게 주먹을 쥔 상태에서 둘째손허리손가락관절 몸쪽의 오목한 곳(손등과 손바닥의 경계면)

관련근육 벌레근(蟲樣筋, Lumbrical m.), 첫째등쪽뼈사이근(第1背側骨間筋, 1st dorsal interosseous m.)

관련신경 노신경의 얕은가지(橈骨神經의 淺枝, Superficial branch of radial n.), 자신경(尺骨神經, Ulnar n.)

관련혈관 등쪽손가락동맥(背側指動脈, Dorsal digital arteries)

임상적용 치통, 견배신경통(肩背神經痛), 상완신경통, 안통(眼痛), 삼차신경통, 인후종통(咽喉腫痛), 편도선염, 코피 등

LI 4 합곡(合谷, Hapgok) 대장경의 원(原)혈, 사총혈(四總穴)

혈이름 해설 모이는 것을 '합(合)'이라고 하고, 물이 솟아나와 흐르는 것을 '곡(谷)'이라 한다. 엄지와 둘째손가락을 벌렸을 때 꺼져 들어간 모습이 곡(谷)과 닮았기 때문에 합곡(合谷)이라 하였다. 이 혈은 두 손가락이 '합하는 계곡'이라는 의미가 있다. 옛부터 4관의 자리로도 유명하다. 호구(虎口), 합골(合骨)이라고도 한다.

위 치 첫째와 둘째손허리뼈 사이의 오목부위로, 둘째손허리뼈 노쪽의 중점

취혈방법 엄지와 둘째손가락의 손등쪽 손가락 사이로, 두손가락뼈 사이를 누를 때 통증이 있는 곳

관련근육 첫째등쪽뼈사이근(第1背側骨間筋, 1st dorsal interosseous m.)

관련신경 노신경의 얕은가지(橈骨神經의 淺枝, Superficial branch of radial n.), 자신경(尺骨神經, Ulnar n.)

관련혈관 첫째등쪽손허리동맥(第1背側中手動脈, 1st dorsal metacarpal a.)

임상적용 편두통, 치통, 눈의 충혈, 소화불량, 구토, 중풍, 구안와사(口眼喎斜), 삼차신경통 등

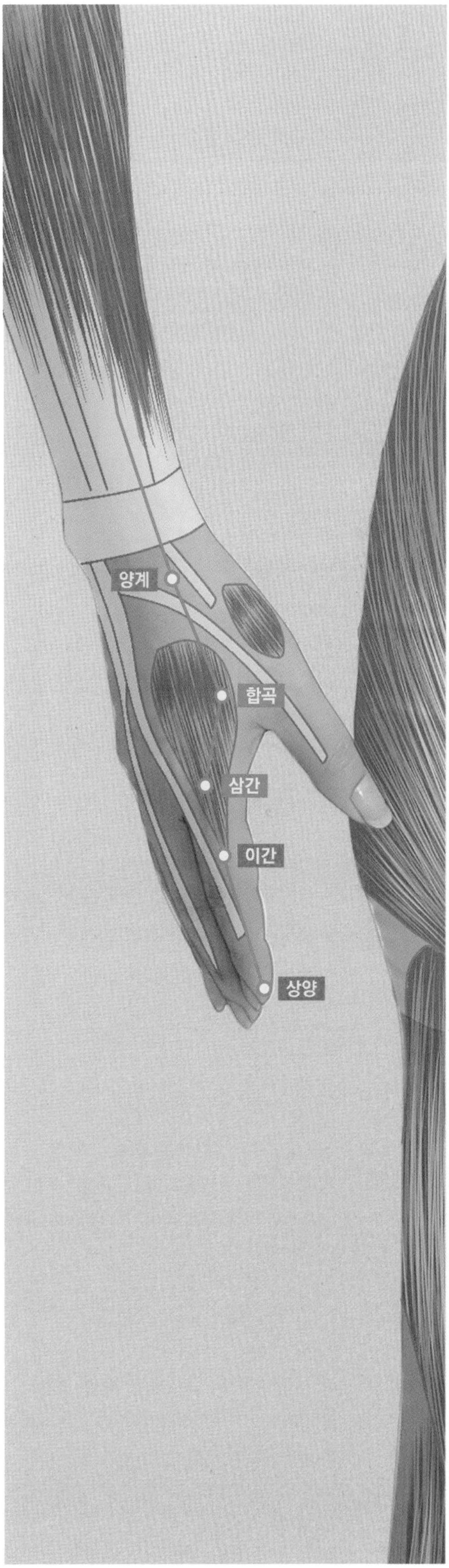

LI 5 양계(陽谿, Yanggye) 대장경의 경(經)혈

혈이름 해설 '양(陽)'은 손등을 가리키고, '계(谿)'는 산(山)을 끼고 흐르는 도랑 또는 살(肉)이 조금 모인 곳을 가리킨다. 엄지를 세워 올리면 손목의 등쪽에 나타나는 오목부위가 산 사이의 작은 계곡과 닮았기 때문에 양계(陽谿)라 한다. 이 혈에는 '수양명대장경의 계곡'이라는 의미가 있다. 중괴(中魁)라고도 한다.

위 치 손등쪽 손목주름의 노쪽으로, 노뼈붓돌기(橈骨莖狀突起)몸쪽의 해부학적 코담배갑의 오목부위

취혈방법 손바닥을 힘껏 펴서 엄지를 위로 구부리면 손등과 엄지 사이에 삼각형의 홈이 생기는데(해부학적 코담배갑), 그 한가운데가 양계혈이다. 양곡혈(SI 5) · 양지혈(TE 4)과 같은 높이의 곳

관련근육 긴엄지폄근(長拇指伸筋, Extensor pollicis longus m.), 짧은엄지폄근(短拇指伸筋, Extensor pollicis brevis m.)

관련신경 노신경의 얕은가지(橈骨神經의 淺枝, Superficial br. of radial n.)

관련혈관 노동맥(橈骨動脈, Radial a.)

임상적용 목 · 치아 · 귀의 염증과 통증, 고혈압, 두통, 이명, 소아의 소화불량 등

※ 코담배갑(橈骨小窩) : 엄지손가락을 강하게 벌리거나 펼 때 생기는 긴엄지손가락폄근힘줄·긴엄지손가락벌림근힘줄·짧은엄지손가락폄근힘줄 사이에 생기는 오목부위. 옛날 잘게 쓴 담배를 이 우묵한 곳에 놓고 들이마셔 냄새를 맡았다.

LI 6 편력(偏歷, Pyeollyeok) 대장경의 낙(絡)혈

혈이름 해설 '편(偏)'은 치우쳐 떨어져나가는 것을 뜻하고, '역(歷)'은 경력(經歷)을 의미한다. 수양명대장경은 이 혈(穴)에서 낙맥(絡脈)이 갈라져 나와 수태음폐경에 이르기 때문에 편력이라 한다.

위 치 아래팔 뒤가쪽의 양계혈(LI 5)과 곡지혈(LI 11)을 잇는 선으로, 손등쪽손목주름에서 위로 3치 되는 곳

취혈방법 양계혈과 곡지혈을 잇는 선을 4등분하여 양계혈에서 1/4 되는 곳으로, 지구혈(TE 6) · 회종혈(TE 7)과 같은 높이의 곳

관련근육 긴엄지벌림근(長拇指外轉筋, Abductor pollicis longus m.), 짧은엄지폄근(短拇指伸筋, Extensor pollicis brevis m.)

관련신경 노신경의 얕은가지(橈骨神經의 淺枝, Superficial br. of radial n.), 가쪽아래팔피부신경(外側前腕皮神經, Lateral antebrachial cutaneous n.)

관련혈관 노동맥(橈骨動脈, Radial a.), 노쪽피부정맥(橈側皮靜脈, Cephalic v.)

임상적용 편도선염, 상완신경통, 안면신경마비, 치통 등

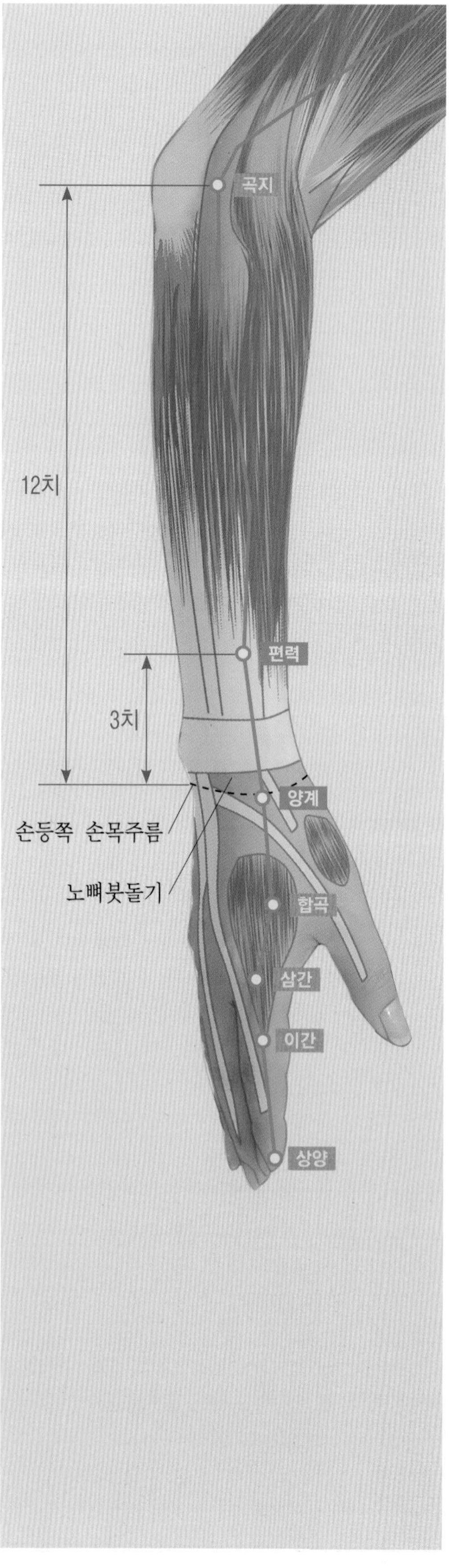

LI 7 온류(溫溜, Ollyu) 대장경의 극(郄)혈

혈이름 해설 '온(溫)'은 온난한 것을 가리키고, '류(溜)'는 유주(流注)를 뜻한다. 이 혈(穴)은 온경산한(溫經散寒)의 효능을 가지고 있으므로 온류라 한다. 사두(蛇頭), 역주(逆注)로도 불린다.

위 치 아래팔 뒤가쪽의 양계혈(LI 5)과 곡지혈(LI 11)을 잇는 가상의 선 위에서 손등쪽 손목주름 위쪽으로 5치 되는 곳

취혈방법 양계혈(LI 5)과 곡지혈(LI 11)을 잇는 선 위에서 손등쪽 손목주름 위로 3치, 양계혈에서 위로 7치 되는 곳(뼈가 약간 오목한 곳)

관련근육 긴엄지벌림근(長拇指外轉筋, Abductor pollicis longus m.), 짧은노쪽손목폄근(短橈側手根伸筋, Extensor carpi radialis brevis m.), 긴노쪽손목폄근(長橈側手根伸筋, Extensor carpi radialis longus m.)

관련신경 노신경의 얕은가지(橈骨神經의 淺枝, Superficial br. of radial n.), 가쪽아래팔피부신경(外側前腕皮神經, Lateral antebrachial cutaneous n.)

관련혈관 노동맥(橈骨動脈, Radial a.), 노쪽피부정맥(橈側皮靜脈, Cephalic v.)

임상적용 안면신경마비, 위경련, 이하선염, 인후통, 치통 등

LI 8 하렴(下廉, Haryeom)

혈이름 해설 '하(下)'는 아래쪽을, '렴(廉)'은 마름모꼴의 각(角)이나 기장자리를 뜻한다. 팔꿈치를 굽히고 주먹을 쥐면 이 부분의 근육이 마름모꼴로 융기하는데, 이 마름모꼴의 위아래 각(角)을 각각 상렴(上廉), 하렴(下廉)이라 한다.

위 치 아래팔 뒤가쪽면의 양계혈(LI 5)과 곡지혈(LI 11)을 잇는 가상의 선에서 팔오금주름 아래로 4치 되는 곳

취혈방법 양계혈과 곡지혈을 잇는 선을 3등분하여 곡지혈에서 1/3 되는 곳(긴 · 짧은노쪽손목폄근 사이)

관련근육 짧은노쪽손목폄근(短橈側手根伸筋, Extensor carpi radialis brevis m.), 긴노쪽손목폄근(長橈側手根伸筋, Extensor carpi radialis longus m.), 손뒤침근(回外筋, Supinator m.)

관련신경 노신경의 깊은가지(橈骨神經의 深枝, Deep br. of radial n.), 가쪽아래팔피부신경(外側前腕皮神經, Lateral antebrachial cutaneous n.)

관련혈관 노동맥(橈骨動脈, Radial a.), 덧노쪽피부정맥(副橈側皮靜脈, Accessory cephalic v.)

임상적용 두통, 복통(腹痛), 눈의 통증, 어깨와 등의 통증 등

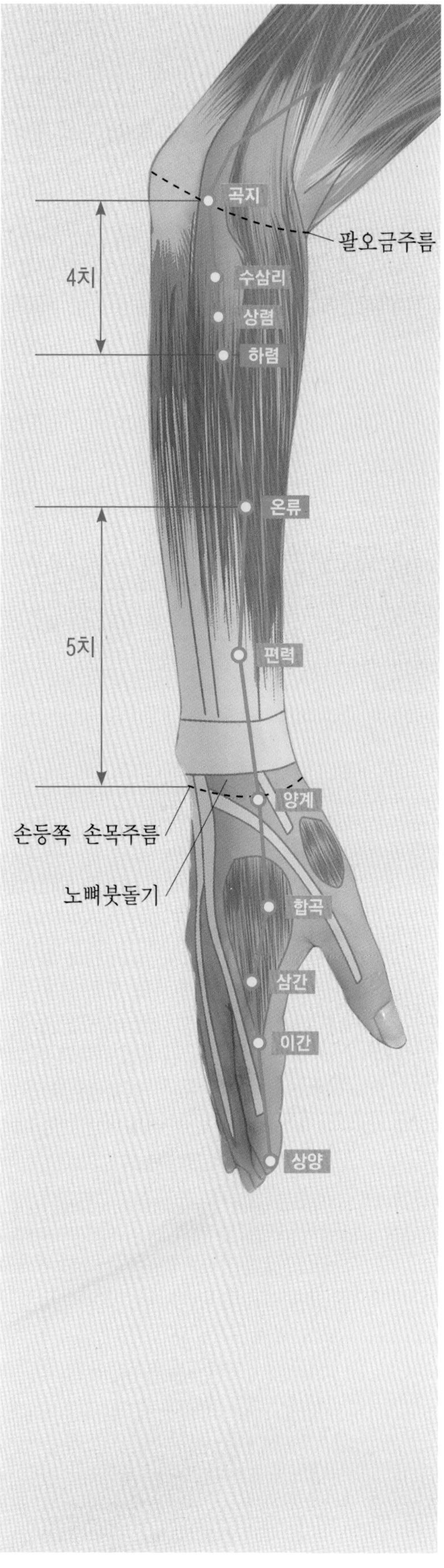

LI 9 상렴(上廉, Sangnyeom)

혈이름 해설 '상(上)'은 위쪽을, '렴(廉)'은 마름모꼴의 각(角)이나 가장자리를 뜻한다. 팔꿈치를 굽히고 주먹을 쥐면 이 부분의 근육이 마름모꼴로 융기하는데, 그 마름모꼴의 위아래 각(角)을 각각 상렴(上廉), 하렴(下廉)이라 한다.

위 치 아래팔 뒤가쪽면의 양계혈(LI 5)과 곡지혈(LI 11)을 잇는 가상의 선 위에서 팔오금주름 아래로 3치 되는 곳

취혈방법 양계혈과 곡지혈을 잇는 선을 4등분하여 곡지혈에서 1/4 되는 곳(긴 · 짧은노쪽손목폄근 사이)

관련근육 짧은노쪽손목폄근(短橈側手根伸筋, Extensor carpi radialis brevis m.), 긴노쪽손목폄근(長橈側手根伸筋, Extensor carpi radialis longus m.), 손뒤침근(回外筋, Supinator m.)

관련신경 노신경의 깊은가지(橈骨神經의 深枝, Deep br. of radial n.), 가쪽아래팔피부신경(外側前腕皮神經, Lateral antebrachial cutaneous n.)

관련혈관 노동맥(橈骨動脈, Radial a.), 덧노쪽피부정맥(副橈側皮靜脈, Accessory cephalic v.)

임상적용 설사, 복통, 소화불량, 편마비 등

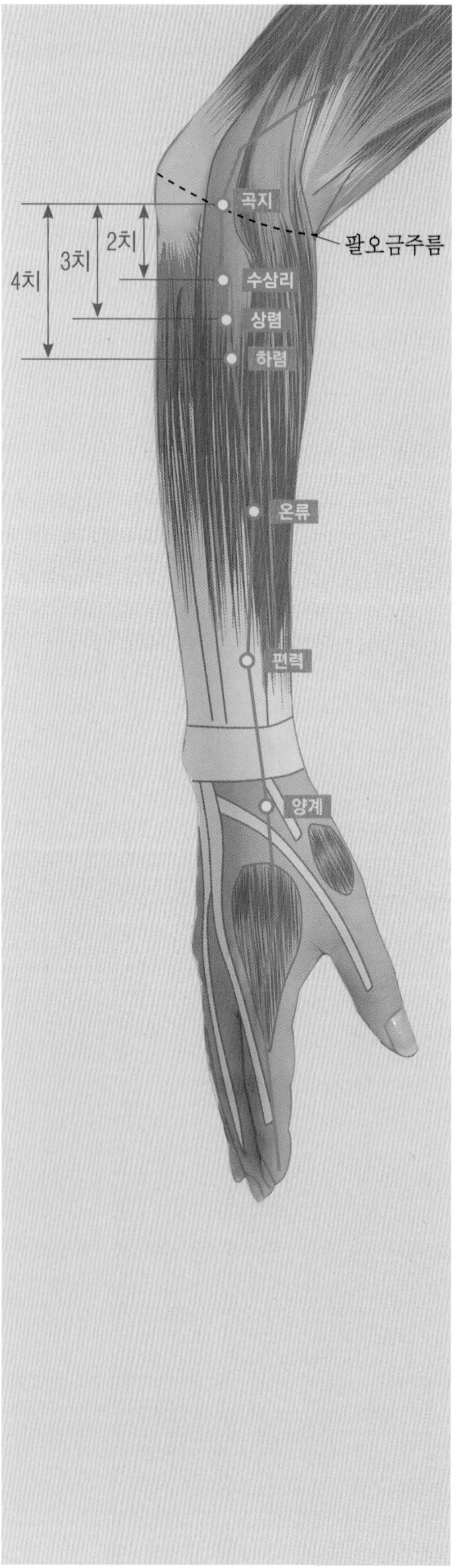

LI 10 수삼리(手三里, Susamni)

혈이름 해설 '리(里)'는 치(寸)와 같은 뜻이다. '삼리(三里)'는 별명으로 귀사 · 수지삼리 · 상삼리라고도 부른다. 옛부터 '귀'자가 붙은 혈은 정신안정을 꾀하기 위하여 많이 사용되었다. 삼리는 극혈인 온류혈(LI 7)에서 위로 3치 되는 곳에 있으며, 위장과 관계가 깊은 중요한 경혈이기도 하다. 위경의 족삼리혈(ST 36)과도 관계가 깊다.

위 치 아래팔 뒤가쪽의 양계혈(LI 5)과 곡지혈(LI 11)을 잇는 선의 팔오금주름에서 아래쪽으로 2치 되는 곳

취혈방법 팔을 굽힌 상태에서 노뼈와 긴노쪽손목폄근 사이의 오목부위, 곡지혈에서 위쪽으로 3치 되는 곳

관련근육 위팔노근(上腕橈骨筋, Brachioradialis m.), 긴노쪽손목폄근(長橈側手根伸筋, Extensor carpi radialis longus m.), 짧은노쪽손목폄근(短橈側手根伸筋, Extensor carpi radialis brevis m.)

관련신경 노신경의 깊은가지(橈骨神經의 深枝, Deep br. of radial n.), 가쪽아래팔피부신경(外側前腕皮神經, Lateral antebrachial cutaneous n.)

관련혈관 노동맥(橈骨動脈, Radial a.), 덧노쪽피부정맥(副橈側皮靜脈, Accessory cephalic v.)

임상적용 편마비, 치통, 구안와사, 이하선염(耳下腺炎), 복통, 어깨와 등의 통증 등

LI 11 곡지(曲池, Gokji) 대장경의 합(合)혈

혈이름 해설 '곡(曲)'은 팔꿉관절을 굽힌다는 뜻이다. 취혈할 때 여기에 나타나는 함몰된 모습이 얕은 못(池)과 닮았기 때문에 곡지(曲池)라 한다. 귀신(鬼臣)으로도 불린다.

위　　치 팔꿈치 가쪽의 척택혈(LU 5)과 위팔뼈가쪽관절융기를 잇는 선의 중점

취혈방법 팔꿈치를 완전히 굽힌 상태에서는 팔오금주름 가쪽끝의 오목한 곳이고, 팔꿈치를 90도 굽힌 상태에서는 팔오금주름의 가쪽끝과 위팔뼈가쪽관절융기 사이의 오목한 곳

관련근육 위팔노근(上腕橈骨筋, Brachioradialis m.), 긴노쪽손목폄근(長橈側手根伸筋, Extensor carpi radialis longus m.), 짧은노쪽손목폄근(短橈側手根伸筋, Extensor carpi radialis brevis m.)

관련신경 노신경(橈骨神經, Radial n.), 뒤아래팔피부신경(後前腕皮神經, Posterior antebrachial cutaneous n.)

관련혈관 노쪽곁동맥(橈側側副動脈, Radial collateral a.)

임상적용 위와 배의 통증, 고혈압, 가려움증, 호흡기질환, 손과 팔목의 통증 등

※ 위팔뼈가쪽관절융기(上腕骨外側上顆) : 여기에는 손목관절·손가락의 폄근이 다수 부착되어 있어서 이 부위를 사용하면 부착점이 반복해서 잡아당겨지기 때문에 만성적인 염증이 일어나기 쉽다.

LI 12 주료(肘髎, Juryo)

혈이름 해설 '주(肘)'는 팔꿈치를 가르키고, '료(髎)'는 뼈의 돌기에 가깝게 있는 오목이나 간극(間隙, 틈새)을 가리킨다. 이 혈(穴)은 위팔뼈가쪽위관절융기(上腕骨外側上顆)에 있기 때문에 주료라 한다.

위　　치 팔꿈치 뒤가쪽으로 위팔뼈가쪽위관절융기 위쪽의 가쪽관절융기 윗능선의 앞쪽

취혈방법 팔을 90도 굽혔을 때 위팔뼈가쪽위관절융기의 위모서리와 위팔뼈노쪽모서리가 만나는 오목한 곳. 곡지혈(LI 11)에서 1치 되는 곳

관련근육 긴노쪽손목폄근(長橈側手筋伸筋, Extensor carpi radialis longus m.)

관련신경 노신경(橈骨神經, Radial n.), 뒤아래팔피부신경(後前腕皮神經, Posterior antebrachial cutaneous n.)

관련혈관 노쪽되돌이동맥(橈側反回動脈, Radial recurrent a.), 노쪽곁동·정맥(橈側側部動·靜脈, Radial collateral a. & v.)

임상적용 팔과 팔꿈치의 통증 등

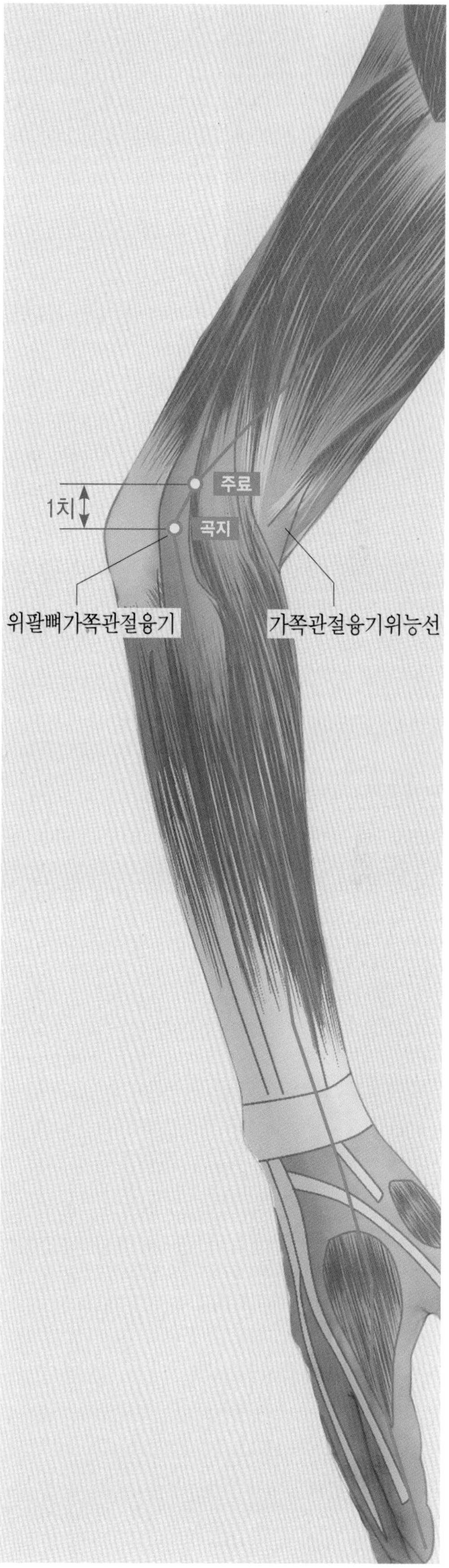

LI 13 수오리(手五里, Suori)

혈이름 해설 예전의 '리(里)'에는 치(寸)라는 뜻이 있었다. 이 혈(穴)은 팔에 있고, 팔꿉관절가쪽위관절융기에서 5치 떨어진 곳에 있기 때문에 수오리라 한다.

위 치 위팔가쪽면에서 곡지혈(LI 11)과 견우혈(LI 15)을 잇는 선 위의 팔오금주름에서 위로 3치 되는 곳

취혈방법 위팔두갈래근 노쪽모서리와 위팔뼈 사이, 앞겨드랑주름끝과 곡지혈을 잇는 선에서 위쪽으로부터 2/3 되고 아래쪽에서 1/3 되는 곳

관련근육 위팔근(上腕筋, Brachialis m.), 위팔세갈래근(上腕三頭筋, Triceps brachii m.)

관련신경 아래가쪽위팔피부신경(下外側上腕皮神經, Inferior lateral brachial cutaneous n.), 근육피부신경(筋皮神經, Musculocutaneous n.).

관련혈관 노쪽곁동 · 정맥(橈側側副動 · 靜脈, Radial collateral a. & v.)

임상적용 각혈(咯血, 객혈), 림프결절, 주 · 상완경련, 폐렴 등

LI 14 비노(臂臑, Binao)

혈이름 해설 '비(臂)'는 팔을, '노(臑)'는 위팔을 말한다. 이 혈(穴)은 위팔에서 어깨세모근 앞쪽아래모서리와 위팔뼈가 만나는 곳에 있고, 견우혈과 곡지혈을 잇는 선(線) 위에 있기 때문에 비노(臂臑)라 한다.

위 치 위팔 가쪽면에서 어깨세모근 앞모서리 앞쪽으로 곡지혈(LI 11)에서 위로 7치, 견우혈에서 아래로 3치 되는 곳

취혈방법 팔을 굽혀 팔꿈치에서 생기는 팔오금주름(肘窩橫紋)의 끝에서 어깨쪽으로 손가락을 쓸어올리면 어깨쪽에서 3분의 1 정도 지점에 우뚝 솟은 어깨의 근육이 닿는 곳(앞쪽에는 움푹 패인 홈이 있어 세게 누르면 울리는 부위)

관련근육 어깨세모근(三角筋, Deltoid m.), 위팔두갈래근의 긴갈래(上腕二頭筋의 長頭, Long head of biceps brachii m.)

관련신경 위가쪽위팔피부신경(上外側上腕皮神經, Superior lateral brachial cutaneous n.), 겨드랑신경(腋窩神經, Axillary n.), 근육피부신경(筋皮神經, Musculocutaneous n.)

관련혈관 노쪽곁동맥 · 정맥(橈側側副動 · 靜脈, Radial collateral a. & v.)

임상적용 상완신경통, 늑간신경통, 손가락마비, 경 · 항부통증(頸項部痛症) 등

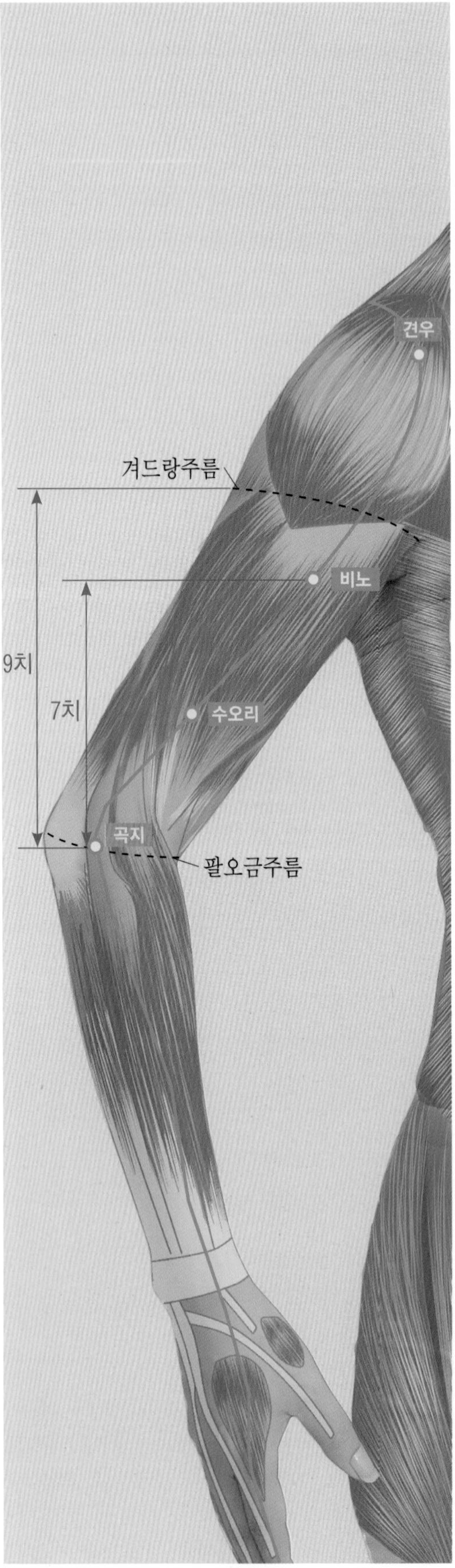

LI 15 견우(肩髃, Gyeonu)

혈이름 해설 '견(肩)'은 어깨를, '우(髃)'는 어깨봉우리(肩峰)를 뜻한다. 이 혈은 어깨부위에서 어깨봉우리와 위팔뼈 사이에 있어서 견우라 한다. 우골(髃骨), 중견정(中肩井), 편골(扁骨) 등으로 부르기도 한다.

위　치 돌림근띠(回轉筋蓋)에서 어깨뼈봉우리 가쪽모서리 앞쪽끝과 위팔뼈큰결절 사이의 오목부위

취혈방법 위팔을 벌릴 때 나타나는 어깨뼈봉우리 앞뒤의 오목한 곳 중에서 어깨뼈봉우리 앞쪽보다 더 오목한 부위(견우혈 뒤쪽의 오목한 곳)

관련근육 어깨세모근(三角筋, Deltoid m.), 가시위근(棘上筋, Supraspinatus m.)

관련신경 빗장위신경(鎖骨上神經, Supraclavicular n.), 겨드랑신경(腋窩神經, Axillary n.)

관련혈관 가슴봉우리동 · 정맥(胸肩峰動 · 靜脈, Thoraco-acromial a. & v.)

임상적용 고혈압, 어깨신경통, 하지마비, 가려움증 등

LI 16 거골(巨骨, Geogol)

혈이름 해설 '거골(巨骨)'은 빗장뼈(鎖骨)를 뜻한다. 어깨끝에 있으면서 짐을 멜 때 이 뼈에 큰 힘이 걸리기 때문에 거골이라 한다.

위　치 어깨의 돌림근띠에서 빗장뼈 봉우리끝과 어깨뼈가시 사이의 오목부위

취혈방법 어깨뼈위오목 가쪽에 있는 두 뼈 사이의 오목한 곳

관련근육 등세모근(僧帽筋, Trapezius m.), 가시위근(棘上筋, Supraspinatus m.), 봉우리빗장인대(肩峰鎖骨靭帶, Acromioclavicular lig.)

관련신경 가쪽빗장위신경(外側鎖骨上神經, Lateral supraclavicular n.), 어깨위신경(肩胛上神經, Suprascapular n.), 더부신경(副神經, Accessory n.), 겨드랑신경(腋窩神經, Axillary n.)

관련혈관 어깨위동 · 정맥(肩胛上動 · 靜脈, Suprascapular a. & v.), 가슴봉우리동맥의 봉우리가지(胸肩峰動脈의 肩峰枝, Acromial br. of thoraco-acromial a.)

임상적용 견갑통, 견관절통, 상완신경통, 두드러기(蕁麻疹), 토혈(吐血) 등

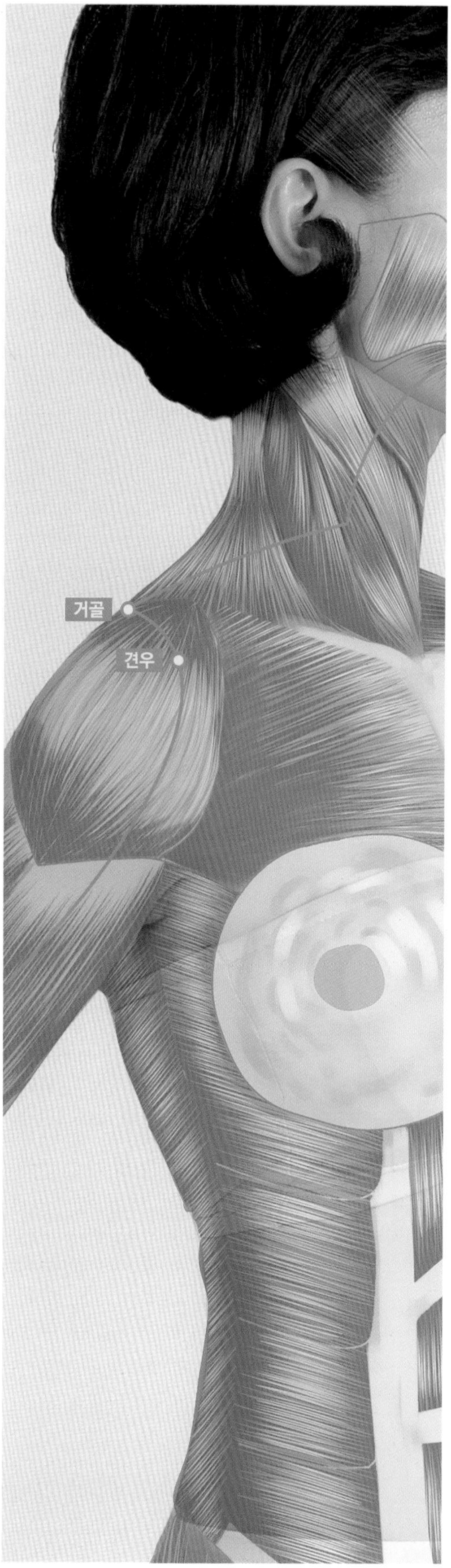

LI 17 천정(天鼎, Cheonjeong)

혈이름 해설 '천(天)'은 상부, 즉 높은 곳을 뜻하고, '정(鼎)'은 두 귀가 달리고 다리가 셋인 솥을 말한다. 공모양의 머리 위에 있는 뚜껑을 하늘이라 하고, 양쪽에는 두 개의 귀가 있다. 이 혈의 양쪽에 1개씩 있는 근육돌기와 대추혈(GV 14)의 돌기(일곱째목뼈가시돌기)를 더하면 솥의 세 다리와 비슷한 모습이기 때문에 천정이라 한다.

위　치 몸 앞쪽에서 반지연골(輪狀軟骨)과 같은 높이의 곳으로 목빗근 뒤모서리의 바로 뒤쪽

취혈방법 부돌혈(LI 18)에서 수직 아래쪽으로 1치 되는 곳으로 수돌혈(ST 10)과 수평을 이루는 곳

관련근육 목빗근(胸鎖乳突筋, Sternocleidomastoid m.), 넓은목근(廣頸筋, Platysma), 앞 · 뒤목갈비근(前 · 後斜角筋, Anterior&posterior scalenus m.), 어깨올림근(肩甲擧筋, Levator scapulae m.)

관련신경 빗장위신경(鎖骨上神經, Supraclavicular n.), 팔신경얼기(腕神經叢, Brachial plexus), 얼굴신경(顔面神經, Facial n.)

관련혈관 바깥목정맥(外頸靜脈, External jugular v.)

임상적용 편도선염, 인후염, 연하곤란, 협심증 등

※ 천정혈은 목빗근(胸鎖乳突筋)을 사이에 두고 반지연골(輪狀軟骨)의 위치에 있는 수돌혈(ST 10)과 같은 높이에서 취혈하기도 한다.

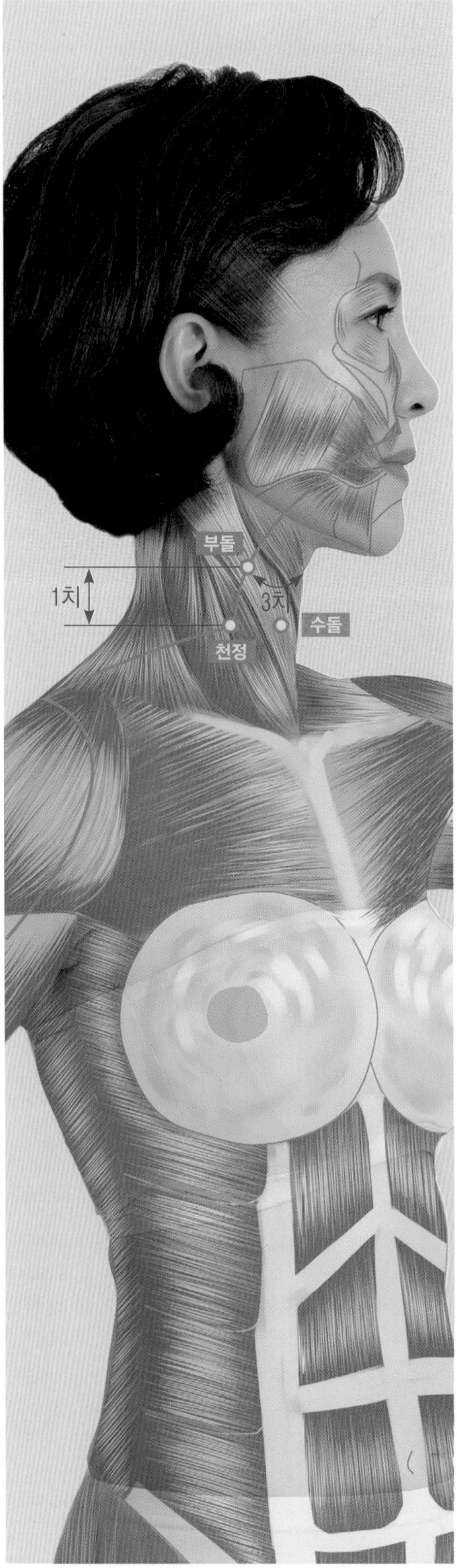

LI 18 부돌(扶突, Budol)

혈이름 해설 손가락 4개를 나란히 폈을 때의 너비를 '부(扶)'라 하는데, 그 길이는 3치이다. '돌(突)'은 고(高)보다도 높은 곳을 가리킨다. 이 혈(穴)은 뒤통수융기(後頭隆起)에서 가쪽으로 3치 되는 곳에 있으며, 목빗근의 가운데 목동맥 가장자리에 잇닿아 있으므로 부돌이라 한다.

위　치 목 앞쪽의 방패연골 위모서리와 같은 높이의 곳으로 뒤통수융기(後頭隆起)에서 가쪽으로 3치 되는 곳, 목빗근 앞 · 뒤모서리의 사이

취혈방법 천정혈(LI 17)에서 위로 1치 되는 곳(뒤통수융기에서 양가쪽으로 3치 되는 곳으로 목빗근 뒤쪽 모서리)

관련근육 목빗근(胸鎖乳突筋, Sternocleidomastoid m.), 넓은목근(廣頸筋, Platysma)

관련신경 가로목신경(頸橫神經, Transverse cervical n.), 셋째목신경의 앞가지(第3頸神經의 前枝, Ventral ramus of 3rd cervical n.)

관련혈관 오름목동맥(上行頸動脈, Ascending cervical a.), 바깥목정맥(外頸靜脈, External jugular v.), 속목정맥(內頸靜脈, Internal jugular v.)

임상적용 해수(咳嗽), 천식, 타액과분비, 이명, 흉쇄유돌근마비 등

LI 19 화료(禾髎, Hwaryo)

혈이름 해설 '화(禾)'는 곡물을 뜻하고, '료(髎)'는 뼈의 오목이나 틈새를 뜻한다. 이 혈(穴)은 코 아래, 입술 위에 있다. 코는 냄새를 맡고, 입은 먹는 곳이므로 화료(禾髎)라 한다.

위 치 얼굴에서 인중도랑(人中溝)의 중점과 같은 높이로 콧구멍 가쪽모서리 아래쪽

취혈방법 수구혈(GV 26)에서 가쪽으로 0.5치 되는 곳(콧구멍 가쪽모서리를 잇는 수직선과 인중도랑의 중점에서 내린 수평선이 만나는 곳)

관련근육 입둘레근(口輪筋, Orbicularis oris m.)

관련신경 얼굴신경(顔面神經, Facial n.), 눈확아래신경(眼窩下神經, Infraorbital n.), 위턱신경(上顎神經, Maxillary n.)

관련혈관 위입술동 · 정맥(上脣動 · 靜脈, Superior labial a. & v.)

임상적용 비질환, 무후각증(無嗅覺症), 구안와사, 안면신경마비 등

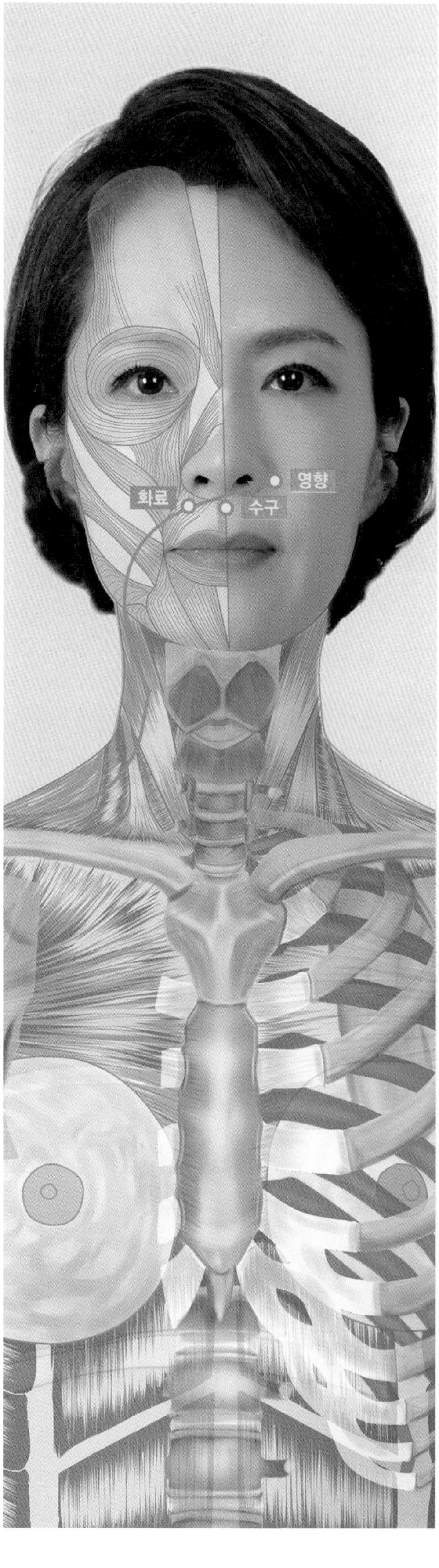

LI 20 영향(迎香, Yeonghyang)

혈이름 해설 '영(迎)'은 맞이한다는 뜻이고, '향(香)'은 냄새라는 뜻이다. 대장과 폐는 표리관계를 이루고, 폐는 코로 개규(開竅 ; 심규가 막혀 생긴 閉증을 치료하는 방법)한다. 코가 막혀 통하지 않고, 냄새를 맡을 수 없는 증상의 주치혈(主治穴)이다. 이 혈(穴)에 침을 놓으면 후각이 회복되어 냄새를 잘 맞게 되므로 영향이라 한다.

위　치 콧방울고랑(鼻翼溝) 위쪽으로, 콧방울 가쪽모서리의 중점과 같은 높이의 곳

취혈방법 콧방울고랑의 중앙에서 가쪽으로 0.5치 되는 곳으로 코입술고랑(鼻脣溝) 가쪽모서리의 중점과 같은 높이의 곳

관련근육 위입술올림근(上脣擧筋, Levator labii superioris m.), 위입술콧방울올림근(上脣鼻翼擧筋, Levator labii superioris alaeque nasi m.)

관련신경 얼굴신경(顔面神經, Facial n.), 위턱신경(上顎神經, Maxillary n.)

관련혈관 위입술정맥(上脣靜脈, Superior labial v.), 눈확아래동 · 정맥(眼窩下動 · 靜脈, Infraorbital a. & v.), 눈구석동맥(眼角動脈, Angular a.)

임상적용 비염, 무후각증, 안면신경마비, 코피, 구내염 등

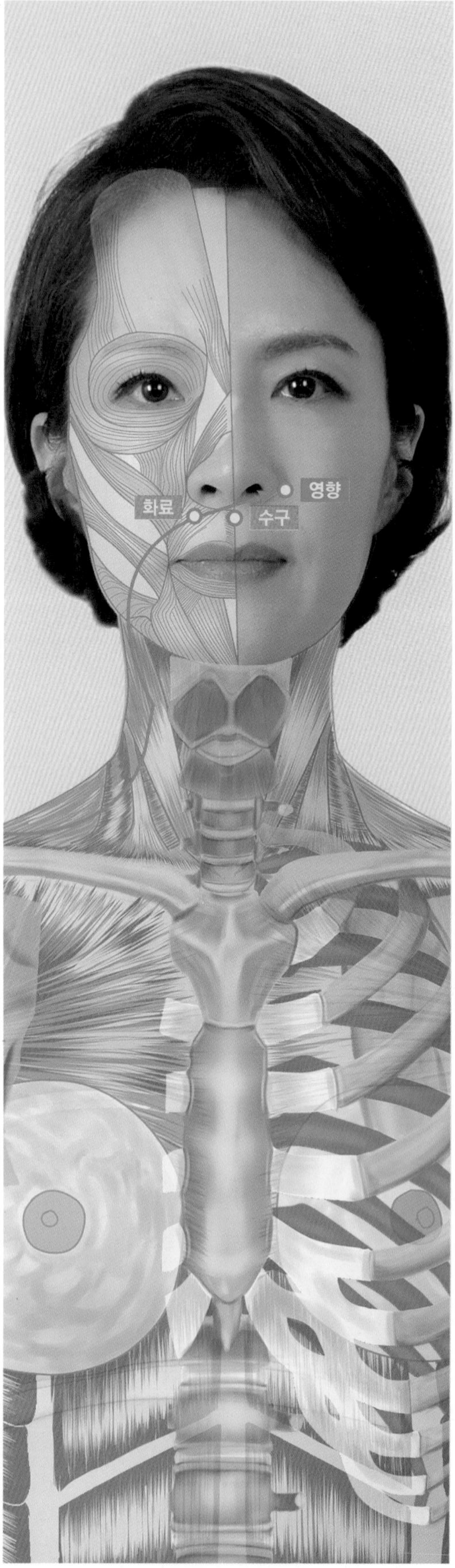

대장(大腸)

대장은 찌꺼기를 수송하고 대변을 배설하는 기능을 한다

- 대장은 소장으로부터 내려온 찌꺼기를 받아들여 그 속에 포함된 수분을 흡수하고 대변을 만들어 배출시킨다.
- 대장이 허(虛)하고 한(寒)하면 수분을 흡수하지 못하므로 소화되지 않은 대변을 보게 되며, 배에서 소리가 나고 복통과 설사가 난다.
- 대장에 열(熱)이 있으면 수분을 소모시키므로 대장의 내부가 습윤(濕潤)되지 못해 건조해지므로 변비가 생긴다.
- 습열(濕熱)이 대장으로 몰리면 기(氣)의 운행이 순조롭지 못해 복통이 생기고 뒤가 묵직하고 참기 힘들며, 대변에 피고름이 섞이는 증상이 나타난다.
- 피부가 이완되어 뱃속이 넓으면 대장이 굵고 길며, 피부가 긴장되어 있으면 대장이 가늘고 짧다.

대장에 병이 있으면 뱃속에 사기가 있어 뱃속이 끓고 끊어지는 것같이 아프면서 꾸르륵 소리가 난다

- 대장에 찬 기운이 있으면 삭지 않은 대변이 그냥 나오고, 열이 있으면 고약 같은 대변이 나온다.

족양명위경

(足陽明胃經, Stomach Meridian : ST)

족양명위경은 수양명대장경의 기를 받아 콧방울 가쪽에서 시작하여 위쪽 코뿌리부위(승읍혈)로 나와 코의 가쪽을 내려가 윗니에 들어가서 되돌아 나와 입술 주변을 돌아서 이마모서리(두유혈)에 도달한다.

대영혈에서 나누어진 지맥(支脈)은 온목동맥(總頸動脈)맥박부(인영혈)를 내려가 목구멍을 돌아 빗장뼈 위쪽오목(결분혈)에서 체내로 들어가 가로막을 관통하여 위(胃)에 속하고, 비(脾)에 낙(絡)한다. 직행하는 것은 가슴→배를 내려가 위의 유문부에서 발생하는 지맥과 샅(鼠蹊部)의 넙다리동맥 박동부(기충혈)에서 합류하여 넙다리 앞가쪽→무릎뼈→종아리 앞면을 내려가 발등에서 둘째발가락 가쪽끝(여태혈)에서 끝난다. 충양혈에서 나누어진 지맥은 엄지발가락에 도달하여 족태음비경으로 이어진다.

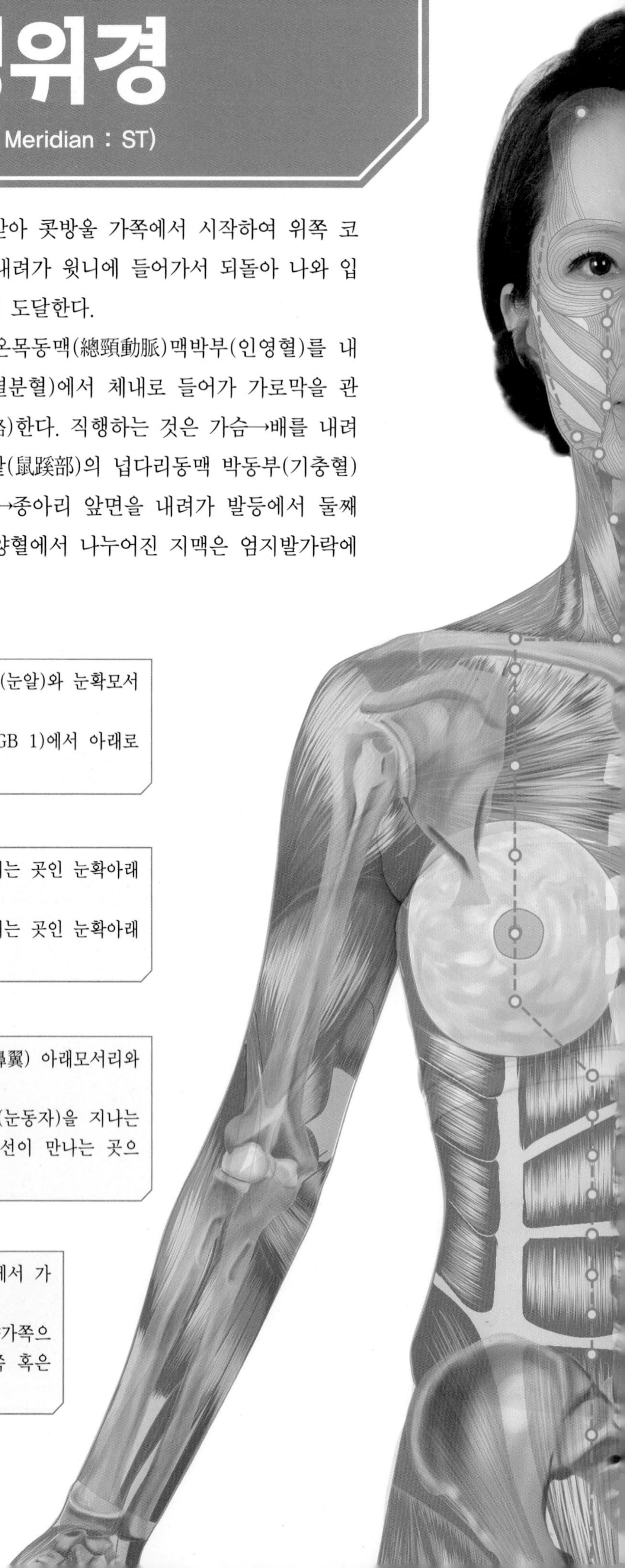

ST 1 승읍

위 치 동공(눈동자)의 수직 아래쪽 안구(눈알)와 눈확모서리(眼窩緣) 사이

취혈방법 정면을 직시한 상태에서 동자혈(GB 1)에서 아래로 0.7치 되는 곳(눈확아래쪽)

ST 2 사백

위 치 얼굴에서 수직 아래쪽으로 1치 되는 곳인 눈확아래구멍(眼窩下孔) 부위

취혈방법 동공에서 수직 아래쪽으로 1치 되는 곳인 눈확아래구멍

ST 3 거료

위 치 동공의 수직 아래쪽으로 콧방울(鼻翼) 아래모서리와 같은 높이

취혈방법 똑바로 앉아 정면을 볼 때 동공(눈동자)을 지나는 수직선과 콧방울 아래모서리를 지나는 수평선이 만나는 곳으로, 수직 위쪽에 사백혈(ST 2)이 있다.

ST 4 지창

위 치 얼굴의 입꼬리(口角, oral angle)에서 가쪽으로 0.4치 되는 곳

취혈방법 입을 다문 상태에서 입꼬리의 양가쪽으로 0.4치 되는 곳. 코입술고랑(鼻脣溝) 위쪽 혹은 코입술고랑의 연장선상에서 취혈

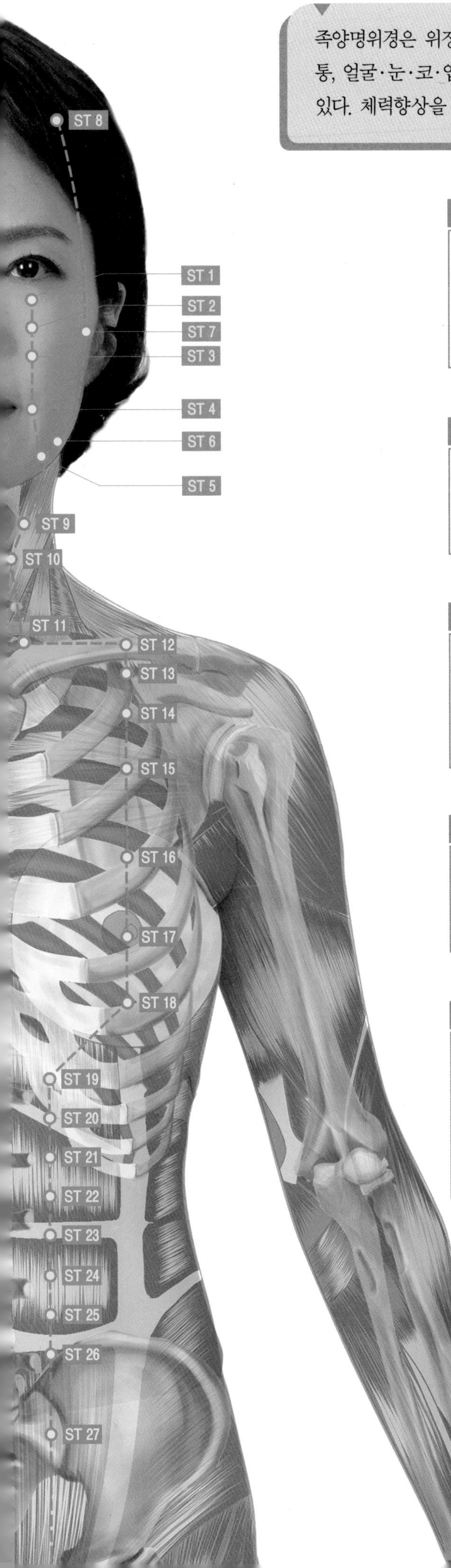

족양명위경은 위장질환·소화흡수이상 등을 치료할 때 주로 이용한다. 그밖에 삼차신경통, 얼굴·눈·코·입·치아·샅굴(서혜부)·다리 앞면의 통증, 발등통증 등의 개선에 효과가 있다. 체력향상을 위해서도 사용된다.

ST 5 대영

위 치 얼굴의 아래턱뼈각(下顎角) 앞쪽으로 깨물근(咬筋) 부착점 앞쪽의 오목부위로, 얼굴동맥이 뛰는 곳

취혈방법 입안에 공기를 채우고 입을 다문 상태에서 아래턱뼈뿔에서 아래앞쪽으로 1.3치 되는 곳. 깨물근 부착점 앞쪽의 오목한 곳

ST 6 협거

위 치 아래턱뼈뿔(下顎骨角)에서 위앞쪽으로 1치 되는 곳

취혈방법 귀구슬(耳珠)끝과 아래턱뼈뿔의 중점에서 앞으로 1치 되는 곳으로, 씹을 때 깨물근이 볼록 올라오는 부위

ST 7 하관

위 치 귀앞쪽 광대활(觀骨弓) 아래모서리의 중점과 턱뼈패임(下顎切痕) 사이의 오목부위

취혈방법 입을 다물면 나타나는 광대활 아래모서리에서 오목한 곳(입을 벌리면 없다)으로, 상관혈(GB 3)의 수직 아래쪽

ST 8 두유

위 치 양쪽 이마모서리(額角) 앞의 발제에서 수직 위쪽으로 0.5치, 앞정중선에서 가쪽으로 4.5치 되는 곳

취혈방법 신정혈(GV 24)에서 양가쪽으로 4치 되는 곳

ST 9 인영

위 치 방패연골(甲狀軟骨) 위모서리와 같은 높이의 앞쪽으로 온목동맥(總頸動脈) 위쪽, 후두융기에서 가쪽으로 1.5치 되는 곳

취혈방법 부돌혈(LI 18)·천창혈(SI 16)과 함께 방패연골 위모서리와 같은 높이의 곳. 인영혈(ST 9)은 목빗근 앞쪽에, 천창혈(SI 16)은 뒤쪽에, 부돌혈은 앞·뒤모서리 사이에 있다.

ST 10 수돌

위 치 목 앞쪽의 반지연골(輪狀軟骨)과 같은 높이에서 목빗근 앞모서리 바로 앞

취혈방법 인영혈(ST 9)과 기사혈(ST 11)의 중간으로, 천정혈(SI 17)과 같은 높이의 곳

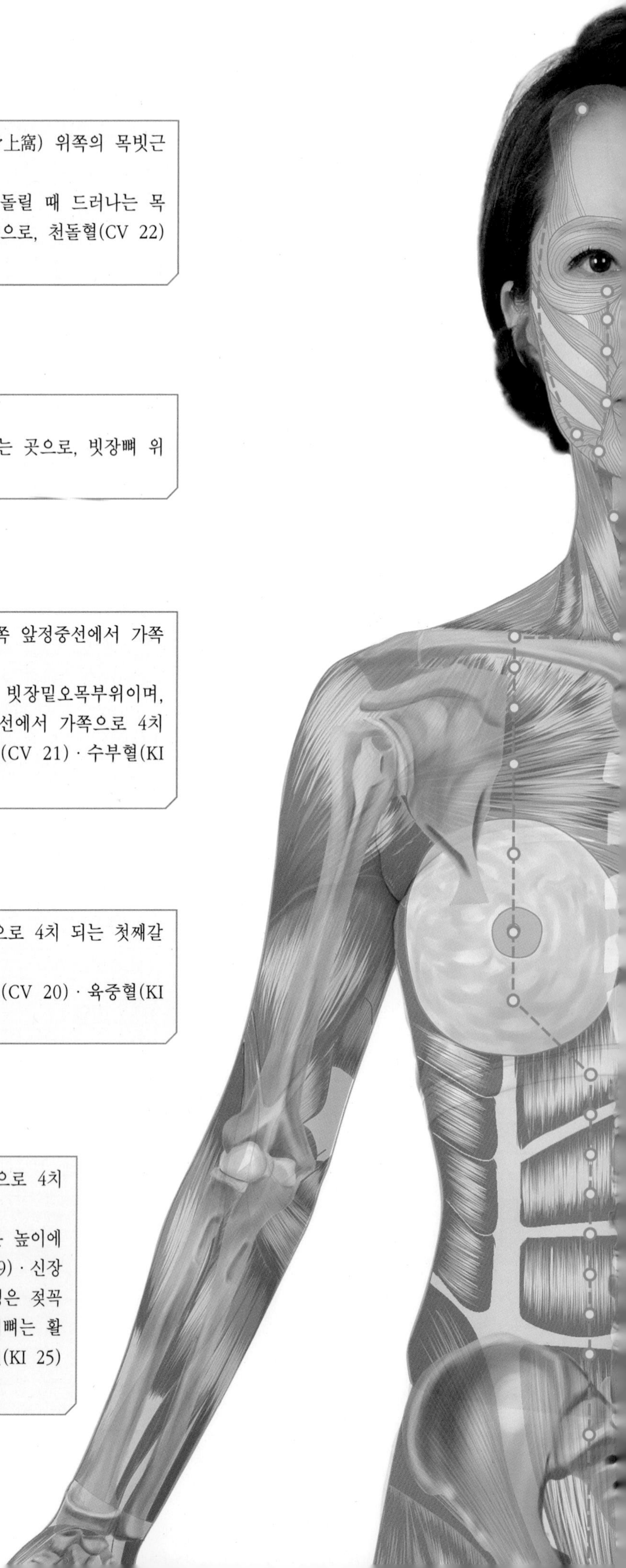

ST 11 기사

위 치 목 앞쪽의 작은빗장위오목(小鎖骨上窩) 위쪽의 목빗근 빗장뼈갈래와 복장뼈갈래 사이의 오목부위
취혈방법 저항을 받아 머리를 반대쪽으로 돌릴 때 드러나는 목빗근에서 빗장뼈 위쪽, 인영혈(ST 9) 아래쪽으로, 천돌혈(CV 22)과 같은 높이의 곳

ST 12 결분

위 치 목 앞쪽에서 빗장뼈의 오목부위
취혈방법 앞정중선에서 양가쪽으로 4치 되는 곳으로, 빗장뼈 위쪽의 오목부위

ST 13 기호

위 치 앞가슴부위의 빗장뼈(鎖骨) 아래쪽 앞정중선에서 가쪽으로 4치 되는 곳
취혈방법 젖꼭지에서 수직 위쪽으로 있는 빗장밑오목부위이며, 빗장뼈의 중점과 첫째갈비뼈 사이로 앞정중선에서 가쪽으로 4치 되는 곳. 빗장뼈 아래모서리를 따라 선기혈(CV 21) · 수부혈(KI 27) · 운문혈(LU 2)과 나란히 있는 곳

ST 14 고방

위 치 앞가슴부위의 앞정중선에서 가쪽으로 4치 되는 첫째갈비사이공간
취혈방법 첫째갈비사이공간을 따라 화개혈(CV 20) · 육중혈(KI 26) · 중부혈(LU 1)과 나란한 곳

ST 15 옥예

위 치 앞가슴부위로 앞정중선에서 가쪽으로 4치 되는 둘째갈비사이공간
취혈방법 둘째갈비사이공간(복장뼈각과 같은 높이에서 둘째갈비뼈 아래쪽)을 따라 자궁혈(CV 19) · 신장혈(KI 25) · 주영혈(SP 20)과 나란한 곳. 남성은 젖꼭지 위쪽으로 갈비뼈 2대만큼 올라간 곳[갈비뼈는 활처럼 휘었기 때문에 옥예혈(ST 15)은 신장혈(KI 25)보다 약간 위쪽에 있다]

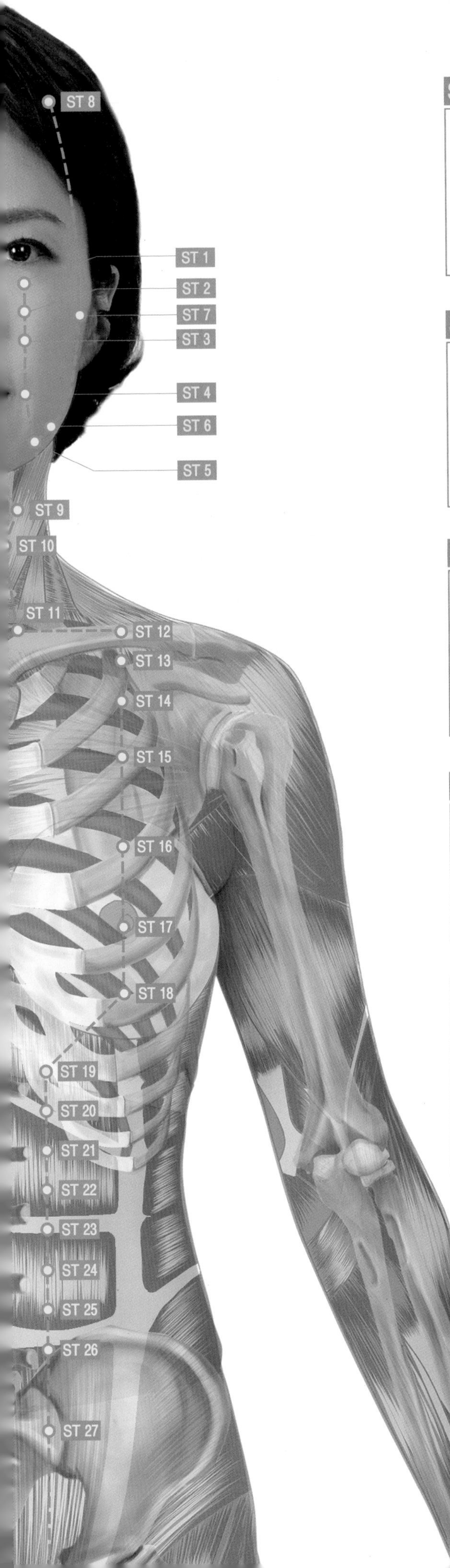

ST 16 응창

위　치 앞가슴부위의 앞정중선에서 가쪽으로 4치 되는 셋째갈비사이공간

취혈방법 셋째갈비사이공간을 따라 옥당혈(CV 18) · 영허혈(KI 24) · 흉향혈(SP 19)과 나란한 곳으로, 영허혈에서 가쪽으로 2치 되는 곳

ST 17 유중

위　치 앞가슴부위의 젖꼭지 중심으로, 앞정중선에서 가쪽으로 4치 되는 곳

취혈방법 넷째갈비사이공간을 따라 단중혈(CV 17) · 신봉혈(KI 23) · 천계혈(SP 18) · 천지혈(PC 1)과 나란한 곳(남성은 젖꼭지의 중심이 넷째갈비사이공간에 있다)

ST 18 유근

위　치 앞가슴부위의 앞정중선에서 가쪽으로 4치 되는 다섯째갈비사이공간

취혈방법 다섯째갈비사이공간을 따라 중정혈(CV 16) · 보랑혈(KI 22) · 식두혈(SP 17)과 나란한 곳. 남성은 젖꼭지를 지나는 수직선과 다섯째갈비사이공간이 만나는 곳. 여성은 젖아래주름의 중점

ST 19 불용

위　치 배꼽의 중심에서 위로 6치, 앞정중선에서 가쪽으로 2치 되는 곳

취혈방법 거궐혈(CV 14)에서 가쪽으로 2치 되는 갈비뼈각 아래쪽, 거궐혈(CV 14) · 유문혈(KI 21)과 같은 높이의 곳

ST 20 승만

위　치 배꼽의 중심에서 위로 5치이고, 앞정중선에서 가쪽으로 2치 되는 곳

취혈방법 상완혈(CV 13)에서 가쪽으로 2치, 천추혈(ST 25)에서 위쪽으로 5치, 불용혈(ST 19)에서 아래쪽으로 1치 되는 곳으로, 복통곡혈(KI 20)과 같은 높이의 곳

ST 21 양문

위　치 배꼽의 중심에서 위쪽으로 4치이고, 앞정중선에서 가쪽으로 2치 되는 곳

취혈방법 중완혈(CV 12)에서 가쪽으로 2치, 천추혈(ST 25)에서 위쪽으로 4치, 승만혈(ST 20)에서 아래쪽으로 1치 되는 곳으로, 음도혈(KI 19)과 같은 높이의 곳

ST 22 관문

위 치 배꼽의 중심에서 위로 3치이고 앞정중선에서 가쪽으로 2치 되는 곳
취혈방법 건리혈(CV 11)에서 가쪽으로 2치, 양문혈(ST 21)에서 아래쪽으로 1치 되는 곳으로, 건리혈 · 석관혈(KI 18) · 복대혈(SP 16)과 같은 높이의 곳

ST 23 태을

위 치 배꼽의 중심에서 위쪽으로 2치이고 앞정중선에서 가쪽으로 2치 되는 곳
취혈방법 하완혈(CV 10)에서 가쪽으로 2치, 관문혈(ST 22)에서 아래쪽으로 1치 되는 곳으로, 하완혈 · 상곡혈(KI 17)과 같은 높이의 곳

ST 24 활육문

위 치 배꼽의 중심에서 위로 1치이고 앞정중선에서 가쪽으로 2치 되는 곳
취혈방법 수분혈(CV 9)에서 가쪽으로 2치이고 태을혈(ST 23)에서 아래로 1치 되는 곳

ST 25 천추

위 치 배꼽의 중심에서 가쪽으로 2치이고 앞정중선에서 가쪽으로 2치 되는 곳
취혈방법 신궐혈(CV 8)에서 가쪽으로 2치이고, 신궐혈 · 황수혈(KI 16) · 대횡혈(SP 15)와 같은 높이의 곳

ST 26 외릉

위 치 배꼽의 중심에서 아래로 1치이고 앞정중선에서 가쪽으로 2치 되는 곳
취혈방법 음교혈(CV 7)에서 양가쪽으로 2치이고 중주혈(KI 15) · 음교혈과 같은 높이의 곳

ST 27 대거

위 치 배꼽의 중심에서 아래쪽으로 2치이고 앞정중선에서 가쪽으로 2치 되는 곳
취혈방법 석문혈(CV 5)에서 가쪽으로 2치이고 사만혈(KI 14)과 석문혈과 같은 높이의 곳

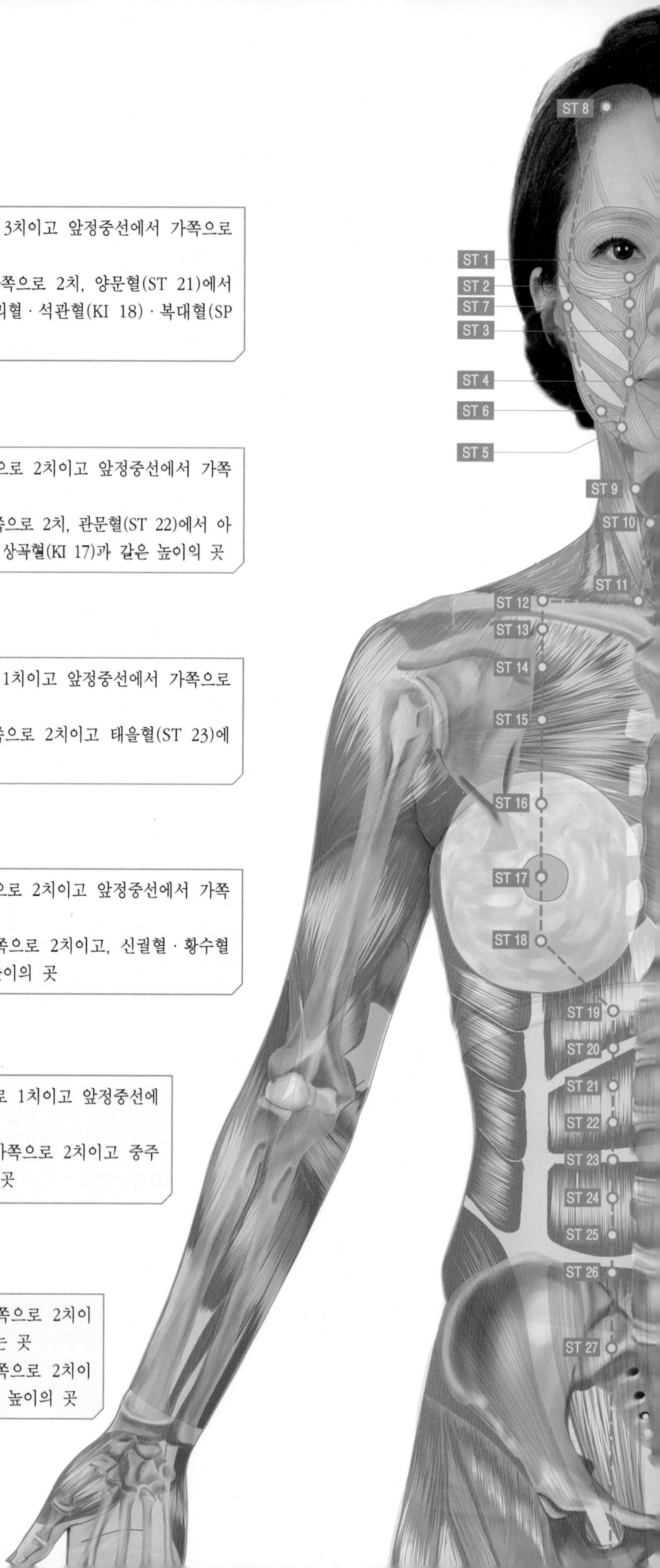

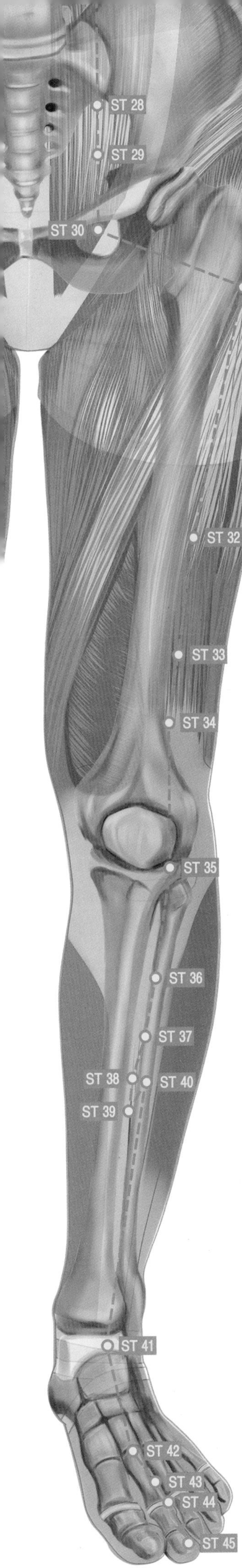

ST 28 수도

위　치 배꼽의 중심에서 아래로 3치이고 앞정중선에서 가쪽으로 2치 되는 곳

취혈방법 관원혈(CV 4)에서 가쪽으로 2치이고 천추혈(ST 25)에서 아래로 3치, 대거혈(ST 27)에서 아래로 1치 되는 곳

ST 29 귀래

위　치 배꼽의 중심에서 아래로 4치이고 앞정중선에서 가쪽으로 2치 되는 곳

취혈방법 중극혈(CV 3)에서 가쪽으로 2치이고, 천추혈(ST 25)에서 아래로 4치, 수도혈(ST 28)에서 아래로 1치 되는 곳

ST 30 기충

위　치 샅굴부위의 두덩결합(恥骨結合) 위모서리와 같은 높이의 곳으로 앞정중선에서 가쪽으로 2치 되는 넙다리동맥(大腿動脈)이 뛰는 곳

취혈방법 두덩결합 윗면중간의 곡골혈(CV 2)에서 가쪽으로 2치이고 천추혈(ST 25)에서 아래로 5치 되는 곳으로, 곡골혈 · 횡골혈(KI 11) · 급맥혈(LV 12)과 같은 높이의 곳

ST 31 비관

위　치 넙다리 앞면의 넙다리곧은근 몸쪽끝, 넙다리빗근 및 넙다리근막긴장근 사이의 오목부위

취혈방법 엉덩관절을 약간 굽힌 상태에서 위앞엉덩뼈가시(上前腸骨棘)와 무릎뼈바닥(膝蓋骨底) 가쪽끝을 잇는 선과, 두덩결합 아래모서리(恥骨結合下緣)를 지나는 수평선이 만나는 곳

ST 32 복토

위　치 넙다리 앞가쪽면의 위앞엉덩뼈가시와 무릎뼈바닥 가쪽끝을 잇는 가상의 선에서 무릎뼈바닥에서 위쪽으로 6치 되는 곳

취혈방법 무릎뼈바닥 가쪽끝과 비관혈(ST 31)을 잇는 선을 3등분하여 무릎뼈바닥 가쪽끝에서부터 1/3 되는 곳

ST 33 음시

위　치 넙다리 앞가쪽면의 넙다리곧은근힘줄 가쪽모서리로넙다리 앞가쪽면의 넙다리곧은근힘줄(大腿直筋腱) 가쪽모서리로, 위앞엉덩뼈가시와 무릎뼈바닥 가쪽끝을 잇는 선에서 무릎뼈 위로 3치 되는 곳

취혈방법 복토혈(ST 32)과 무릎뼈바닥 가쪽끝을 연결하는 선의 중점

ST 34 양구

위 치 넙다리 앞가쪽면의 가쪽넓은근과 넙다리곧은근 가쪽모서리 사이로 무릎뼈바닥에서 위로 2치 되는 곳

취혈방법 넙다리에 힘을 주면 드러나는 넙다리곧은근과 가쪽넓은근 사이로, 음시혈(ST 33)에서 수직 아래로 1치 되는 곳

ST 35 독비

위 치 무릎 앞쪽면의 무릎인대가쪽 오목부위

취혈방법 무릎을 굽힐 때 무릎뼈 가쪽아래의 오목한 곳으로, 무릎뼈 아래모서리와 정강뼈가쪽관절융기 윗부분에 생기는 오목부위

ST 36 족삼리

위 치 종아리 앞쪽에서 독비혈(ST 35)과 해계혈(ST 41)을 잇는 가상의 선 위로, 독비혈에서 아래로 3치 되는 곳

취혈방법 무릎을 굽힌 상태에서 정강뼈거친면과 종아리뼈머리 사이로, 정강뼈거친면쪽의 앞정강근 안쪽으로 독비혈에서 아래로 3치 되는 곳

ST 37 상거허

위 치 종아리 앞쪽면의 독비혈(ST 35)과 해계혈(ST 41)을 잇는 선 위로, 독비혈에서 아래로 6치 되는 곳

취혈방법 무릎을 굽힌 상태에서 앞정강근 위쪽의 독비혈에서 아래로 6치 되는 곳

ST 38 조구

위 치 종아리 앞쪽면의 독비혈(ST 35)과 해계혈(ST 41)을 연결하는 가상의 선 위로, 독비혈에서 아래로 8치 되는 곳

취혈방법 앞정강근 위의 풍륭혈(ST 40)과 같은 높이의 곳

ST 39 하거허

위 치 종아리 앞쪽면의 독비혈(ST 35)과 해계혈(ST 41)을 잇는 가상의 선 위로, 독비혈에서 아래로 9치 되는 곳

취혈방법 앞정강근 위의 양교혈(GB 35) · 외구혈(GB 36)과 같은 높이의 곳

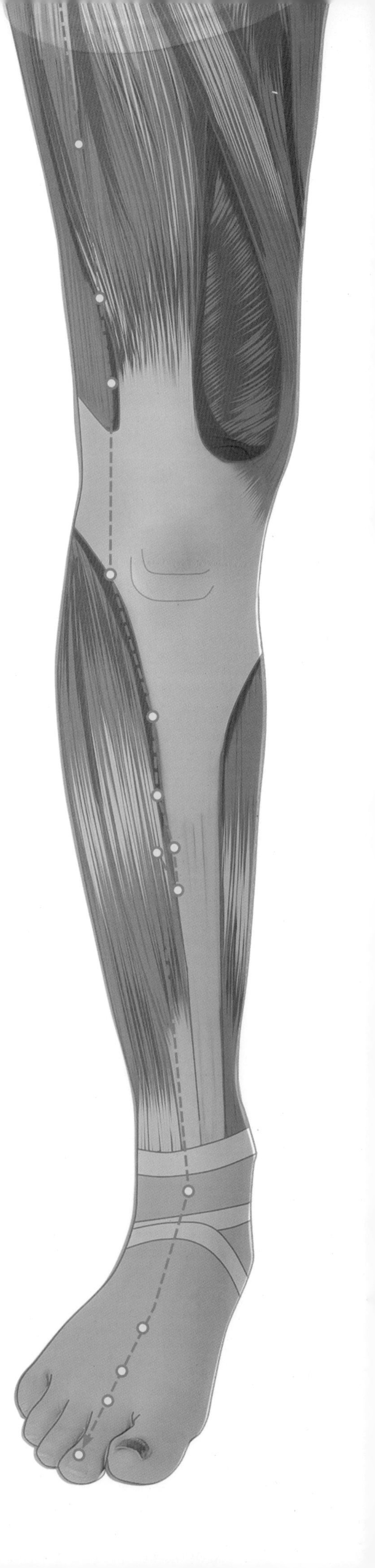

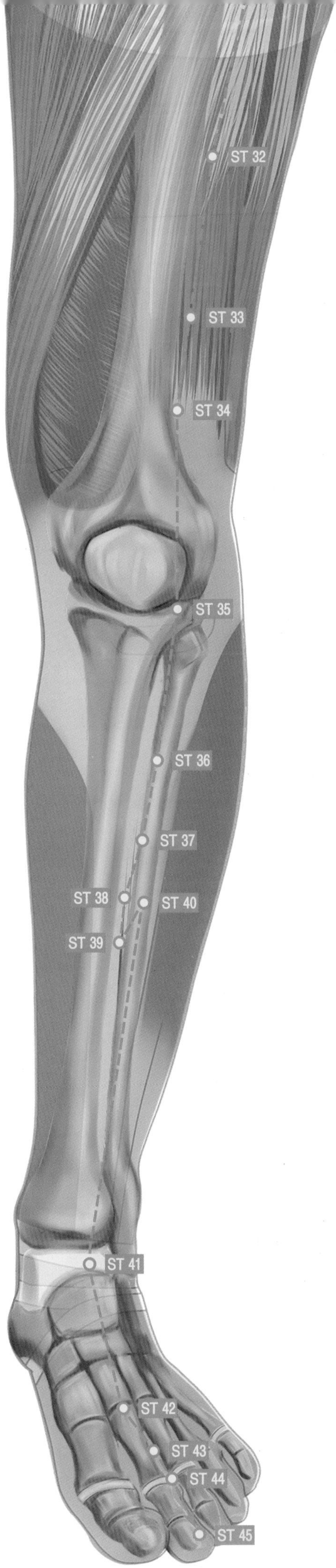

ST 40 풍륭

위 치 가쪽복사에서 종아리 앞가쪽의 앞정강근 가쪽모서리쪽 위로 8치 되는 곳

취혈방법 독비혈(ST 35)과 가쪽복사융기를 잇는 선의 중점(조구혈에서 가쪽으로 1指寸 되는 곳)

ST 41 해계

위 치 발목앞쪽의 발목관절 중앙에서 긴엄지발가락폄근힘줄과 긴발가락폄근힘줄 사이의 오목부위

취혈방법 발목을 힘껏 가쪽으로 젖혀 발등을 들어올리면 발목 앞면에 2가닥의 힘줄이 튀어나온 부위의 중앙. 가쪽복사융기와 안쪽복사융기를 연결하는 선의 중점

ST 42 충양

위 치 발등쪽의 둘째발허리뼈밑동과 중간쐐기뼈(中間楔狀骨) 관절부위에서 발등동맥이 뛰는 곳(발등에서 가장 높은 곳)

취혈방법 해계혈(ST 41)에서 아래로 5치이고 함곡혈에서 위로 3치 되는 곳

ST 43 함곡

위 치 발등의 둘째와 셋째발허리뼈 사이에서 둘째발허리 발가락관절의 몸쪽 오목부위

취혈방법 둘째와 셋째발허리뼈의 발등쪽 사이에서 둘째발허리발가락관절 몸쪽끝의 오목한 곳

ST 44 내정

위 치 발등쪽 둘째와 셋째발허리발가락관절 사이와 발바닥의 경계부위

취혈방법 둘째와 셋째발가락 사이 발갈퀴막(toe web, 발살) 뒤쪽의 적백육제

ST 45 여태

위 치 둘째발가락의 발톱뿌리각(爪甲根角)에서 가쪽으로 0.1치 되는 곳

취혈방법 둘째발가락발톱의 가쪽모서리를 지나는 수직선과 발톱밑동을 지나는 수평선이 만나는 곳

ST 1 승읍(承泣, Seungeup)

혈이름 해설 '승(承)'은 이어받는다는 뜻이고, '읍(泣)'은 운다는 뜻이다. 울면 눈물이 여기에서 떨어진다. 이 혈(穴)은 눈물을 받는 위치에 있고, 눈물이 흐르는 질환에 아주 좋은 효과가 있기 때문에 승읍(承泣)이라 한다.

위　　치 동공(눈동자)의 수직 아래쪽 안구(눈알)와 눈확모서리(眼窩緣) 사이

취혈방법 정면을 직시한 상태에서 동자혈(GB 1)에서 아래로 0.7치 되는 곳(눈확아래쪽)

관련근육 눈둘레근(眼輪筋, Orbicularis oculi m.)

관련신경 눈확아래신경(眼窩下神經, Infraorbital n. : 3차신경의 제2가지), 얼굴신경의 가지(顔面神經의 枝, Br. of facial n.)

관련혈관 눈구석동맥(眼角動脈, Angular a.), 눈확아래동 · 정맥(眼窩下動 · 靜脈, Infraorbital a. & v.)

임상적용 근시, 각막염, 맥립종(麦粒腫 ; 눈다래기), 야맹증, 누액과다 또는 누액결핍증, 눈의 경련 등

※ 3차신경은 눈(안)신경, 위턱신경, 아래턱신경의 셋으로 갈라진다. 여기에 포함되는 감각신경을 보면 안신경은 눈확위(안와상)신경으로서 눈확위구멍에서, 위턱신경은 눈확아래(안와하)신경으로서 눈확아래구멍에서, 아래턱신경은 턱끝신경으로서 턱끝구멍에서 나온다.

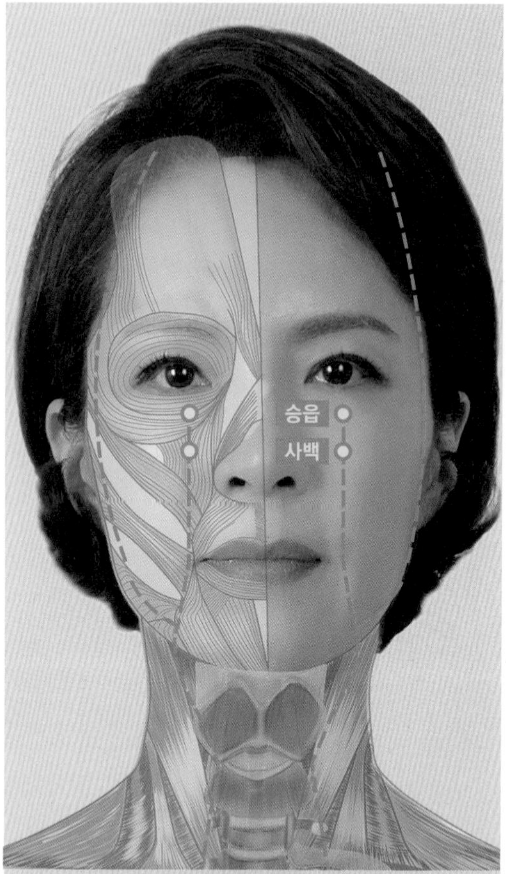

ST 2 사백(四白, Sabaek)

혈이름 해설 '사(四)'는 사방팔방으로 넓다는 뜻이고, '백(白)'은 빛(光)을 뜻한다. 이 혈(穴)은 넓은 사물을 볼 수 있는 눈 아래에 있고, 어지럼증 · 눈의 충혈 · 눈에 예막(翳膜)이 생겨 가려운 증상 등의 주치혈이고, 시력을 회복시켜주므로 사백이라 한다.

위　　치 얼굴에서 수직 아래쪽으로 1치 되는 곳인 눈확아래구멍(眼窩下孔) 부위

취혈방법 동공에서 수직 아래쪽으로 1치 되는 곳인 눈확아래구멍

관련근육 눈둘레근(眼輪筋, Orbicularis oculi m.), 위입술올림근(上脣擧筋, Levator labii superioris m.)

관련신경 얼굴신경의 가지(顔面神經의 枝, Br. of facial n.), 위턱신경(上顎神經, Maxillary n.)

관련혈관 눈확아래동 · 정맥(眼窩下動 · 靜脈, Infraorbital a. & v.)

임상적용 삼차신경통, 각막염(角膜炎), 현훈(眩暈, 어지럼증), 예막(翳膜 : 흰막 또는 붉거나 푸른 막이 눈자위에 덮이는 눈병) 등

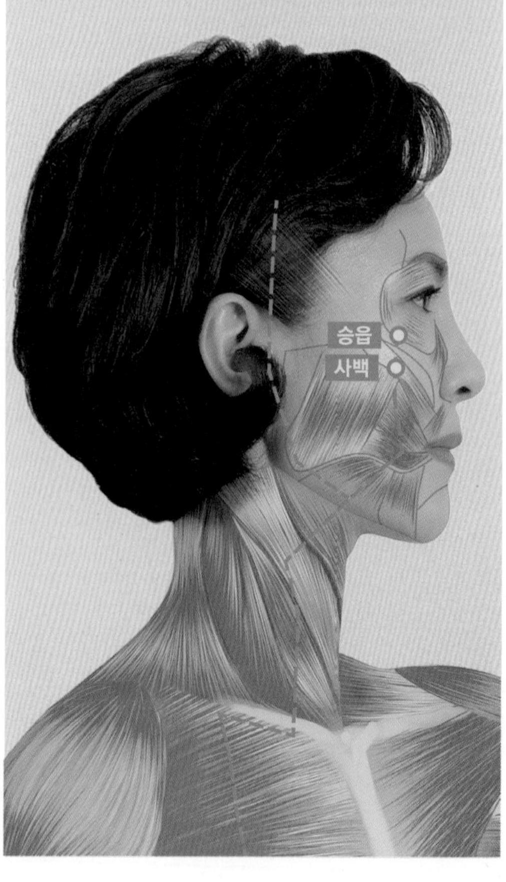

ST 3 거료(巨髎, Georyo)

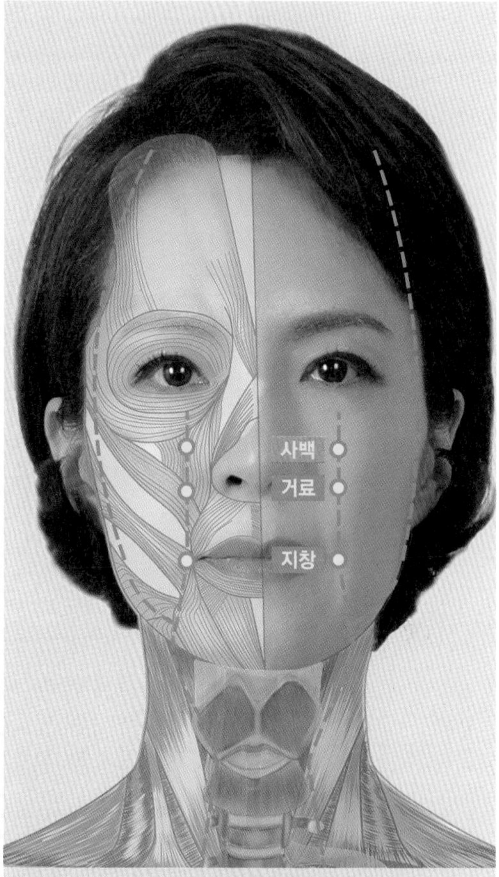

혈이름 해설 '거(巨)'는 크다는 뜻이고, '료(髎)'는 뼈(骨)의 틈새 혹은 오목을 가르킨다. 이 혈(穴)은 광대뼈돌출(顴骨突起) 아래 오목한 곳에 있고, 그 간극이 크기 때문에 거료라 한다. '협골(頰骨) 안쪽의 틈새'라는 의미이다.

위　치 동공의 수직 아래쪽으로 콧방울(鼻翼) 아래모서리와 같은 높이

취혈방법 똑바로 앉아 정면을 볼 때 동공(눈동자)을 지나는 수직선과 콧방울 아래모서리를 지나는 수평선이 만나는 곳으로, 수직 위쪽에 사백혈(ST 2)이 있다.

관련근육 위입술올림근(上脣擧筋, Levator labii superioris m.), 입꼬리올림근(口角擧筋, Levator anguli oris m.)

관련신경 위턱신경(上顎神經, Maxillary n.)

관련혈관 눈확아래동 · 정맥(眼窩下動 · 靜脈, Infraorbital a. & v.)

임상적용 눈 · 코 · 치아의 질환, 삼차신경통, 안면신경마비 등

ST 4 지창(地倉, Jichang)

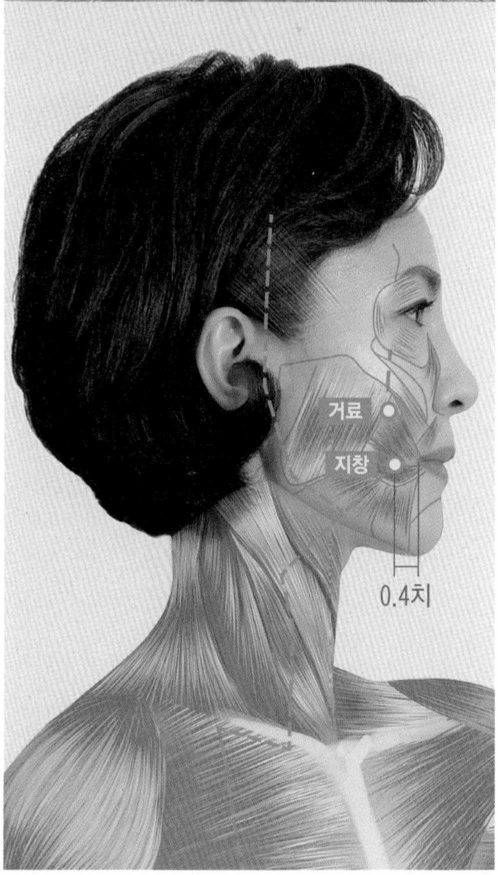

혈이름 해설 곡물의 저장고를 '창(倉)'이라 한다. 사람은 '땅(地)'에서 오미(五味)를 얻고, 입으로 이것을 먹으면 위 속으로 들어가는데, 그 모습이 창고와 닮았다고 해서 지창(地倉)이라 한다. 위유(胃維), 회유(會維)라고도 한다.

위　치 얼굴의 입꼬리(口角, oral angle)에서 가쪽으로 0.4치 되는 곳

취혈방법 입을 다문 상태에서 입꼬리의 양가쪽으로 0.4치 되는 곳. 코입술고랑(鼻脣溝) 위쪽 혹은 코입술고랑의 연장선상에서 취혈

관련근육 입둘레근(口輪筋, Orbicularis oris m.), 입꼬리올림근(口角擧筋, Levator anguli oris m.), 입꼬리내림근(口角下制筋, Depressor anguli oris m.)

관련신경 위턱신경(上顎神經, Maxillary n.), 아래턱신경(下顎神經, Mandibular n.)

관련혈관 위입술동 · 정맥(上脣動 · 靜脈, Superior labial a. & v.), 얼굴동 · 정맥(顔面動 · 靜脈, Facial a. & v.)

임상적용 삼차신경통, 안면신경마비, 구내염 등

ST 5 대영(大迎, Daeyeong)

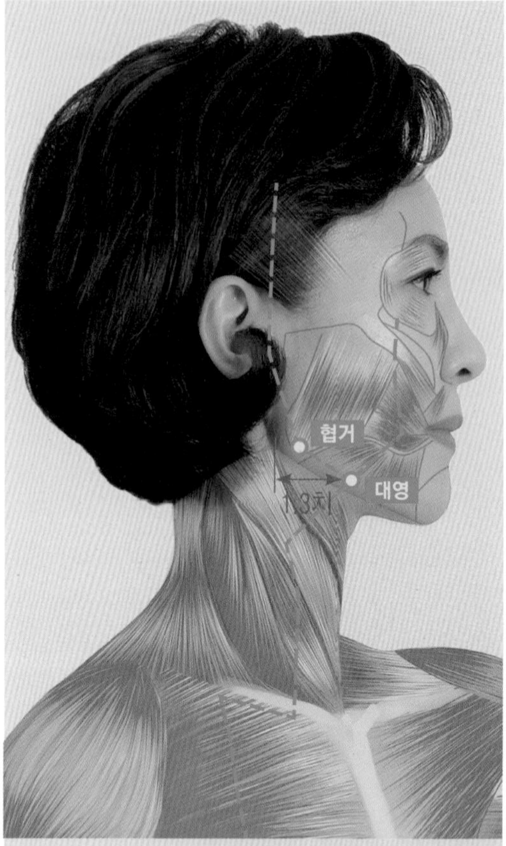

혈이름 해설	'영(迎)'은 맞이한다는 뜻이다. 하나는 아래턱뼈(下顎骨)이고, 또 하나는 승읍혈(ST 1)과 두유혈(ST 8)에서 뻗은 2개의 경맥이 이 혈(穴)에서 영합(迎合)하고, 더 아래로 인영혈(ST 9)에 이르는 것을 가리킨다. 족양명위경의 경기(經氣)가 많고, 맥기(脈氣)가 왕성한 경맥이므로 대영혈이라 한다. 수공(髓孔)이라고도 한다.
위 치	얼굴의 아래턱뼈각(下顎角) 앞쪽으로 깨물근(咬筋) 부착점 앞쪽의 오목부위로, 얼굴동맥이 뛰는 곳
취혈방법	입안에 공기를 채우고 입을 다문 상태에서 아래턱뼈뿔에서 아래앞쪽으로 1.3치 되는 곳. 깨물근 부착점 앞쪽의 오목한 곳
관련근육	깨물근(咬筋, Masseter m.), 넓은목근(廣頸筋, Platysma m.)
관련신경	얼굴신경의 아래턱모서리가지(顏面神經의 下顎緣枝, Mandibular marginal br. of facial n.)
관련혈관	얼굴동 · 정맥(顏面動 · 靜脈, Facial a. & v.)
임상적용	삼차신경통, 안면신경마비, 치통, 이하선염(볼거리) 등

ST 6 협거(頰車, Hyeopgeo)

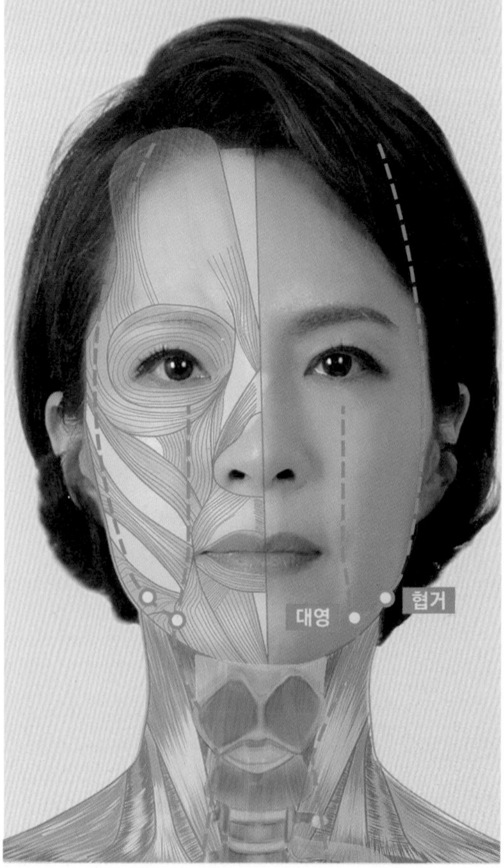

혈이름 해설	'협(頰)'은 얼굴 양쪽 아래치아바닥뼈(下齒床骨)를 가리킨다(협거는 아래턱의 옛날 이름). 이 뼈에 모든 치아가 실려 있어 음식물을 씹을 수 있다. '턱관절을 움직이는 뼈'라는 의미이다. 곡아(曲牙), 귀상(鬼床), 기관(機關) 등으로도 부른다.
위 치	아래턱뼈뿔(下顎骨角)에서 위앞쪽으로 1치 되는 곳
취혈방법	귀구슬(耳珠)끝과 아래턱뼈뿔의 중점에서 앞으로 1치 되는 곳으로, 씹을 때 깨물근이 볼록 올라오는 부위
관련근육	깨물근(咬筋, Masseter m.)
관련신경	얼굴신경의 볼가지(顏面神經의 頰枝, Buccal br. of facial n.)
관련혈관	얕은관자동맥(淺側頭動脈, Superficial temporal a.), 얼굴동 · 정맥(顏面動 · 靜脈, Facial a. & v.)
임상적용	치통, 안면신경마비, 편도선염, 교근경련(咬筋痙攣), 이하선염, 구안와사 등

ST 7 하관(下關, Hagwan)

혈이름 해설 '하(下)'는 하방을 가리키고, '관(關)'은 기관을 뜻한다. 이 혈은 위턱뼈와 아래턱뼈의 연결점 아래에 있는데, 여기가 아래턱뼈를 움직이는 기관이므로 하관이라 한다.

위　　치 귀앞쪽 광대활(顴骨弓) 아래모서리의 중점과 턱뼈패임(下顎切痕) 사이의 오목부위

취혈방법 입을 다물면 나타나는 광대활 아래모서리에서 오목한 곳(입을 벌리면 없다)으로, 상관혈(GB 3)의 수직 아래쪽

관련근육 깨물근(咬筋, Masseter m.), 가쪽날개근(外翼狀筋, Lateral pterygoid m.), 관자근(側頭筋, Temporal m.)

관련신경 깨물근신경(咬筋神經, Masseteric n.), 얼굴신경의 광대가지(顔面神經의 顴骨枝, Zygomatic br. of facial n.)

관련혈관 얼굴동 · 정맥(顔面動 · 靜脈, Facial a. & v.)

임상적용 이하선염, 치통, 귀의 염증, 하악탈구, 구안와사(口眼喎斜) 등

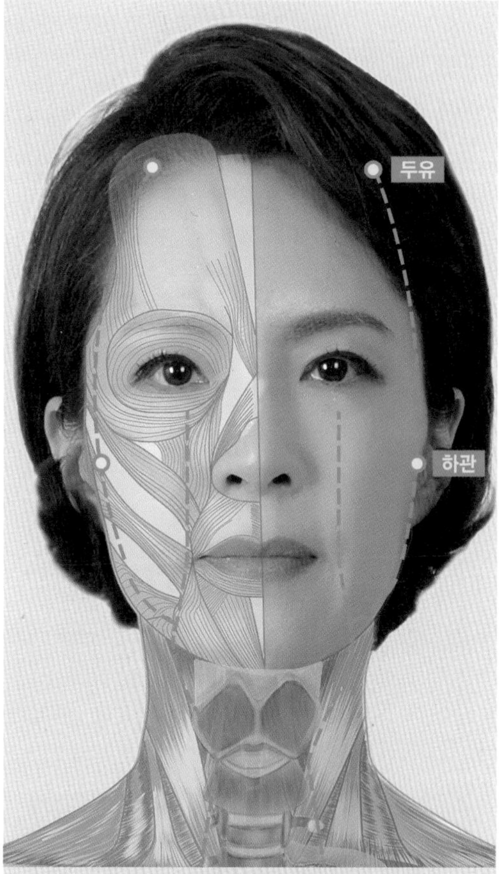

ST 8 두유(頭維, Duyu)

혈이름 해설 '유(維)'는 각(角)을 가리킨다. 이 혈은 이마모서리(額角) 앞의 발제(머리털이 난 부위)에서 0.5치 되는 곳에 있으므로 두유(頭維)라 한다.

위　　치 양쪽 이마모서리(額角) 앞의 발제에서 수직 위쪽으로 0.5치, 앞정중선에서 가쪽으로 4.5치 되는 곳

취혈방법 신정혈(GV 24)에서 양가쪽으로 4치 되는 곳

관련근육 관자근(側頭筋, temporal m.)

관련신경 얼굴신경의 관자가지(顔面神經의 側頭枝, Temporal br. of facial n.), 광대관자신경(顴骨側頭神經, Zygomaticotemporal n.)

관련혈관 얕은관자동 · 정맥(淺側頭動 · 靜脈, Superficial temporal a. & v.)

임상적용 편두통(偏頭痛), 삼차신경통, 치통, 안면신경마비 등

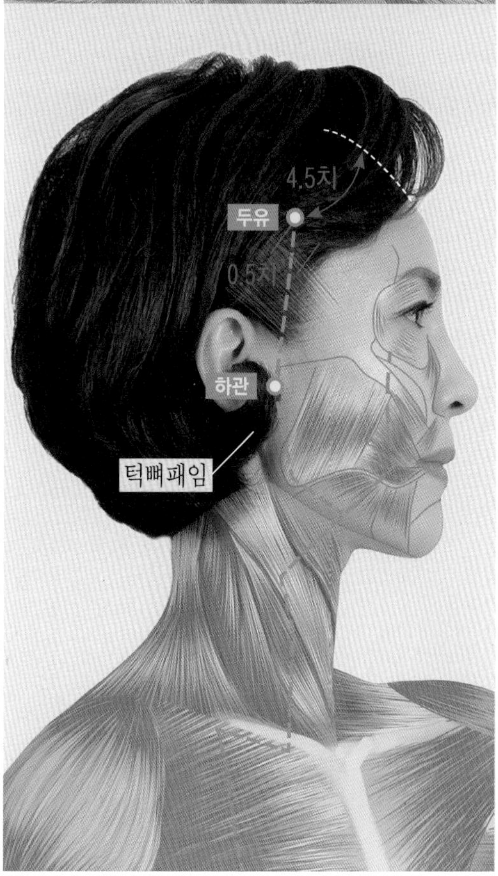

ST 9 인영(人迎, Inyeong)

혈이름 해설 '인영(人迎)'은 남자의 목줄기에서 튀어나온 부분의 안쪽으로, 안쪽 근육 바로 앞의 조금 위쪽을 더듬어보면 연한 홈이 있는 곳으로, 목동맥의 박동을 알 수 있는 곳이다. 옛부터 손목의 동맥과 비교하여 그 사람의 길흉, 성쇠, 건강상태 등을 알아보는 곳이다.

한편 인영이란 몸과 장기를 상·중·하 혹은 천·지·인으로 나누어 '몸속의 기를 알아보는 곳'이라는 의미를 가지고 있다. 이 경혈에 분포된 미주신경을 매개로 하여 자율신경을 조절한다. 천오회(天五會), 오회(五會)라고도 한다.

위　　치 방패연골(甲狀軟骨) 위모서리와 같은 높이의 앞쪽으로 온목동맥(總頸動脈) 위쪽, 후두융기에서 가쪽으로 1.5치 되는 곳

취혈방법 부돌혈(LI 18)·천창혈(SI 16)과 함께 방패연골 위모서리와 같은 높이의 곳. 인영혈(ST 9)은 목빗근 앞쪽에, 천창혈(SI 16)은 뒤쪽에, 부돌혈은 앞·뒤모서리 사이에 있다.

관련근육 목빗근(胸鎖乳突筋, Sternocleidomastoid m.), 넓은목근(廣頸筋, Platysma)

관련신경 가로목신경(頸橫神經, Transverse cervical n.), 얼굴신경의 목가지(顔面神經의 頸枝, Cervical br. of facial n.), 미주신경(迷走神經, Vagus n.), 혀밑신경(舌下神經, Hypoglossal n.)

관련혈관 온목동맥(總頸動脈, Common carotid a.), 속목정맥(內頸靜脈, Internal jugular v.), 위갑상샘동·정맥(上甲狀腺動·靜脈, Superior thyroid a. & v.)

임상적용 인후종통(咽喉腫痛), 갑상선기능조절, 고·저혈압, 천식 등

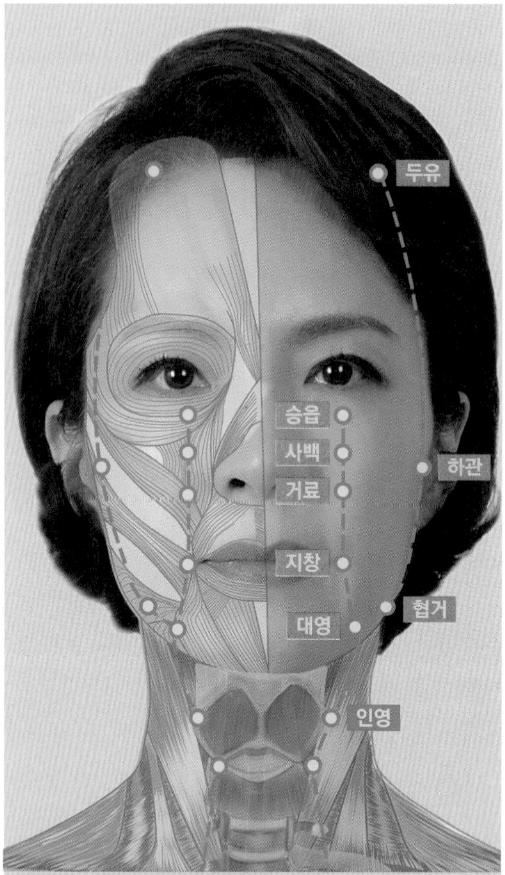

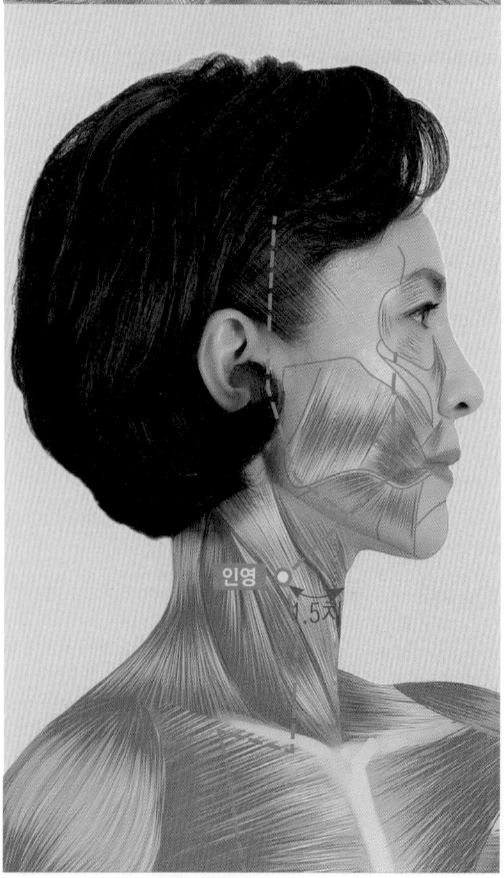

ST 10 수돌(水突, Sudol)

혈이름 해설 '수(水)'는 음식의 장액을 가리키고, '돌(突)'은 돌출을 뜻한다. 이 혈은 후두융기 가쪽 아래에 있고, 음식의 장액을 마실 때 이 부분이 오르락내리락하면서 돌출하므로 수돌(水突)이라 한다. 수문(水門)으로도 불린다.

위　치 목 앞쪽의 반지연골(輪狀軟骨)과 같은 높이에서 목빗근 앞모서리 바로 앞

취혈방법 인영혈(ST 9)과 기사혈(ST 11)의 중간으로, 천정혈(SI 17)과 같은 높이의 곳

관련근육 목빗근(胸鎖乳突筋, Sternocleidomastoid m.), 넓은목근(廣頸筋, Platysma)

관련신경 가로목신경(頸橫神經, Transverse cervical n.), 미주신경(迷走神經, Vagus n.)

관련혈관 온목동맥(總頸動脈, Common carotid a.), 위갑상샘동·정맥(上甲狀腺動·靜脈, Superior thyroid a. & v.)
※ 깊은부위는 갑상샘

임상적용 천식, 기관지염, 인후염, 편도선염, 백일해(百日咳) 등

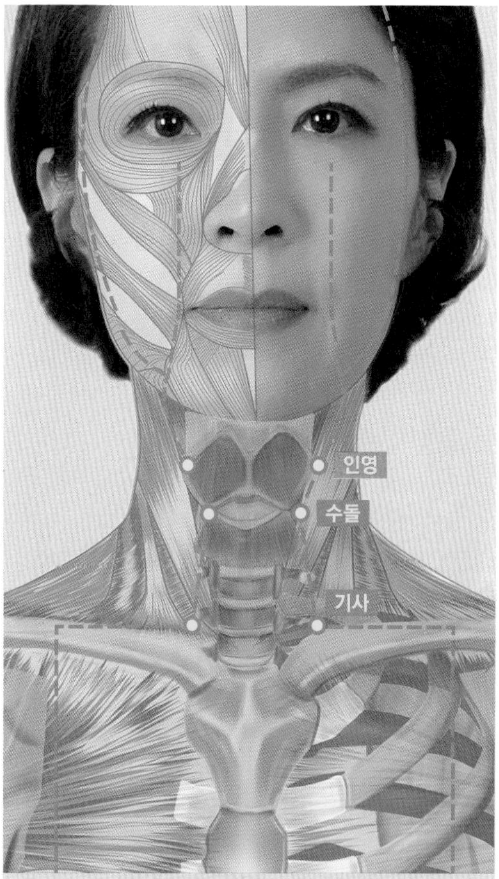

ST 11 기사(氣舍, Gisa)

혈이름 해설 '기(氣)'는 공기를 가리키지만, 여기에서는 종기를 뜻한다. '사(舍)'는 머무는 장소이므로, 공기가 여기에 머문다는 뜻이다. 주로 해역상기(咳逆上氣 ; 기침과 천식이 함께 나타나는 병증)나 호흡곤란을 치료하므로 기사라 한다.

위　치 목 앞쪽의 작은빗장위오목(小鎖骨上窩) 위쪽의 목빗근 빗장뼈갈래와 복장뼈갈래 사이의 오목부위

취혈방법 저항을 받아 머리를 반대쪽으로 돌릴 때 드러나는 목빗근에서 빗장뼈 위쪽, 인영혈(ST 9) 아래쪽으로, 천돌혈(CV 22)과 같은 높이의 곳

관련근육 목빗근(胸鎖乳突筋, Sternocleidomastoid m.), 넓은목근(廣頸筋, Platysma)

관련신경 빗장위신경(鎖骨上神經, Supraclavicular n.)

관련혈관 빗장밑동·정맥(鎖骨下動·靜脈, Subclavian a. & v.), 앞목정맥(前頸靜脈, Anterior jugular v.), 온목동맥(總頸動脈, Common carotid a.)

임상적용 해수, 사성(嗄聲 ; 쉰목소리), 인후염, 편도선염, 나력(瘰癧 ; 림프샘의 종창) 등

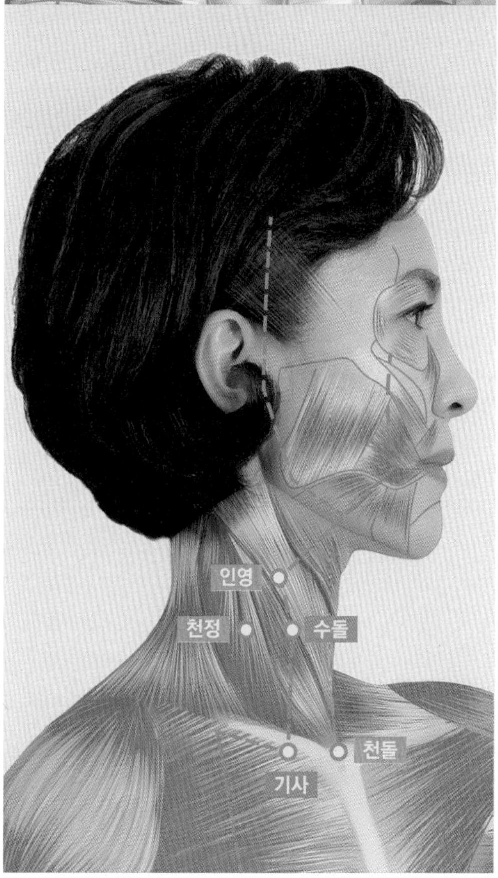

ST 12 결분(缺盆, Gyeolbun)

혈이름 해설 '결(缺)'은 빠졌다는 뜻이고, '분(盆)'은 오목한 부위를 가리킨다. 이 혈이 있는 빗장위오목(鎖骨上窩)은 깊게 패인 부위이다. 그래서 빗장위오목을 결분(缺盆)이라 부르고, 그 가운데에 있는 혈의 이름이 되었다. 천개(天蓋)라고도 한다.

위　　치 목 앞쪽에서 빗장뼈의 오목부위

취혈방법 앞정중선에서 양가쪽으로 4치 되는 곳으로, 빗장뼈 위쪽의 오목부위

관련근육 넓은목근(廣頸筋, Platysma m.), 앞목갈비근(前斜角筋, Anterior scalene m.), 중간목갈비근(中斜角筋, Scalenus medius m.)

관련신경 빗장위신경(鎖骨上神經, Supraclavicular n.), 팔신경얼기(腕神經叢, Brachial plexus)

관련혈관 빗장밑동 · 정맥(鎖骨下動 · 靜脈, Subclavian a. & v.)

임상적용 해수(咳嗽 ; 기침), 호흡곤란, 편도선염, 불면증, 상지마목(上肢痲木 ; 근육이 굳어져 팔운동이 불편함), 애역(呃逆 ; 딸꾹질) 등

※ 목빗근의 시작점인 복장뼈머리와 빗장뼈머리 사이에 생기는 작은 오목부위가 작은빗장뼈 위오목이고, 빗장뼈 가쪽에 생기는 큰 오목부위가 큰빗장뼈 위오목이다.

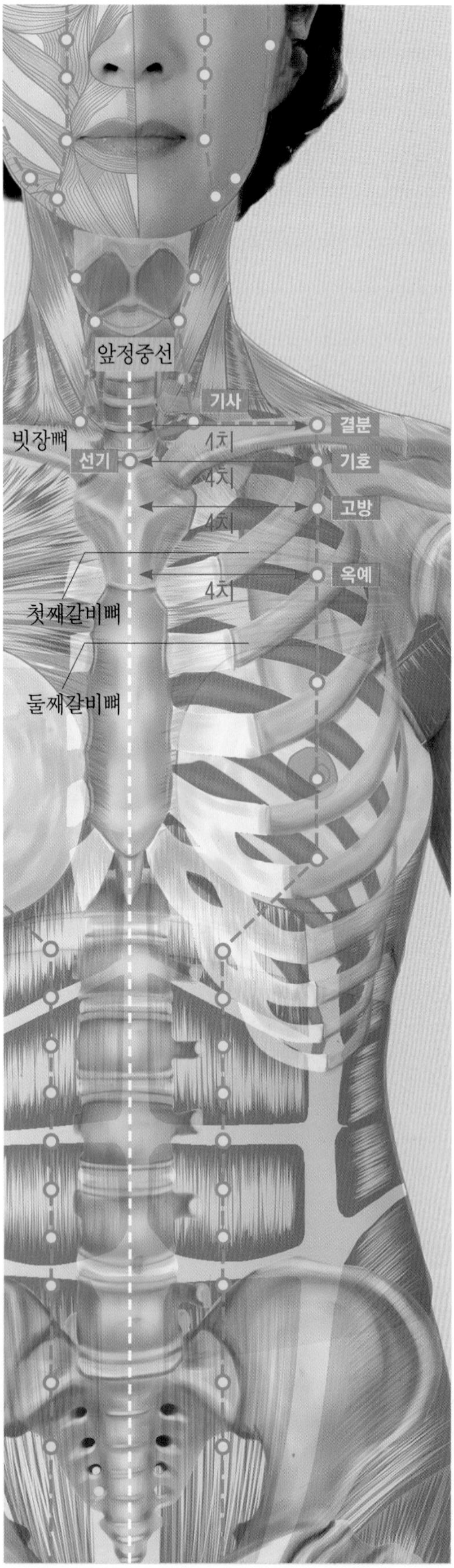

ST 13 기호(氣戶, Giho)

혈이름 해설 이 혈은 폐(肺) 위쪽 운문혈(LU 2)과 같은 높이에 있다. 폐기(肺氣)나 종기(宗氣 ; 한가운데 뭉친 정기)가 출입하는 문호이므로 기호라 한다.

위　　치 앞가슴부위의 빗장뼈(鎖骨) 아래쪽 앞정중선에서 가쪽으로 4치 되는 곳

취혈방법 젖꼭지에서 수직 위쪽으로 있는 빗장밑오목부위이며, 빗장뼈의 중점과 첫째갈비뼈 사이로 앞정중선에서 가쪽으로 4치 되는 곳. 빗장뼈 아래모서리를 따라 선기혈(CV 21) · 수부혈(KI 27) · 운문혈(LU 2)과 나란히 있는 곳

관련근육 큰가슴근(大胸筋, Pectoralis major m.), 빗장밑근(鎖骨下筋, Subclavius m.), 넓은목근(廣頸筋, Platysma)

관련신경 안쪽빗장위신경(內側鎖骨上神經, Medial supraclavicular n.), 가쪽가슴근신경(外側胸筋神經, Lateral pectoral n.)

관련혈관 가슴봉우리동 · 정맥(胸肩峰動 · 靜脈, Thoracoacromial a. & v.), 바깥목정맥(外頸靜脈, External jugular v.)

임상적용 천식, 호흡곤란, 늑막염, 늑간신경통, 횡격막경련, 흉통 등

ST 14 고방(庫房, Gobang)

혈이름 해설 '고(庫)'는 창고를 뜻한다. 폐기(肺氣)는 기호혈에서 이 혈로 들어와 폐에 저장된다. 그 모습이 창고와 비슷하고 유방 근처에 있으므로 고방이라 한다.

위 치 앞가슴부위의 앞정중선에서 가쪽으로 4치 되는 첫째 갈비사이공간

취혈방법 첫째갈비사이공간을 따라 화개혈(CV 20) · 육중혈(KI 26) · 중부혈(LU 1)과 나란한 곳

관련근육 큰가슴근(大胸筋, Pectoralis major m.), 속갈비사이근(內肋間筋, Internal intercostal m.), 바깥갈비사이근(外肋間筋, External intercostal m.)

관련신경 첫째갈비사이신경(第1肋間神經, 1st intercostal n.), 가쪽가슴근신경(外側胸筋神經, Lateral pectoral n.)

관련혈관 앞갈비사이동 · 정맥(前肋間動 · 靜脈, Anterior intercostal a. & v.), 위가슴동맥(上胸動脈, Superior thoracic a.), 가슴봉우리동맥(胸肩峰動脈, Thoracoacromial a.)

임상적용 폐충혈(肺充血), 기관지염, 기침, 흉통 등

ST 15 옥예(屋翳, Ogye)

혈이름 해설 이 혈의 깊은부위는 폐의 중단이고, 폐기(肺氣)는 여기에서 가장 깊은부위에 도달한다. 예(翳)는 깃털로 만든 큰 부채를 뜻하는데, 이 혈이 가슴 양쪽에 있는 모습 때문에 옥예라 한다.

위 치 앞가슴부위로 앞정중선에서 가쪽으로 4치 되는 둘째 갈비사이공간

취혈방법 둘째갈비사이공간(복장뼈각과 같은 높이에서 둘째 갈비뼈 아래쪽)을 따라 자궁혈(CV 19) · 신장혈(KI 25) · 주영혈(SP 20)과 나란한 곳. 남성은 젖꼭지 위쪽으로 갈비뼈 2대만큼 올라간 곳[갈비뼈는 활처럼 휘었기 때문에 옥예혈(ST 15)은 신장혈(KI 25) 보다 약간 위쪽에 있다]

관련근육 큰가슴근(大胸筋, Pectoralis major m.), 작은가슴근(小胸筋, Pectoralis minor m.)

관련신경 둘째갈비사이신경(第2肋間神經, 2nd intercostal n.), 가쪽가슴근신경(外側胸筋神經, Lateral pectoral n.)

관련혈관 갈비사이동 · 정맥(肋間動 · 靜脈, Intercostal a. & v.), 가슴봉우리동 · 정맥(胸肩峰動 · 靜脈, Thoracoacromial a. & v.)

임상적용 늑간신경통, 유선염, 기관지염 등

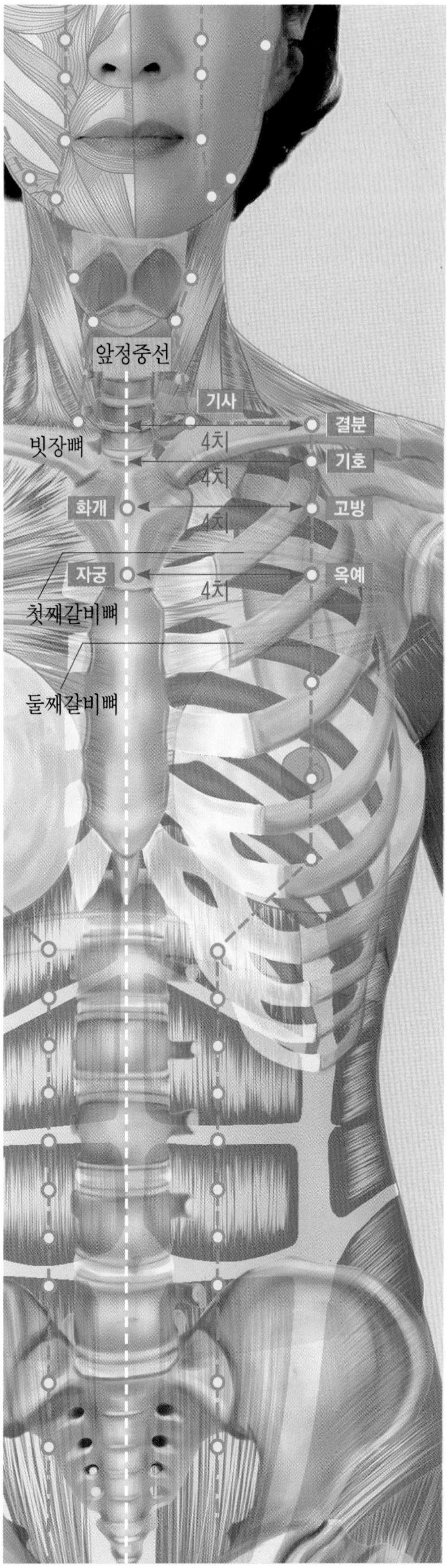

ST 16 응창(膺窓, Eungchang)

혈이름 해설 '응(膺)'은 '가슴(胸)'을 뜻하고, '창(窓)'은 기와 빛이 통하는 곳을 뜻한다. 이 혈은 폐색된 가슴을 통하게 하는데, 그 모습이 실내의 창과 역할이 비슷하므로 응창이라 한다.

위　　치 앞가슴부위의 앞정중선에서 가쪽으로 4치 되는 셋째 갈비사이공간

취혈방법 셋째갈비사이공간을 따라 옥당혈(CV 18) · 영허혈(KI 24) · 흉향혈(SP 19)과 나란한 곳으로, 영허혈에서 가쪽으로 2치 되는 곳

관련근육 큰가슴근(大胸筋, Pectoralis major m.), 작은가슴근(小胸筋, Pectoralis minor m.)

관련신경 셋째갈비사이신경(第3肋間神經, 3rd intercostal n.), 가쪽가슴근신경(外側胸筋神經, Lateral pectoral n.)

관련혈관 갈비사이동 · 정맥(肋間動 · 靜脈, Intercostal a. & v.), 가슴봉우리동 · 정맥(胸肩峰動 · 靜脈, Thoracoacromial artery a. & v.)

임상적용 기관지염, 늑막염, 늑간신경통, 유선염 등

ST 17 유중(乳中, Yujung)

혈이름 해설 '유(乳)'는 유방을, '중(中)'은 중앙을 뜻한다. 이 혈은 유방의 중앙에 있으므로 유중이라 한다.

위　　치 앞가슴부위의 젖꼭지 중심으로, 앞정중선에서 가쪽으로 4치 되는 곳

취혈방법 넷째갈비사이공간을 따라 단중혈(CV 17) · 신봉혈(KI 23) · 천계혈(SP 18) · 천지혈(PC 1)과 나란한 곳(남성은 젖꼭지의 중심이 넷째갈비사이공간에 있다)

관련근육 큰가슴근(大胸筋, Pectoralis major m.), 작은가슴근(小胸筋, Pectoralis minor m.)

관련신경 넷째갈비사이신경(第4肋間神經, 4th intercostal n.)

관련혈관 갈비사이동 · 정맥(肋間動 · 靜脈, Intercostal a. & v.), 가슴봉우리동 · 정맥(胸肩峰動 · 靜脈, Thoracoacromial artery a. & v.)

임상적용 유방염, 유종 등

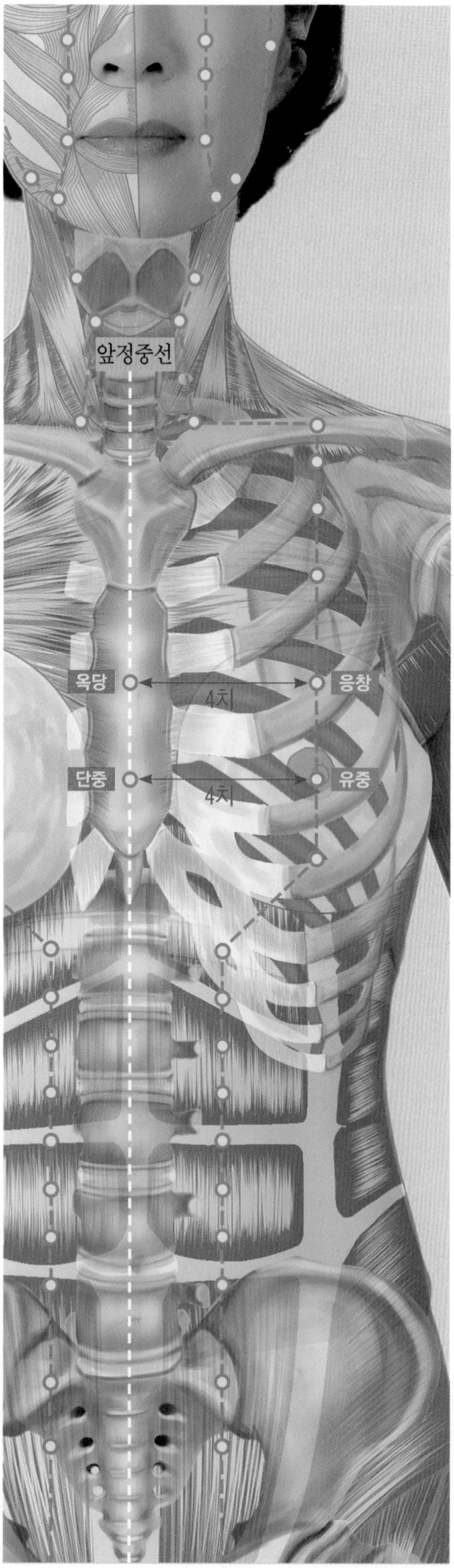

참 고

이 혈은 가슴부위에 있는 혈을 취하는 기준혈로 이용된다.

ST 18 유근(乳根, Yugeun)

혈이름 해설 '유(乳)'는 유방을, '근(根)'은 바닥부위(기저부)를 말한다. 유방의 근부(根部)에 있으므로 유근이라 한다.

위　치 앞가슴부위의 앞정중선에서 가쪽으로 4치 되는 다섯째갈비사이공간

취혈방법 다섯째갈비사이공간을 따라 중정혈(CV 16)·보랑혈(KI 22)·식두혈(SP 17)과 나란한 곳. 남성은 젖꼭지를 지나는 수직선과 다섯째갈비사이공간이 만나는 곳. 여성은 젖아래주름의 중점

관련근육 큰가슴근(大胸筋, Pectoralis major m.), 속갈비사이근(內肋間筋, Internal intercostal m.), 바깥갈비사이근(外肋間筋, External intercostal m.)

관련신경 다섯째갈비사이신경(第5肋間神經, 5th intercostal n.)

관련혈관 갈비사이동·정맥(肋間動·靜脈, Intercostal a. & v.), 가슴봉우리동·정맥(胸肩峰動·靜脈, Thoracoacromial artery a. & v.)

임상적용 유선염, 유즙분비장애, 유방통 등

ST 19 불용(不容, Buryong)

혈이름 해설 '용(容)'은 받아들인다는 뜻이다. 위(胃)의 수곡(水穀) 수납능력에는 한계가 있어서 보통 이 혈의 높이까지 음식물이 차면 그 이상은 수용이 불가능하기 때문에 불용(不容)이라 한다.

위　치 배꼽의 중심에서 위로 6치, 앞정중선에서 가쪽으로 2치 되는 곳

취혈방법 거궐혈(CV 14)에서 가쪽으로 2치 되는 갈비뼈각 아래쪽, 거궐혈(CV 14)·유문혈(KI 21)과 같은 높이의 곳

관련근육 배곧은근(腹直筋, Rectus abdominis m.), 배곧은근집(腹直筋鞘, Rectus sheath m.)

관련신경 여섯째갈비사이신경의 앞피부가지(第6肋間神經의 前皮枝, Anterior cutaneous br. of 6th intercostal n.), 엉덩아랫배신경(腸骨下腹神經, Iliohypogastric n.)

관련혈관 위배벽동·정맥(上腹壁動·靜脈, Superior epigastric a. & v.)
※ 깊은 부위는 위

임상적용 위통, 구토, 늑간신경통, 딸국질, 천식 등

※ 배곧은근은 두덩결합(치골결합) 및 두덩뼈결절(치골결절)에서 시작하여 다섯째~일곱째갈비연골과 칼돌기(검상돌기)에 부착되는 근육으로, 배곧은근집(근막)으로 감싸져 있다.

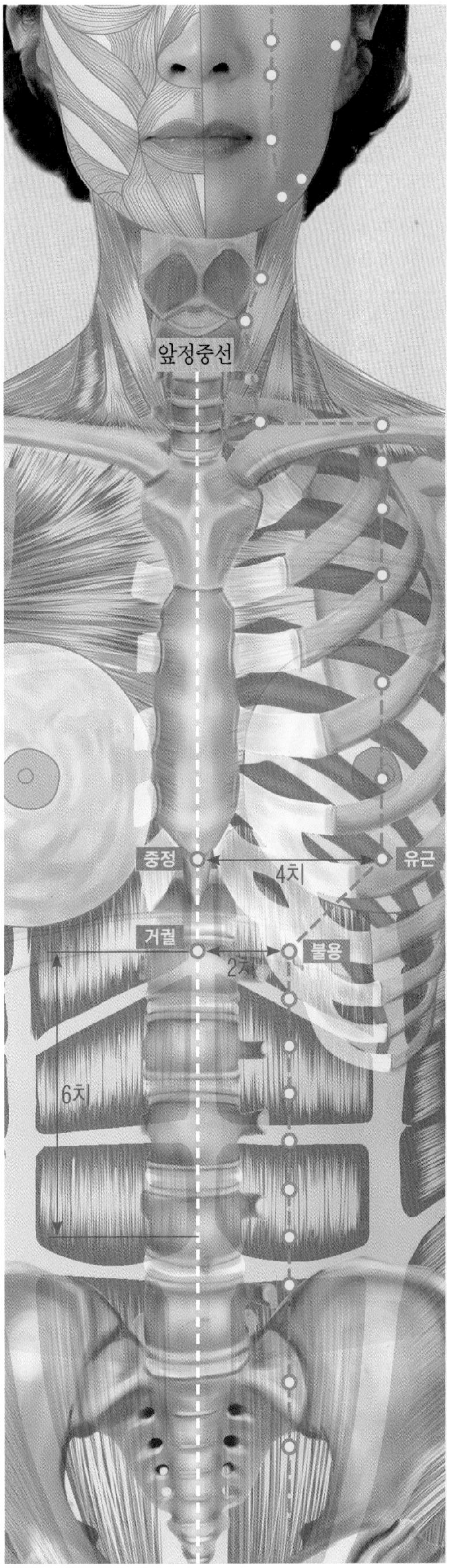

ST 20 승만(承滿, Seungman)

혈이름 해설 '승(承)'은 수납을 뜻하고, '만(滿)'은 가득찬다는 뜻이다. "위(胃)가 수곡(水穀)을 수납해 이 높이까지 오면 위(胃)가 받아들일 수 있는 양이 가득찬다."라는 뜻에서 승만이라 한다.

위　　치 배꼽의 중심에서 위로 5치이고, 앞정중선에서 가쪽으로 2치 되는 곳

취혈방법 상완혈(CV 13)에서 가쪽으로 2치, 천추혈(ST 25)에서 위쪽으로 5치, 불용혈(ST 19)에서 아래쪽으로 1치 되는 곳으로, 복통곡혈(KI 20)과 같은 높이의 곳

관련근육 배곧은근(腹直筋, Rectus abdominis m.), 배곧은근집(腹直筋鞘, Rectus sheath m.)

관련신경 일곱째갈비사이신경의 앞피부가지(第7肋間神經의 前皮枝, Anterior cutaneous br. of 7th intercostal n.)

관련혈관 위배벽동 · 정맥(上腹壁動 · 靜脈, Superior epigastric a. & v.)

※ 깊은 부위는 위

임상적용 위통, 구토, 식욕부진, 급 · 만성위염, 산통(疝痛) 등

ST 21 양문(梁門, Yangmun)

혈이름 해설 '량(梁)'은 복량(伏梁)을 가리킨다. 복량(伏梁 : 五積의 하나로, 心의 積에 속한다)의 증상은 배꼽 위부터 심장 아래쪽까지 포괴(泡塊 : 액체의 껍질로 둘러싸인 기체의 둥근덩어리)가 있고, 위통 · 복부팽만 · 구토 · 식욕부진 등이 나타난다. 복량은 거의가 기혈의 결체(結滯) 때문에 나타나는 증상이다. 이 혈은 주로 복량의 병증을 치료하고, 병증이 사라져가는 문호 같으므로 양문이라 한다.

위　　치 배꼽의 중심에서 위쪽으로 4치이고, 앞정중선에서 가쪽으로 2치 되는 곳

취혈방법 중완혈(CV 12)에서 가쪽으로 2치, 천추혈(ST 25)에서 위쪽으로 4치, 승만혈(ST 20)에서 아래쪽으로 1치 되는 곳으로, 음도혈(KI 19)과 같은 높이의 곳

관련근육 배곧은근(腹直筋, Rectus abdominis m.), 배곧은근집(腹直筋鞘, Rectus sheath m.)

관련신경 일곱째갈비사이신경의 앞피부가지(第7肋間神經의 前皮枝, Anterior cutaneous br. of 7th intercostal n.)

관련혈관 위배벽동 · 정맥(上腹壁動 · 靜脈, Superior epigastric a. & v.)

※ 깊은 부위는 작은창자(小腸)

임상적용 위통, 구토, 식욕부진, 급 · 만성위염 등

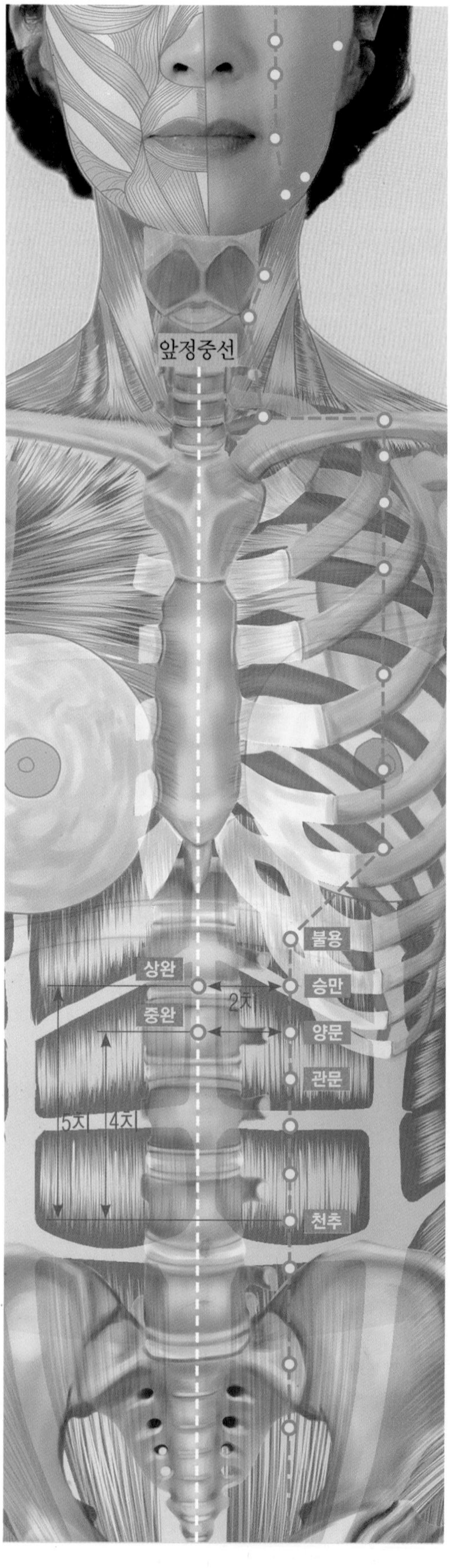

ST 22 관문(關門, Gwanmun)

혈이름 해설 '관(關)'은 불납(不納)을, '문(門)'은 문호를 뜻한다. 관문(關門)은 문(門)을 닫고 받아들이지 않는다는 뜻이다. 이 혈은 위와 장의 경계부위에 있다. 식욕부진과 같이 문이 닫혀 음식물을 받을 수 없게 된 질환을 주로 치료하므로 관문이라 한다. 관명(關明)이라고도 한다.

위 치 배꼽의 중심에서 위로 3치이고 앞정중선에서 가쪽으로 2치 되는 곳

취혈방법 건리혈(CV 11)에서 가쪽으로 2치, 양문혈(ST 21)에서 아래쪽으로 1치 되는 곳으로, 건리혈 · 석관혈(KI 18) · 복대혈(SP 16)과 같은 높이의 곳

관련근육 배곧은근(腹直筋, Rectus abdominis m.), 배곧은근집(腹直筋鞘, Rectus sheath m.)

관련신경 여덟째갈비사이신경의 앞피부가지(第8肋間神經의 前皮枝, Anterior cutaneous br. of 8th intercostal n.)

관련혈관 위배벽동 · 정맥(上腹壁動 · 靜脈, Superior epigastric a. & v.)
※ 깊은 부위는 작은창자(小腸)

임상적용 복통, 위염, 식욕부진, 소화불량, 변비 등

ST 23 태을(太乙, Taeeul)

혈이름 해설 '태(太)'는 중요하다, 통하다는 뜻이고, '을(乙)'은 소장이 굽어 있음을 나타낸다. 이 혈은 안으로 소장의 기능에 응하면서 장질환을 치료하므로 태을이라 한다.

위 치 배꼽의 중심에서 위쪽으로 2치이고 앞정중선에서 가쪽으로 2치 되는 곳

취혈방법 하완혈(CV 10)에서 가쪽으로 2치, 관문혈(ST 22)에서 아래쪽으로 1치 되는 곳으로, 하완혈 · 상곡혈(KI 17)과 같은 높이의 곳

관련근육 배곧은근(腹直筋, Rectus abdominis m.), 배곧은근집(腹直筋鞘, Rectus sheath m.)

관련신경 여덟째갈비사이신경의 앞피부가지(第8肋間神經의 前皮枝, Anterior cutaneous br. of 8th intercostal n.)

관련혈관 위배벽동 · 정맥(上腹壁動 · 靜脈, Superior epigastric a. & v.)
※ 깊은 부위는 작은창자(小腸)

임상적용 위통, 장산통(腸疝痛), 각기(脚氣), 급 · 만성위염 등

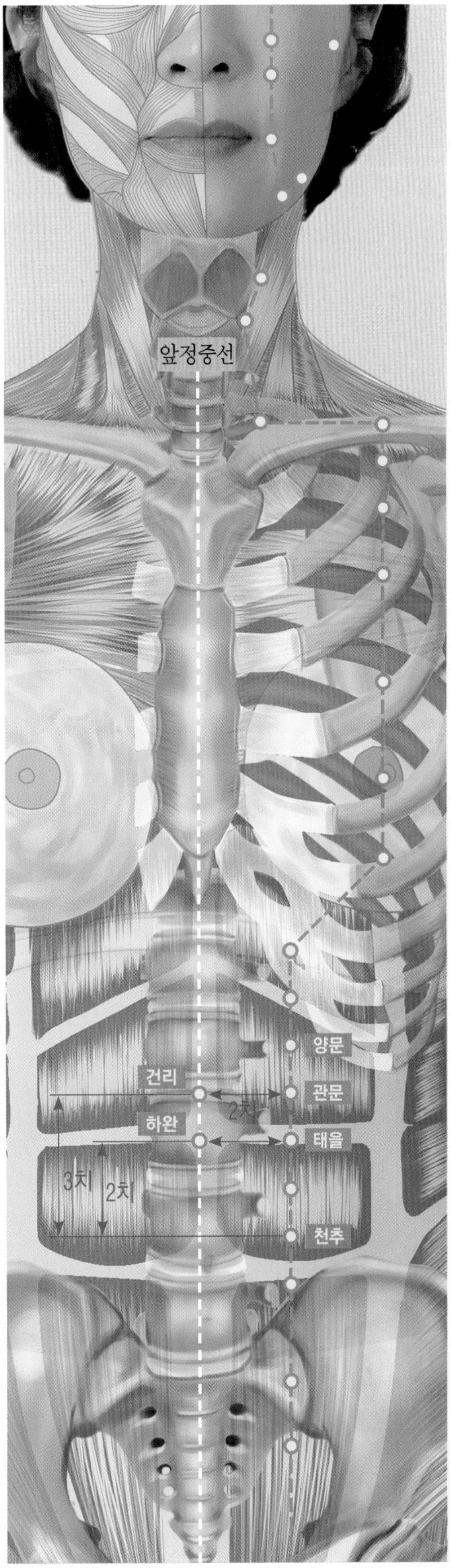

ST 24 활육문(滑肉門, Hwaryungmun)

혈이름 해설 '활(滑)'은 생기가 있다는 뜻이고, '육(肉)'은 근육을, '문(門)'은 문호를 뜻한다. 이 혈은 주로 토설(吐舌 : 혀가 입 밖으로 나와 잘 들어가지 않는 증상), 혀가 굳는 질병, 복부·비장질환 등을 치료하여 혀와 장의 움직임을 활발하게 하므로 활육문이라 한다.

위　　치 배꼽의 중심에서 위로 1치이고 앞정중선에서 가쪽으로 2치 되는 곳

취혈방법 수분혈(CV 9)에서 가쪽으로 2치이고 태을혈(ST 23)에서 아래로 1치 되는 곳

관련근육 배곧은근(腹直筋, Rectus abdominis m.), 배곧은근집(腹直筋鞘, Rectus sheath m.)

관련신경 아홉째갈비사이신경의 앞피부가지(第9肋間神經의 前皮枝, Anterior cutaneous br. of 9th intercostal n.)

관련혈관 위배벽동·정맥(上腹壁動·靜脈, Superior epigastric a. & v.)

※ 깊은 부위는 작은창자(小腸)

임상적용 위통, 구토, 위출혈, 정신병 등

ST 25 천추(天樞, Cheonchu) 대경의 모(募)혈

혈이름 해설 배꼽에서 위쪽을 '천(天)', 아래쪽 '지(地)'로 나누어 그 경계를 다스리는 '중요한 경혈'이라는 의미이다. 이 경혈의 등쪽에는 족태양방광경의 신수혈(BL 23), 안쪽 바로 옆에는 족소음신경의 황수혈(KI 16)이 있어 서로 상통하는 중요한 경혈이다. 수양명대장경의 모혈로서 대장경과 그 장기의 반응이 잘 나타나는 곳이다. 장계(長溪, 長谿), 곡문(谷門), 장곡(長谷) 등으로도 불린다.

위　　치 배꼽의 중심에서 가쪽으로 2치이고 앞정중선에서 가쪽으로 2치 되는 곳

취혈방법 신궐혈(CV 8)에서 가쪽으로 2치이고, 신궐혈·황수혈(KI 16)·대횡혈(SP 15)와 같은 높이의 곳

관련근육 배곧은근(腹直筋, Rectus abdominis m.), 배곧은근집(腹直筋鞘, Rectus sheath m.)

관련신경 열째갈비사이신경의 앞피부가지(第10肋間神經의 前皮枝, Anterior cutaneous br. of 10th intercostal n.)

관련혈관 얕은배벽동·정맥(淺腹壁動·靜脈, Superficial epigastric a. & v.), 아래배벽동·정맥(下腹壁動·靜脈, Inferior epigastric a. & v.), 위배벽동·정맥(上腹壁動·靜脈, Superior epigastric a. & v.)

※ 깊은 부위는 가로잘록창자(橫行結腸)

임상적용 급·만성위염, 급·만성장염, 산후복통, 월경불순, 신장염, 변비, 부종 등

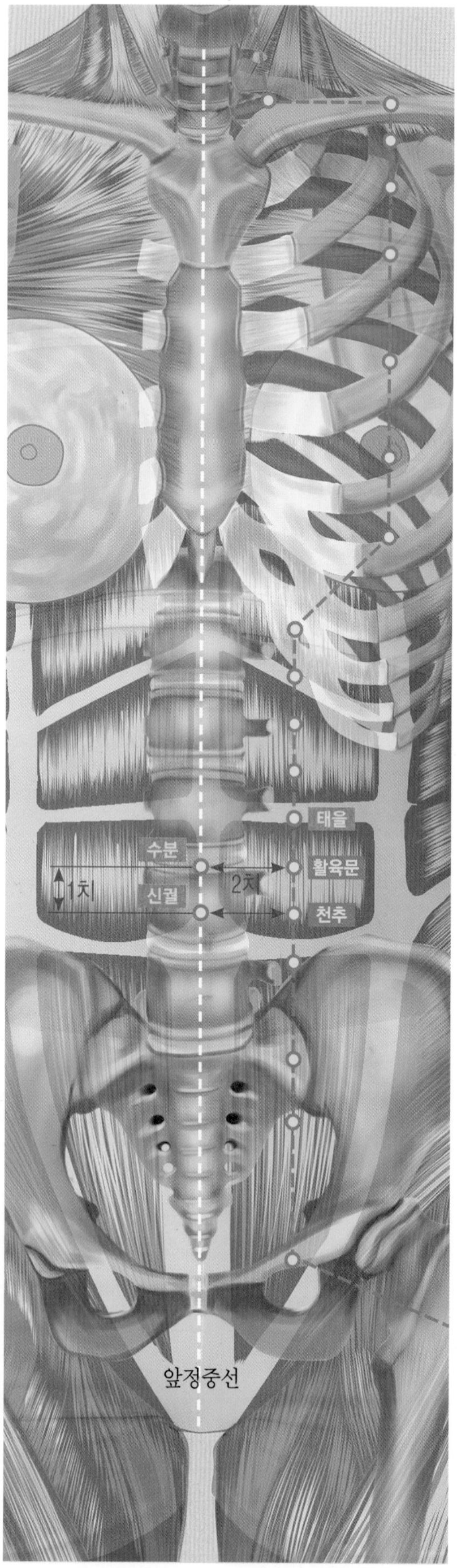

ST 26 외릉(外陵, Oereung)

혈이름 해설 '외(外)'는 옆이고, 돌기(突起)부위를 '릉(陵)'이라 한다. 배곧은근(腹直筋) 융기의 가쪽에 있어서 붙여진 이름이다.

위　　치 배꼽의 중심에서 아래로 1치이고 앞정중선에서 가쪽으로 2치 되는 곳

취혈방법 음교혈(CV 7)에서 양가쪽으로 2치이고 중주혈(KI 15) · 음교혈과 같은 높이의 곳

관련근육 배곧은근(腹直筋, Rectus abdominis m.), 배곧은근집(腹直筋鞘, Rectus sheath m.)

관련신경 열한째갈비사이신경의 앞피부가지(第11肋間神經의 前皮枝, Anterior cutaneous br. of 11th intercostal n.)

관련혈관 아래배벽동 · 정맥(下腹壁動 · 靜脈, Inferior epigastric a. & v.), 얕은배벽동 · 정맥(淺腹壁動 · 靜脈, Superficial epigastric a. & v.)

※ 깊은 부위는 작은창자(小腸) 또는 가로잘록창자(橫行結腸)

임상적용 위하수증, 복통, 산통, 장경련, 월경불순 등

ST 27 대거(大巨, Daegeo)

혈이름 해설 '대(大)'와 '거(巨)'는 모두 크다는 뜻으로, 융기된 곳을 가리킨다. 복부의 큰부분이라는 의미로, 대장질환 · 변비 · 어혈 등의 증상이 있을 때 누르면 통증을 느끼거나 딱딱함을 느낄 수 있다.

위　　치 배꼽의 중심에서 아래쪽으로 2치이고 앞정중선에서 가쪽으로 2치 되는 곳

취혈방법 석문혈(CV 5)에서 가쪽으로 2치이고 사만혈(KI 14)과 석문혈과 같은 높이의 곳

관련근육 배곧은근(腹直筋, Rectus abdominis m.), 배곧은근집(腹直筋鞘, Rectus sheath m.)

관련신경 갈비밑신경의 앞피부가지(肋下神經의 前皮枝, Anterior cutaneous br. of subcostal n.)

관련혈관 아래배벽동 · 정맥(下腹壁動 · 靜脈, Inferior epigastric a. & v.), 얕은배벽동 · 정맥(淺腹壁動 · 靜脈, Superficial epigastric a. & v.)

※ 깊은 부위는 작은창자(小腸)

임상적용 복통, 장협착(腸狹窄), 장폐색(腸閉塞), 방광염, 유정(遺精) 등

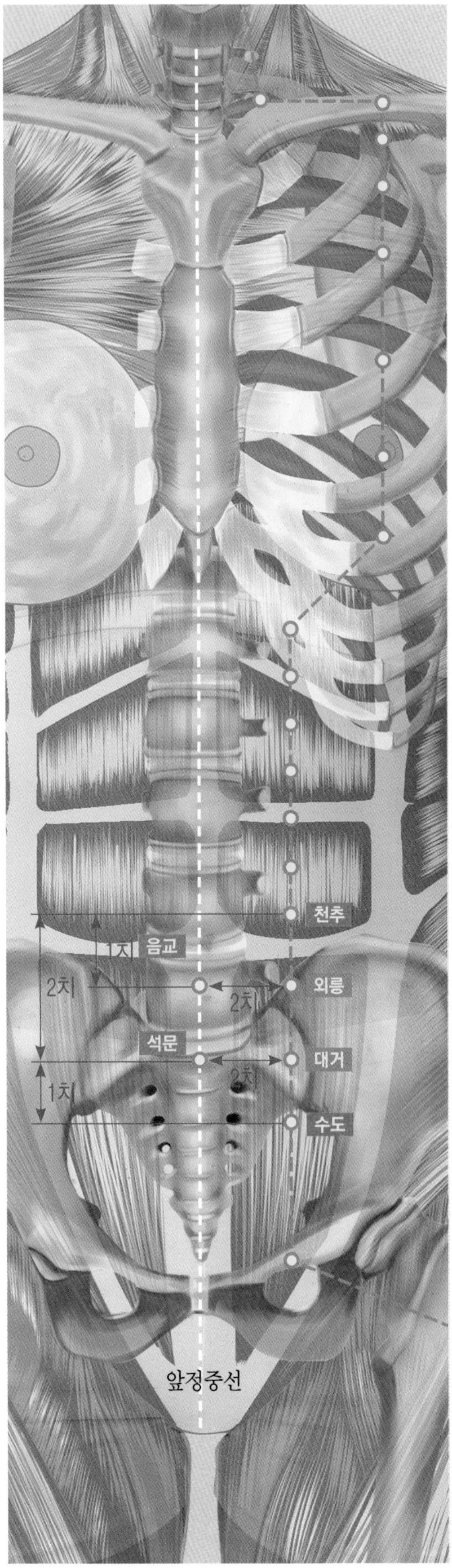

ST 28 수도(水道, Sudo)

혈이름 해설 '수(水)'는 수액을, '도(道)'는 통로를 가리키는데, 이 혈의 깊은부위에 있는 방광과 소장을 수(水)의 통로로 보고 붙인 명칭이다. 주로 배뇨곤란, 각종 부종을 치료하기 때문에 수도라 한다.

위　　치 배꼽의 중심에서 아래로 3치이고 앞정중선에서 가쪽으로 2치 되는 곳

취혈방법 관원혈(CV 4)에서 가쪽으로 2치이고 천추혈(ST 25)에서 아래로 3치, 대거혈(ST 27)에서 아래로 1치 되는 곳

관련근육 배곧은근(腹直筋, Rectus abdominis m.), 배곧은근집(腹直筋鞘, Rectus sheath m.)

관련신경 엉덩아랫배신경(腸骨下腹神經, Iliohypogastric n.)

관련혈관 아래배벽동 · 정맥(下腹壁動 · 靜脈, Inferior epigastric a. & v.), 얕은배벽동 · 정맥(淺腹壁動 · 靜脈, Superficial epigastric a. & v.)

※ 깊은 부위는 작은창자(小腸)

임상적용 신장염, 방광염, 고환염, 배뇨곤란, 복수(腹水), 부종(浮腫) 등

ST 29 귀래(歸來, Gwirae)

혈이름 해설 '귀(歸)'와 '래(來)'는 모두 돌아온다는 뜻이다. 주로 자궁하수(子宮下垂) 등의 병증을 치료하는 혈이다. 옛 사람은 부인이 월경을 조절하여 부군이 '귀래'하기를 기다려 아이를 가질 수 있다고 하여 붙인 이름이다.

위　　치 배꼽의 중심에서 아래로 4치이고 앞정중선에서 가쪽으로 2치 되는 곳

취혈방법 중극혈(CV 3)에서 가쪽으로 2치이고, 천추혈(ST 25)에서 아래로 4치, 수도혈(ST 28)에서 아래로 1치 되는 곳

관련근육 배곧은근(腹直筋, Rectus abdominis m.), 배곧은근집(腹直筋鞘, Rectus sheath m.)

관련신경 엉덩샅굴신경(腸骨鼠蹊神經, Ilioinguinal n.)

관련혈관 아래배벽동 · 정맥(下腹壁動 · 靜脈, Inferior epigastric a. & v.), 얕은배벽동 · 정맥(淺腹壁動 · 靜脈, Superficial epigastric a. & v.)

※ 깊은 부위는 작은창자(小腸)

임상적용 월경불순, 자궁내막염, 남녀생식기질환, 전립선비대 등

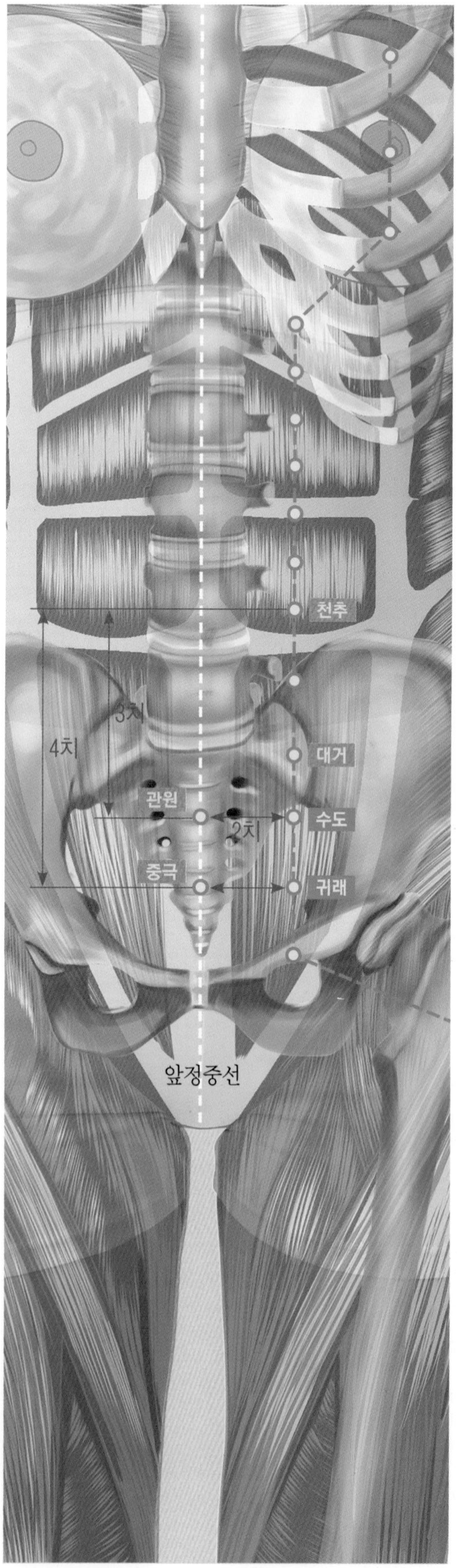

ST 30 기충(氣衝, Gichung) 충맥의 시작혈

혈이름 해설 '기(氣)'는 경맥의 기(氣)를 가리키고, '충(衝)'은 충격 · 상충을 뜻한다. 배 속의 역기(逆氣) 상충(上衝) 및 임신 중 자기(子氣)의 상공(上功)을 치료하는 주치혈이므로 이 이름을 붙였다. 기가(氣街)라고도 한다.

위 치 샅굴부위의 두덩결합(恥骨結合) 위모서리와 같은 높이의 곳으로 앞정중선에서 가쪽으로 2치 되는 넙다리동맥(大腿動脈)이 뛰는 곳

취혈방법 두덩결합 윗면중간의 곡골혈(CV 2)에서 가쪽으로 2치이고 천추혈(ST 25)에서 아래로 5치 되는 곳으로, 곡골혈 · 횡골혈(KI 11) · 급맥혈(LV 12)과 같은 높이의 곳

관련근육 배속빗근(內腹斜筋, Internal oblique abdominal m.), 배가로근(腹橫筋, Transversus abdominis m.)

관련신경 엉덩샅굴신경(腸骨鼠蹊神經, Ilioinguinal n.)

관련혈관 넙다리동 · 정맥(大腿動 · 靜脈, Femoral a. & v.), 얕은배벽동 · 정맥(淺腹壁動 · 靜脈, Superficial epigastric a. & v.), 아래배벽동 · 정맥(下腹壁動 · 靜脈, Inferior epigastric a. & v.)

임상적용 남녀생식기질환, 복통, 음경위축, 산통, 월경불순 등

ST 31 비관(髀關, Bigwan)

혈이름 해설 '비(髀)'는 넙다리부위를 가리키고, '관(關)'은 관절이나 포인트를 뜻한다. 엉덩관절(股關節)부위에서 넙다리를 운동시키는 포인트이므로 비관이라 한다.

위 치 넙다리 앞면의 넙다리곧은근 몸쪽끝, 넙다리빗근 및 넙다리근막긴장근 사이의 오목부위

취혈방법 엉덩관절을 약간 굽힌 상태에서 위앞엉덩뼈가시(上前腸骨棘)와 무릎뼈바닥(膝蓋骨底) 가쪽끝을 잇는 선과, 두덩결합 아래모서리(恥骨結合下緣)를 지나는 수평선이 만나는 곳

관련근육 넙다리빗근(縫工筋, Sartorius m.), 넙다리곧은근(大腿直筋, Rectus femoris m.), 넙다리근막긴장근(大腿筋膜張筋, Tensor fasciae latae m.)

관련신경 가쪽넙다리피부신경(外側大腿皮神經, Lateral femoral cutaneous n.)

관련혈관 가쪽넙다리휘돌이동 · 정맥(外側大腿回旋動 · 靜脈, Lateral circumflex femoral a. & v.)

임상적용 고관절염, 서혜임파선염, 요통, 슬관절염 등

※ 위앞엉덩뼈가시(상전장골극)는 엉덩뼈능선의 앞쪽끝으로, 넙다리빗근(봉공근)과 넙다리근막긴장근(대퇴근막장근)의 시작점이다.

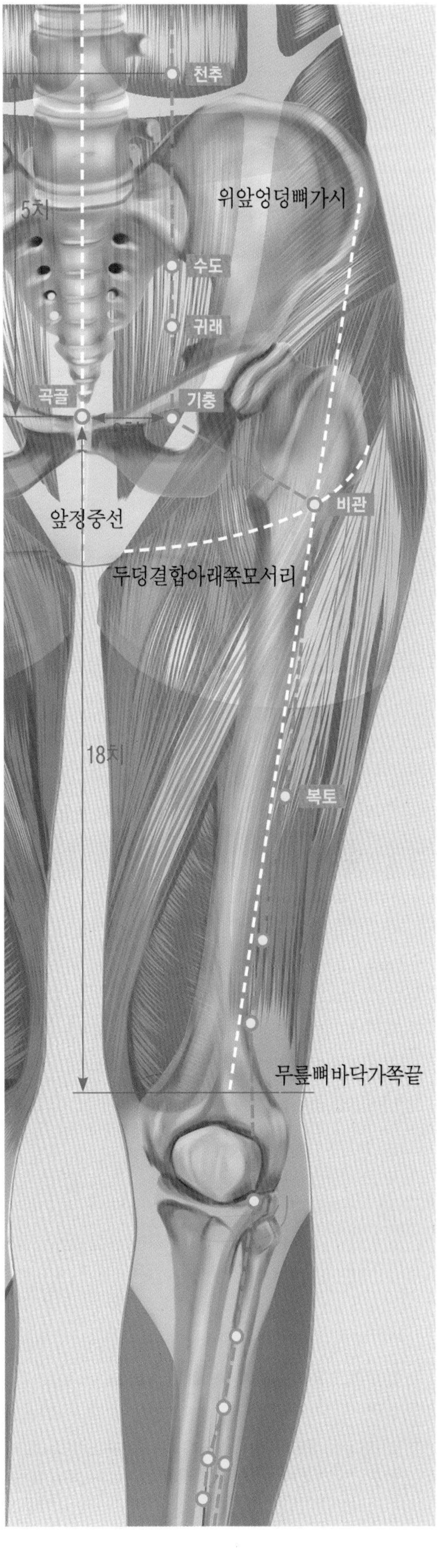

ST 32 복토(伏兎, Bokto)

혈이름 해설 '복(伏)'은 엎드려 있는 모양을, '토(兎)'는 토끼를 뜻한다. 넙다리네갈래근(大腿四頭筋)의 융기부는 토끼가 엎드린 것과 같은 모양을 하는데, 경혈이 그 가운데 있기 때문에 복토라 한다. 외구(外口)라고도 한다.

위 치 넙다리 앞가쪽면의 위앞엉덩뼈가시와 무릎뼈바닥 가쪽끝을 잇는 가상의 선에서 무릎뼈바닥에서 위쪽으로 6치 되는 곳

취혈방법 무릎뼈바닥 가쪽끝과 비관혈(ST 31)을 잇는 선을 3등분하여 무릎뼈바닥 가쪽끝에서부터 1/3 되는 곳

관련근육 넙다리곧은근(大腿直筋, Rectus femoris m.), 중간넓은근(中間廣筋, Vastus intermedius m.), 가쪽넓은근(外側廣筋, Vastus lateralis)

관련신경 넙다리신경의 앞피부가지(大腿神經의 前皮枝, Anterior cutaneous br. of femoral n.), 가쪽넙다리피부신경(外側大腿皮神經, Lateral femoral cutaneous n.)

관련혈관 가쪽넙다리휘돌이동 · 정맥(外側大腿回旋動 · 靜脈, Lateral circumflex femoral a. & v.)

임상적용 하지마비, 반신불수, 슬관절통, 종아리통증, 근육통 등

※ 넙다리네갈래근은 넙다리곧은근, 중간넓은근, 가쪽넓은근, 안쪽넓은근의 4 근육을 지칭하는 말이다.

ST 33 음시(陰市, Eumsi)

혈이름 해설 '음(陰)'은 양한(凉寒)을 뜻하고, '시(市)'는 모여 있는 것을 뜻한다. 이 혈은 온경(溫經) 산한(散寒)의 효능이 있어 무릎의 냉증을 치료하므로 음시라 한다.

위 치 넙다리 앞가쪽면의 넙다리곧은근힘줄(大腿直筋腱) 가쪽모서리로, 위앞엉덩뼈가시와 무릎뼈바닥 가쪽끝을 잇는 선에서 무릎뼈 위로 3치 되는 곳

취혈방법 복토혈(ST 32)과 무릎뼈바닥 가쪽끝을 연결하는 선의 중점

관련근육 넙다리곧은근(大腿直筋, Rectus femoris m.), 가쪽넓은근(外側廣筋, Vastus lateralis), 중간넓은근(中間廣筋, Vastus intermedius m.)

관련신경 넙다리신경의 앞피부가지(大腿神經의 前皮枝, Anterior cutaneous br. of femoral n.), 가쪽넙다리피부신경(外側大腿皮神經, Lateral femoral cutaneous n.)

관련혈관 가쪽넙다리휘돌이동 · 정맥(外側大腿回旋動 · 靜脈, Lateral circumflex femoral a. & v.)

임상적용 허리 · 다리 · 무릎의 냉증, 하지신경통, 슬관절통 등

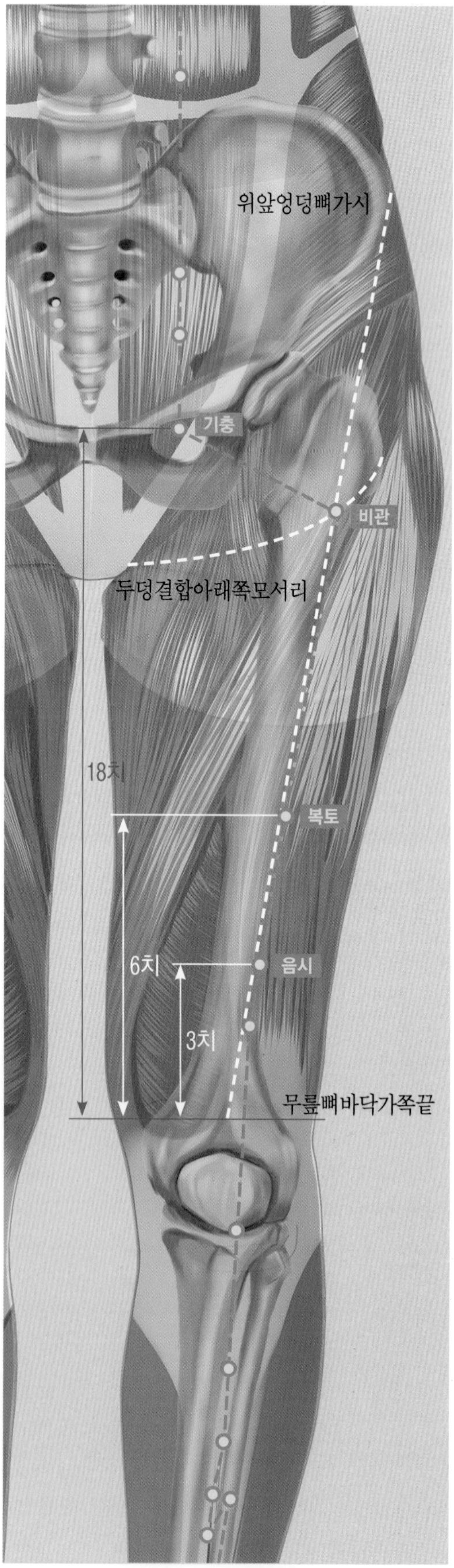

ST 34 양구(梁丘, Yanggu) 극(郄)혈

혈이름 해설 '양(梁)'은 높은 곳을, '구(丘)'는 융기된 곳을 가리킨다. 이 혈은 무릎뼈 가쪽위모서리에서 2치 되는 오목부위에 있는데, 그 부위가 높이 융기되어 있어서 양구라 한다. 학정(鶴頂)이라고도 한다.

위 치 넙다리 앞가쪽면의 가쪽넓은근과 넙다리곧은근 가쪽모서리 사이로 무릎뼈바닥에서 위로 2치 되는 곳

취혈방법 넙다리에 힘을 주면 드러나는 넙다리곧은근과 가쪽넓은근 사이로, 음시혈(ST 33)에서 수직 아래로 1치 되는 곳

관련근육 넙다리곧은근(大腿直筋, Rectus femoris m.), 가쪽넓은근(外側廣筋, Vastus lateralis), 중간넓은근(中間廣筋, Vastus intermedius m.)

관련신경 넙다리신경의 앞피부가지(大腿神經의 前皮枝, Anterior cutaneous br. of femoral n.), 가쪽넙다리피부신경(外側大腿皮神經, Lateral femoral cutaneous n.)

관련혈관 가쪽넙다리휘돌이동 · 정맥(外側大腿回旋動 · 靜脈, Lateral circumflex femoral a. & v.)

임상적용 위경련, 위산과다, 설사, 슬관절염 등

ST 35 독비(犢鼻, Dokbi)

혈이름 해설 '독(犢)'은 송아지를, '비(鼻)'는 콧구멍을 가리킨다. 이 혈은 무릎뼈 아래모서리의 슬안혈(Ex-LE 5) 오목부위에 있으며, 그 형태가 송아지의 코(鼻)와 비슷하기 때문에 독비라 한다.

위 치 무릎 앞쪽면의 무릎인대가쪽 오목부위

취혈방법 무릎을 굽힐 때 무릎뼈 가쪽아래의 오목한 곳으로, 무릎뼈 아래모서리와 정강뼈가쪽관절융기 윗부분에 생기는 오목부위

관련근육 무릎인대(膝蓋靭帶, Patellar lig.)

관련신경 가쪽장딴지피부신경(外側腓腹皮神經, Lateral sural cutaneous n.), 넙다리신경의 앞피부가지(大腿神經의 前皮枝, Anterior cutaneous br. of femoral n.)

관련혈관 가쪽위무릎동 · 정맥(外側上膝動 · 靜脈, Lateral Superior genicular a. & v.), 무릎정맥(膝靜脈, Genicular v.)

임상적용 슬관절통, 슬관절류마티즘, 통풍 등

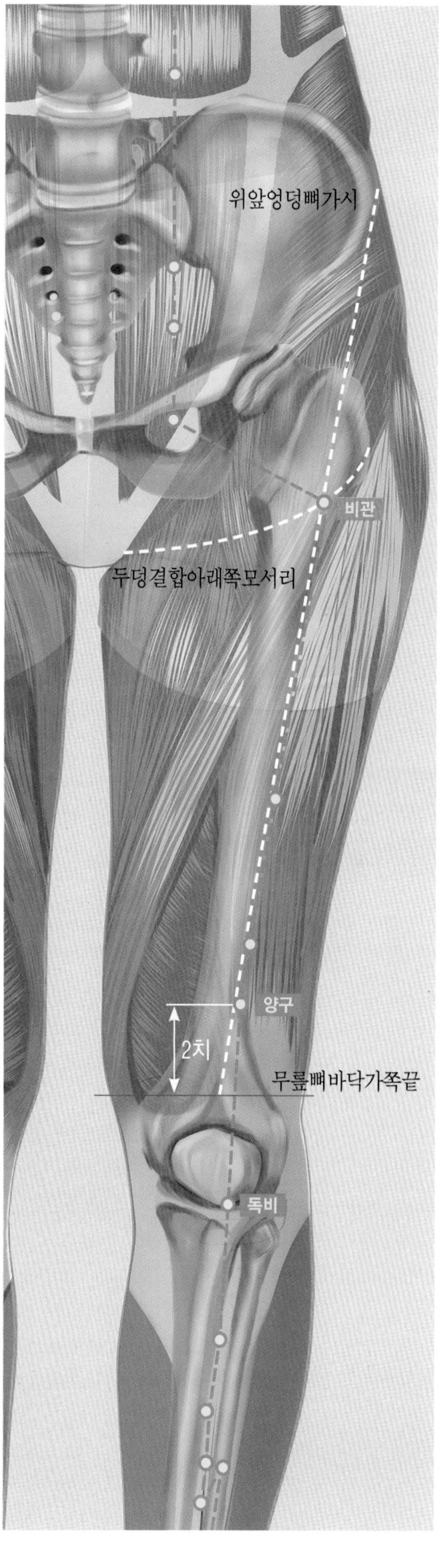

ST 36 족삼리(足三里, Joksamni)

위경의 합(合)혈, 4총혈, 위의 하합(下合)혈

혈이름 해설 정강뼈(脛骨) 앞쪽을 아래에서 무릎뼈(膝蓋骨)를 따라 올라가면 무릎뼈 앞에서 2치 되는 정강뼈가 높아진 곳인 정강뼈거친면(脛骨粗面)과 아래에서 2치 정도 가쪽의 뼈가 둥글게 튀어나온 종아리뼈머리(腓骨頭) 아래쪽을 연결하면 그 중간 또는 조금 앞쪽에 둥근근육이 있는데, 이곳을 누르면 둘째발가락이 울린다. 여기가 삼리혈로서, '무릎아래쪽 3리'라는 뜻에서 '족삼리'라고 한다. 하릉(下陵), 삼리(三里), 귀사(鬼邪)라고도 한다.

위　　치 종아리 앞쪽에서 독비혈(ST 35)과 해계혈(ST 41)을 잇는 가상의 선 위로, 독비혈에서 아래로 3치 되는 곳

취혈방법 무릎을 굽힌 상태에서 정강뼈거친면과 종아리뼈머리 사이로, 정강뼈거친면쪽의 앞정강근 안쪽으로 독비혈에서 아래로 3치 되는 곳

관련근육 앞정강근(前脛骨筋, Tibialis anterior m.), 긴발가락폄근(長趾伸筋, Extensor digitorum longus m.)

관련신경 가쪽장딴지피부신경(外側腓腹皮神經, Lateral sural cutaneous n.), 깊은종아리신경(深腓骨神經, Deep peroneal n.)

관련혈관 앞정강동 · 정맥(前脛骨動 · 靜脈, Anterior tibial a. & v.)

임상적용 위장질환, 각기(脚氣), 하지마비, 코질환, 중풍, 소아의 마비증상 등

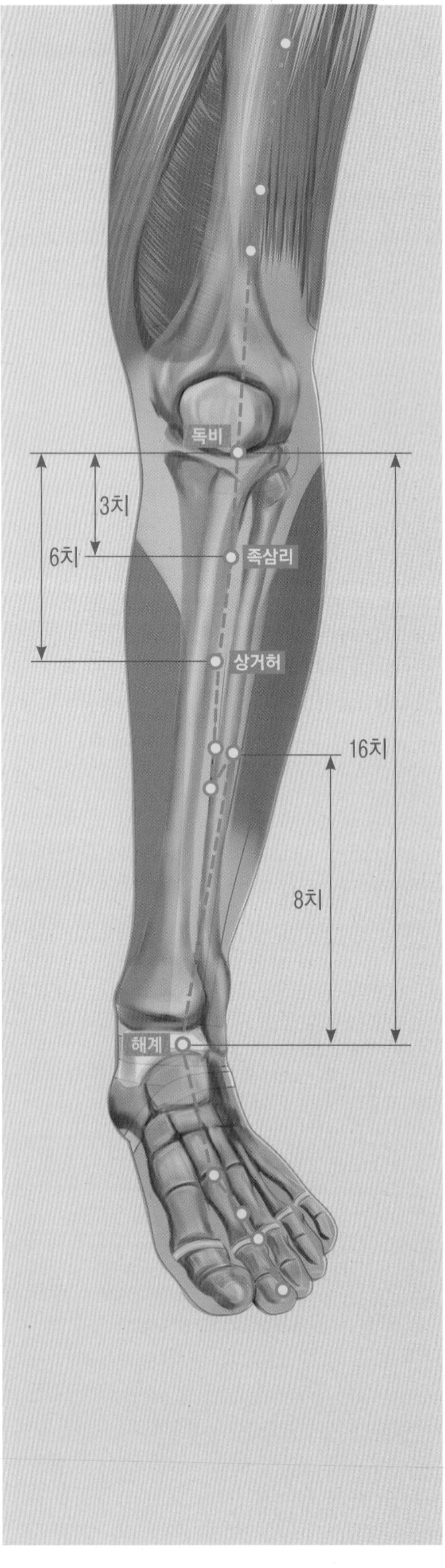

ST 37 상거허(上巨虛, Sanggeoheo) 대장의 하합(下合)혈

혈이름 해설 '거(巨)'는 크다는 뜻이고, '허(虛)'는 오목부위를 뜻한다. 이 혈은 정강뼈와 종아리뼈 사이의 오목부위에 있고, 하거허혈(ST 39)의 위쪽에 있으므로 상거허라고 한다.

위　　치 종아리 앞쪽면의 독비혈(ST 35)과 해계혈(ST 41)을 있는 선 위로, 독비혈에서 아래로 6치 되는 곳

취혈방법 무릎을 굽힌 상태에서 앞정강근 위쪽의 독비혈에서 아래로 6치 되는 곳

관련근육 앞정강근(前脛骨筋, Tibialis anterior m.), 긴발가락폄근(長趾伸筋, Extensor digitorum longus m.), 뒤정강근(後脛骨筋, Tibialis posterior m.)

관련신경 가쪽장딴지피부신경(外側腓腹皮神經, Lateral sural cutaneous n.), 깊은종아리신경(深腓骨神經, Deep peroneal n.)

관련혈관 앞정강동 · 정맥(前脛骨動 · 靜脈, Anterior tibial a. & v.)

임상적용 위염, 장염, 슬관절염, 변비(便祕), 복통 등

ST 38 조구(條口, Jogu)

혈이름 해설 좁고 긴 것을 '조(條)'라 하고, 출입하는 장소를 '구(口)'라 한다. 이 혈을 취혈할 때는 환자를 의자에 앉히고 발꿈치를 지면에 붙이고 발목을 발등쪽으로 굽히게 해야 한다. 이 혈은 근육이 함몰되어 입(口)모양을 나타나므로 조구라 한다.

위　치 종아리 앞쪽면의 독비혈(ST 35)과 해계혈(ST 41)을 연결하는 가상의 선 위로, 독비혈에서 아래로 8치 되는 곳

취혈방법 앞정강근 위의 풍륭혈(ST 40)과 같은 높이의 곳

관련근육 앞정강근(前脛骨筋, Tibialis anterior m.), 긴발가락폄근(長趾伸筋, Extensor digitorum longus m.), 긴엄지발가락폄근(長拇趾伸筋, Extensor hallucis longus m.)

관련신경 깊은종아리신경(深腓骨神經, Deep peroneal n.)

관련혈관 앞정강동 · 정맥(前脛骨動 · 靜脈, Anterior tibial a. & v.)

임상적용 고혈압, 위통, 하지신경마비, 슬관절통, 장염 등

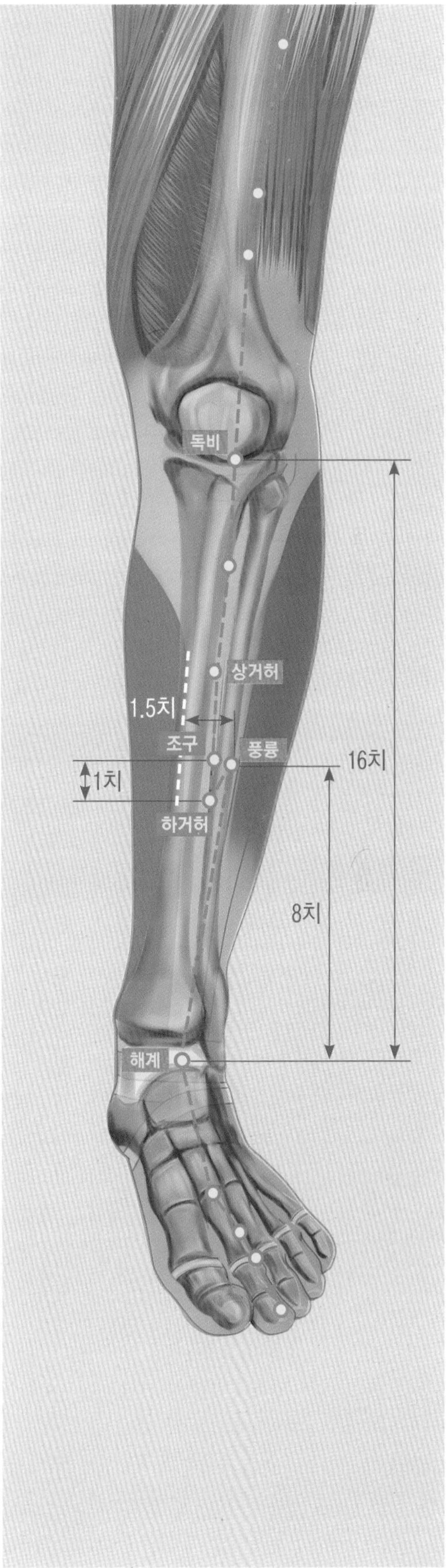

ST 39 하거허(下巨虛, Hageoheo)

혈이름 해설 '거(巨)'는 크다는 뜻이고, '허(虛)'는 오목부위를 뜻한다. 이 혈은 정강뼈와 종아리뼈 사이의 오목부위에 있고, 상거허혈(ST 37) 아래쪽에 있으므로 하거허라고 한다. 하렴(下廉), 거허하렴(巨虛下廉)으로도 불린다.

위　치 종아리 앞쪽면의 독비혈(ST 35)과 해계혈(ST 41)을 잇는 가상의 선 위로, 독비혈에서 아래로 9치 되는 곳

취혈방법 앞정강근 위의 양교혈(GB 35) · 외구혈(GB 36)과 같은 높이의 곳

관련근육 앞정강근(前脛骨筋, Tibialis anterior m.), 긴발가락폄근(長趾伸筋, Extensor digitorum longus m.), 긴엄지발가락폄근(長拇趾伸筋, Extensor hallucis longus m.)

관련신경 깊은종아리신경(深腓骨神經, Deep peroneal n.)

관련혈관 앞정강동 · 정맥(前脛骨動 · 靜脈, Anterior tibial a. & v.)

임상적용 급 · 만성장염, 하지마비, 각기, 관절염, 설사, 늑간신경통 등

ST 40 풍륭(豊隆, Pungnyung) 위경의 낙(絡)혈

혈이름 해설 '풍(豊)'은 풍부 · 양이 많다는 뜻이고, '륭(隆)'은 왕성하다는 뜻이다. 이 혈은 족양명위경의 낙(絡)혈이어서 위경이 여기에서 갈라져 족태음비경으로 이어진다. 풍륭은 정강이 가쪽위로 '많이 올라간 부분'이라고 하는 의미이며, 림프액의 정체와 혈액의 산화를 방지한다.

위 치 가쪽복사에서 종아리 앞가쪽의 앞정강근 가쪽모서리쪽 위로 8치 되는 곳

취혈방법 독비혈(ST 35)과 가쪽복사융기를 잇는 선의 중점(조구혈에서 가쪽으로 1指寸 되는 곳)

관련근육 앞정강근(前脛骨筋, Tibialis anterior m.), 긴발가락폄근(長趾伸筋, Extensor digitorum longus m.), 긴엄지발가락폄근(長拇趾伸筋, Extensor hallucis longus m.)

관련신경 얕은종아리신경(淺腓骨神經, Superficial peroneal n.)

관련혈관 앞정강동 · 정맥(前脛骨動 · 靜脈, Anterior tibial a. & v.)

임상적용 다리의 통증, 두통, 불안, 뇌졸증, 정신병, 고혈압, 변비, 인후종통(咽喉腫痛) 등

ST 41 해계(解谿, Haegye) 위경의 경(經)혈

혈이름 해설 와(窪), 즉 웅덩이같이 깊은 곳을 '계(谿)'라 한다. '해(解)'는 개방한다는 뜻이다. 이 혈은 발등뼈에 있는 2개 근육 사이의 오목부위에 있다. 대개 이 곳에서 신발끈을 풀므로 해계라 한다. 혜대(鞋帶, 신발끈)라고도 한다.

위 치 발목앞쪽의 발목관절 중앙에서 긴엄지발가락폄근힘줄과 긴발가락폄근힘줄 사이의 오목부위

취혈방법 발목을 힘껏 가쪽으로 젖혀 발등을 들어올리면 발목 앞면에 2가닥의 힘줄이 튀어나온 부위의 중앙. 가쪽복사융기와 안쪽복사융기를 연결하는 선의 중점

관련근육 긴엄지발가락폄근(長拇趾伸筋, Extensor hallucis longus m.), 긴발가락폄근(長趾伸筋, Extensor digitorum longus m.)

관련신경 안쪽발등피부신경(內側足背皮神經, Medial dorsal cutaneous n.), 깊은종아리신경(深腓骨神經, Deep peroneal n.)

관련혈관 발등동맥(足背動脈, Dorsalis pedis a.), 앞정강동 · 정맥(前脛骨動 · 靜脈, Anterior tibial a. & v.)

임상적용 발목염좌, 족관절의 부기와 통증, 눈의 충혈, 히스테리, 치통, 현훈(어지럼증) 등

※ 발목관절을 등쪽으로 굽히면 안쪽에서부터 앞엉덩근힘줄, 긴엄지발가락폄근힘줄, 긴발가락폄근힘줄의 3개 힘줄이 나타난다.

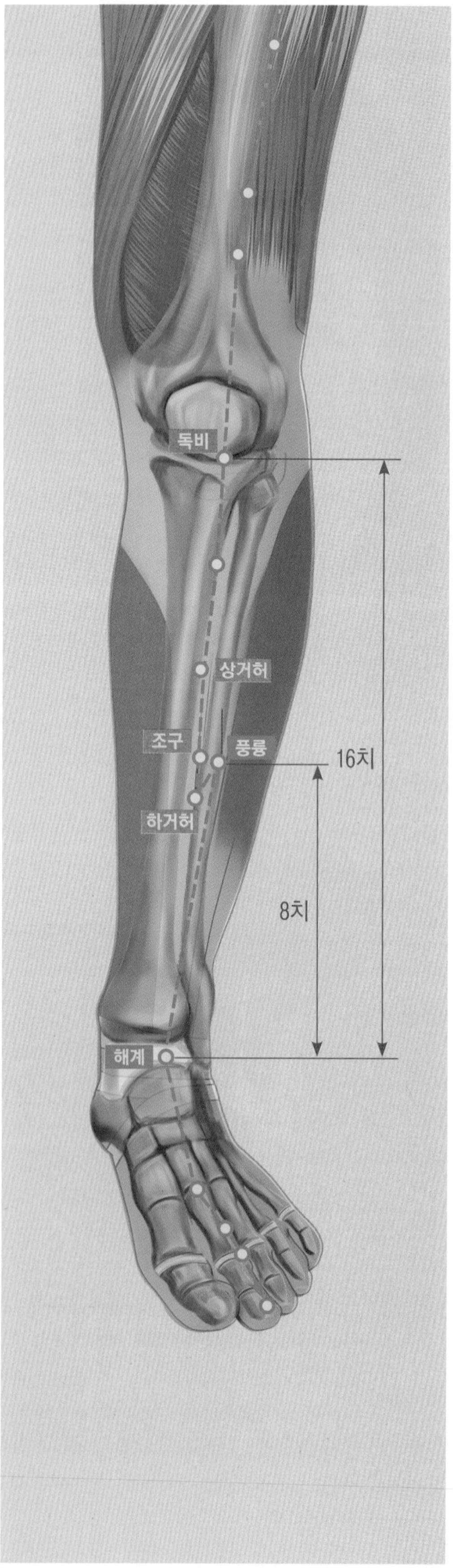

ST 42 충양(衝陽, Chungyang) 위의 원(原)혈

혈이름 해설 '충(衝)'은 움직이는 것이고, '양(陽)'은 음양(陰陽)의 양(陽)을 뜻한다. 이 혈은 발등에 있는데, 발바닥에 대해 발등은 양(陽)이다. '위경의 박동부'라는 뜻이다.

위 치 발등쪽의 둘째발허리뼈밑동과 중간쐐기뼈(中間楔狀骨) 관절부위에서 발등동맥이 뛰는 곳(발등에서 가장 높은 곳)

취혈방법 해계혈(ST 41)에서 아래로 5치이고 함곡혈에서 위로 3치 되는 곳

관련근육 긴엄지발가락폄근(長拇趾伸筋, Extensor hallucis longus m.), 긴발가락폄근(長趾伸筋, Extensor digitorum longus m.)

관련신경 안쪽발등피부신경(內側足背皮神經, Medial dorsal cutaneous n.), 깊은종아리신경(深腓骨神經, Deep peroneal n.)

관련혈관 발등동맥(足背動脈, Dorsalis pedis a.), 발등정맥그물(足背靜脈網, Dorsal venous network of foot)

임상적용 하지신경통, 족관절염, 치통, 구안와사 등

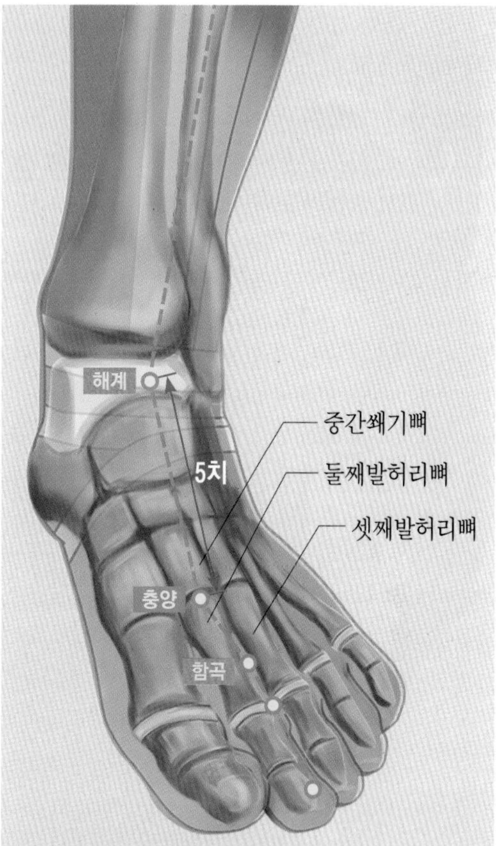

ST 43 함곡(陷谷, Hamgok) 위경의 수(腧)혈

혈이름 해설 '함(陷)'은 오목을 뜻하고, '곡(谷)'은 산의 골짜기를 가리킨다. 이 혈은 거골의 틈새에 있고, 표면은 산의 골짜기를 닮은 오목을 나타내고 있다. '계곡과 같이 파인 곳'이라는 뜻이다.

위 치 발등의 둘째와 셋째발허리뼈 사이에서 둘째발허리 발가락관절의 몸쪽 오목부위

취혈방법 둘째와 셋째발허리뼈의 발등쪽 사이에서 둘째발허리 발가락관절 몸쪽끝의 오목한 곳

관련근육 짧은발가락폄근(短趾伸筋, Extensor digitorum brevis m.), 등쪽뼈사이근(背側骨間筋, Dorsal interosseous m.), 긴발가락폄근(長趾伸筋, Extensor digitorum longus m.)

관련신경 안쪽발등피부신경(內側足背皮神經, Medial dorsal cutaneous n.)

관련혈관 등쪽발허리동 · 정맥(背側中足動 · 靜脈, Dorsal metatarsal a. & v.), 발등정맥(足背靜脈, Dorsalis pedis v.)

임상적용 복통, 안면부기, 구강염, 중이염, 고열로 땀이 나지 않아 고통스러울 때의 해열 등

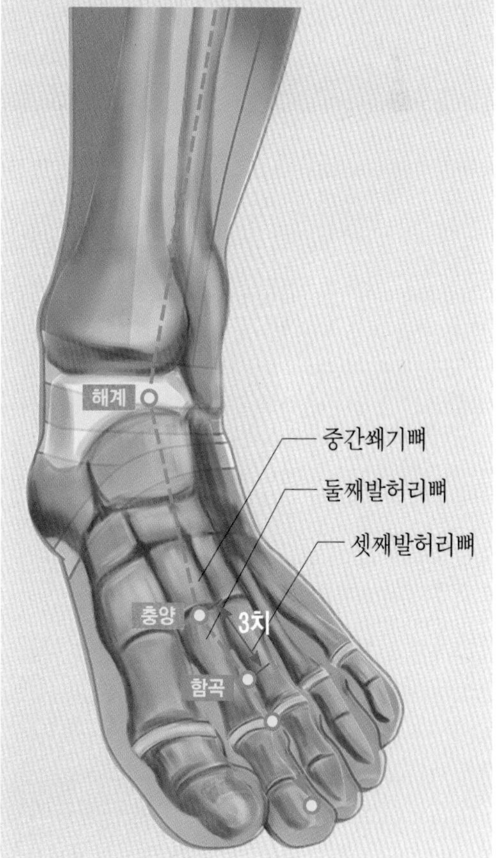

ST 44 내정(內庭, Naejeong) 위경의 형(滎)혈

혈이름 해설 '내(內)'는 안쪽모서리를, '정(庭)'은 집안의 뜰을 뜻한다. 이 혈은 발가락 안쪽모서리에 있으면서 문을 열고 들어가면 보이는 집안의 뜰과 같은 모양을 하므로 내정이라 한다.

위 치 발등쪽 둘째와 셋째발허리발가락관절 사이와 발바닥의 경계부위

취혈방법 둘째와 셋째발가락 사이 발갈퀴막(toe web, 발샅) 뒤쪽의 적백육제

관련근육 짧은발가락폄근(短趾伸筋, Extensor digitorum brevis m.), 등쪽뼈사이근(背側骨間筋, Dorsal interosseous m.), 바닥쪽뼈사이근(蹠側骨間筋, Plantar interosseous m.)

관련신경 안쪽발등피부신경(內側足背皮神經, Medial dorsal cutaneous n.)

관련혈관 등쪽발허리동 · 정맥(背側中足動 · 靜脈, Dorsal metatarsal a. & v.), 등쪽발가락동 · 정맥(背側趾動 · 靜脈, Dorsal digital a. & v.)

임상적용 복통, 위염, 소화불량, 치통, 삼차신경통, 안면신경마비 등

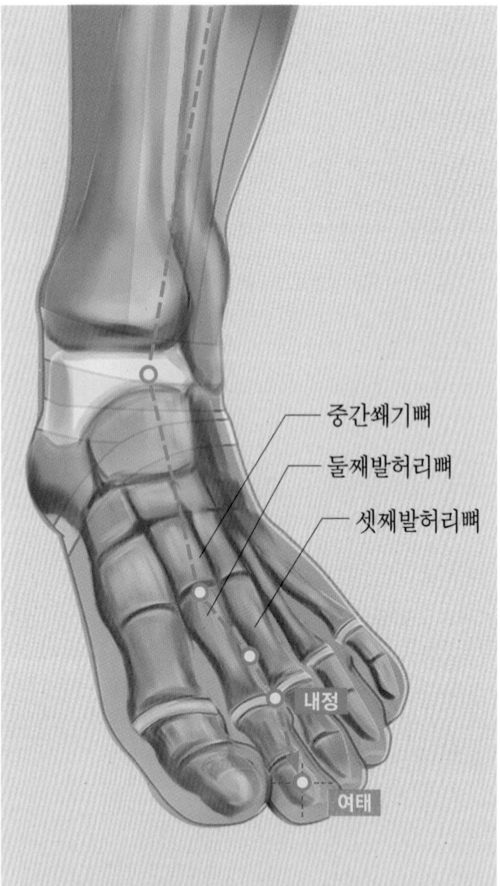

ST 45 여태(厲兌, Yeotae) 위경의 정(井)혈

혈이름 해설 '여(厲)'는 엄(嚴)하다는 뜻으로, 여기서는 위(胃)를 가리킨다. '태(兌)'는 팔괘의 하나인데, 여기에서는 문호를 뜻한다. 이 혈은 위경(胃經)의 정혈(井穴)이고, 엄하게 감시받는 문호(門戶)같기 때문에 여태라 한다.

위 치 둘째발가락의 발톱뿌리각(爪甲根角)에서 가쪽으로 0.1치 되는 곳

취혈방법 둘째발가락발톱의 가쪽모서리를 지나는 수직선과 발톱밑동을 지나는 수평선이 만나는 곳

관련근육 긴발가락폄근힘줄(長趾伸筋腱, Extensor digitorum longus tendon)

관련신경 안쪽발등피부신경(內側足背皮神經, Medial dorsal cutaneous n.)

관련혈관 등쪽발가락동 · 정맥(背側趾動 · 靜脈, Dorsal digital a. & v.)

임상적용 발가락통증, 족경(足脛)냉증, 위염, 장염, 소아의 경기, 뇌빈혈 등

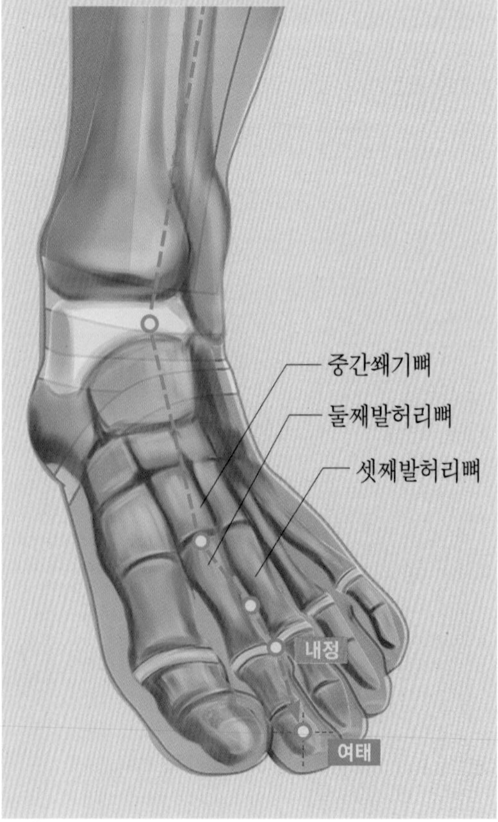

위(胃)

위는 수곡기혈(水穀氣血)의 바다(海)라고 부른다

위(胃)는 수곡(水穀)을 잘게 부수어 부숙(腐熟)시키고, 비(脾)의 운화(運化) 기능은 수곡정기(水穀精氣)로 변화시켜 기혈(氣血)을 생성한다. 그래서 비와 위를 함께 후천의 근본이라 하며, 그 기능과 특성을 위기(胃氣)라 부른다.

- 인체의 위기(胃氣)가 강하면 오장(五臟)이 왕성하고, 위기(胃氣)가 약하면 오장(五臟)이 쇠약해진다.
- 중병(重病)을 앓을 때 위기(胃氣)가 있으면 살고, 위기(胃氣)가 없으면 죽는다고 판단한다.
- 위기(胃氣)의 성쇠(盛衰)는 인체의 생명활동에 매우 중요하므로 병을 치료할 때는 위기(胃氣)를 보호하고 충족시키는 것이 근본이다.

위(胃)의 기(氣)는 탁한 것을 아래로 내려 통하게 하는 강탁(降濁) 기능을 주관한다

비(脾)의 기(氣)는 맑은 것을 위로 올리는 승청(昇淸) 기능으로, 위(胃)와 소장(小腸)에서 소화된 정미(精微)를 흡수한다.

위(胃)의 기(氣)는 탁한 것을 하행(下行)시키므로, 소화되고 남은 찌꺼기를 소장(小腸)을 거쳐 대장(大腸)으로 내려보내 대변으로 배출되게 한다.

- 위(胃)의 강탁(降濁) 기능이 실조되면 음식물과 찌꺼기가 하행(下行)하지 못해 위장(胃腸)에 몰려 식욕을 떨어뜨리고, 탁한 기(氣)는 거꾸로 위로 올라가 음식을 먹지 못하게 하고, 위(胃)부위가 답답하고 배가 붓고 아프며 변비 등의 증상이 나타난다.
- 위(胃)의 기(氣)가 하강하지 못하여 위로 몰리면 메스껍고 토하고 트림하는 증상이 나타난다.
- 팔꿈치와 무릎 뒤의 살이 단단하고 크면 위도 튼튼하고, 뭉쳐 있는 살이 작으면 위도 약하고 늘어진다.
- 위가 아래로 쳐지면 위의 아랫부분이 줄어들어 제대로 기능하지 못한다.
- 보통 때보다 음식을 두 배로 먹으면 위와 장이 상한다.
- 위가 상하면 음식 생각이 없고 가슴과 배가 더부룩하고 아프며 구역질과 딸국질이 나고 메스껍고 트림이 나면서 신물이 올라온다. 얼굴빛이 노래지고 몸이 여위며 노곤해서 눕기를 좋아하고 자주 설사한다.
- 위에 병이 있으면 위 속의 사기(邪氣) 때문에 배가 불러오고, 위 부위부터 심장 부위까지 아프고, 양쪽 옆구리가 치받치고 음식이 잘 넘어가지 않거나 내려가지 않는다.
- 위의 맥이 실하면 배가 불러오르고, 허하면 설사가 자주 난다.
- 비위가 왕성하면 잘 먹고 살이 찌나, 비위가 허하면 잘 먹지 못하고 여윈다. 적게 먹어도 살이 찌는 경우가 있는데, 이 경우에는 살이 찌기는 해도 팔다리를 잘 쓰지 못한다.

족태음비경

(足太陰脾經, Spleen Meridian : SP)

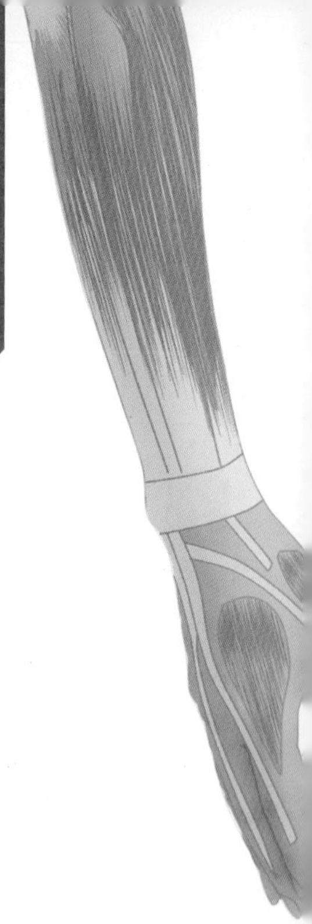

족태음비경은 족양명위경의 맥기(脈氣)를 받아 엄지발가락 안쪽끝(은백혈)에서 시작한다. 엄지발가락 안쪽의 적백육제를 지나 안쪽복사 앞을 지난다. 정강뼈 뒷면을 따라 종아리 안쪽으로 올라가 족궐음간경과 교회하여 앞면으로 나와 상행하고, 무릎→넙다리 앞안쪽을 올라가 충문혈(SP 12)에서 배로 들어간다. 배에서는 앞정중선에서 가쪽으로 4치 되는 선을 상행하여 임맥·족소양담경·족궐음간경과 교회하고, 비에 속하며, 위에 낙(絡)한다. 그리고 가로막을 관통하여 가슴에서는 앞정중선에서 가쪽으로 6치를 상행하고, 주영혈(SP 20)에서 밖으로 돌아 겨드랑이의 대포혈(SP 21)에 도달한다. 그 후 위쪽을 향하는데, 수태음폐경의 중부혈(LU 1)을 지나 좌우의 족태음비경이 식도를 양쪽에서 끼우듯이 상행하여 혀밑으로 퍼진다.

위(胃)에서 갈라져 나온 지맥(支脈)은 가슴속으로 흘러들어가 수소음심경에 연결된다.

SP 1 은백

위　치 엄지발가락끝마디뼈 안쪽으로 엄지발톱 안쪽뿌리각에서 몸안쪽으로 0.1치 되는 곳

취혈방법 엄지발톱 안쪽모서리를 지나는 수직선과 발톱뿌리를 지나는 수평선이 만나는 곳

SP 2 대도

위　치 엄지발가락 첫째발허리발가락관절(第1中足趾關節) 아래의 오목한 곳(적백육제)

취혈방법 엄지발가락을 굽힌 상태에서 첫째발허리발가락관절 아래쪽의 오목한 곳으로, 발바닥과 발등의 경계면(적백육제)

SP 3 태백

위　치 발 안쪽면의 첫째발허리발가락관절(第1中足趾關節) 몸쪽의 오목부위(적백육제)

취혈방법 발안쪽 종자뼈 아래의 오목한 곳

SP 4 공손

위　치 발안쪽면 첫째발허리뼈밑동의 앞아래쪽과 발바닥의 경계면(적백육제)

취혈방법 발가락을 태백혈(SP 3)에서부터 몸쪽으로 움직이면 첫째발허리뼈밑동에서 만져지는 오목한 곳. 엄지발가락의 발허리뼈와 쐐기뼈의 관절부에서 발허리뼈 안쪽의 오목부위

SP 5 상구

위　치 발 안쪽면 안쪽복사 아래앞쪽에서 발배뼈거친면(舟狀骨粗面)과 안쪽복사융기를 연결하는 선의 중간 오목부위

취혈방법 안쪽복사끝의 앞모서리를 지나는 수직선과 아래융기 모서리를 지나는 수평선이 만나는 곳. 중봉혈(LV 4) 뒤쪽, 조해혈(KI 6) 앞쪽

SP 6 삼음교

위　치 안쪽복사끝에서 위로 3치 되는 정강뼈(脛骨) 안쪽모서리 뒤쪽

취혈방법 교신혈(KI 8)에서 위로 1치 되는 곳

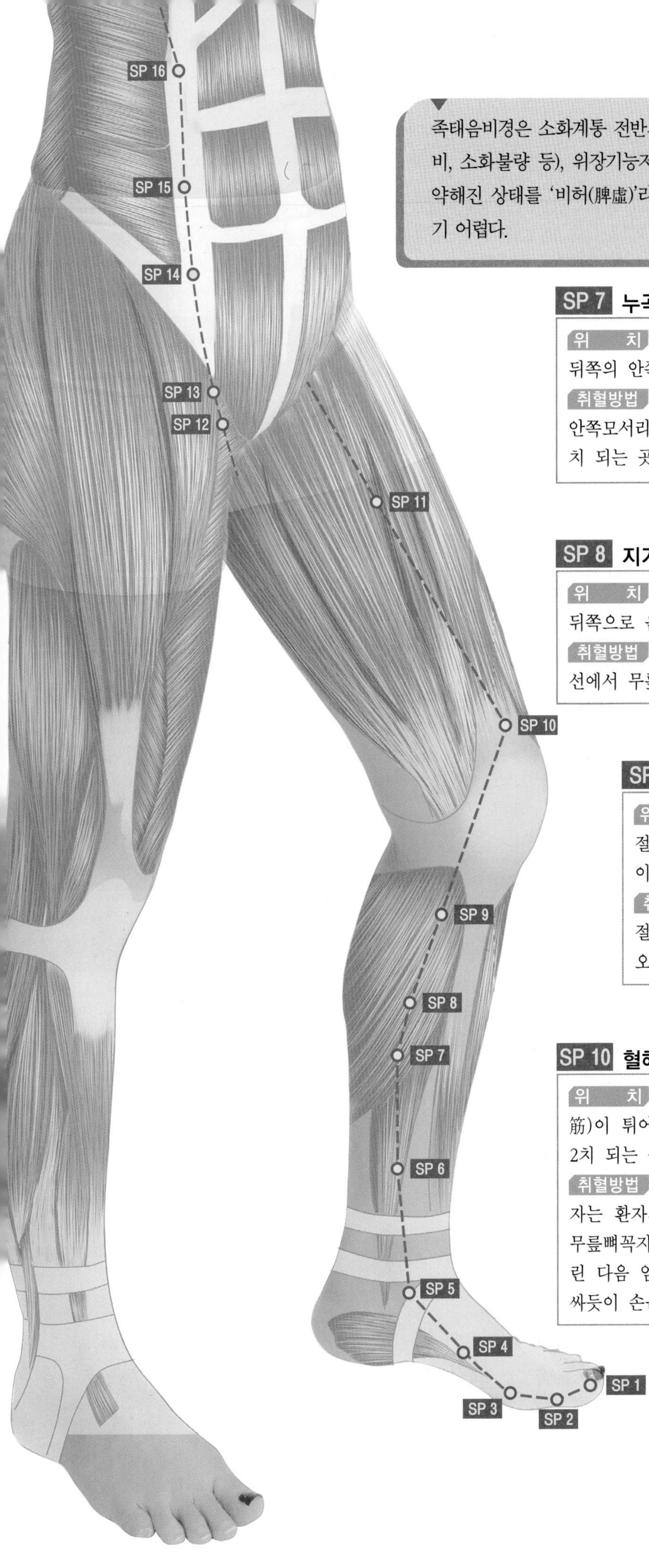

족태음비경은 소화계통 전반의 질환(위장장애, 복부팽만감, 복통, 구토, 변비, 소화불량 등), 위장기능저하 등의 개선에 효과적이다. 비장의 활동이 약해진 상태를 '비허(脾虛)'라고 하는데, 이때에는 먹어도 영양이 흡수되기 어렵다.

SP 7 누곡

위 치 종아리 정강뼈면의 정강뼈 안쪽모서리 뒤쪽의 안쪽복사 융기에서 위로 6치 되는 곳

취혈방법 안쪽복사끝에서 위로 6치 되는 정강뼈 안쪽모서리의 뒤쪽으로, 삼음교혈(SP 6)에서 위로 3치 되는 곳

SP 8 지기

위 치 종아리 정강뼈면에서 정강뼈 앞쪽모서리 뒤쪽으로 음릉천혈(SP 9)에서 아래로 3치 되는 곳

취혈방법 무릎뼈꼭지와 안쪽복사융기를 연결하는 선에서 무릎뼈꼭지에서 아래쪽으로 1/3 되는 곳

SP 9 음릉천

위 치 종아리정강뼈면의 정강뼈안쪽관절융기 아래모서리와 정강뼈 안쪽모서리 사이의 오목부위

취혈방법 무릎을 굽혔을 때 정강뼈안쪽관절융기 아래쪽의 정강뼈와 장딴지근 사이의 오목한 곳

SP 10 혈해

위 치 넙다리 앞안쪽에서 안쪽넓은근(內側廣筋)이 튀어나온 곳으로 무릎뼈바닥안쪽끝에서 위로 2치 되는 곳

취혈방법 환자가 바르게 앉아 무릎을 굽히면 시술자는 환자의 무릎에 손을 올리고 손바닥을 환자의 무릎뼈꼭지끝에 대고 엄지와 둘째손가락을 45도 벌린 다음 엄지를 넙다리 안쪽으로 하여 무릎뼈를 감싸듯이 손을 내릴 때 엄지끝이 닿는 곳

SP 11 기문

위　　치 무릎뼈 안쪽면의 무릎뼈바닥 안쪽끝과 충문혈(SP 12)을 연결하는 선 위로 충문혈에서 1/3 되는 곳

취혈방법 무릎뼈바닥 안쪽끝에서 위로 8치이고 무릎뼈바닥 안쪽끝과 충문혈을 잇는 선 위로 충문혈에서 1/3 되는 곳(넙다리빗근과 긴모음근 사이에서 넙다리동맥이 뛰는 곳)

SP 12 충문

위　　치 샅고랑주름 위쪽, 넙다리동맥 가쪽

취혈방법 샅굴 가쪽윗면의 넙다리동맥 가쪽으로 두덩결합(恥骨結合) 윗면과 수평으로 곡골혈(CV 2)에서 가쪽의 3.5치 되는 곳[부사혈(SP 13) 아래안쪽]. 곡골혈 · 횡골혈(KI 11) · 기충혈(ST 30) · 급맥혈(LV 12)과 같은 높이의 곳

SP 13 부사

위　　치 배꼽의 중심에서 아래로 4.3치이고 앞정중선에서 가쪽으로 4치 되는 곳

취혈방법 앞정중선에서 가쪽으로 4치, 배꼽의 중심에서 아래로 4.3치이고 충문혈(SP 12)에서 위쪽으로 0.7치 되는 곳

SP 14 복결

위　　치 배꼽의 중심에서 아래로 1.3치이고 앞정중선에서 가쪽으로 4치 되는 곳

취혈방법 앞정중선에서 유두선상의 가쪽으로 4치, 배꼽의 중심에서 아래로 1.3치 되는 곳. 기해혈(CV 6)에서 가쪽으로 4치, 위로 0.2치 되는 곳

SP 15 대횡

위　　치 배꼽의 중심에서 가쪽으로 4치 되는 곳

취혈방법 배꼽 중앙의 신궐혈(CV 8)에서 가쪽으로 4치 되는 곳(유두선상)으로, 천추혈(ST 25) · 황수혈(KI 16) · 신궐혈(CV 8)과 같은 높이의 곳

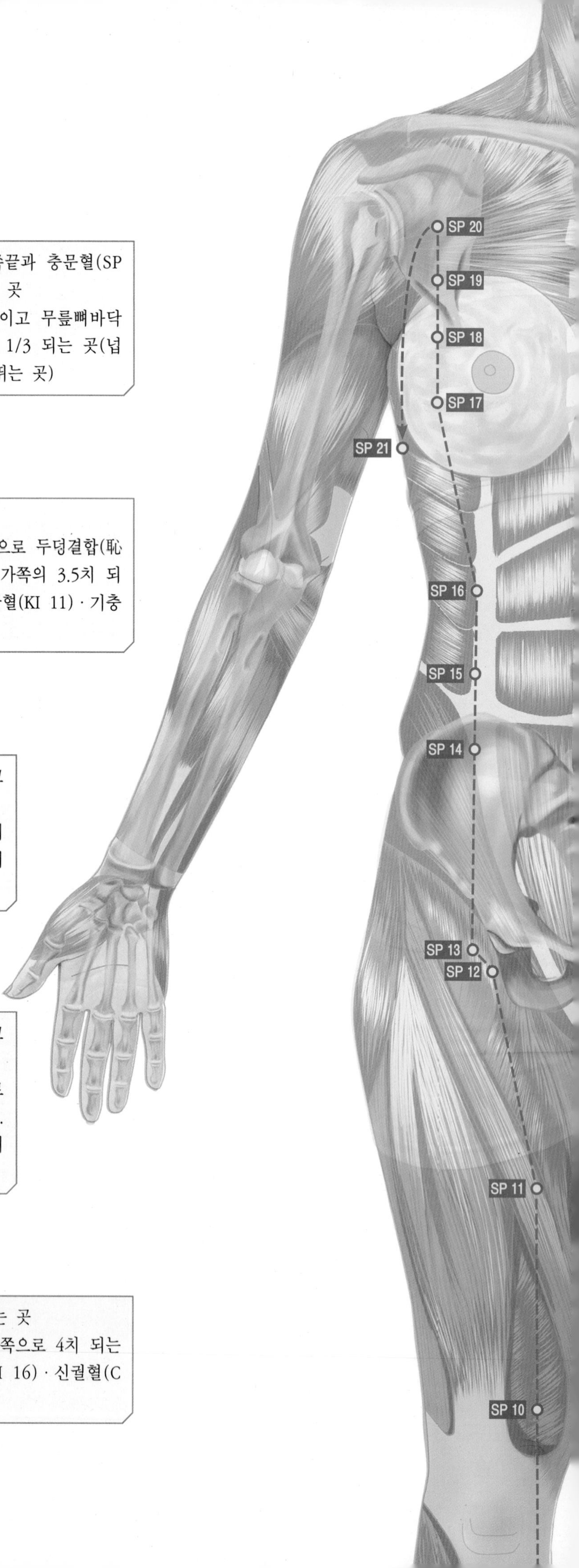

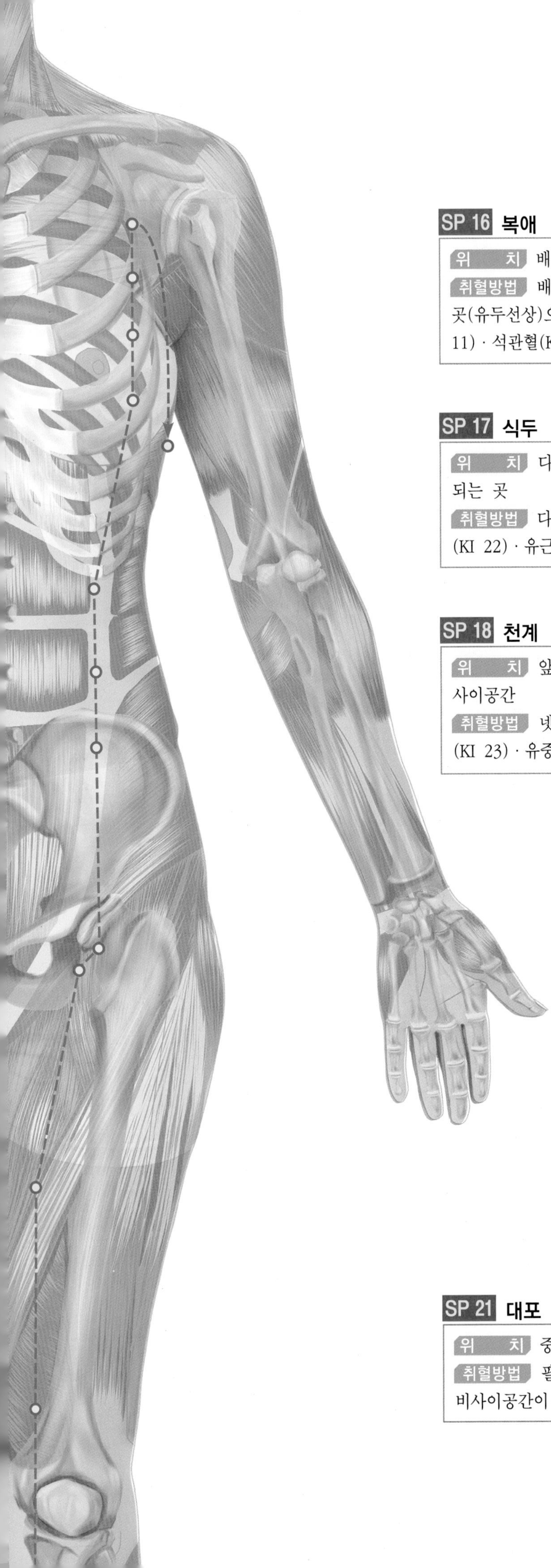

SP 16 복애

위 치 배꼽의 중심에서 위로 3치이고 가쪽으로 4치 되는 곳

취혈방법 배꼽 중앙의 신궐혈(CV 8)에서 가쪽으로 4치 되는 곳(유두선상)으로 대횡혈(SP 15)에서 위로 3치이고 건리혈(CV 11) · 석관혈(KI 18) · 관문혈(ST 22)과 같은 높이의 곳

SP 17 식두

위 치 다섯째갈비사이공간의 앞정중선에서 가쪽으로 6치 되는 곳

취혈방법 다섯째갈비사이공간을 따라 중정혈(CV 16) · 보랑혈(KI 22) · 유근혈(ST 18)과 나란한 곳

SP 18 천계

위 치 앞정중선에서 가쪽으로 6치 되는 곳으로 넷째갈비사이공간

취혈방법 넷째갈비사이공간을 따라 단중혈(CV 17) · 신봉혈(KI 23) · 유중혈(ST 17) · 천지혈(PC 1)과 나란한 곳

SP 19 흉향

위 치 앞정중선에서 가쪽으로 6치 되는 곳으로 셋째갈비사이공간

취혈방법 셋째갈비사이공간의 굽은 선을 따라 옥당혈(CV 18) · 영리혈(KI 24) · 응창혈(ST 16)과 나란한 곳

SP 20 주영

위 치 앞정중선에서 가쪽으로 6치 되는 곳으로 둘째갈비사이공간

취혈방법 둘째갈비사이공간의 굽은 선을 따라 자궁혈(CV 19) · 신장혈(KI 25) · 옥예혈(ST 15)과 나란한 곳

SP 21 대포

위 치 중간겨드랑선 위에서 여섯째갈비사이공간

취혈방법 팔을 들어올린 자세에서 중간겨드랑선과 여섯째갈비사이공간이 만나는 곳

SP 1 은백(隱白, Eunbaek) 비경의 정(井)혈

혈이름 해설 '은(隱)'은 숨긴다는 뜻이 있지만, 발도 가리킨다. '백(白)'은 적백육제(赤白肉際 ; 손발과 팔다리 안쪽에서 약간 흰빛을 띠는 피부와 바깥쪽에서 약간 붉은 빛을 띠는 피부의 경계부위)를 말한다. 이 혈은 발가락의 적백육제에 있으므로 은백이라 한다.

위 치 엄지발가락끝마디뼈 안쪽으로 엄지발톱 안쪽뿌리각에서 몸안쪽으로 0.1치 되는 곳

취혈방법 엄지발톱 안쪽모서리를 지나는 수직선과 발톱뿌리를 지나는 수평선이 만나는 곳

관련근육 긴엄지발가락폄근(長拇趾伸筋, Extensor hallucis longus m.)

관련신경 등쪽발가락신경(足背趾神經, Dorsal digital n. of foot)

관련혈관 등쪽발가락동 · 정맥(背側趾動 · 靜脈, Dorsal digital a. & v.)

임상적용 다래끼, 전신병, 불안, 불면, 다몽(多夢), 생리불순, 비장의 열, 중풍(腦卒中) 등

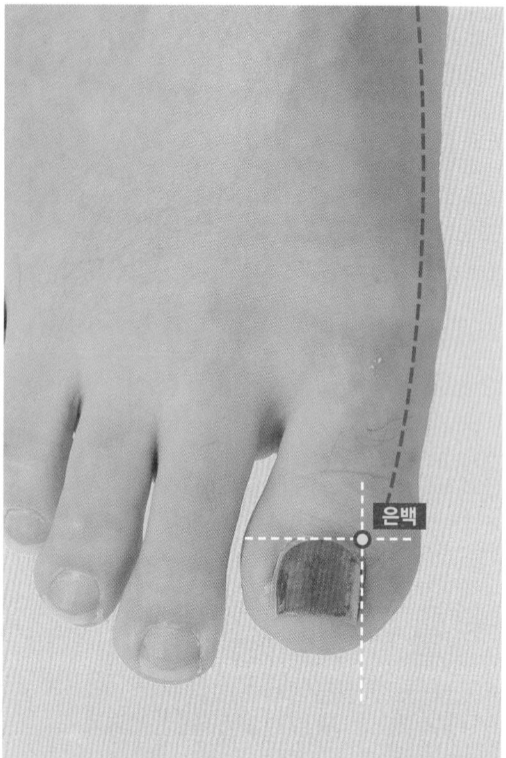

SP 2 대도(大都, Daedo) 비경의 형(滎)혈

혈이름 해설 '대(大)'는 성대 · 풍부하는 뜻이다. '도(都)'는 발가락을 가리키며, 또 채운다는 뜻도 있다. 이 혈은 엄지발가락의 밑동이자 피육(皮肉)이 채워져 올라온 곳에 있으므로 대도라 한다.

위 치 엄지발가락 첫째발허리발가락관절(第1中足趾關節) 아래의 오목한 곳(적백육제)

취혈방법 엄지발가락을 굽힌 상태에서 첫째발허리발가락관절 아래쪽의 오목한 곳으로, 발바닥과 발등의 경계면(적백육제)

관련근육 엄지발가락벌림근(拇趾外轉筋, Abductor hallucis m.)

관련신경 등쪽발가락신경(足背趾神經, Dorsal digital n. of foot), 안쪽발바닥신경(內側足蹠神經, Medial plantar n.)

관련혈관 바닥쪽발가락정맥(蹠側趾靜脈, Plantar digital v.), 안쪽발바닥동맥(內側足蹠動脈, Medial plantar a.)

임상적용 위경련, 소화불량, 설사, 심내막염(心內膜炎), 전신권태 등

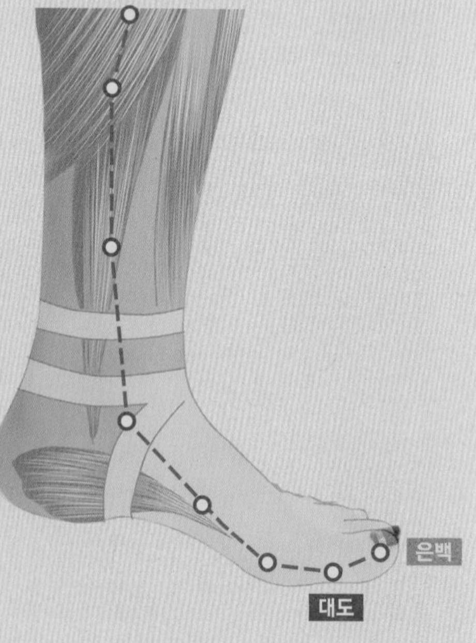

SP 3 태백(太白, Taebaek) 비경의 원(原)혈, 비경의 수(腧)혈

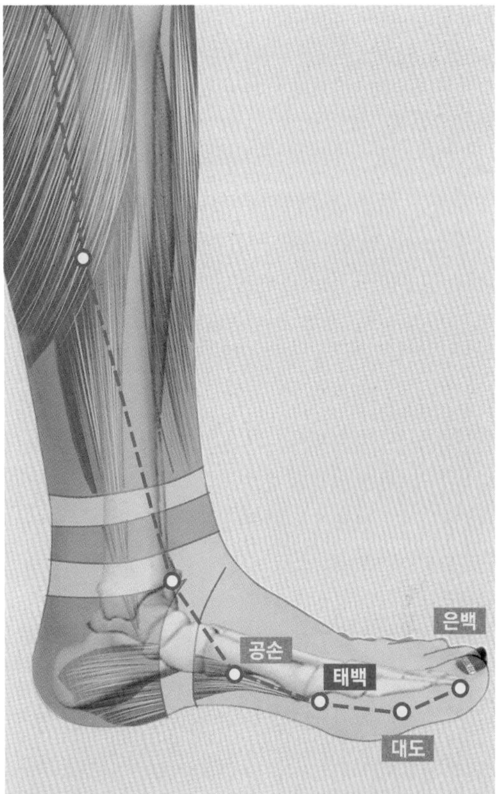

혈이름 해설 '태(太)'는 크다는 뜻이고, '백(白)'은 흰색을 가리킨다. 이 혈은 엄지발가락의 적백육제(赤白肉際) 위에 있으므로 태백이라 한다.

위 치 발 안쪽면의 첫째발허리발가락관절(第1中足趾關節) 몸쪽의 오목부위(적백육제)

취혈방법 발안쪽 종자뼈 아래의 오목한 곳

관련근육 엄지발가락벌림근(拇趾外轉筋, Abductor hallucis m.), 짧은엄지발가락굽힘근(短拇趾屈筋, Flexor hallucis brevis m.)

관련신경 안쪽발등피부신경(Medial dorsal cutaneous n., 內側足背皮神經), 안쪽발바닥신경(內側足蹠神經, Medial plantar n.)

관련혈관 안쪽발바닥동 · 정맥의 얕은가지(內側足蹠動 · 靜脈의 淺枝, Superficial br. of medial plantar a. & v.)

임상적용 위경련, 소화불량, 복통, 장출혈, 변비, 당뇨, 하지신경통 등

SP 4 공손(公孫, Gongson) 비경의 낙(絡)혈, 팔맥교회혈

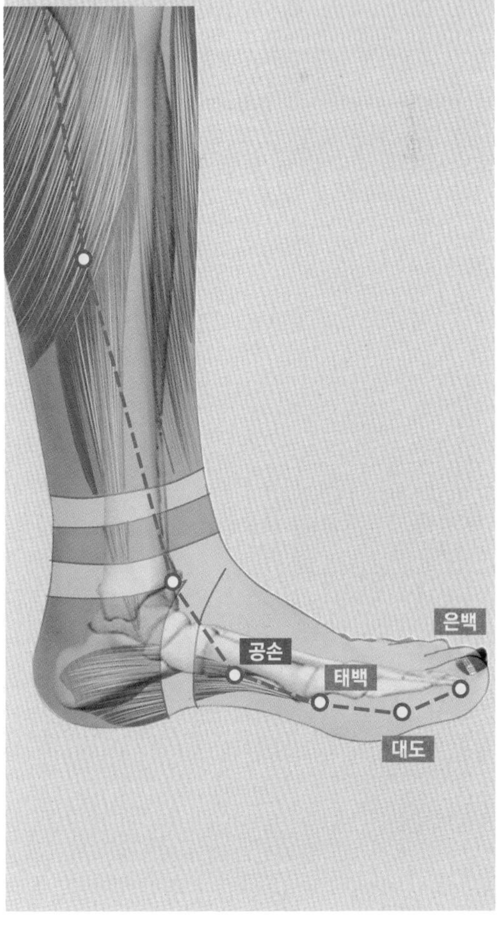

혈이름 해설 옛날 귀족의 아들을 '공자(公子)'라 하고, 공자(公子)의 아들을 '공손(公孫)'이라 하였다. 이 혈은 족태음비경의 낙맥(絡脈)이 갈라져 나오는 곳으로, 귀족의 손자처럼 '빼어난 경혈'이라는 뜻이다.

위 치 발안쪽면 첫째발허리뼈밑동의 앞아래쪽과 발바닥의 경계면(적백육제)

취혈방법 발가락을 태백혈(SP 3)에서부터 몸쪽으로 움직이면 첫째발허리뼈밑동에서 만져지는 오목한 곳. 엄지발가락의 발허리뼈와 쐐기뼈의 관절부에서 발허리뼈 안쪽의 오목부위

관련근육 엄지발가락벌림근(拇趾外轉筋, Abductor hallucis m.), 짧은엄지발가락굽힘근(短拇趾屈筋, Flexor hallucis brevis m.), 긴엄지발가락굽힘근(長拇趾屈筋, Flexor hallucis longus m.)

관련신경 두렁신경의 가지(伏在神經의 枝, Br. of saphenous n.), 안쪽발바닥신경(內側足蹠神經, Medial plantar n.)

관련혈관 안쪽발바닥동 · 정맥(內側足蹠動 · 靜脈, Medial plantar a. & v.)

임상적용 구토, 위경련, 위염, 식욕부진, 노이로제, 신경증, 권태감 등

SP 5 상구(商丘, Sanggu) 비경의 경(經)혈

혈이름 해설 '상(商)'은 오음(五音)의 하나로 금(金)성이며, 구(丘)는 구릉인데, 여기에서는 안쪽복사를 가리킨다. 이 혈은 족태음비경의 경혈로 오행의 금(金)에 해당하고, 금은 오음(五音)에서 상(商)의 음에 해당하며, 안쪽복사 앞아래쪽의 오목부위에 있으므로 상구라 한다.

위　　치 발 안쪽면 안쪽복사 아래앞쪽에서 발배뼈거친면(舟狀骨粗面)과 안쪽복사융기를 연결하는 선의 중간 오목부위

취혈방법 안쪽복사끝의 앞모서리를 지나는 수직선과 아래융기 모서리를 지나는 수평선이 만나는 곳. 중봉혈(LV 4) 뒤쪽, 조해혈(KI 6) 앞쪽

관련근육 앞정강근(前脛骨筋, Tibialis anterior m.)

관련신경 두렁신경(伏在神經, Saphenous n.)

관련혈관 안쪽앞복사동맥(前內踝動脈, Anterior medial malleolar a.), 큰두렁정맥(大伏在靜脈, Great saphenous v.)

임상적용 장명(腸鳴), 변비, 황달, 치질, 소화불량, 호흡기질환 등

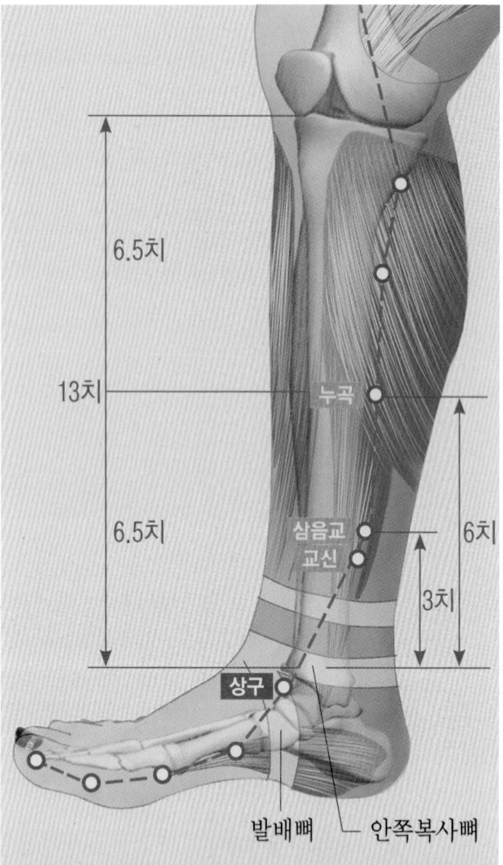

SP 6 삼음교(三陰交, Sameumgyo)

혈이름 해설 '교(交)'는 모이거나 만나는 것을 뜻한다. 이 혈은 발(足)에 있는 세 개의 음경이 만나는 곳이므로 삼음교라 한다(족궐음간경 · 족소음신경 · 족태음비경의 교차점).

위　　치 안쪽복사끝에서 위로 3치 되는 정강뼈(脛骨) 안쪽모서리 뒤쪽

취혈방법 교신혈(KI 8)에서 위로 1치 되는 곳

관련근육 긴엄지발가락굽힘근(長拇趾屈筋, Flexor hallucis longus m.), 뒤정강근(後脛骨筋, Tibialis posterior m.)

관련신경 두렁신경(伏在神經, Saphenous n.), 정강신경(脛骨神經, Tibial n.)

관련혈관 큰두렁정맥(大伏在靜脈, Great saphenous v.), 뒤정강동 · 정맥(後脛骨動 · 靜脈, Posterior tibial a. & v.)

임상적용 냉증(冷症), 월경불순, 갱년기장애, 남녀의 성기이상, 허약체질, 위장장애, 정신쇠약 등

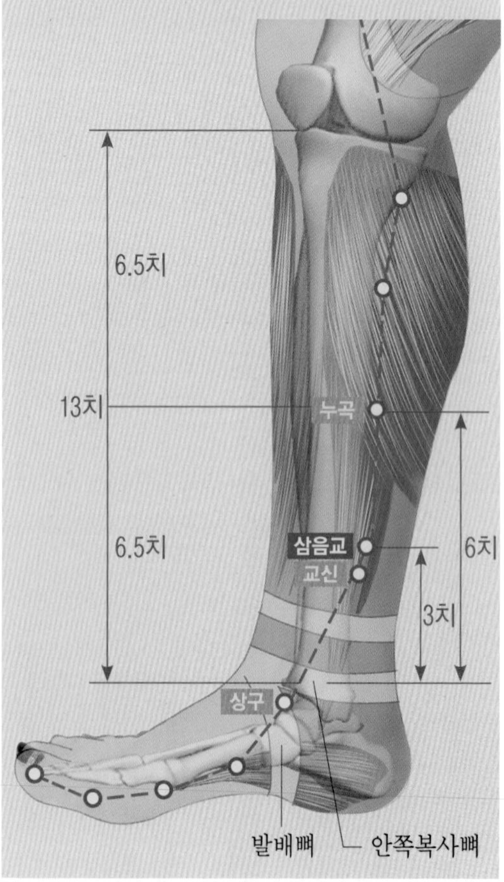

SP 7 누곡(漏谷, Nugok)

혈이름 해설 '누(漏)'는 스며나가는 것을 뜻하고, '곡(谷)'은 오목을 가리킨다. 이 혈은 배뇨곤란을 고치고, 정강뼈 안쪽모서리의 오목부위에 있기 때문에 누곡이라 한다. 태음락(太陰絡)이라고도 한다.

위 치 종아리 정강뼈면의 정강뼈 안쪽모서리 뒤쪽의 안쪽복사 융기에서 위로 6치 되는 곳

취혈방법 안쪽복사끝에서 위로 6치 되는 정강뼈 안쪽모서리의 뒤쪽으로, 삼음교혈(SP 6)에서 위로 3치 되는 곳

관련근육 가자미근(Soleus m.), 긴발가락굽힘근(長趾屈筋, Flexor digitorum longus m.), 뒤정강근(後脛骨筋, Tibialis posterior m.)

관련신경 두렁신경(伏在神經, Saphenous n.), 정강신경(脛骨神經, Tibial n.)

관련혈관 큰두렁정맥(大伏在靜脈, Great saphenous v.), 뒤정강동 · 정맥(後脛骨動 · 靜脈, Posterior tibial a. & v.)

임상적용 위장병, 노이로제, 담낭염(膽囊炎), 복통, 배뇨곤란, 소화불량 등

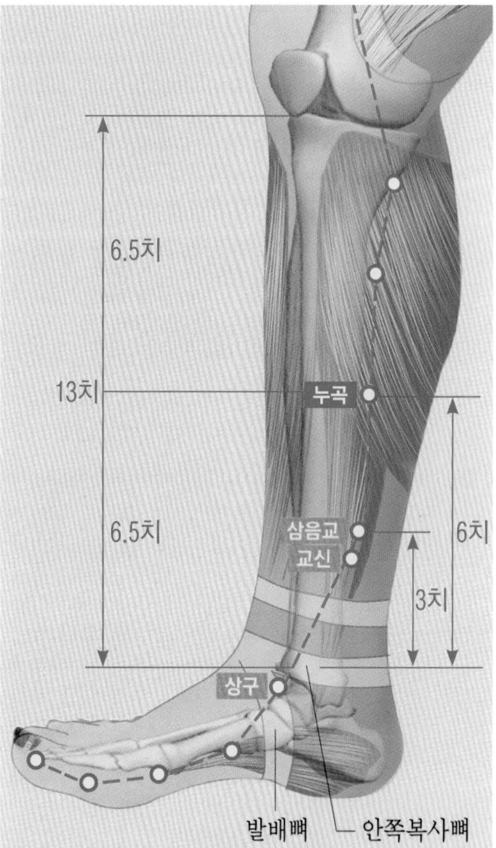

SP 8 지기(地機, Jigi) 비경의 극(郄)혈

혈이름 해설 '지(地)'는 토(土)의 몸체로서 족태음비경을, '기(機)'는 중요하다는 뜻이다. 이 혈은 기혈(氣血)을 왕성하게 하고, 생기를 불어넣는 효과가 있다. 대지가 만물의 생기를 불러일으켜 활발하게 하는 것과 닮았기 때문에 지기라 한다. '비경에 생기를 불러일으키는 곳'이라는 의미이다.

위 치 종아리 정강뼈면에서 정강뼈 앞쪽모서리 뒤쪽으로 음릉천혈(SP 9)에서 아래로 3치 되는 곳

취혈방법 무릎뼈꼭지와 안쪽복사융기를 연결하는 선에서 무릎뼈꼭지에서 아래쪽으로 1/3 되는 곳

관련근육 장딴지근(腓腹筋, Gastrocnemius m.), 가자미근(Soleus m.), 뒤정강근(後脛骨筋, Tibialis posterior m.)

관련신경 두렁신경(伏在神經, Saphenous n.), 정강신경(脛骨神經, Tibial n.)

관련혈관 큰두렁정맥(大伏在靜脈, Great saphenous v.), 뒤정강동 · 정맥(後脛骨動 · 靜脈, Posterior tibial a. & v.)

임상적용 소화기 · 생식기 · 슬관절질환, 요폐(尿閉), 유뇨(遺尿), 하복부냉증, 월경불순, 대하증(帶下症) 등

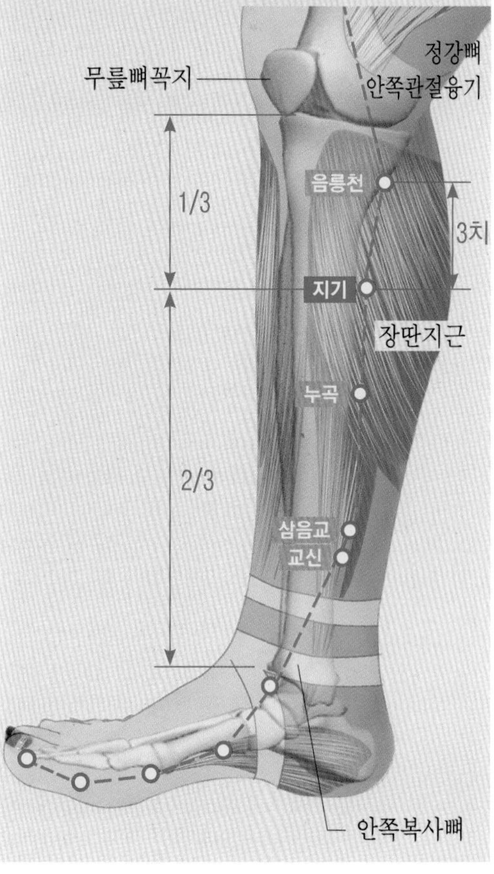

SP 9 음릉천(陰陵泉, Eumneungcheon) 비경의 합(合)혈

혈이름 해설 '음(陰)'은 안쪽을, '릉(陵)'은 돌기를, '천(泉)'은 오목한 곳을 뜻한다. 이 혈은 족태음비경의 합(合)혈이고, 무릎아래안쪽에 있다. 비(脾)는 음(陰) 중의 음이고, 슬(膝)은 능(陵)과 같이 돌기되어 있는데, 그 아래 오목한 곳을 물이 솟아나는 샘에 비유하여 음릉천이라 한다. '무릎의 기슭, 생기가 넘치는 샘'이라는 뜻이다.

위 치 종아리정강뼈면의 정강뼈안쪽관절융기 아래모서리와 정강뼈 안쪽모서리 사이의 오목부위

취혈방법 무릎을 굽혔을 때 정강뼈안쪽관절융기 아래쪽의 정강뼈와 장딴지근 사이의 오목한 곳

관련근육 장딴지근(腓腹筋, Gastrocnemius m.), 반힘줄모양근(半腱樣筋, Semitendinosus m.)

관련신경 두렁신경(伏在神經, Saphenous n.), 정강신경(脛骨神經, Tibial n.)

관련혈관 큰두렁정맥(大伏在靜脈, Great saphenous v.), 뒤정강동 · 정맥(後脛骨動 · 靜脈, Posterior tibial a. & v.)

임상적용 요로감염증, 소변불리(小便不利), 슬관절질환, 비뇨생식기질환, 요실금(尿失禁), 월경불순, 유정(遺精), 음경위축, 각기, 장염, 복통 등

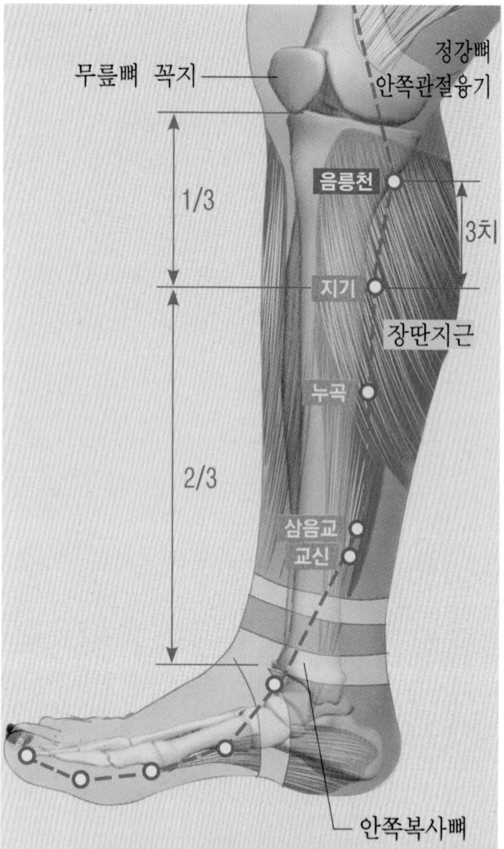

SP 10 혈해(血海, Hyeolhae)

혈이름 해설 '혈(血)'은 혈액(피)을 뜻하고, 되돌아 모이는 곳을 '해(海)'라 한다. 이 혈은 혈과 관계가 있다. 이 혈을 자극하면 혈액을 되돌려 비(脾)로 돌아오게 하는 효과가 있는데, 그것이 많은 강(江)들이 흘러내려 대해로 돌아오는 것과 같으므로 혈해라 한다. 백충과(百蟲窠), 혈극(血郄)으로도 불린다.

위 치 넙다리 앞안쪽에서 안쪽넓은근(內側廣筋)이 튀어나온 곳으로 무릎뼈바닥안쪽끝에서 위로 2치 되는 곳

취혈방법 환자가 바르게 앉아 무릎을 굽히면 시술자는 환자의 무릎에 손을 올리고 손바닥을 환자의 무릎뼈꼭지끝에 대고 엄지와 둘째손가락을 45도 벌린 다음 엄지를 넙다리 안쪽으로 하여 무릎뼈를 감싸듯이 손을 내릴 때 엄지끝이 닿는 곳

관련근육 안쪽넓은근(內側廣筋, Vastus medialis)

관련신경 넙다리신경의 앞피부가지와 근육가지(大腿神經의 前皮枝와 筋枝, Anterior cutaneous & muscular brs. of femoral n.)

관련혈관 큰두렁정맥(大伏在靜脈, Great saphenous v.), 무릎내림동 · 정맥(下行膝動 · 靜脈, Descending genicular a. & v.)

임상적용 자궁출혈, 피부습진, 음부소양증(陰部瘙癢症), 두드러기, 월경통, 월경불순 등

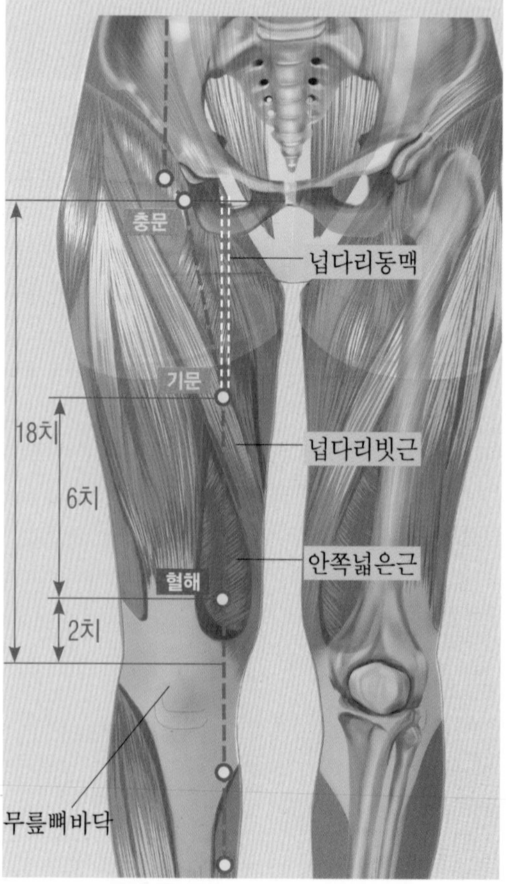

SP 11 기문(箕門, Gimun)

혈이름 해설 '기(箕)'는 곡식을 까부는 키를, '문(門)'은 출입하는 곳을 뜻한다. 이 혈을 취혈할 때에는 무릎을 굽히고 넙다리를 벌리게 하는데, 그 자세가 키와 같다. 이것을 양다리로 함께하면 문과 같기 때문에 기문(箕門)이라 한다.

위 치 무릎뼈 안쪽면의 무릎뼈바닥 안쪽끝과 충문혈(SP 12)을 연결하는 선 위로 충문혈에서 1/3 되는 곳

취혈방법 무릎뼈바닥 안쪽끝에서 위로 8치이고 무릎뼈바닥 안쪽끝과 충문혈을 잇는 선 위로 충문혈에서 1/3 되는 곳(넙다리빗근과 긴모음근 사이에서 넙다리동맥이 뛰는 곳)

관련근육 넙다리빗근(縫工筋, Sartorius m.), 긴모음근(長內轉筋, Adductor longus m.)

관련신경 두렁신경(伏在神經, Saphenous n.), 넙다리신경(大腿神經, Femoral n.)

관련혈관 큰두렁동 · 정맥(大伏在動 · 靜脈, Great saphenous a. & v.), 넙다리동 · 정맥(大腿動 · 靜脈, Femoral a. & v.)

임상적용 요도염, 임질, 요폐(尿閉), 고환염, 요실금, 유뇨(遺尿), 자궁염 등

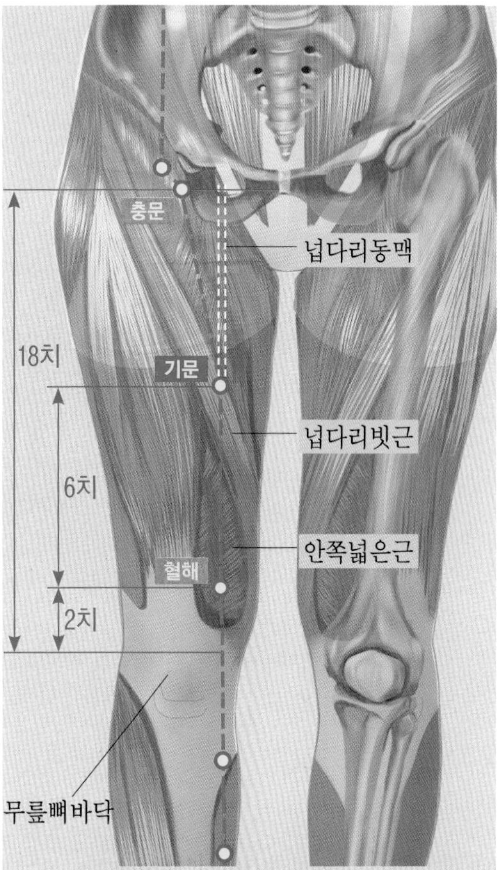

SP 12 충문(衝門, Chungmun)

혈이름 해설 '충(衝)'은 충격을 뜻하고, '문(門)'은 문호(門戶)를 가리킨다. 이 혈은 샅굴(鼠蹊部)에 있으면서 동맥이 만져지고, 족태음비경이 여기에서 배속공간으로 들어가는 대문을 이루고 있으므로 충문이라 한다. '기경의 충맥 · 복부의 문'이기도 하다. 넙다리동맥의 혈행을 조절하고, 다리와 무릎관절의 영양을 지배하는 곳이다. 자궁(慈宮), 전장문(前章門)이라고도 한다.

위 치 샅고랑주름 위쪽, 넙다리동맥 가쪽

취혈방법 샅굴 가쪽윗면의 넙다리동맥 가쪽으로 두덩결합(恥骨結合) 윗면과 수평으로 곡골혈(CV 2)에서 가쪽의 3.5치 되는 곳[부사혈(SP 13) 아래안쪽]. 곡골혈 · 횡골혈(KI 11) · 기충혈(ST 30) · 급맥혈(LV 12)과 같은 높이의 곳

관련근육 엉덩근(腸骨筋, Iliacus m.), 큰허리근(大腰筋, Psoas major m.)

관련신경 넙다리신경(大腿神經, Femoral n.), 음부넙다리신경(陰部大腿神經, Genitofemoral n.)

관련혈관 넙다리동 · 정맥(大腿動 · 靜脈, Femoral a. & v.), 깊은엉덩휘돌이동 · 정맥(淺腸骨反回動 · 靜脈, Deep iliac circumflex a. & v.)

임상적용 하복부냉증, 고환 · 자궁 · 장 등의 통증, 임질, 복통 등

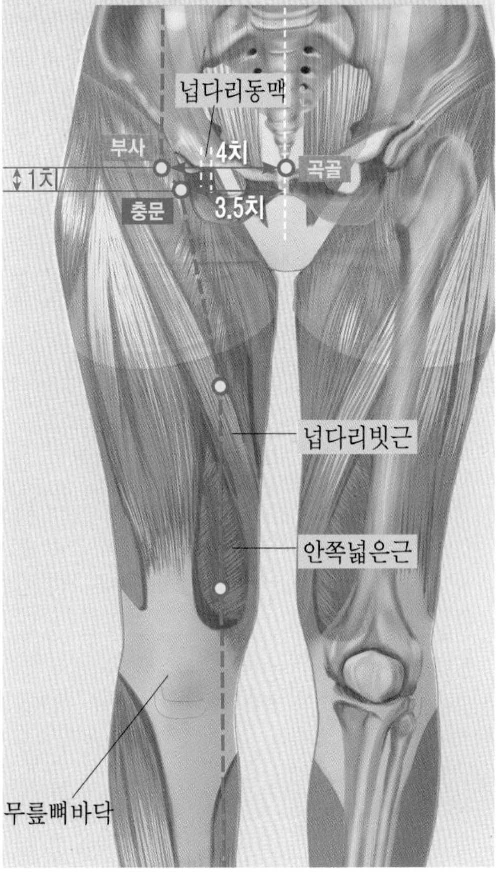

SP 13 부사(府舍, Busa)

혈이름 해설 '부(府)'는 집결을 뜻하고, '사(舍)'는 집을 가리킨다. 족태음비경, 족궐음간경, 음유맥의 3맥(脈)이 배 속으로 들어가 비(脾)에 낙(絡)하고, 심폐(心肺)의 기와 만나 집결하여 거주하는 곳이므로 부사라 한다.

위 치 배꼽의 중심에서 아래로 4.3치이고 앞정중선에서 가쪽으로 4치 되는 곳

취혈방법 앞정중선에서 가쪽으로 4치, 배꼽의 중심에서 아래로 4.3치이고 충문혈(SP 12)에서 위쪽으로 0.7치 되는 곳

관련근육 배바깥빗근(外腹斜筋, External oblique abdominal m.), 배속빗근(內腹斜筋, Internal oblique abdominal m.), 배가로근(腹橫筋, Transversus abdominis m.)

관련신경 엉덩아랫배신경(腸骨下腹神經, Iliohypogastric n.)

관련혈관 얕은배벽동·정맥(淺腹壁動·靜脈, Superficial epigastric a. & v.)

임상적용 변비, 설사, 서혜부(샅굴)임파선염, 맹장염, 복통, 장경련, 산통 등

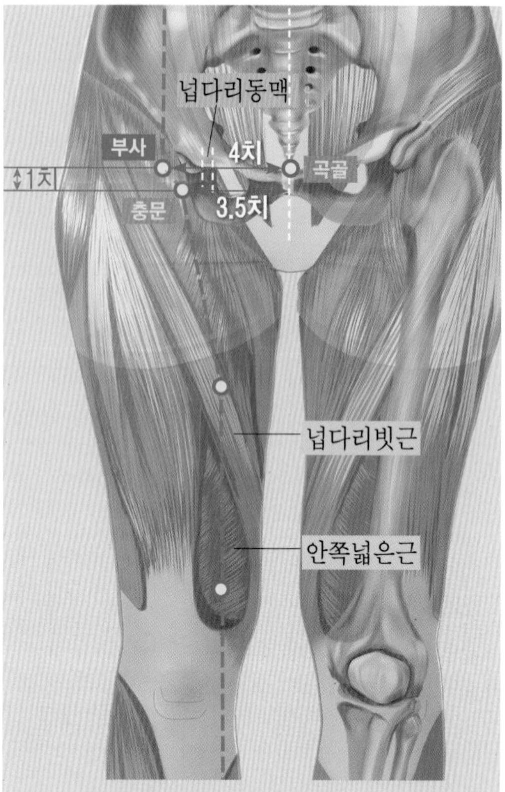

SP 14 복결(腹結, Bokgyeol)

혈이름 해설 '복(腹)'은 배를, '결(結)'은 집결을 뜻한다. 이 혈은 복부에 있으면서 사기가 흉복부에 집결하여 올라가 심(心)을 찌르며 배꼽을 둘러싸 아프게 하고, 설사·기침이 나고, 기운이 치올라 숨이 차는 해역(咳逆 : 목구멍이 막혀 숨을 들이쉴 때 소리가 나는 병)을 치료하므로 복결이라 한다. 복굴(腹屈)이라고도 한다.

위 치 배꼽의 중심에서 아래로 1.3치이고 앞정중선에서 가쪽으로 4치 되는 곳

취혈방법 앞정중선에서 유두선상의 가쪽으로 4치, 배꼽의 중심에서 아래로 1.3치 되는 곳. 기해혈(CV 6)에서 가쪽으로 4치, 위로 0.2치 되는 곳

관련근육 배바깥빗근(外腹斜筋, External oblique abdominal m.), 배속빗근(內腹斜筋, Internal oblique abdominal m.), 배가로근(腹橫筋, Transversus abdominis m.)

관련신경 열한째갈비사이신경의 가쪽피부가지(第11肋間神經의 外側皮枝, Lateral cutaneous br. of 11th intercostal n.), 엉덩아랫배신경(腸骨下腹神經, Iliohypogastric n.)

관련혈관 얕은배벽동·정맥(淺腹壁動·靜脈, Superficial epigastric a. & v.)
※ 깊은부위는 작은창자(小腸)와 잘록창자(結腸)

임상적용 복막염, 해수(咳嗽), 설사, 산통, 변비 등

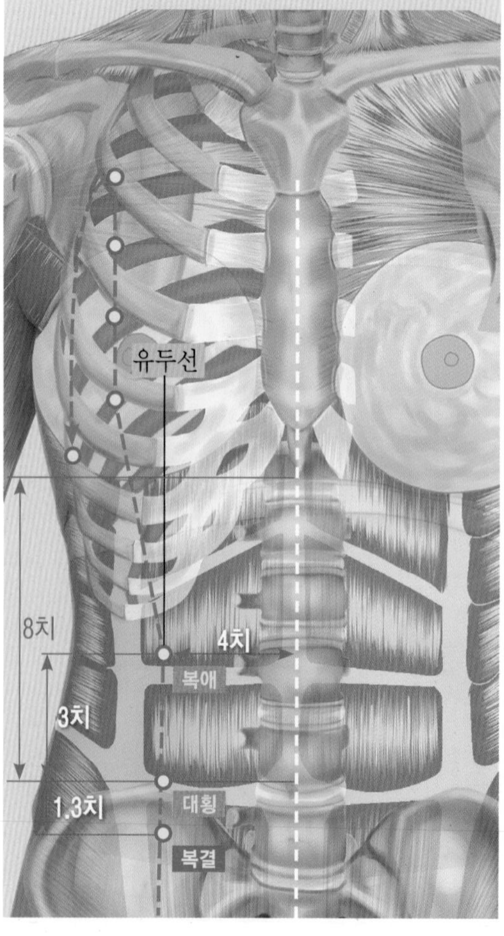

SP 15 대횡(大橫, Daehoeng)

혈이름 해설 가로를 '횡'이라 하며, 잘록창자(결장)를 대장이라고도 한다. 이 혈의 깊은부위에는 가로잘록창자(橫行結腸)가 있고, 대장질환을 치료하므로 대횡(大橫)이라 한다.

위　　치 배꼽의 중심에서 가쪽으로 4치 되는 곳

취혈방법 배꼽 중앙의 신궐혈(CV 8)에서 가쪽으로 4치 되는 곳(유두선상)으로, 천추혈(ST 25) · 황수혈(KI 16) · 신궐혈(C 8)과 같은 높이의 곳

관련근육 배속빗근(內腹斜筋, Internal oblique abdominal m.), 배바깥빗근(外腹斜筋, External oblique abdominal m.), 배가로근(腹橫筋, Transversus abdominis m.)

관련신경 열째갈비사이신경의 가쪽피부가지(第10肋間神經의 外側皮枝, Lateral cutaneous br. of 10th intercostal n.), 엉덩아랫배신경(腸骨下腹神經, Iliohypogastric n.)

관련혈관 위배벽동 · 정맥(上腹壁動 · 靜脈, Superior epigastric a. & v.), 아래배벽동 · 정맥(下腹壁動 · 靜脈, Inferior epigastric a. & v.)

임상적용 장염, 복창증(腹脹症), 변비, 설사, 위염 등

SP 16 복애(腹哀, Bogae)

혈이름 해설 '복(腹)'은 배를 뜻하고, '애(哀)'는 울며 부르짖는 것을 뜻한다. 환자가 복명(腹鳴) · 복통(腹痛)을 앓으면 장의 연동이 항진되어 복음(腹音)이 비명처럼 들리므로 복애라 한다.

위　　치 배꼽의 중심에서 위로 3치이고 가쪽으로 4치 되는 곳

취혈방법 배꼽 중앙의 신궐혈(CV 8)에서 가쪽으로 4치 되는 곳(유두선상)으로 대횡혈(SP 15)에서 위로 3치이고 건리혈(CV 11) · 석관혈(KI 18) · 관문혈(ST 22)과 같은 높이의 곳

관련근육 배바깥빗근(外腹斜筋, External oblique abdominal m.), 배가로근(腹橫筋, Transversus abdominis m.), 배속빗근(內腹斜筋, Internal oblique abdominal m.)

관련신경 여덟째갈비사이신경의 가쪽피부가지(第8肋間神經의 外側皮枝, Lateral cutaneous br. of 8th intercostal n.)

관련혈관 위배벽동 · 정맥(上腹壁動 · 靜脈, Superior epigastric a. & v.), 아래배벽동 · 정맥(下腹壁動 · 靜脈, Inferior epigastric a. & v.)
※ 깊은부위는 작은창자(小腸)와 잘록창자(結腸)

임상적용 위경련, 소화불량, 변비, 장염, 복창증(腹脹症), 장출혈 등

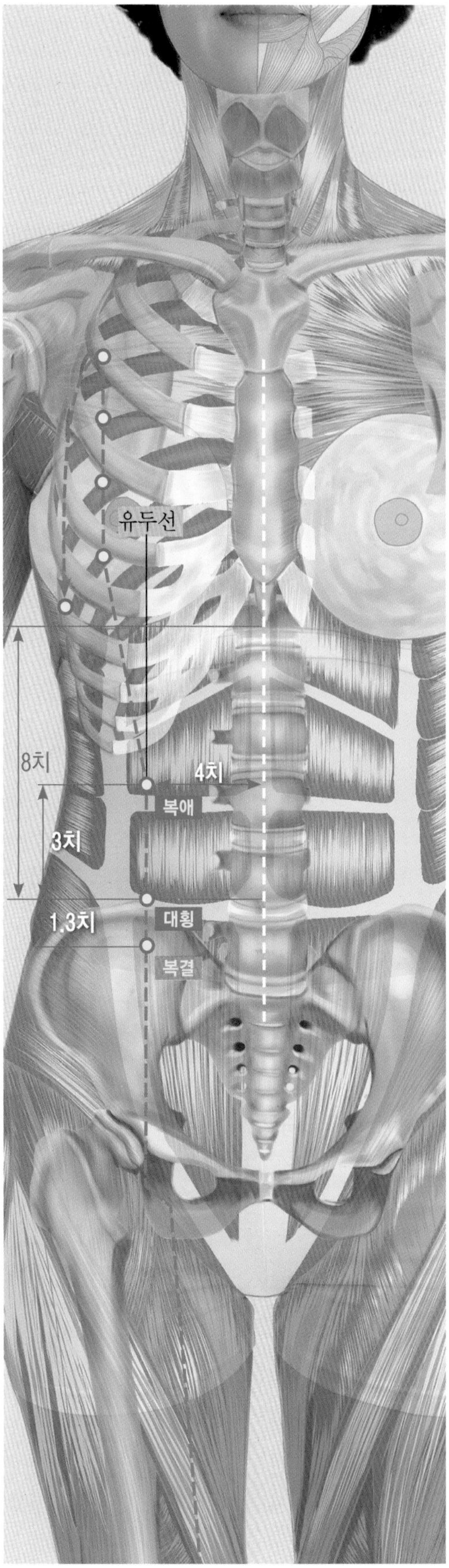

SP 17 식두(食竇, Sikdu)

혈이름 해설 '식(食)'은 음식을 가리키고, 공간을 '두(竇)'라고 한다. 이 혈은 음식의 운화(運化)를 도와 여러 공간으로 산포하는 역할을 하므로 식두라 한다.

위 치 다섯째갈비사이공간의 앞정중선에서 가쪽으로 6치 되는 곳

취혈방법 다섯째갈비사이공간을 따라 중정혈(CV 16) · 보랑혈(KI 22) · 유근혈(ST 18)과 나란한 곳

관련근육 큰가슴근(大胸筋, Pectoralis major m.), 앞톱니근((前鋸筋, Serratus anterior m.)

관련신경 다섯째갈비사이신경의 가쪽피부가지(第5肋間神經의 外側皮枝, Lateral cutaneous br. of 5th intercostal n.)

관련혈관 가슴봉우리동 · 정맥(胸肩峰動 · 靜脈, Thoracoacromial a. & v.), 가쪽가슴동 · 정맥(外側胸動 · 靜脈, Lateral thoracic a. & v.)

임상적용 협심증, 늑간신경통, 흉협창통(胸脇脹痛), 횡격막경련, 폐렴 등

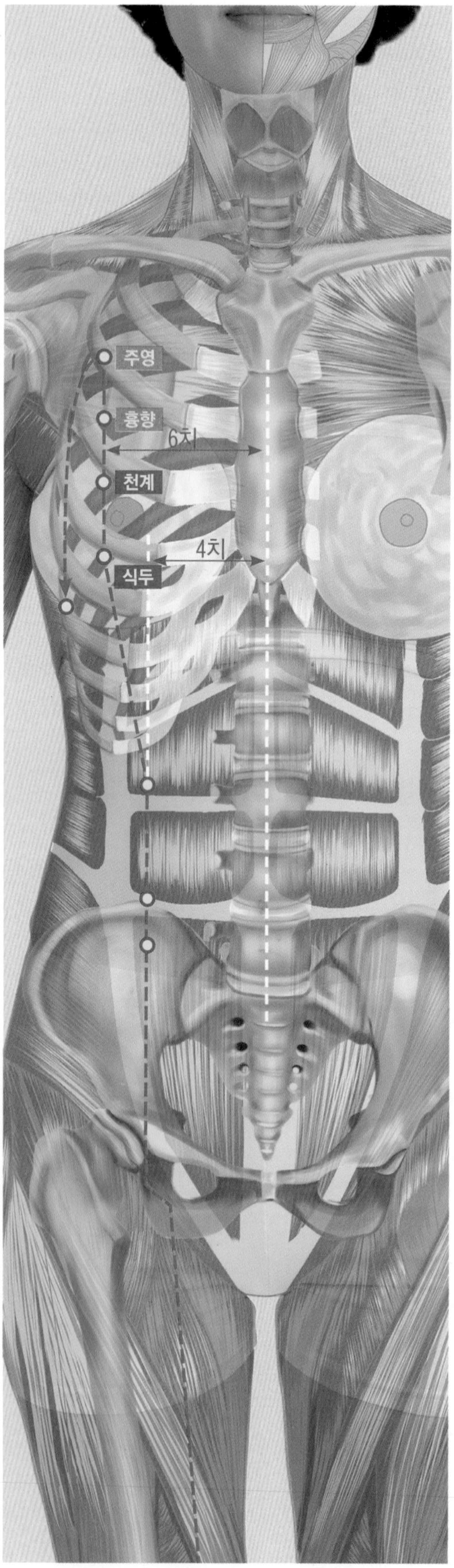

SP 18 천계(天谿, Chengye)

혈이름 해설 '천(天)'은 위쪽을 가리키고, '계(谿)'는 갈비사이의 오목부위를 뜻한다. 이 혈에 침 · 뜸을 하면 유즙이 계류(谿流)처럼 솟아나오므로 천계라 한다.

위 치 앞정중선에서 가쪽으로 6치 되는 곳으로 넷째갈비사이공간

취혈방법 넷째갈비사이공간을 따라 단중혈(CV 17) · 신봉혈(KI 23) · 유중혈(ST 17) · 천지혈(PC 1)과 나란한 곳

관련근육 큰가슴근(大胸筋, Pectoralis major m.), 작은가슴근(小胸筋, Pectoralis minor m.)

관련신경 넷째갈비사이신경(第4肋間神經, 4th intercostal n.)

관련혈관 가슴봉우리동 · 정맥(胸肩峰動 · 靜脈, Thoracoacromial a. & v.), 가쪽가슴동 · 정맥(外側胸動 · 靜脈, Lateral thoracic a. & v.)

임상적용 폐렴, 기관지염, 늑막염, 유방염, 애역(呃逆, 딸꾹질), 유즙부족, 해수 등

SP 19 흉향(胸鄕, Hyunghyang)

혈이름 해설 '흉(胸)'은 가슴을 가리키고, 향(鄕)'은 향촌으로, 여기에서는 가슴우리(胸廓)의 가쪽을 뜻한다. 이 혈은 가슴가쪽(側胸部)에 있어 흉협(胸脇 : 앞가슴과 양쪽 옆구리)이 팽만하고, 가슴 · 배가 아프고, 옆으로 누울 수 없는 것을 치료하므로 흉향이라 한다.

위 치 앞정중선에서 가쪽으로 6치 되는 곳으로 셋째갈비사이공간

취혈방법 셋째갈비사이공간의 굽은 선을 따라 옥당혈(CV 18) · 영리혈(KI 24) · 응창혈(ST 16)과 나란한 곳

관련근육 큰가슴근(大胸筋, Pectoralis major m.), 작은가슴근(小胸筋, Pectoralis minor m.)

관련신경 셋째갈비사이신경(第3肋間神經, 3rd intercostal n.)

관련혈관 가슴봉우리동 · 정맥(胸肩峰動 · 靜脈, Thoracoacromial a. & v.), 가쪽가슴동 · 정맥(外側胸動 · 靜脈, Lateral thoracic a. & v.)

임상적용 가슴의 통증, 늑막염, 늑간신경통, 연하곤란(嚥下困難), 소화불량 등

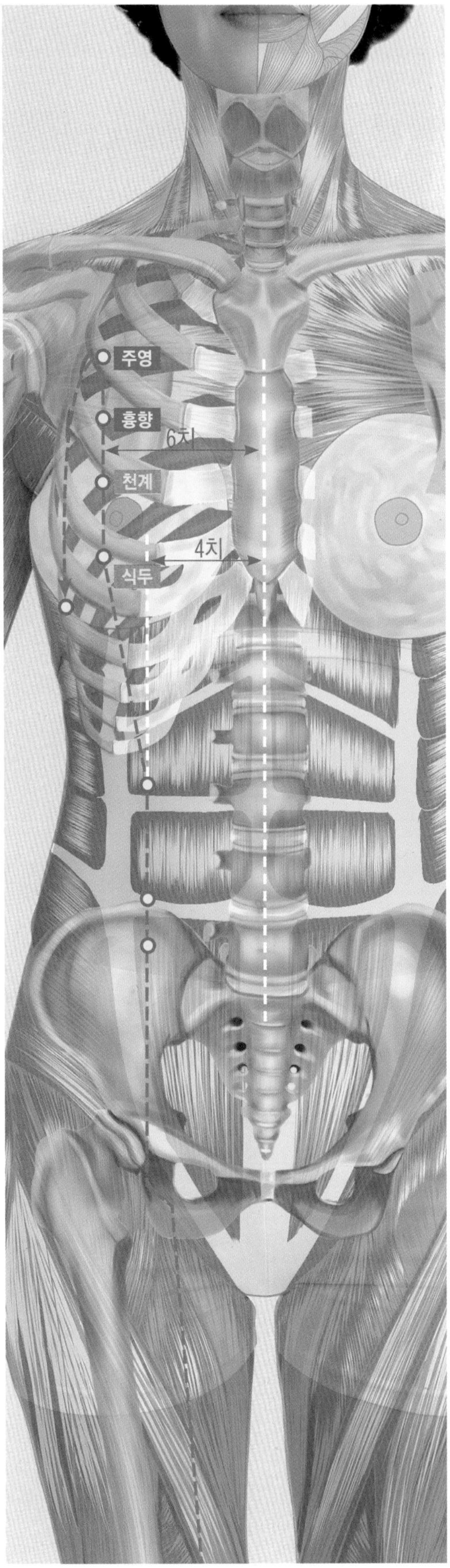

SP 20 주영(周榮, Juyeong)

혈이름 해설 '주(周)'는 주행을, '영(榮)'은 영양을 가리킨다. 이 혈은 근육을 주관하는 족태음비경에 속하면서 혈(血)을 통솔하고, 영양물을 산포(散布)하는 힘을 지니고 있다. 경기(經氣)는 여기에서 산포되고 영양이 전신을 순환하므로 주영이라 한다.

위 치 앞정중선에서 가쪽으로 6치 되는 곳으로 둘째갈비사이공간

취혈방법 둘째갈비사이공간의 굽은 선을 따라 자궁혈(CV 19) · 신장혈(KI 25) · 옥예혈(ST 15)과 나란한 곳

관련근육 큰가슴근(大胸筋, Pectoralis major m.), 작은가슴근(小胸筋, Pectoralis minor m.)

관련신경 둘째갈비사이신경(第2肋間神經, 2nd intercostal n.)

관련혈관 가슴봉우리동 · 정맥(胸肩峰動 · 靜脈, Thoracoacromial a. & v.), 가쪽가슴동 · 정맥(外側胸動 · 靜脈, Lateral thoracic a. & v.)

임상적용 기관지염, 늑막염, 늑간신경통, 식도경련 등

SP 21 대포(大包, Daepo) 비경의 대락(大絡)혈

혈이름 해설 ‘포(包)’에는 개괄의 뜻도 있다. 이 혈은 비(脾)의 대락(大絡)이고, 음양의 모든 경(經)을 총괄한다. 비(脾)는 오장과 사지를 영양하므로 대포라고 한다.

위 치 중간겨드랑선 위에서 여섯째갈비사이공간

취혈방법 팔을 들어올린 자세에서 중간겨드랑선과 여섯째갈비사이공간이 만나는 곳

관련근육 앞톱니근(前鋸筋, Serratus anterior m.), 배바깥빗근(外腹斜筋, External oblique abdominal m.)

관련신경 여섯째갈비사이신경(第6肋間神經, 6th intercostal n.)

관련혈관 가슴봉우리동 · 정맥(胸肩峰動 · 靜脈, Thoracoacromial a. & v.), 가쪽가슴동 · 정맥(外側胸動 · 靜脈, Lateral thoracic a. & v.)

임상적용 폐렴, 천식, 늑막염, 호흡곤란, 흉통(胸痛) 등

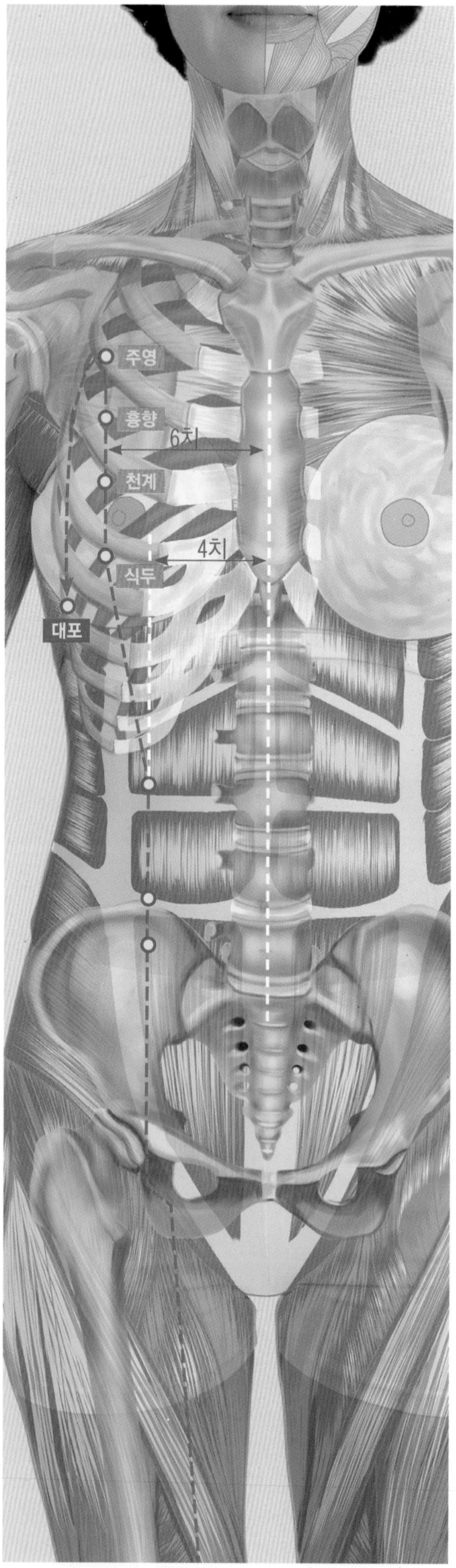

비(脾)

비는 운화(運化) 기능을 주관한다

운화(運化)는 음식물을 소화(消化)시켜 영양물질과 에너지로 변화(變化)시키는 기능이다. 비는 위(胃)와 소장(小腸)에서 소화 · 흡수된 영양분을 변화시켜 만든 수곡정기(水穀精氣)를 폐로 보낸다. 그리고 폐로부터 심맥(心脈)으로 들어가 혈맥을 통해 온몸에 퍼진 영양물질을 5장6부와 모든 조직이 필요로 하는 에너지로 변화시키는 작용도 주관한다.

▶ 비의 운화 기능이 정상이어야 소화 · 흡수기능이 원활하고, 기 · 혈 · 진액의 생성에 필요한 영양이 공급되며, 온몸의 장부와 조직에 필요한 에너지도 충분히 제공된다. 그렇지 못하면 소화 · 흡수기능이 떨어져 배가 부르고 설사하며 식욕이 떨어지고 몸이 피로하여 여위는 등 기혈 부족으로 인한 증상이 나타난다.

비는 혈(血)을 통제(統制)하는 기능을 주관한다

비는 혈액이 혈맥 속을 운행하고 맥 밖으로 넘쳐나지 않게 통제한다. 비는 기혈을 생성하는 원천이다. 기는 혈을 거느리고 혈은 기를 따라 운행한다.

▶ 비의 운화 기능이 왕성하면 기혈이 충만되고 기가 혈을 거느릴 수 있어 혈액이 맥 밖으로 넘쳐나오지 못하게 하므로 출혈현상이 나타나지 않는다. 그러나 비의 운화 기능이 약해지면 기혈이 허약해진 기허(氣虛)로 혈액을 통제하는 능력이 없어져 혈은 맥을 떠나 출혈되는 현상이 나타난다. 피하출혈, 변혈, 요혈(소변혈), 월경과다 등으로 신체 하부의 출혈이 많아진다.

비는 상승(上昇)시키는 기능을 주관한다

비는 수곡정기(水穀精氣)를 상승시켜 폐로 올리고, 심과 폐로 하여금 수곡정기와 청기를 이용하여 기혈을 생성하게 하고 온몸을 영양하게 한다.

▶ 비의 기가 허(虛)하면 상승 기능이 떨어져 수곡정기가 올라가지 못하므로 전신에 맥이 없고 어지럽고 배가 부르고 설사가 나는 등의 증상이 나타난다.

▶ 비가 허(虛)해 상승 기능이 떨어지면 내장의 하수(下垂)현상이 나타나 위하수, 신하수, 자궁탈수, 설사에 의한 탈항 등의 증상이 나타난다.

▶ 비장은 음식을 빨리 받아들이게 만드는 작용을 한다.

▶ 누런 빛이 나고 살결이 부드러운 사람은 비장이 작고, 살결이 거친 사람은 비장이 크다.

▶ 입술이 들린 사람은 비장이 높은 위치에 있고, 입술이 아래로 쳐진 사람은 비장이 아래로 처져 있다.

▶ 입술이 단단한 사람은 비장이 든든하고, 입술이 두터우면서 단단하지 못한 사람은 비장이 연약하다.

▶ 비장이 작으면 오장이 편안하고 사기에 잘 상하지 않는다. 비장이 크면 옆구리가 눌리기 때문에 괴롭고 아파서 빨리 걷지 못한다.

▶ 비장이 높이 있으면 옆구리와 허리가 아프고, 비장이 튼튼하면 오장이 편안하고 잘 상하지 않는다. 비장이 약하면 소갈병이나 황달이 잘 생긴다.

수소음심경

(手少陰心經, Heart Meridian : HT)

수소음심경은 족태음비경의 맥기(脈氣)를 받아 가슴속에서 시작한다. 심장계통(심장, 대동맥 등)에 속하여 가로막을 관통하여 내려가 소장에 낙(絡)한다. 가슴속에서 나누어진 지맥은 가슴으로 올라가 좌우의 수소음심경이 인후를 사이에 두듯이 하여 상행하고 눈으로 이어진다.

이 경은 상행하여 폐에서 겨드랑이(극천혈)로 나오고, 위팔 앞가쪽(청령혈)→팔오금주름 안쪽끝(소해혈)→아래팔 안쪽→손바닥을 거쳐 새끼손가락 가쪽끝(소충)에 도달하여 수태양소장경으로 이어진다.

HT 1 극천

위 치 겨드랑 중심에서 겨드랑동맥이 뛰는 곳

취혈방법 팔꿈치를 약간 굽히고 손바닥이 뒤쪽을 향한 자세에서 겨드랑동맥(腋窩動脈)이 뛰는 곳

HT 2 청령

위 치 위팔 안쪽면에서 위팔두갈래근 안쪽모서리 안쪽, 팔오금주름에서 위로 3치 되는 곳

취혈방법 팔꿈치를 약간 굽힌 상태에서 겨드랑 중앙의 극천혈(HT 1)과 팔오금주름끝의 소해혈(HT 3)을 잇는 선(9치) 위로 극천혈쪽에서 2/3 되는 곳

HT 3 소해

위 치 위팔뼈 안쪽위관절융기 바로 앞쪽으로 팔오금주름과 같은 높이의 곳

취혈방법 팔꿈치를 굽힌 상태에서 팔오금주름의 안쪽끝과 위팔뼈 안쪽위관절융기를 잇는 선의 중점

HT 4 영도

위 치 아래팔 앞안쪽면의 자쪽손목굽힘근힘줄 노쪽모서리, 손바닥쪽 손목주름에서 위로 1.5치 되는 곳

취혈방법 손바닥을 위로 한 상태에서 콩알뼈 위모서리의 노쪽에서 위로 1.5치 되는 곳으로, 신문혈(HT 7)에서 위로 1.5치 되는 곳

HT 5 통리

위 치 손바닥쪽 손목주름에서 위로 1치 되는 곳으로 자쪽손목굽힘근의 노쪽

취혈방법 신문혈(HT 7)에서 위로 1치 되는 곳

HT 6 음극

위 치 손바닥쪽 손목주름에서 위로 0.5치 되는 곳으로 자쪽손목굽힘근힘줄의 노쪽

취혈방법 손바닥을 위로 향한 자세에서 신문혈(HT 7)에서 위로 0.5치 되는 곳(콩알뼈 몸쪽모서리의 노쪽에서 위로 0.5치)

HT 7 신문

위 치 손바닥쪽 손목주름 위로 자쪽손목굽힘근힘줄의 노쪽

취혈방법 손바닥이 위를 향한 상태에서 콩알뼈 몸쪽모서리의 노쪽 오목부위

HT 8 소부

위 치 손바닥쪽 넷째와 다섯째손허리뼈 사이로 다섯째손허리손가락관절 몸쪽의 오목부위

취혈방법 주먹을 쥐었을 때 다섯째손가락끝이 손바닥에 닿는 점으로 노궁혈(PC 8)과 같은 높이의 곳

수소음심경은 심장통증·두근거림·흉통 등과 같은 심장증상 개선에 주로 사용한다. 그밖에 신경증, 불면증, 정신·신경계통질환, 손바닥 달아오름이나 통증, 위팔앞면 안쪽의 통증 등을 치료할 때 효과적이다.

HT 9 소충

위 치 다섯째손가락끝마디뼈의 노쪽으로 새끼손톱의 노쪽뿌리각(爪甲根角)에서 몸가쪽으로 0.1치 되는 곳

취혈방법 새끼손톱의 노쪽모서리를 지나는 수직선과 손톱뿌리를 지나는 수평선이 만나는 곳

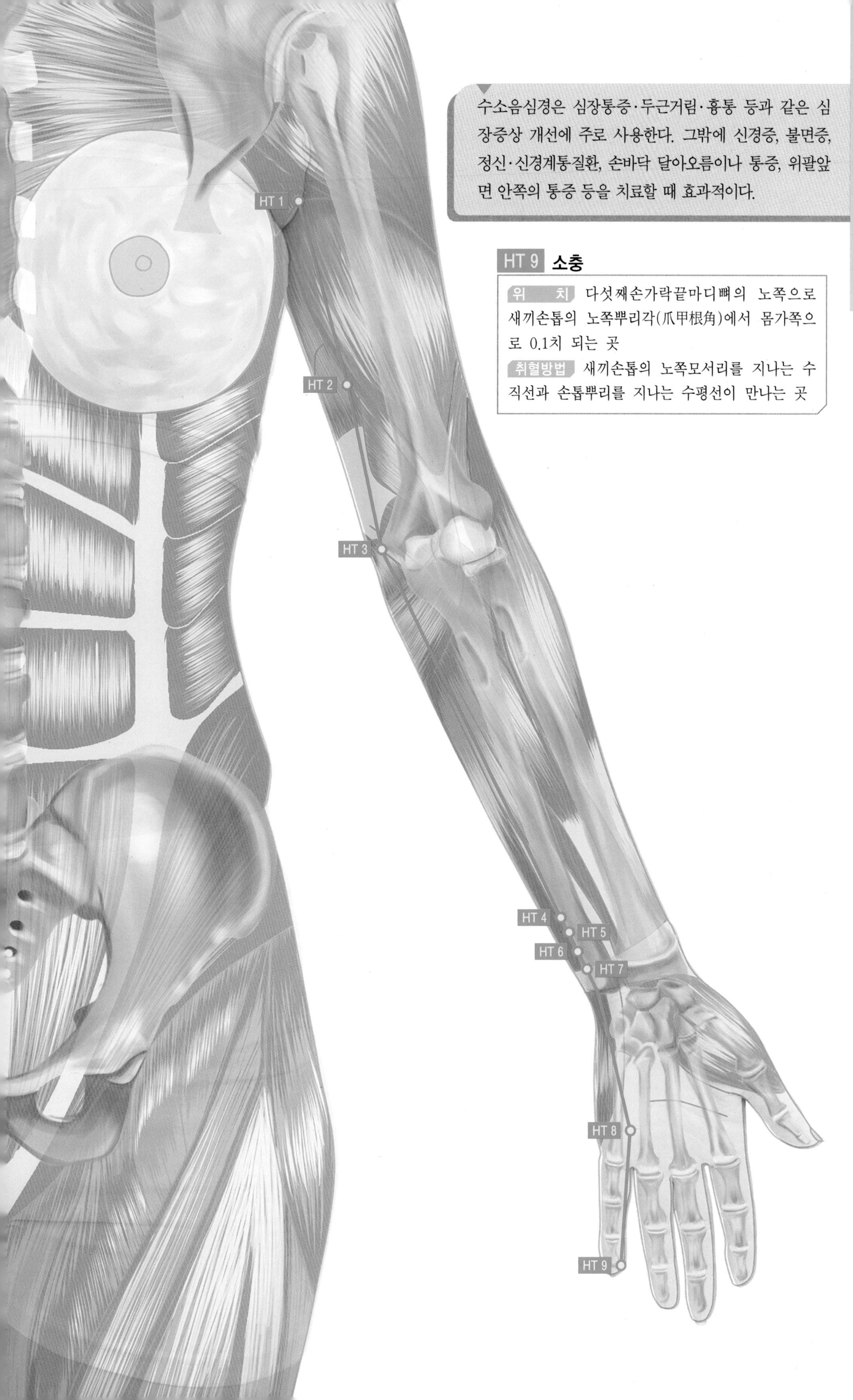

HT 1 극천(極泉, Geukcheon)

혈이름 해설 '극(極)'이란 끝에 이르는 것을 뜻하고, 겨드랑이에서 가장 높은 점을 가리킨다. '천(泉)'은 물이 솟아나는 샘이다. 심(心)은 혈맥을 주관한다. 혈맥은 물의 흐름과 비슷한데, 이 혈은 겨드랑이 정중앙의 동맥박동부에 해당된다. 이 혈은 동맥의 박동부에 닿아 마치 물이 급히 솟아나 급류를 이루어 흘러가는 것같으므로 극천(極泉)이라 한다. '맨위에 있는 급류가 흐르는 샘'이라는 의미이다. 겨드랑이에는 약간의 습기가 있는데, 이 점에서 귀 · 코 · 입 등과 일맥상통하는 곳이기도 하다.

위 치 겨드랑 중심에서 겨드랑동맥이 뛰는 곳

취혈방법 팔꿈치를 약간 굽히고 손바닥이 뒤쪽을 향한 자세에서 겨드랑동맥(腋窩動脈)이 뛰는 곳

관련근육 어깨밑근(肩胛下筋, Subscapularis m.), 넓은등근(廣背筋, Latissimus dorsi m.), 큰원근(大圓筋, Teres major m.)

관련신경 겨드랑신경(腋窩神經, Axillary n.), 안쪽위팔피부신경(內側上腕皮神經, Medial brachial cutaneous n.), 갈비사이신경의 가쪽피부가지(肋間神經의 外側皮枝, Lateral cutaneous br. of intercostal n.)

관련혈관 겨드랑동 · 정맥(腋窩動 · 靜脈, Axillary a. & v.), 자쪽피부정맥(尺側皮靜脈, Basilic v.)

임상적용 심통, 흉 · 협동통(胸 · 脇疼痛), 늑간신경통, 암내(腋臭), 구강염, 목의 임파선결핵 등

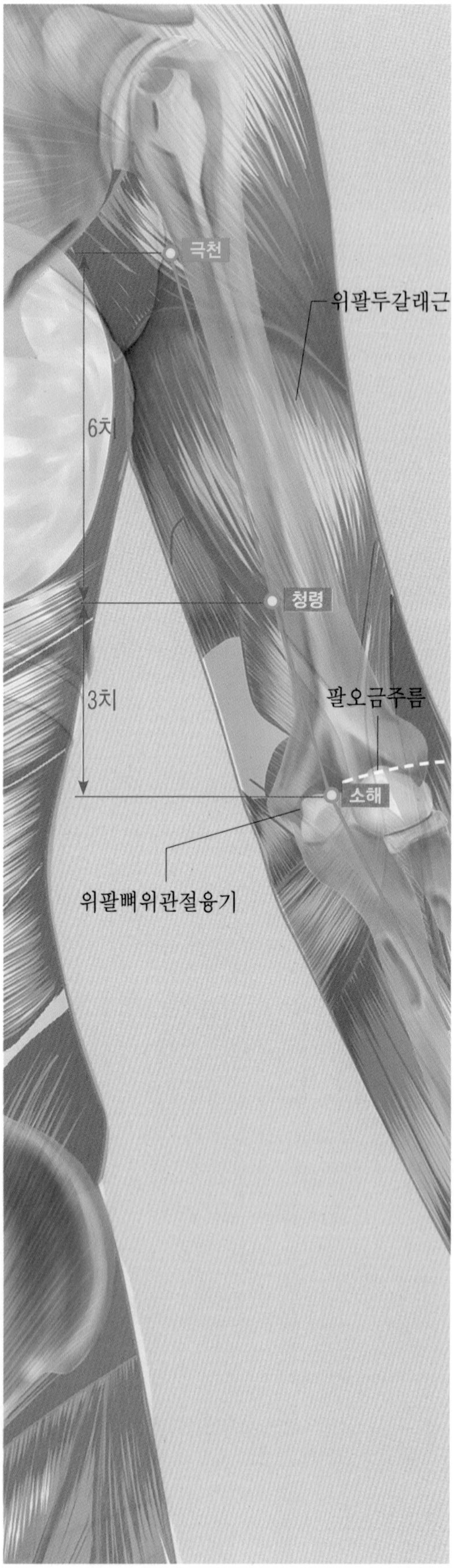

HT 2 청령(青靈, Cheongnyeong)

혈이름 해설 '청(青)'은 청색이고, 망진(望診)에서 청색은 아픔을 뜻한다. '령(靈)'은 병치료에 영험한 것을 가리킨다. 이 혈은 머리 · 팔 · 심장 · 가슴의 모든 동통을 완화시키고 통증을 멈추는 효과를 가지고 있으므로 청령이라 한다.

위　　치 위팔 안쪽면에서 위팔두갈래근 안쪽모서리 안쪽, 팔오금주름에서 위로 3치 되는 곳

취혈방법 팔꿈치를 약간 굽힌 상태에서 겨드랑 중앙의 극천혈(HT 1)과 팔오금주름끝의 소해혈(HT 3)을 잇는 선(9치) 위로 극천혈쪽에서 2/3 되는 곳

관련근육 위팔근(上腕筋, Brachialis m.), 위팔두갈래근(上腕二頭筋, Biceps brachialis m.)

관련신경 자신경(尺骨神經, Ulnar n.), 안쪽아래팔피부신경(內側前腕皮神經, Medial antebrachial cutaneous n.)

관련혈관 위팔동 · 정맥(上腕動 · 靜脈, Brachial a. & v.), 자쪽곁동맥(尺側側部動脈, Ulnar collateral a.), 자쪽피부정맥(尺側皮靜脈, Basilic v.)

임상적용 팔의 신경통, 황달(黃疸), 어깨통증, 두통, 늑간신경통, 옆구리통증 등

HT 3 소해(少海, Sohae) 심경의 합(合)혈

혈이름 해설 '소(少)'는 수소음심경을, '해(海)'는 물이 모이는 깊은 곳을 말한다. 팔꿈치를 굽히면 안쪽에 주름이 생기는데, 이 혈은 그 뒤쪽끝에 있다. '심경의 깊은 경혈'이라는 의미이다. 이곳을 누르면 팔 전체가 힘이 없어지며, 전기가 통하는 듯이 찌릿찌릿한 감각도 온다. 곡절(曲節)이라고도 한다.

위　　치 위팔뼈 안쪽위관절융기 바로 앞쪽으로 팔오금주름과 같은 높이의 곳

취혈방법 팔꿈치를 굽힌 상태에서 팔오금주름의 안쪽끝과 위팔뼈 안쪽위관절융기를 잇는 선의 중점

관련근육 위팔근(上腕筋, Brachialis m.), 원엎침근(圓回內筋, Pronator teres m.)

관련신경 자신경(尺骨神經, Ulnar n.), 안쪽아래팔피부신경(內側前腕皮神經, Medial antebrachial cutaneous n.)

관련혈관 자쪽피부정맥(尺側皮靜脈, Basilic v.), 아래자쪽곁동 · 정맥(下尺側側部動 · 靜脈, Inferior ulnar collateral a. & v.), 자쪽되돌이동 · 정맥(尺側反回動 · 靜脈, Ulnar recurrent a. & v.)

임상적용 주 · 비신경통(肘臂神經痛), 늑간신경통, 두통, 치통, 정신분열증, 나력(瘰癧 : 림프샘에 생기는 만성종창) 등

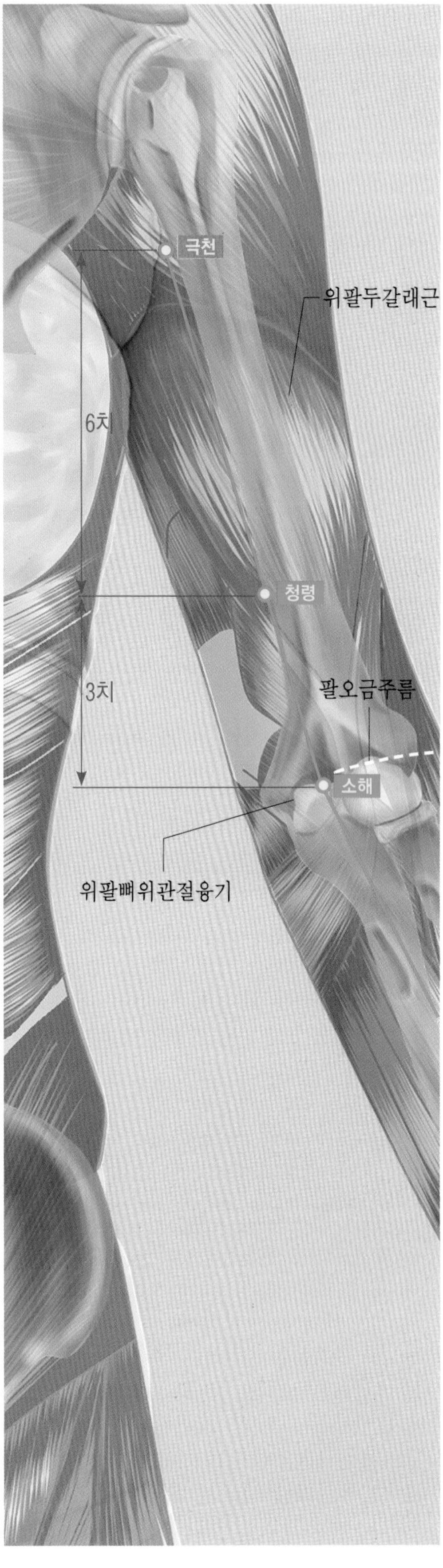

HT 4 영도(靈道, Yeongdo) 심경의 경(經)혈

혈이름 해설 '영(靈)'은 심(心)령 내지 신(神)령이고, 정신과 사유를 뜻한다. '도(道)'는 도로나 통하는 길을 가리킨다. 이 혈은 심경의 경혈(經穴)이자 심(心)의 기능을 전달하는 도로이고, 정신질환 · 심장병의 주치혈이므로 영도라 한다.

위 치 아래팔 앞안쪽면의 자쪽손목굽힘근힘줄 노쪽모서리, 손바닥쪽 손목주름에서 위로 1.5치 되는 곳

취혈방법 손바닥을 위로 한 상태에서 콩알뼈 위모서리의 노쪽에서 위로 1.5치 되는 곳으로, 신문혈(HT 7)에서 위로 1.5치 되는 곳

관련근육 자쪽손목굽힘근(尺側手根屈筋, Flexor carpi ulnaris m.), 얕은손가락굽힘근(淺指屈筋, Flexor digitorum superficialis m.), 깊은손가락굽힘근(深指屈筋, Flexor digitorum profundus m.), 네모엎침근(方形回內筋, Pronator quadratus m.)

관련신경 자신경(尺骨神經, Ulnar n.)

관련혈관 자동 · 정맥(尺骨動 · 靜脈, Ulnar a. & v.), 자쪽피부정맥(尺側皮靜脈, Basilic v.)

임상적용 공포, 불안, 정신질환 등

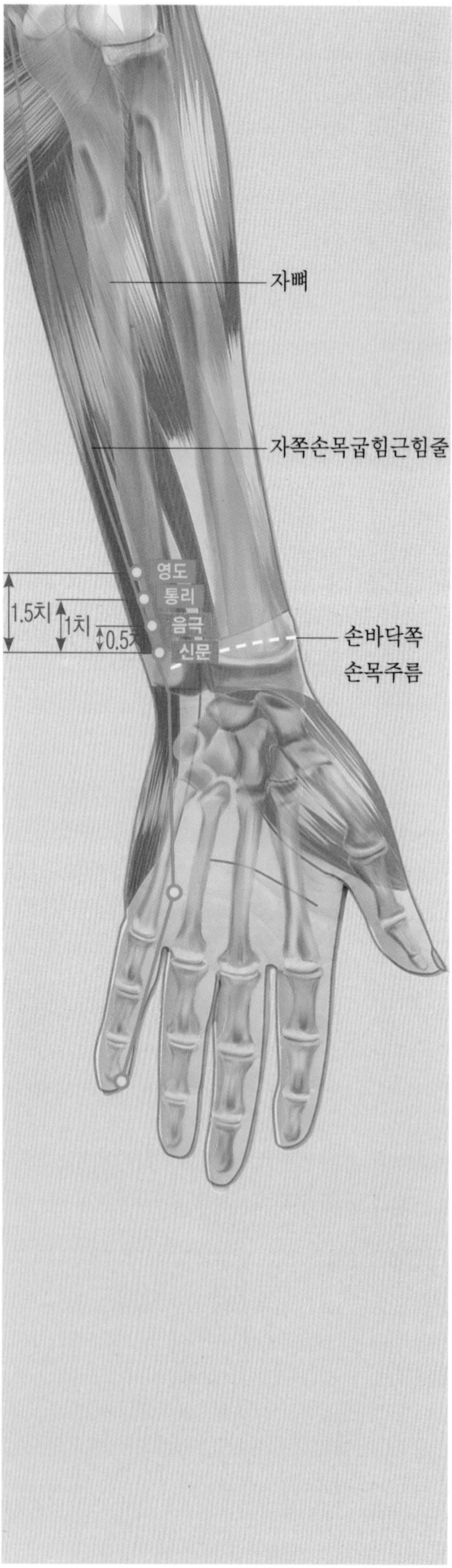

HT 5 통리(通里, Tongri) 심경의 낙(絡)혈

혈이름 해설 '통(通)'은 통달이나 경과의 뜻이 있고, '리(里)'는 뒷면을 뜻한다. 이 혈은 심경의 낙혈(絡穴)이다. 심경은 여기에서 낙맥이 갈라져나와 수태양소장경에 이르고, 표리관계를 이루고 있는 수태양소장경과 수소음심경의 표리 양쪽 경(經)을 통하므로 통리라 한다.

위 치 손바닥쪽 손목주름에서 위로 1치 되는 곳으로 자쪽손목굽힘근의 노쪽

취혈방법 신문혈(HT 7)에서 위로 1치 되는 곳

관련근육 자쪽손목굽힘근(尺側手根屈筋, Flexor carpi ulnaris m.), 얕은손가락굽힘근(淺指屈筋, Flexor digitorum superficialis m.), 깊은손가락굽힘근(深指屈筋, Flexor digitorum profundus m.), 네모엎침근(方形回內筋, Pronator quadratus m.)

관련신경 자신경(尺骨神經, Ulnar n.), 안쪽아래팔피부신경(內側前腕皮神經, Medial antebrachial cutaneous n.)

관련혈관 자동 · 정맥(尺骨動 · 靜脈, Ulnar a. & v.), 자쪽피부정맥(尺側皮靜脈, Basilic v.)

임상적용 신경쇠약, 심계항진(心悸亢進, 두근거림), 현훈, 편도선염, 두통 등

HT 6 음극(陰郄, Eumgeuk) 심경의 극(郄)혈

혈이름 해설 '음(陰)'은 음양의 음인데, 여기에서는 소음을 뜻한다. '극(郄)'은 공규(孔竅), 공극(空隙), 빈틈을 뜻하는데, 여기에서는 극혈을 가리킨다. 이 혈은 수소음심경의 극혈로 경맥의 기가 모이는 곳이므로 음극이라 한다. 소음극(少陰郄), 석궁(石宮)으로도 부른다.

위　　치 손바닥쪽 손목주름에서 위로 0.5치 되는 곳으로 자쪽 손목굽힘근힘줄의 노쪽

취혈방법 손바닥을 위로 향한 자세에서 신문혈(HT 7)에서 위로 0.5치 되는 곳(콩알뼈 몸쪽모서리의 노쪽에서 위로 0.5치)

관련근육 자쪽손목굽힘근(尺側手根屈筋, Flexor carpi ulnaris m.), 얕은손가락굽힘근(淺指屈筋, Flexor digitorum superficialis m.), 네모엎침근(方形回內筋, Pronator quadratus m.)

관련신경 자신경(尺骨神經, Ulnar n.), 안쪽아래팔피부신경(內側前腕皮神經, Medial antebrachial cutaneous n.)

관련혈관 자동 · 정맥(尺骨動 · 靜脈, Ulnar a. & v.)

임상적용 두통, 현훈(眩暈), 심계항진, 도한(盜汗, 식은땀), 자궁내막염, 대하, 실어증 등

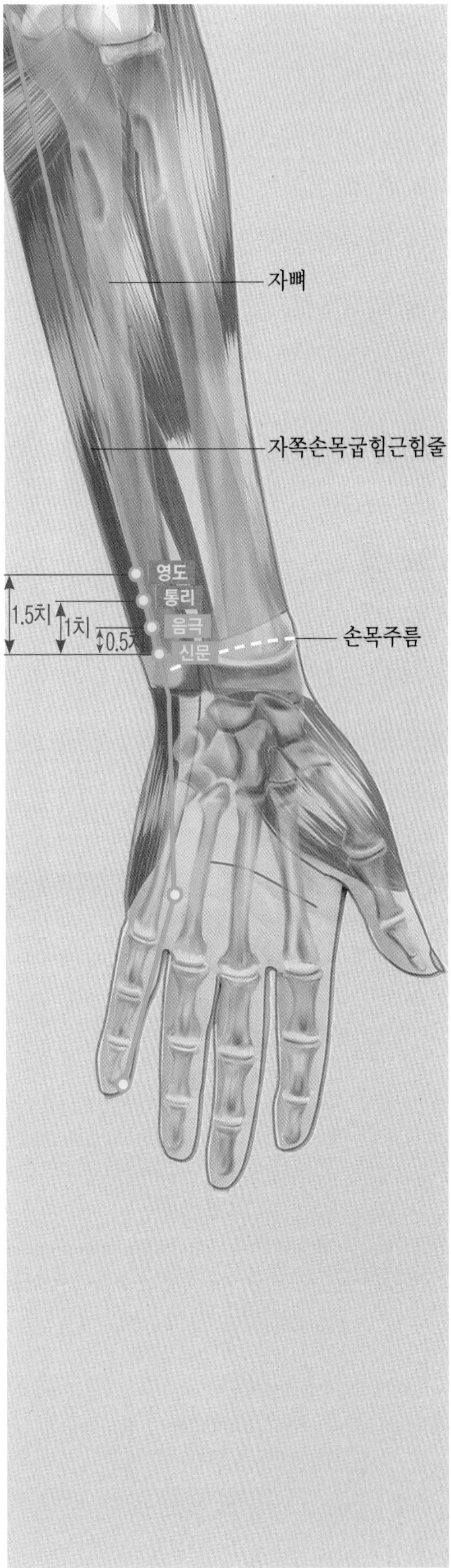

HT 7 신문(神門, Sinmun) 심의 원(原)혈, 심경의 수(腧)혈

혈이름 해설 '신(神)'이란 "심(心)은 신명을 주관한다", '심(心)은 신(神)을 저장한다"할 때의 신(神)을 가리킨다. '문(門)'은 출입구이다. 이 혈은 수소음심경에 속하고, 또 소부혈(HT 8) 하나 앞의 혈로, 심기(心氣)가 문을 가리키므로 신문이라 한다. 태충(兌衝), 중도(中都), 예중(銳中) 등으로도 부른다.

위　　치 손바닥쪽 손목주름 위로 자쪽손목굽힘근힘줄의 노쪽

취혈방법 손바닥이 위를 향한 상태에서 콩알뼈 몸쪽모서리의 노쪽 오목부위

관련근육 자쪽손목굽힘근(尺側手根屈筋, Flexor carpi ulnaris m.), 얕은손가락굽힘근(淺指屈筋, Flexor digitorum superficialis m.), 깊은손가락굽힘근(深指屈筋, Flexor digitorum profundus m.)

관련신경 자신경(尺骨神經, Ulnar n.)

관련혈관 자동 · 정맥(尺骨動 · 靜脈, Ulnar a. & v.), 자쪽피부정맥(尺側皮靜脈, Basilic v.)

임상적용 심장병, 노이로제, 신경쇠약, 불면증, 위장병, 변비, 멀미, 실신 등

HT 8 소부(少府, Sobu) 심경의 형(滎)혈

혈이름 해설 '소(少)'는 수소음 또는 미세함을 뜻한다. '부(府)'는 모이는 곳을 가리킨다. 이 혈은 손바닥의 뼈와 뼈 사이에 비교적 작은 틈새 속에 있고, 수소음심경의 기가 모이는 곳이므로 소부라 한다.

위 치 손바닥쪽 넷째와 다섯째손허리뼈 사이로 다섯째손허리손가락관절 몸쪽의 오목부위

취혈방법 주먹을 쥐었을 때 다섯째손가락끝이 손바닥에 닿는 점으로 노궁혈(PC 8)과 같은 높이의 곳

관련근육 얕은손가락굽힘근(淺指屈筋, Flexor digitorum superficialis m.), 깊은손가락굽힘근(深指屈筋, Flexor digitorum profundus m.), 벌레근(蟲樣筋, Lumbrical m.), 셋째바닥쪽뼈사이근(第3掌側骨間筋, 3rd palmar interosseous m.)

관련신경 자신경의 얕은가지(尺骨神經의 淺枝, Superficial br. of ulnar n.), 온바닥쪽손가락신경(總掌側指神經, Common palmar digital n.)

관련혈관 온바닥쪽손가락동 · 정맥(總掌側指動 · 靜脈, Common palmar digital a. & v.)

임상적용 심장병, 심계항진, 부정맥(不整脈), 전완신경통, 배뇨장애, 하초열(下焦熱) 등

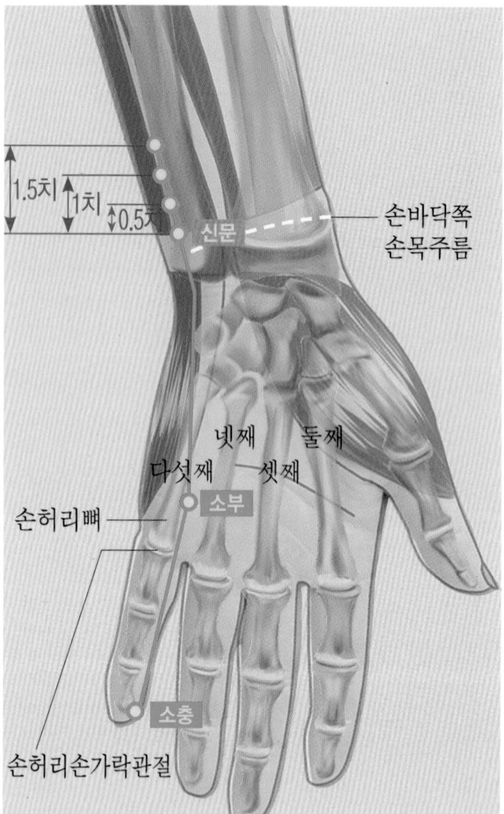

HT 9 소충(少衝, Sochung) 심경의 정(井)혈

혈이름 해설 '소(少)'는 적다는 뜻이고, '충(衝)'은 요충지라는 뜻이다. 이 혈은 혈기(血氣)가 왕성하고 수소음심경의 정(井)혈로, 경맥의 기가 여기에서부터 흘러나가므로 소충이라 한다.

위 치 다섯째손가락끝마디뼈의 노쪽으로 새끼손톱의 노쪽뿌리각(爪甲根角)에서 몸가쪽으로 0.1치 되는 곳

취혈방법 새끼손톱의 노쪽모서리를 지나는 수직선과 손톱뿌리를 지나는 수평선이 만나는 곳

관련근육 새끼손가락폄근(小指伸筋, Extensor digiti minimi m.)

관련신경 바닥쪽손가락신경의 등쪽가지(掌側指神經의 背側枝, Dorsal br. of palmar digital n.)

관련혈관 바닥쪽손가락동맥(掌側指動脈, Palmar digital a.), 등쪽손가락정맥(背側指靜脈, Dorsal digital v.)

임상적용 상지신경통, 심계항진, 혼미(昏迷), 뇌출혈, 실신 시의 구급혈(기사회생의 혈) 등

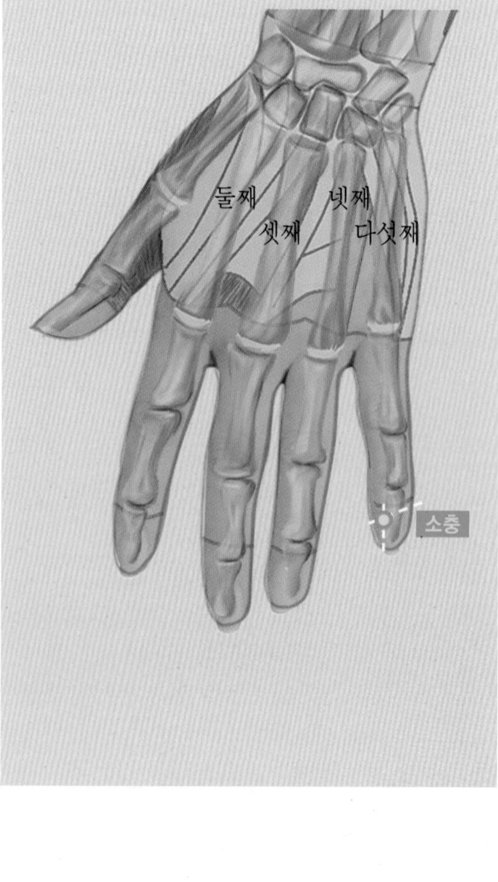

심(心)

심은 혈맥(血脈)을 주관한다

심(心)은 혈의 통로인 혈맥을 통해 혈액을 운행하고 순화시켜 전신의 기능과 활동을 정상으로 유지한다.

- 심(心)이 정상이면 심장의 박동도 정상이고 맥도 순조롭고 힘이 있으며 얼굴색도 붉고 광택이 있다.
- 심기(心氣)가 부족하고 혈액이 모자라고 맥이 순조롭지 못하면 혈액이 제대로 운행되지 못하고 혈맥이 약해져 얼굴색에 광택이 없고 맥이 아주 약하고 힘이 없어진다. 또 기혈(氣血)이 어체(瘀滯)되어 혈맥이 지체되면 얼굴색이 어두워지고 입술과 혀가 청자색을 띄게 되고 가슴이 답답하게 아프거나 바늘로 찌르는 것처럼 아프다.

심은 정신(精神) 작용을 주관한다

외부의 자극과 사물에 대한 의식(意識) 및 사유(思惟) 활동과 인체의 모든 생명활동을 주재하는 정신(精神) 작용은 심(心)의 주도하에 이루어진다.

- 심이 정신을 주관하는 생리기능에 이상이 생기면 잠이 안 오고 꿈이 많고 마음이 진정되지 못하고 헛소리를 하거나, 반응이 무디고 정기(精氣)가 없고, 의식과 사유활동에 이상이 생기며, 다른 장부의 기능에도 영향을 주어 생명까지 위급하게 될 수도 있다.

감정의 변화에 의한 생리적인 변동을 느끼는 부위는 가슴, 즉 심(心)이다.

- 기쁨이 예감되면 가슴이 울렁거리고, 비통한 일을 당하면 가슴이 아프고, 공포를 느낄 때는 가슴이 선뜻하고, 절망을 당하면 가슴이 무너져 내리는 느낌이 온다.
- 얼굴빛이 붉고 살결이 부드러운 사람은 심장이 작고, 살결이 거친 사람은 심장이 크다.
- 심장이 높이 있으면 폐 속이 그득하고 답답하며 잘 잊어버리고 말을 힘들게 한다. 심장이 아래로 처져 있으면 찬 것에 쉽게 상하고 말로 쉽게 겁먹게 할 수 있다.
- 심장이 튼튼하면 오장이 편안하고 병을 잘 막아낸다. 심장이 약하면 소갈이나 황달에 잘 걸리고 속에 열이 잘 생긴다.
- 심장의 위치와 모양이 바르면 조화로우며 순조롭고 잘 흥분하지 않는다. 심장이 한쪽으로 치우쳐 있으면 마음이 일정하지 못하다.
- 근심과 걱정을 하거나 지나치게 생각이 많으면 심장이 상한다. 사기가 침범하면 정신이 불안해지는 것은 혈기가 부족하기 때문이다.
- 혈기 부족은 심(心)에 속한다. 심기가 허한 사람은 흔히 잘 무서워하고 눈을 감으면 자려고만 하는데, 이때 멀리 가는 꿈을 꾸며 정신이 산만하여 혼백이 자주 나타난다.
- 심장에 사기가 있어 앓을 때에는 가슴이 아프고 잘 슬퍼하며 때로 어지럼증이 나서 넘어진다. 심장에 열이 있으면 얼굴빛이 벌겋고 낙맥(絡脈)이 넘친다.
- 병으로 가슴이 답답하고 심장부위가 아프며 손바닥이 달며 헛구역질 증상이 나타나는 것은 심장의 병이다.
- 잘 잊어버리고 놀라며 가슴이 두근거리며 불안하며 가슴이 몹시 답답하고 괴로우며 즐거울 때가 없는 것은 심장의 혈이 부족하기 때문이다.

수태양소장경

(手太陽小腸經, Small Intestine Meridian : SI)

수태양소장경은 수소음심경의 맥기(脈氣)를 받아 새끼손가락 안쪽끝(소택혈)에서 시작한다. 손의 안쪽(자쪽)을 돌아(전곡혈, 후계혈) 손목관절을 거쳐 아래팔 안쪽을 상행하여 팔꿉관절의 자신경고랑(소해혈), 위팔 뒤안쪽에서 어깨관절로 나온다. 어깨 뒤에서 어깨뼈를 돌아 대추혈(GV 14)에서 좌우가 교차한다. 빗장뼈위쪽 오목의 결분혈(ST 12)로 들어가 하행하여 심(心)에 낙(絡)한다. 그리고 가로막을 관통하여 위에 도달하고, 소장에 속한다.

빗장뼈 위쪽오목에서 나누어진 지맥(支脈)은 목에서 볼로 올라가 가쪽눈구석(외안각)에 도달하여 귓속으로 들어간다. 볼에서 나누어진 지맥은 코를 지나 안쪽눈구석(내안각)에 도달하여 족태양방광경에 이어진다.

SI 1 소택

위 치 새끼손가락끝마디뼈 자쪽의 손톱뿌리각(爪甲根角)에서 자쪽으로 0.1치 되는 곳

취혈방법 새끼손톱 자쪽모서리를 지나는 수직선과 손톱뿌리를 지나는 수평선이 만나는 곳

SI 2 전곡

위 치 새끼손가락의 다섯째손허리손가락관절(第5中手指關節) 자쪽에서 가쪽으로 오목한 곳(적백육제)

취혈방법 손가락을 살짝 굽힌 상태에서 손바닥과 손등의 경계면인 적백육제로, 다섯째손허리손가락관절 자쪽에서 가쪽으로 오목한 곳

SI 3 후계

위 치 다섯째손허리손가락관절 자쪽에서 몸쪽으로 오목한 곳(적백육제)

취혈방법 손가락을 살짝 굽힌 상태에서 손바닥과 손등의 경계면인 적백육제에서 다섯째손허리손가락관절자쪽 위쪽의 오목부위

SI 4 완골

위 치 손목 뒤안쪽으로 다섯째손허리뼈 밑동과 세모뼈 사이의 오목부위

취혈방법 다섯째손허리뼈와 세모뼈 사이의 오목한 곳(적백육제)

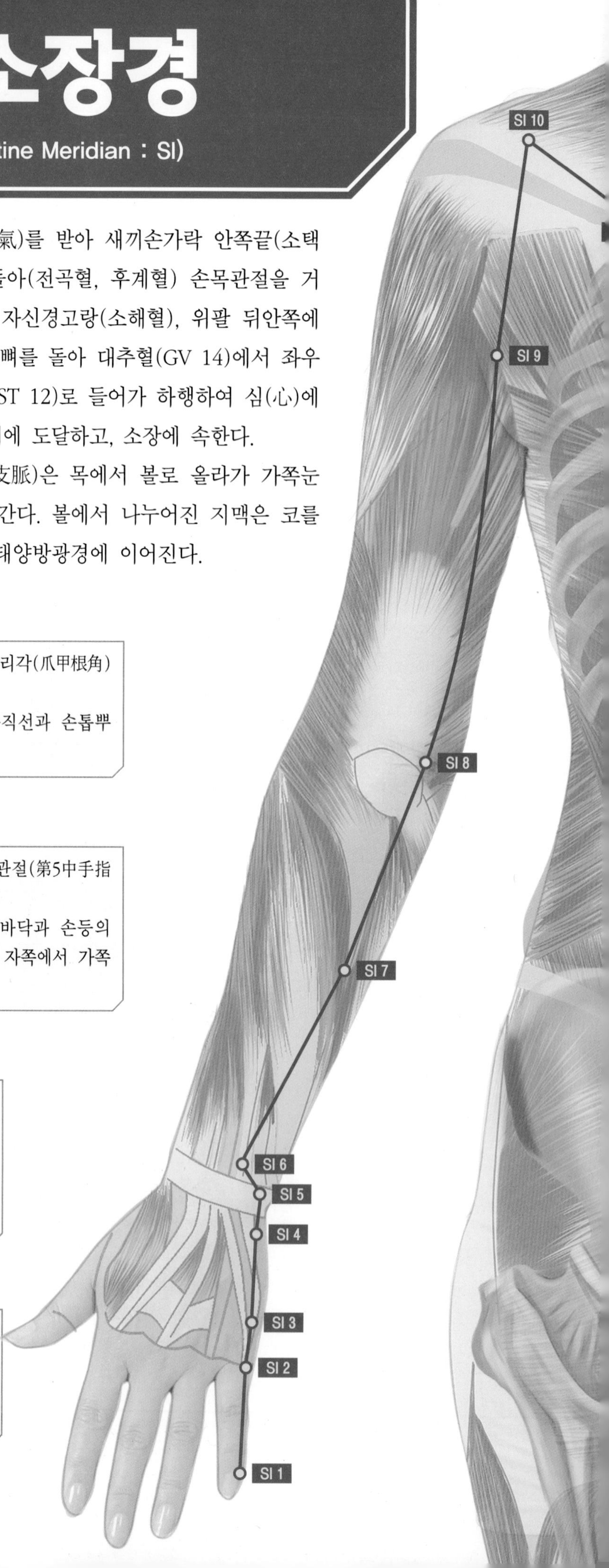

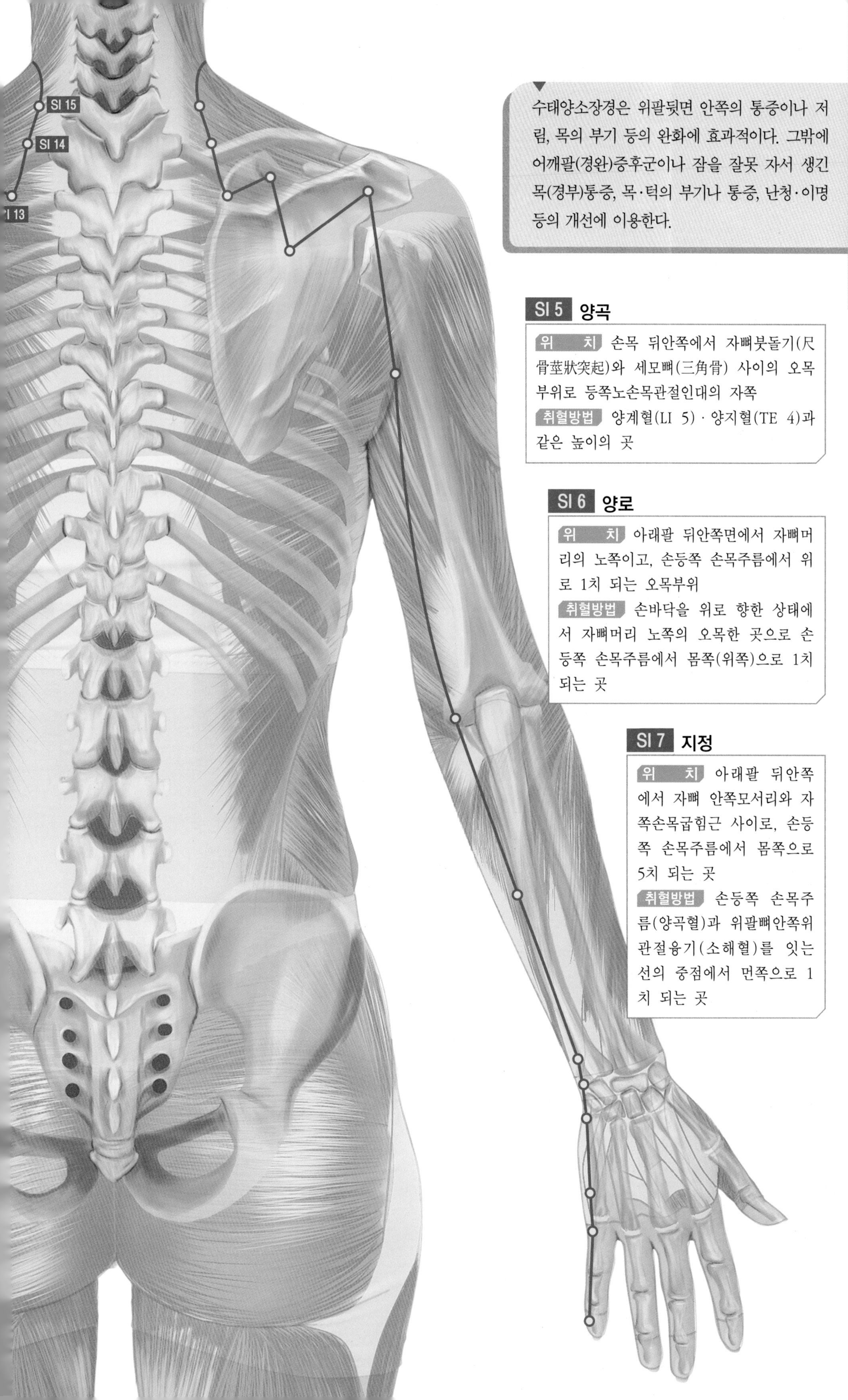

수태양소장경은 위팔뒷면 안쪽의 통증이나 저림, 목의 부기 등의 완화에 효과적이다. 그밖에 어깨팔(경완)증후군이나 잠을 잘못 자서 생긴 목(경부)통증, 목·턱의 부기나 통증, 난청·이명 등의 개선에 이용한다.

SI 5 양곡

위 치 손목 뒤안쪽에서 자뼈붓돌기(尺骨莖狀突起)와 세모뼈(三角骨) 사이의 오목부위로 등쪽노손목관절인대의 자쪽

취혈방법 양계혈(LI 5)·양지혈(TE 4)과 같은 높이의 곳

SI 6 양로

위 치 아래팔 뒤안쪽면에서 자뼈머리의 노쪽이고, 손등쪽 손목주름에서 위로 1치 되는 오목부위

취혈방법 손바닥을 위로 향한 상태에서 자뼈머리 노쪽의 오목한 곳으로 손등쪽 손목주름에서 몸쪽(위쪽)으로 1치 되는 곳

SI 7 지정

위 치 아래팔 뒤안쪽에서 자뼈 안쪽모서리와 자쪽손목굽힘근 사이로, 손등쪽 손목주름에서 몸쪽으로 5치 되는 곳

취혈방법 손등쪽 손목주름(양곡혈)과 위팔뼈안쪽위관절융기(소해혈)를 잇는 선의 중점에서 먼쪽으로 1치 되는 곳

SI 8 소해

위　　치 팔꿈치 뒤안쪽에서 자뼈팔꿈치머리와 위팔뼈안쪽위 관절융기 사이의 오목부위

취혈방법 팔꿈치를 약간 굽힌 상태에서 팔꿈치머리와 위팔뼈안쪽위관절융기 사이인 자신경고랑(尺骨神經溝)의 오목부위

SI 9 견정

위　　치 돌림근띠(回轉筋蓋)부위의 어깨관절 뒤아래쪽으로 겨드랑주름 뒤쪽끝에서 위로 1치 되는 곳

취혈방법 팔을 몸에 붙인 상태로 어깨세모근(三角筋) 뒤쪽의 뒤겨드랑주름끝에서 위로 1치 되는 곳

SI 10 노수

위　　치 돌림근띠(回轉筋蓋)부위의 겨드랑주름 뒤쪽끝에서 위쪽으로 어깨뼈가시 아래의 오목부위

취혈방법 어깨뼈가시 가쪽끝 아래이며 어깨봉우리 뒤쪽아래의 오목한 곳으로 견정혈(SI 9)에서 위로 1치 되는 곳

SI 11 천종

위　　치 어깨뼈가시(肩胛棘)의 중점과 어깨뼈아래각을 잇는 선에서 위로부터 1/3 되는 오목부위

취혈방법 노수혈(SI 10)에서 뒤아래쪽으로 1.5치 되는 곳

SI 12 병풍

위　　치 어깨의 가시위오목부위로 어깨뼈가시 중점 위쪽의 오목부위

취혈방법 천종혈(SI 11) 바로 위 1.5치 되는 곳으로 어깨뼈가시 중점 위쪽으로 가시위오목의 중점(팔을 들어올릴 때 움푹 들어가는 곳)

SI 13 곡원

위　　치 어깨부위의 어깨뼈가시 안쪽끝 위쪽의 오목부위

취혈방법 둘째등뼈가시돌기와 노수혈(SI 10)을 잇는 선 중점의 어깨뼈가시 위모서리

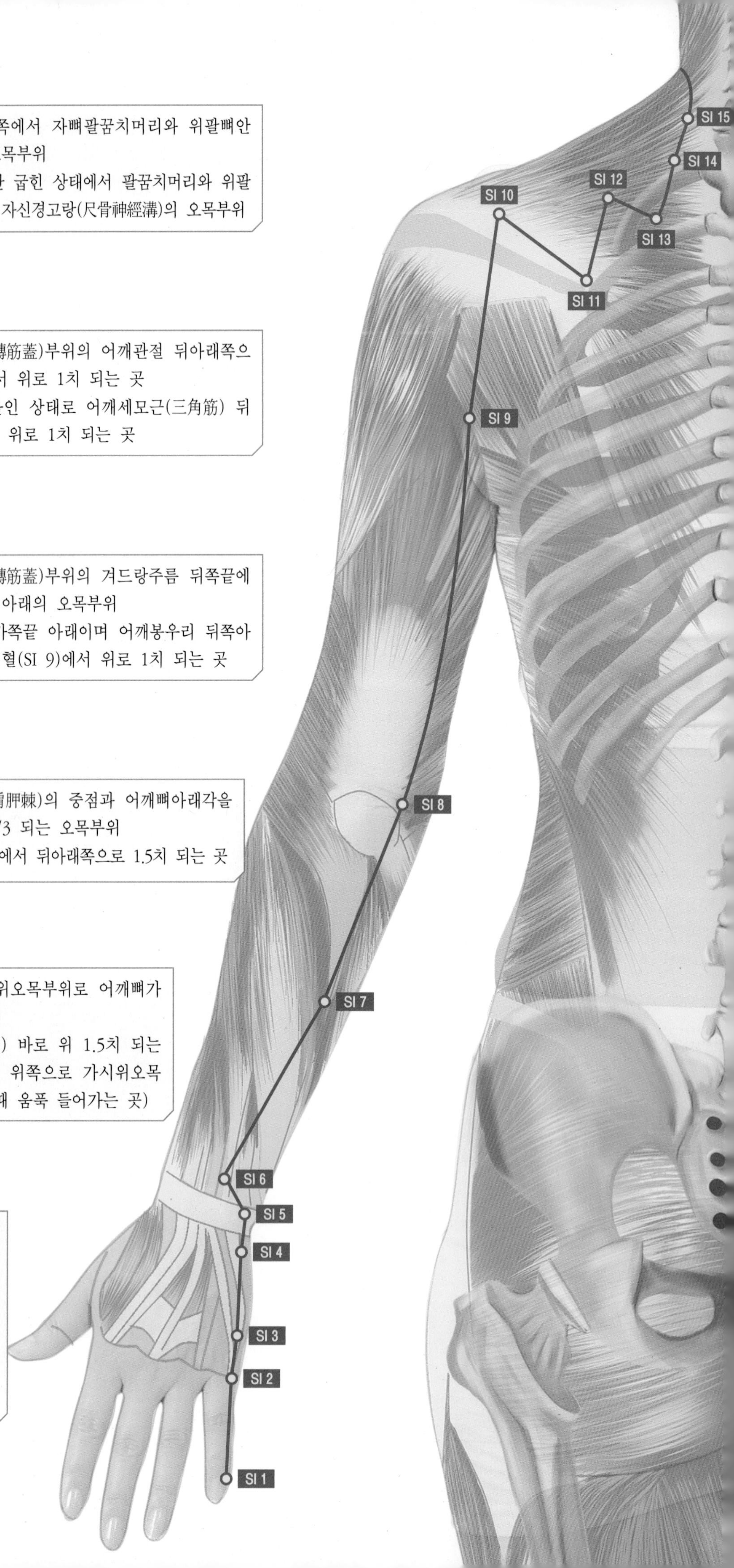

SI 14 견외수

위 치 위쪽 등부위의 첫째등뼈가시돌기 아래모서리와 같은 높이의 곳으로 뒤정중선에서 가쪽으로 3치 되는 곳

취혈방법 도도혈(CV 13)에서 옆으로 3치 되는 오목부위로, 대저혈(BL 11)에서 가쪽으로 1.5치 되는 곳

SI 15 견중수

위 치 위쪽 등부위의 일곱째목뼈가시돌기 아래모서리와 같은 높이의 곳으로 위정중선에서 가쪽으로 2치 되는 곳

취혈방법 대추혈(CV 14)에서 가쪽으로 2치 되는 곳

SI 16 천창

위 치 목앞쪽 목빗근(흉쇄유돌근)의 뒷면으로 방패연골(甲狀軟骨) 위모서리와 같은 높이의 곳

취혈방법 아래턱뼈각 아래쪽의 부돌혈(LI 18)과 방패연골 위모서리와 같은 높이의 곳으로 부돌혈에서 가쪽으로 0.5치 되는 곳

SI 17 천용

위 치 목앞쪽 아래턱뼈각 뒤쪽으로 목빗근 앞모서리의 오목부위

취혈방법 예풍혈(TE 17)에서 아래로 1치 되는 곳으로 목빗근 뒤쪽의 천유혈(TE 16)과 같은 높이의 곳

SI 18 관료

위 치 얼굴의 광대뼈(관골) 아래쪽, 가쪽눈구석(外眼角) 바로 아래쪽의 오목부위

취혈방법 가쪽눈구석에서 광대뼈 아래모서리 아래쪽으로 내린 수직선과 양쪽광대뼈 아래모서리를 잇는 수평선이 만나는 오목한 곳

SI 19 청궁

위 치 귀구슬(耳珠) 중심의 앞모서리와 아래턱뼈관절돌기 뒤모서리 사이의 오목부위

취혈방법 입을 살짝 벌린 상태에서 귀구슬과 아래턱뼈관절돌기 사이의 오목한 곳으로, 이문혈(TE 21)과 청회혈(GB 2) 사이

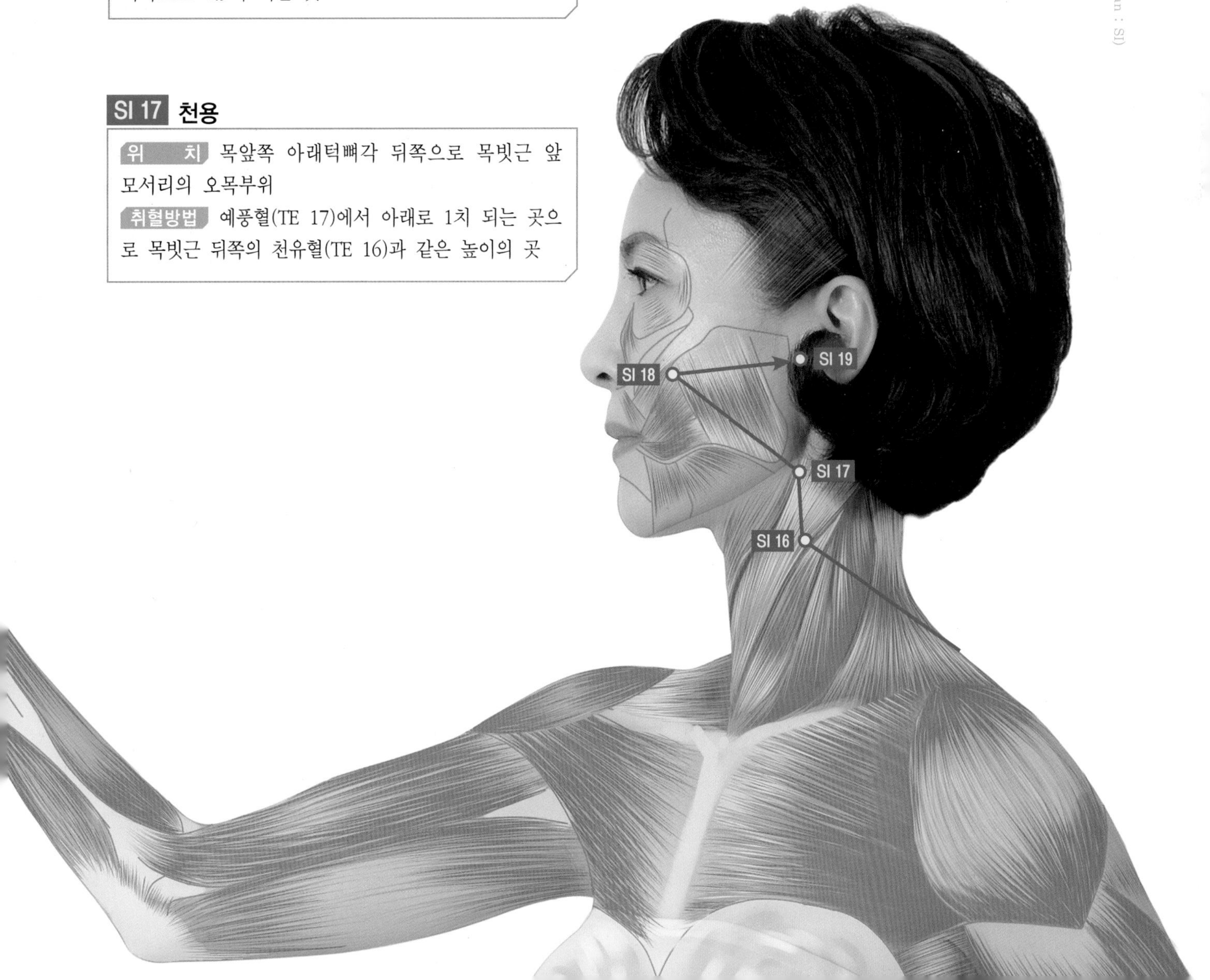

SI 1 소택(少澤, Sotaek) 소장경의 정(井)혈

혈이름 해설 '소(少)'는 작은 소(小)와 같은 뜻으로, 여기에서는 수태양소장경을 가리킨다. '택(澤)'은 윤택한 것을 뜻한다. 손가락끝의 소충혈(HT 9)과 나란히 있으며, 수태양소장경의 정(井)혈이다. 물이 가득해 윤택하고 기혈이 마치 물과 같이 윤택하기 때문에 소택이라 한다. 소길(小吉, 少吉)로도 불린다.

위 치 새끼손가락끝마디뼈 자쪽의 손톱뿌리각(爪甲根角)에서 자쪽으로 0.1치 되는 곳

취혈방법 새끼손톱 자쪽모서리를 지나는 수직선과 손톱뿌리를 지나는 수평선이 만나는 곳

관련근육 새끼폄근(小指伸筋, Extensor digiti minimi m.), 손가락폄근(指伸筋, Extensor digitorum m.)

관련신경 바닥쪽손가락신경의 등쪽가지(掌側指神經의 背側枝, Dorsal br. of proper palmar digital n.)

관련혈관 바닥쪽손가락동맥(掌側指動脈, Proper palmar digital a.), 등쪽손가락정맥(背側指靜脈, Dorsal digital v.), 새끼손가락자동맥(小指尺骨動脈, Digiti minimi ulnar a.)

임상적용 구내염(口內炎), 인후염, 유즙부족, 유선염, 두통, 급성위통, 구급 시의 사혈 등

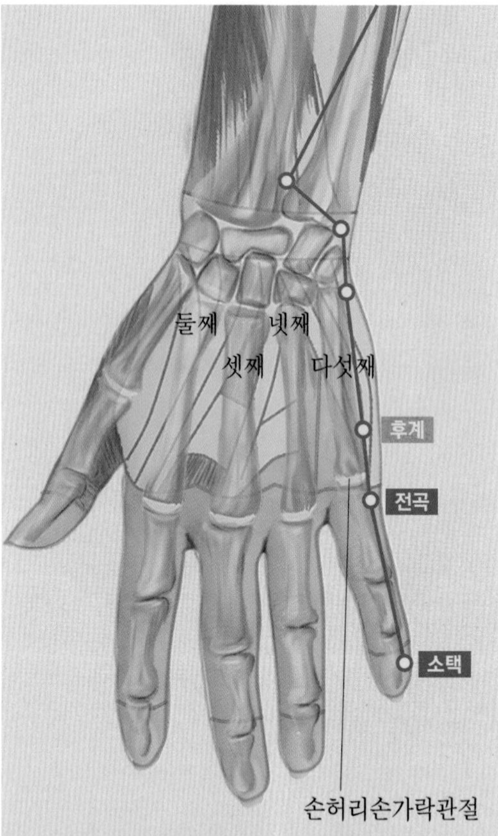

SI 2 전곡(前谷, Jeongok) 소장경의 형(滎)혈

혈이름 해설 '전(前)'은 앞쪽이란 뜻인데, 여기에서는 다섯째손허리손가락관절(第5中手指關節) 앞쪽을 가리킨다. '곡(谷)'은 계곡으로 두 개의 높은 산 사이의 좁은 지대를 뜻하고, 후계(後谿)와 대응하여 전곡이라 한다.

위 치 새끼손가락의 다섯째손허리손가락관절(第5中手指關節) 자쪽에서 가쪽으로 오목한 곳(적백육제)

취혈방법 손가락을 살짝 굽힌 상태에서 손바닥과 손등의 경계면인 적백육제로, 다섯째손허리손가락관절 자쪽에서 가쪽으로 오목한 곳

관련근육 새끼손가락벌림근(小指外轉筋, Abductor digiti minimi m.), 새끼손가락맞섬근(小指對立筋, Opponens digiti minimi m.), 짧은새끼손가락굽힘근(短小指屈筋, Flexor digiti minimi brevis m.)

관련신경 등쪽손가락신경(背側指神經, Dorsal digital n.), 바닥쪽손가락신경(掌側指神經, Palmar digital n.)

관련혈관 바닥쪽손가락정맥(掌側指靜脈, Palmar digital v.), 새끼손가락자동맥(小指尺骨動脈, Digiti minimi ulnar a.)

임상적용 하지마비, 편도선염, 이명(耳鳴), 전완신경통, 두통 등

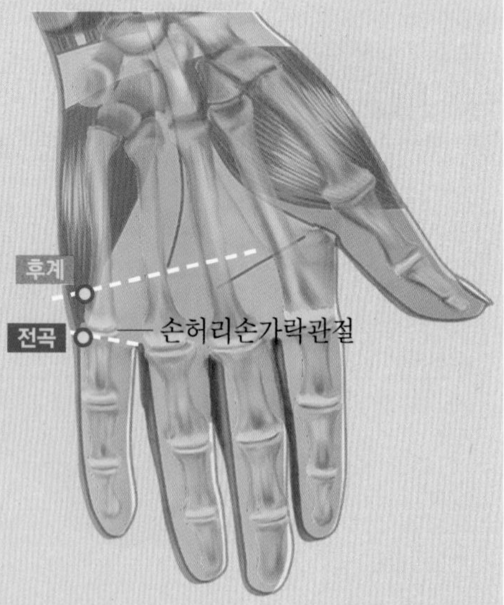

SI 3 후계(後谿, Hugye)

소장경의 수(腧)혈, 팔맥교회혈(八脈交会穴)

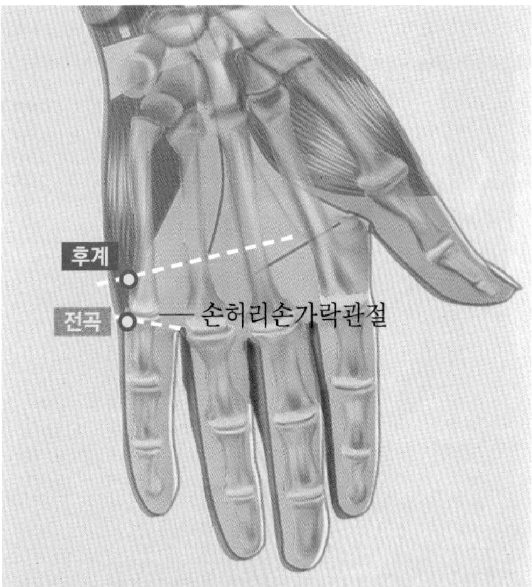

혈이름 해설 '후(後)'는 뒤쪽을, '계(谿)'는 시내를 뜻한다. 이 혈은 '새끼손가락밑동의 뒤'라는 뜻이다. 수태양소장경과 독맥의 대표적인 경혈이다. 수상(手相)에서 말하는 감정선의 출발점이다.

위 치 다섯째손허리손가락관절 자쪽에서 몸쪽으로 오목한 곳(적백육제)

취혈방법 손가락을 살짝 굽힌 상태에서 손바닥과 손등의 경계면인 적백육제에서 다섯째손허리손가락관절자쪽 위쪽의 오목부위

관련근육 새끼손가락벌림근(小指外轉筋, Abductor digiti minimi m.), 새끼손가락맞섬근(小指對立筋, Opponens digiti minimi m.), 짧은새끼손가락굽힘근(短小指屈筋, Flexor digiti minimi brevis m.)

관련신경 자신경(尺骨神經, Ulnar n.)

관련혈관 바닥쪽손허리동맥(掌側中手動脈, Palmar metacarpal a.), 새끼손가락자동맥(小指尺骨動脈, Digiti minimi ulnar a.), 등쪽손가락동맥(背側指動脈, Dorsal digital a.)

임상적용 두통, 고혈압, 발열, 눈의 통증 · 다래끼, 사경(斜頸, 기운목), 어깨의 통증, 신경쇠약 등

SI 4 완골(腕骨, Wangol) 소장의 원(原)혈

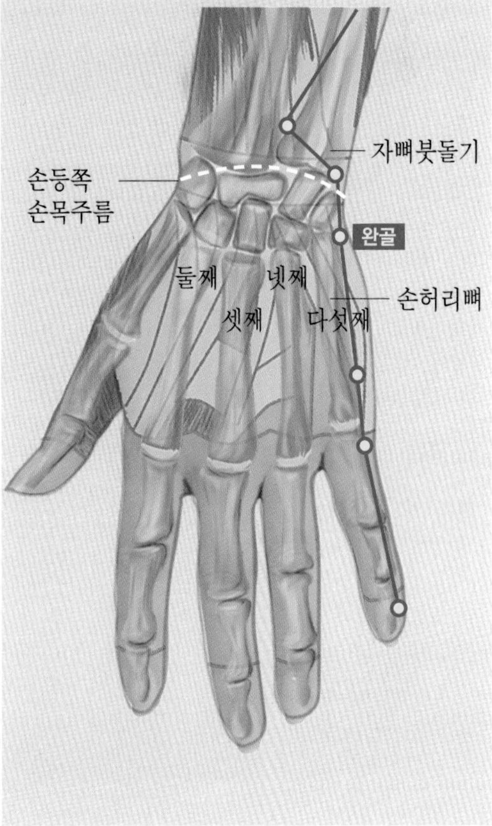

혈이름 해설 '완(腕)'은 손목을 가리키고, '골(骨)'은 골격을 뜻한다. 이 혈은 손목의 완골(腕骨), 즉 콩알뼈(豆狀骨)에 있으므로 완골이라 한다.

위 치 손목 뒤안쪽으로 다섯째손허리뼈밑동과 세모뼈 사이의 오목부위

취혈방법 다섯째손허리뼈와 세모뼈 사이의 오목한 곳(적백육제)

관련근육 새끼손가락벌림근(小指外轉筋, Abductor digiti minimi m.), 자쪽손목폄근(尺側手根伸筋, Extensor carpi ulnaris m.)

관련신경 자신경(尺骨神經, Ulnar n.)

관련혈관 자동맥(尺骨動脈, Ulnar a.), 손등정맥그물(手背靜脈網, Dorsal venous network of hand)

임상적용 주 · 완관절염(肘腕關節炎), 두통, 열병, 이롱(耳聾 : 귀가 먹어 들리지 않는 것), 구토, 당뇨병 등

SI 5 양곡(陽谷, Yanggok) 소장경의 경(經)혈

혈이름 해설 '양(陽)'은 음양의 양을 뜻하고, '곡(谷)'은 산 사이의 계곡 또는 살(肉)이 만나는 곳을 뜻한다. 이 혈은 완골혈(SI 4) 후방의 자뼈머리(尺骨頭)와 세모뼈(三角骨) 사이의 오목부위에 있고, 형태가 계곡과 같아서 양곡이라 한다.

위　치 손목 뒤안쪽에서 자뼈붓돌기(尺骨莖狀突起)와 세모뼈(三角骨) 사이의 오목부위로 등쪽노손목관절인대의 자쪽

취혈방법 양계혈(LI 5) · 양지혈(TE 4)과 같은 높이의 곳

관련근육 자쪽손목폄근(尺側手根伸筋, Extensor carpi ulnaris m.)

관련신경 자신경(尺骨神經, Ulnar n.)

관련혈관 자동맥(尺骨動脈, Ulnar a.), 자쪽피부정맥(尺側皮靜脈, Basilic v.)

임상적용 이명, 이롱, 구내염, 현훈(어지럼증), 섬망(譫妄 : 의식 장애 상태의 한 가지로, 외계에 대한 의식이 엷어지고, 망상이나 착각이 일어나는 증세), 손목통증, 실신 등

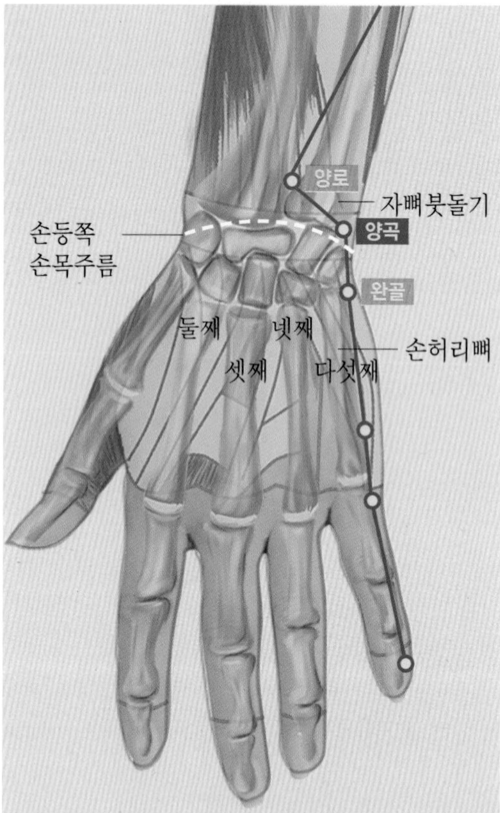

SI 6 양로(養老, Yangno) 소장경의 극(郄)혈

혈이름 해설 '양(養)'은 유익하게 한다는 뜻이고, '로(老)'는 노인을 뜻한다. 이 혈은 사물이 잘 보이지 않음, 귀가 잘 들리지 않음, 어깨 · 팔 · 허리의 통증, 앉고서기 곤란함 등을 치료하여 노인병에 효과가 있으므로 양로(養老)라 한다.

위　치 아래팔 뒤안쪽면에서 자뼈머리의 노쪽이고, 손등쪽 손목주름에서 위로 1치 되는 오목부위

취혈방법 손바닥을 위로 향한 상태에서 자뼈머리 노쪽의 오목한 곳으로 손등쪽 손목주름에서 몸쪽(위쪽)으로 1치 되는 곳

관련근육 새끼폄근(小指伸筋, Extensor digiti minimi m.), 자쪽손목굽힘근(尺側手根屈筋, Flexor carpi ulnaris m.)

관련신경 자신경의 손등가지(尺骨神經의 手背枝, Dorsal br. of ulnar n.), 뒤아래팔피부신경(後前腕皮神經, Posterior antebrachial cutaneous n.)

관련혈관 자동맥의 손등가지(尺骨動脈의 手背枝, Dorsal br. of ulnar a.)

임상적용 완관절통, 손목마비, 안구충혈, 이명, 시력감퇴, 요통 등

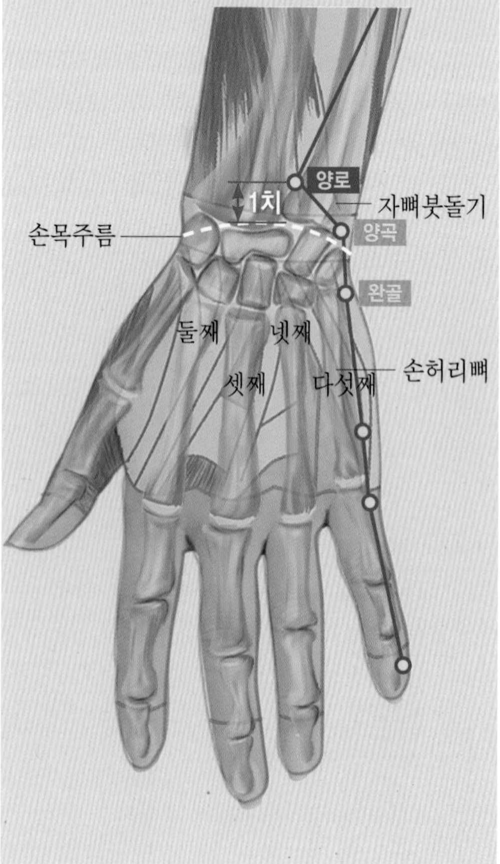

SI 7 지정(支正, Jijeong) 소장경의 낙(絡)혈

혈이름 해설 '지(支)'는 지맥을, '정(正)'은 정경(正經)을 뜻한다. 지맥(支脈 : 경락의 줄기)을 통해 수소음심경으로 연결되는 경혈로서, '자뼈(尺骨)의 거의 중앙부에 있는 낙혈(본맥과 지맥이 갈라지는 경혈)'을 의미한다.

위 치 아래팔 뒤안쪽에서 자뼈 안쪽모서리와 자쪽손목굽힘근 사이로, 손등쪽 손목주름에서 몸쪽으로 5치 되는 곳

취혈방법 손등쪽 손목주름(양곡혈)과 위팔뼈안쪽위관절융기(소해혈)를 잇는 선의 중점에서 먼쪽으로 1치 되는 곳

관련근육 자쪽손목굽힘근(尺側手根屈筋, Flexor carpi ulnaris m.), 깊은손가락굽힘근(深指屈筋, Extensor digitorum profundus m.)

관련신경 안쪽아래팔피부신경(內側前腕皮神經, Medial antebrachial cutaneous n.), 자신경(尺骨神經, Ulnar n.)

관련혈관 뒤뼈사이동맥(後骨間動脈, Posterior interosseous a.), 자쪽피부정맥(尺側皮靜脈, Basilic v.)

임상적용 상완신경통, 현훈, 안면충혈, 두통, 전광(癲狂 : 일종의 정신병) 등

SI 8 소해(小海, Sohae) 소장경의 합(合)혈

혈이름 해설 '소(小)'는 수태양소장경을, '해(海)'는 물이 모이는 곳을 의미한다. 이 혈은 수태양소장경의 기(氣)가 들어가는 곳이다. 소장의 상부는 위장과 이어져 있고, 위장은 수곡의 바다(海)이다. 여기가 수태양소장경의 합(合)혈이므로 소해(小海)라 한다. 양소해(陽小海)라고도 부른다.

위 치 팔꿈치 뒤안쪽에서 자뼈팔꿈치머리와 위팔뼈안쪽위관절융기 사이의 오목부위

취혈방법 팔꿈치를 약간 굽힌 상태에서 팔꿈치머리와 위팔뼈안쪽위관절융기 사이인 자신경고랑(尺骨神經溝)의 오목부위

관련근육 자쪽손목굽힘근(尺側手根屈筋, Flexor carpi ulnaris m.)

관련신경 안쪽아래팔피부신경(內側前腕皮神經, Medial antebrachial cutaneous n.), 자신경(尺骨神經, Ulnar n.)

관련혈관 위자쪽곁동맥(上尺側側部動脈, Superior ulnar collateral a.), 자쪽되돌이동 · 정맥(尺側反回動 · 靜脈, Ulnar recurrent a. & v.), 아래자쪽곁동맥(下尺側側副動脈, Inferior ulnar collateral a.)

임상적용 주관절염, 정신분열증, 견 · 배통(肩背痛), 간질, 무도병, 청각마비 등

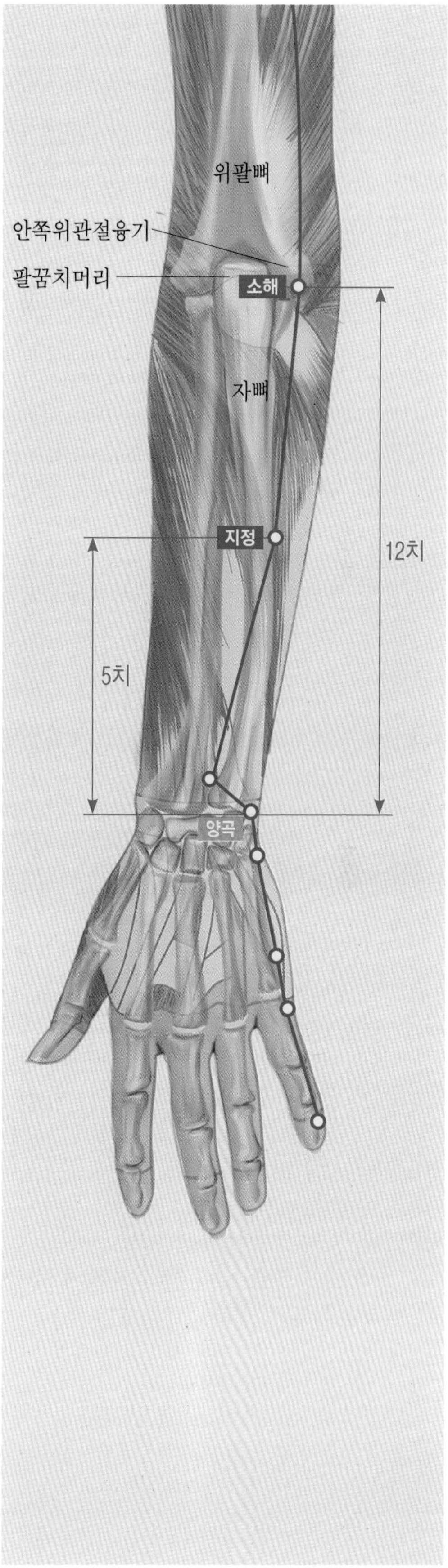

SI 9 견정(肩貞, Gyeonjeong)

혈이름 해설 '정(貞)'은 바르다는 정(正)이고, '견(肩)'은 어깨이다. 이 혈은 견통(肩痛)이나 팔이 올라가지 않는 증상을 주로 치료하는 동시에 정기(正氣)를 도와 사기(邪氣)를 제거하여 어깨(肩)를 바른(正) 상태로 회복시켜 어깨관절의 기능을 강화하는 기능이 있으므로 견정이라 한다.

위 치 돌림근띠(回轉筋蓋)부위의 어깨관절 뒤아래쪽으로 겨드랑주름 뒤쪽끝에서 위로 1치 되는 곳

취혈방법 팔을 몸에 붙인 상태로 어깨세모근(三角筋) 뒤쪽의 뒤겨드랑주름끝에서 위로 1치 되는 곳

관련근육 위팔세갈래근(上腕三頭筋, Triceps brachii m.), 어깨세모근(三角筋, Deltoid m.), 큰원근(大圓筋, Teres major m.)

관련신경 위팔피부신경(上腕皮神經, Cutaneous n. of arm), 겨드랑신경(腋窩神經, Axillary n.), 노신경(橈骨神經, Radial n.)

관련혈관 뒤위팔휘돌이동 · 정맥(後上腕回旋動 · 靜脈, Posterior circumflex humeral a. & v.)

임상적용 견갑신경통, 이명, 두통, 치통, 상지마비(上肢麻痺), 다한증 등

SI 10 노수(臑腧, Nosu)

혈이름 해설 위팔뼈를 '노(臑)'라 하고, '수(腧)'는 경맥의 기가 출입하는 곳을 말한다. 이 혈은 위팔뼈끝의 뒤쪽에 있으므로 노수라 한다.

위 치 돌림근띠(回轉筋蓋)부위의 겨드랑주름 뒤쪽끝에서 위쪽으로 어깨뼈가시 아래의 오목부위

취혈방법 어깨뼈가시 가쪽끝 아래이며 어깨봉우리 뒤쪽아래의 오목한 곳으로 견정혈(SI 9)에서 위로 1치 되는 곳

관련근육 어깨세모근(三角筋, Deltoid m.), 가시아래근(棘下筋, Infraspinatus m.)

관련신경 가쪽빗장위신경(外側鎖骨上神經, Lateral supraclavicular n.), 어깨위신경(肩胛上神經, Suprascapular n.), 겨드랑신경(腋窩神經, Axillary n.)

관련혈관 어깨위동 · 정맥(肩胛上動 · 靜脈, Suprascapular a. & v.), 뒤위팔휘돌이동 · 정맥(後上腕回旋動 · 靜脈, Posterior circumflex humeral a. & v.)

임상적용 견관절통, 반신불수, 고혈압, 뇌졸중(中風) 등

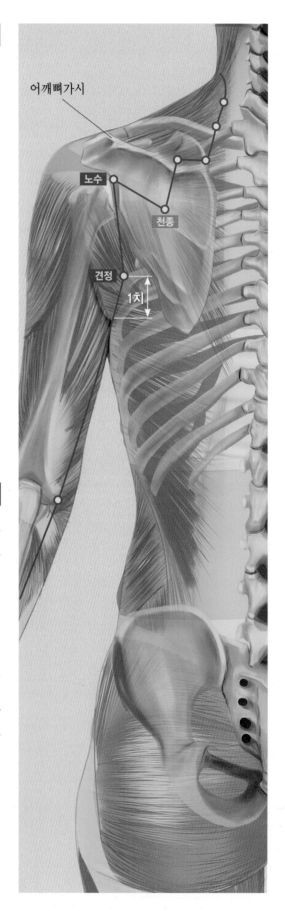

SI 11 천종(天宗, Cheonjong)

혈이름 해설 '천(天)'은 상부를 가리키고, '종(宗)'은 모인다는 뜻이다. 폐는 장부를 위에서 덮고 있으며, 코를 통해 천기(天氣)와 통하므로 천(天)은 폐를 나타낸다. 이 혈의 깊은부위는 폐에 상당하고, 수태양소장경의 기혈이 모이는 곳이므로 천종이라 한다.

위　　치 어깨뼈가시(肩胛棘)의 중점과 어깨뼈아래각을 잇는 선에서 위로부터 1/3 되는 오목부위

취혈방법 노수혈(SI 10)에서 뒤아래쪽으로 1.5치 되는 곳

관련근육 가시아래근(棘下筋, Infraspinatus m.), 등세모근(僧帽筋, Trapezius m.)

관련신경 넷째가슴신경의 안쪽피부가지(第4胸神經의 內側皮枝, Medial cutaneous br. of 4th thoracic n.), 어깨위신경(肩胛上神經, Suprascapular n.)

관련혈관 어깨휘돌이동 · 정맥(肩胛回旋動 · 靜脈, Circumflex scapular a. & v.)

임상적용 어깨신경통, 상완신경통, 상지불거(上肢不擧), 유선염, 가슴통증, 천식 등

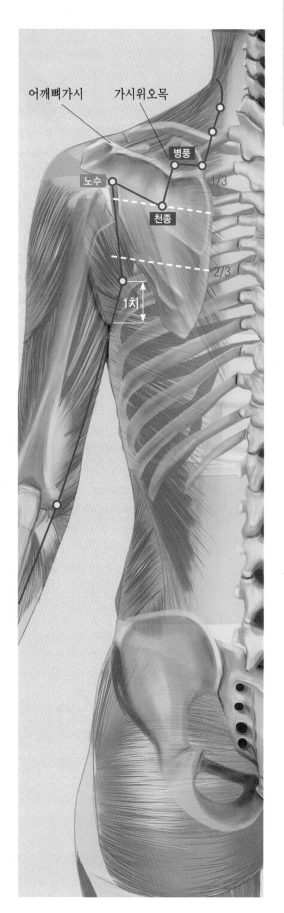

SI 12 병풍(秉風, Byeongpung)

혈이름 해설 '병(秉)'은 수(受)의 뜻이고, '풍(風)'은 풍사(風邪)를 가리킨다. 이 혈은 풍사를 치료하는 중요한 곳이므로 병풍이라 한다.

위　　치 어깨의 가시위오목부위로 어깨뼈가시 중점 위쪽의 오목부위

취혈방법 천종혈(SI 11) 바로 위 1.5치 되는 곳으로 어깨뼈가시 중점 위쪽으로 가시위오목의 중점(팔을 들어올릴 때 움푹 들어가는 곳)

관련근육 등세모근(僧帽筋, Trapezius m.), 가시위근(棘上筋, Supraspinatus m.)

관련신경 가쪽빗장위신경(外側鎖骨上神經, Lateral supraclavicular n.), 둘째가슴신경의 안쪽피부가지(第2胸神經의 內側皮枝, Medial cutaneous br. of 2nd thoracic n.), 어깨위신경(肩胛上神經, Suprascapular n.)

관련혈관 어깨위동 · 정맥(肩胛上動 · 靜脈, Suprascapular a. & v.)

임상적용 어깨신경통, 척골신경통, 늑막염, 폐렴, 상지불거(上肢不擧) 등

SI 13 곡원(曲垣, Gogwon)

혈이름 해설 '곡(曲)'은 만곡한 모양을 가리키고, '원(垣)'은 담장을 뜻한다. 이 혈은 어깨뼈가시 위쪽의 오목부위에 있다. 어깨뼈가시(肩胛棘)의 모양이 만곡한 낮은 담과 같으므로 곡원이라 한다.

위　치 어깨부위의 어깨뼈가시 안쪽끝 위쪽의 오목부위

취혈방법 둘째등뼈가시돌기와 노수혈(SI 10)을 잇는 선 중점의 어깨뼈가시 위모서리

관련근육 등세모근(僧帽筋, Trapezius m.), 가시위근(棘上筋, Supraspinatus m.)

관련신경 둘째가슴신경의 뒤가지(第2胸神經의 後枝, Posterior br. of 2nd thoracic n.), 더부신경의 바깥가지(副神經의 外枝, External br. of accessory n.), 어깨위신경(肩胛上神經, Suprascapular n.)

관련혈관 등쪽어깨동 · 정맥(背側肩胛動 · 靜脈, Dorsal scapular a. & v.), 어깨위동 · 정맥(肩胛上動 · 靜脈, Suprascapular a. & v.)

임상적용 견갑신경통, 후두통, 항(목덜미)통증, 사경(斜頸) 등

SI 14 견외수(肩外腧, Gyeonoesu)

혈이름 해설 '견외(肩外)'는 견갑골이 있는 곳을 가리킨다. '수(腧)'는 경혈을 뜻한다. 이 경혈은 견갑골 안쪽 가장자리의 가쪽위에 있으므로 견외수라 한다.

위　치 위쪽 등부위의 첫째등뼈가시돌기 아래모서리와 같은 높이의 곳으로 뒤정중선에서 가쪽으로 3치 되는 곳

취혈방법 도도혈(CV 13)에서 옆으로 3치 되는 오목부위로, 대저혈(BL 11)에서 가쪽으로 1.5치 되는 곳

관련근육 등세모근(僧帽筋, Trapezius m.), 어깨올림근(肩胛擧筋, Levator scapular m.), 마름근(菱形筋, Rhomboideus m.), 위뒤톱니근(上後鋸筋, Serratus posterior superior m.)

관련신경 둘째가슴신경의 뒤가지(第2胸神經의 後枝, Posterior br. of 2nd thoracic n.), 등쪽어깨신경(肩胛背神經, Dorsal scapular n.)

관련혈관 가로목동 · 정맥(頸橫動 · 靜脈, Transverse cervical a. & v.), 어깨위동 · 정맥(肩胛上動 · 靜脈, Suprascapular a. & v.)

임상적용 견갑신경통, 경근경련(頸筋痙攣), 저혈압 등

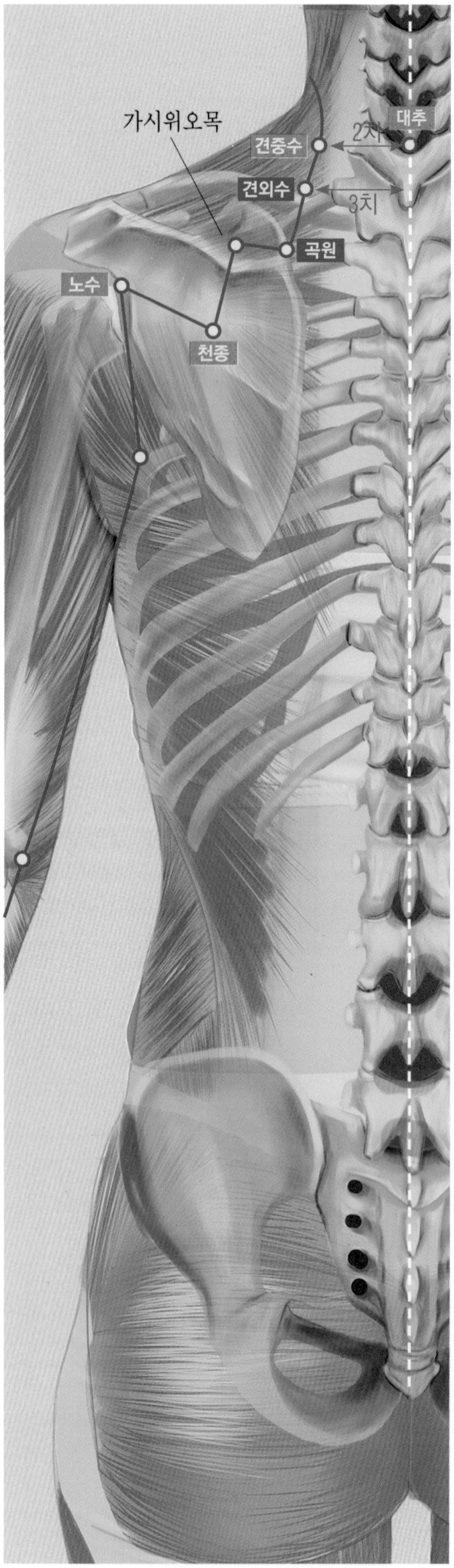

SI 15 견중수(肩中腧, Gyeonjungsu)

혈이름 해설 '견(肩)'은 어깨를 뜻하고, '중(中)'은 견정혈(SI 9)과 대추혈(CV 14)을 잇는 중간이란 뜻이다. 이곳에 있는 경혈이므로 견중수라고 한다.

위 치 위쪽 등부위의 일곱째목뼈가시돌기 아래모서리와 같은 높이의 곳으로 위정중선에서 가쪽으로 2치 되는 곳

취혈방법 대추혈(CV 14)에서 가쪽으로 2치 되는 곳

관련근육 등세모근(僧帽筋, Trapezius m.), 어깨올림근(肩胛擧筋, Levator scapular m.), 목널판근(頸板狀筋, Splenius cervicis m.), 마름근(菱形筋, Rhomboideus m.)

관련신경 등쪽어깨신경(肩胛背神經, Dorsal scapular n.), 첫째가슴신경의 뒤가지(第1胸神經의 後枝, Posterior br. of 1st thoracic n.)

관련혈관 가로목동 · 정맥(頸橫動 · 靜脈, Transverse cervical a. & v.)

임상적용 견갑신경통, 항 · 경부경련(項頸部痙攣), 기관지염, 해수(咳嗽), 시력감퇴 등

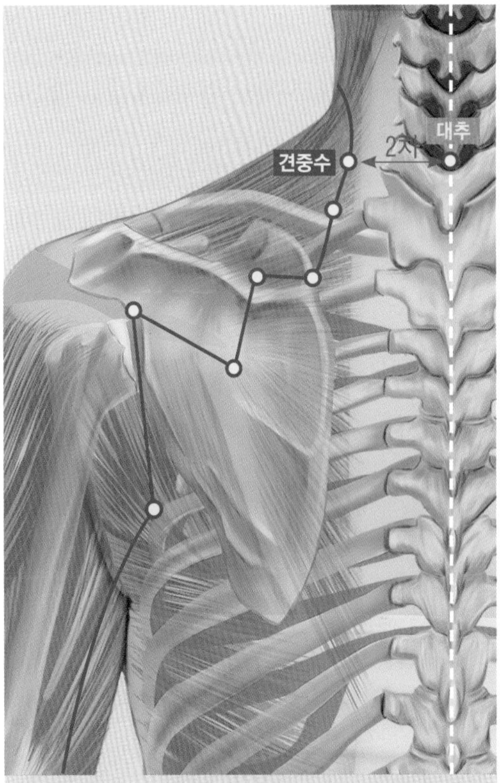

SI 16 천창(天窓, Cheonchang)

혈이름 해설 '천(天)'은 인체의 상부인 머리부위를 가리킨다. '창(窓)'은 창문 또는 혈을 뜻하는데, 여기에서는 귀(耳)의 혈(穴)을 가리킨다. 이 경혈은 이롱(耳聾)을 치료하고 귓구멍을 통해 작용하므로 천창이라 한다.

위 치 목앞쪽 목빗근(흉쇄유돌근)의 뒷면으로 방패연골(甲狀軟骨) 위모서리와 같은 높이의 곳

취혈방법 아래턱뼈각 아래쪽의 부돌혈(LI 18)과 방패연골 위모서리와 같은 높이의 곳으로 부돌혈에서 가쪽으로 0.5치 되는 곳

관련근육 목빗근(胸鎖乳突筋, Sternocleidomastoid m.), 목널판근(頸板狀筋, Splenius cervicis m.), 어깨올림근(肩胛擧筋, Levator scapular m.)

관련신경 셋째 · 넷째목신경(第3 · 4頸神經, 3rd & 4th cervical n.), 큰귓바퀴신경(大耳介神經, Great auricular n.), 더부신경((副神經, Accessory n.), 가로목신경(頸橫神經, Transverse cervical n.)

관련혈관 오름목동맥(上行頸動脈, Ascending cervical a.), 바깥목동 · 정맥(外頸動 · 靜脈, External jugular a. & v.)

임상적용 늑간신경통, 두통, 인후종통(咽喉腫痛), 이명, 이롱 등

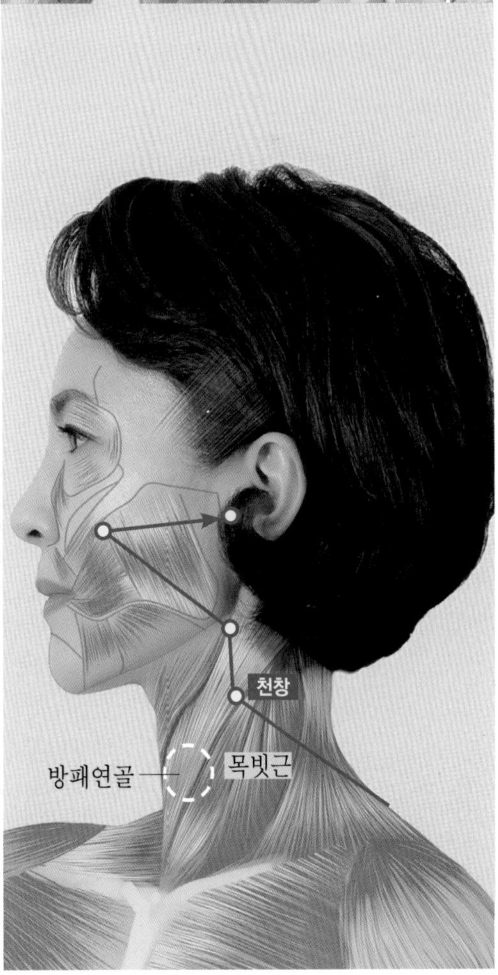

SI 17 천용(天容, Cheonyong)

혈이름 해설 '천(天)'은 인체의 상부인 머리를 뜻하고, '용(容)'은 얼굴을 뜻한다. 옛부터 부녀자는 얼굴을 장식하기 위해 귀걸이를 했는데, 귀걸이가 접촉하는 부분이 이 혈에 해당된다. 이 혈은 목과 얼굴부위의 질병을 많이 치료하므로 천용이라 한다.

위　치 목앞쪽 아래턱뼈각 뒤쪽으로 목빗근 앞모서리의 오목부위

취혈방법 예풍혈(TE 17)에서 아래로 1치 되는 곳으로 목빗근 뒤쪽의 천유혈(TE 16)과 같은 높이의 곳

관련근육 목빗근(胸鎖乳突筋, Sternocleidomastoid m.), 두힘살근(二腹筋, Digastric m.), 붓목뿔근(莖突舌骨筋, Stylohyoid m.), 넓은목근(廣頸筋, Platysma m.)

관련신경 미주신경(迷走神經, Vagus n.), 얼굴신경의 목가지(顔面神經의 頸枝, Cervical br. of facial n.), 큰귓바퀴신경(大耳介神經, Great auricular n.)

관련혈관 속목동·정맥(內頸動·靜脈, Internal carotid a. & v.), 얼굴동·정맥(顔面動·靜脈, Facial a. & v.), 바깥목동·정맥(外頸動·靜脈, External jugular a. & v.)

임상적용 호흡곤란, 늑간신경통, 삼차신경통, 이명, 이롱, 난청, 인후염 등

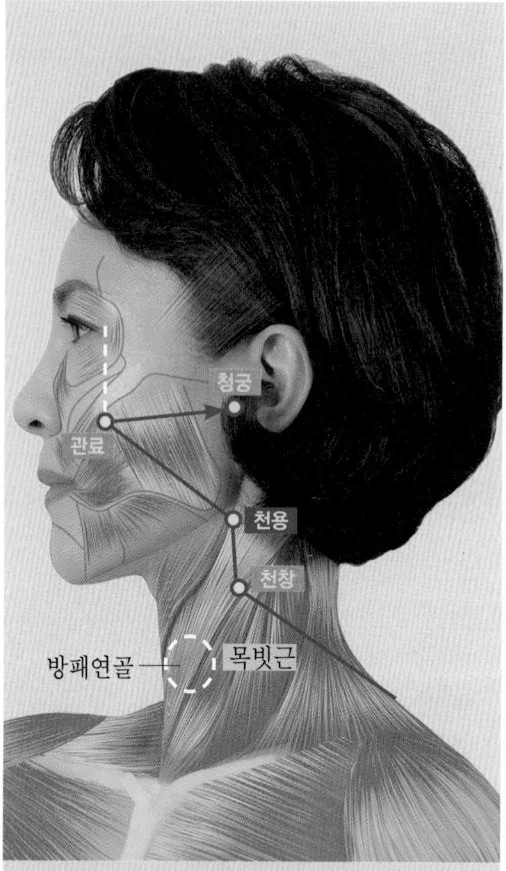

SI 18 관료(顴髎, Gwollyo)

혈이름 해설 광대뼈(頰骨)을 '관골(顴骨)'이라 하고, '료(髎)'는 움푹 들어간 부위이다. 이 혈은 뺨의 광대뼈 중앙 아래쪽 오목부위에 있으므로 관료라 한다. 태골(兌骨)이라고도 한다.

위　치 얼굴의 광대뼈(관골) 아래쪽, 가쪽눈구석(外眼角) 바로 아래쪽의 오목부위

취혈방법 가쪽눈구석에서 광대뼈 아래모서리 아래쪽으로 내린 수직선과 양쪽광대뼈 아래모서리를 잇는 수평선이 만나는 오목한 곳

관련근육 큰광대근(大顴骨筋, Zygomaticus major m.), 깨물근(咬筋, Masseter m.), 작은광대근(小顴骨筋, Zygomaticus minor m.)

관련신경 눈확아래신경(眼窩下神經, Infraorbital n.)

관련혈관 얼굴동·정맥(顔面動·靜脈, Facial a. & v.), 뒤위이틀동맥(後上齒槽動脈, Posterior superior alveolar a.), 눈확아래동맥(眼窩下動脈, Infraorbital a.)

임상적용 치통, 삼차신경통, 안면근경련, 구안와사 등

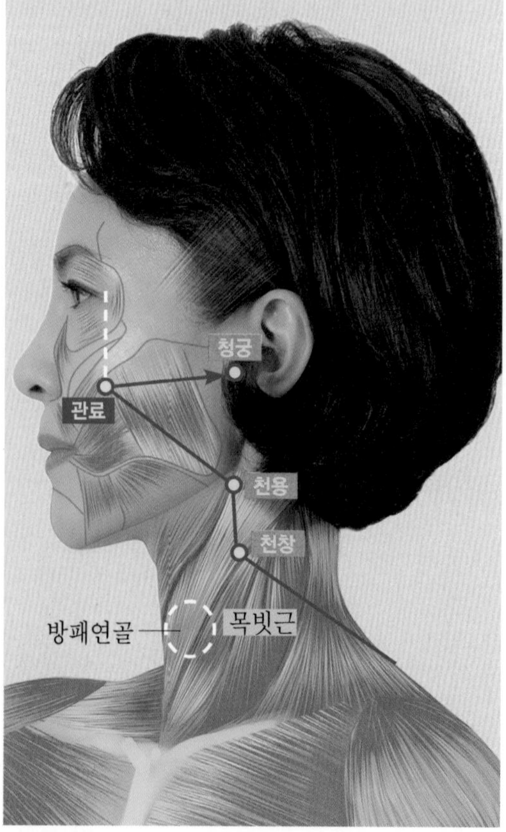

SI 19 청궁(聽宮, Cheonggung)

혈이름 해설 '청(聽)'은 듣는다는 뜻이고, '궁(宮)'은 중요한 장소이다. 이 혈은 이주(耳珠, 귀구슬, tragus) 앞에 있다. 여기에 침을 놓으면 청각회복에 효과가 있으므로 청궁이라 한다.

위 치 귀구슬(耳珠) 중심의 앞모서리와 아래턱뼈관절돌기 뒤모서리 사이의 오목부위

취혈방법 입을 살짝 벌린 상태에서 귀구슬과 아래턱뼈관절돌기 사이의 오목한 곳으로, 이문혈(TE 21)과 청회혈(GB 2) 사이

관련근육 앞귓바퀴근(前耳介筋, Anterior auricular m.)

관련신경 귓바퀴관자신경(耳介側頭神經, Auriculotemporal n.), 얼굴신경(顔面神經, Facial n.)

관련혈관 얕은관자동 · 정맥(淺側頭動 · 靜脈, Superficial temporal a. & v.), 앞귓바퀴동맥(前耳介動脈, Anterior auricular a.)

임상적용 중이염(中耳炎), 이명, 외이염, 인두염, 난청, 안면신경마비 등

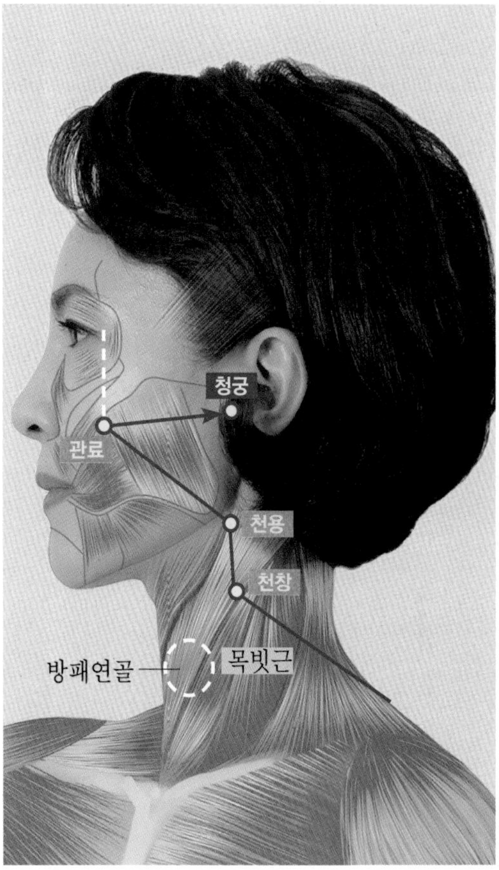

소장(小腸)

소장은 위(胃)에서 소화된 음식물을 받아들여 소화하고 흡수한다

▶ 소장의 기능이 약해지면 복부가 더부룩하고 아프고, 소화 · 흡수 기능이 떨어지면 배가 붓고 설사가 나는 증상이 나타난다.

소장은 소화 · 흡수와 동시에 맑은 것과 탁한 것을 가려내는 기능을 가지고 있다

음식물에서 영양분 같이 맑은 것을 가려 흡수하면 비(脾)의 승청(昇淸) 기능으로 심과 폐로 수송되어 온몸에 공급되며, 음식물의 찌꺼기 같이 탁한 것은 대장으로 보내면 대변으로 배출되고, 수분(水分)은 신(腎)의 기화(氣化) 기능을 통해 방광으로 보내져 소변으로 배출된다.

▶ 소장의 기능이 실조되면 맑은 것과 탁한 것을 가려내지 못해 수액(水液)은 찌꺼기와 함께 배설되므로 대변이 묽어지고 소변이 잦아진다. 그래서 설사를 치료할 때 이뇨(利尿)시키는 방법이 쓰인다.

▶ 피부가 두터운 사람은 맥이 실하여 소장이 두껍고, 피부가 얇으면 맥이 약하고 소장도 얇다.

▶ 피부가 늘어져 있으며 맥이 늘어지면 소장이 굵고 길고, 피부가 얇고 맥이 약하면 소장이 가늘고 짧다.

▶ 병으로 소장에 사기가 있으면 아랫배와 허리와 등골이 아프며, 음낭이 켕기고 때로 귀 앞이 달아오른다.

족태양방광경

(足太陽膀胱經, Bladder Meridian : BL)

족태양방광경은 수태양소장경의 맥기(脈氣)를 받아 안쪽눈구석(정명혈)에서 시작하며, 이마부위를 올라가 마루부위(두정부)의 백회혈(GV 20)에서 좌우가 교차한다. 백회혈에서 나누어진 지맥(支脈)은 귀의 위쪽모서리로 가서 관자부위(측두부)로 퍼진다.

직행하는 본경은 마루부위에서 머리 속으로 들어가 뇌에 연락하고, 돌아나와 뒤통수부위(후두부)에서 지맥으로 나누어져 목부위로 내려가 어깨뼈(견갑골) 안쪽을 돌아 척주를 사이에 두고 뒤정중선에서 1.5치 되는 곳을 내려가 허리에 도달하여 신(腎)에 낙(絡)하고 방광에 속한다. 그리고 허리 속에서 척주를 사이에 두고 내려와 볼기부위(둔부)를 관통하여 넙다리(대퇴부) 뒷면을 지나 오금(슬와)으로 들어간다.

뒤통수부위(후두부)에서 나누어진 지맥은 척주를 사이에 두고 뒤정중선에서 3치 되는 곳을 내려가 볼기를 관통하여 넙다리 뒷면을 지나 오금 중앙(위중혈)에서 본경과 합류한다. 합류 후에는 종아리 뒷면을 내려가 가쪽복사 후방에서 나와 다섯째발허리뼈 거친면을 따라 다섯째발가락 가쪽끝에 도달하여 족소음신경에 이어진다.

BL 1 정명

위 치 안쪽눈구석(內眼角)의 위안쪽과 눈확안쪽벽 사이의 오목부위로 목내자(目內眥 : 양쪽 눈의 안쪽경계)에서 0.1치 되는 곳

취혈방법 눈을 감고 눈동자를 반대쪽으로 돌린 상태로 안쪽눈구석에서 위안쪽으로 0.1치 되는 오목부위

BL 2 찬죽

위 치 눈썹 안쪽 끝부분의 얇은 홈 중앙에 있는 가느다른 힘줄(세게 누르면 울리는 곳)

취혈방법 정명혈(BL 1) 바로 위쪽으로 눈썹 안쪽 끝부분

BL 3 미충

위 치 이마패임(前頭切痕) 위쪽으로 전두발제(前頭髮際 : 이마에서 머리털이 자라는 경계)에서 위로 0.5치 되는 곳

취혈방법 신정혈(GV 24)을 지나는 수평선과 찬죽혈(BL 2)을 지나는 수직선이 만나는 곳으로 신정혈과 곡차혈(BL 4)의 중점

BL 4 곡차

위 치 이마의 발제에서 뒤로 0.5치이고 앞정중선에서 가쪽으로 1.5치 되는 곳

취혈방법 신정혈(GV 24)과 두유혈(ST 8) 사이를 3등분하여 신정혈쪽으로부터 1/3 되고 신정혈에서 가쪽으로 1.5치 되는 곳

BL 5 오처

위 치 이마의 발제에서 위로 1치이고 앞정중선에서 가쪽으로 1.5치 되는 곳

취혈방법 곡차혈(BL 4)에서 바로 위쪽으로 1.5치 되는 곳으로 상성혈(GV 23)과 같은 높이의 곳

BL 6 승광

위 치 이마의 발제에서 위로 2.5치이고 앞정중선에서 가쪽으로 1.5치 되는 곳

취혈방법 곡차혈(BL 4)에서 위로 2치 되는 곳으로 오처혈(BL 5)에서 위로 1.5치 되는 곳

족태양방광경은 요통, 척주통증, 넙다리뒷면·종아리뒷면 통증이나 저림, 좌골신경통 등을 치료할 때 이용한다. 또는 눈(안과)질환, 두정부·후두부통증, 눈의 통증, 코피, 치질 등의 개선에도 효과가 있다.

BL 7 통천

위 치 이마의 발제에서 위로 4치이고 앞정중선에서 가쪽으로 1.5치 되는 곳

취혈방법 승광혈(BL 6)과 낙각혈(BL 8)의 중점

BL 8 낙각

위 치 이마의 발제에서 위로 5.5치이고 앞정중선에서 가쪽으로 1.5치 되는 곳

취혈방법 통천혈(BL 7) 뒤로 1.5치이고 백회혈(GV 20)에서 뒤로 0.5치, 가쪽으로 1.5치 되는 곳

BL 9 옥침

위 치 바깥뒤통수뼈융기(外後頭骨隆起) 위모서리와 같은 높이의 곳으로 뒤정중선에서 가쪽으로 1.3치 되는 곳

취혈방법 등세모근(僧帽筋) 가쪽모서리를 지나는 수직선과 바깥뒤통수뼈융기 위모서리를 지나는 수평선이 만나는 곳. 뇌호혈(GV 17)에서 가쪽으로 1.3치이고 맨위목덜미선 위로 2.5치 되는 곳

BL 10 천주

위 치 목뒤쪽 둘째목뼈가시돌기 위모서리와 같은 높이의 곳으로 등세모근 가쪽의 오목부위

취혈방법 뒤정중선에서 가쪽으로 1.3치이고 맨위목덜미선 위로 0.5치 되는 곳. 아문혈(GV 15)에서 가쪽으로 1.3치 되는 곳

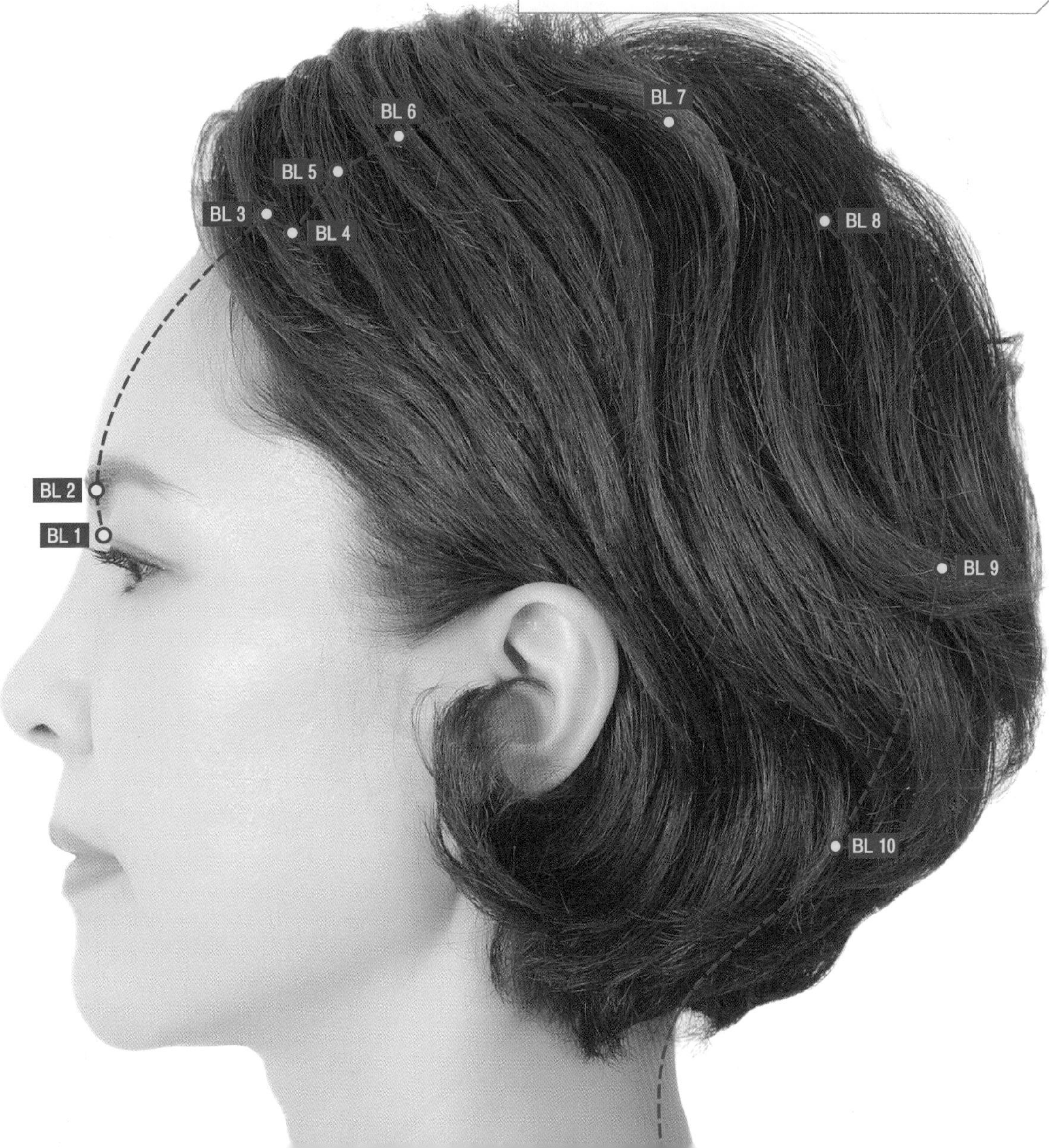

BL 11 대저

위 치 등위쪽의 첫째등뼈가시돌기 아래모서리와 같은 높이로 뒤정중선에서 가쪽으로 1.5치 되는 곳

취혈방법 도도혈(GV 13)과 견외수혈(SI 14)의 중점

BL 12 풍문

위 치 등위쪽의 둘째등뼈가시돌기 아래모서리와 같은 높이로 뒤정중선에서 가쪽으로 1.5치 되는 곳

취혈방법 부분혈(BL 41)과 둘째등뼈가시돌기 아래모서리의 중점

BL 13 폐수

위 치 셋째등뼈가시돌기 아래모서리와 같은 높이로 뒤정중선에서 가쪽으로 1.5치 되는 곳

취혈방법 신주혈(GV 12)과 백호혈(BL 42)의 중점으로 셋째등뼈가시돌기 바로 아래에서 좌우로 1.5치 되는 곳

BL 14 궐음수

위 치 넷째등뼈가시돌기 아래모서리와 같은 높이로 뒤정중선에서 가쪽으로 1.5치 되는 곳

취혈방법 넷째등뼈가시돌기 아래에서 좌우로 1.5치 되는 곳으로 고황혈(BL 43)과 넷째등뼈가시돌기 아래모서리의 중점

BL 15 심수

위 치 다섯째등뼈가시돌기 아래모서리와 같은 높이로 뒤정중선에서 가쪽으로 1.5치 되는 곳

취혈방법 신도혈(GV 11)과 신당혈(BL 44)의 중점(신도혈에서 가쪽으로 1.5치 되는 곳)

BL 16 독수

위 치 여섯째등뼈가시돌기 아래모서리와 같은 높이로 뒤정중선에서 가쪽으로 1.5치 되는 곳

취혈방법 영대혈(GV 10)과 의희혈(BL 45)의 중점(영대혈에서 가쪽으로 1.5치 되는 곳)

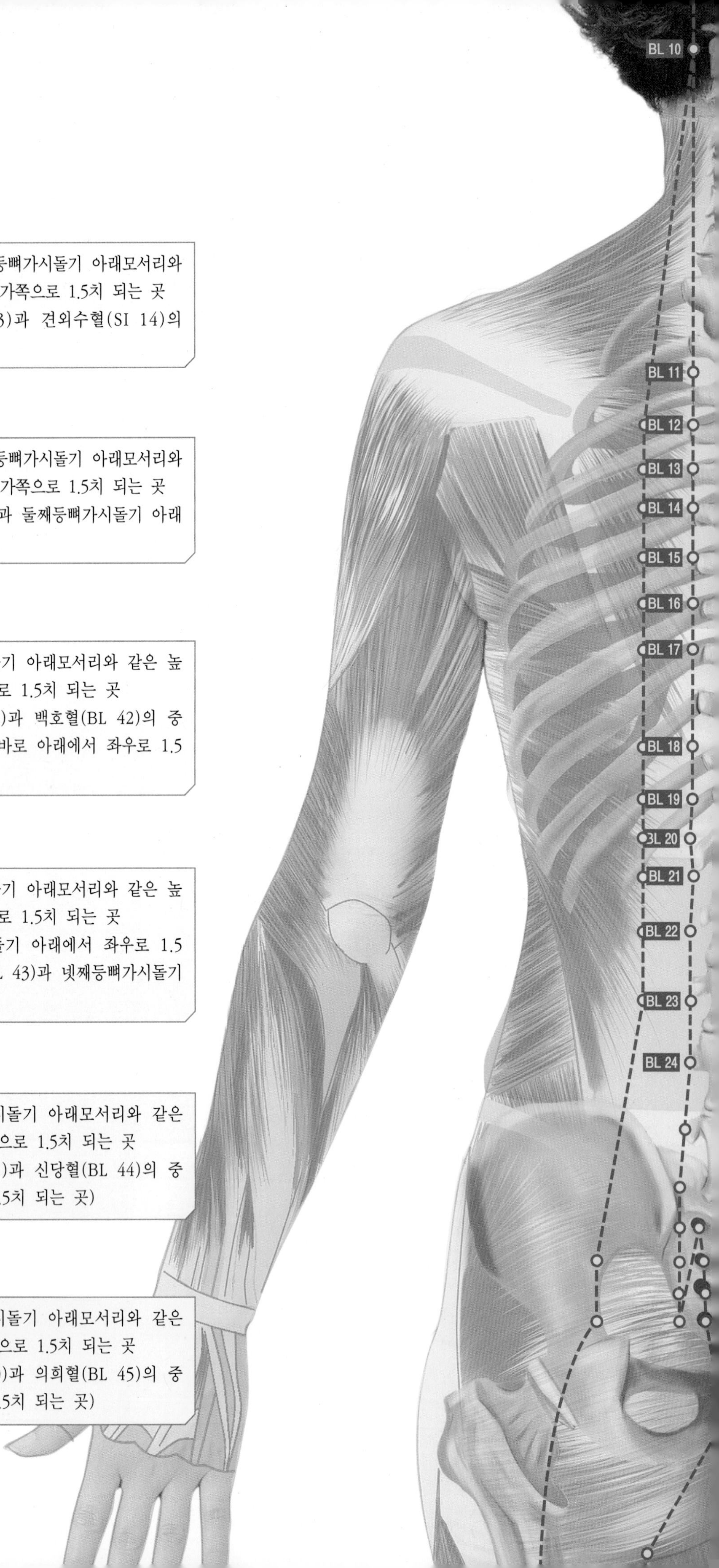

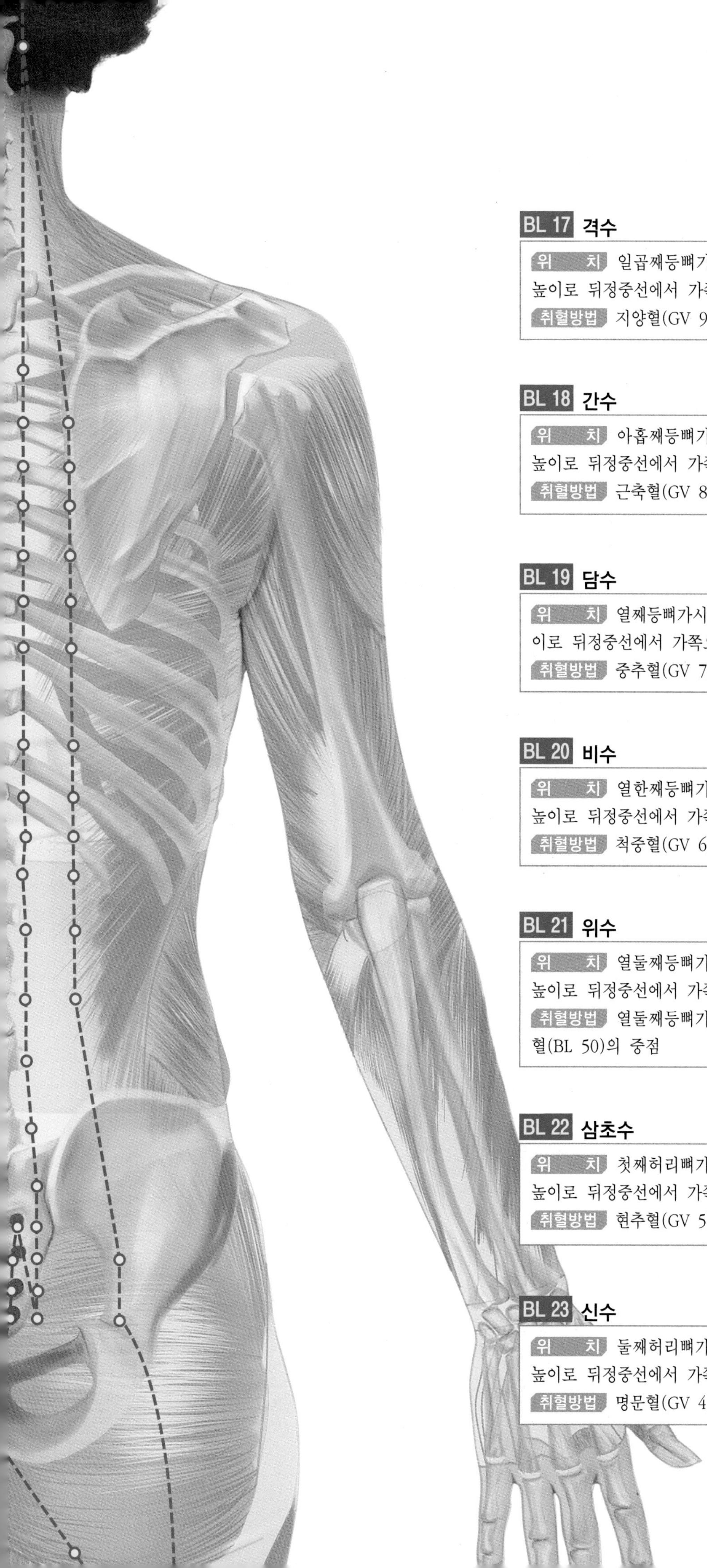

BL 17 격수

위 치 일곱째등뼈가시돌기 아래모서리와 같은 높이로 뒤정중선에서 가쪽으로 1.5치 되는 곳

취혈방법 지양혈(GV 9)과 격관혈(BL 46)의 중점

BL 18 간수

위 치 아홉째등뼈가시돌기 아래모서리와 같은 높이로 뒤정중선에서 가쪽으로 1.5치 되는 곳

취혈방법 근축혈(GV 8)과 혼문혈(BL 47)의 중점

BL 19 담수

위 치 열째등뼈가시돌기 아래모서리와 같은 높이로 뒤정중선에서 가쪽으로 1.5치 되는 곳

취혈방법 중추혈(GV 7)과 양강혈(BL 48)의 중점

BL 20 비수

위 치 열한째등뼈가시돌기 아래모서리와 같은 높이로 뒤정중선에서 가쪽으로 1.5치 되는 곳

취혈방법 척중혈(GV 6)과 의사혈(BL 49)의 중점

BL 21 위수

위 치 열둘째등뼈가시돌기 아래모서리와 같은 높이로 뒤정중선에서 가쪽으로 1.5치 되는 곳

취혈방법 열둘째등뼈가시돌기 아래모서리와 위창혈(BL 50)의 중점

BL 22 삼초수

위 치 첫째허리뼈가시돌기 아래모서리와 같은 높이로 뒤정중선에서 가쪽으로 1.5치 되는 곳

취혈방법 현추혈(GV 5)과 황문혈(BL 51)의 중점

BL 23 신수

위 치 둘째허리뼈가시돌기 아래모서리와 같은 높이로 뒤정중선에서 가쪽으로 1.5치 되는 곳

취혈방법 명문혈(GV 4)과 지실혈(BL 52)의 중점

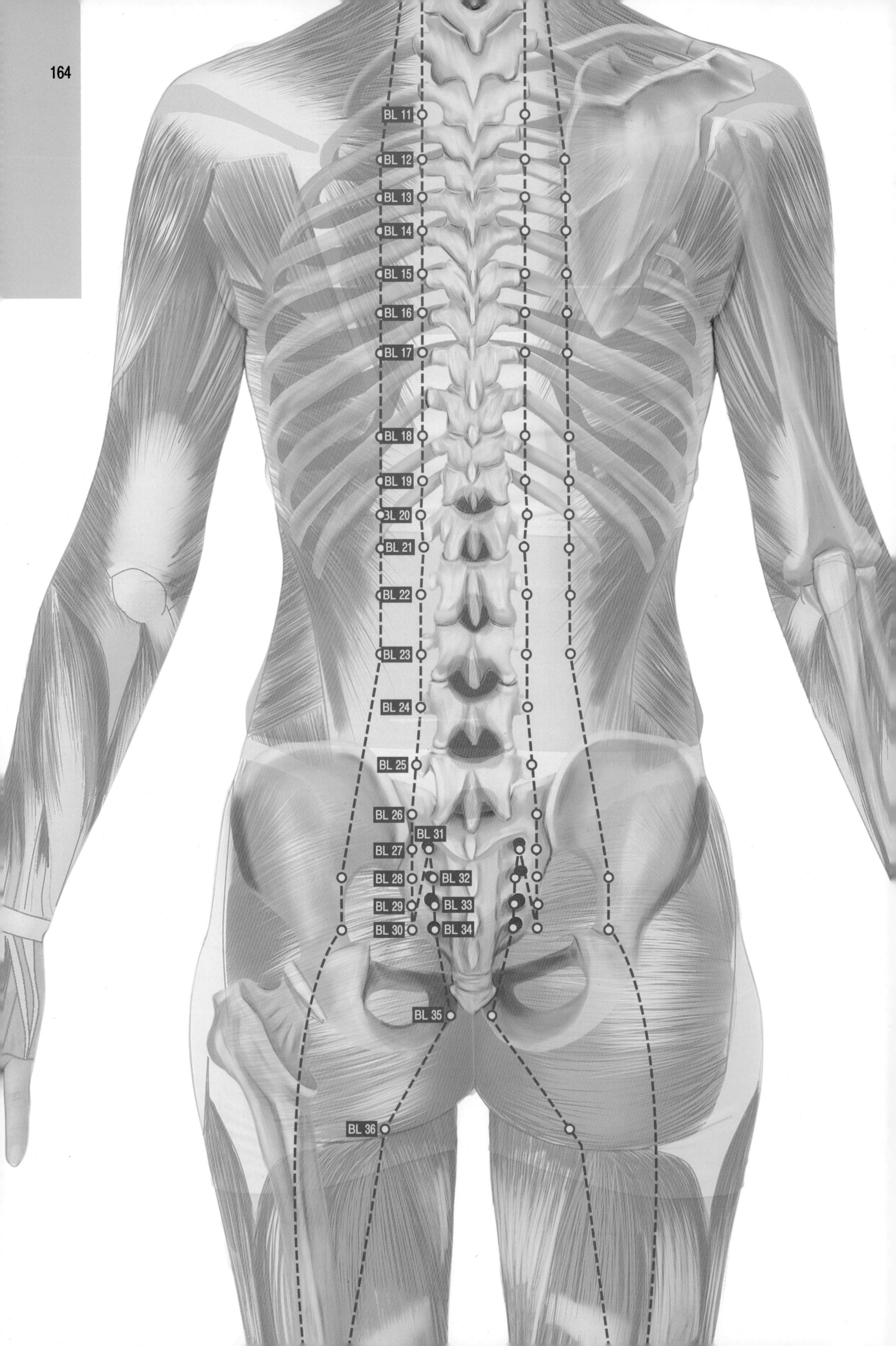
BL 11
BL 12
BL 13
BL 14
BL 15
BL 16
BL 17
BL 18
BL 19
BL 20
BL 21
BL 22
BL 23
BL 24
BL 25
BL 26
BL 31
BL 27
BL 28
BL 32
BL 29
BL 33
BL 30
BL 34
BL 35
BL 36

BL 24 기해수

위 치 셋째허리뼈가시돌기 아래모서리와 같은 높이로 뒤정중선에서 가쪽으로 1.5치 되는 곳
취혈방법 셋째허리뼈가시돌기 아래에서 가쪽으로 1.5치 되는 곳

BL 25 대장수

위 치 넷째허리뼈가시돌기 아래모서리와 같은 높이로 뒤정중선에서 가쪽으로 1.5치 되는 곳
취혈방법 넷째허리뼈가시돌기 아래쪽의 요양관혈(GV 3)과 같은 높이의 곳

BL 26 관원수

위 치 다섯째허리뼈극돌기 아래모서리와 같은 높이로 뒤정중선에서 1.5치 되는 곳
취혈방법 다섯째허리뼈극돌기에서 아래 가쪽으로 1.5치 되는 곳

BL 27 소장수

위 치 첫째엉치뼈구멍과 같은 높이로 정중엉치뼈능선(正中薦骨稜)에서 가쪽으로 1.5치 되는 곳
취혈방법 상료혈(BL 31)과 정중엉치뼈능선에서 가쪽으로 1.5치 되는 곳

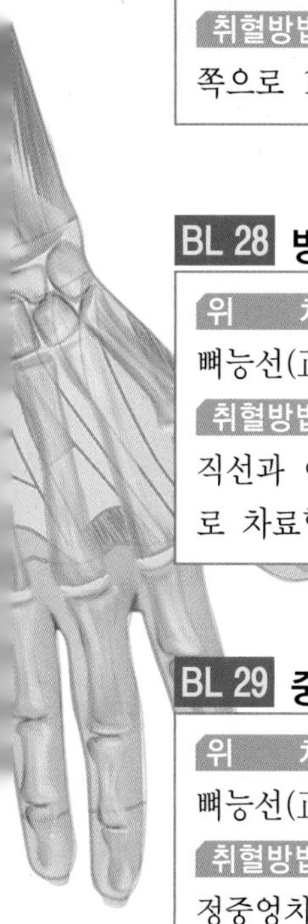

BL 28 방광수

위 치 둘째엉치뼈구멍과 같은 높이로 정중엉치뼈능선(正中薦骨稜)에서 가쪽으로 1.5치 되는 곳
취혈방법 위뒤엉덩뼈가시 안쪽모서리를 지나는 수직선과 아래모서리를 지나는 수평선이 만나는 곳으로 차료혈(BL 32)과 같은 높이의 곳

BL 29 중려수

위 치 셋째엉치뼈구멍과 같은 높이로 정중엉치뼈능선(正中薦骨稜)에서 가쪽으로 1.5치 되는 곳
취혈방법 중료혈(BL 33)과 같은 높이의 곳으로 정중엉치뼈능선에서 가쪽으로 1.5치 되는 곳

BL 30 백환수

위 치 넷째엉치뼈구멍과 같은 높이로 정중엉치뼈능선(正中薦骨稜)에서 가쪽으로 1.5치 되는 곳
취혈방법 넷째엉치뼈 정중앙에서 가쪽으로 1.5치 되는 곳으로 하료혈(BL 34)과 같은 높이의 곳

BL 31 상료

위 치 첫째엉치뼈구멍(第1薦骨孔)
취혈방법 차료혈(BL 32)에서부터 위쪽으로 올라가면 만져지는 오목부위인 첫째엉치뼈구멍

BL 32 차료

위 치 둘째엉치뼈구멍
취혈방법 위뒤엉덩뼈가시와 둘째엉덩뼈가시돌기를 잇는 선의 중점에 있는 오목한 곳인 둘째엉치뼈구멍

BL 33 중료

위 치 셋째엉치뼈구멍
취혈방법 차료혈(BL 32)에서 아래로 내려가면 만져지는 오목부위인 셋째엉치뼈구멍

BL 34 하료

위 치 넷째엉치뼈구멍
취혈방법 차료혈(BL 32)에서 아래로 내려가면 두 번째로 만져지는 오목부위인 넷째엉치뼈구멍으로 엉치뼈틈새(薦骨裂孔)와 같은 높이의 곳

BL 35 회양

위 치 꼬리뼈끝 뒤정중선에서 가쪽으로 0.5치 되는 곳
취혈방법 엎드려 볼기를 들어올린 자세(膝胸位)에서 꼬리뼈끝에서 가쪽으로 약간 오목한 곳

BL 36 승부

위 치 엉덩이주름의 중점
취혈방법 볼기 아래모서리 주름의 중앙 바로 위쪽

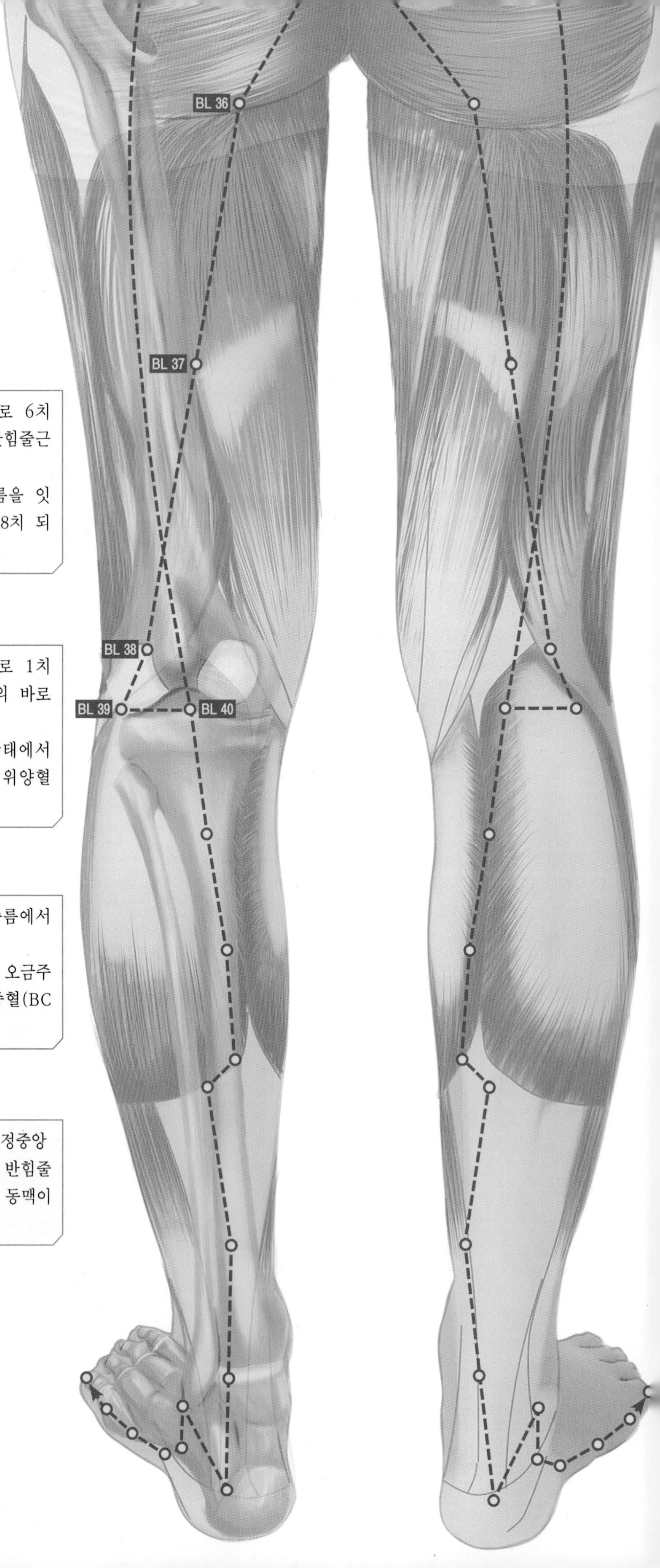

BL 37 은문

위 치 엉덩이주름에서 아래로 6치 되는 곳으로 넙다리두갈래근과 반힘줄근 사이

취혈방법 엉덩이주름과 오금주름을 잇는 선상으로 위양혈(BL 39)에서 8치 되는 곳

BL 38 부극

위 치 오금주름에서 위쪽으로 1치 되는 곳으로 넙다리두갈래근힘줄의 바로 안쪽

취혈방법 무릎을 약간 굽힌 상태에서 넙다리두갈래근힘줄의 안쪽으로 위양혈(BL 39)에 위쪽으로 1치 되는 곳

BL 39 위양

위 치 무릎 뒤가쪽의 오금주름에서 넙다리두갈래근힘줄 바로 안쪽

취혈방법 무릎을 굽힌 상태에서 오금주름 가쪽끝의 오목한 부위로, 위중혈(BC 40)에서 가쪽으로 1치 되는 곳

BL 40 위중

위 치 무릎 뒤쪽의 오금주름 정중앙

취혈방법 넙다리두갈래근힘줄과 반힘줄근힘줄 사이의 오금주름 중앙에서 동맥이 뛰는 곳

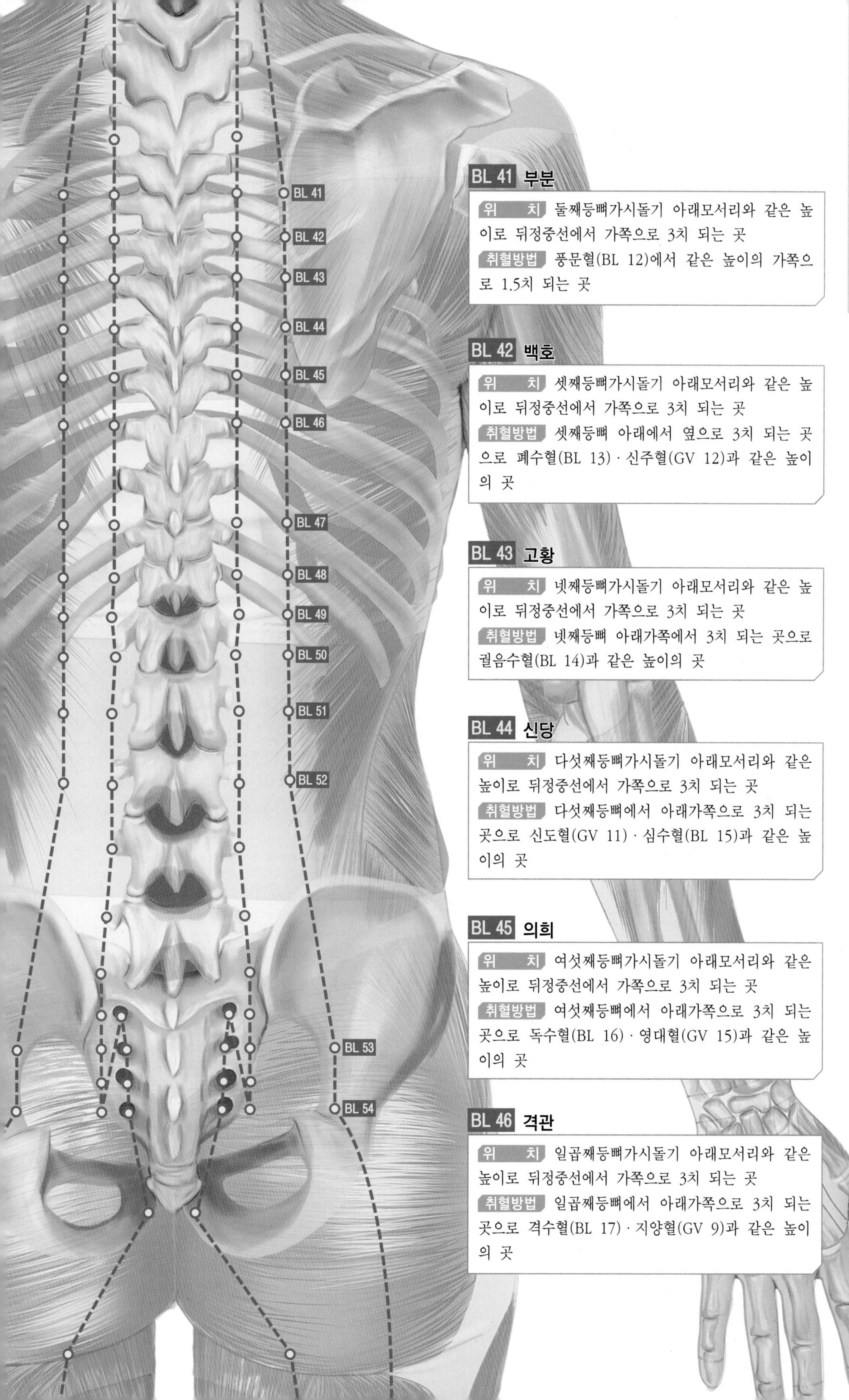

BL 41 부분

위 치 둘째등뼈가시돌기 아래모서리와 같은 높이로 뒤정중선에서 가쪽으로 3치 되는 곳

취혈방법 풍문혈(BL 12)에서 같은 높이의 가쪽으로 1.5치 되는 곳

BL 42 백호

위 치 셋째등뼈가시돌기 아래모서리와 같은 높이로 뒤정중선에서 가쪽으로 3치 되는 곳

취혈방법 셋째등뼈 아래에서 옆으로 3치 되는 곳으로 폐수혈(BL 13) · 신주혈(GV 12)과 같은 높이의 곳

BL 43 고황

위 치 넷째등뼈가시돌기 아래모서리와 같은 높이로 뒤정중선에서 가쪽으로 3치 되는 곳

취혈방법 넷째등뼈 아래가쪽에서 3치 되는 곳으로 궐음수혈(BL 14)과 같은 높이의 곳

BL 44 신당

위 치 다섯째등뼈가시돌기 아래모서리와 같은 높이로 뒤정중선에서 가쪽으로 3치 되는 곳

취혈방법 다섯째등뼈에서 아래가쪽으로 3치 되는 곳으로 신도혈(GV 11) · 심수혈(BL 15)과 같은 높이의 곳

BL 45 의희

위 치 여섯째등뼈가시돌기 아래모서리와 같은 높이로 뒤정중선에서 가쪽으로 3치 되는 곳

취혈방법 여섯째등뼈에서 아래가쪽으로 3치 되는 곳으로 독수혈(BL 16) · 영대혈(GV 15)과 같은 높이의 곳

BL 46 격관

위 치 일곱째등뼈가시돌기 아래모서리와 같은 높이로 뒤정중선에서 가쪽으로 3치 되는 곳

취혈방법 일곱째등뼈에서 아래가쪽으로 3치 되는 곳으로 격수혈(BL 17) · 지양혈(GV 9)과 같은 높이의 곳

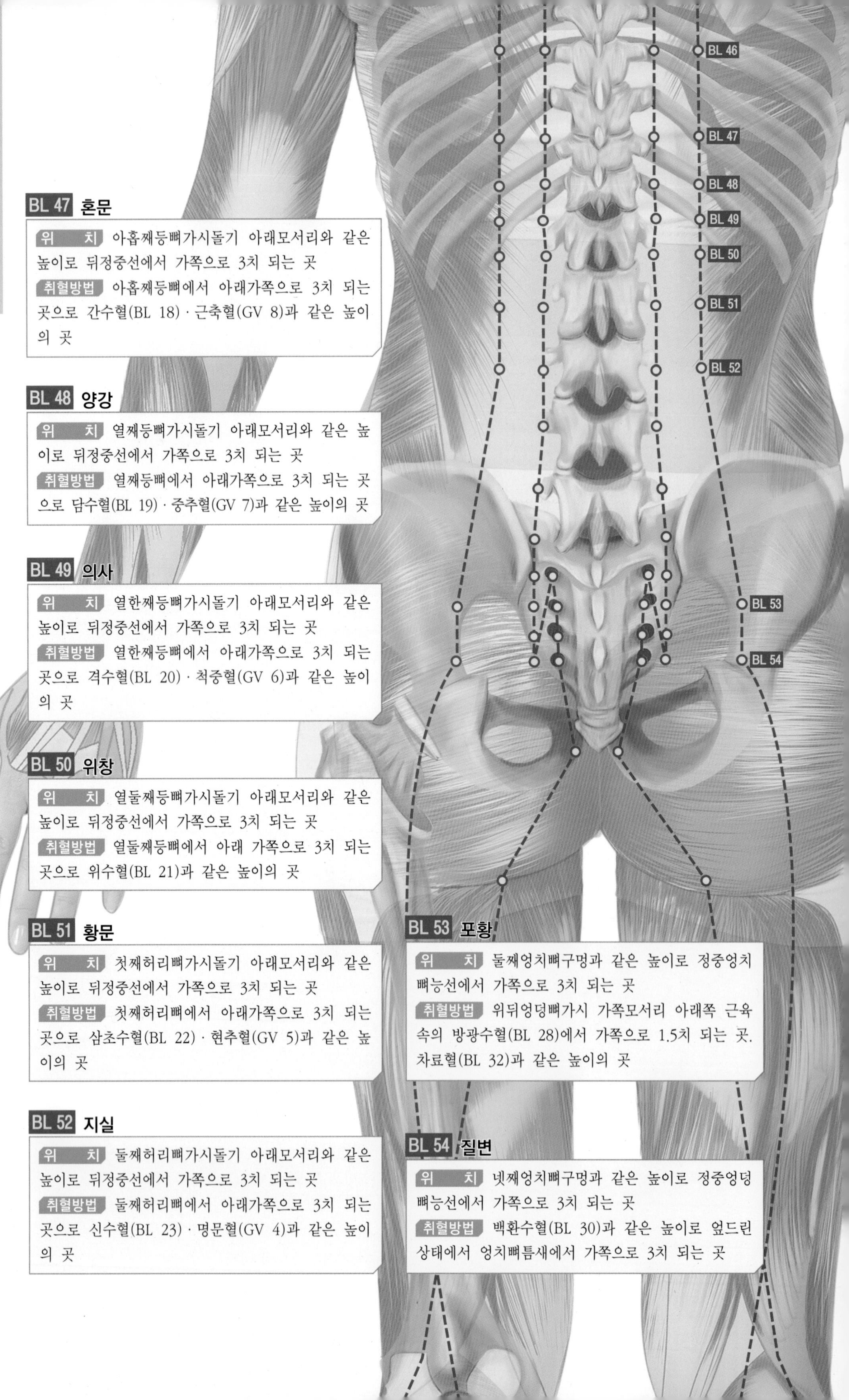

BL 47 혼문

위　치 아홉째등뼈가시돌기 아래모서리와 같은 높이로 뒤정중선에서 가쪽으로 3치 되는 곳

취혈방법 아홉째등뼈에서 아래가쪽으로 3치 되는 곳으로 간수혈(BL 18) · 근축혈(GV 8)과 같은 높이의 곳

BL 48 양강

위　치 열째등뼈가시돌기 아래모서리와 같은 높이로 뒤정중선에서 가쪽으로 3치 되는 곳

취혈방법 열째등뼈에서 아래가쪽으로 3치 되는 곳으로 담수혈(BL 19) · 중추혈(GV 7)과 같은 높이의 곳

BL 49 의사

위　치 열한째등뼈가시돌기 아래모서리와 같은 높이로 뒤정중선에서 가쪽으로 3치 되는 곳

취혈방법 열한째등뼈에서 아래가쪽으로 3치 되는 곳으로 격수혈(BL 20) · 척중혈(GV 6)과 같은 높이의 곳

BL 50 위창

위　치 열둘째등뼈가시돌기 아래모서리와 같은 높이로 뒤정중선에서 가쪽으로 3치 되는 곳

취혈방법 열둘째등뼈에서 아래 가쪽으로 3치 되는 곳으로 위수혈(BL 21)과 같은 높이의 곳

BL 51 황문

위　치 첫째허리뼈가시돌기 아래모서리와 같은 높이로 뒤정중선에서 가쪽으로 3치 되는 곳

취혈방법 첫째허리뼈에서 아래가쪽으로 3치 되는 곳으로 삼초수혈(BL 22) · 현추혈(GV 5)과 같은 높이의 곳

BL 52 지실

위　치 둘째허리뼈가시돌기 아래모서리와 같은 높이로 뒤정중선에서 가쪽으로 3치 되는 곳

취혈방법 둘째허리뼈에서 아래가쪽으로 3치 되는 곳으로 신수혈(BL 23) · 명문혈(GV 4)과 같은 높이의 곳

BL 53 포황

위　치 둘째엉치뼈구멍과 같은 높이로 정중엉치뼈능선에서 가쪽으로 3치 되는 곳

취혈방법 위뒤엉덩뼈가시 가쪽모서리 아래쪽 근육 속의 방광수혈(BL 28)에서 가쪽으로 1.5치 되는 곳. 차료혈(BL 32)과 같은 높이의 곳

BL 54 질변

위　치 넷째엉치뼈구멍과 같은 높이로 정중엉덩뼈능선에서 가쪽으로 3치 되는 곳

취혈방법 백환수혈(BL 30)과 같은 높이로 엎드린 상태에서 엉치뼈틈새에서 가쪽으로 3치 되는 곳

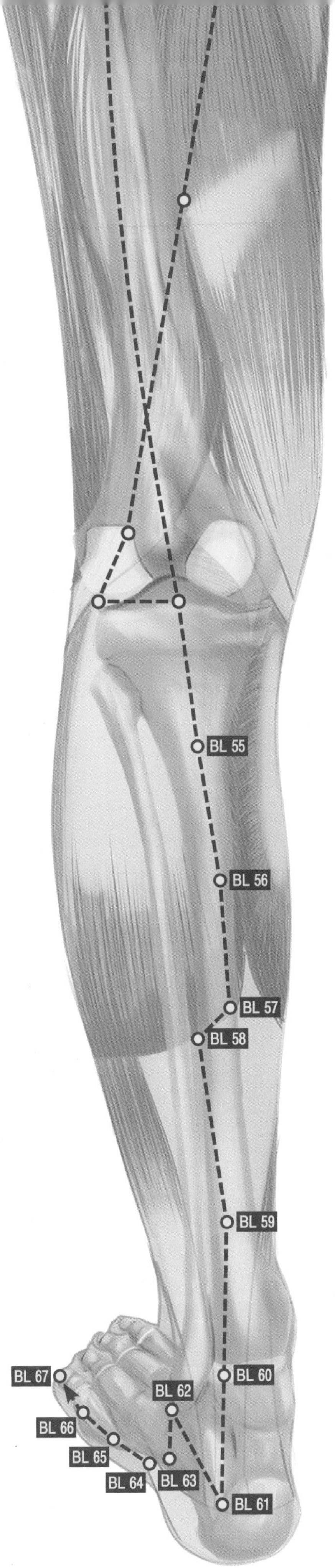

BL 55 합양

위 치 장딴지근 가쪽갈래와 안쪽갈래 사이의 오금주름에서 수직 아래로 2치 되는 곳

취혈방법 위중혈(BL 40)에서 먼쪽으로 2치 되는 곳으로 위중혈(BL 40)과 승산혈(BL 50)을 잇는 곳

BL 56 승근

위 치 장딴지근 힘살의 중앙으로 오금주름에서 아래로 5치 되는 곳

취혈방법 장딴지근 힘살의 중앙으로 승산혈(BL 57)과 합양혈(BL 55)을 잇는 선의 중점

BL 57 승산

위 치 오금주름에서 먼쪽(아래쪽)으로 8치 되는 곳으로 아킬레스힘줄과 장딴지근의 힘줄이 만나는 곳

취혈방법 장딴지근 안쪽갈래와 가쪽갈래가 갈라지는 곳('人'자 모양을 하고 있음)으로, 아킬레스힘줄을 더듬어 올라가면 손가락이 장딴지의 산에 닿아 멈추는 곳

BL 58 비양

위 치 장딴지근 가쪽갈래의 아래모서리와 아킬레스힘줄 사이로 승산혈(BL 57)에서 아래가쪽으로 1치 되는 곳

취혈방법 아킬레스힘줄의 바깥쪽을 아래쪽에서 눌러올라가면 장딴지근 바로 앞에서 손가락이 멈추게 되는 곳으로 승산혈(BL 57)에서 아래가쪽으로 1치, 곤륜혈(BL 60)에서 위로 7치 되는 곳

BL 59 부양

위 치 종아리뼈와 아킬레스힘줄 사이로 곤륜혈(BL 60)에서 위로 3치 되는 곳

취혈방법 곤륜혈(BL 60)에서 위로 3치 되는 곳으로 현종혈(GB 39) 뒤쪽

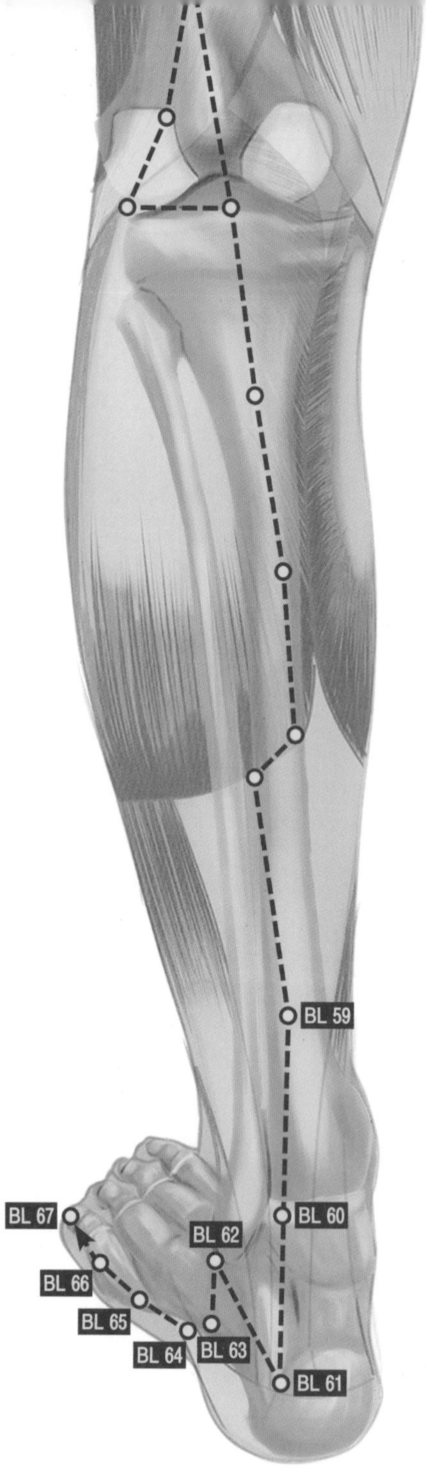

BL 60 곤륜

위 치 가쪽복사융기와 아킬레스힘줄 사이의 오목부위

취혈방법 가쪽복사융기와 아킬레스힘줄을 잇는 선의 중점

BL 61 복삼

위 치 발꿈치뼈 가쪽으로 발등과 발꿈치의 경계면

취혈방법 곤륜혈(BL 60)의 아래쪽으로 발꿈치뼈융기 앞아래쪽의 적백육제

BL 62 신맥

위 치 가쪽복사융기의 수직 아래쪽으로 가쪽복사 아래모서리와 발꿈치뼈 사이의 오목부위

취혈방법 가쪽복사 아래모서리에서 아래로 0.5치 되는 오목한 곳(이 혈에 상응하는 안쪽의 경혈은 K 16인 조해혈이다)

BL 63 금문

위 치 발의 가쪽면으로 가쪽복사 앞모서리의 아래쪽이고 다섯째발허리뼈거친면 뒤쪽으로 입방뼈 아래의 오목부위

취혈방법 다섯째발허리뼈거친면 뒤쪽으로 입방뼈 아래 오목부위

BL 64 경골

위 치 발 가쪽면으로 다섯째발허리뼈거친면의 먼쪽 적백육제

취혈방법 다섯째발가락뼈밑동 뒤쪽의 오목부위

BL 65 속골

위 치 발 가쪽면의 다섯째발허리발가락관절 몸쪽 오목부위의 적백육제

취혈방법 다섯째발허리발가락관절 뒤쪽 오목부위의 적백육제

BL 66 족통곡

위 치 다섯째발허리발가락관절 아래가쪽의 오목부위(적백육제)

취혈방법 다섯째발허리발가락관절 아래가쪽 오목부위의 적백육제

BL 67 지음

위 치 새끼발가락끝마디뼈의 가쪽으로 새끼발톱 가쪽모서리에서 몸쪽으로 0.1치 되는 곳

취혈방법 새끼발톱 가쪽모서리를 지나는 수직선과 발톱뿌리를 지나는 수평선이 만나는 곳

BL 1 정명(睛明, Jeongmyeong)

혈이름 해설 '정(睛)'은 눈동자이고, '명(明)'은 광명(光明) 즉 밝음을 가리킨다. 이 혈은 시력을 밝게 하는 치료효과가 있으므로 정명이라 한다.

위 치 안쪽눈구석(內眼角)의 위안쪽과 눈확안쪽벽 사이의 오목부위로 목내자(目內眥 : 양쪽 눈의 안쪽경계)에서 0.1치 되는 곳

취혈방법 눈을 감고 눈동자를 반대쪽으로 돌린 상태로 안쪽눈구석에서 위안쪽으로 0.1치 되는 오목부위

관련근육 눈둘레근(眼輪筋, Orbicularis oculi m.)

관련신경 눈신경(眼神經, Opthalmic n.), 삼차신경의 첫째가지(三叉神經의 第1枝, 1st br. of trigament n.)

관련혈관 안쪽눈꺼풀동 · 정맥(內側眼瞼動 · 靜脈, Medial palpebral a. & v.), 눈구석동 · 정맥(眼角動 · 靜脈, Angular a. & v.)

임상적용 모든 눈병, 급성요통 등

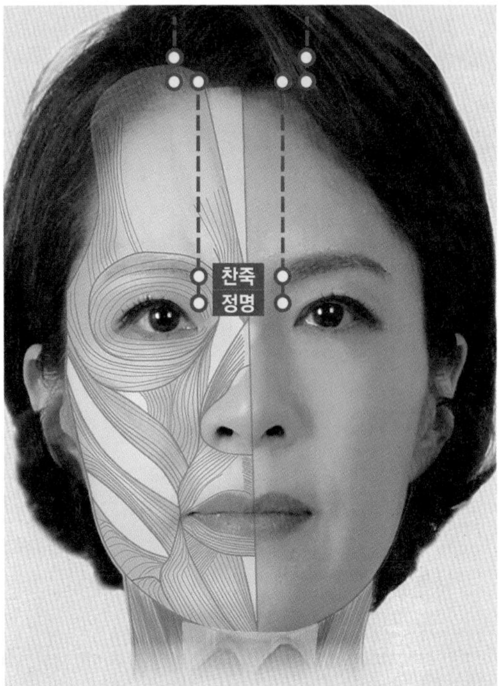

BL 2 찬죽(攢竹, Chanjuk)

혈이름 해설 '찬(攢)'은 모인다는 뜻이고, '죽(竹)'은 대나무잎을 가리킨다. 이 혈은 사람의 눈썹이 모여 있는 모양을 '대나무잎이 모인 것'으로 보아 붙인 이름이다. 미본(眉本), 시광(始光), 광명(光明) 등으로 부른다.

위 치 눈썹 안쪽 끝부분의 얇은 홈 중앙에 있는 가느다른 힘줄(세게 누르면 울리는 곳)

취혈방법 정명혈(BL 1) 바로 위쪽으로 눈썹 안쪽 끝부분

관련근육 눈둘레근(眼輪筋, Orbicularis oculi m.), 이마근(前頭筋, Frontalis m.), 눈썹주름근(皺眉筋, Corrugator supercilii m.)

관련신경 눈신경(眼神經, Opthalmic n.), 삼차신경의 첫째가지(三叉神經의 第1枝, 1st br. of trigament n.)

관련혈관 도르래위동 · 정맥(滑車上動 · 靜脈, Supratrochlear a. & v.)

임상적용 두통, 근시, 급성결막염, 각막백반(角膜白斑), 안검진전(眼瞼震顫), 안면신경마비 등

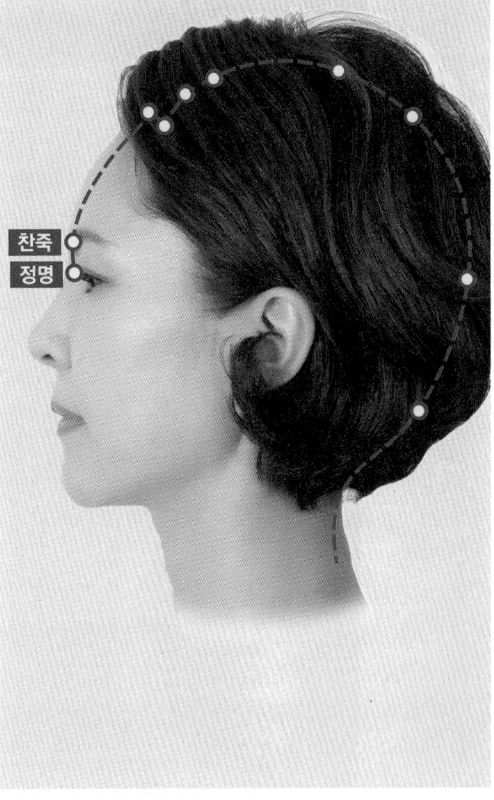

BL 3 미충(眉衝, Michung)

혈이름 해설 '미(眉)'는 눈썹 안쪽끝을 가리키고, '충(衝)'은 충동 또는 마주 대한다는 뜻이 있다. 이 혈은 눈썹의 안쪽 바로 위쪽 발제(髮際)에 있어서 눈썹과 마주 대하고 있다. 눈썹의 움직임이나 이마근(前頭筋)의 움직임은 이곳까지 도달하므로 미충이라 한다. 소죽(小竹)이라고도 한다.

위　　치 이마패임(前頭切痕) 위쪽으로 전두발제(前頭髮際 : 이마에서 머리털이 자라는 경계)에서 위로 0.5치 되는 곳

취혈방법 신정혈(GV 24)을 지나는 수평선과 찬죽혈(BL 2)을 지나는 수직선이 만나는 곳으로 신정혈과 곡차혈(BL 4)의 중점

관련근육 이마근(前頭筋, Frontalis m.)

관련신경 눈신경(眼神經, Opthalmic n.), 삼차신경의 첫째가지(三叉神經의 第1枝, 1st br. of trigament n.)

관련혈관 도르래위동 · 정맥(滑車上動 · 靜脈, Supratrochlear a. & v.)

임상적용 두통, 현훈(眩暈), 비염, 코피, 간질 등

※ 이마패임(前頭切痕, Frontal notch)은 눈확위모서리(眼窩上緣) 안쪽에 있으며, 눈신경의 이마신경(前頭神經, Frontal n.)에서 나누어지는 도르래위신경(滑車上神經), 눈동·정맥의 가지인 도르래위동·정맥이 이 구멍을 통과하여 이마부위로 퍼진다.

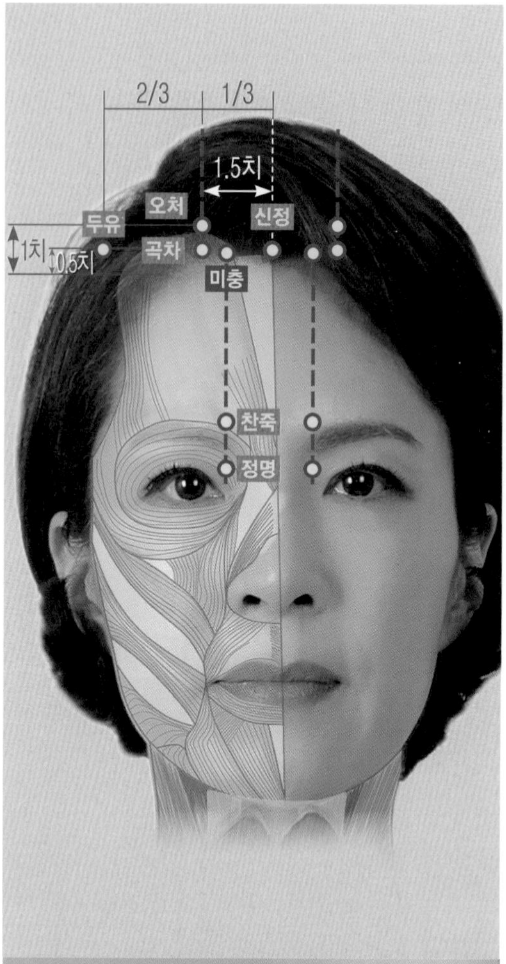

BL 4 곡차(曲差, Gokcha)

혈이름 해설 '곡(曲)'은 굽은 것 또는 만곡을 뜻하고, '차(差)'는 차이가 있다는 뜻이다. 이 혈은 미충혈 옆에서 바깥쪽으로 구부러진 곳에 있고, 발제(髮際)의 제1측선 위에 있는 다른 경혈과는 조금 벗어난 위치에 있으므로 곡차라 한다.

위　　치 이마의 발제에서 뒤로 0.5치이고 앞정중선에서 가쪽으로 1.5치 되는 곳

취혈방법 신정혈(GV 24)과 두유혈(ST 8) 사이를 3등분하여 신정혈쪽으로부터 1/3 되고 신정혈에서 가쪽으로 1.5치 되는 곳

관련근육 이마근(前頭筋, Frontalis m.)

관련신경 눈신경(眼神經, Opthalmic n.), 삼차신경의 첫째가지(三叉神經의 第1枝, 1st br. of trigament n.)

관련혈관 눈확위동 · 정맥(眼窩上動 · 靜脈, Supraorbital a. & v.), 도르래위동 · 정맥(滑車上動 · 靜脈, Supratrochlear a. & v.)

임상적용 두통, 비색(鼻塞, 코막힘), 현훈, 코피, 안질, 안면신경통 등

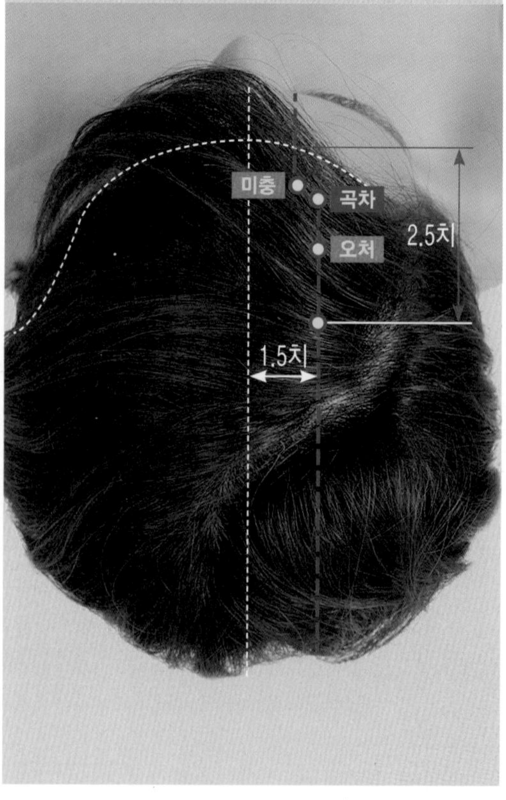

BL 5 오처(五處, Ocheo)

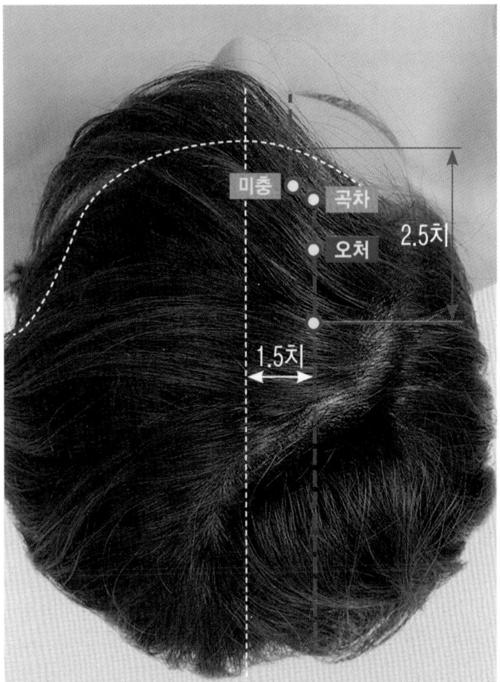

혈이름 해설 '오(五)'는 다섯 번째를, '처(處)'는 자리를 가리킨다. 족태양방광경의 다섯 번째 경혈이므로 오처라 한다. 거처(巨處)라고도 한다.

위　　치 이마의 발제에서 위로 1치이고 앞정중선에서 가쪽으로 1.5치 되는 곳

취혈방법 곡차혈(BL 4)에서 바로 위쪽으로 1.5치 되는 곳으로 상성혈(GV 23)과 같은 높이의 곳

관련근육 머리덮개널힘줄(帽狀腱膜, Galea aponeurotica), 이마근(前頭筋, Frontalis m.)

관련신경 눈신경(眼神經, Opthalmic n.), 삼차신경의 첫째가지(三叉神經의 第1枝, 1st br. of trigament n.)

관련혈관 눈확위동·정맥(眼窩上動·靜脈, Supraorbital a. & v.), 도르래위동·정맥(滑車上動·靜脈, Supratrochlear a. & v.)

임상적용 두통, 발열, 현훈, 비염, 시력저하, 전간(癲癎, 간질) 등

BL 6 승광(承光, Seunggwang)

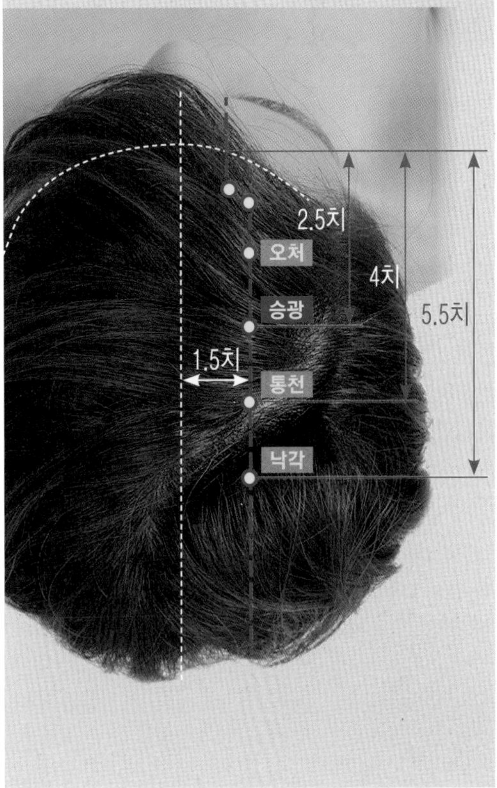

혈이름 해설 '승(承)'은 이긴다, 계승한다는 뜻이고, '광(光)'은 밝음을 뜻한다. 이 혈은 녹내장, 근·원시 등을 치료하므로 승광이라 한다.

위　　치 이마의 발제에서 위로 2.5치이고 앞정중선에서 가쪽으로 1.5치 되는 곳

취혈방법 곡차혈(BL 4)에서 위로 2치 되는 곳으로 오처혈(BL 5)에서 위로 1.5치 되는 곳

관련근육 머리덮개널힘줄(帽狀腱膜, Galea aponeurotica), 이마근(前頭筋, Frontalis m.)

관련신경 눈신경(眼神經, Opthalmic n.), 삼차신경의 첫째가지(三叉神經의 第1枝, 1st br. of trigament n.)

관련혈관 얕은관자동·정맥(淺側頭動·靜脈, Superficial temporal a. & v.), 눈확위동·정맥(眼窩上動·靜脈, Supraorbital a. & v.)

임상적용 두통, 현훈, 비강폐색(鼻腔閉塞), 비염, 원시, 각막염, 목예(目翳 : 눈의 흑점이 흐려진 병) 등

BL 7 통천(通天, Tongcheon)

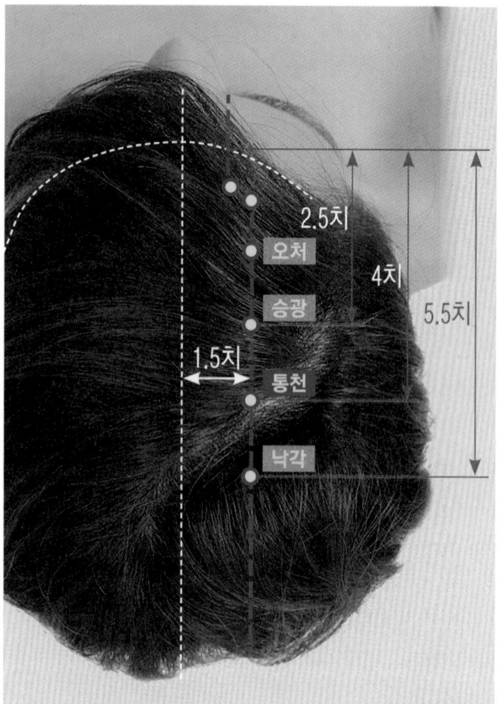

혈이름 해설 '통(通)'은 통한다는 뜻이고, '천(天)'은 가장 높은 곳을 가리킨다. 이 혈은 족태양방광경에서 가장 높은 곳에 있으면서 아래로는 뇌와 연계되고, 위로는 하늘과 통하므로 통천이라 한다. 천구(天臼), 천백(天伯), 천목(天目) 등으로도 부른다.

위　　치 이마의 발제에서 위로 4치이고 앞정중선에서 가쪽으로 1.5치 되는 곳

취혈방법 승광혈(BL 6)과 낙각혈(BL 8)의 중점

관련근육 머리덮개널힘줄(帽狀腱膜, Galea aponeurotica), 이마근(前頭筋, Frontalis m.)

관련신경 눈신경(眼神經, Opthalmic n.), 삼차신경의 첫째가지(三叉神經의 第1枝, 1st br. of trigament n.)

관련혈관 얕은관자동 · 정맥(淺側頭動 · 靜脈, Superficial temporal a. & v.), 눈확위동 · 정맥(眼窩上動 · 靜脈, Supraorbital a. & v.)

임상적용 두통, 뉵혈(衄血, 코피), 비염, 비색(코막힘), 안면신경통 등

BL 8 낙각(絡却, Nakgak)

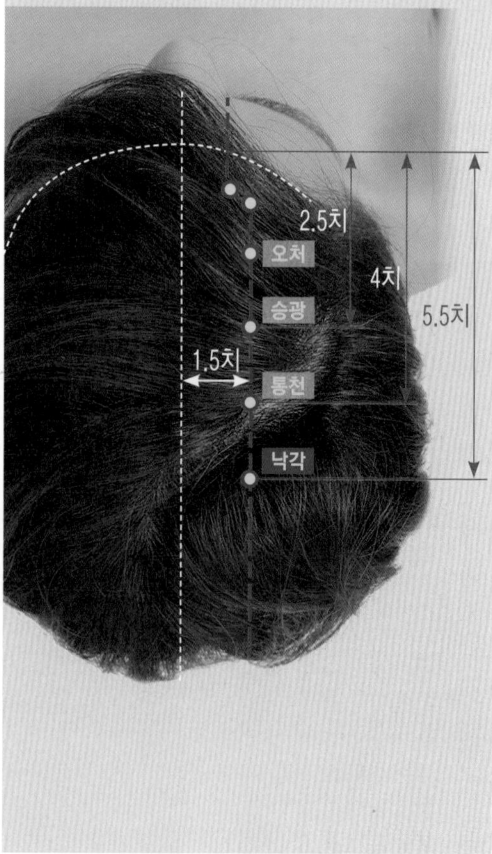

혈이름 해설 낙(絡)은 미세한 낙맥(絡脈), 결막염으로 인해 충혈된 혈락(血絡) 등을 가리킨다. 각(却)은 퇴각한다는 뜻이다. 이 혈은 눈의 충혈된 혈락을 사라지게 할 수 있으므로 낙각(絡却)이라 한다.

위　　치 이마의 발제에서 위로 5.5치이고 앞정중선에서 가쪽으로 1.5치 되는 곳

취혈방법 통천혈(BL 7) 뒤로 1.5치이고 백회혈(GV 20)에서 뒤로 0.5치, 가쪽으로 1.5치 되는 곳

관련근육 머리덮개널힘줄(帽狀腱膜, Galea aponeurotica)

관련신경 큰뒤통수신경(大後頭神經, Greater occipital n.)

관련혈관 뒤통수동 · 정맥(後頭動 · 靜脈, Occipital a. & v.), 얕은관자동 · 정맥의 마루가지(淺側頭動 · 靜脈의 頭頂枝, Parietal br. of superficial temporal a. & v.)

임상적용 현훈, 안면신경마비, 구토(嘔吐), 전광(癲狂 : 실없이 웃는 병) 등

BL 9 옥침(玉枕, Okchim)

혈이름 해설 '옥(玉)'은 폐(肺)의 금(金)을 가리킨다. '침(枕)'은 뒷머리에 융기된 모루뼈(砧骨)를 뜻한다. 옛사람들은 침골을 옥침골이라 불렀다. 이 혈은 머리에서 '베개가 닿는 뼈'라는 의미이다.

위 치 바깥뒤통수뼈융기(外後頭骨隆起) 위모서리와 같은 높이의 곳으로 뒤정중선에서 가쪽으로 1.3치 되는 곳

취혈방법 등세모근(僧帽筋) 가쪽모서리를 지나는 수직선과 바깥뒤통수뼈융기 위모서리를 지나는 수평선이 만나는 곳. 뇌호혈(GV 17)에서 가쪽으로 1.3치이고 맨위목덜미선 위로 2.5치 되는 곳

관련근육 뒤통수이마근(後頭前頭筋, Occipitofrontal m.)

관련신경 큰뒤통수신경(大後頭神經, Greater occipital n.)

관련혈관 뒤통수동 · 정맥(後頭動 · 靜脈, Occipital a. & v.)

임상적용 두통, 현훈, 구토, 비색(코막힘), 근시, 안구통(眼口痛) 등

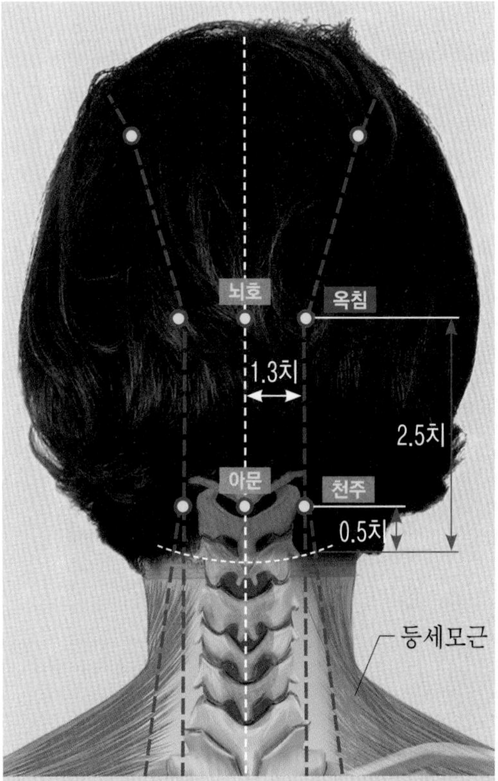

BL 10 천주(天柱, Cheonju)

혈이름 해설 천주(天柱)는 하늘(天)을 지탱하는 기둥(柱)이다(경추의 옛이름이 천주골이다). 여기에서 '천(天)'은 머리를 가리킨다. '주(柱)'는 큰 기둥을 말한다. 이 혈은 '머리를 받쳐주는 기둥'이라는 뜻이다.

위 치 목뒤쪽 둘째목뼈가시돌기 위모서리와 같은 높이의 곳으로 등세모근 가쪽의 오목부위

취혈방법 뒤정중선에서 가쪽으로 1.3치이고 맨위목덜미선 위로 0.5치 되는 곳. 아문혈(GV 15)에서 가쪽으로 1.3치 되는 곳

관련근육 등세모근(僧帽筋, Trapezius m.), 머리반가시근(頭半棘筋, Semispinalis capitis m.)

관련신경 큰뒤통수신경(大後頭神經, Greater occipital n.)

관련혈관 뒤통수동 · 정맥(後頭動 · 靜脈, Occipital a. & v.)

임상적용 눈 · 귀 · 코 · 머리의 질환, 불면증, 노이로제, 히스테리 등의 신경성 질환과 고혈압 등

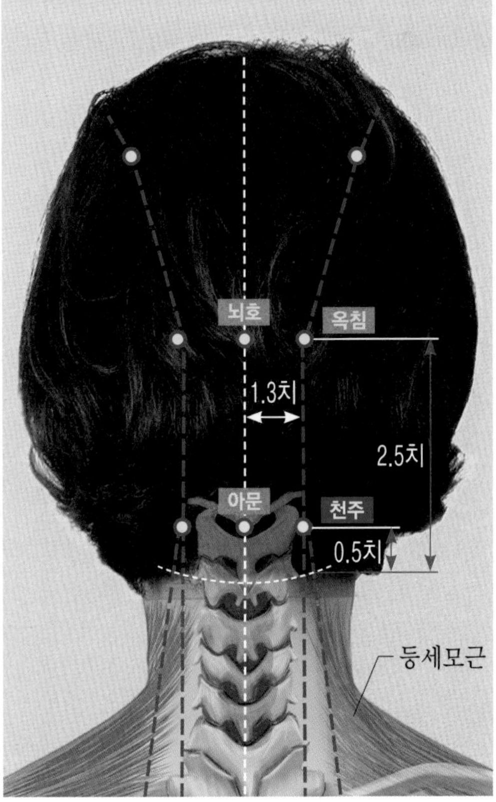

BL 11 대저(大杼, Daejeo) 팔회혈(八會穴)의 골회(骨會)

혈이름 해설 '대(大)'는 크다는 뜻이고, '저(杼)'는 방직기의 북을 뜻한다. 척추뼈는 베틀과 같이 질서정연하므로 옛날에는 '저골'이라고 하였다. 이 혈은 첫째등뼈 양쪽 곁에 있으면서 팔회혈의 골회가 되므로 대저라 한다. 배수(背腧), 본신(本神), 백로(百勞) 등으로도 부른다.

위　치 등위쪽의 첫째등뼈가시돌기 아래모서리와 같은 높이로 뒤정중선에서 가쪽으로 1.5치 되는 곳

취혈방법 도도혈(GV 13)과 견외수혈(SI 14)의 중점

관련근육 등세모근(僧帽筋, Trapezius m.), 큰마름근(大菱形筋, Rhomboideus major), 작은마름근(小菱形筋, Rhomboid minor m.), 머리반가시근(頭半棘筋, Semispinalis capitis m.), 목널판근(頸板狀筋, Splenius cervicis m.)

관련신경 첫째가슴신경의 뒤가지(第1胸神經의 後枝, Posterior br. of 1st thoracic n.)

관련혈관 가로목동맥(頸橫動脈, Transverse cervical a.), 첫째뒤갈비사이동 · 정맥(第1後肋間動 · 靜脈, 1st posterior intercostal a. & v.)

임상적용 두통, 목현(目眩, 현기증), 항강(項强), 견배통, 뇌졸중, 요통, 기관지염 등

BL 12 풍문(風門, Pungmun)

혈이름 해설 '풍(風)'은 바람 즉 풍사(風邪)를, '문(門)'은 출입하는 곳을 가리킨다. 즉 '바람이 들어오는 문'이라는 의미로, 옛사람들은 이곳으로 감기가 들어온다고 생각하였다. 풍문은 숨뇌(延髓)와 코의 점막 · 폐에 관계되므로 감기에 걸리면 먼저 이곳에 반응이 나타난다. 열부(熱府)라고도 한다.

위　치 등위쪽의 둘째등뼈가시돌기 아래모서리와 같은 높이로 뒤정중선에서 가쪽으로 1.5치 되는 곳

취혈방법 부분혈(BL 41)과 둘째등뼈가시돌기 아래모서리의 중점

관련근육 등세모근(僧帽筋, Trapezius m.), 큰마름근(大菱形筋, Rhomboideus major), 작은마름근(小菱形筋, Rhomboid minor m.), 척주세움근(脊柱起立筋, Erector spinae m.)

관련신경 둘째가슴신경의 뒤가지(第2胸神經의 後枝, Posterior br. of 2nd thoracic n.)

관련혈관 가로목동맥(頸橫動脈, Transverse cervical a.), 둘째뒤갈비사이동 · 정맥(第2後肋間動 · 靜脈, 2nd posterior intercostal a. & v.)

임상적용 코 · 목 · 기관지 · 폐 등의 발열성 혹은 한랭성 질환, 두드러기, 천식 등

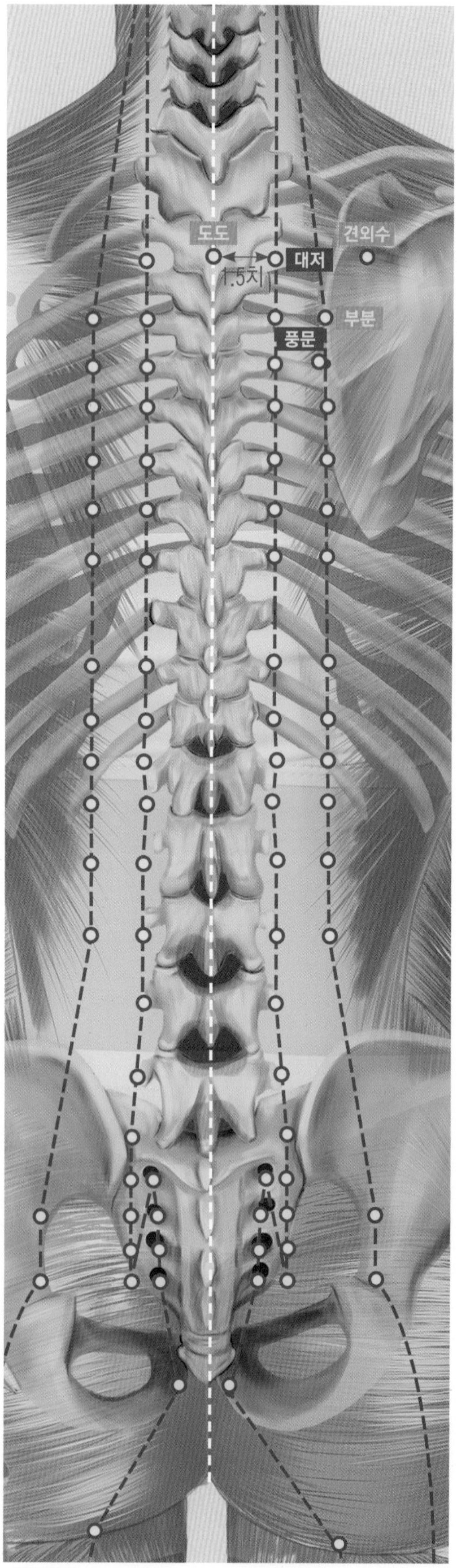

BL 13 폐수(肺腧, Pyesu) 폐의 배부수혈(背部腧穴)

혈이름 해설 폐경의 수혈(침놓는 자리)로서 폐경의 에너지가 여기로 들어간다. 폐에 관계되는 모든 질환(동양의학에서는 폐 · 코 · 목 · 기관지 · 피부는 일련의 것으로 다루고 있다)에 이용된다.

위 치 셋째등뼈가시돌기 아래모서리와 같은 높이로 뒤정중선에서 가쪽으로 1.5치 되는 곳

취혈방법 신주혈(GV 12)과 백호혈(BL 42)의 중점으로 셋째등뼈가시돌기 바로 아래에서 좌우로 1.5치 되는 곳

관련근육 등세모근(僧帽筋, Trapezius m.), 큰마름근(大菱形筋, Rhomboideus major), 척주세움근(脊柱起立筋, Erector spinae m.)

관련신경 가로목동맥(頸橫動脈, Transverse cervical a.), 셋째가슴신경의 뒤가지(第3胸神經의 後枝, Posterior br. of 3rd thoracic n.)

관련혈관 셋째뒤갈비사이동 · 정맥(第3後肋間動 · 靜脈, 3rd posterior intercostal a. & v.), 가로목동맥(頸橫動脈, Transverse cervical a.)

임상적용 각종 폐질환, 해수(咳嗽), 천식, 기관지염, 도한(盜汗 ; 식은땀) 등

BL 14 궐음수(厥陰腧, Gworeumsu) 심포(心包)의 배부수혈

혈이름 해설 '궐음(厥陰)'은 심포(心包)의 별명이다. 옛사람들은 심포와 심(心) · 폐(肺)는 서로 연락하고 있다고 생각하였다. 이 혈은 폐수혈의 아래, 심수(心腧)혈의 위에 있으면서 심포(心包)혈의 병을 치료하므로 궐음수라 한다. 궐수(厥腧), 심포수(心包腧)라고도 한다.

위 치 넷째등뼈가시돌기 아래모서리와 같은 높이로 뒤정중선에서 가쪽으로 1.5치 되는 곳

취혈방법 넷째등뼈가시돌기 아래에서 좌우로 1.5치 되는 곳으로 고황혈(BL 43)과 넷째등뼈가시돌기 아래모서리의 중점

관련근육 등세모근(僧帽筋, Trapezius m.), 큰마름근(大菱形筋, Rhomboideus major), 척주세움근(脊柱起立筋, Erector spinae m.)

관련신경 넷째가슴신경의 뒤가지(第4胸神經의 後枝, Posterior br. of 4th thoracic n.)

관련혈관 가로목동맥(頸橫動脈, Transverse cervical a.), 넷째뒤갈비사이동 · 정맥(第4後肋間動 · 靜脈, 4th posterior intercostal a. & v.)

임상적용 여러 심장병(빈맥, 부정맥, 심계항진 등), 전간(癲癎), 해수, 흉통(胸痛), 실신 등

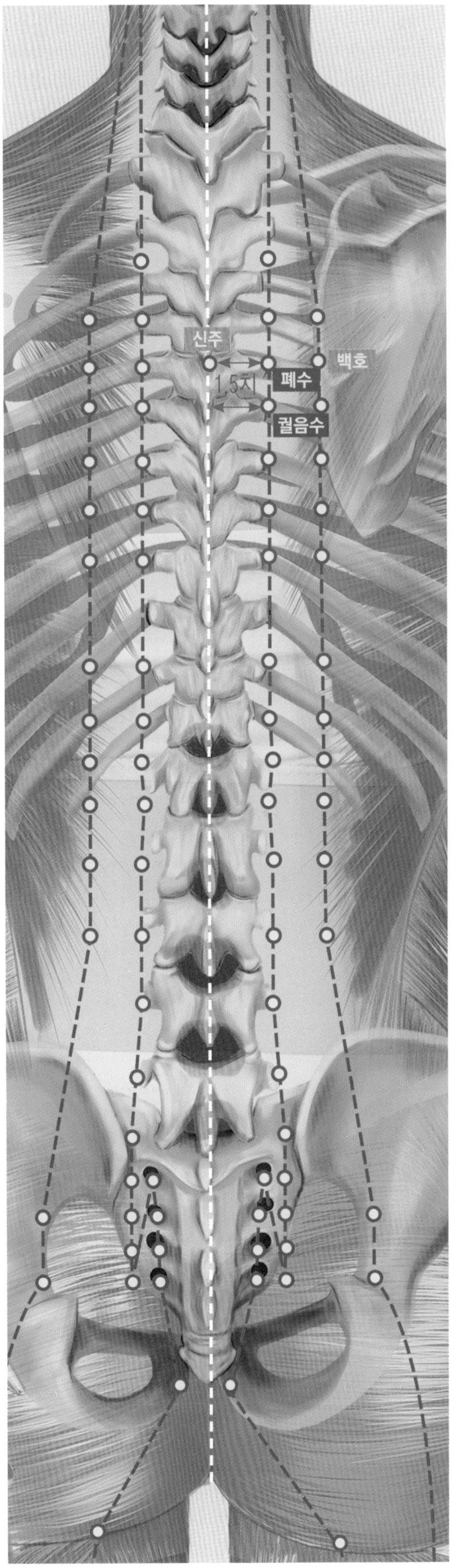

BL 15 심수(心腧, Simsu) 심(心)의 배부수혈

혈이름 해설 이 혈은 심장에 가까우면서 심경의 기(氣)가 모여드는 곳이고, 또 심장질환을 치료하는 경혈이므로 심수라 한다. 체온과 발열을 조정하고, 뇌와 정신감동 · 정서를 지배하는 경혈이다. 심경의 수혈로서 심경의 에너지가 들어간다.

위 치 다섯째등뼈가시돌기 아래모서리와 같은 높이로 뒤정중선에서 가쪽으로 1.5치 되는 곳

취혈방법 신도혈(GV 11)과 신당혈(BL 44)의 중점(신도혈에서 가쪽으로 1.5치 되는 곳)

관련근육 등세모근(僧帽筋, Trapezius m.), 큰마름근(大菱形筋, Rhomboideus major), 척주세움근(脊柱起立筋, Erector spinae m.)

관련신경 다섯째가슴신경의 뒤가지(第5胸神經의 後枝, Posterior br. of 5th thoracic n.)

관련혈관 가로목동맥(頸橫動脈, Transverse cervical a.), 다섯째뒤갈비사이동 · 정맥(第5後肋間動 · 靜脈, 5th posterior intercostal a. & v.)

임상적용 심계항진(心悸亢進), 심번(心煩 : 가슴이 답답한 증상), 해수, 협심증, 부정맥, 신경쇠약, 불안, 불면 등

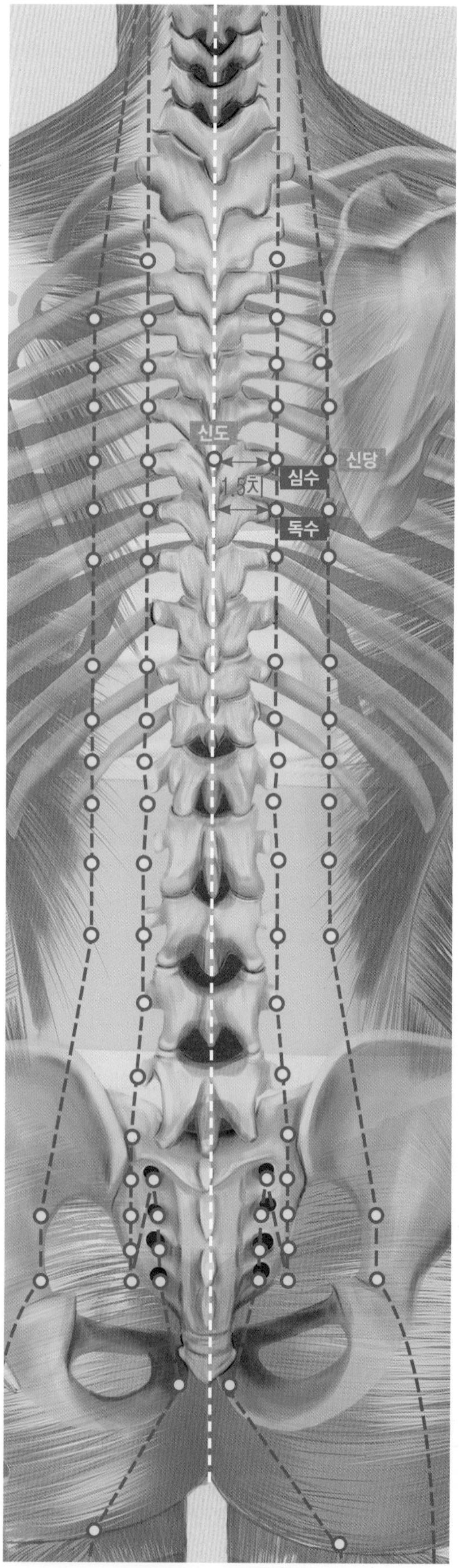

BL 16 독수(督腧, Doksu)

혈이름 해설 '독(督)'은 독맥을 가리킨다. 옛사람들은 이 혈을 독맥의 기(氣)가 흘러드는 부위로 보아 독수라고 하였다. '독맥의 수혈'이라는 의미이다. 심장병, 딸국질, 피부소양(가려움증) 등을 치료할 때 이용하는데, 발한 · 지한 이외에 체온조절 작용이 있어 일사병이나 뇌염치료 시에도 이용된다. 수분 · 열 등이 체내로 들어오고 나가는 모든 것에 관계하고, 오줌사태 · 다뇨 등의 치료 시에도 이용된다.

위 치 여섯째등뼈가시돌기 아래모서리와 같은 높이로 뒤정중선에서 가쪽으로 1.5치 되는 곳

취혈방법 영대혈(GV 10)과 의희혈(BL 45)의 중점(영대혈에서 가쪽으로 1.5치 되는 곳)

관련근육 등세모근(僧帽筋, Trapezius m.), 큰마름근(大菱形筋, Rhomboideus major), 척주세움근(脊柱起立筋, Erector spinae m.)

관련신경 여섯째가슴신경의 뒤가지(第6胸神經의 後枝, Posterior br. of 6th thoracic n.)

관련혈관 가로목동맥(頸橫動脈, Transverse cervical a.), 여섯째뒤갈비사이동 · 정맥(第6後肋間動 · 靜脈, 6th posterior intercostal a. & v.)

임상적용 심내막염(心內膜炎), 복통, 장염, 늑간신경통, 딸꾹질, 기관지염, 유선염(乳腺炎) 등

BL 17 격수(膈腧, Gyeoksu) 팔회혈(八會穴)의 혈회(血會)

혈이름 해설 '격(膈)'은 가로막(橫膈膜)을 뜻한다. 격수란 '횡격막 주변에 에너지를 넣어주는 곳'이라는 의미이다. 이 경혈의 질환은 그 종류에 따라 왼쪽 혹은 오른쪽에 반응이 나타난다. 장소도 소정의 위치에서 내외로 달라지거나, 상하 또는 사선으로 움직이기 때문에 압통이나 딱딱함, 함몰, 척추의 요철, 피부의 기미 등으로 이 경혈의 이상을 짐작할 수 있다. 이때에는 손으로 만져서 경혈을 확인할 필요가 있다. 손발저림이나 감각이상을 치료할 때에도 이용된다.

위 치 일곱째등뼈가시돌기 아래모서리와 같은 높이로 뒤정중선에서 가쪽으로 1.5치 되는 곳

취혈방법 지양혈(GV 9)과 격관혈(BL 46)의 중점

관련근육 등세모근(僧帽筋, Trapezius m.), 척주세움근(脊柱起立筋, Erector spinae m.), 넓은등근(廣背筋, Latissimus dorsi m.)

관련신경 일곱째가슴신경의 뒤가지(第7胸神經의 後枝, Posterior br. of 7th thoracic n.)

관련혈관 가로목동맥(頸橫動脈, Transverse cervical a.), 일곱째뒤갈비사이동 · 정맥(第7後肋間動 · 靜脈, 7th posterior intercostal a. & v.)

임상적용 위통, 구토, 위염, 식도경련 · 마비, 횡격막경련, 폐결핵, 백일해(百日咳) 등

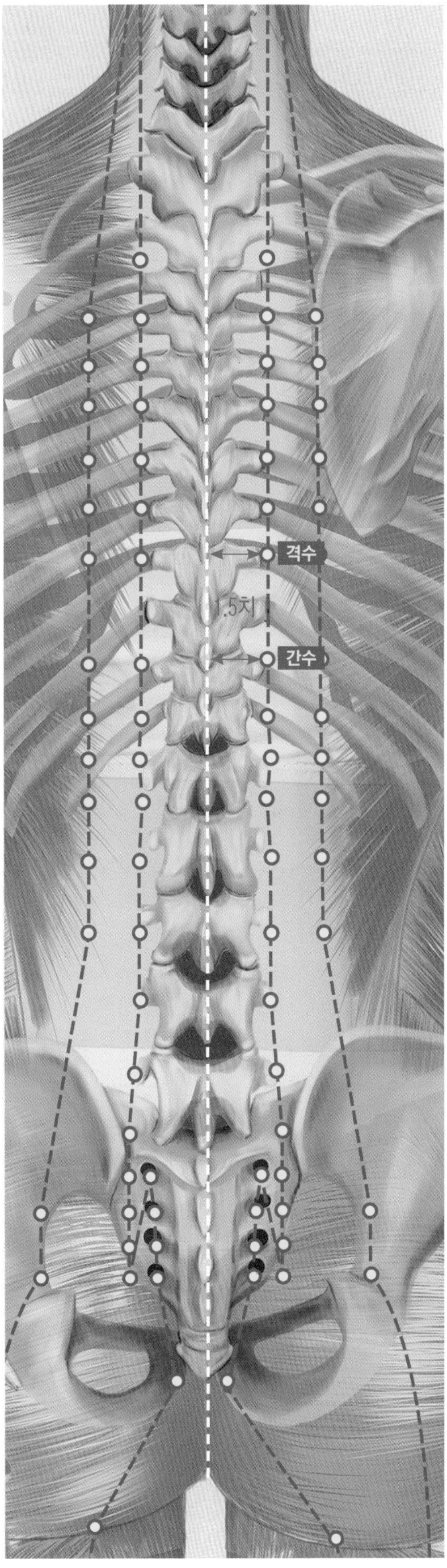

BL 18 간수(肝腧, Gansu) 간의 배부수혈

혈이름 해설 이 혈은 간에 가까우면서 족궐음간경의 기(氣)가 흘러드는 곳이고, 간의 질병을 치료하므로 간수라 한다. 간경의 수혈이다.

위 치 아홉째등뼈가시돌기 아래모서리와 같은 높이로 뒤정중선에서 가쪽으로 1.5치 되는 곳

취혈방법 근축혈(GV 8)과 혼문혈(BL 47)의 중점

관련근육 등세모근(僧帽筋, Trapezius m.), 넓은등근(廣背筋, Latissimus dorsi m.), 척주세움근(脊柱起立筋, Erector spinae m.)

관련신경 아홉째가슴신경의 뒤가지(第9胸神經의 後枝, Posterior br. of 9th thoracic n.)

관련혈관 가로목동맥(頸橫動脈, Transverse cervical a.), 아홉째뒤갈비사이동 · 정맥(第9後肋間動 · 靜脈, 9th posterior intercostal a. & v.)

임상적용 간장 · 담낭 · 소화기질환, 담석(膽石), 위경련, 신경쇠약, 늑간신경통(肋間神經痛), 황달(黃疸) 등

BL 19 담수(膽兪, Damsu) 담의 배부수혈

혈이름 해설 이 혈은 담(膽)에 가까우면서 족소양담경의 기(氣)가 흘러드는 곳이고, 담(膽)의 질환을 치료하므로 담수라 한다.

위 치 열째등뼈가시돌기 아래모서리와 같은 높이로 뒤정중선에서 가쪽으로 1.5치 되는 곳

취혈방법 중추혈(GV 7)과 양강혈(BL 48)의 중점

관련근육 등세모근(僧帽筋, Trapezius m.), 넓은등근(廣背筋, Latissimus dorsi m.), 척주세움근(脊柱起立筋, Erector spinae m.)

관련신경 열째가슴신경의 뒤가지(第10胸神經의 後枝, Posterior br. of 10th thoracic n.)

관련혈관 가로목동맥(頸横動脈, Transverse cervical a.), 열째뒤갈비사이동 · 정맥(第10後肋間動 · 靜脈, 10th posterior intercostal a. & v.)

임상적용 간염, 황달, 담석, 급 · 만성간염, 위염, 좌골신경통, 복창(腹脹) 등

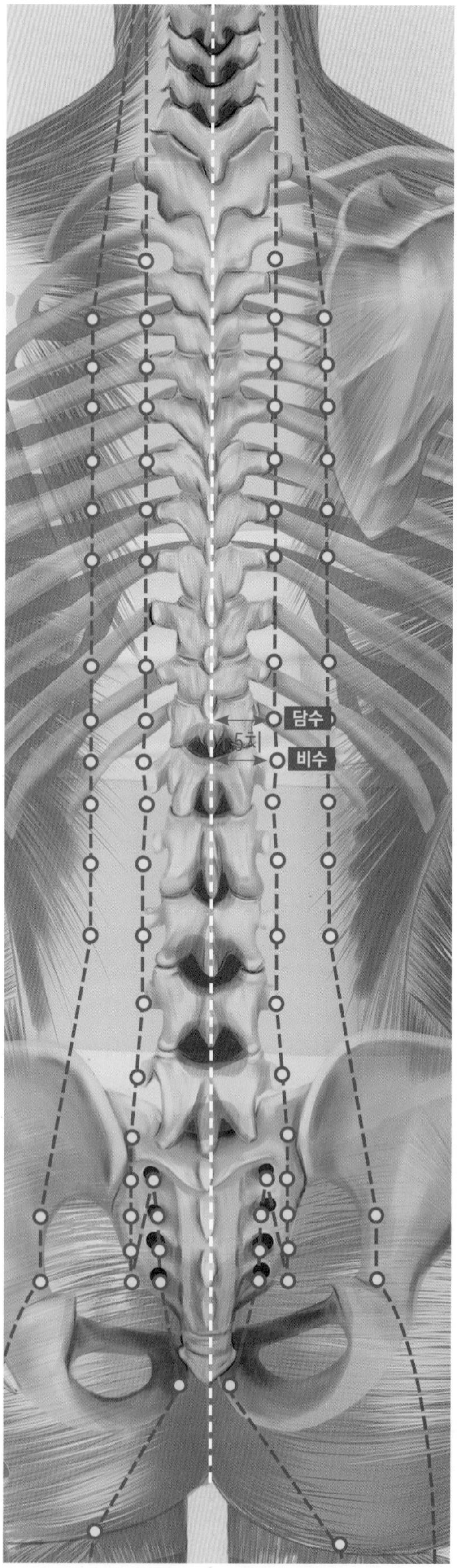

BL 20 비수(脾兪, Bisu) 비의 배부수혈

혈이름 해설 이 혈은 비장(脾臟)에 가까우면서 족태음비경의 기가 흘러드는 곳이고, 비장의 질환을 치료하므로 비수라 한다. '백혈구의 중추'라고도 불려지며, 비장 · 부신겉질(副腎皮質)의 기능을 조절하는 작용을 한다. 영양배분과 신진대사, 세균의 감염증에 이르기까지 저항력의 근본을 지배한다. 족태음비경의 수혈로서, 비경의 에너지가 들어가는 곳이다.

위 치 열한째등뼈가시돌기 아래모서리와 같은 높이로 뒤정중선에서 가쪽으로 1.5치 되는 곳

취혈방법 척중혈(GV 6)과 의사혈(BL 49)의 중점

관련근육 등세모근(僧帽筋, Trapezius m.), 넓은등근(廣背筋, Latissimus dorsi m.), 척주세움근(脊柱起立筋, Erector spinae m.)

관련신경 열한째가슴신경의 뒤가지(第11胸神經의 後枝, Posterior br. of 11th thoracic n.)

관련혈관 가로목동맥(頸横動脈, Transverse cervical a.), 열한째뒤갈비사이동 · 정맥(第11後肋間動 · 靜脈, 11th posterior intercostal a. & v.)

임상적용 소화불량, 만성위염, 만성장염, 위하수(胃下垂), 구토, 당뇨병, 부종(浮腫) 등

BL 21 위수(胃腧, Wisu) 위의 배부수혈

혈이름 해설 족양명위경의 수혈로서, 위경의 에너지가 들어가는 곳이다. 급성위통 · 소화기질환의 치료에 이용되고, 골반과 생식기의 기능을 조절한다.

위 치 열둘째등뼈가시돌기 아래모서리와 같은 높이로 뒤정중선에서 가쪽으로 1.5치 되는 곳

취혈방법 열둘째등뼈가시돌기 아래모서리와 위창혈(BL 50)의 중점

관련근육 등허리근막(腰背筋膜, Lumbodorsal fascia), 넓은등근(廣背筋, Latissimus dorsi m.), 척주세움근(脊柱起立筋, Erector spinae m.)

관련신경 열둘째가슴신경의 뒤가지(第12胸神經의 後枝, Posterior br. of 12th thoracic n.), 가슴등신경(胸背神經, Thoracodorsal n.), 척수신경의 뒤가지(脊髓神經의 後枝, Posterior brs. of spinal n.), 첫째허리신경의 뒤가지(第1腰神經의 後枝, Posterior br. of 1st lumbar n.)

관련혈관 갈비밑동 · 정맥의 뒤가지(肋下動 · 靜脈의 後枝, Posterior brs. of subcostal a. & v.)

임상적용 위확장, 위하수, 위염, 위궤양, 위경련, 위산과다(胃酸過多), 소화불량 등

BL 22 삼초수(三焦腧, Samchosu) 삼초의 배부수혈

혈이름 해설 '삼초(三焦)'는 수곡(水穀)의 통로이고 비장 · 위장과 밀접한 관계가 있다. 이 혈은 삼초의 병을 치료하고, 삼초의 기가 흘러드는 곳이어서 삼초수라 한다.

위 치 첫째허리뼈가시돌기 아래모서리와 같은 높이로 뒤정중선에서 가쪽으로 1.5치 되는 곳

취혈방법 현추혈(GV 5)과 황문혈(BL 51)의 중점

관련근육 등허리근막(腰背筋膜, Lumbodorsal fascia), 넓은등근(廣背筋, Latissimus dorsi m.), 허리네모근(腰方形筋, Quadratus lumborum m.), 척주세움근(脊柱起立筋, Erector spinae m.)

관련신경 첫째허리신경의 뒤가지(第1腰神經의 後枝, Posterior br. of 1st lumbar n.)

관련혈관 첫째허리동 · 정맥의 뒤가지(第1腰動 · 靜脈의 後枝, Posterior brs. of 1st lumbar a. & v.)
※ 깊은부위는 콩팥(腎臟)

임상적용 위경련, 식욕부진, 구토, 장염, 복명(腹鳴), 신장염, 이질(痢疾) 등

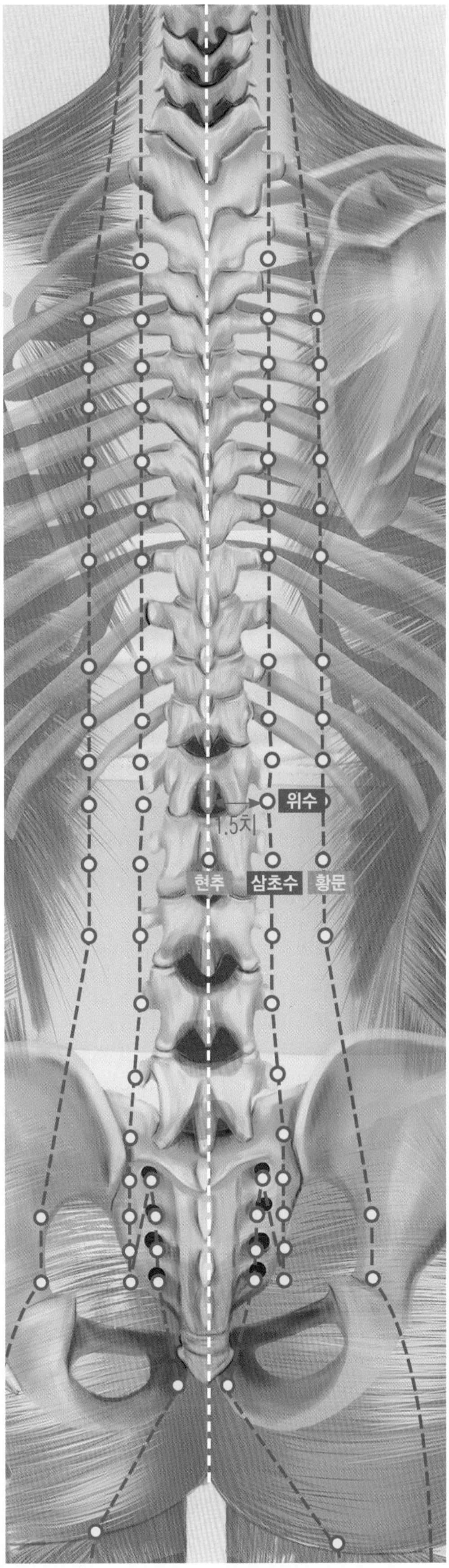

BL 23 신수(腎腧, Sinsu) 신의 배부수혈

혈이름 해설 족소음신경의 수혈(腧穴)로서, 신경의 에너지가 들어가는 곳이다. 이곳은 허리통증을 치료할 때에 이용한다. 또 부신기관과 밀접한 관계가 있어서 콩팥(신장) 기능을 진단하는 곳이다.

위　치 둘째허리뼈가시돌기 아래모서리와 같은 높이로 뒤정중선에서 가쪽으로 1.5치 되는 곳

취혈방법 명문혈(GV 4)과 지실혈(BL 52)의 중점

관련근육 등허리근막(腰背筋膜, Lumbodorsal fascia), 넓은등근(廣背筋, Latissimus dorsi m.), 척주세움근(脊柱起立筋, Erector spinae m.)

관련신경 둘째허리신경의 뒤가지(第2腰神經의 後枝, Posterior br. of 2nd lumbar n.)

관련혈관 둘째허리동 · 정맥의 뒤가지(第2腰動 · 靜脈의 後枝, Posterior brs. of 2nd lumbar a. & v.)
※ 깊은부위는 오름잘록창자(上行結腸)

임상적용 신장염, 신허요통(腎虛腰痛), 유정(遺精), 월경불순, 방광경련, 산통(疝痛), 자궁염, 요통, 수종, 소갈증(消渴症) 등

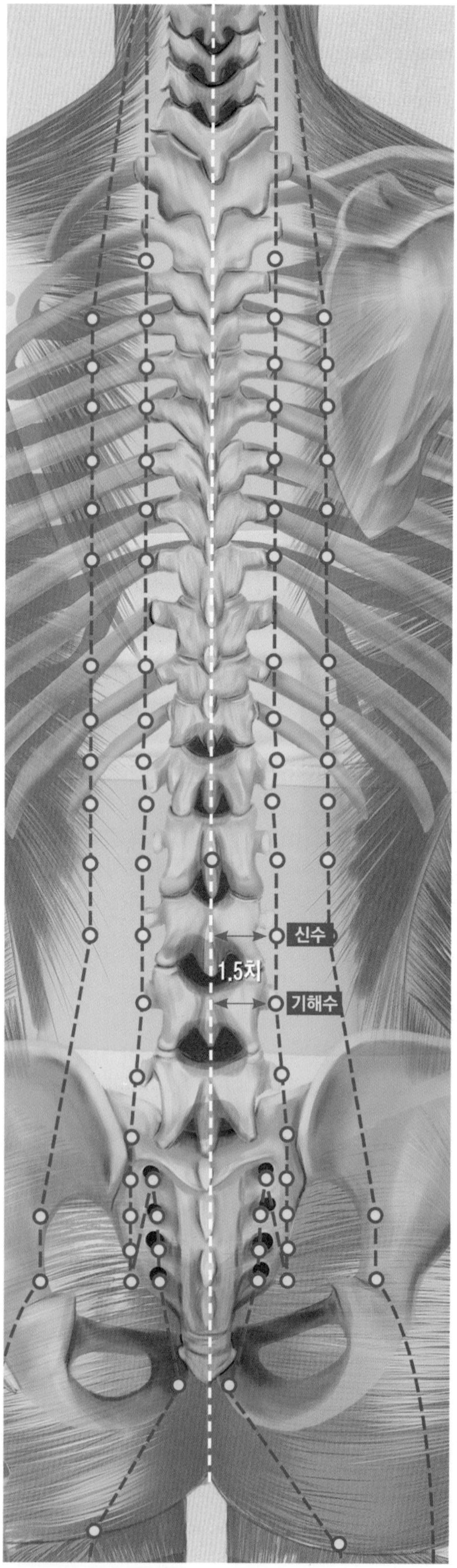

BL 24 기해수(氣海腧, Gihaesu)

혈이름 해설 이 혈은 임맥(任脈)의 기해(氣海)혈과 마주하고 있으면서 기(氣) 관련 병을 치료하므로 기해수라 한다. 체내의 생기를 순환시킨다.

위　치 셋째허리뼈가시돌기 아래모서리와 같은 높이로 뒤정중선에서 가쪽으로 1.5치 되는 곳

취혈방법 셋째허리뼈가시돌기 아래에서 가쪽으로 1.5치 되는 곳

관련근육 등허리근막(腰背筋膜, Lumbodorsal fascia), 허리네모근(腰方形筋, Quadratus lumborum m.), 척주세움근(脊柱起立筋, Erector spinae m.)

관련신경 셋째허리신경의 뒤가지(第3腰神經의 後枝, Posterior br. of 3rd lumbar n.)

관련혈관 셋째허리동 · 정맥의 뒤가지(第3腰動 · 靜脈의 後枝, Posterior brs. of 3rd lumbar a. & v.)

임상적용 요통, 치질(痔疾), 월경불순, 기능성자궁출혈, 하지마비 등

BL 25 대장수(大腸兪, Daejangsu) 대장의 배부수혈

혈이름 해설 이 혈은 큰창자(大腸)에 가까우면서 수양명대장경의 기(氣)가 모여드는 곳이고, 큰창자의 질환을 치료하므로 대장수라 한다. 수양명대장경의 수혈로서 대장경의 에너지가 들어가는 곳이다.

위　　치 넷째허리뼈가시돌기 아래모서리와 같은 높이로 뒤정중선에서 가쪽으로 1.5치 되는 곳

취혈방법 넷째허리뼈가시돌기 아래쪽의 요양관혈(GV 3)과 같은 높이의 곳

관련근육 등허리근막(腰背筋膜, Lumbodorsal fascia), 가장긴근(最長筋, Longissimus m.), 허리네모근(腰方形筋, Quadratus lumborum m.), 척주세움근(脊柱起立筋, Erector spinae m.)

관련신경 넷째허리신경의 뒤가지(第4腰神經의 後枝, Posterior br. of 4th lumbar n.)

관련혈관 넷째허리동 · 정맥의 뒤가지(第4腰動 · 靜脈의 後枝, Posterior brs. of 4th lumbar a. & v.)

임상적용 장염, 장출혈, 설사, 치질, 변비, 탈항(脫肛), 요도염(尿道炎), 좌골신경통 등

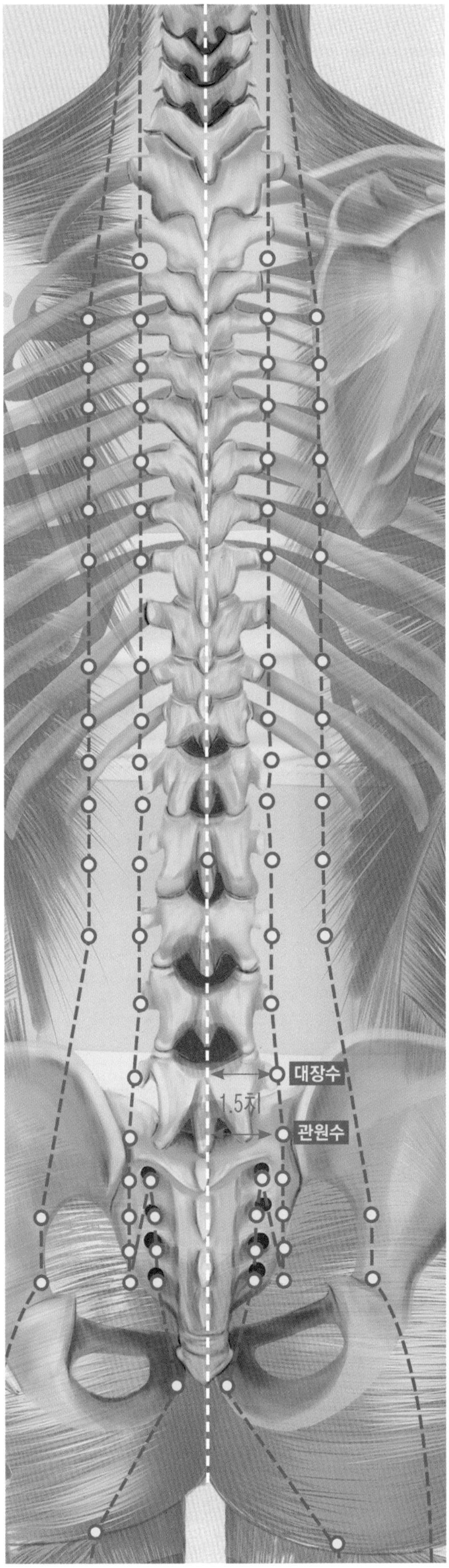

BL 26 관원수(關元兪, Gwanwonsu)

혈이름 해설 이 혈은 임맥의 관원(關元)혈과 마주하면서 허(虛)로 인한 질병을 치료하므로 관원수라 한다.

위　　치 다섯째허리뼈극돌기 아래모서리와 같은 높이로 뒤정중선에서 1.5치 되는 곳

취혈방법 다섯째허리뼈극돌기에서 아래 가쪽으로 1.5치 되는 곳

관련근육 등허리근막(腰背筋膜, Lumbodorsal fascia), 엉덩갈비근(腸肋筋, Iliocostalis m.), 척주세움근(脊柱起立筋, Erector spinae m.)

관련신경 다섯째허리신경의 뒤가지(第5腰神經의 後枝, Posterior br. of 5th lumbar n.)

관련혈관 다섯째허리동 · 정맥의 뒤가지(第5腰動 · 靜脈의 後枝, Posterior brs. of 5th lumbar a. & v.)

임상적용 장염, 요통, 설사, 당뇨병, 배뇨장애, 만성장염, 음경위축(陰莖萎縮), 자궁질환 등

BL 27 소장수(小腸腧, Sojangsu) 소장의 배부수혈

혈이름 해설 수태양소장경의 수혈(腧穴)로서, 소장경의 에너지가 들어가는 곳이다. 소장(작은창자)의 질환을 치료하므로 소장수라 한다.

위　치 첫째엉치뼈구멍과 같은 높이로 정중엉치뼈능선(正中薦骨稜)에서 가쪽으로 1.5치 되는 곳

취혈방법 상료혈(BL 31)과 정중엉치뼈능선에서 가쪽으로 1.5치 되는 곳

관련근육 큰볼기근(大臀筋, Gluteus maximus m.), 등허리근막(腰背筋膜, Lumbodorsal fascia)

관련신경 첫째엉치신경의 뒤가지(第1薦骨神經의 後枝, Posterior br. of 1st sacral n.), 중간볼기신경(中臀神經, Middle clunial n.)

관련혈관 가쪽엉치동 · 정맥(外側薦動 · 靜脈, Lateral sacral a. & v.)

임상적용 류마티스, 혈변, 혈뇨, 대하 등과 같은 냉 · 열 · 수 · 혈(血)에 관련된 질병, 장경련, 부인과질환, 비뇨 · 생식기질환 등

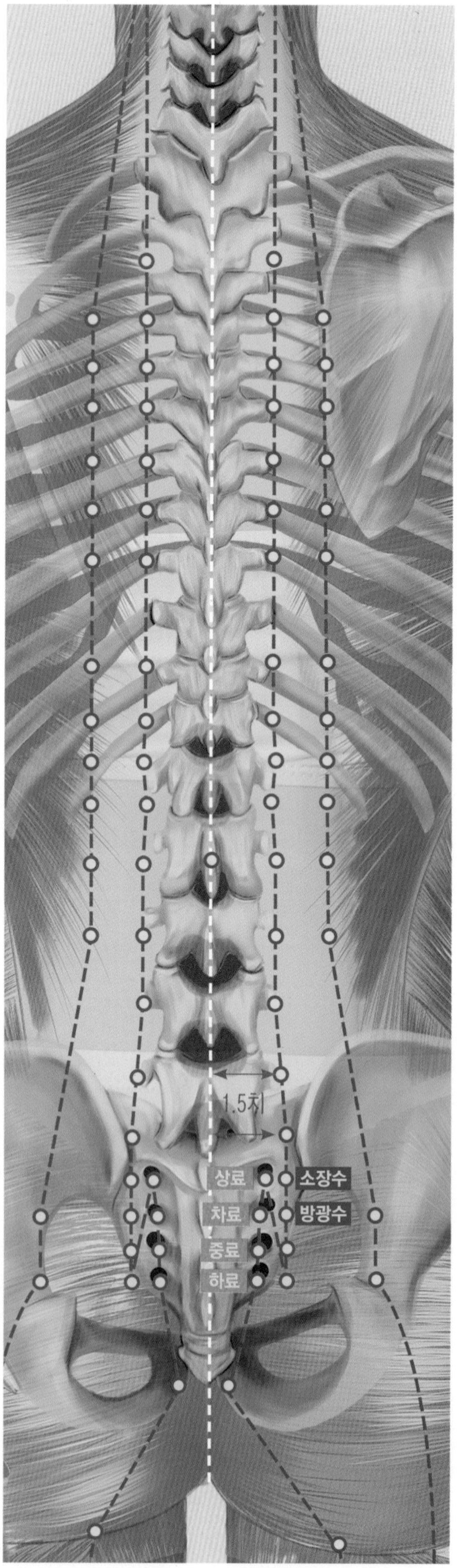

BL 28 방광수(膀胱腧, Banggwangsu) 방광경의 배부수혈

혈이름 해설 족태양방광경의 수혈(腧穴)로서, 방광경의 기(氣)가 모여드는 곳이다. 방광의 질환을 치료하므로 방광수라 한다.

위　치 둘째엉치뼈구멍과 같은 높이로 정중엉치뼈능선(正中薦骨稜)에서 가쪽으로 1.5치 되는 곳

취혈방법 위뒤엉덩뼈가시 안쪽모서리를 지나는 수직선과 아래모서리를 지나는 수평선이 만나는 곳으로 차료혈(BL 32)과 같은 높이의 곳

관련근육 엉덩갈비근(腸肋筋, Iliocostalis m.), 큰볼기근(大臀筋, Gluteus maximus m.), 엉치가시인대(薦棘靭帶, Sacrospinal lig.)

관련신경 둘째엉치신경의 뒤가지(第2薦骨神經의 後枝, Posterior br. of 2nd sacral n.), 중간볼기신경(中臀神經, Middle clunial n.)

관련혈관 가쪽엉치동 · 정맥(外側薦動 · 靜脈, Lateral sacral a. & v.)

임상적용 방광염, 요신경통, 요도염, 당뇨병, 비뇨생식기질환 등

BL 29 중려수(中膂腧, Jungnyeosu)

혈이름 해설 '중(中)'은 인체의 중부를, '려(膂)'는 척주 양쪽의 근육을 가리킨다. '척주의 엉치뼈끝에 있는 수혈'이라는 의미이다. 엉치부위의 부교감신경을 조절하는 경혈이다. 이를 갑작스럽게 흥분시키면 발한을 저지할 수 있다.

위 치 셋째엉치뼈구멍과 같은 높이로 정중엉치뼈능선(正中薦骨稜)에서 가쪽으로 1.5치 되는 곳

취혈방법 중료혈(BL 33)과 같은 높이의 곳으로 정중엉치뼈능선에서 가쪽으로 1.5치 되는 곳

관련근육 엉덩갈비근(腸肋筋, Iliocostalis m.), 큰볼기근(大臀筋, Gluteus maximus m.), 엉치가시인대(薦棘韌帶, Sacrospinal lig.)

관련신경 셋째엉치신경의 뒤가지(第3薦骨神經의 後枝, Posterior br. of 3rd sacral n.), 중간볼기신경(中臀神經, Middle clunial n.)

관련혈관 가쪽엉치동 · 정맥(外側薦動 · 靜脈, Lateral sacral a. & v.), 아래볼기동 · 정맥(下臀動 · 靜脈, Inferior gluteal a. & v.)

임상적용 요통, 좌골신경통, 장염, 복막염, 신허소갈(腎虛消渴), 직장경련(直腸痙攣), 배뇨장애, 자궁출혈 등

※ 이 혈은 남성질환의 치료에 특히 효과적이다.

BL 30 백환수(白環腧, Baekwansu)

혈이름 해설 '백(白)'은 흰색을 뜻하고, '환(環)'은 감싸고 돈다는 뜻이다. 족태양방광경은 허리를 따라 곧바로 척주 가쪽으로 내려와서 볼기부위의 백환수혈에 이른 다음 다시 감싸고 올라가 상료혈에 이른다. 부인의 대하나 남자의 정액은 백색이다. 그리고 인체의 성(性)을 저장하고 있는 곳을 백환(白環)이라 한다. 이 혈에 침 · 뜸을 하면 부인의 대하증이나 남자의 유정(遺精)을 치료하므로 백환수라 한다.

위 치 넷째엉치뼈구멍과 같은 높이로 정중엉치뼈능선(正中薦骨稜)에서 가쪽으로 1.5치 되는 곳

취혈방법 넷째엉치뼈 정중앙에서 가쪽으로 1.5치 되는 곳으로 하료혈(BL 34)과 같은 높이의 곳

관련근육 큰볼기근(大臀筋, Gluteus maximus m.), 엉치결절인대(薦骨結節韌帶, Sacrotuberous lig.)

관련신경 넷째엉치신경의 뒤가지(第4薦骨神經의 後枝, Posterior br. of 4th sacral n.), 음부신경(陰部神經, Pudendal n.), 아래볼기신경(下臀神經, Inferior gluteal n.)

관련혈관 가쪽엉치동 · 정맥(外側薦動 · 靜脈, Lateral sacral a. & v.), 속음부동 · 정맥(內陰部動 · 靜脈, Internal pudendal a. & v.), 아래볼기동 · 정맥(下臀動 · 靜脈, Inferior gluteal a. & v.)

임상적용 좌골신경통, 항문근육경련, 변비, 월경불순, 대하, 자궁출혈 등

※ 이 혈은 여성질환의 치료에 특히 효과적이다.

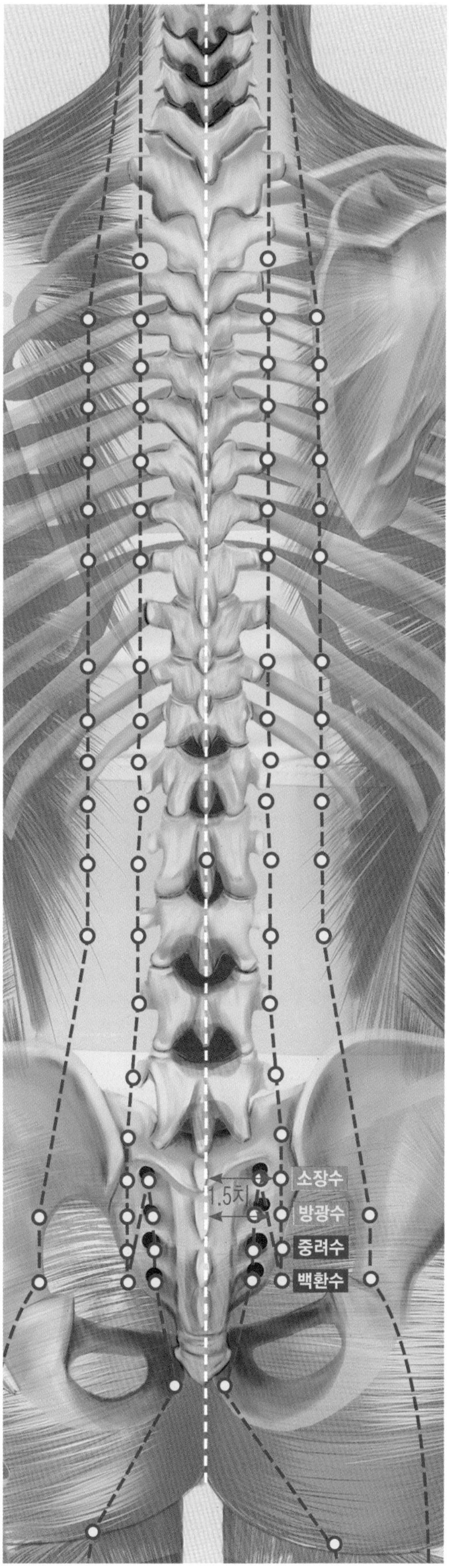

BL 31 상료(上髎, Sangnyo)

혈이름 해설 '료(髎)'는 뼈 사이의 구멍을 뜻한다. 엉치뼈에는 좌우 4곳 합계 8곳의 혈(엉치구멍)이 있다. 위에서부터 각각 상료, 차료, 중료, 하료라 하는 좌우 8개의 혈이 있어서 팔료혈(八髎穴)이라고도 한다.

위　치 첫째엉치뼈구멍(第1薦骨孔)

취혈방법 차료혈(BL 32)에서부터 위쪽으로 올라가면 만져지는 오목부위인 첫째엉치뼈구멍

관련근육 등허리근막(腰背筋膜, Lumbodorsal fascia), 척주세움근(脊柱起立筋, Erector spinae m.), 엉치가시인대(薦棘靭帶, Sacrospinal lig.)

관련신경 첫째엉치신경의 뒤가지(第1薦骨神經의 後枝, Posterior br. of 1st sacral n.), 중간볼기신경(中臀神經, Middle clunial n.)

관련혈관 가쪽엉치동·정맥(外側薦動·靜脈, Lateral sacral a. & v.)

임상적용 요통, 좌골신경통, 요슬냉통(腰膝冷痛), 월경부조, 불임 등

※ 환자를 엎드리게 한 다음 둘째손가락은 소장수혈과 뒤정중선 중간에 두고, 새끼손가락은 엉치뼈각(薦骨角) 위에 두고 4손가락을 같은 간격으로 늘어놓으면 둘째손가락 앞쪽끝이 상료혈에, 셋째손가락 앞쪽끝이 차료혈에, 넷째손가락 앞쪽끝이 중료혈에, 새끼손가락 앞쪽끝이 하료혈에 닿게 된다.

참 고

첫째엉치뼈구멍(第1薦骨孔)은 차료혈(BL 32)에서 만져올라가면 닿는 오목부위이다.

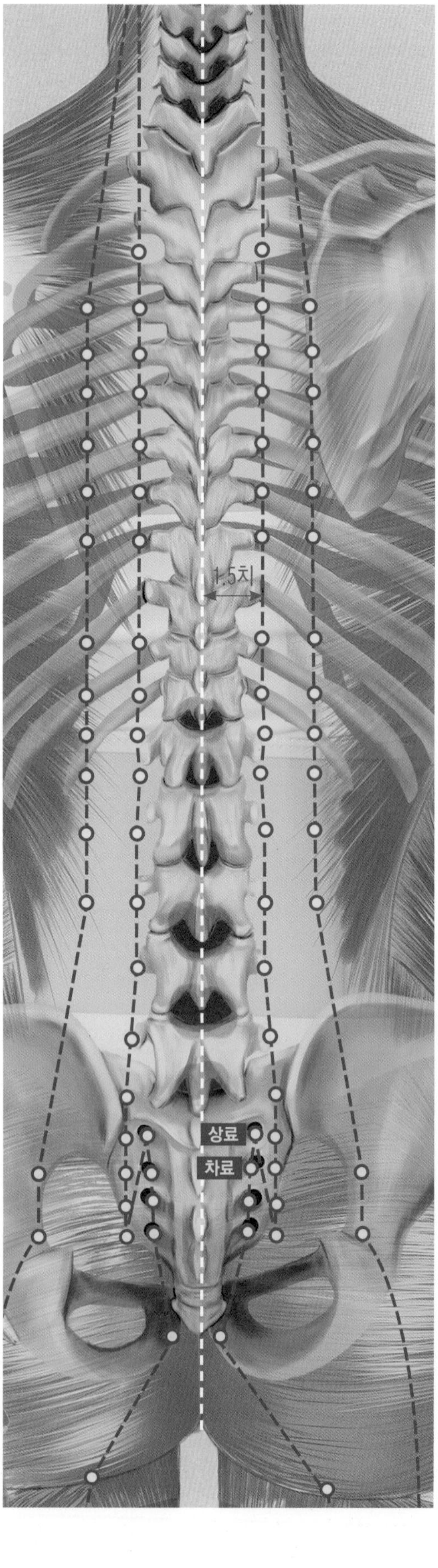

BL 32 차료(次髎, Charyo)

혈이름 해설 '료(髎)'는 뼈 사이의 구멍을 뜻한다. 둘째엉치뼈구멍에 있어서 차료라 한다. '오혈중추(汚血中樞)'라 불리며, 월경불순에서 신체 각 부위의 염증·궤양·피부병·습진에 이르기까지 혈액과 체액에 관련된 질환과 관계가 있다.

위　치 둘째엉치뼈구멍

취혈방법 위뒤엉덩뼈가시와 둘째엉덩뼈가시돌기를 잇는 선의 중점에 있는 오목한 곳인 둘째엉치뼈구멍

관련근육 등허리근막(腰背筋膜, Lumbodorsal fascia), 척주세움근(脊柱起立筋, Erector spinae m.), 엉치가시인대(薦棘靭帶, Sacrospinal lig.)

관련신경 둘째엉치신경의 뒤가지(第2薦骨神經의 後枝, Posterior br. of 2nd sacral n.), 중간볼기신경(中臀神經, Middle clunial n.)

관련혈관 가쪽엉치동·정맥(外側薦動·靜脈, Lateral sacral a. & v.)

임상적용 요통, 좌골신경통, 대하(帶下), 치질, 월경불순 등

BL 33 중료(中髎, Jungnyo)

혈이름 해설 '료(髎)'는 뼈 사이의 구멍을 뜻한다. 이 혈은 셋째엉치뼈구멍에 있어서 중료라 한다.

위 치 셋째엉치뼈구멍

취혈방법 차료혈(BL 32)에서 아래로 내려가면 만져지는 오목부위인 셋째엉치뼈구멍

관련근육 등허리근막(腰背筋膜, Lumbodorsal fascia), 척주세움근(脊柱起立筋, Erector spinae m.), 엉치가시인대(薦棘靭帶, Sacrospinal lig.)

관련신경 셋째엉치신경의 뒤가지(第3薦骨神經의 後枝, Posterior br. of 3rd sacral n.), 중간볼기신경(中臀神經, Middle clunial n.)

관련혈관 가쪽엉치동 · 정맥(外側薦動 · 靜脈, Lateral sacral a. & v.)

임상적용 요통, 좌골신경통, 대하, 치질, 월경불순, 방광염(膀胱炎) 등

BL 34 하료(下髎, Haryo)

혈이름 해설 '료(髎)'는 뼈 사이의 구멍을 가리킨다. 이 혈은 넷째엉치뼈구멍에 있으므로 하료라 한다.

위 치 넷째엉치뼈구멍

취혈방법 차료혈(BL 32)에서 아래로 내려가면 두 번째로 만져지는 오목부위인 넷째엉치뼈구멍으로 엉치뼈틈새(薦骨裂孔)와 같은 높이의 곳

관련근육 등허리근막(腰背筋膜, Lumbodorsal fascia), 척주세움근(脊柱起立筋, Erector spinae m.), 엉치가시인대(薦棘靭帶, Sacrospinal lig.)

관련신경 넷째엉치신경의 뒤가지(第4薦骨神經의 後枝, Posterior br. of 4th sacral n.), 중간볼기신경(中臀神經, Middle clunial n.)

관련혈관 가쪽엉치동 · 정맥(外側薦動 · 靜脈, Lateral sacral a. & v.)

임상적용 치질, 자궁내막염, 월경불순, 회음부통증(會陰部痛症) 등

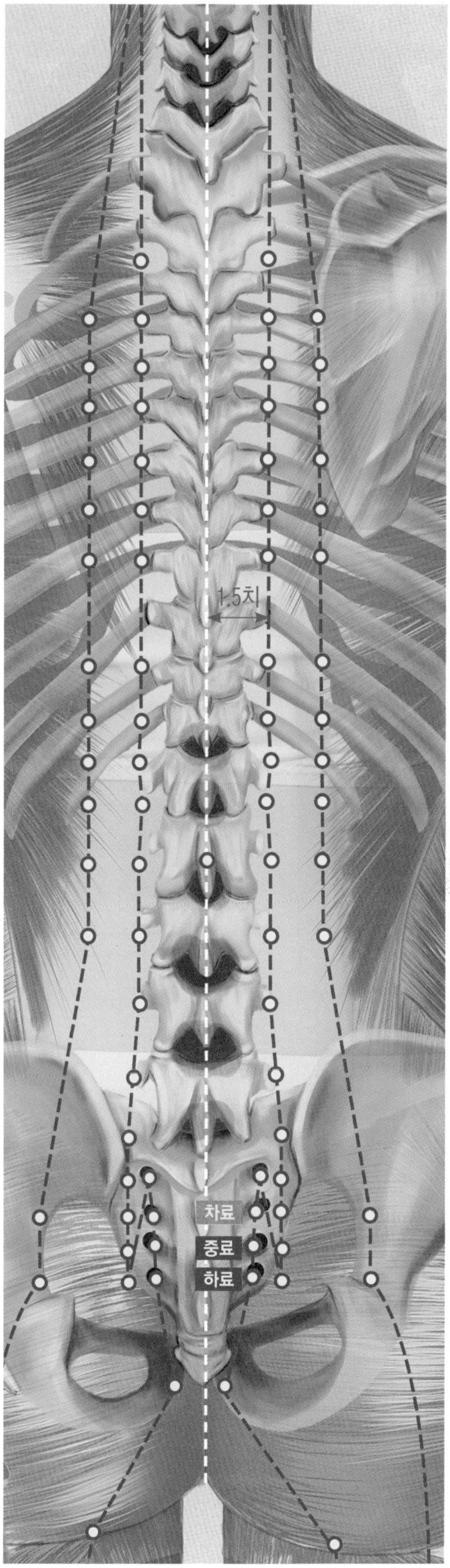

BL 35 회양(會陽, Hoeyang)

혈이름 해설 '회(會)'는 만난다는 뜻이고, '양(陽)'은 양경, 양기를 뜻한다. 이 혈은 꼬리뼈 양쪽 곁에서 족태양방광경과 독맥이 만나는 곳이며, 회음(會陰)과 마주하고 있으므로 회양이라 한다.

위　치 꼬리뼈끝 뒤정중선에서 가쪽으로 0.5치 되는 곳

취혈방법 엎드려 볼기를 들어올린 자세(膝胸位)에서 꼬리뼈끝에서 가쪽으로 약간 오목한 곳

관련근육 큰볼기근(大臀筋, Gluteus maximus m.), 항문올림근(肛門擧筋, Levator ani m.)

관련신경 꼬리신경의 뒤가지(尾骨神經의 後枝, Posterior br. of coccygeal n.), 샅신경(會陰神經, Perineal n.)

관련혈관 아래곧창자동 · 정맥(下直腸動 · 靜脈, Inferior rectal a. & v.), 아래볼기동 · 정맥(下臀動 · 靜脈, Inferior gluteal a. & v.)

임상적용 요통, 좌골신경통, 월경 시의 허리통증, 항문주위 질환, 음부소양증 등

※ 슬흉위(膝胸位) : 엎드려 기는 자세로, 가슴을 바닥에 붙이고 볼기를 들어 올린 자세

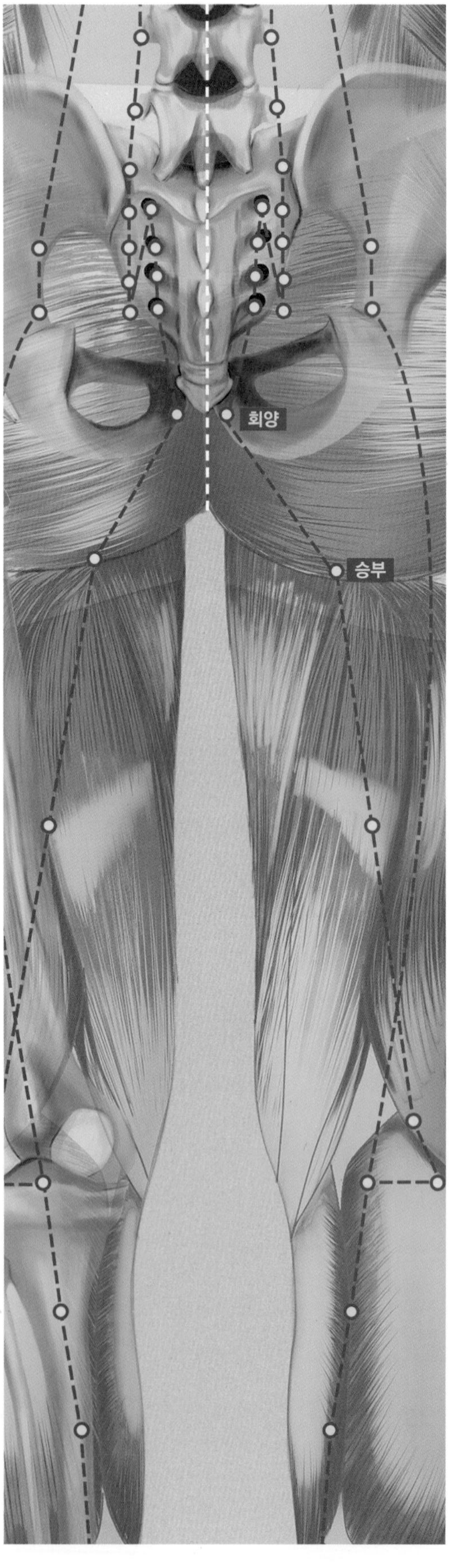

BL 36 승부(承扶, Seungbu)

혈이름 해설 '승(承)'은 받는다는 뜻이고, '부(扶)'는 부조한다는 뜻이다. 볼기가 음한(陰寒)으로 심한 동통이 있을 때 이 혈에 뜸하면 동통이 가벼워져 지팡이가 필요없어진다. 지지(支持)를 받지 않아도 좋으므로 승부라고 한다.

위　치 엉덩이주름의 중점

취혈방법 볼기 아래모서리 주름의 중앙 바로 위쪽

관련근육 큰볼기근(大臀筋, Gluteus maximus m.), 넙다리두갈래근(大腿二頭筋, Biceps femoris m.), 반힘줄근(半腱樣筋, Semitendinosus m.), 반막근(半膜樣筋, Semimembranous m.)

관련신경 뒤넙다리피부신경(後大腿皮神經, Posterior femoral cutaneous n.), 궁둥신경(坐骨神經, Sciatic n.)

관련혈관 깊은넙다리동 · 정맥(大腿深動 · 靜脈, Deep femoral a. & v.)

※ 깊은부위는 궁둥신경(坐骨神經)

임상적용 좌골신경통, 요통, 치질, 변비, 요폐(尿閉) 등

BL 37 은문(殷門, Eunmun)

혈이름 해설 '은(殷)'은 깊다, 두텁다 또는 가운데라는 뜻이다. 또 크다, 붉다는 뜻도 있다. '문(門)'은 출입하는 곳을 가리킨다. 이 혈은 넙다리 가운데 있으면서 족태양방광경의 맥기(脈氣)가 출입하므로 은문이라 한다.

위　치 엉덩이주름에서 아래로 6치 되는 곳으로 넙다리두갈래근과 반힘줄근 사이

취혈방법 엉덩이주름과 오금주름을 잇는 선상으로 위양혈(BL 39)에서 8치 되는 곳

관련근육 넙다리두갈래근(大腿二頭筋, Biceps femoris m.), 반힘줄근(半腱樣筋, Semitendinosus m.), 반막근(半膜樣筋, Semimembranous m.)

관련신경 뒤넙다리피부신경(後大腿皮神經, Posterior femoral cutaneous n.), 궁둥신경(坐骨神經, Sciatic n.)

관련혈관 깊은넙다리동·정맥(大腿深動·靜脈, Deep femoral a. & v.), 아래볼기동·정맥(下臀動·靜脈, Inferior gluteal a. & v.), 관통동맥(貫通動脈, Perforating a.)
※ 깊은부위는 궁둥신경(坐骨神經)

임상적용 요통, 좌골신경통, 대퇴통증, 요통 등

BL 38 부극(浮郄, Bugeuk)

혈이름 해설 '부(浮)'는 상부 또는 겉을 가리킨다. '극(郄)'은 구멍이나 오목을 뜻한다. 부극은 근육 사이에 '나타나는 경혈'이라는 의미이다.

위　치 오금주름에서 위쪽으로 1치 되는 곳으로 넙다리두갈래근힘줄의 바로 안쪽

취혈방법 무릎을 약간 굽힌 상태에서 넙다리두갈래근힘줄의 안쪽으로 위양혈(BL 39)에 위쪽으로 1치 되는 곳

관련근육 넙다리두갈래근의 긴갈래(大腿二頭筋의 長頭, Long head of biceps femoris m.), 장딴지근의 가쪽갈래(腓腹筋의 外側頭, lateral Head of gastrocnemius m.), 장딴지빗근(足蹠筋, Plantaris m.)

관련신경 뒤넙다리피부신경(後大腿皮神經, Posterior femoral cutaneous n.), 온종아리신경(總腓骨神經, Common peroneal n.)

관련혈관 오금동·정맥(膝窩動·靜脈, Popliteal a. & v.), 가쪽위무릎동·정맥(外側上膝動·靜脈, Superior lateral genicular a. & v.), 관통동맥(貫通動脈, Perforating a.)

임상적용 급성위염, 방광염, 장염, 변비 등

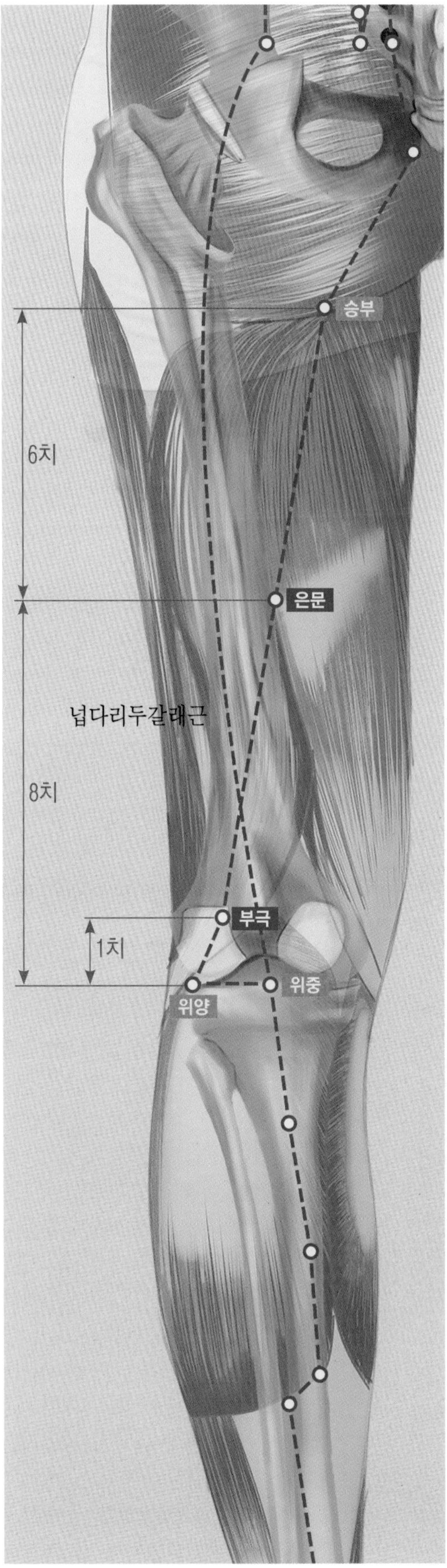

BL 39 위양(委陽, Wiyang) 삼초의 하합(下合)혈

혈이름 해설 '위(委)'는 굽어 있다는 뜻이고, '양(陽)'은 바깥쪽을 뜻한다. 이 혈은 위중(委中)혈의 바깥쪽에 있다. 바깥은 양(陽)이므로 위양이라 한다. '슬와의 바깥쪽'이라는 뜻이다.

위　치 무릎 뒤가쪽의 오금주름에서 넙다리두갈래근힘줄 바로 안쪽

취혈방법 무릎을 굽힌 상태에서 오금주름 가쪽끝의 오목한 부위로, 위중혈(BC 40)에서 가쪽으로 1치 되는 곳

관련근육 넙다리두갈래근의 긴갈래(大腿二頭筋의 長頭, Long head of biceps femoris m.), 장딴지근의 가쪽갈래(腓腹筋의 外側頭, Lateral head of gastrocnemius m.), 장딴지빗근(足蹠筋, Plantaris m.), 오금근(膝窩筋, Popliteus m.)

관련신경 뒤넙다리피부신경(後大腿皮神經, Posterior femoral cutaneous n.), 온종아리신경(總腓骨神經, Common peroneal n.)

관련혈관 오금동 · 정맥(膝窩動 · 靜脈, Popliteal a. & v.), 가쪽위무릎동 · 정맥(外側上膝動 · 靜脈, Superior lateral genicular a. & v.)

임상적용 요통, 비복근경련, 슬와통(膝窩痛), 방광염, 소변불리(小便不利) 등

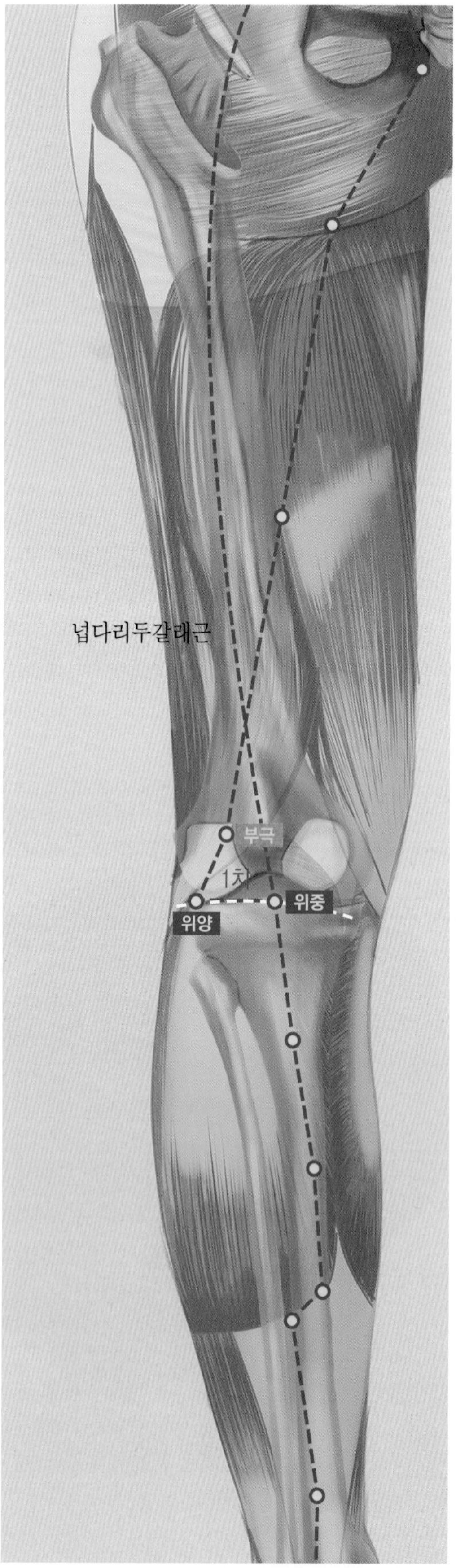

BL 40 위중(委中, Wijung) 방광경의 합(合)혈, 사총혈(四總穴), 방광의 하합(下合)혈

혈이름 해설 '위(委)'는 굽히는 것을 뜻하고, '중(中)'은 정중앙을 가리킨다. 이 혈은 오금 가운데에 있어서 무릎을 굽히면 오금의 가장 깊은 부위가 되므로 위중이라 한다. '오금 한가운데'라는 뜻이다.

위　치 무릎 뒤쪽의 오금주름 정중앙

취혈방법 넙다리두갈래근힘줄과 반힘줄근힘줄 사이의 오금주름 중앙에서 동맥이 뛰는 곳

관련근육 장딴지근의 안쪽갈래 및 가쪽갈래(腓腹筋의 內側頭 및 外側頭, Medial head or lateral head of gastrocnemius m.), 장딴지빗근(足蹠筋, Plantaris m.)

관련신경 뒤넙다리피부신경(後大腿皮神經, Posterior femoral cutaneous n.), 정강신경(脛骨神經, Tibial n.)

관련혈관 오금동 · 정맥(膝窩動 · 靜脈, Popliteal a. & v.)

임상적용 요배통(腰背痛), 요배신경통, 슬통, 슬관절염, 좌골신경통 등

BL 41 부분(附分, Bubun)

혈이름 해설 '부(附)'는 옆을 뜻하고, '분(分)'은 갈라져 나간 것을 가리킨다. 이 혈은 등의 제1측선 옆의 제2측선 위에 있으므로 부분(附分)이라 한다.

위　　치 둘째등뼈가시돌기 아래모서리와 같은 높이로 뒤정중선에서 가쪽으로 3치 되는 곳

취혈방법 풍문혈(BL 12)에서 같은 높이의 가쪽으로 1.5치 되는 곳

관련근육 등세모근(僧帽筋, Trapezius m.), 어깨올림근(肩胛擧筋, Levator scapular m.), 마름근(菱形筋, Rhomboid m.), 척주세움근(脊柱起立筋, Erector spinae m.)

관련신경 둘째가슴신경의 뒤가지(第2胸神經의 後枝, Posterior br. of 2nd thoracic n.), 등쪽어깨신경(肩胛背神經, Dorsal scapular n.), 척주세움근(脊柱起立筋, Erector spinae m.)

관련혈관 가로목동맥(頸橫動脈, Transverse cervical a.), 둘째뒤갈비사이동 · 정맥(第2後肋間動 · 靜脈, 2nd posterior intercostal a. & v.)

임상적용 경 · 항 · 배부통증(頸項背部痛症), 주 · 비마비(肘臂痲痺), 상완신경통, 늑간신경통 등

BL 42 백호(魄戶, Baekho)

혈이름 해설 이 혈은 폐수혈(BL 13) 옆에 있다. 폐(肺, 허파)를 백(魄)이라 한다. 이 혈은 폐질환을 치료하고, 침(針)을 놓으면 기침이나 호흡곤란이 진정되므로 백호라 한다. 혼호(魂戶)라고도 한다.

위　　치 셋째등뼈가시돌기 아래모서리와 같은 높이로 뒤정중선에서 가쪽으로 3치 되는 곳

취혈방법 셋째등뼈 아래에서 옆으로 3치 되는 곳으로 폐수혈(BL 13) · 신주혈(GV 12)과 같은 높이의 곳

관련근육 등세모근(僧帽筋, Trapezius m.), 어깨올림근(肩胛擧筋, Levator scapular m.), 마름근(菱形筋, Rhomboid m.), 척주세움근(脊柱起立筋, Erector spinae m.)

관련신경 셋째가슴신경의 뒤가지(第3胸神經의 後枝, Posterior br. of 3rd thoracic n.), 등쪽어깨신경(肩胛背神經, Dorsal scapular n.)

관련혈관 셋째뒤갈비사이동 · 정맥(第3後肋間動 · 靜脈, 3rd Posterior intercostal a. & v.), 등쪽어깨동 · 정맥(背側肩胛動 · 靜脈, Dorsal scapular a. & v.), 가로목동맥(頸橫動脈, Transverse cervical a.)

임상적용 폐결핵, 기관지염, 늑막염, 천식(喘息), 견 · 배부통증 등

※ 오행론(五行論)에서는 정신작용을 '혼(魂), 신(神), 의(意), 백(魄), 정(精)'의 다섯 가지로 분류하고, 거기에는 각각 '간, 심장, 비장, 폐, 신장'이 속하는 것으로 본다.

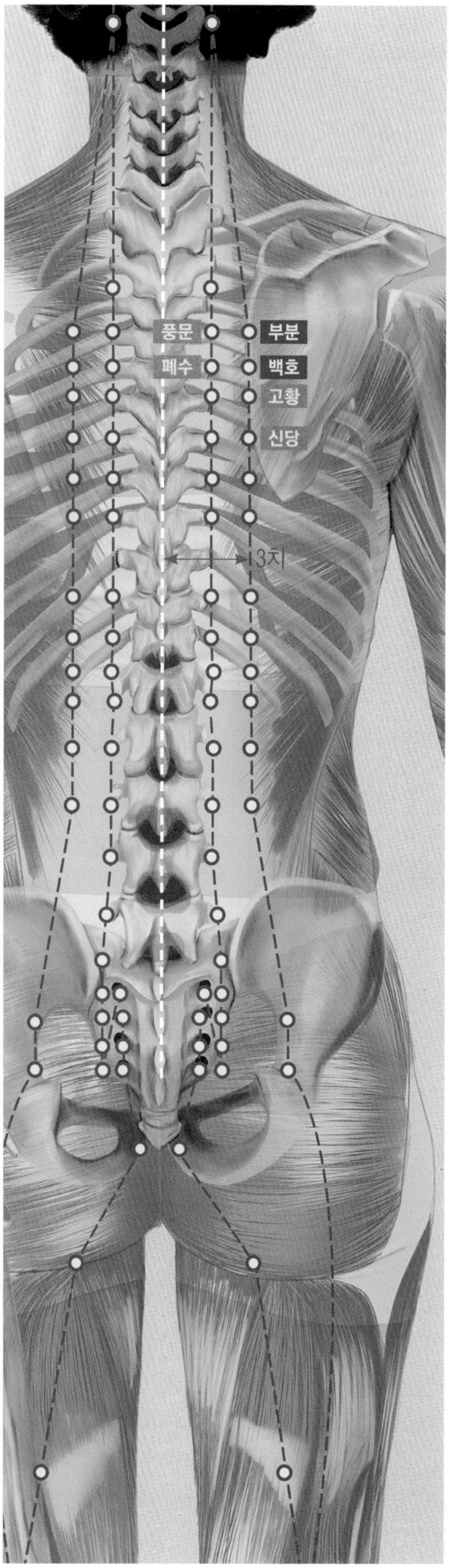

BL 43 고황(膏肓, Gohwang)

혈이름 해설 '고(膏)'는 심장 아래쪽을, '황(肓)'은 명치를 뜻한다. 이 혈은 심막(心膜) 사이에 있으면서 고지(膏脂, 기름)·황막(肓膜)의 기운이 운행되는 곳이므로 고황이라 한다.

위 치 넷째등뼈가시돌기 아래모서리와 같은 높이로 뒤정중선에서 가쪽으로 3치 되는 곳

취혈방법 넷째등뼈 아래가쪽에서 3치 되는 곳으로 궐음수혈(BL 14)과 같은 높이의 곳

관련근육 등세모근(僧帽筋, Trapezius m.), 마름근(菱形筋, Rhomboid m.), 척주세움근(脊柱起立筋, Erector spinae m.)

관련신경 넷째가슴신경의 뒤가지(第4胸神經의 後枝, Posterior br. of 4th thoracic n.), 등쪽어깨신경(肩胛背神經, Dorsal scapular n.)

관련혈관 넷째뒤갈비사이동·정맥(第4後肋間動·靜脈, 4th posterior intercostal a. & v.), 등쪽어깨동·정맥(背側肩胛動·靜脈, Dorsal scapular a. & v.), 가로목동맥(頸橫動脈, Transverse cervical a.)

임상적용 폐결핵, 기관지염, 건망증(健忘症), 현기증(眩氣症), 소화불량 등

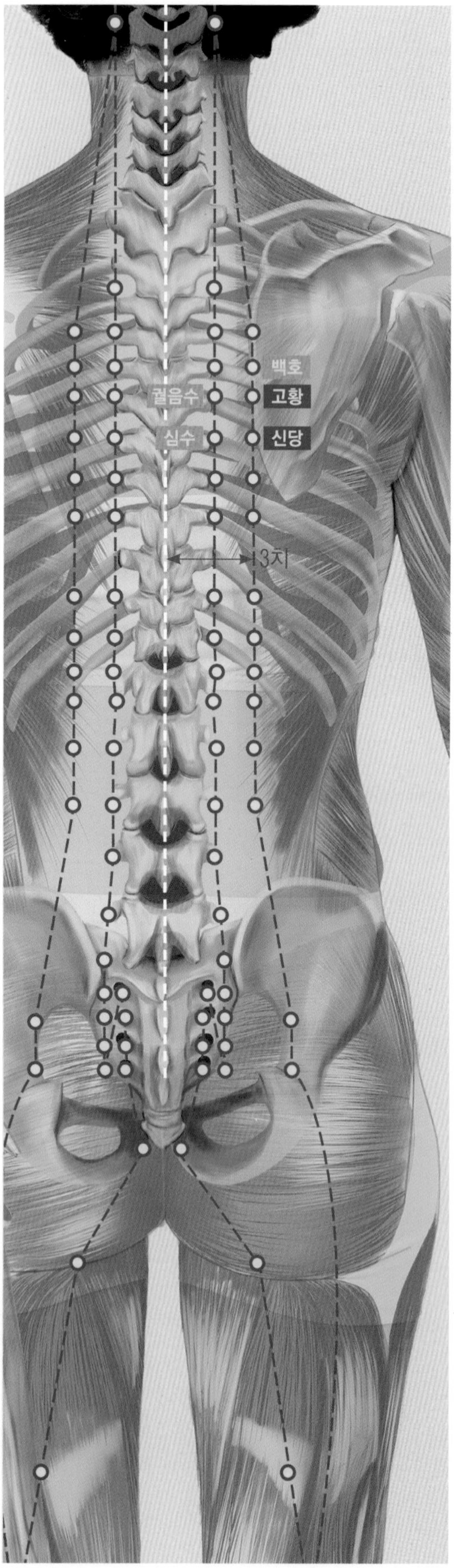

BL 44 신당(神堂, Sindang)

혈이름 해설 '당(堂)'은 거실이다. 심(心)은 신(神)을 저장하므로 신당(神堂)이라 한다. 이 혈은 심수혈(BL 15) 옆에 있다.

위 치 다섯째등뼈가시돌기 아래모서리와 같은 높이로 뒤정중선에서 가쪽으로 3치 되는 곳

취혈방법 다섯째등뼈에서 아래가쪽으로 3치 되는 곳으로 신도혈(GV 11)·심수혈(BL 15)과 같은 높이의 곳

관련근육 등세모근(僧帽筋, Trapezius m.), 마름근(菱形筋, Rhomboid m.), 척주세움근(脊柱起立筋, Erector spinae m.)

관련신경 다섯째가슴신경의 뒤가지(第5胸神經의 後枝, Posterior br. of 5th thoracic n.), 등쪽어깨신경(肩胛背神經, Dorsal scapular n.)

관련혈관 가로목동맥(頸橫動脈, Transverse cervical a.), 다섯째뒤갈비사이동·정맥(第5後肋間動·靜脈, The 5th posterior intercostal a. & v.), 어깨위동·정맥(肩胛上動·靜脈, Suprascapular a. & v.)

임상적용 심장병, 기관지염, 천식, 늑간신경통 등

BL 45 의희(譩譆, Uihui)

혈이름 해설 '의희(譩譆)'란 한숨소리를 뜻한다. 취혈할 때 이 주변을 누르면 큰 숨을 쉬므로 의희라 한다.

위 치 여섯째등뼈가시돌기 아래모서리와 같은 높이로 뒤정중선에서 가쪽으로 3치 되는 곳

취혈방법 여섯째등뼈에서 아래가쪽으로 3치 되는 곳으로 독수혈(BL 16) · 영대혈(GV 15)과 같은 높이의 곳

관련근육 등세모근(僧帽筋, Trapezius m.), 마름근(菱形筋, Rhomboid m.), 척주세움근(脊柱起立筋, Erector spinae m.)

관련신경 여섯째가슴신경의 뒤가지(第6胸神經의 後枝, Posterior br. of 6th thoracic n.), 등쪽어깨신경(肩胛背神經, Dorsal scapular n.)

관련혈관 여섯째뒤갈비사이동 · 정맥(第6後肋間動 · 靜脈, 6th posterior intercostal a. & v.), 등쪽어깨위동 · 정맥(背側肩胛上動 · 靜脈, Dorsal scapular a. & v.), 가로목동맥(頸橫動脈, Transverse cervical a.)

임상적용 심막염(心膜炎), 실신, 폐렴, 늑막염, 도한(盜汗, 식은땀), 애역(呃逆, 딸꾹질) 등

BL 46 격관(膈關, Gyeokgwan)

혈이름 해설 이 혈은 격수혈(BL 17) 옆에 있으면서 구역(욕지기)과 가로막(橫隔膜)에서 생긴 증상을 치료하므로 격관이라 한다.

위 치 일곱째등뼈가시돌기 아래모서리와 같은 높이로 뒤정중선에서 가쪽으로 3치 되는 곳

취혈방법 일곱째등뼈에서 아래가쪽으로 3치 되는 곳으로 격수혈(BL 17) · 지양혈(GV 9)과 같은 높이의 곳

관련근육 넓은등근(廣背筋, Latissimus dorsi m.), 등세모근(僧帽筋, Trapezius m.), 척주세움근(脊柱起立筋, Erector spinae m.)

관련신경 일곱째가슴신경의 뒤가지(第7胸神經의 後枝, Posterior br. of 7th thoracic n.)

관련혈관 일곱째뒤갈비사이동 · 정맥(第7後肋間動 · 靜脈, 7th posterior intercostal a. & v.), 가로목동맥(頸橫動脈, Transverse cervical a.)

임상적용 소화불량, 식도협착(食道挾窄), 구토, 위출혈, 늑간신경통, 애역(呃逆), 늑간신경통 등

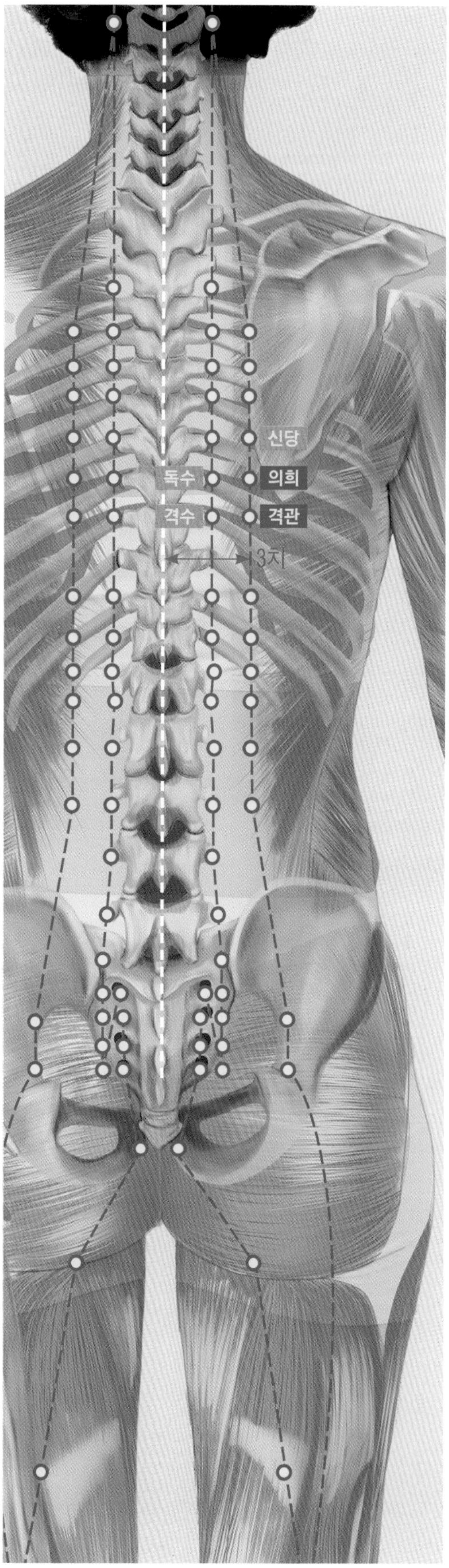

BL 47 혼문(魂門, Honmun)

혈이름 해설	'문(門)'은 출입하는 곳이다. 간(肝)은 '혼(魂)'을 저장한다. 이 혈은 간수혈(BL 18) 옆에 있으면서 간(肝)의 병을 치료하므로 혼문이라 한다.
위 치	아홉째등뼈가시돌기 아래모서리와 같은 높이로 뒤정중선에서 가쪽으로 3치 되는 곳
취혈방법	아홉째등뼈에서 아래가쪽으로 3치 되는 곳으로 간수혈(BL 18) · 근축혈(GV 8)과 같은 높이의 곳
관련근육	넓은등근(廣背筋, Latissimus dorsi m.), 등세모근(僧帽筋, Trapezius m.), 척주세움근(脊柱起立筋, Erector spinae m.)
관련신경	아홉째가슴신경의 뒤가지(第9胸神經의 後枝, Posterior br. of 9th thoracic n.)
관련혈관	아홉째뒤갈비사이동 · 정맥(第9後肋間動 · 靜脈, 9th posterior intercostal a. & v.), 가로목동맥(頸橫動脈, Transverse cervical a.)
임상적용	기절(氣絶), 심내막염, 간염, 위경련, 담낭염, 흉막염(胸膜炎) 등

BL 48 양강(陽綱, Yanggang)

혈이름 해설	'양(陽)'은 육부(六腑)를 뜻하고, '강(綱)'은 총괄한다는 뜻이다. 이 혈을 족태양방광경에 속하고 담수혈(BL 19) 옆과 위수혈(BL 21) · 삼초수혈(BL 22) · 대장수혈(BL 25) · 소장수혈(BL 27) · 방광수혈(BL 28) 위에 있다. 이 혈은 맨 위에 있으면서 다른 양(陽)을 총괄하므로 양강이라 한다.
위 치	열째등뼈가시돌기 아래모서리와 같은 높이로 뒤정중선에서 가쪽으로 3치 되는 곳
취혈방법	열째등뼈에서 아래가쪽으로 3치 되는 곳으로 담수혈(BL 19) · 중추혈(GV 7)과 같은 높이의 곳
관련근육	넓은등근(廣背筋, Latissimus dorsi m.), 등세모근(僧帽筋, Trapezius m.), 척주세움근(脊柱起立筋, Erector spinae m.)
관련신경	열째가슴신경의 뒤가지(第10胸神經의 後枝, Posterior br. of 10th thoracic n.)
관련혈관	열째뒤갈비사이동 · 정맥(第10後肋間動 · 靜脈, 10th posterior intercostal a. & v.), 가로목동맥(頸橫動脈, Transverse cervical a.)
임상적용	간염, 담낭염, 위염, 늑막염, 심내막염 등

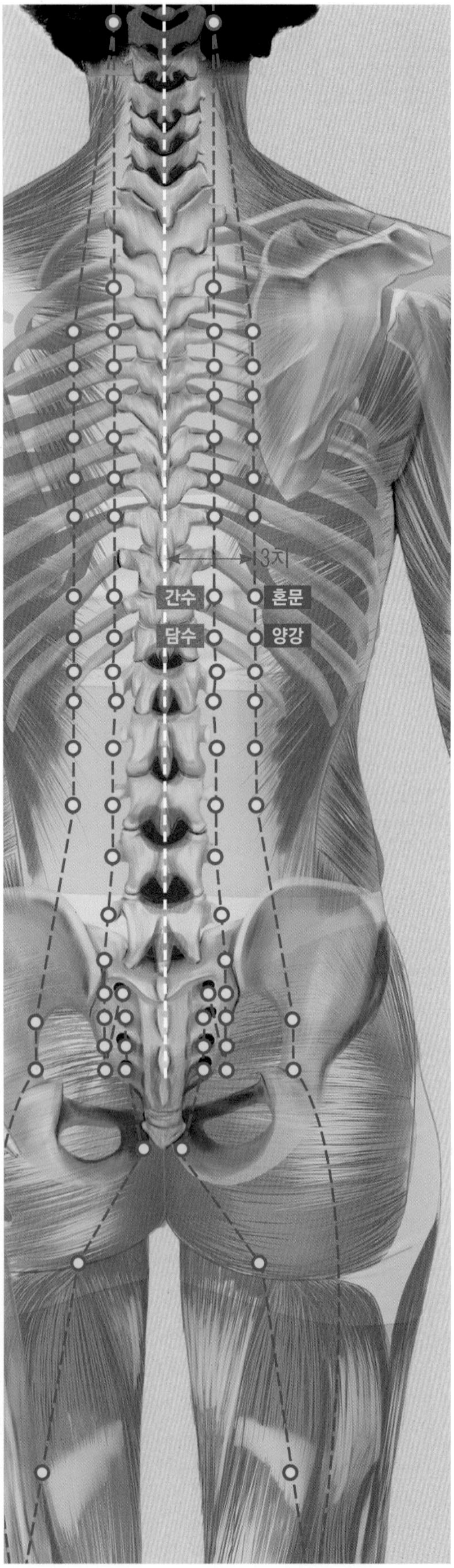

BL 49 의사(意舍, Uisa)

혈이름 해설 '사(舍)'는 거주하는 곳이다. 비(脾)는 '의(意)'를 저장한다. 이 혈은 비수혈(BL 20) 옆에 있으면서 비(脾)의 병, 복부창만(腹部脹滿), 복명(腹鳴), 식욕부진 등을 치료하므로 의사라고 한다.

위 치 열한째등뼈가시돌기 아래모서리와 같은 높이로 뒤정중선에서 가쪽으로 3치 되는 곳

취혈방법 열한째등뼈에서 아래가쪽으로 3치 되는 곳으로 격수혈(BL 20) · 척중혈(GV 6)과 같은 높이의 곳

관련근육 넓은등근(廣背筋, Latissimus dorsi m.), 등세모근(僧帽筋, Trapezius m.), 척주세움근(脊柱起立筋, Erector spinae m.)

관련신경 열한째가슴신경의 뒤가지(第11胸神經의 後枝, Posterior br. of 11th thoracic n.)

관련혈관 열한째뒤갈비사이동 · 정맥(第11後肋間動 · 靜脈, 11th posterior intercostal a. & v.), 가로목동맥(頸橫動脈, Transverse cervical a.)

임상적용 위통, 복통, 위팽만(胃膨滿), 황달, 위경련 등

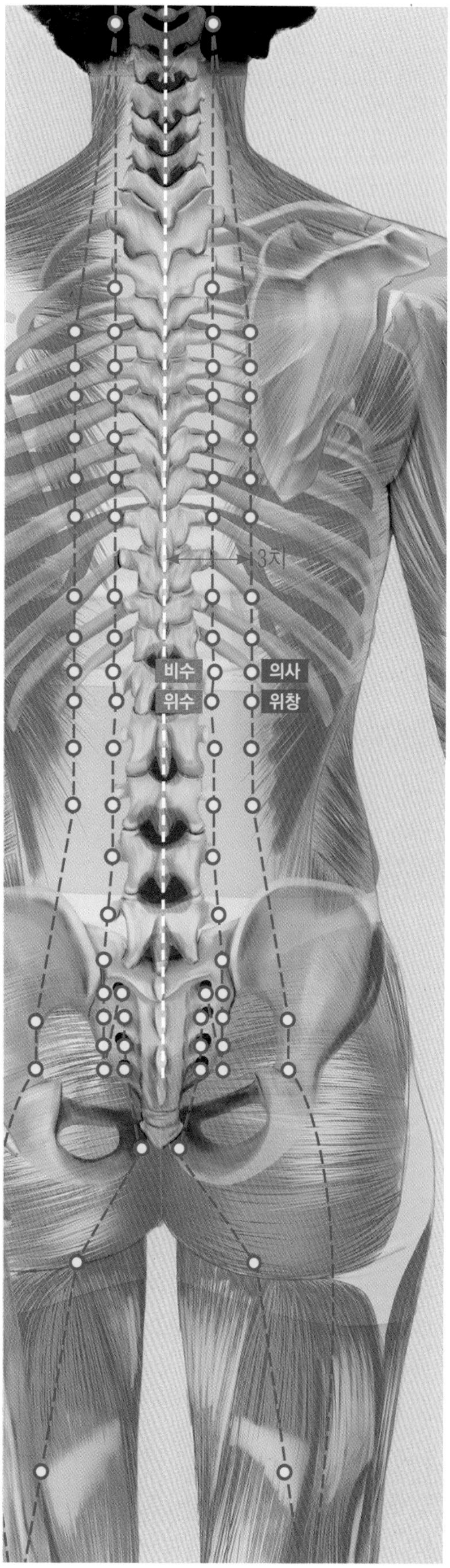

BL 50 위창(胃倉, Wichang)

혈이름 해설 물건을 저장하는 곳을 '창(倉)'이라 한다. '위(胃)'는 창름지관(倉稟之官)이다. 이 혈은 위수혈(BL 21) 옆에 있으면서 위(胃)의 질환, 소아(小兒)의 식체(食滯), 척추통증 등을 치료하고 비(脾)와 위(胃)를 강하게 하므로 위창이라 한다.

위 치 열둘째등뼈가시돌기 아래모서리와 같은 높이로 뒤정중선에서 가쪽으로 3치 되는 곳

취혈방법 열둘째등뼈에서 아래 가쪽으로 3치 되는 곳으로 위수혈(BL 21)과 같은 높이의 곳

관련근육 넓은등근(廣背筋, Latissimus dorsi m.), 등허리근막(腰背筋膜, Lumbodorsal fascia), 척주세움근(脊柱起立筋, Erector spinae m.), 허리네모근(腰方形筋, Quadratus lumborum m.)

관련신경 열둘째가슴신경의 뒤가지(第12胸神經의 後枝, Posterior br. of 12th thoracic n.)

관련혈관 갈비밑동 · 정맥(肋下動 · 靜脈, Subcostal a. & v.)
※ 깊은부위의 왼쪽은 콩팥(腎臟), 오른쪽은 지라(脾臟)

임상적용 소화불량, 위염, 복통, 구토, 변비, 배부신경통 등

BL 51 황문(肓門, Hwangmun)

혈이름 해설 '황(肓)'은 황막(肓膜)을 뜻한다. '문(門)'은 출입하는 곳이다. 황막은 심(心)의 아래, 격(膈)의 위에 있는 지막(脂膜)이다. 이 혈은 삼초수혈(BL 22) 옆에 있다. 황(肓)의 뿌리는 신(腎)에 있고 삼초(三焦)의 위기(衛氣)는 피부의 안쪽, 살 사이를 돌아 황막(肓膜)을 거쳐 가슴과 배로 흩어지므로 황문(肓門)이라 한다.

위 치 첫째허리뼈가시돌기 아래모서리와 같은 높이로 뒤정중선에서 가쪽으로 3치 되는 곳

취혈방법 첫째허리뼈에서 아래가쪽으로 3치 되는 곳으로 삼초수혈(BL 22) · 현추혈(GV 5)과 같은 높이의 곳

관련근육 넓은등근(廣背筋, Latissimus dorsi m.), 허리네모근(腰方形筋, Quadratus lumborum m.), 척주세움근(脊柱起立筋, Erector spinae m.)

관련신경 첫째허리신경의 뒤가지(第1腰神經의 後枝, Posterior br. of 1st lumbar n.)

관련혈관 첫째허리동 · 정맥의 뒤가지(第1腰動 · 靜脈의 後枝, Posterior brs. of 1st lumbar a. & v.)

※ 깊은부위는 콩팥(腎臟), 가로잘록창자(橫行結腸)

임상적용 유선염, 상복부통증, 요통, 위경련, 소화불량 등

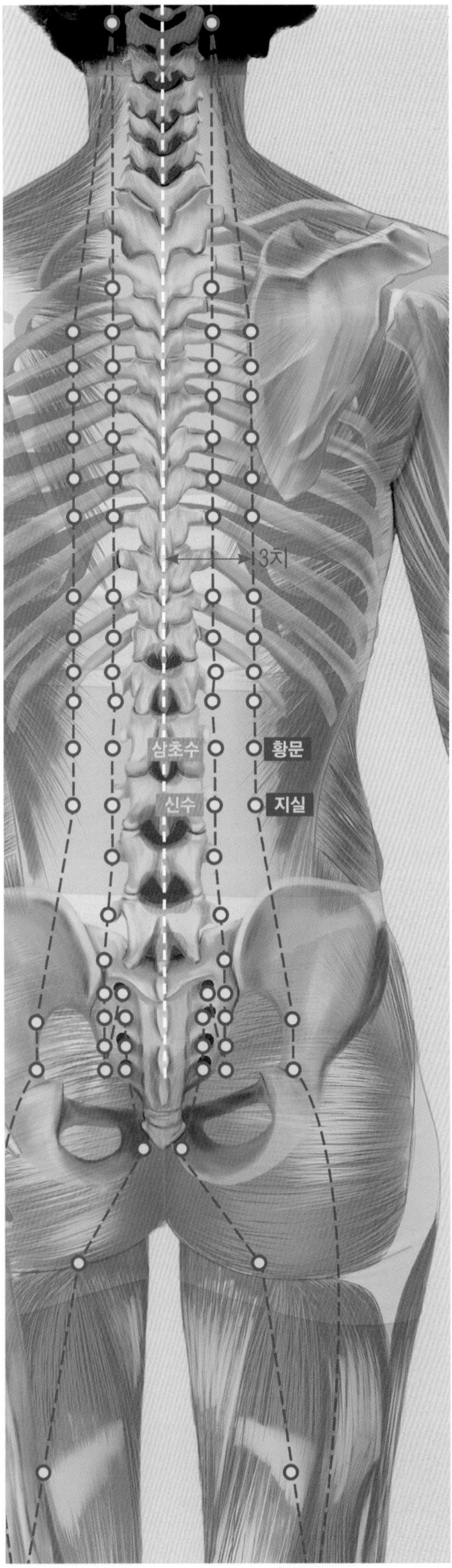

BL 52 지실(志室, Jisil)

혈이름 해설 저장하는 곳을 '실(室)'이라 한다. 신(腎)은 지(志)를 저장한다. 이 혈은 신수혈(BL 23) 옆에 있으면서 신(腎)의 질환을 치료하므로 지실이라 한다.

위 치 둘째허리뼈가시돌기 아래모서리와 같은 높이로 뒤정중선에서 가쪽으로 3치 되는 곳

취혈방법 둘째허리뼈에서 아래가쪽으로 3치 되는 곳으로 신수혈(BL 23) · 명문혈(GV 4)과 같은 높이의 곳

관련근육 넓은등근(廣背筋, Latissimus dorsi m.), 허리네모근(腰方形筋, Quadratus lumborum m.), 등허리근막(腰背筋膜, Lumbodorsal fascia), 척주세움근(脊柱起立筋, Erector spinae m.)

관련신경 둘째허리신경의 뒤가지(第2腰神經의 後枝, Posterior br. of 2nd lumbar n.)

관련혈관 둘째허리동 · 정맥의 뒤가지(第2腰動 · 靜脈의 後枝, Posterior brs. of 2nd lumbar a. & v.)

임상적용 위염, 요통, 유정(遺精), 전립선염, 음낭습진 등

BL 53 포황(胞肓, Pohwang)

혈이름 해설 '포(胞)'는 방광의 별명이고, '황(肓)'은 방광에 이어진 막(膜)을 뜻한다. 이 혈은 방광수혈(BL 28) 옆에 있으면서 오줌이 잘 나오지 않고 방울방울 떨어지거나 전혀 누지 못하는 병을 치료하고, 방광의 기(氣)를 북돋아 소변배설을 쉽게 하므로 포황이라 한다. '자궁의 정낭'을 의미한다.

위 치 둘째엉치뼈구멍과 같은 높이로 정중엉치뼈능선에서 가쪽으로 3치 되는 곳

취혈방법 위뒤엉덩뼈가시 가쪽모서리 아래쪽 근육 속의 방광수혈(BL 28)에서 가쪽으로 1.5치 되는 곳. 차료혈(BL 32)과 같은 높이의 곳

관련근육 큰볼기근(大臀筋, Gluteus maximus m.), 중간볼기근(中臀筋, Gluteus medius m.), 작은볼기근(小臀筋, Gluteus minimus m.)

관련신경 둘째엉치신경의 뒤가지(第2薦骨神經의 後枝, Posterior br. of 2nd sacral n.), 위볼기피부신경(上臀皮神經, Superior cluneal n.), 위볼기신경(上臀神經, Superior gluteal n.)

관련혈관 위볼기동 · 정맥(上臀動 · 靜脈, Superior gluteal a. & v.)

임상적용 자궁염, 고환염, 요통, 장염, 변비, 배뇨이상 등

BL 54 질변(秩邊, Jilbyeon)

혈이름 해설 '질(秩)'은 순서(順序)이고, '변(邊)'은 옆이나 먼곳을 뜻한다. 등부위에 있는 족태양방광경의 혈은 질서가 바르고, 이 혈은 맨아래에 위치하므로 질변이라 한다.

위 치 넷째엉치뼈구멍과 같은 높이로 정중엉덩뼈능선에서 가쪽으로 3치 되는 곳

취혈방법 백환수혈(BL 30)과 같은 높이로 엎드린 상태에서 엉치뼈틈새에서 가쪽으로 3치 되는 곳

관련근육 큰볼기근(大臀筋, Gluteus maximus m.), 궁둥구멍근(梨狀筋, Piriform m.), 중간볼기근(中臀筋, Gluteus medius m.), 작은볼기근(小臀筋, Gluteus minimus m.)

관련신경 궁둥신경(坐骨神經, Sciatic n.), 아래볼기신경(下臀神經, Inferior gluteal n.), 뒤넙다리피부신경(後大腿皮神經, Posterior femoral cutaneous n.)

관련혈관 아래볼기동 · 정맥(下臀動 · 靜脈, Inferior gluteal a. & v.)

임상적용 요통, 비복근경련, 신장염, 방광염, 치질, 배뇨장애 등

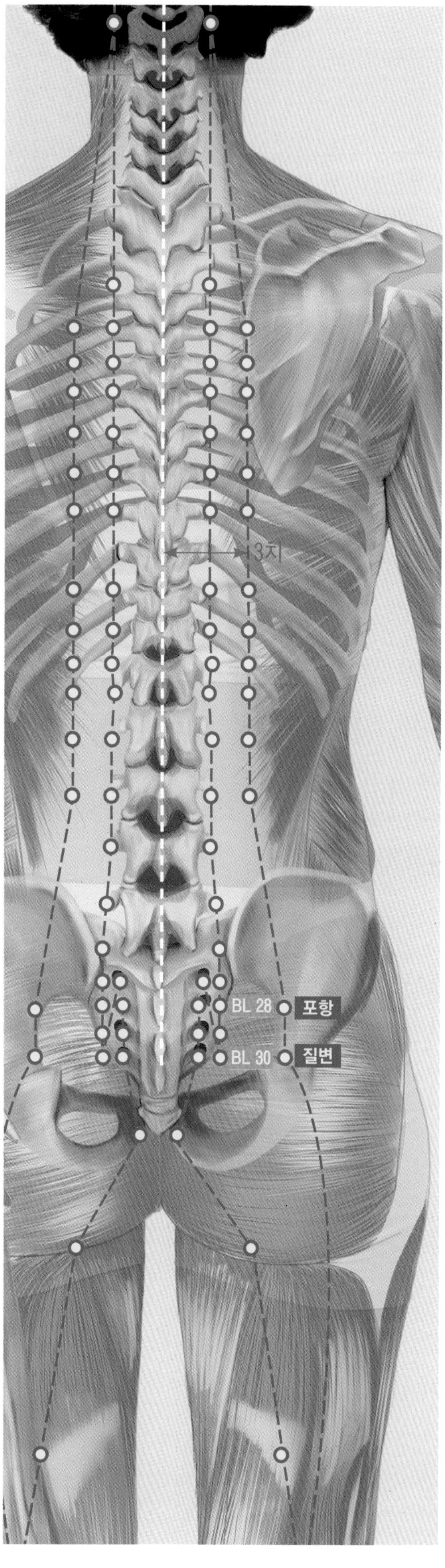

BL 55 합양(合陽, Habyang)

혈이름 해설 '합(合)'은 회합(會合)을 뜻하고, '양(陽)'은 족태양방광경을 뜻한다. 이 혈은 등에서 갈라진 족태양방광경과 다시 만나는 곳이므로 합양이라 한다.

위　　치 장딴지근 가쪽갈래와 안쪽갈래 사이의 오금주름에서 수직 아래로 2치 되는 곳

취혈방법 위중혈(BL 40)에서 먼쪽으로 2치 되는 곳으로 위중혈(BL 40)과 승산혈(BL 57)을 잇는 곳

관련근육 장딴지근(腓腹筋, Gastrocnemius m.), 오금근(膝窩筋, Popliteus m.), 장딴지빗근(足蹠筋, Plantaris m.)

관련신경 안쪽장딴지피부신경(內側腓腹皮神經, Medial sural cutaneous n.), 정강신경(脛骨神經, Tibial n.)

관련혈관 오금동 · 정맥(膝窩動 · 靜脈, Popliteal a. & v.), 작은두렁정맥(小伏在靜脈, Small saphenous v.)

임상적용 비복근경련, 산통(疝痛), 붕루(崩漏), 요슬산통(腰膝酸痛 : 허리와 무릎이 시리고 아픈 증상) 등

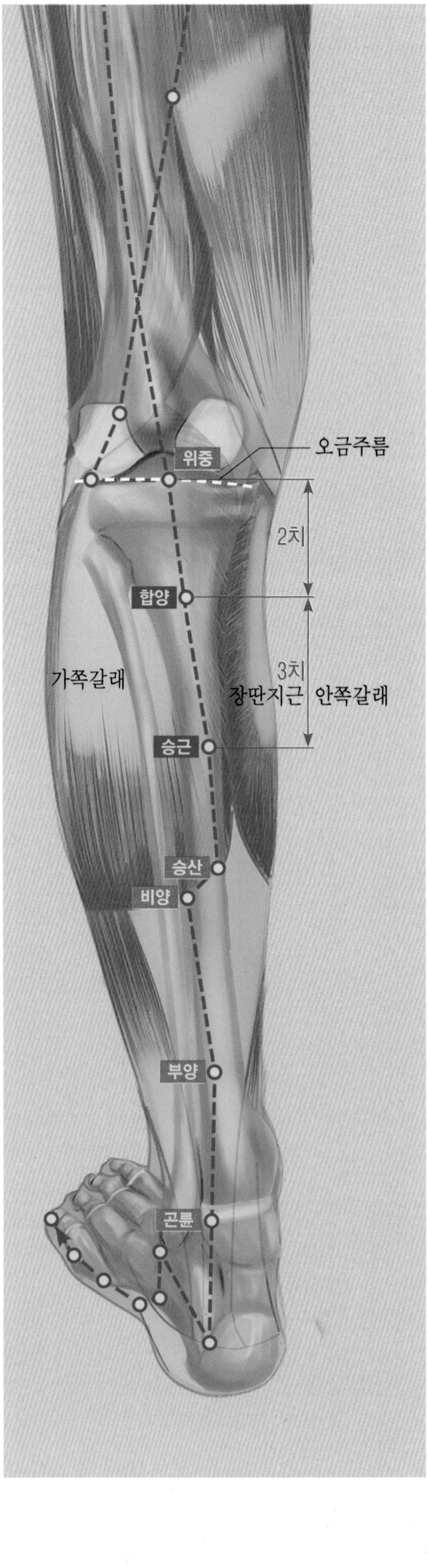

BL 56 승근(承筋, Seunggeun)

혈이름 해설 '승(承)'은 이어진다는 뜻이고, '근(筋)'은 근육을 뜻하는데, 여기에서는 장딴지근(腓腹筋)이다. 이 혈은 장딴지근이 이어지는 곳에 있으면서 근육의 병을 치료하므로 승근이라 한다. 천장(腨腸), 직장(直腸)으로도 부른다.

위　　치 장딴지근 힘살의 중앙으로 오금주름에서 아래로 5치 되는 곳

취혈방법 장딴지근 힘살의 중앙으로 승산혈(BL 57)과 합양혈(BL 55)을 잇는 선의 중점

관련근육 장딴지근(腓腹筋, Gastrocnemius m.), 가자미근(Soleus m.)

관련신경 안쪽장딴지피부신경(內側腓腹皮神經, Medial sural cutaneous n.), 정강신경(脛骨神經, Tibial n.)

관련혈관 뒤정강동 · 정맥(後脛骨動 · 靜脈, Posterior tibial a. & v.), 작은두렁정맥(小伏在靜脈, Small saphenous v.)

임상적용 근육경련, 요통, 치질, 설사, 변비 등

BL 57 승산(承山, Seungsan)

혈이름 해설 '승(承)'은 이어진다는 뜻이고, '산(山)'은 산을 뜻한다. 이 혈은 '장딴지의 산을 지탱한다'는 뜻이다. 쥐가 날 때(장딴지근경련) 많이 이용하는 경혈이다.

위 치 오금주름에서 먼쪽(아래쪽)으로 8치 되는 곳으로 아킬레스힘줄과 장딴지근의 힘줄이 만나는 곳

취혈방법 장딴지근 안쪽갈래와 가쪽갈래가 갈라지는 곳('人'자 모양을 하고 있음)으로, 아킬레스힘줄을 더듬어 올라가면 손가락이 장딴지의 산에 닿아 멈추는 곳

관련근육 장딴지근(腓腹筋, Gastrocnemius m.), 가자미근(Soleus m.), 아킬레스힘줄(踵骨腱, Achilles tendon)

관련신경 안쪽장딴지피부신경(內側腓腹皮神經, Medial sural cutaneous n.), 정강신경(脛骨神經, Tibial n.)

관련혈관 뒤정강동 · 정맥(後脛骨動 · 靜脈, Posterior tibial a. & v.), 작은두렁정맥(小伏在靜脈, Small saphenous v.)

임상적용 각기(脚氣), 비복근경련, 탈장, 치질, 변비, 발저림, 좌골신경통 등

BL 58 비양(飛揚, Biyang) 방광경의 낙(絡)혈

혈이름 해설 빠른 것을 '비(飛)'라고 한다. '양(揚)'은 비상한다는 뜻이다. 이 혈은 족태양방광경의 낙(絡)혈이어서 경맥의 기(氣)가 족소음신경으로 날듯이 빠르게 흘러간다. 다리에 힘이 없고 연약할 때 이 혈에 침을 놓으면 날아가듯이 보행이 빨라지므로 비양이라 한다. 궐양(厥陽)이라고도 한다.

위 치 장딴지근 가쪽갈래의 아래모서리와 아킬레스힘줄 사이로 승산혈(BL 57)에서 아래가쪽으로 1치 되는 곳

취혈방법 아킬레스힘줄의 바깥쪽을 아래쪽에서 눌러올라가면 장딴지근 바로 앞에서 손가락이 멈추게 되는 곳으로 승산혈(BL 57)에서 아래가쪽으로 1치, 곤륜혈(BL 60)에서 위로 7치 되는 곳

관련근육 장딴지근의 가쪽갈래(腓腹筋의 外側頭, Lateral head of gastrocnemius m.), 가자미근(Soleus m.), 아킬레스힘줄(踵骨腱, Achilles tendon)

관련신경 가쪽장딴지피부신경(外側腓腹皮神經, Lateral sural cutaneous n.)

관련혈관 종아리동 · 정맥(腓骨動 · 靜脈, Fibular a. & v.), 작은두렁정맥(小伏在靜脈, Small saphenous v.)

임상적용 좌골신경통, 각기, 족관절염, 비복근경련, 요통, 치질 등

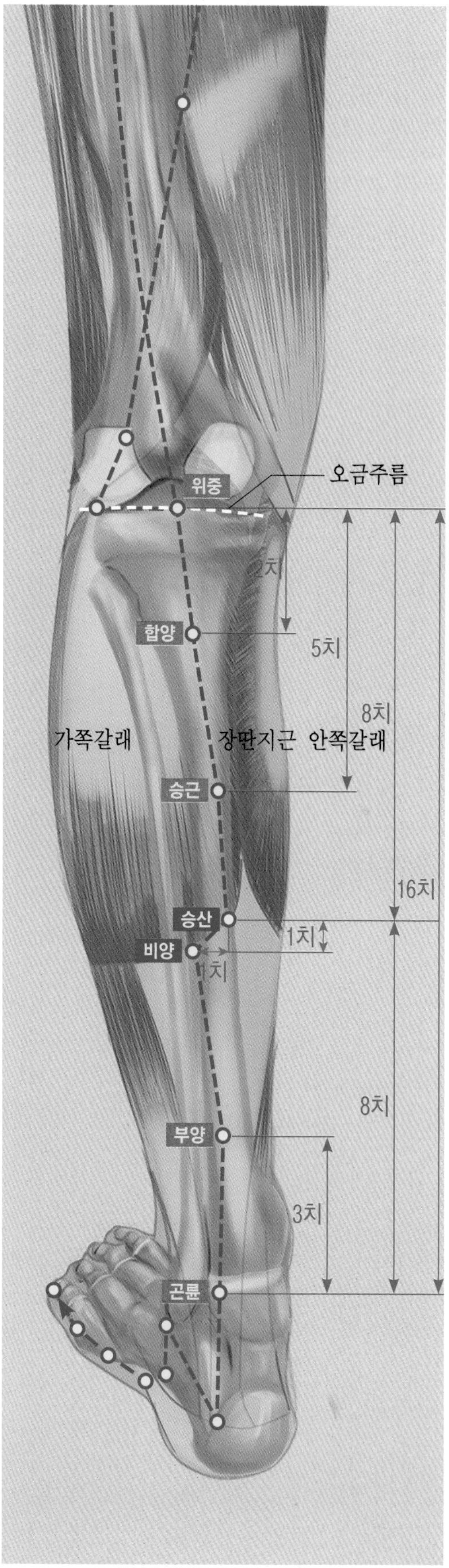

BL 59 부양(跗陽, Buyang) 양교맥의 극(郄)혈

혈이름 해설 '부(跗)'는 발등이다. 등은 '양(陽)'이고, 상부도 '양(陽)'이다. 이 혈은 발등 상부에 있으므로 부양이라 한다.

위 치 종아리뼈와 아킬레스힘줄 사이로 곤륜혈(BL 60)에서 위로 3치 되는 곳

취혈방법 곤륜혈(BL 60)에서 위로 3치 되는 곳으로 현종혈(GB 39) 뒤쪽

관련근육 가자미근(Soleus m.), 짧은종아리근(短腓骨筋, Peroneus brevis m.), 긴발가락굽힘근(長趾屈筋, Flexor digitorum longus m.), 아킬레스힘줄(踵骨腱, Achilles tendon)

관련신경 장딴지신경(腓腹神經, Sural n.)

관련혈관 종아리동 · 정맥(腓骨動 · 靜脈, Fibular a. & v.), 작은두렁정맥(小伏在靜脈, Small saphenous v.)

임상적용 복사뼈통증, 요신경통, 하지마비 등

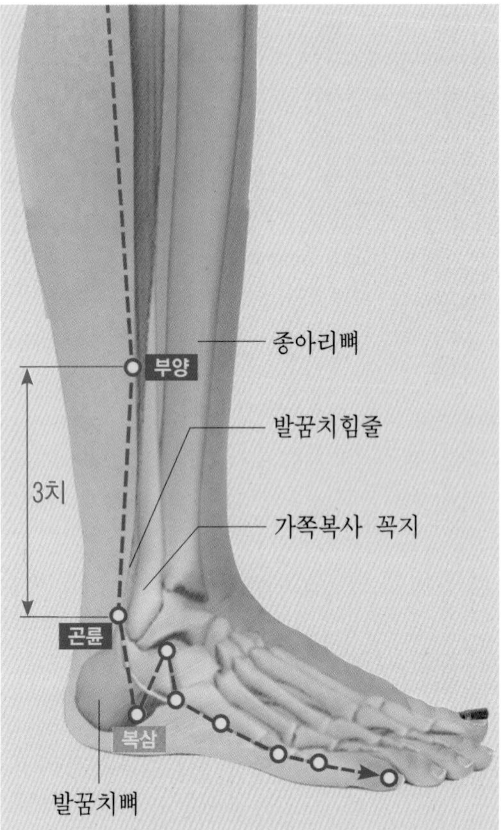

BL 60 곤륜(崑崙, Gollyun) 방광경의 경(經)혈

혈이름 해설 '곤륜(崑崙)'은 중국에 있는 높은 산 이름으로, 높고 큰 산을 뜻한다. 곤륜이란 바깥복사가 높이 융기되어 있다는 뜻이다. 이 혈은 인체의 가장 높은 곳에 있는 머리의 질환을 치료하므로 곤륜(崑崙)이라 한다.

위 치 가쪽복사융기와 아킬레스힘줄 사이의 오목부위

취혈방법 가쪽복사융기와 아킬레스힘줄을 잇는 선의 중점

관련근육 짧은종아리근(短腓骨筋, Peroneus brevis m.), 긴종아리근(長腓骨筋, Peroneus longus m.), 아킬레스힘줄(踵骨腱, Achilles tendon)

관련신경 장딴지신경(腓腹神經, Sural n.)

관련혈관 종아리동 · 정맥(腓骨動 · 靜脈, Fibular a. & v.), 작은두렁정맥(小伏在靜脈, Small saphenous v.)

임상적용 두통, 현훈, 중풍(腦卒中), 고혈압, 요통, 좌골신경통, 하지마비, 두 · 항통증 등

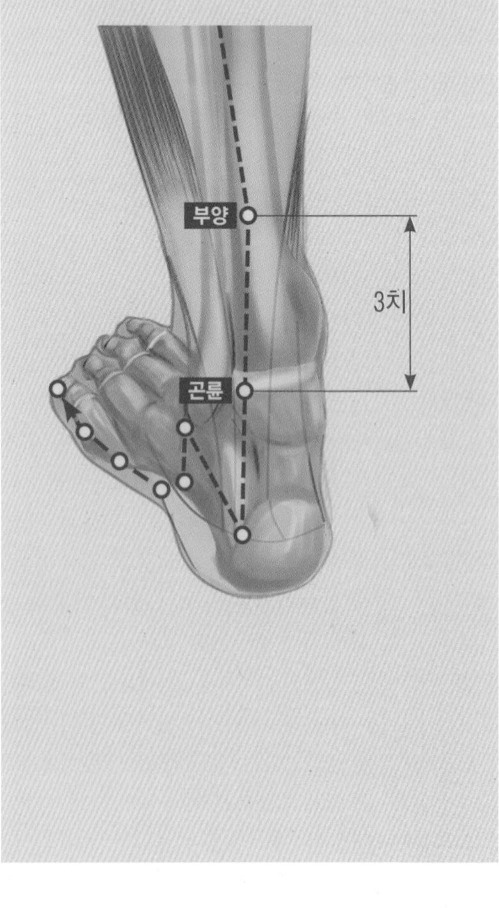

BL 61 복삼(僕參, Boksam)

혈이름 해설 '복(僕)'은 하인을 뜻한다. 옛날에 하인이 주인에게 인사할 때 무릎을 굽히고 절을 했다. 이 혈은 무릎을 굽힐 때 발꿈치가 볼기(臀部)에 닿는 부위에 있으므로 복삼이라 한다. 안사(安邪)라고도 한다.

위 치 발꿈치뼈 가쪽으로 발등과 발꿈치의 경계면

취혈방법 곤륜혈(BL 60)의 아래쪽으로 발꿈치뼈융기 앞아래쪽의 적백육제

관련근육 아래종아리지지띠(下腓骨筋支帶, Inferior peroneal retinaculum)

관련신경 장딴지신경의 가쪽팔꿈치가지(腓腹神經의 外側踵骨枝, Lateral calcaneal br. of sural n.)

관련혈관 작은두렁정맥(小伏在靜脈, Small saphenous v.), 종아리동 · 정맥(腓骨動 · 靜脈, Fibular a. & v.)

임상적용 요통, 족척근마비(足蹠筋痲痹), 비복근마비(腓腹筋痲痹), 각기 등

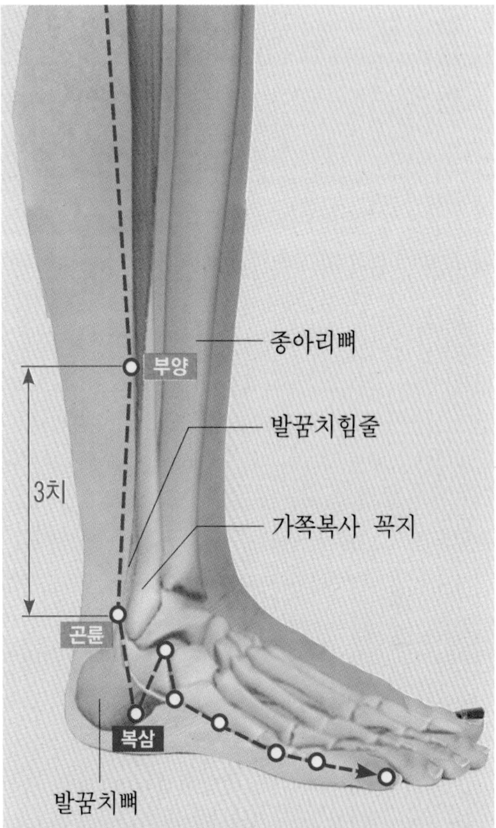

BL 62 신맥(申脈, Sinmaek) 팔맥교회혈(八脈交會穴)

혈이름 해설 '신(申)'은 '신(伸)'과 같다. '맥(脈)'은 혈맥 · 근맥이다. 이 혈에는 근육을 신장시키고 허리의 움직임을 매끄럽게 하는 작용이 있고, 혈맥의 흐름을 좋게 하고 근맥이 펴지게 하므로 신맥이라 한다. 양교(陽蹻), 귀로(鬼路)라고도 한다.

위 치 가쪽복사융기의 수직 아래쪽으로 가쪽복사 아래모서리와 발꿈치뼈 사이의 오목부위

취혈방법 가쪽복사 아래모서리에서 아래로 0.5치 되는 오목한 곳(이 혈에 상응하는 안쪽의 경혈은 K 16인 조해혈이다)

관련근육 긴종아리근힘줄(長腓骨筋腱, Peroneus longus tendon), 짧은종아리근힘줄(短腓骨筋腱, Peroneus brevis tendon), 아래종아리지지띠(下腓骨筋支帶, Inferior peroneal retinaculum)

관련신경 장딴지신경의 가쪽팔꿈치가지(腓腹神經의 外側踵骨枝, Lateral calcaneal br. of sural n.)

관련혈관 종아리동 · 정맥(腓骨動 · 靜脈, Fibular a. & v.), 가쪽복사동맥그물(外踝動脈網, Lateral malleolar network)

임상적용 두통, 후두통, 고혈압, 현훈, 항강(項强), 좌골신경통, 정신분열증 등

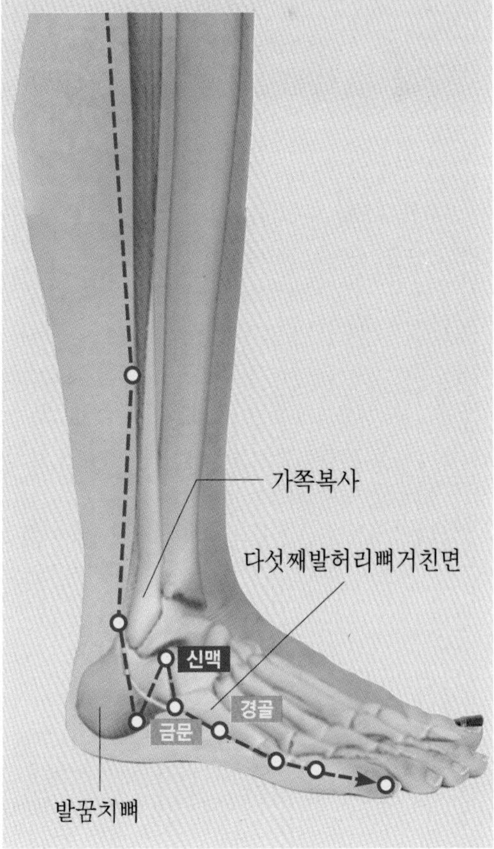

BL 63 금문(金門, Geummun) 방광경의 극(郄)혈

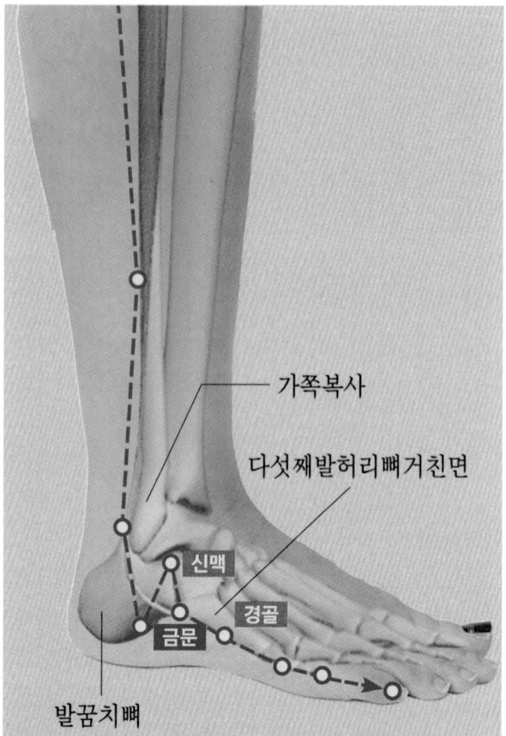

혈이름 해설 귀중한 것을 '금(金)'이라 하고, '문(門)'은 출입하는 곳이다. 이 혈은 특정 요혈의 하나이며, 금(金)이나 옥(玉)처럼 귀중하므로 금문이라 한다. 관량(關梁), 양문(梁門)이라고도 한다.

위 치 발의 가쪽면으로 가쪽복사 앞모서리의 아래쪽이고 다섯째발허리뼈거친면 뒤쪽으로 입방뼈 아래의 오목부위

취혈방법 다섯째발허리뼈거친면 뒤쪽으로 입방뼈 아래 오목부위

관련근육 새끼발가락벌림근(小趾外轉筋, Abductor digiti minimi m.), 짧은종아리근힘줄(短腓骨筋腱, Peroneus brevis tendon), 긴종아리근힘줄(長腓骨筋腱, Peroneus longus tendon)

관련신경 가쪽발등피부신경(外側足背皮神經, Lateral dorsal cutaneous n.), 가쪽발바닥신경(外側足底神經, Lateral plantar n.)

관련혈관 종아리동·정맥의 발꿈치가지(腓骨動·靜脈의 踵骨枝, Calcaneal brs. of fibular a. & v.), 가쪽발바닥동·정맥(外側足底動·靜脈, Lateral plantar a. & v.)

임상적용 전간(간질), 소아경풍(小兒驚風), 두통, 발바닥통증, 정신병 등

BL 64 경골(京骨, Gyeonggol) 방광의 원(原)혈

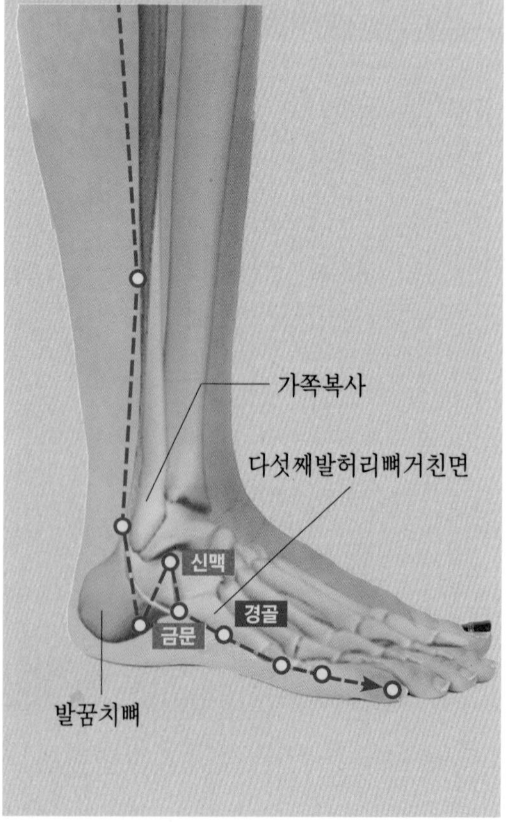

혈이름 해설 '경골(京骨)'은 발 가쪽에 있는 큰 뼈인 다섯째발허리뼈(第5中足骨)이다. 이 혈은 다섯째발허리뼈거친면 아래쪽의 적백육제(赤白肉際)의 오목부위에 있으므로 경골이라 한다.

위 치 발 가쪽면으로 다섯째발허리뼈거친면의 먼쪽 적백육제

취혈방법 다섯째발가락뼈밑동 뒤쪽의 오목부위

관련근육 새끼발가락벌림근(小趾外轉筋, Abductor digiti minimi m.), 새끼발가락맞섬근(小趾對立筋, Opponens digiti minimi m.), 짧은새끼발가락굽힘근(短小趾屈筋, Flexor digiti minimi brevis m.)

관련신경 가쪽발등피부신경(外側足背皮神經, Lateral dorsal cutaneous n.), 가쪽발바닥신경(外側足底神經, Lateral plantar n.)

관련혈관 가쪽발바닥동·정맥(外側足底動·靜脈, Lateral plantar a. & v.)

임상적용 두통, 항통(項痛 ; 목이 뻣뻣한 증상), 발꿈치통증, 전간(간질), 허리와 다리통증·경련 등

BL 65 속골(束骨, Sokgol) 방광경의 수(腧)혈

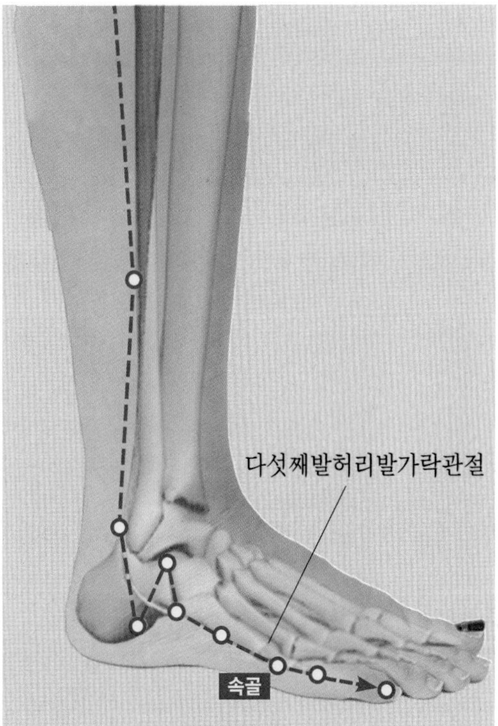

혈이름 해설　다섯째발가락뼈밑동 뒤쪽을 ‘속골’이라 한다. 이 혈은 그 부위에 있으므로 속골이라 한다.

위　　치　발 가쪽면의 다섯째발허리발가락관절 몸쪽 오목부위의 적백육제

취혈방법　다섯째발허리발가락관절 뒤쪽 오목부위의 적백육제

관련근육　새끼발가락벌림근(小趾外轉筋, Abductor digiti minimi m.), 짧은새끼발가락굽힘근(短小趾屈筋, Flexor digiti minimi brevis m.), 새끼발가락맞섬근(小趾對立筋, Opponens digiti minimi m.)

관련신경　가쪽발등피부신경(外側足背皮神經, Lateral dorsal cutaneous n.)

관련혈관　바닥쪽발허리동 · 정맥(底側中足動 · 靜脈, Plantar metatarsal a. & v.)

임상적용　두 · 항통(頭項痛), 목예(目翳 ; 눈에 예막이 생긴 것), 좌골신경통, 요통, 안질, 전간 등

BL 66 족통곡(足通谷, Joktonggok) 방광경의 형(滎)혈

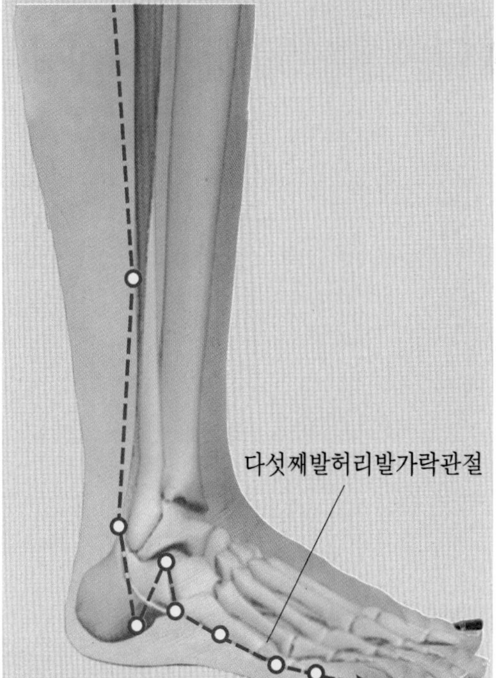

혈이름 해설　‘통(通)’은 지나는 것을 말한다. 오목은 ‘곡(谷)’이라 한다. 이 혈은 발에서 족태양방광경의 기(氣)가 지나는 곳이므로 통곡이라 한다.

위　　치　다섯째발허리발가락관절 아래가쪽의 오목부위(적백육제)

취혈방법　다섯째발허리발가락관절 아래가쪽 오목부위의 적백육제

관련근육　새끼발가락벌림근(小趾外轉筋, Abductor digiti minimi m.)

관련신경　가쪽발등피부신경(外側足背皮神經, Lateral dorsal cutaneous n.)

관련혈관　바닥쪽발가락동 · 정맥(底側趾動 · 靜脈, Plantar digital a. & v.)

임상적용　전광(실없이 웃는 병), 구고(口苦 : 입이 쓴 증상), 두통, 뉵혈(衄血, 코피), 후두부신경통, 족관절염 등

BL 67 지음(至陰, Jieum) 방광경의 정(井)혈

혈이름 해설 '지(至)'에는 도달(到達)한다는 뜻이 있다. 이 혈은 족태양방광경이 끝나는 곳에 있는데, 여기에서 족소음신경으로 넘어간다. 양기가 끝나고 음기가 일어나 음경(陰經)으로 들어가므로 지음이라 한다.

위 치 새끼발가락끝마디뼈의 가쪽으로 새끼발톱 가쪽모서리에서 몸쪽으로 0.1치 되는 곳

취혈방법 새끼발톱 가쪽모서리를 지나는 수직선과 발톱뿌리를 지나는 수평선이 만나는 곳

관련근육 긴발가락폄근(長趾伸筋, Extensor digitorum longus m.)

관련신경 가쪽발등피부신경(外側足背皮神經, Lateral dorsal cutaneous n.)

관련혈관 등쪽발가락동 · 정맥(背側趾動 · 靜脈, Proper plantar digital a. & v.)

임상적용 태위부정(胎位不整 : 자궁 내 태아의 위치가 바르지 못한 병), 난산, 두통, 뇌일혈, 비색(鼻塞, 코막힘), 목생예막(目生翳膜) 등

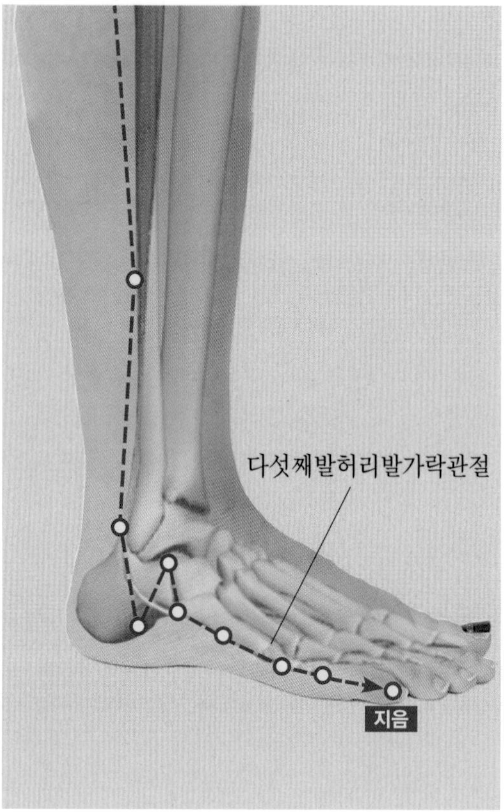

방광(膀胱)

수액(水液)은 폐 · 비 · 신의 기능으로 온몸에 공급되어 인체를 습윤(濕潤)시킨다

수액(水液)이 신(腎)에 모이면 신(腎)의 기화(氣化) 작용으로 요액(尿液)으로 바뀌어 방광(膀胱)에 수송되어 저장되었다가 일정한 양에 이르면 배출된다.

▶ 요액(尿液)은 진액(津液)으로부터 변화되어 생긴 것이므로 진액이 모자라면 소변이 잦아지고, 소변이 너무 많으면 진액을 손실시킨다.

방광의 기능에 이상이 생기면 소변이 잦아지면서 참지 못하며, 유뇨(遺尿)와 요실금(尿失禁) 등의 증상이 나타난다

▶ 방광의 배설상태는 콧구멍으로 나타난다.

▶ 살결이 부드럽고 피부가 두터우면 삼초와 방광도 두텁고, 살결이 거칠고 피부가 얇으면 삼초와 방광도 얇다.

▶ 땀구멍이 성글면 삼초와 방광이 늘어져 있고, 피부가 팽팽하고 털이 없으면 삼초와 방광이 팽팽하다.

▶ 털이 고우면서 굵으면 삼초와 방광이 정상이고, 털이 드물게 난 경우는 삼초와 방광이 맺혀 있다.

▶ 방광에 병이 있으면 아랫배가 균일하지 않게 부으면서 아프고, 손으로 누르면 곧 소변을 보고 싶으나 잘 나오지 않는 증상으로 나타난다.

▶ 하초에 열이 몰리면 아랫배가 그득해지고 방광이 뒤틀려 소변이 잘 나오지 않고, 냉하면 습담이 위로 넘쳐 침이 많이 나오고, 소변이 방울방울 떨어지며 유뇨증이 되기도 한다.

족소음신경

(足少陰腎經, Kidney Meridian : KI)

족소음신경은 족태양방광경의 맥기(脈氣)를 받아 새끼발가락 밑에서 시작하여 대각선의 발바닥중앙부(용천혈)를 주행하여 발배뼈 거친면(주상골 조면) 아래로 나와 안쪽복사의 뒤쪽(태계혈)을 돌아 지맥(支脈)이 나누어진다. 지맥은 발목부위(족근부)에서 상행하여 종아리 뒤안쪽을 지나 무릎 안쪽으로 나와 넙다리 뒤안쪽으로 오른다. 몸통으로 오면 배(복부)에서는 앞정중선에서 가쪽으로 0.5치 되는 곳, 가슴에서는 앞정중선에서 가쪽으로 2치 되는 곳을 지나 본경과 합류한다.

본경은 넙다리 뒤안쪽에 깊은부위(심부)로 들어가 위쪽으로 가서 척주를 통과하여 신에 속하고, 방광에 낙(絡)한다. 신에서 위쪽으로 가서 간과 가로막(횡격막)을 통과하여 폐로 들어가 기관을 따라 상행하고, 혀뿌리(설근)를 사이에 두고 끝난다.

가슴에서 나누어진 지맥은 가슴 속에서 수궐음심포경에 이어진다.

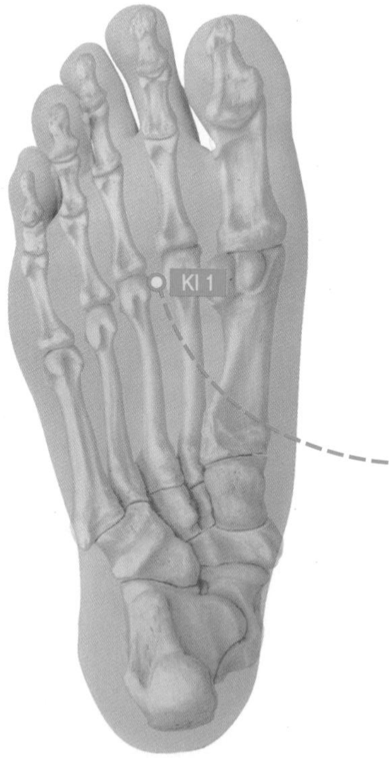

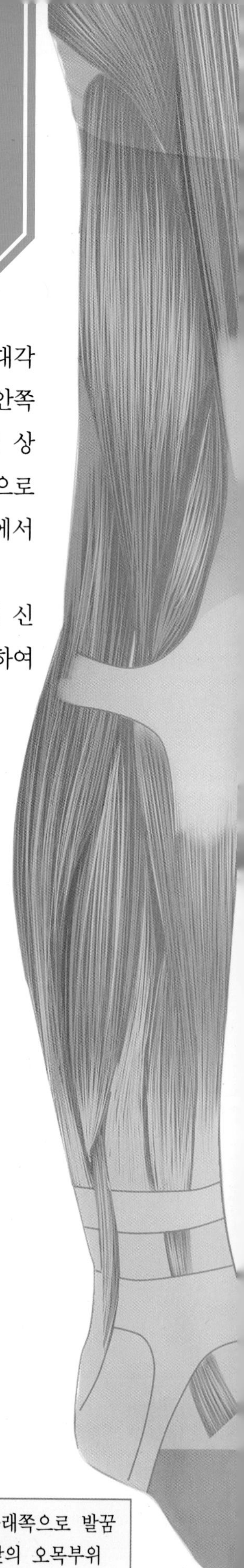

KI 1 용천

위 치 발바닥에서 가장 오목한 곳

취혈방법 발가락을 굽힌 상태에서 발꿈치와 둘째·셋째발가락 사이의 발샅(Toe web, 발갈퀴막) 가장자리를 잇는 선상으로 앞쪽에서 1/3 되는 오목한 곳

KI 2 연곡

위 치 발 안쪽면의 안쪽복사 앞아래쪽으로 발배뼈거친면(舟狀骨粗面) 아래 오목부위의 적백육제

취혈방법 안쪽복사 앞아래쪽으로 발배뼈 아래의 오목한 곳

KI 3 태계

위 치 발 안쪽면의 안쪽복사융기와 아킬레스힘줄 사이의 오목부위

취혈방법 안쪽복사 뒤쪽에서 동맥의 박동이 느껴지는 곳으로 안쪽복사에서 뒤로 0.5치 되는 오목한 곳

KI 4 태종

위 치 발 안쪽면의 안쪽복사 뒤아래쪽으로 발꿈치뼈 위쪽, 아킬레스힘줄 안쪽부착점 앞의 오목부위

취혈방법 태계혈(KI 3)에서 뒤아래쪽으로 0.5치 되는 오목한 곳

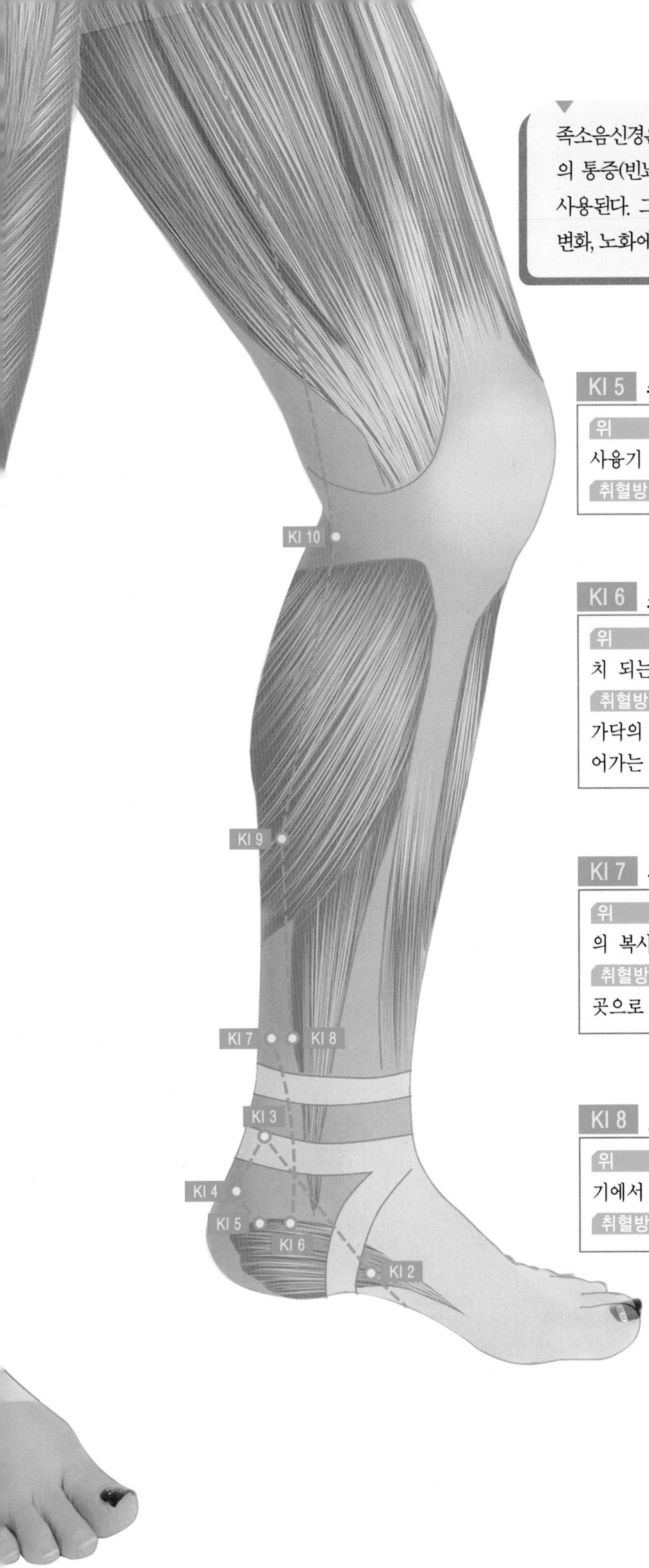

족소음신경은 넙다리안쪽통증, 만성요통, 무릎통증, 비뇨계통의 통증(빈뇨·배뇨곤란·배뇨통) 등의 개선 내지 치료에 주로 사용된다. 그밖에 이명, 현기증, 시력저하와 같은 연령에 따른 변화, 노화에 동반된 저항력저하 등의 회복에 효과적이다.

KI 5 수천

위　치 발 안쪽면의 안쪽복사 뒤아래쪽으로 복사융기 앞쪽의 오목부위

취혈방법 태계혈(KI 3)에서 아래로 1치 되는 곳

KI 6 조해

위　치 발 안쪽면의 안쪽복사융기에서 아래로 1치 되는 오목부위

취혈방법 안쪽복사 아래쪽끝에서 1치 내려가면 2가닥의 힘줄이 있는데, 그 사이의 홈에 손가락이 들어가는 곳(세게 누르면 통증을 느끼는 곳)

KI 7 복류

위　치 종아리 뒤안쪽면의 아킬레스힘줄 앞안쪽의 복사융기에서 위로 2치 되는 곳

취혈방법 태계혈(KI 3)에서 바로 위로 2치 되는 곳으로 교신혈(KI 8)과 같은 높이의 곳

KI 8 교신

위　치 정강뼈 안쪽모서리 뒤쪽이고 안쪽복사융기에서 위로 2치 되는 오목부위

취혈방법 복류혈(KI 7)에서 앞쪽으로 0.5치 되는 곳

KI 9 축빈

위　치 종아리 뒤안쪽면의 가자미근과 아킬레스힘줄 사이로 안쪽복사융기에서 위로 5치 되는 곳

취혈방법 태계혈(KI 3)과 음곡혈(KI 10)을 잇는 선을 3등분하여 태계혈쪽에서 1/3 되는 곳(가자미근과 아킬레스힘줄 사이)

KI 10 음곡

위 치 무릎 뒤안쪽의 오금주름 위쪽 반힘줄근 힘줄의 가쪽(종아리뼈쪽)

취혈방법 무릎을 굽힌 상태에서 오금주름 위쪽 반힘줄근힘줄과 반막근힘줄 사이

KI 11 횡골

위 치 배꼽 중심에서 아래로 5치이고 앞정중선에서 가쪽으로 0.5치 되는 곳

취혈방법 두덩결합(恥骨結合) 윗면 중간의 곡골혈(CV 2)에서 가쪽으로 0.5치 되는 곳으로, 곡골혈 · 기충혈(ST 30) · 급맥혈(LV 12)과 같은 높이의 곳

KI 12 대혁

위 치 배꼽 중심에서 아래로 4치이고 앞정중선에서 가쪽으로 0.5치 되는 곳

취혈방법 중극혈(CV 3)에서 가쪽으로 0.5치 되는 곳으로 중극혈(CV 3) · 귀래혈(ST 29)과 같은 높이의 곳

KI 13 기혈

위 치 배꼽 중심에서 아래로 3치이고 앞정중선에서 가쪽으로 0.5치 되는 곳

취혈방법 관원혈(CV 4)에서 가쪽으로 0.5치 되는 곳으로 관원혈 · 수도혈(ST 28)과 같은 높이의 곳

KI 14 사만

위 치 배꼽 중심에서 아래로 2치이고 앞정중선에서 가쪽으로 0.5치 되는 곳

취혈방법 석문혈(CV 5)에서 가쪽으로 0.5치 되는 곳으로 석문혈 · 대거혈(ST 27)과 같은 높이의 곳

KI 15 중주

위 치 배꼽 중심에서 아래로 1치이고 앞정중선에서 가쪽으로 0.5치 되는 곳

취혈방법 음교혈(CV 7)에서 가쪽으로 0.5치 되는 곳으로 음교혈 · 외릉혈(ST 26)과 같은 높이의 곳

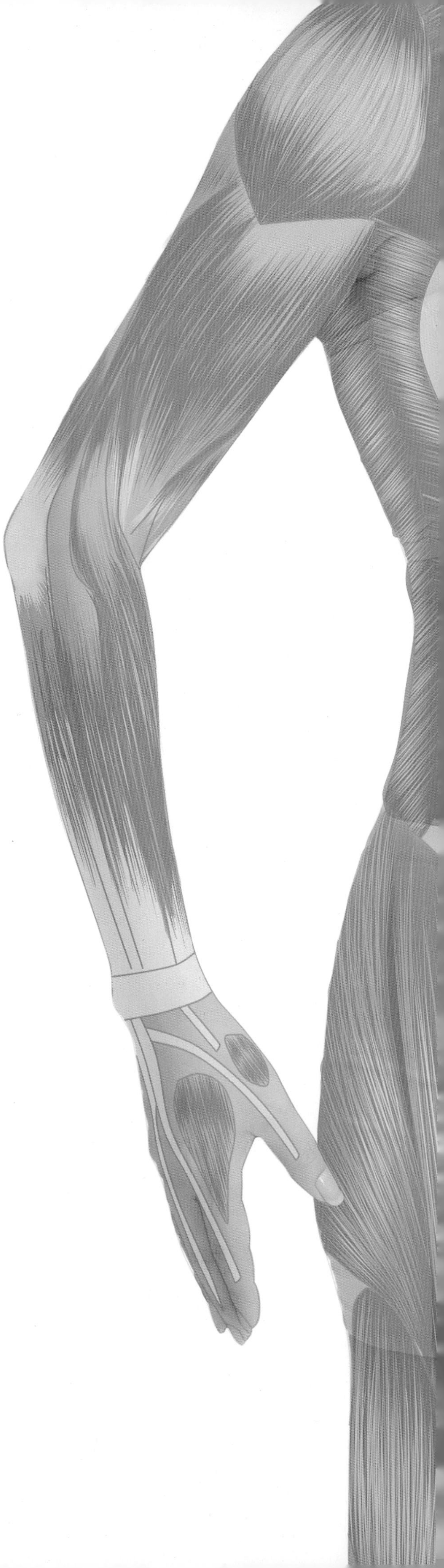

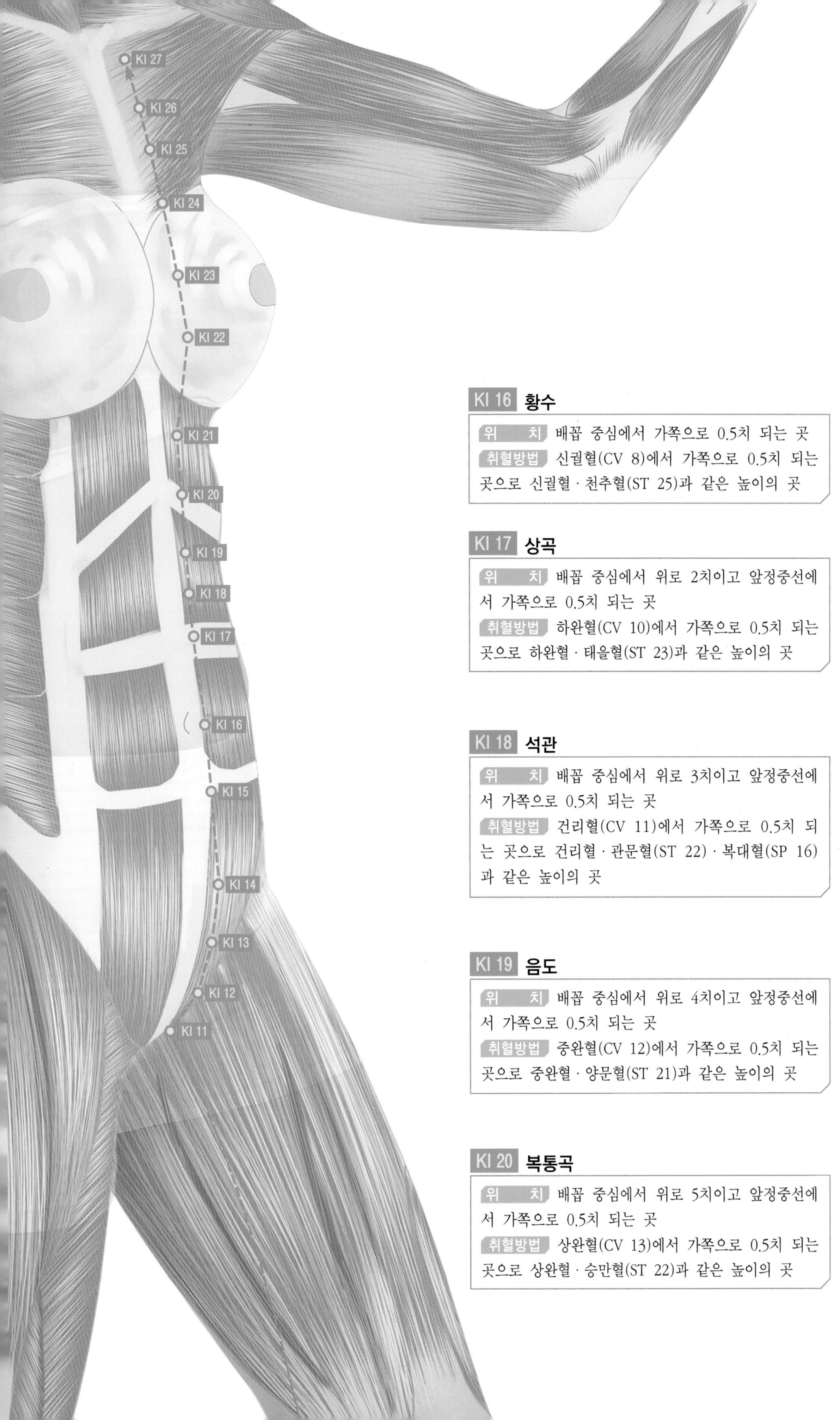

KI 16 황수

위 치 배꼽 중심에서 가쪽으로 0.5치 되는 곳
취혈방법 신궐혈(CV 8)에서 가쪽으로 0.5치 되는 곳으로 신궐혈 · 천추혈(ST 25)과 같은 높이의 곳

KI 17 상곡

위 치 배꼽 중심에서 위로 2치이고 앞정중선에서 가쪽으로 0.5치 되는 곳
취혈방법 하완혈(CV 10)에서 가쪽으로 0.5치 되는 곳으로 하완혈 · 태을혈(ST 23)과 같은 높이의 곳

KI 18 석관

위 치 배꼽 중심에서 위로 3치이고 앞정중선에서 가쪽으로 0.5치 되는 곳
취혈방법 건리혈(CV 11)에서 가쪽으로 0.5치 되는 곳으로 건리혈 · 관문혈(ST 22) · 복대혈(SP 16)과 같은 높이의 곳

KI 19 음도

위 치 배꼽 중심에서 위로 4치이고 앞정중선에서 가쪽으로 0.5치 되는 곳
취혈방법 중완혈(CV 12)에서 가쪽으로 0.5치 되는 곳으로 중완혈 · 양문혈(ST 21)과 같은 높이의 곳

KI 20 복통곡

위 치 배꼽 중심에서 위로 5치이고 앞정중선에서 가쪽으로 0.5치 되는 곳
취혈방법 상완혈(CV 13)에서 가쪽으로 0.5치 되는 곳으로 상완혈 · 승만혈(ST 22)과 같은 높이의 곳

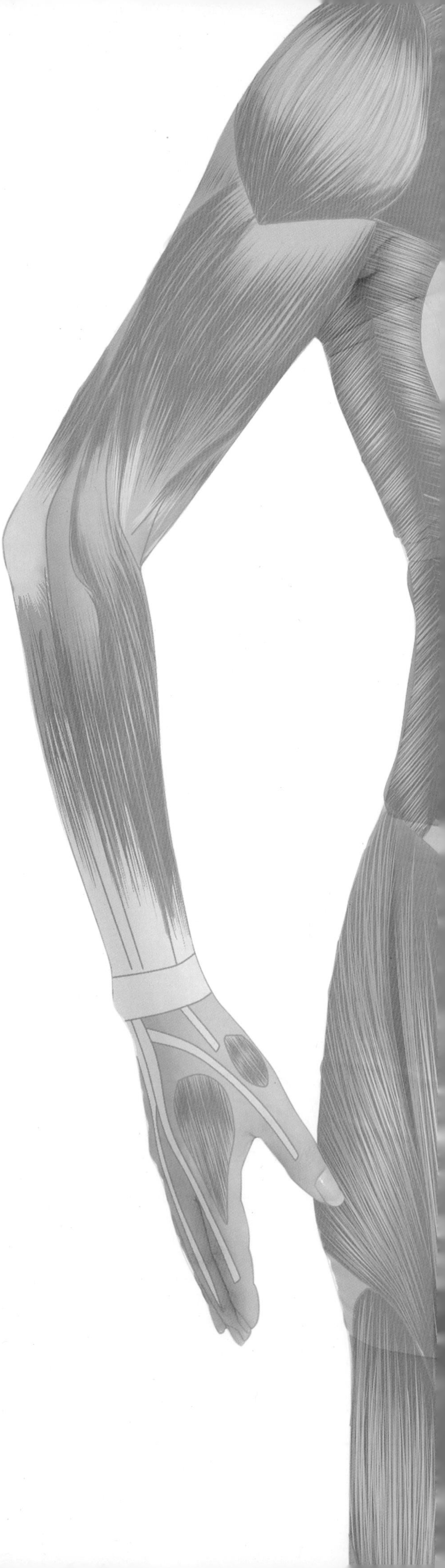

KI 21 **유문**

위 치 배꼽 중심에서 위로 6치이고 앞정중선에서 가쪽으로 0.5치 되는 곳

취혈방법 거궐혈(CV 14)에서 가쪽으로 0.5치 되는 곳으로 거궐혈 · 불용혈(ST 19)과 같은 높이의 곳

KI 22 **보랑**

위 치 앞정중선에서 가쪽으로 2치 되는 곳으로 앞가슴부위의 다섯째갈비사이공간

취혈방법 중정혈(CV 16)에서 가쪽으로 2치 되는 곳으로 다섯째갈비사이공간을 따라 중정혈 · 유근혈(ST 18) · 식두혈(SP 17)과 같은 높이의 곳

KI 23 **신봉**

위 치 앞정중선에서 가쪽으로 2치 되는 곳으로 앞가슴부위의 넷째갈비사이공간

취혈방법 단중혈(CV 17)에서 가쪽으로 2치 되는 곳으로 넷째갈비사이공간을 따라 단중혈 · 유중혈(ST 7) · 천지혈(PC 1)과 나란한 곳

KI 24 **영허**

위 치 앞정중선에서 가쪽으로 2치 되는 곳으로 앞가슴부위의 셋째갈비사이공간

취혈방법 옥당혈(CV 18)에서 가쪽으로 2치 되는 곳으로 셋째갈비사이공간을 따라 옥당혈 · 응창혈(ST 16) · 흉향혈(SP 19)과 나란한 곳

KI 25 **신장**

위 치 앞정중선에서 가쪽으로 2치 되는 곳으로 앞가슴부위의 둘째갈비사이공간

취혈방법 자궁혈(CV 19)에서 가쪽으로 2치 되는 곳으로 둘째갈비사이공간을 따라 자궁혈 · 옥예혈(ST 15) · 주영혈(SP 20)과 나란한 곳

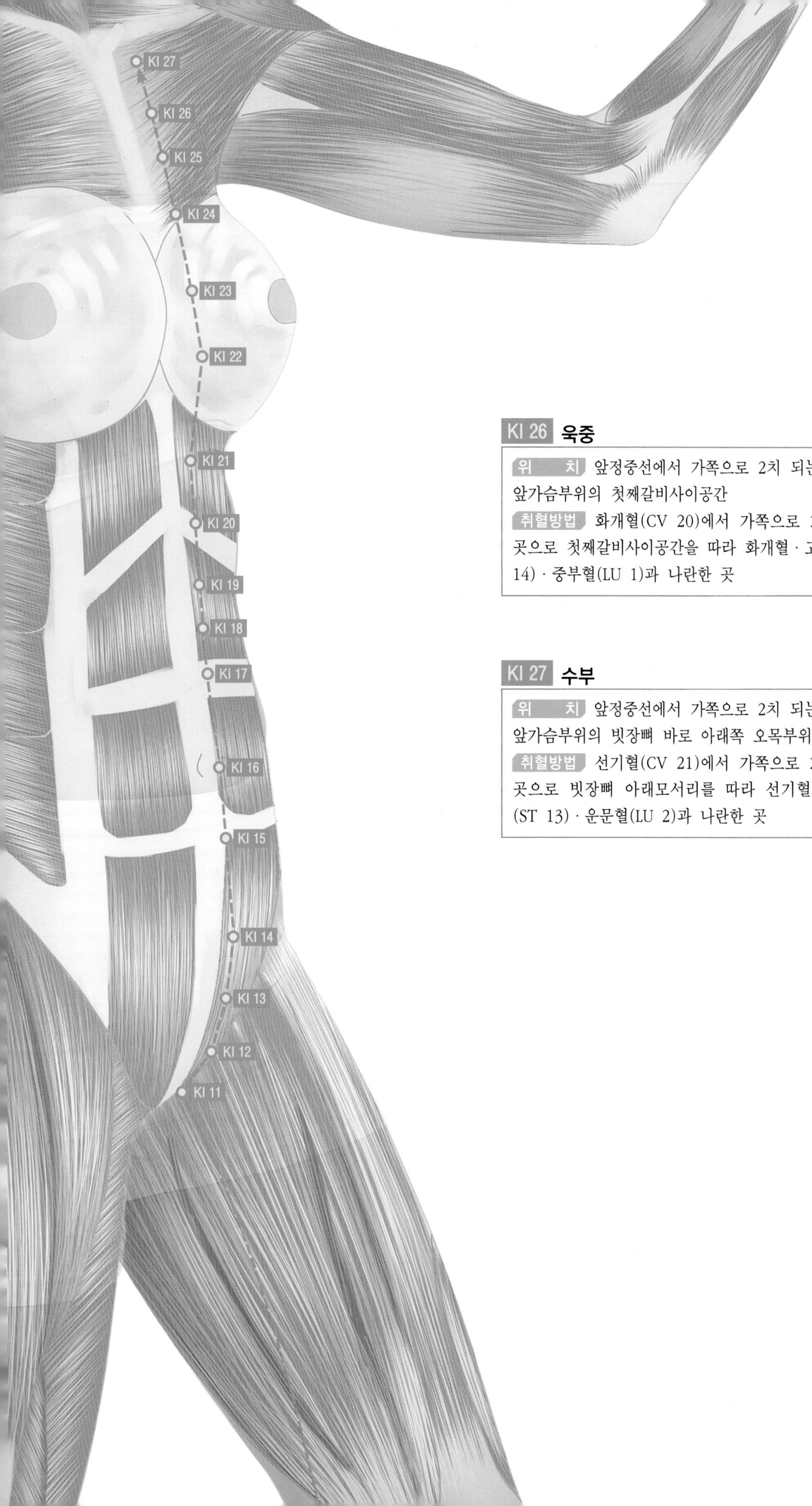

KI 26 욱중

위　치 앞정중선에서 가쪽으로 2치 되는 곳으로 앞가슴부위의 첫째갈비사이공간

취혈방법 화개혈(CV 20)에서 가쪽으로 2치 되는 곳으로 첫째갈비사이공간을 따라 화개혈 · 고방혈(ST 14) · 중부혈(LU 1)과 나란한 곳

KI 27 수부

위　치 앞정중선에서 가쪽으로 2치 되는 곳으로 앞가슴부위의 빗장뼈 바로 아래쪽 오목부위

취혈방법 선기혈(CV 21)에서 가쪽으로 2치 되는 곳으로 빗장뼈 아래모서리를 따라 선기혈 · 기호혈(ST 13) · 운문혈(LU 2)과 나란한 곳

KI 1 용천(湧泉, Yongcheon) 신경의 정(井)혈

혈이름 해설 '천(泉)'은 땅밑에서 솟아나오는 물을 뜻하며, 여기에서는 발 아래를 가리킨다. '용(湧)'은 물이 밑에서부터 분출하는 모습을 형용한 말이다. 이 혈은 족소음신경에 속하고, 신(腎)의 정(井)혈이다. 이 혈은 발바닥의 인(人)자 모양의 오목부위에 있는데, 이곳은 경맥의 기(氣)가 솟아오르는 곳이므로 용천이라 한다. '생명의 샘이 솟는 곳'이라는 뜻이다. 지충(地衝)이라고 한다.

위 치 발바닥에서 가장 오목한 곳

취혈방법 발가락을 굽힌 상태에서 발꿈치와 둘째 · 셋째발가락 사이의 발샅(Toe web, 발갈퀴막) 가장자리를 잇는 선상으로 앞쪽에서 1/3 되는 오목한 곳

관련근육 발바닥널힘줄(足底腱膜, Plantar aponeurosis), 짧은발가락굽힘근(短趾屈筋, Flexor digitorum brevis m.), 긴발가락굽힘근(長拇趾屈筋, Flexor digitorum longus m.), 벌레근(蟲樣筋, Lumbrical m.)

관련신경 온바닥쪽발가락신경(總蹠側趾神經, Common plantar digital n.), 안쪽발바닥신경(內側足蹠神經, Medial plantar n.)

관련혈관 바닥쪽발허리동 · 정맥(蹠側中足動 · 靜脈, Plantar metatarsal a. & v.), 발바닥동맥활(足蹠動脈弓, Arterial arch)

임상적용 고혈압, 뇌출혈, 현훈(眩暈), 두통, 중서(中暑 : 더위를 먹어서 생기는 병), 실신증, 하복부냉증, 억병(고주망태가 된 상태), 족심열(足心熱) 등

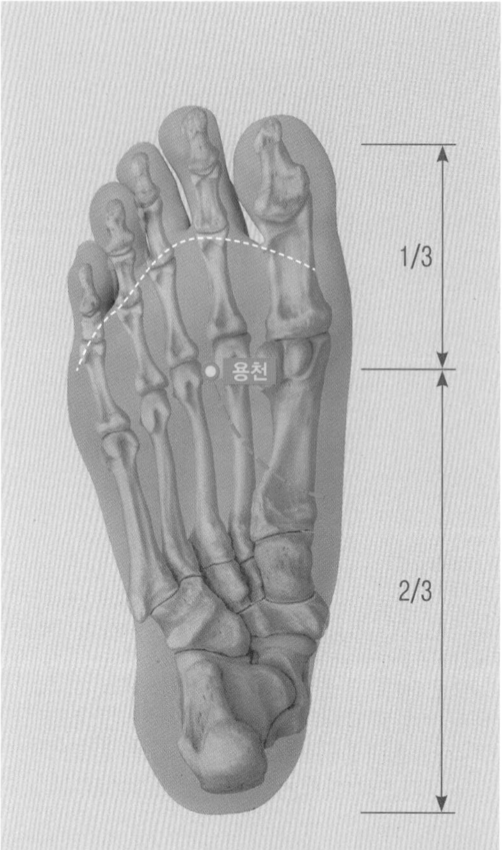

KI 2 연곡(然谷, Yeongok) 신경의 형(滎)혈

혈이름 해설 안쪽복사 앞에 솟아오른 발배뼈(舟狀骨)를 옛날에는 '연곡'이라 불렀다. 이 혈은 발배뼈 아래에 있으므로 연곡이라 한다. 용연(龍淵), 용천(龍泉), 연골(然骨) 등으로도 부른다.

위 치 발 안쪽면의 안쪽복사 앞아래쪽으로 발배뼈거친면(舟狀骨粗面) 아래 오목부위의 적백육제

취혈방법 안쪽복사 앞아래쪽으로 발배뼈 아래의 오목한 곳

관련근육 엄지발가락벌림근(拇趾外轉筋, Abductor hallucis m.), 긴엄지발가락굽힘근(長拇趾屈筋, Flexor hallucis longus m.)

관련신경 안쪽발바닥신경(內側足蹠神經, Medial plantar n.)

관련혈관 안쪽발바닥동맥의 얕은가지(內側足蹠動脈의 淺枝, Superficial br. of medial plantar a.), 안쪽발바닥정맥(內側足蹠靜脈, Medial plantar v.)

임상적용 월경불순, 방광염, 고환염, 자궁병, 유정(遺精) 등

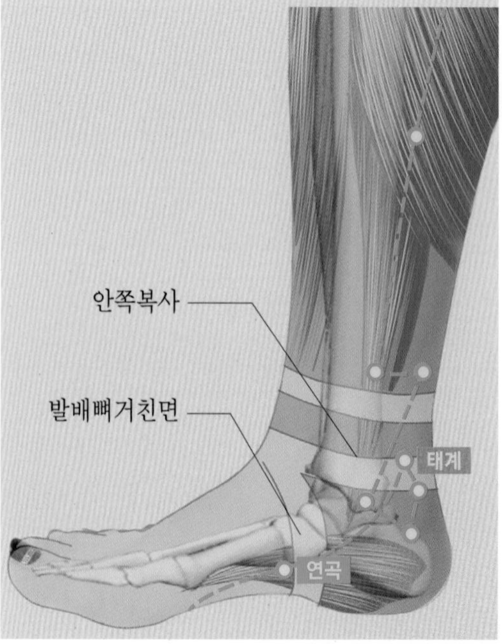

KI 3 태계(太谿, Taegye) 신경의 원(原)혈, 신경의 수(腧)혈

혈이름 해설 '태(太)'는 크다 또는 높다는 뜻이고, '계(谿)'는 계곡을 흐르는 물을 의미한다. 신수(腎水)는 용천(湧泉)혈(KI 1)에서 솟아나와 연곡혈(KI 2)을 지나는데, 이것은 큰 계곡을 흐르는 물과 같으므로 태계(太谿)라 한다.

위 치 발 안쪽면의 안쪽복사융기와 아킬레스힘줄 사이의 오목부위

취혈방법 안쪽복사 뒤쪽에서 동맥의 박동이 느껴지는 곳으로 안쪽복사에서 뒤로 0.5치 되는 오목한 곳

관련근육 긴엄지발가락굽힘근(長拇趾屈筋, Flexor hallucis longus m.), 아킬레스힘줄(踵骨腱, Achilles tendon)

관련신경 정강신경(脛骨神經, Tibial n.), 두렁신경(伏在神經, Saphenous n.)

관련혈관 뒤정강동 · 정맥(後脛骨動 · 靜脈, Posterior tibial a. & v.), 큰두렁정맥(大伏在靜脈, Great saphenous v.)

임상적용 요통, 다리의 통증, 기관지염, 이명(耳鳴), 치통, 방광염 등

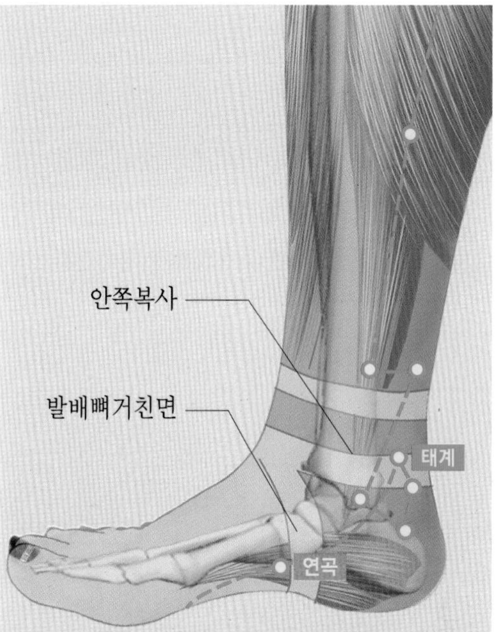

KI 4 태종(太鍾, Taejong) 신경의 낙(絡)혈

혈이름 해설 '태(太)'는 성대함을 뜻하고, '종(鍾)'은 발꿈치(踵)를 가리킨다. 이 혈은 족소음신경의 낙혈(絡穴)이며, 경맥의 기(氣)가 성대(盛大)한 곳이다. 발꿈치는 전신의 무게를 받치는데, 이 혈이 그 곳에 있으므로 태종이라 한다. '성대한 발꿈치경혈'이라는 의미이며, 신장 · 방광 · 심장의 기능을 조정하고, 이뇨작용을 한다. 대종(大鍾)으로도 부른다.

위 치 발 안쪽면의 안쪽복사 뒤아래쪽으로 발꿈치뼈 위쪽, 아킬레스힘줄 안쪽부착점 앞의 오목부위

취혈방법 태계혈(KI 3)에서 뒤아래쪽으로 0.5치 되는 오목한 곳

관련근육 아킬레스힘줄(踵骨腱, Achilles tendon), 장딴지빗근(足蹠筋, Plantaris m.)

관련신경 정강신경의 안쪽발꿈치가지(脛骨神經의 內側踵骨枝, Medial calcaneal brs. of tibial n.), 두렁신경(伏在神經, Saphenous n.)

관련혈관 뒤정강동 · 정맥(後脛骨動 · 靜脈, Posterior tibial a. & v.), 큰두렁정맥(大伏在靜脈, Great saphenous v.)

임상적용 월경불순, 방광염, 신장염, 고환염, 파상풍(破傷風), 당뇨병 등

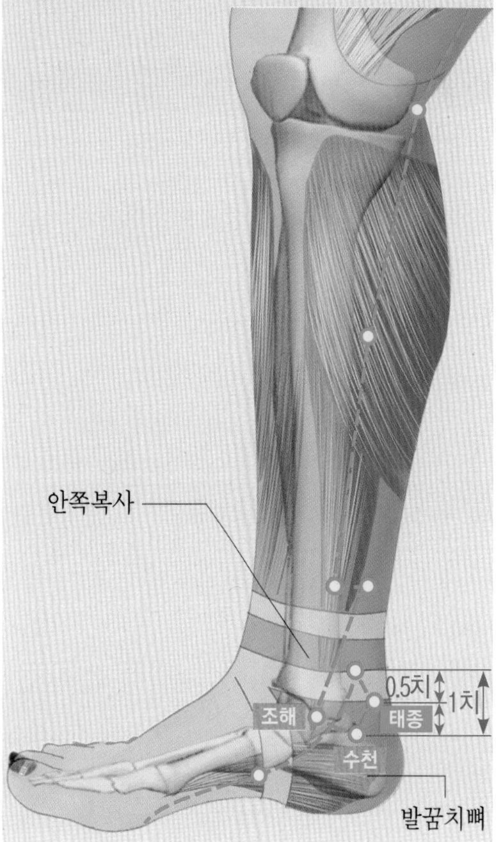

KI 5 수천(水泉, Suchon) 신경의 극(郄)혈

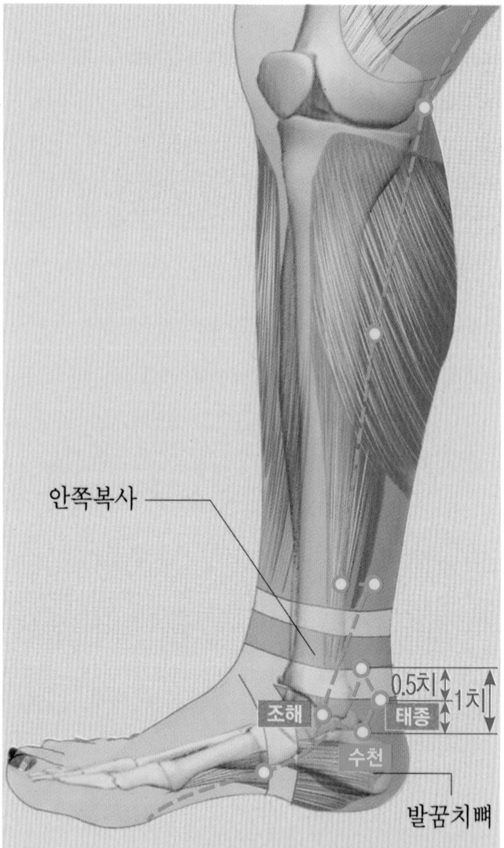

혈이름 해설 '수천(水泉)'은 수원(水源)을 뜻한다. 이 혈은 족소음신경의 극혈(郄穴)이다. 경맥이 여기에 이르면 천(泉)의 수(水)가 깊은 곳에서부터 크게 솟아오르는 듯하므로 수천이라 한다.

위 치 발 안쪽면의 안쪽복사 뒤아래쪽으로 복사융기 앞쪽의 오목부위

취혈방법 태계혈(KI 3)에서 아래로 1치 되는 곳

관련근육 긴엄지발가락굽힘근(長拇趾屈筋, Flexor hallucis longus m.)

관련신경 정강신경의 안쪽발꿈치가지(脛骨神經의 內側踵骨枝, Medial calcaneal brs. of tibial n.), 두렁신경(伏在神經, Saphenous n.)

관련혈관 뒤정강동 · 정맥(後脛骨動 · 靜脈, Posterior tibial a. & v.), 큰두렁정맥(大伏在靜脈, Great saphenous v.)

임상적용 월경불순, 자궁경련, 배뇨장애, 아킬레스건염, 방광경련 등

KI 6 조해(照海, Johae) 팔맥교회혈(八脈交會穴)

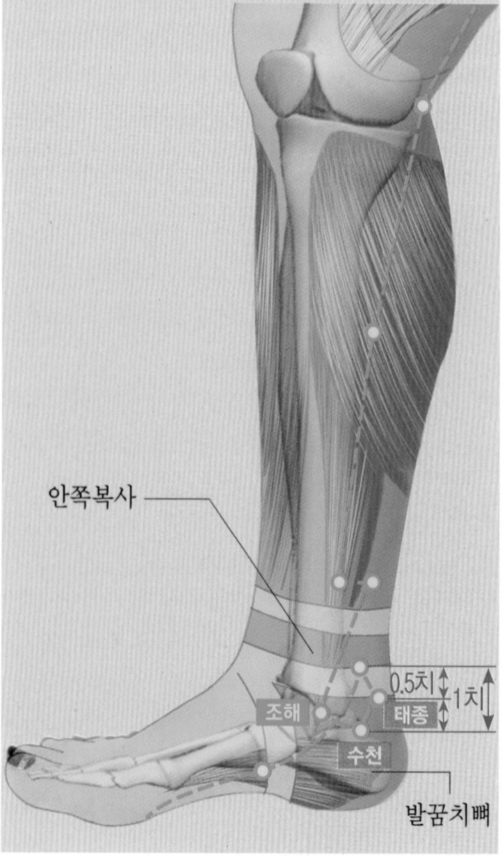

혈이름 해설 '조(照)'는 빛을 비추는 것 또는 광명(光明)을 뜻한다. '해(海)'는 깊은 오목부위로 물이 고이는 곳을 가리킨다. 양쪽 발바닥을 마주대면 안쪽복사 아래에 오목부위가 나타나는데, 이곳은 수많은 계곡의 물이 하나로 만나는 듯하다. 이 혈은 '넓고 밝은 바다'라는 의미로, 대륙붕에 고기가 많이 모이듯이 족소음신경의 반응이 나타나기 쉬운 곳이다.

위 치 발 안쪽면의 안쪽복사융기에서 아래로 1치 되는 오목부위

취혈방법 안쪽복사 아래쪽끝에서 1치 내려가면 2가닥의 힘줄이 있는데, 그 사이의 홈에 손가락이 들어가는 곳(세게 누르면 통증을 느끼는 곳)

관련근육 뒤정강근(後脛骨筋, Tibialis posterior m.), 긴엄지발가락굽힘근(長拇趾屈筋, Flexor hallucis longus m.)

관련신경 정강신경(脛骨神經, Tibial n.), 두렁신경(伏在神經, Saphenous n.)

관련혈관 뒤정강동 · 정맥(後脛骨動 · 靜脈, Posterior tibial a. & v.), 큰두렁정맥(大伏在靜脈, Great saphenous v.)

임상적용 월경불순, 신경쇠약, 인후염(咽喉炎), 편도선염, 불면증, 자궁탈수, 자궁내막염, 수족냉증 등

KI 7 복류(復溜, Bukryu) 신경의 경(經)혈

혈이름 해설 '복(復)'은 돌아온다는 뜻이지만, 엎드릴 복(伏)과 통하고, '류(溜)'는 물이 흐르는 모양으로 머물 '류(留)'와도 뜻이 통한다. 이 혈에서 경맥의 기(氣)는 엎드려 머물며 다시 깊게 흘러들므로 복류라 한다. '부류'라고도 한다.

위 치 종아리 뒤안쪽면의 아킬레스힘줄 앞안쪽의 복사융기에서 위로 2치 되는 곳

취혈방법 태계혈(KI 3)에서 바로 위로 2치 되는 곳으로 교신혈(KI 8)과 같은 높이의 곳

관련근육 긴엄지발가락굽힘근(長拇趾屈筋, Flexor hallucis longus m.), 아킬레스힘줄(踵骨腱, Achilles tendon)

관련신경 정강신경(脛骨神經, Tibial n.), 두렁신경의 안쪽종아리피부가지(伏在神經의 內側下腿皮枝, Medial cutaneous br. of saphenous n.)

관련혈관 뒤정강동 · 정맥(後脛骨動 · 靜脈, Posterior tibial a. & v.), 큰두렁정맥(大伏在靜脈, Great saphenous v.)

임상적용 정력감퇴, 수면 시 식은 땀을 흘리는 증상, 몸이 나른한 증상, 소변이 약하게 나오는 증상, 신장염, 현기증, 냉증(冷症) 등

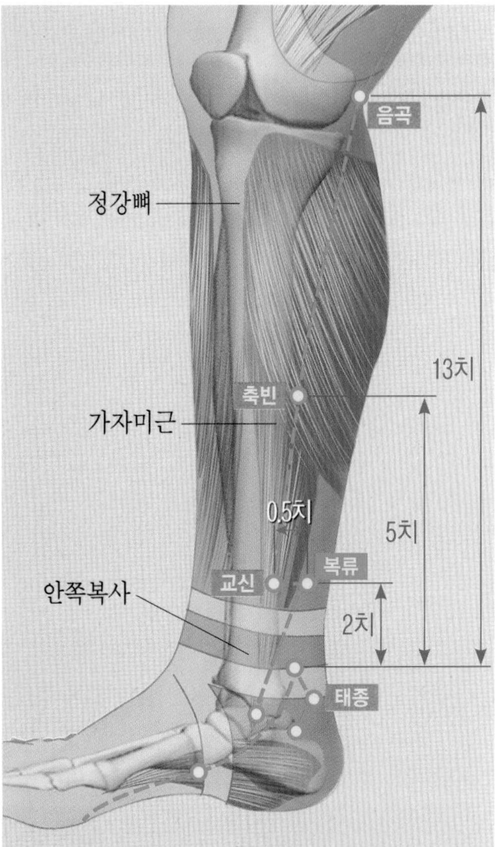

KI 8 교신(交信, Gyosin) 음교맥의 극(郄)혈

혈이름 해설 '교(交)'는 교회(交會)한다는 뜻이다. 족소음신경은 여기에서 나와 족태음비경의 삼음교혈(SP 6)과 교회한다. '신(信)'은 시간을 지킨다는 뜻이다. 옛날에는 월경(月經)을 신(信)이라고 했다. 이 혈은 월경(月經)을 정상으로 하는 효과가 있으므로 교신이라 한다. 내근(內筋)이라고도 한다.

위 치 정강뼈 안쪽모서리 뒤쪽이고 안쪽복사융기에서 위로 2치 되는 오목부위

취혈방법 복류혈(KI 7)에서 앞쪽으로 0.5치 되는 곳

관련근육 긴발가락굽힘근(長趾屈筋, Flexor digitorum longus m.), 뒤정강근(後脛骨筋, Tibialis posterior m.), 긴엄지발가락굽힘근(長拇趾屈筋, Flexor hallucis longus m.)

관련신경 두렁신경의 안쪽종아리피부가지(伏在神經의 內側下腿皮枝, Medial cutaneous br. of saphenous n.), 두렁신경(伏在神經, Saphenous n.)

관련혈관 뒤정강동 · 정맥(後脛骨動 · 靜脈, Posterior tibial a. & v.), 큰두렁정맥(大伏在靜脈, Great saphenous v.)

임상적용 월경불순, 변비, 복막염, 고환염, 이질(痢疾), 급성설사, 기림(氣淋 : 소변이 잘 나오지 않는 병), 대하증(帶下症) 등

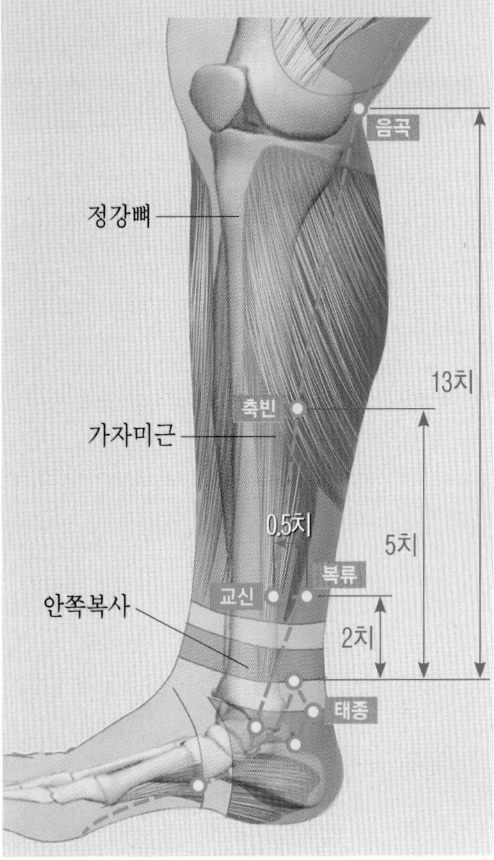

KI 9 축빈(築賓, Chukbin) 음유맥의 극(郄)혈

혈이름 해설 '축(築)'은 견실하다는 뜻이고, '빈(賓)'은 '髕(무릎뼈)'으로 넓은 의미에서 보면 장딴지를 뜻한다. 이 혈은 종아리 안쪽에 있으면서 족소음신경의 기(氣)가 이곳에서 장딴지 사이로 진입하여 장딴지근을 견실하게 하므로 축빈이라 한다.

위 치 종아리 뒤안쪽면의 가자미근과 아킬레스힘줄 사이로 안쪽복사융기에서 위로 5치 되는 곳

취혈방법 태계혈(KI 3)과 음곡혈(KI 10)을 잇는 선을 3등분하여 태계혈쪽에서 1/3 되는 곳(가자미근과 아킬레스힘줄 사이)

관련근육 장딴지근(腓腹筋, Gastrocnemius m.), 가자미근(Soleus m.)

관련신경 두렁신경의 안쪽종아리피부가지(伏在神經의 內側下腿皮枝, Medial cutaneous br. of saphenous n.), 정강신경(脛骨神經, Tibial n.), 두렁신경(伏在神經, Saphenous n.)

관련혈관 뒤정강동 · 정맥(後脛骨動 · 靜脈, Posterior tibial a. & v.), 큰두렁정맥(大伏在靜脈, Great saphenous v.)

임상적용 임독 · 매독 · 태독 · 약물독 등의 해독, 비복근경련, 전간(癲癎, 간질), 고환염 등

※ 이 혈은 해독(解毒)의 명혈(名穴)이다.

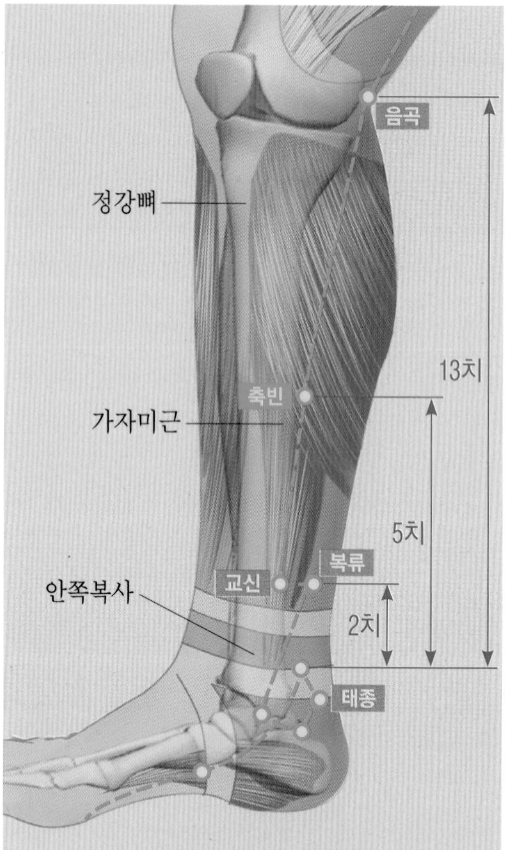

KI 10 음곡(陰谷, Eumgok) 신경의 합(合)혈

혈이름 해설 오목부위를 '곡(谷)'이라 하고, 안쪽을 '음(陰)'이라 한다. 이 혈은 오금 안쪽 오목부위에 있으므로 음곡이라 한다. '무릎 안쪽의 계곡'이라는 뜻이다.

위 치 무릎 뒤안쪽의 오금주름 위쪽 반힘줄근힘줄의 가쪽(종아리뼈쪽)

취혈방법 무릎을 굽힌 상태에서 오금주름 위쪽 반힘줄근힘줄과 반막근힘줄 사이

관련근육 반막근(半膜樣筋, Semimembranous m.), 반힘줄근(半腱樣筋, Semitendinosus m.), 장딴지근(腓腹筋, Gastrocnemius m.)

관련신경 두렁신경(伏在神經, Saphenous n.), 정강신경(脛骨神經, Tibial n.)

관련혈관 큰두렁정맥(大伏在靜脈, Great saphenous v.), 무릎내림동맥(下行膝動脈, Descending genicular a.), 안쪽아래무릎동 · 정맥(內側下膝動 · 靜脈, Inferior medial genicular a. & v.)

임상적용 부인과질환, 남성의 정력감퇴, 하복부 · 무릎통증, 냉증, 대하증(帶下症) 등

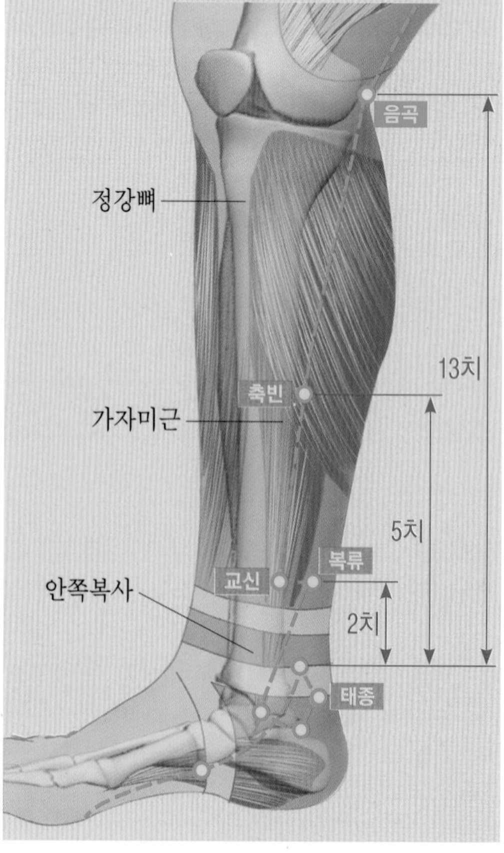

KI 11 횡골(橫骨, Hoenggol)

혈이름 해설 두덩뼈(恥骨)를 옛날에는 '횡골(橫骨)'이라 하였다. 이 혈은 두덩뼈(치골)결합부위의 양쪽에 있으므로 횡골이라 한다.

위　　치 배꼽 중심에서 아래로 5치이고 앞정중선에서 가쪽으로 0.5치 되는 곳

취혈방법 두덩결합(恥骨結合) 윗면 중간의 곡골혈(CV 2)에서 가쪽으로 0.5치 되는 곳으로, 곡골혈 · 기충혈(ST 30) · 급맥혈(LV 12)과 같은 높이의 곳

관련근육 배곧은근(腹直筋, Rectus abdominis m.), 배세모근(錐體筋, Pyramidalis m.), 배가로근(腹橫筋, Transversus abdominis m.)

관련신경 엉덩아랫배신경의 앞피부가지(腸骨下腹神經의 前皮枝, Anterior cutaneous br. of iliohypogastric n.), 엉덩샅굴신경(腸骨鼠蹊神經, Ilioinguinal n.)

관련혈관 얕은배벽동 · 정맥(淺腹壁動 · 靜脈, Superficial epigastric a. & v.), 아래배벽동 · 정맥(下腹壁動 · 靜脈, Inferior epigastric a. & v.)

임상적용 배뇨장애, 유정(遺精), 방광염, 전립선염, 비뇨생식기 질환 등

KI 12 대혁(大赫, Daehyeok)

혈이름 해설 '대(大)'는 크다는 뜻이며, '혁(赫)'은 한층 빛나 잘 보이는 것을 말한다. 이 혈의 내부에는 자궁이 있어 임신을 하면 이 부위가 돌출되어 잘 보이므로 대혁이라 한다. 음유(陰維), 음관(陰關)으로도 불린다.

위　　치 배꼽 중심에서 아래로 4치이고 앞정중선에서 가쪽으로 0.5치 되는 곳

취혈방법 중극혈(CV 3)에서 가쪽으로 0.5치 되는 곳으로 중극혈(CV 3) · 귀래혈(ST 29)과 같은 높이의 곳

관련근육 배곧은근(腹直筋, Rectus abdominis m.), 배가로근(腹橫筋, Transversus abdominis m.)

관련신경 엉덩아랫배신경의 앞피부가지(腸骨下腹神經의 前皮枝, Anterior cutaneous br. of iliohypogastric n.)

관련혈관 아래배벽동 · 정맥(下腹壁動 · 靜脈, Inferior epigastric a. & v.), 얕은배벽동 · 정맥(淺腹壁動 · 靜脈, Superficial epigastric a. & v.)

※ 깊은부위는 돌창자(回腸, Ileum)

임상적용 생식기질환, 적백대하, 유정, 음경위축, 자궁근종(子宮根腫), 조루(早漏) 등

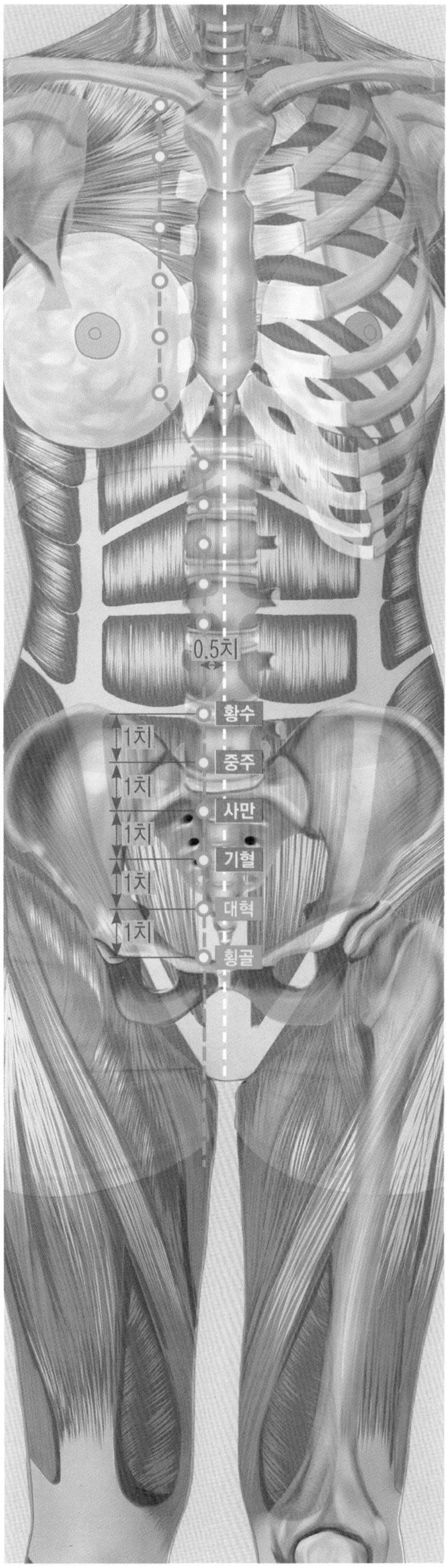

KI 13 기혈(氣血, Gihyeol)

혈이름 해설 이 혈은 족소음신경과 충맥이 만나는 곳으로, 기공(氣功)에서 기(氣)를 넣어두는 곳이다. 신(腎)도 기(氣)를 넣어두는 기능을 하므로 기혈이라 한다. 포문(胞門), 자호(子戶)라고도 한다.

위 치 배꼽 중심에서 아래로 3치이고 앞정중선에서 가쪽으로 0.5치 되는 곳

취혈방법 관원혈(CV 4)에서 가쪽으로 0.5치 되는 곳으로 관원혈 · 수도혈(ST 28)과 같은 높이의 곳

관련근육 배곧은근(腹直筋, Rectus abdominis m.), 배가로근(腹横筋, Transversus abdominis m.)

관련신경 갈비밑신경의 앞피부가지(肋下神經의 前皮枝, Anterior cutaneous br. of subcostal n.), 엉덩아랫배신경의 앞피부가지(腸骨下腹神經의 前皮枝, Anterior cutaneous br. of iliohypogastric n.)

관련혈관 아래배벽동 · 정맥(下腹壁動 · 靜脈, Inferior epigastric a. & v.), 얕은배벽동 · 정맥(淺腹壁動 · 靜脈, Superficial epigastric a. & v.)
※ 깊은부위는 빈창자(空腸, Jejunum)와 돌창자(回腸)

임상적용 월경불순, 대하, 요통, 불임증, 방광염, 설사, 분돈(奔豚 : 아랫배의 통증이 명치까지 치밀어 오르는 증상) 등

KI 14 사만(四滿, Saman)

혈이름 해설 이 혈은 복부에 있는 신경의 네 번째 경혈이다. 어(瘀 : 어혈. 한곳에 뭉친 나쁜 피)를 흐트려 배가 팽팽한 증상을 없애는 효과가 있으므로 '사만'이라 한다. 수부(髓府), 수중(髓中)으로도 부른다.

위 치 배꼽 중심에서 아래로 2치이고 앞정중선에서 가쪽으로 0.5치 되는 곳

취혈방법 석문혈(CV 5)에서 가쪽으로 0.5치 되는 곳으로 석문혈 · 대거혈(ST 27)과 같은 높이의 곳

관련근육 배곧은근(腹直筋, Rectus abdominis m.), 배가로근(腹横筋, Transversus abdominis m.)

관련신경 갈비밑신경의 앞피부가지(肋下神經의 前皮枝, Anterior cutaneous br. of subcostal n.)

관련혈관 아래배벽동 · 정맥(下腹壁動 · 靜脈, Inferior epigastric a. & v.), 얕은배벽동 · 정맥(淺腹壁動 · 靜脈, Superficial epigastric a. & v.)
※ 깊은부위는 빈창자(空腸)와 돌창자(回腸)

임상적용 월경불순, 대하증, 배뇨장애, 불임증, 장염(腸炎), 고창(單腹鼓脹 : 배가 몹시 붓는 병) 등

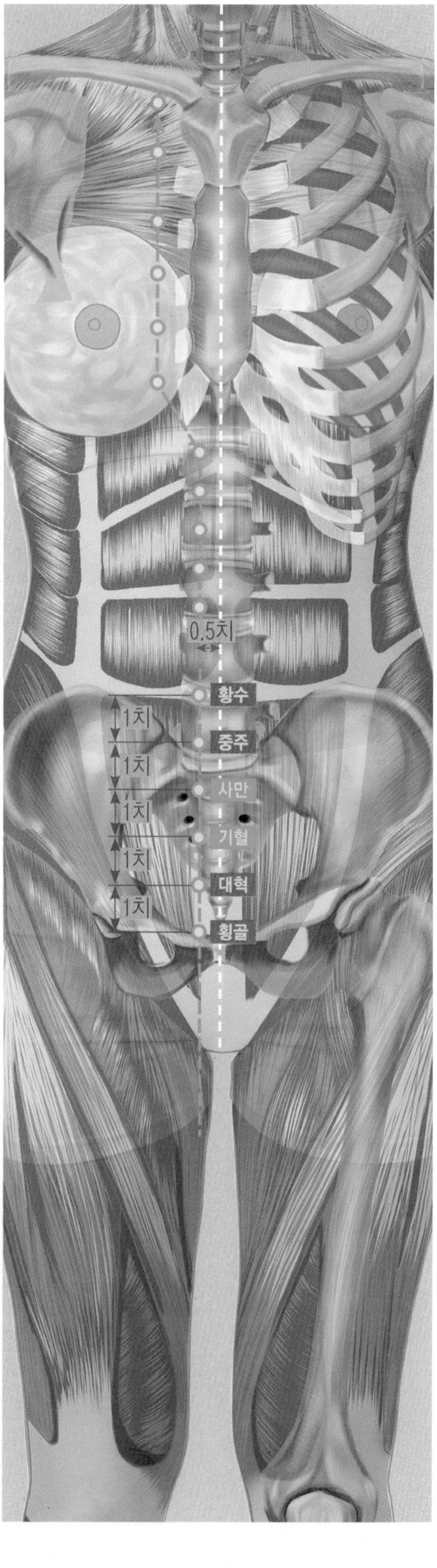

KI 15 중주(中注, Jungju)

혈이름 해설 이 혈은 음교혈(CV 7) 옆에 있으며, 신기(腎氣)가 집중하는 곳이다. 단전으로 기(氣)가 주입(注入)되는 곳이므로 중주(中注)라 한다.

위 치 배꼽 중심에서 아래로 1치이고 앞정중선에서 가쪽으로 0.5치 되는 곳

취혈방법 음교혈(CV 7)에서 가쪽으로 0.5치 되는 곳으로 음교혈 · 외릉혈(ST 26)과 같은 높이의 곳

관련근육 배곧은근(腹直筋, Rectus abdominis m.), 배가로근(腹橫筋, Transversus abdominis m.)

관련신경 열한째갈비사이신경의 앞피부가지(第11肋間神經의 前皮枝, Anterior cutaneous br. of 11th intercostal n.)

관련혈관 아래배벽동 · 정맥(下腹壁動 · 靜脈, Inferior epigastric a. & v.), 얕은배벽동 · 정맥(淺腹壁動 · 靜脈, Superficial epigastric a. & v.)

※ 깊은부위는 빈창자(空腸)와 돌창자(回腸)

임상적용 하복통(下腹痛), 월경불순, 변비, 장염 등

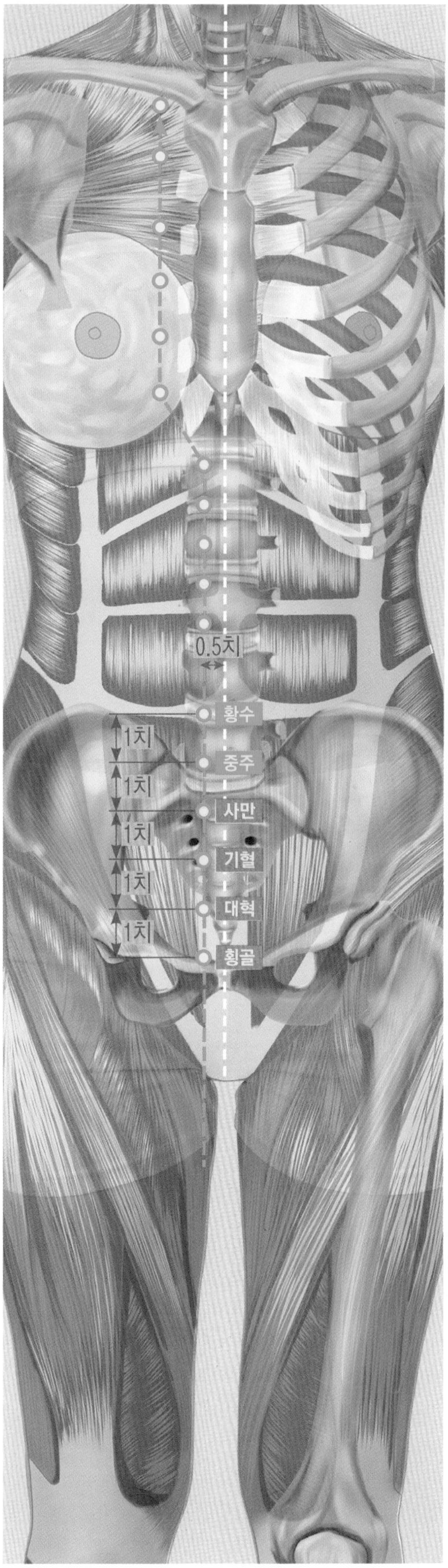

KI 16 황수(肓腧, Hwangsu)

혈이름 해설 '황(肓)'은 장부 사이를 둘러싼 황막(肓膜)을 말하고, '수(腧)'는 수주(腧注)를 뜻한다. 족소음신경의 기(氣)가 이 혈에서 배속공간 안으로 깊숙이 들어가서 황막으로 주입되므로 황수라 한다.

위 치 배꼽 중심에서 가쪽으로 0.5치 되는 곳

취혈방법 신궐혈(CV 8)에서 가쪽으로 0.5치 되는 곳으로 신궐혈 · 천추혈(ST 25)과 같은 높이의 곳

관련근육 배곧은근(腹直筋, Rectus abdominis m.), 배가로근(腹橫筋, Transversus abdominis m.)

관련신경 열째갈비사이신경의 앞피부가지(第10肋間神經의 前皮枝, Anterior cutaneous br. of 11th intercostal n.)

관련혈관 아래배벽동 · 정맥(下腹壁動 · 靜脈, Inferior epigastric a. & v.), 얕은배벽동 · 정맥(淺腹壁動 · 靜脈, Superficial epigastric a. & v.)

※ 깊은부위는 빈창자(空腸)와 돌창자(回腸)

임상적용 자궁질환, 복부팽만감, 위경련, 장염, 냉증 등

KI 17 상곡(商曲, Sanggok)

혈이름 해설 폐와 대장은 금(金)에 속하고, 음(音)에서 금(金)에 속하는 것이 상(商)이다. 이 혈의 내부는 큰창자(大腸)가 굽은(曲) 곳이므로 상곡이라 한다.

위　　치 배꼽 중심에서 위로 2치이고 앞정중선에서 가쪽으로 0.5치 되는 곳

취혈방법 하완혈(CV 10)에서 가쪽으로 0.5치 되는 곳으로 하완혈 · 태을혈(ST 23)과 같은 높이의 곳

관련근육 배곧은근(腹直筋, Rectus abdominis m.), 배가로근(腹橫筋, Transversus abdominis m.)

관련신경 아홉째갈비사이신경의 앞피부가지(第9肋間神經의 前皮枝, Anterior cutaneous br. of 9th intercostal n.)

관련혈관 위배벽동 · 정맥(上腹壁動 · 靜脈, Superior epigastric a. & v.), 아래배벽동 · 정맥(下腹壁動 · 靜脈, Inferior epigastric a. & v.)

※ 깊은부위는 빈창자(空腸)와 돌창자(回腸)

임상적용 위경련, 복통, 복막염, 설사, 산통(疝痛) 등

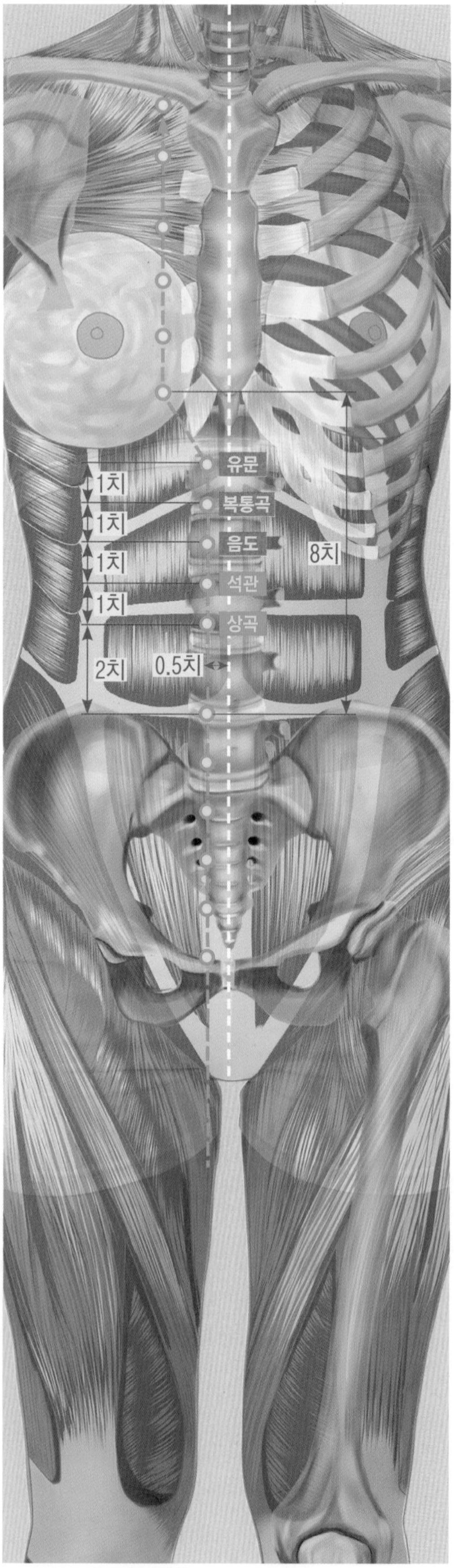

KI 18 석관(石關, Seokgwan)

혈이름 해설 통하지 않는 것을 '석(石)'이라 하고, 닫히거나 막힌 것을 '관(關)'이라 한다. 이 혈은 대변폐색(大便閉塞), 기결장만(氣結腸滿 : 기가 엉겨 배가 팽만해지는 병증), 불임증 등을 치료하므로 석관이라 한다.

위　　치 배꼽 중심에서 위로 3치이고 앞정중선에서 가쪽으로 0.5치 되는 곳

취혈방법 건리혈(CV 11)에서 가쪽으로 0.5치 되는 곳으로 건리혈 · 관문혈(ST 22) · 복대혈(SP 16)과 같은 높이의 곳

관련근육 배곧은근(腹直筋, Rectus abdominis m.), 배가로근(腹橫筋, Transversus abdominis m.)

관련신경 여덟째갈비사이신경의 앞피부가지(第8肋間神經의 前皮枝, Anterior cutaneous br. of 8th intercostal n.)

관련혈관 위배벽동 · 정맥(上腹壁動 · 靜脈, Superior epigastric a. & v.), 아래배벽동 · 정맥(下腹壁動 · 靜脈, Inferior epigastric a. & v.)

※ 깊은부위는 빈창자(空腸) · 돌창자(回腸) 또는 가로잘룩창자(橫行結腸, Transverse colon)

임상적용 위경련, 애역(딸꾹질), 변비, 구토 등

KI 19 음도(陰都, Eumdo)

혈이름 해설 '도(都)'는 도시 또는 집합하는 곳을 가리킨다. 이 혈은 족소음신경과 충맥이 만나는 회혈(會穴)인데, 충맥은 음혈(陰血)의 바다이며 역시 음(陰)에 속한다. 이 혈은 몸에서 음측(陰側)인 옆구리에 있다. 결국 음기(陰氣)가 집합하는 곳이므로 음도(陰都)라 한다.

위　　치 배꼽 중심에서 위로 4치이고 앞정중선에서 가쪽으로 0.5치 되는 곳

취혈방법 중완혈(CV 12)에서 가쪽으로 0.5치 되는 곳으로 중완혈 · 양문혈(ST 21)과 같은 높이의 곳

관련근육 배곧은근(腹直筋, Rectus abdominis m.), 배가로근(腹橫筋, Transversus abdominis m.)

관련신경 일곱째갈비사이신경의 앞피부가지(第7肋間神經의 前皮枝, Anterior cutaneous br. of 7th intercostal n.)

관련혈관 위배벽동 · 정맥(上腹壁動 · 靜脈, Superior epigastric a. & v.), 갈비사이동 · 정맥(肋間動 · 靜脈, Intercostal a. & v.)

※ 깊은부위는 빈창자(空腸) · 돌창자(回腸) 또는 가로잘록창자(橫行結腸, Transverse colon)

임상적용 늑막염, 복통, 변비, 천식, 폐기종(肺氣腫), 학질(瘧疾) 등

KI 20 복통곡(腹通谷, Boktonggok)

혈이름 해설 '복(腹)'은 배를 뜻하고, '통(通)'은 통과한다는 뜻이다. 족소음신경과 충맥의 기(氣)는 배부위에 있는 이 혈을 통과하여 가슴쪽으로 산포(散布)되므로 통곡(通谷)이라 한다.

위　　치 배꼽 중심에서 위로 5치이고 앞정중선에서 가쪽으로 0.5치 되는 곳

취혈방법 상완혈(CV 13)에서 가쪽으로 0.5치 되는 곳으로 상완혈 · 승만혈(ST 22)과 같은 높이의 곳

관련근육 배곧은근(腹直筋, Rectus abdominis m.), 배가로근(腹橫筋, Transversus abdominis m.)

관련신경 일곱째갈비사이신경의 앞피부가지(第7肋間神經의 前皮枝, Anterior cutaneous br. of 7th intercostal n.)

관련혈관 위배벽동 · 정맥(上腹壁動 · 靜脈, Superior epigastric a. & v.), 갈비사이동 · 정맥(肋間動 · 靜脈, Intercostal a. & v.)

※ 깊은부위는 빈창자(空腸) · 돌창자(回腸) 또는 가로잘록창자(橫行結腸, Transverse colon)

임상적용 급 · 만성위염, 복통, 구토, 비 · 위허약(脾胃虛弱), 설사 등

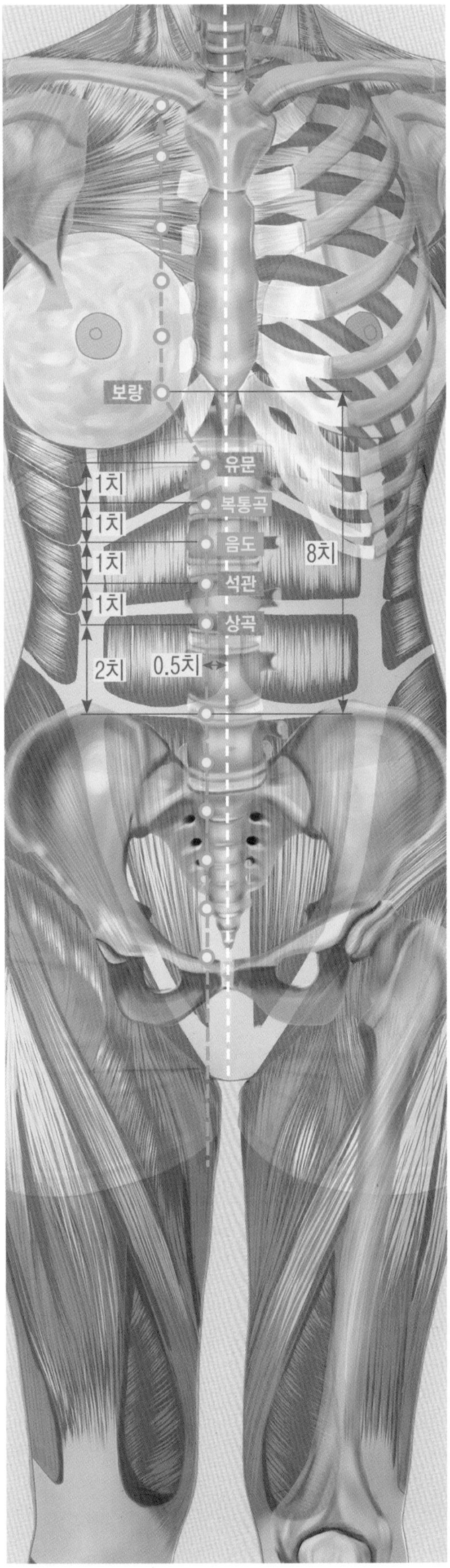

KI 21 유문(幽門, Yumun)

혈이름 해설 '유(幽)'는 감추어진 것을 뜻하고, '문(門)'은 문호를 가리킨다. 족소음신경의 맥기(脈氣)는 배부위에서 나와 가슴우리(胸廓)에 도달한다. 충맥은 이 혈에서 족소음신경과 만난 후에 가슴 속으로 퍼진다. 이 혈은 가슴우리로 들어가는 감추어진 문이므로 유문이라 한다. 상문(上門), 유관(幽關), 상관(上關) 등으로도 부른다.

위　치 배꼽 중심에서 위로 6치이고 앞정중선에서 가쪽으로 0.5치 되는 곳

취혈방법 거궐혈(CV 14)에서 가쪽으로 0.5치 되는 곳으로 거궐혈 · 불용혈(ST 19)과 같은 높이의 곳

관련근육 배곧은근(腹直筋, Rectus abdominis m.), 배가로근(腹橫筋, Transversus abdominis m.)

관련신경 여섯째갈비사이신경의 앞피부가지(第6肋間神經의 前皮枝, Anterior cutaneous br. of 6th intercostal n.)

관련혈관 갈비사이동 · 정맥(肋間動 · 靜脈, Intercostal a. & v.), 위배벽동 · 정맥(上腹壁動 · 靜脈, Superior epigastric a. & v.)

※ 깊은부위는 빈창자(空腸) · 돌창자(回腸) 또는 가로잘룩창자(橫行結腸, Transverse colon)

임상적용 만성위염, 애역(呃逆), 구토, 위경련, 식욕부진 등

KI 22 보랑(步廊, Borang)

혈이름 해설 '보(步)'는 걷는 것을 가리킨다. 가운데를 '정(庭)'이라 하고 양쪽을 '랑(廊)'이라 한다. 신경의 기(氣)는 이 부위에서 중정혈(CV 16)의 양쪽을 올라가므로 보랑이라 한다.

위　치 앞정중선에서 가쪽으로 2치 되는 곳으로 앞가슴부위의 다섯째갈비사이공간

취혈방법 중정혈(CV 16)에서 가쪽으로 2치 되는 곳으로 다섯째갈비사이공간을 따라 중정혈 · 유근혈(ST 18) · 식두혈(SP 17)과 같은 높이의 곳

관련근육 큰가슴근(大胸筋, Pectoralis major m.), 바깥갈비사이근(外肋間筋, External intercostal m.), 속갈비사이근(內肋間筋, Internal intercostal m.)

관련신경 다섯째갈비사이신경(第5肋間神經, 5th intercostal n.)

관련혈관 가슴봉우리동 · 정맥(胸肩峰動 · 靜脈, Thoracoacromial a. & v.), 속가슴동 · 정맥(內胸動 · 靜脈, Internal thoracic a. & v.)

※ 깊은부위는 허파(肺)와 심장(心臟)

임상적용 협심증(狹心症), 간염, 늑막염, 기관지염, 위산과다증, 구토, 천식 등

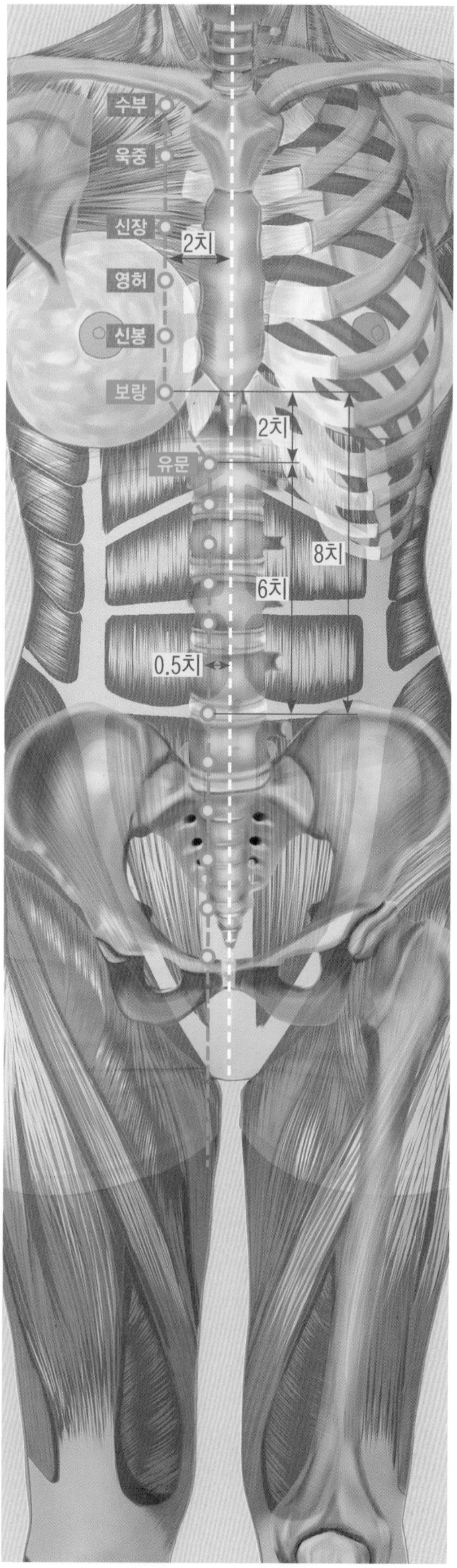

KI 23 신봉(神封, Sinbong)

혈이름 해설 이 혈은 심장에 가깝고, 심(心)은 '신(神)'을 저장한다. '봉(封)'은 경계된 구역을 뜻한다. 이 혈은 '신명의 부(神明之府)'인 심장의 경계부에 있으므로 신봉이라 한다.

위　　치 앞정중선에서 가쪽으로 2치 되는 곳으로 앞가슴부위의 넷째갈비사이공간

취혈방법 단중혈(CV 17)에서 가쪽으로 2치 되는 곳으로 넷째갈비사이공간을 따라 단중혈 · 유중혈(ST 7) · 천지혈(PC 1)과 나란한 곳

관련근육 큰가슴근(大胸筋, Pectoralis major m.), 바깥갈비사이근(外肋間筋, External intercostal m.), 속갈비사이근(內肋間筋, Internal intercostal m.)

관련신경 넷째갈비사이신경(第4肋間神經, 4th intercostal n.)

관련혈관 속가슴동 · 정맥의 안쪽젖샘가지(內胸動 · 靜脈의 內側乳腺枝, Medial mammary brs. of internal thoracic a. & v.), 갈비사이동 · 정맥(肋間動 · 靜脈, Intercostal a. & v.), 가슴봉우리동 · 정맥(胸肩峰動 · 靜脈, Thoracoacromial a. & v.)

임상적용 협심증, 흉협통(胸脇痛), 늑막염, 늑간신경통, 기관지염 등

KI 24 영허(靈墟, Yeongheo)

혈이름 해설 '영(靈)'은 심령을 뜻하고, '허(墟)'는 언덕을 뜻한다. 이 혈은 심령을 주관하는 심장 부근에서 언덕처럼 융기된 부위에 있으므로 영허라 한다.

위　　치 앞정중선에서 가쪽으로 2치 되는 곳으로 앞가슴부위의 셋째갈비사이공간

취혈방법 옥당혈(CV 18)에서 가쪽으로 2치 되는 곳으로 셋째갈비사이공간을 따라 옥당혈 · 응창혈(ST 16) · 흉향혈(SP 19)과 나란한 곳

관련근육 큰가슴근(大胸筋, Pectoralis major m.), 바깥갈비사이근(外肋間筋, External intercostal m.), 속갈비사이근(內肋間筋, Internal intercostal m.)

관련신경 셋째갈비사이신경(第3肋間神經, 3rd intercostal n.)

관련혈관 속가슴동 · 정맥의 안쪽젖샘가지(內胸動 · 靜脈의 內側乳腺枝, Medial mammary brs. of internal thoracic a. & v.), 갈비사이동 · 정맥(肋間動 · 靜脈, Intercostal a. & v.), 가슴봉우리동 · 정맥(胸肩峰動 · 靜脈, Thoracoacromial a. & v.)

임상적용 늑간신경통, 늑막염, 기관지염, 협심증, 흉협통(胸脇痛), 해수 등

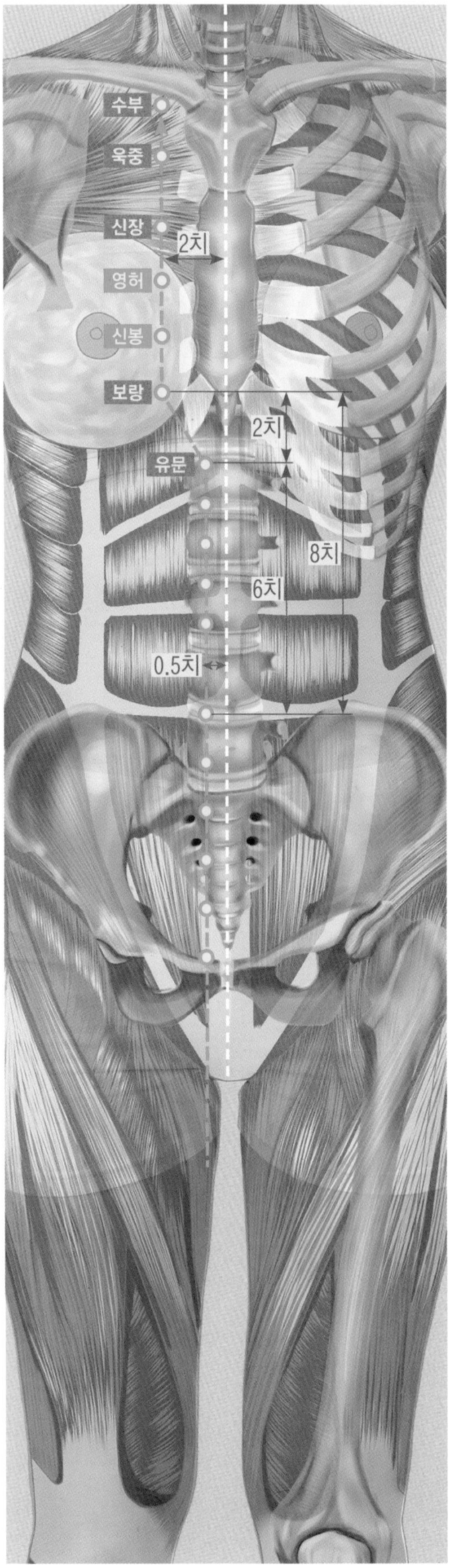

KI 25 신장(神藏, Sinjang)

혈이름 해설 '신(神)'은 심신(心神) 또는 혈기(血氣)를 가리킨다. '장(藏)'은 저장한다는 뜻이다. 이 혈의 아래에는 심(心)이 있고, 족소음신경은 상행하여 가로막(橫膈膜)을 관통하고, 그 기(氣)가 여기에서 심(心)으로 들어가 저장되므로 신장이라 한다.

위 치 앞정중선에서 가쪽으로 2치 되는 곳으로 앞가슴부위의 둘째갈비사이공간

취혈방법 자궁혈(CV 19)에서 가쪽으로 2치 되는 곳으로 둘째갈비사이공간을 따라 자궁혈 · 옥예혈(ST 15) · 주영혈(SP 20)과 나란한 곳

관련근육 큰가슴근(大胸筋, Pectoralis major m.), 바깥갈비사이근(外肋間筋, External intercostal m.), 속갈비사이근(內肋間筋, Internal intercostal m.)

관련신경 둘째갈비사이신경(第2肋間神經, 2nd intercostal n.), 가쪽가슴근신경(外側胸筋神經, Lateral pectoral n.)

관련혈관 속가슴동 · 정맥의 안쪽젖샘가지(內胸動 · 靜脈의 內側乳腺枝, Medial mammary brs. of internal thoracic a. & v.), 갈비사이동 · 정맥(肋間動 · 靜脈, Intercostal a. & v.), 가슴봉우리동 · 정맥(胸肩峰動 · 靜脈, Thoracoacromial a. & v.)

임상적용 폐충혈(肺充血), 기관지염, 늑간신경통, 늑막염, 정신질환, 구토, 불면증 등

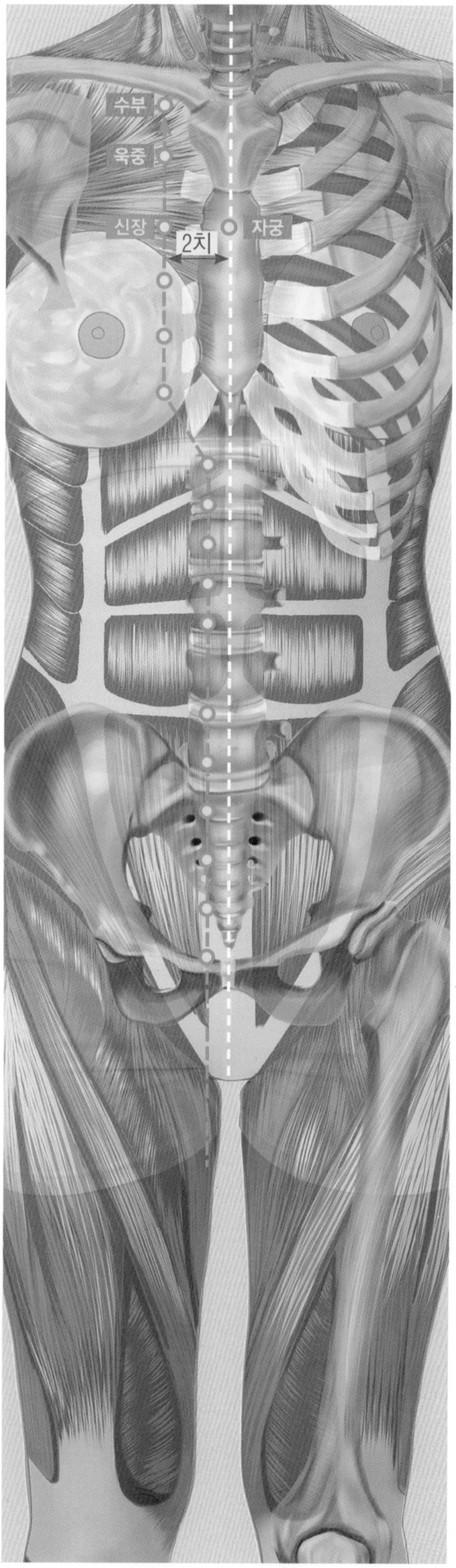

KI 26 욱중(彧中, Ukjung)

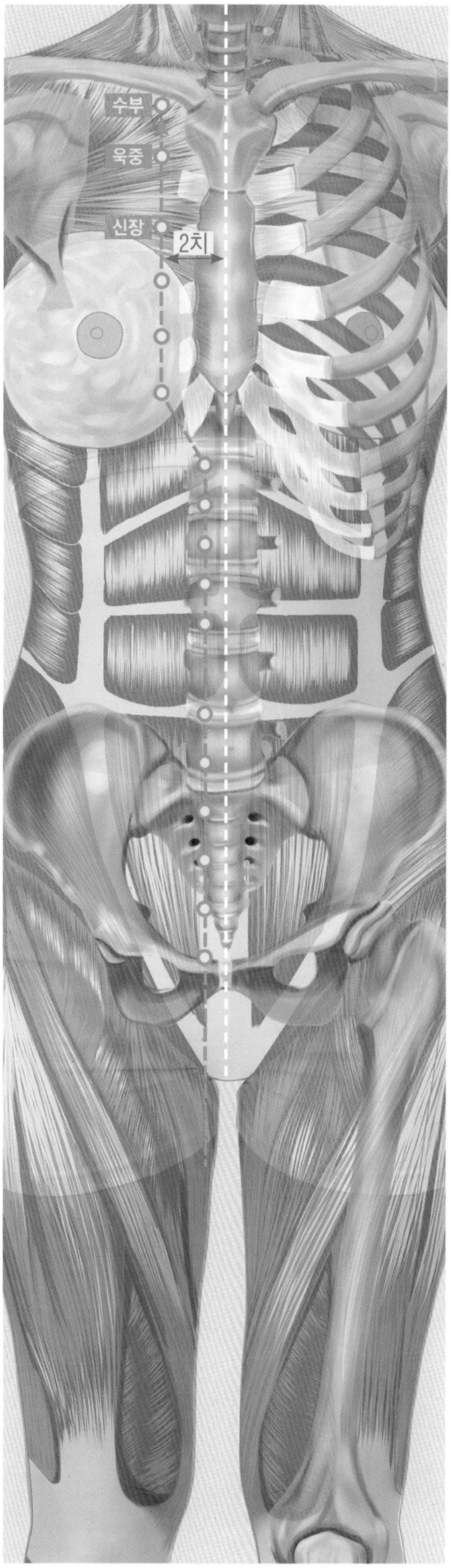

혈이름 해설 '욱(彧)'은 욱(郁)과 발음이 같고, 그 뜻은 무늬 · 장식이다. '중(中)'은 중간을 뜻한다. 이 혈은 폐(肺)에 가깝다. 폐는 화개(華蓋)라고도 하며, 꽃무늬 장식이라는 뜻으로 문욱(文郁)으로도 부르므로 욱중이라 한다.

위　　치 앞정중선에서 가쪽으로 2치 되는 곳으로 앞가슴부위의 첫째갈비사이공간

취혈방법 화개혈(CV 20)에서 가쪽으로 2치 되는 곳으로 첫째 갈비사이공간을 따라 화개혈 · 고방혈(ST 14) · 중부혈(LU 1)과 나란한 곳

관련근육 큰가슴근(大胸筋, Pectoralis major m.), 바깥갈비사이근(外肋間筋, External intercostal m.), 속갈비사이근(內肋間筋, Internal intercostal m.), 넓은목근(廣頸筋, Platysma)

관련신경 첫째갈비사이신경(第1肋間神經, 1st intercostal n.), 안쪽빗장위신경(內側鎖骨上神經, Medial supraclavicular n.), 가쪽가슴근신경(外側胸筋神經, Lateral pectoral n.)

관련혈관 갈비사이동 · 정맥(肋間動 · 靜脈, Intercostal a. & v.), 가슴봉우리동 · 정맥(胸肩峰動 · 靜脈, Thoracoacromial a. & v.), 속가슴동 · 정맥(內胸動 · 靜脈, Internal thoracic a. & v.)

임상적용 폐충혈, 기관지염, 늑간신경통, 천식, 해수, 구토, 도한(盜汗, 식은땀) 등

KI 27 수부(腧府, Subu)

혈이름 해설 '수(腧)'는 경혈을 뜻하고, '부(府)'는 집합하는 곳을 가리킨다. 족소음신경의 기(氣)는 발에서 나와 가슴을 지나 이곳에 집결하므로 수부라고 한다.

위 치 앞정중선에서 가쪽으로 2치 되는 곳으로 앞가슴부위의 빗장뼈 바로 아래쪽 오목부위

취혈방법 선기혈(CV 21)에서 가쪽으로 2치 되는 곳으로 빗장뼈 아래모서리를 따라 선기혈 · 기호혈(ST 13) · 운문혈(LU 2)과 나란한 곳

관련근육 큰가슴근(大胸筋, Pectoralis major m.), 빗장밑근(鎖骨下筋, Subclavius m.), 넓은목근(廣頸筋, Platysma)

관련신경 안쪽빗장위신경(內側鎖骨上神經, Medial supraclavicular n.)

관련혈관 가슴봉우리동 · 정맥(胸肩峰動 · 靜脈, Thoracoacromial a. & v.), 속가슴동맥(內胸動脈, Internal thoracic a.)

임상적용 불면, 천식, 가슴통증, 복부팽만, 기관지염 등

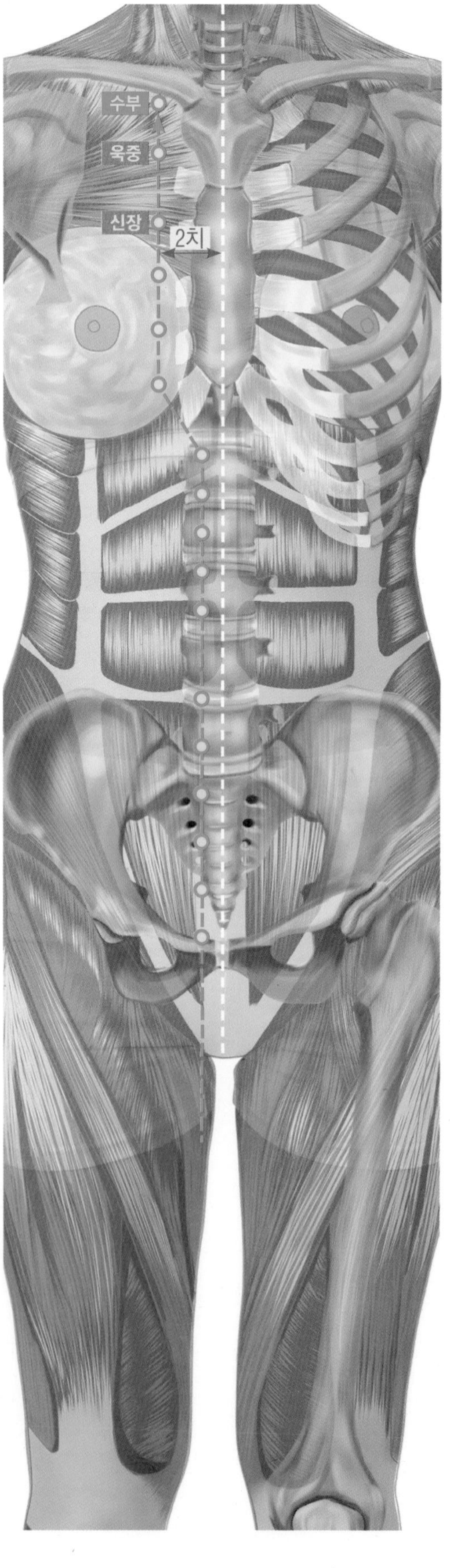

신(腎)

신은 정(精)을 저장하고 생장 · 발육 · 생식을 주관한다

정기(精氣)는 인체를 구성하고 생장 · 발육과 모든 활동에 필요한 원동력이 된다. 신이 저장하는 부모로부터 물려받은 선천(先天)의 정(精)은 후대를 번식하는 기능을 하며, 출생 후 음식으로부터 얻는 후천(後天)의 정(精)은 생명활동을 유지하는 영양분이다.

선천의 정은 후천의 정으로부터 끊임없이 보충되어야 생리 기능을 충분히 발휘할 수 있고, 후천의 정은 선천의 정이 활약하고 도와주어야 생성된다.

▶ 신에 저장된 정(精)은 후대를 배태(胚胎)시키고 발육하는 근원이 됨과 동시에 생식 기능의 성숙을 촉진시킨다. 출생 후 선천의 정과 후천의 정이 서로 자양(慈養)하여 성기능이 성숙되면 생육능력을 가지게 된다. 중년이나 노년이 되어 신이 정을 저장하는 기능이 떨어지면 성기능이 비정상이 되고 생식능력이 떨어진다.

신정은 특히 청년기에 왕성하여 신체가 튼튼해지고 근골도 강해진다. 노년기에 들어 신정(腎精)이 쇠퇴하면 신체도 쇠약해지고 근골의 운동이 원활치 못하여 이가 흔들리고 머리카락이 빠지는 노화(老化)현상이 나타난다. 신정(腎精)이 허(虛)해지면 인체의 생장과 발육에 장애가 생겨 노년기도 안 되어 쇠약해지는 증상이 나타난다.

신의 정기(精氣)는 신음(腎陰)과 신양(腎陽) 두 가지이다. 신음(腎陰)은 원음(元陰) 또는 진음(眞陰)이라고도 하고, 신양(腎陽)은 원양(元陽) 또는 진양(眞陽)이라고도 한다. 이것은 모든 생리 기능에 중요한 작용을 하고 장부(臟腑)의 음양(陰陽)을 이루는 근본이 된다.

▶ 신음과 신양이 조화를 이루면 장부의 음양이 평형을 유지한다. 신음이 허(虛)하면 열이 나고 어지럽고 귀에서 소리가 나고 허리와 무릎이 시큰하고 나른해지며 가슴이 답답하고 꿈이 많은 증상이 나타난다.

▶ 신양이 허(虛)하면 피곤하고 맥이 없고 춥고 사지가 싸늘하고 허리와 무릎이 아프며 소변이 맑고 긴 증상이 나타난다.

신은 수액(水液)을 주관한다

신의 기화(氣化) 기능은 체내의 진액을 수송하고 배설하며 진액대사의 평형을 유지하는 데 중요한 역할을 한다.

▶ 진액대사는 위의 섭취, 비의 운화, 폐의 선발과 숙강, 신의 기화 기능에 의하여 삼초(三焦)를 통해 온몸에 수송된다.

▶ 대사 뒤의 진액은 땀과 소변으로 배출된다.

신은 기(氣)를 받아들이는 기능을 주관한다

신은 폐에서 호흡으로 들여온 기를 받아들여 호흡을 조절한다. 인체의 호흡운동은 폐가 주관하지만, 흡수된 기를 신이 받아들여야 호흡이 순조롭게 된다. 정상적인 호흡운동은 폐와 신의 협조로 이루어진다.

▶ 신이 기를 받아들이는 기능이 약해지면 폐에서 호흡으로 들어온 기가 신으로 받아들여지지 못하므로 숨을 들여쉬기 곤란하고, 움직이면 숨이 찬 증상이 나타난다.

수궐음심포경

(手厥陰心包經, Pericardium Meridian : PC)

수궐음심포경은 족소음신경의 맥기(脈氣)를 받아 가슴 속에서 시작한다. 심포(心包)에 속하고, 아래로 내려가 가로막을 관통하여 삼초(상초 · 중초 · 하초)에 낙(絡)한다. 그 지맥은 가슴 속(천지혈)을 돌아 겨드랑이에서 피부 가까이로 나온다. 위팔 아랫면→팔오금(곡택혈)→아래팔 앞면(극문혈, 간사혈, 내관혈)→손바닥(노궁혈)을 지나 셋째손가락 앞쪽끝(중충혈)에서 끝난다.

손바닥 중앙에서 나누어진 지맥(支脈)은 넷째손가락 앞쪽끝에 도달하여 수소양삼초경으로 이어진다.

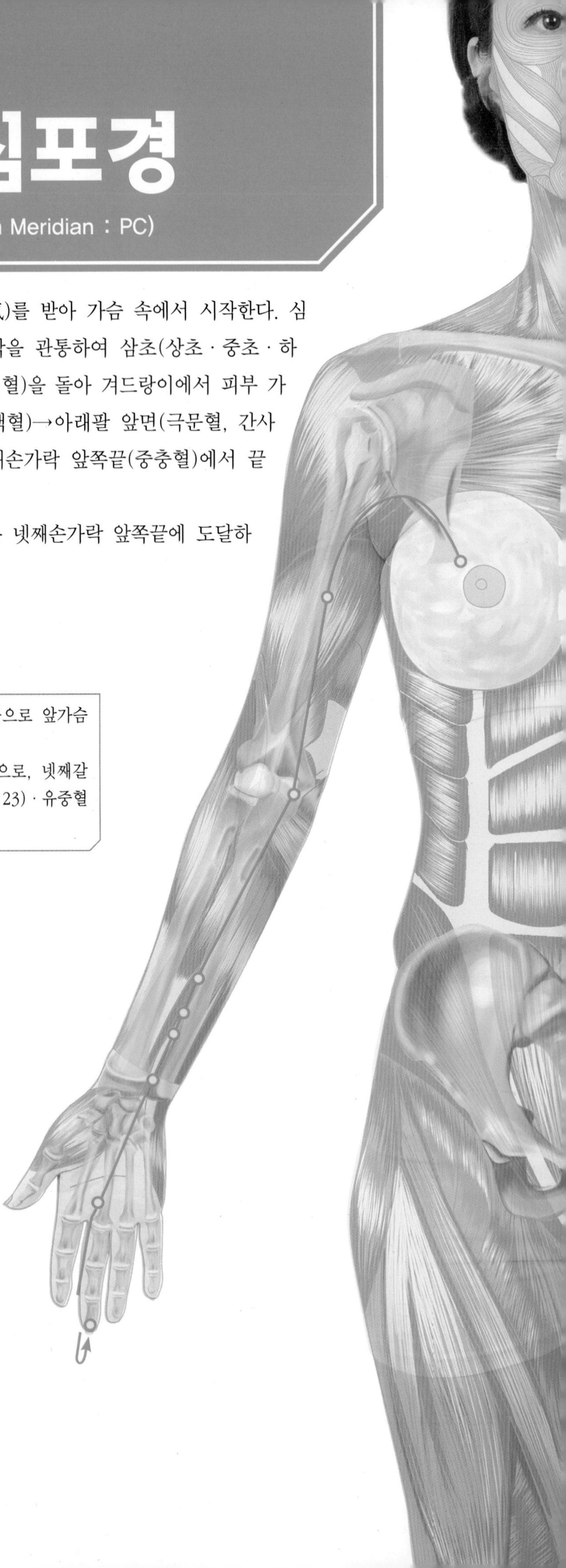

PC 1 천지

위　　치 앞정중선에서 가쪽으로 5치 되는 곳으로 앞가슴 부위의 넷째갈비사이공간

취혈방법 젖꼭지에서 가쪽으로 1치 되는 곳으로, 넷째갈비사이공간을 따라 단중혈(CV 17) · 신봉혈(KI 23) · 유중혈(ST 17) · 천계혈(SP 18)과 나란한 곳

PC 2 천천

위　　치 앞겨드랑주름에서 아래가쪽으로 2치 되는 곳으로 위팔 앞면 위팔두갈래근의 긴갈래와 짧은갈래의 사이

취혈방법 겨드랑주름 앞쪽끝에서 곡택혈(PC 3)을 잇는 선상으로 곡택혈쪽에서 9치 되는 곳

PC 3 곡택

위　　치 팔꿈치 앞면의 팔오금주름 위쪽으로 위팔두갈래근힘줄 안쪽의 오목부위

취혈방법 손바닥을 위로 하여 팔꿈치를 굽힌 상태에서 팔오금주름상의 위팔두갈래근힘줄 안쪽에서 오목한 곳으로 곡지혈(LI 11) · 척택혈(LU 5) · 소해혈(HT 3)과 같은 높이의 곳

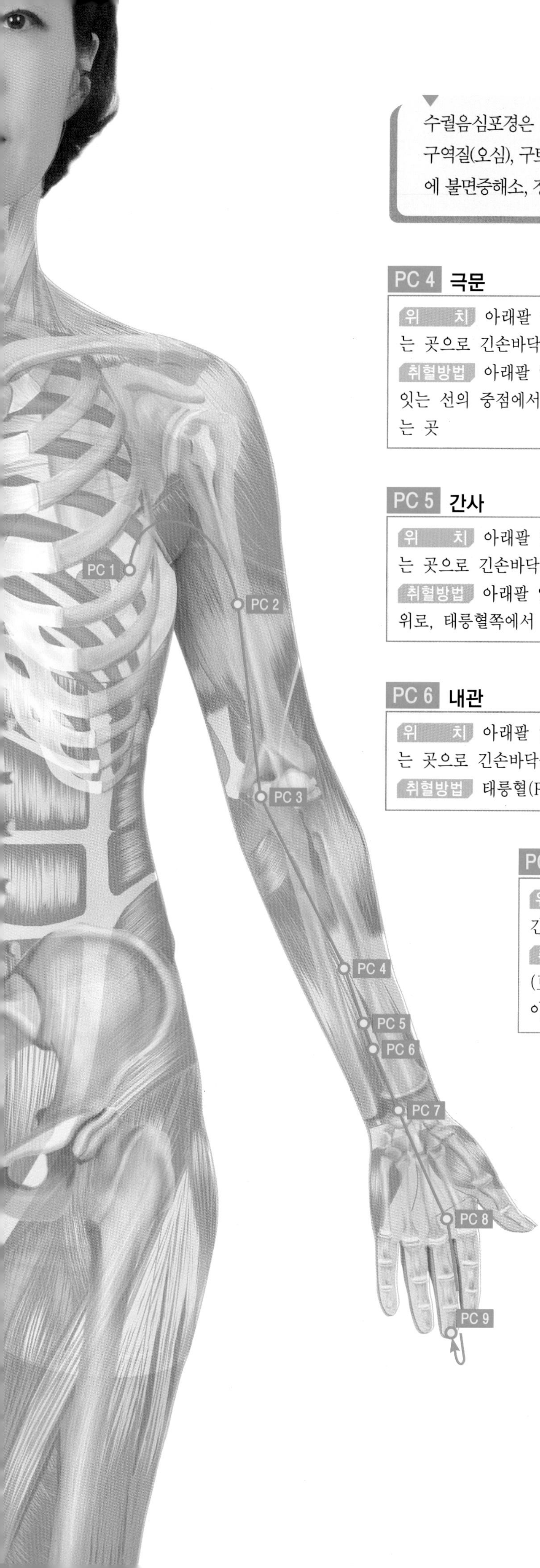

수궐음심포경은 심장질환, 두근거림·숨참, 흉부불안감, 가슴통증(흉통), 구역질(오심), 구토, 불면, 손바닥 달아오름 등의 치료에 효과적이다. 그밖에 불면증해소, 정신불안정 개선 등에도 사용한다.

PC 4 극문

위 치 아래팔 앞쪽면의 손바닥쪽 손목주름에서 몸쪽으로 5치 되는 곳으로 긴손바닥힘줄과 노쪽손목굽힘근힘줄 사이

취혈방법 아래팔 안쪽 중앙 부근인 곡택혈(PC 3)과 태릉혈(PC 7)을 잇는 선의 중점에서 아래로 1치 되는 곳으로 태릉혈에서 위로 5치 되는 곳

PC 5 간사

위 치 아래팔 앞쪽면의 손바닥쪽 손목주름에서 몸쪽으로 3치 되는 곳으로 긴손바닥근힘줄과 노쪽손목굽힘근힘줄 사이

취혈방법 아래팔 앞쪽면의 곡택혈(PC 3)과 태릉혈(PC 7)을 잇는 선 위로, 태릉혈쪽에서 3치 되는 곳

PC 6 내관

위 치 아래팔 앞쪽면의 손바닥쪽 손목주름에서 몸쪽으로 2치 되는 곳으로 긴손바닥근힘줄과 노쪽손목굽힘근힘줄의 중간부위

취혈방법 태릉혈(PC 7)에서 위로 2치 되는 곳

PC 7 태릉

위 치 손목 앞쪽면의 손바닥쪽 손목주름 위로 긴손바닥근힘줄과 노쪽손목굽힘근힘줄의 중간부위

취혈방법 손바닥쪽 손목주름의 중간으로 콩알뼈(豆狀骨)의 몸쪽끝에 있는 신문혈(HT 7)과 같은 높이의 곳

PC 8 노궁

위 치 손바닥쪽 둘째와 셋째손허리뼈 사이로 손허리손가락관절 몸쪽의 오목부위

취혈방법 가볍게 주먹을 쥔 상태에서 손바닥중앙의 가로주름 위에 둘째와 셋째손가락의 끝이 닿는 중간지점

PC 9 중충

위 치 셋째손가락끝의 중점

취혈방법 셋째손가락 손톱부위의 중점에서 0.1치 떨어진 곳

PC 1 천지(天池, Cheonji)

혈이름 해설 '천(天)'은 인체의 상부를 가리킨다. '지(池)'는 물이 머무는 곳을 뜻한다. 이 혈은 유두(乳頭) 옆에 있어서 유즙(乳汁)이 모이는 곳으로, 지(池)와 같아 천지라고 한다. 천회(天會)라고도 한다.

위　　치 앞정중선에서 가쪽으로 5치 되는 곳으로 앞가슴부위의 넷째갈비사이공간

취혈방법 젖꼭지에서 가쪽으로 1치 되는 곳으로, 넷째갈비사이공간을 따라 단중혈(CV 17) · 신봉혈(KI 23) · 유중혈(ST 17) · 천계혈(SP 18)과 나란한 곳

관련근육 큰가슴근(大胸筋, Pectoralis major m.), 바깥갈비사이근(外肋間筋, External intercostal m.), 속갈비사이근(內肋間筋, Internal intercostal m.), 작은가슴근(小胸筋, Pectoralis minor m.)

관련신경 넷째갈비사이신경의 가쪽피부가지(第4肋間神經의 外側皮枝, Lateral cutaneous br. 4th intercostal n.)

관련혈관 가슴배벽동 · 정맥(胸腹壁動 · 靜脈, Thoracoepigastric a. & v.), 가쪽가슴동 · 정맥(外側胸動 · 靜脈, Lateral thoracic a. & v.), 갈비사이동맥(肋間動 · 靜脈, Intercostal a.)

임상적용 액와선염(腋窩腺炎), 늑간신경통, 액와림프종, 심장외막염(心臟外膜炎), 유방염, 해수 등

PC 2 천천(天泉, Cheoncheon)

혈이름 해설 '천(天)'은 인체의 상부를 뜻하고, '천(泉)'은 물이 솟아나는 샘이다. 천천이란 경맥의 기혈이 솟아나는 샘이라는 뜻이다. 수궐음심포경의 기혈(氣血)은 천지혈(PC 1)에서 여기를 지나 아래고 내려가는데, 물이 처음에 지표로 솟아나오듯이 기혈이 표면으로 나오므로 천천이라 한다. 천온(天溫), 천습(天濕)으로도 부른다.

위　　치 앞겨드랑주름에서 아래가쪽으로 2치 되는 곳으로 위팔 앞면 위팔두갈래근의 긴갈래와 짧은갈래의 사이

취혈방법 겨드랑주름 앞쪽끝에서 곡택혈(PC 3)을 잇는 선상으로 곡택혈쪽에서 9치 되는 곳

관련근육 위팔두갈래근(上腕二頭筋, Biceps brachii m.), 위팔근(上腕筋, Brachialis m.), 부리위팔근(烏喙腕筋, Coracobrachialis m.)

관련신경 근육피부신경(筋皮神經, Musculocutaneous n.), 안쪽위팔피부신경(內側上腕皮神經, Medial brachial cutaneous n.)

관련혈관 위팔동 · 정맥(上腕動 · 靜脈, Brachial a. & v.)

임상적용 가슴통증, 견비통(肩臂痛), 심내막염, 심계항진, 해수 등

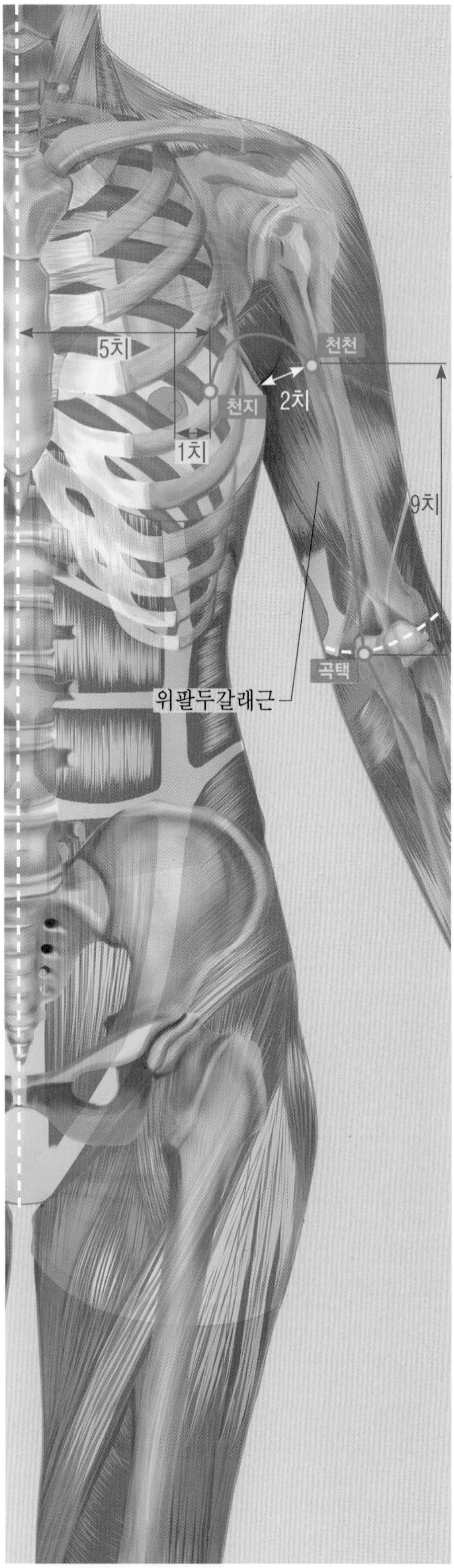

PC 3 곡택(曲澤, Goktaek) 심포경의 합(合)혈

혈이름 해설 '곡(曲)'은 굽히는 것을 뜻하고, '택(澤)'은 늪이나 못인 소택(沼澤)이다. 이 혈은 수궐음심포경의 합(合)혈이고, 수(水)에 속한다. 팔꿈치를 구부리면 '연못과 같은 홈이 있다'는 의미이다.

위 치 팔꿈치 앞면의 팔오금주름 위쪽으로 위팔두갈래근힘줄 안쪽의 오목부위

취혈방법 손바닥을 위로 하여 팔꿈치를 굽힌 상태에서 팔오금주름상의 위팔두갈래근힘줄 안쪽에서 오목한 곳으로 곡지혈(LI 11) · 척택혈(LU 5) · 소해혈(HT 3)과 같은 높이의 곳

관련근육 위팔두갈래근(上腕二頭筋, Biceps brachii m.), 위팔근(上腕筋, Brachialis m.), 원엎침근(圓回內筋, Pronator teres m.)

관련신경 안쪽아래팔피부신경(內側前腕皮神經, Medial cutaneous n. of forearm)

관련혈관 위팔동 · 정맥(上腕動 · 靜脈, Brachial a. & v.)

임상적용 심장병, 팔꿈치통증, 기관지염, 애역, 구토, 오조증(惡阻症, 입덧) 등

PC 4 극문(郄門, Geungmun) 심포경의 극(郄)혈

혈이름 해설 '극(郄)'은 공극(空隙, 구멍, 틈)을 뜻하는데, 여기에서는 기혈이 모이는 극혈(郄穴)을 나타낸다. 문(門)은 출입하는 문호(門戶)이다. 극문이란 '근육과 뼈 사이에 있어 반응이 격렬하고, 들어왔다 나왔다 하는 경혈'이라는 의미이다. 사백(四白)으로도 부른다.

위 치 아래팔 앞쪽면의 손바닥쪽 손목주름에서 몸쪽으로 5치 되는 곳으로 긴손바닥힘줄과 노쪽손목굽힘근힘줄 사이

취혈방법 아래팔 안쪽 중앙 부근인 곡택혈(PC 3)과 태릉혈(PC 7)을 잇는 선의 중점에서 아래로 1치 되는 곳으로 태릉혈에서 위로 5치 되는 곳

관련근육 노쪽손목굽힘근(橈側手根屈筋, Fiexor carpi radialis m.), 얕은손가락굽힘근(淺指屈筋, Flexor digitorum superficialis m.), 긴손바닥근(長掌筋, Palmaris longus m.), 긴엄지손가락굽힘근(長拇指屈筋, Flexor pollicis longus m.), 깊은손가락굽힘근(深指屈筋, Flexor digitorum profundus m.)

관련신경 정중신경(正中神經, Median n.), 안쪽아래팔피부신경(內側前腕皮神經, Medial cutaneous n. of forearm)

관련혈관 앞뼈사이동 · 정맥(前骨間動 · 靜脈, Anterior interosseous a. & v.)

임상적용 급성심장 · 호흡기 · 소화기증상으로 숨이 차고 가슴이 답답함, 목의 통증, 심한 기침, 코피 시의 구급지혈 등

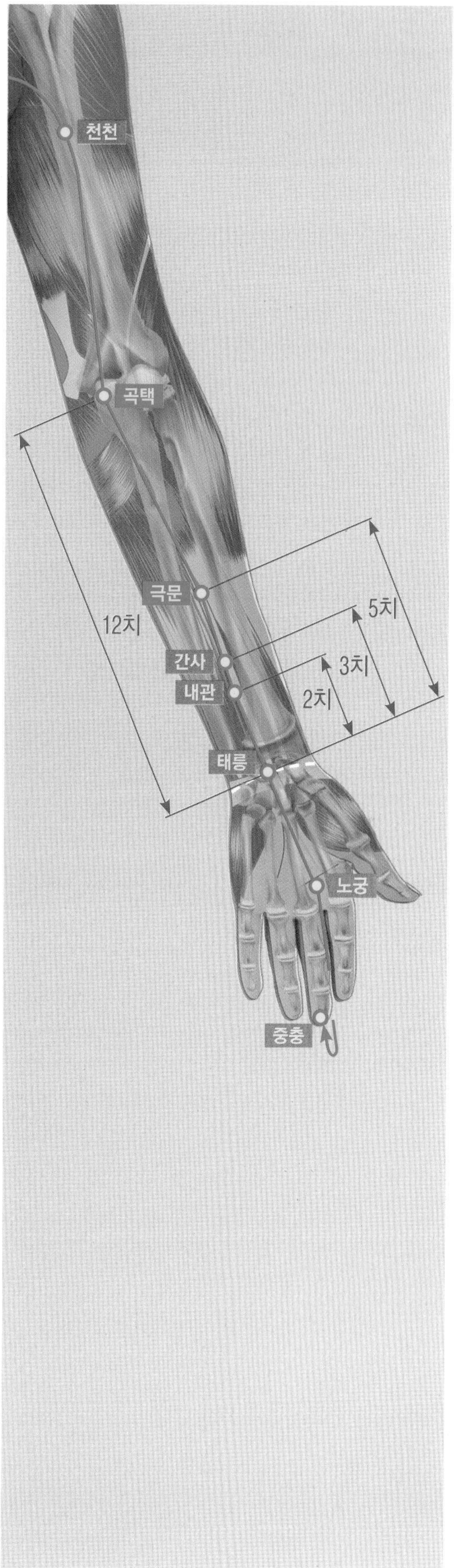

PC 5 간사(間使, Gansa) 심포경의 경(經)혈

혈이름 해설 '간(間)'이란 간극(구멍, 틈)을 뜻하고, '사(使)'는 사자를 가리킨다. 이 혈은 두 개 근육 사이의 틈새에 있으면서 경맥의 기(氣)를 두 근육으로 전송하는 기능을 가지고 있으므로 간사라고 한다. 귀락(歸絡)으로도 부른다.

위　　치 아래팔 앞쪽면의 손바닥쪽 손목주름에서 몸쪽으로 3치 되는 곳으로 긴손바닥근힘줄과 노쪽손목굽힘근힘줄 사이

취혈방법 아래팔 앞쪽면의 곡택혈(PC 3)과 태릉혈(PC 7)을 잇는 선 위로, 태릉혈쪽에서 3치 되는 곳

관련근육 노쪽손목굽힘근(橈側手根屈筋, Fiexor carpi radialis m.), 얕은손가락굽힘근(淺指屈筋, Flexor digitorum superficialis m.), 긴엄지손가락굽힘근(長拇指屈筋, Flexor pollicis longus m.), 깊은손가락굽힘근(深指屈筋, Flexor digitorum profundus m.), 긴손바닥근힘줄(長掌筋腱, Palmaris longus tendon)

관련신경 정중신경(正中神經, Median n.), 안쪽아래팔피부신경(內側前腕皮神經, Medial antebrachial cutaneous n.)

관련혈관 앞뼈사이동·정맥(前骨間動·靜脈, Anterior interosseous a. & v.)

임상적용 협심증, 위염, 늑간신경통, 정신분열증, 신경쇠약, 구안와사(口眼喎斜), 전간(癲癎, 간질) 등

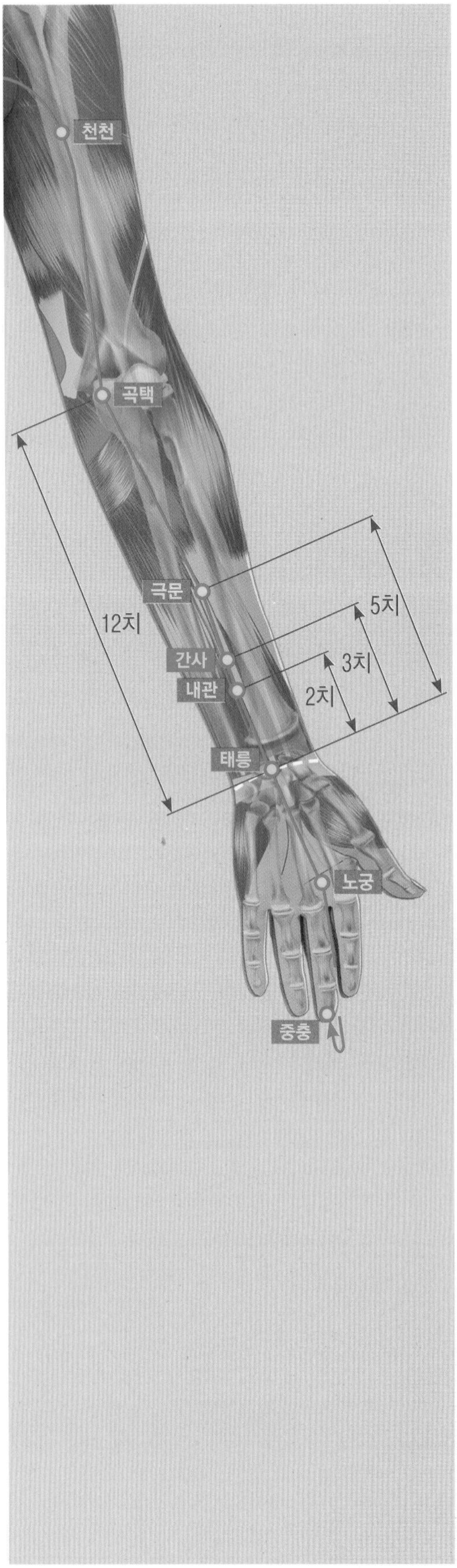

PC 6 내관(內關, Naegwan) 심포경의 낙(絡)혈, 팔맥교회혈

혈이름 해설 '내(內)'는 외(外)와 상대되는 말이고, '관(關)'은 촌구맥(寸口脈)의 관맥(關脈)부위에 이 혈이 있어서 경맥의 기(氣)가 여기로 출입하고 있다는 뜻이다. 팔의 안쪽에 있는 '검문소와 같은 경혈'이라는 의미로, 여기에서부터 지맥(支脈)을 통하여 수소양삼초경이 연결된다. 특히 곽란 등일 때 4관혈로 많이 활용된다. 음유(陰維)라고도 한다.

위　치 아래팔 앞쪽면의 손바닥쪽 손목주름에서 몸쪽으로 2치 되는 곳으로 긴손바닥근힘줄과 노쪽손목굽힘근힘줄의 중간부위

취혈방법 태릉혈(PC 7)에서 위로 2치 되는 곳

관련근육 노쪽손목굽힘근(橈側手根屈筋, Fiexor carpi radialis m.), 얕은손가락굽힘근(淺指屈筋, Flexor digitorum superficialis m.), 긴손바닥근힘줄(長掌筋腱, Palmaris longus tendon), 긴엄지손가락굽힘근(長拇指屈筋, Flexor pollicis longus m.), 깊은손가락굽힘근(深指屈筋, Flexor digitorum profundus m.), 네모엎침근(方形回內筋, Pronator quadratus m.)

관련신경 정중신경(正中神經, Median n.), 안쪽아래팔피부신경(內側前腕皮神經, Medial antebrachial cutaneous n.)

관련혈관 앞뼈사이동·정맥(前骨間動·靜脈, Anterior interosseous a. & v.)

임상적용 심장병, 고혈압, 저혈압, 위염, 구내염(口內炎), 심계항진(두근거림) 등

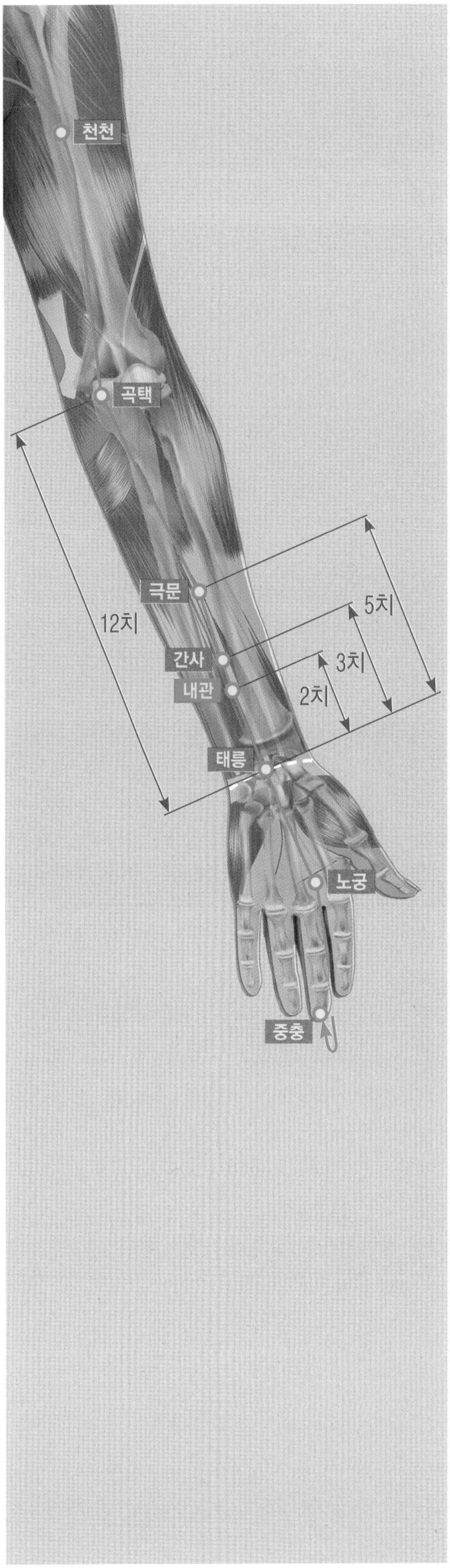

PC 7 태릉

(太陵, Taereung) 심포의 원(原)혈, 심포경의 수(腧)혈

혈이름 해설 '태(太)'에는 숭고하다는 뜻이 있고, '릉(陵)'은 높게 솟아 있는 것을 뜻한다. 이 혈은 반달뼈(月狀骨)융기 부위의 위쪽 노뼈(橈骨)와 반달뼈의 접합부에 있으므로 태릉이라 한다. 대릉(大陵), 심주(心主), 귀심(鬼心) 등으로도 부른다.

위 치 손목 앞쪽면의 손바닥쪽 손목주름 위로 긴손바닥근힘줄과 노쪽손목굽힘근힘줄의 중간부위

취혈방법 손바닥쪽 손목주름의 중간으로 콩알뼈(豆狀骨)의 몸쪽 끝에 있는 신문혈(HT 7)과 같은 높이의 곳

관련근육 노쪽손목굽힘근(橈側手根屈筋, Fiexor carpi radialis m.), 얕은손가락굽힘근(淺指屈筋, Flexor digitorum superficialis m.), 긴손바닥근(長掌筋, Palmaris longus m.), 긴엄지손가락굽힘근(長拇指屈筋, Flexor pollicis longus m.), 깊은손가락굽힘근(深指屈筋, Flexor digitorum profundus m.)

관련신경 정중신경(正中神經, Median n.), 안쪽 · 가쪽아래팔피부신경(內 · 外側前腕皮神經, Medial · lateral cutaneous n. of forearm)

관련혈관 바닥쪽손목동맥(掌側手根動脈, Palmar carpal a.), 앞뼈사이동 · 정맥(前骨間動 · 靜脈, Anterior interosseous a. & v.)

임상적용 심장병, 협심증, 고혈압, 늑간신경통(肋間神經痛), 편도선염, 두통, 신경쇠약, 정신병 등

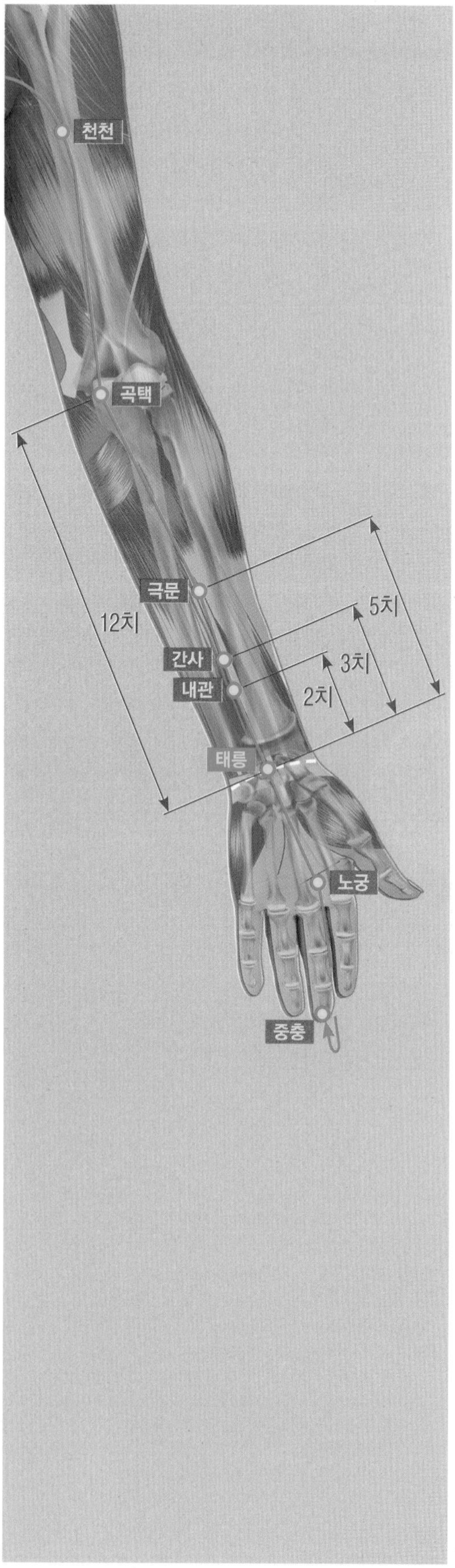

PC 8 노궁(勞宮, Nogung) 심포경의 형(滎)혈

혈이름 해설 '노(勞)'는 노동을 가리키고, '궁(宮)'은 황궁을 뜻한다. 손은 노동을 하는 기관이다. 이 혈은 손바닥에 있고, 심포는 군주(君主)인 심(心)의 궁성이므로 노궁이라 한다. 오리(五里), 장중(掌中)으로도 부른다.

위 치 손바닥쪽 둘째와 셋째손허리뼈 사이로 손허리손가락관절 몸쪽의 오목부위

취혈방법 가볍게 주먹을 쥔 상태에서 손바닥중앙의 가로주름 위에 둘째와 셋째손가락의 끝이 닿는 중간지점

관련근육 둘째벌레근(第2蟲樣筋, 2nd lumbrical m.), 엄지손가락모음근(拇指內轉筋, Adductor hallucis m.), 첫째바닥쪽뼈사이근(第1掌側骨間筋, 1st plantar interosseous m.), 얕은손가락굽힘근(淺指屈筋, Flexor digitorum superficialis m.), 깊은손가락굽힘근(深指屈筋, Flexor digitorum profundus m.)

관련신경 자신경의 깊은가지(尺骨神經의 深枝, Deep br. of ulnar n.), 정중신경(正中神經, Median n.)

관련혈관 온바닥쪽손가락동 · 정맥(總掌側指動 · 靜脈, Common palmar digital a. & v.)

임상적용 졸도, 전광, 뇌충혈, 구취, 협심증, 황달, 애역(딸꾹질) 등

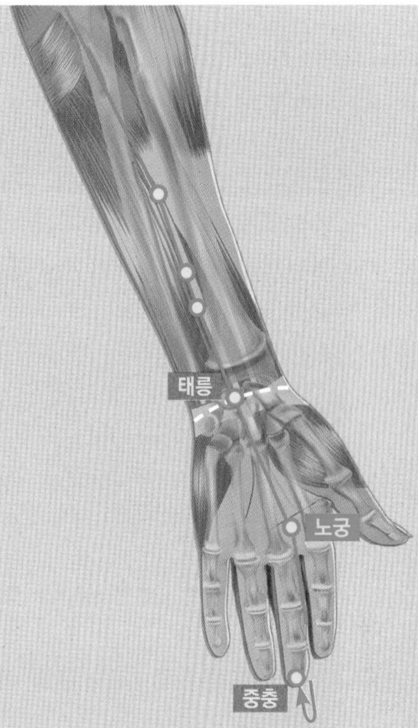

PC 9 중충(中衝, Jungchung) 심포경의 정(井)혈

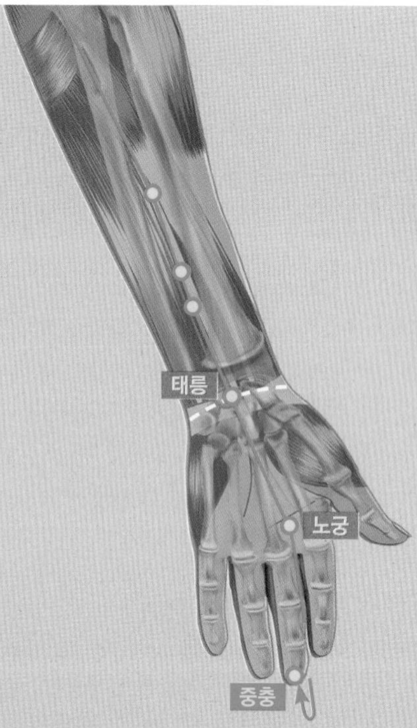

혈이름 해설 '중(中)'은 셋째손가락(中指)끝의 중앙을 나타내고, '충(衝)'은 요충을 말한다. 이 혈은 혈기(血氣)가 왕성한 부위이므로 중충(中衝)이라 한다. 수궐음심포경의 민감한 반응점으로, 골반에도 작용하여 성기능을 향상시키는 신비한 경혈이다.

위 치 셋째손가락끝의 중점

취혈방법 셋째손가락 손톱부위의 중점에서 0.1치 떨어진 곳

관련근육 깊은손가락굽힘근(深指屈筋, Flexor digitorum profundus m.)

관련신경 바닥쪽손가락신경(掌側指神經, Palmar digital n.), 등쪽손가락신경(背側指神經, Dorsal digital n.), 정중신경(正中神經, Median n.)

관련혈관 등쪽손가락동 · 정맥(背側指動 · 靜脈, Dorsal digital a. & v.)

임상적용 소아의 경기, 고열, 쇼크, 불안, 심장병으로 인한 흉부통증 등

심포(心包)

심포는 신사지관(臣使之官)으로 희락출언(喜樂出焉)하며, 삼초(三焦)와 음양표리상합(陰陽表裏相合) 관계를 이룬다.

심포는 심장의 기능을 대행하면서 심장을 보호하는 무형의 장기로 심폐의 기혈을 전수(轉輸)하는 기능을 도와 음양을 조화시켜 정신을 유쾌하게 하기 때문에 심장의 신하와 사신(使臣) 역할을 하며, 기쁨과 즐거움이 나온다. 한의학에서 심포와 삼초가 표리관계를 이룬다고 한다.

심포는 심장의 바깥막 즉 기혈(氣血)이 지나는 통로이며, 심장을 보호하고 심장의 기능을 돕는 장기이며, 낙맥(絡脈)이 연결되어 있다.

심포경의 주요 병증

가슴이 두근거리고 답답하다. 옆구리가 답답하고 심장 앞쪽이 아프고 의식이 또렷하지 못하다.

또 팔에 경련을 일으키거나 손바닥이 뜨거워진다.

수소양삼초경

(手少陽三焦經, Triple Energiger Meridian : TE)

수소양삼초경은 수궐음심포경의 맥기(脈氣)를 받아 넷째손가락 안쪽끝(관충혈)에서 시작하여 올라가 다섯째와 넷째손가락 사이(액문혈)로 나와 손등→아래팔 뒷면→위팔 뒷면을 올라가 족소양담경의 견정혈(GB 21)과 교회하고, 빗장뼈 위오목으로 들어간다. 가슴 속으로 퍼져 심포(心包)에 낙하고, 가로막을 관통하여 삼초(三焦)에 속한다.

가슴 속에서 나누어진 지맥(支脈)은 가슴 속에서 빗장뼈 위오목으로 나와 목을 올라가 귀의 뒤쪽→위쪽을 돌아 관자오목(측두와)에서 눈아래쪽에 도달한다. 귀 밑에서 나누어진 지맥은 귀 뒤에서 귀 속으로 들어가 가쪽눈구석에서 족소양담경으로 이어진다.

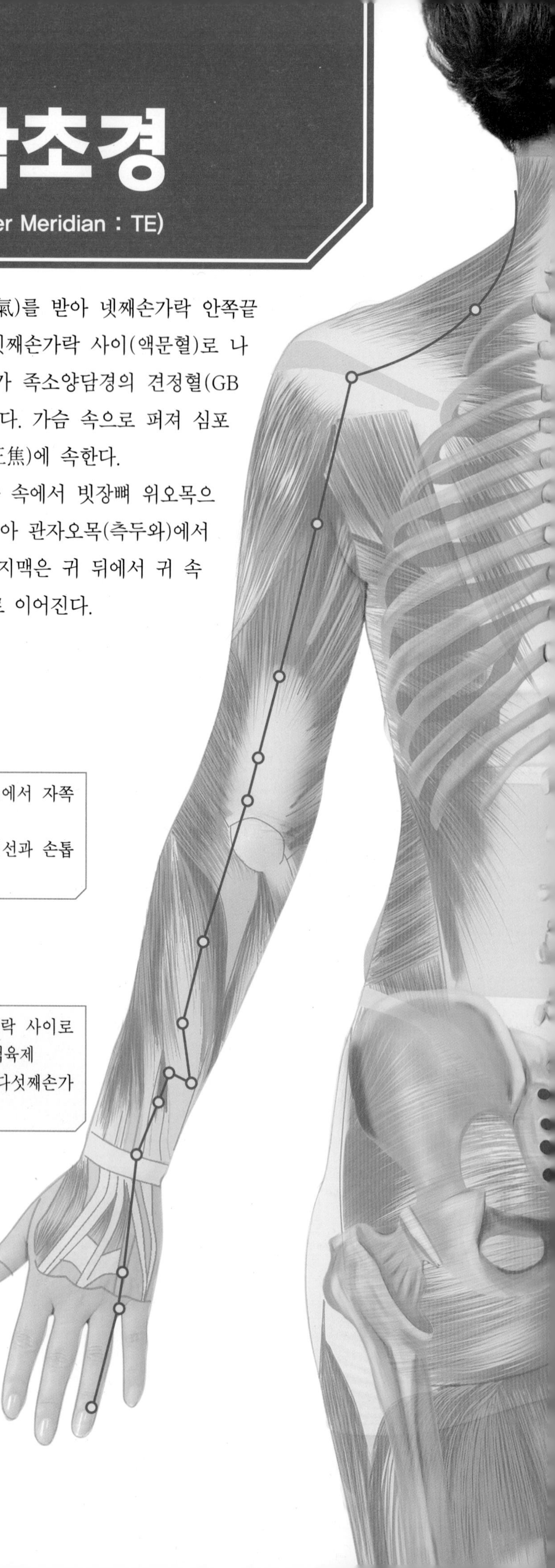

TE 1 관충

위 치 넷째손가락끝마디뼈의 손톱각(爪甲角)에서 자쪽으로 0.1치 되는 곳

취혈방법 넷째손톱의 자쪽모서리를 지나는 수직선과 손톱각을 지나는 수평선이 만나는 곳

TE 2 액문

위 치 손등쪽에서 넷째손가락과 다섯째손가락 사이로 손살(finger web) 가장자리 위쪽 오목부위의 적백육제

취혈방법 가볍게 주먹을 쥔 상태에서 넷째와 다섯째손가락 사이의 가장자리 위쪽의 오목한 곳

TE 3 중저

위 치 손등에서 넷째와 다섯째손허리뼈 사이로 넷째손허리손가락관절 위쪽의 오목부위

취혈방법 넷째와 다섯째손가락 사이에서 튀어나온 뼈를 지난 오목한 곳으로 누르면 반응이 있는 곳

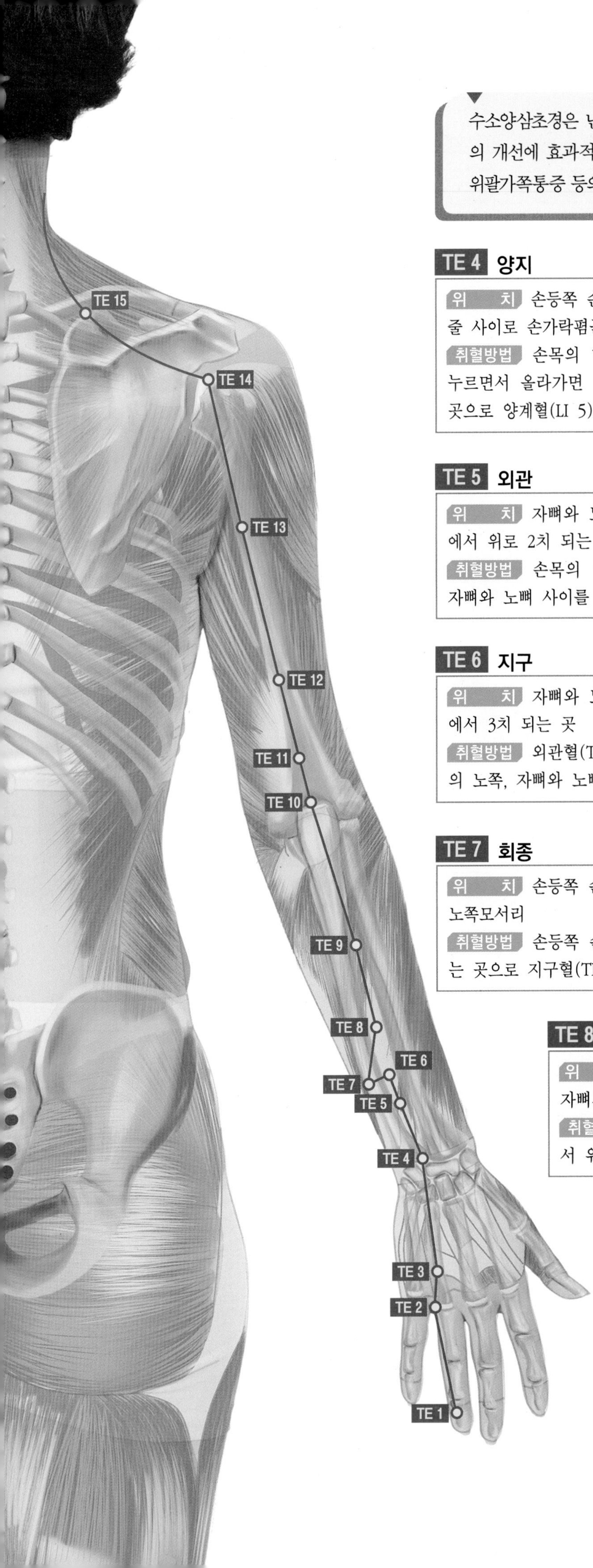

수소양삼초경은 난청, 눈(안)질환, 인두·후두의 염증 및 통증 등의 개선에 효과적이다. 또한 어깨팔(경완)증후군, 어깨위쪽통증, 위팔가쪽통증 등의 치료 시에도 사용한다.

TE 4 양지

위　　치 손등쪽 손목주름 위의 손가락폄근힘줄과 새끼폄근힘줄 사이로 손가락폄근힘줄에서 자쪽으로 오목한 곳

취혈방법 손목의 넷째와 다섯째손허리뼈 사이를 손가락으로 누르면서 올라가면 손목관절의 손목주름에서 손가락이 멈추는 곳으로 양계혈(LI 5) · 양곡혈(SI 5)과 같은 높이의 곳

TE 5 외관

위　　치 자뼈와 노뼈 사이 공간의 중점으로 손등쪽손목주름에서 위로 2치 되는 곳

취혈방법 손목의 양지혈(TE 4)에서 위로 2치 되는 곳으로 자뼈와 노뼈 사이를 누르면 반응하는 오목한 부위

TE 6 지구

위　　치 자뼈와 노뼈 사이 공간의 중점으로 손등쪽손목주름에서 3치 되는 곳

취혈방법 외관혈(TE 5)에서 몸쪽으로 1치이고 회종혈(TE 7)의 노쪽, 자뼈와 노뼈 사이의 곳

TE 7 회종

위　　치 손등쪽 손목주름에서 위로 3치 되는 곳으로 자뼈의 노쪽모서리

취혈방법 손등쪽 손목주름의 양지혈(TE 4)에서 위로 3치 되는 곳으로 지구혈(TE 4) · 편력혈(LI 6)과 같은 높이의 곳

TE 8 삼양락

위　　치 손등쪽 손목주름에서 위로 4치이고 자뼈와 노뼈 사이 공간의 중점

취혈방법 손등쪽 손목주름의 양지혈(TE 4)에서 위로 4치 되는 곳

TE 9 사독

위　　치 팔꿈치머리융기에서 아래로 5치 되는 곳으로 자뼈와 노뼈 사이의 공간

취혈방법 팔을 굽히고 팔꿈치끝에서 앞쪽 고랑을 뼈를 따라 손목쪽으로 2치 떨어진 곳(뼈 위를 누르면 반응하는 곳)

TE 10 천정

위 치 팔꿈치머리융기에서 위로 1치 되는 곳
취혈방법 팔꿈치를 굽히고 팔꿈치머리융기에서 위로 1치 되는 오목한 곳

TE 11 청랭연

위 치 팔꿈치머리융기에서 위로 2치 되는 곳으로 팔꿈치머리융기와 봉우리각을 잇는 선 위
취혈방법 팔꿈치를 펴고 팔꿈치머리에서 2치 되는 곳으로 천정혈(TE 10)에서 위로 2치 되는 곳

TE 12 소락

위 치 팔꿈치머리융기에서 몸쪽으로 5치 되는 곳으로 팔꿈치머리융기와 봉우리각(肩峰角)을 잇는 선 위
취혈방법 위팔 뒤쪽의 팔꿈치머리융기와 봉우리각의 중간부위로 노회혈(TE 13)과 청랭연혈(TE 11)의 중점

TE 13 노회

위 치 팔꿈치머리융기와 봉우리각 가쪽끝을 잇는 선상의 봉우리각에서 아래로 3치 되는 곳으로 어깨세모근 뒤아래모서리
취혈방법 견료혈(TE 14)에서 아래로 3치 되는 곳

TE 14 견료

위 치 팔꿈치머리융기와 봉우리각 가쪽끝을 잇는 선상의 봉우리각에서 아래로 3치 되는 곳으로 어깨세모근 뒤아래모서리
취혈방법 견료혈(TE 14)에서 아래로 3치 되는 곳

TE 15 천료

위 치 어깨뼈 위쪽각에서 위로 오목한 곳
취혈방법 견정혈(GB 21)과 곡원혈(SI 13)의 중점

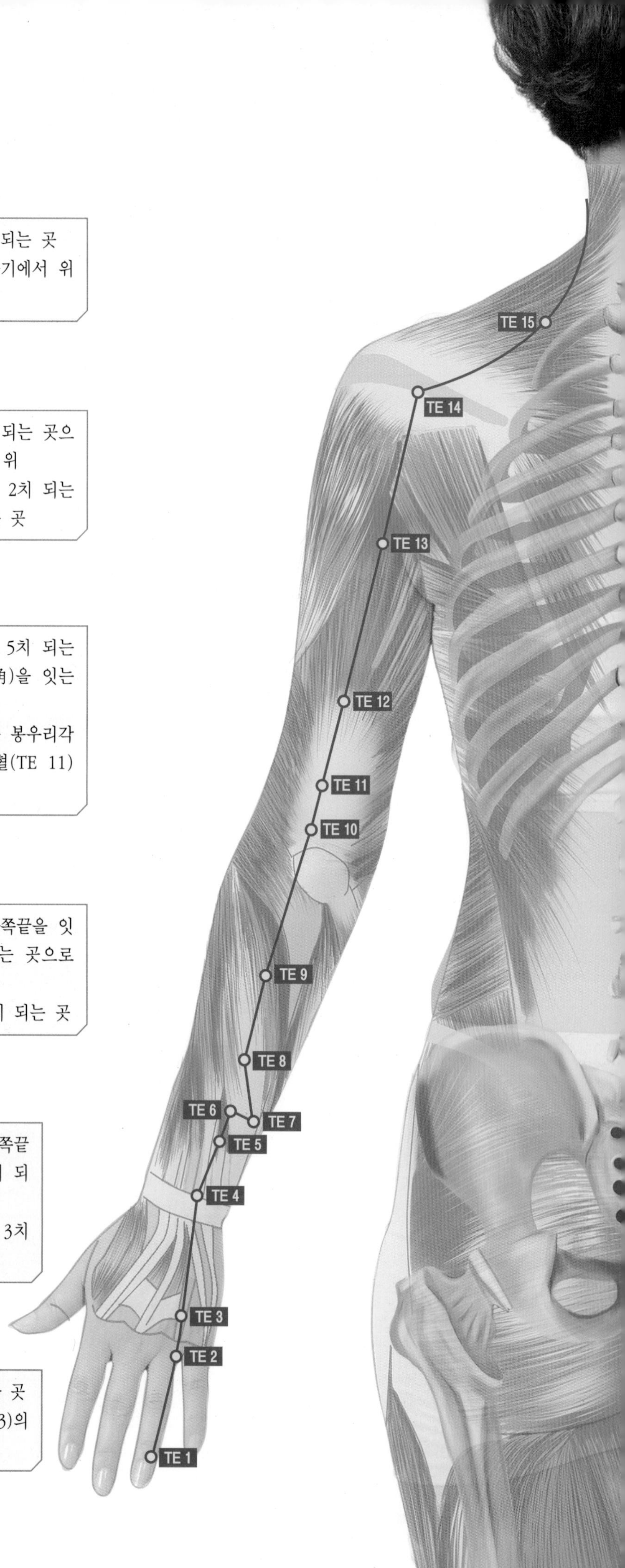

TE 16 천유

위 치 목 앞쪽의 아래턱뼈각과 같은 높이로 목빗근 뒤쪽의 오목부위

취혈방법 천용혈(SI 17)과 천주혈(BL 10) 중간의 오목한 곳으로 천용혈과 같은 높이의 곳

TE 17 예풍

위 치 귓불(耳垂, ear libe) 뒤쪽의 꼭지돌기 아래끝의 앞쪽과 아래턱뼈 사이의 오목부위

취혈방법 귀 뒤쪽에서 목덜미쪽으로 치우친 곳으로 풍지혈(GB 20)과 같이 누르면 통증이 심한 곳

TE 18 계맥

위 치 귓바퀴(耳介) 뒤의 꼭지돌기를 중심으로 각손혈(TE 20)과 예풍혈(TE 17)을 잇는 곡선상의 각손혈쪽에서 2/3 되는 곳

취혈방법 각손혈(TE 20)과 예풍혈(TE 17)을 잇는 곡선을 3등분하여 각손혈→노식혈(TE 19)→계맥혈→예풍혈(TE 17) 순으로 취혈

TE 19 노식

위 치 귓바퀴 뒤의 꼭지돌기(乳様突起)를 중심으로 예풍혈(TE 17)과 각손혈(TE 20)을 잇는 곡선상의 각손혈쪽에서 1/3 되는 곳

취혈방법 각손혈(TE 20)과 예풍혈(TE 17)을 잇는 곡선을 3등분하여 각손혈→노식혈→계맥혈(TE 18)→예풍혈(TE 17) 순으로 취혈

TE 20 각손

위 치 귓바퀴꼭지(耳尖)의 바로 위쪽

취혈방법 귓바퀴를 앞으로 접어 머리에 눌러 붙일 때 귓바퀴끝이 머리에 닿는 곳

TE 21 이문

위 치 귀구슬(耳珠)사이패임과 아래턱뼈관절돌기 사이의 오목부위

취혈방법 입을 약간 벌린 상태에서 귀구슬사이패임(耳珠間切痕) 앞쪽의 오목한 곳으로 청궁혈(SI 19) 바로 위쪽

TE 22 화료

위 치 관자뼈(側頭骨) 뒷면으로 귓바퀴뿌리 앞쪽의 얕은관자동맥 뒤쪽

취혈방법 이문혈(TE 21)에서 위앞쪽으로 0.5치 되는 곳

TE 23 사죽공

위 치 눈썹 가쪽끝의 오목한 곳

취혈방법 눈썹 가쪽끝의 오목부위로 누르면 통증이 있는 곳으로 동자료혈(GB 1)의 위쪽

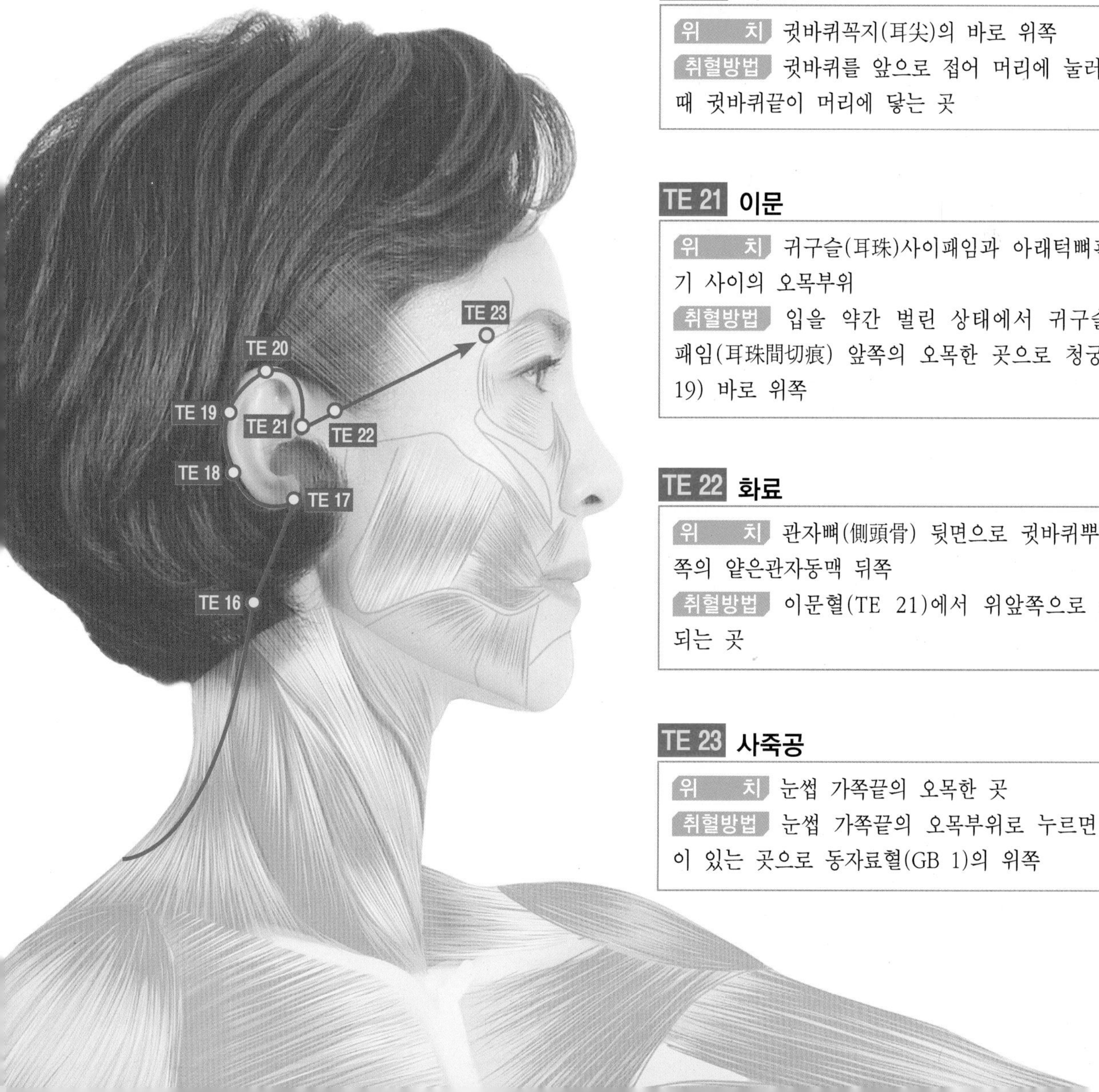

TE 1 관충(關衝, Gwanchung) 삼초경의 정(井)혈

혈이름 해설 ‘관(關)’은 관문을 뜻하며, 출입하는 문이다. ‘충(衝)’은 요충이자 경맥의 기(氣)가 일어나는 곳으로 기혈이 왕성한 것을 가리킨다. 이 혈은 소충혈(HT 9)과 중충혈(PC 9) 사이에 있으며, 그 모습이 관문과 같아 관충이라 한다.

위 치 넷째손가락끝마디뼈의 손톱각(爪甲角)에서 자쪽으로 0.1치 되는 곳

취혈방법 넷째손톱의 자쪽모서리를 지나는 수직선과 손톱각을 지나는 수평선이 만나는 곳

관련근육 손가락폄근(指伸筋, Extensor digitorum m.)

관련신경 자신경의 등쪽손가락신경(尺骨神經의 背側指神經, Dorsal digital n. of ulnar n.)

관련혈관 바닥쪽손가락동 · 정맥(掌側指動 · 靜脈, palmar digital a. & v.), 등쪽손가락동 · 정맥(背側指動 · 靜脈, Dorsal digital a. & v.)

임상적용 두통, 혀의 마비, 발열, 인두염, 편도선염(扁桃腺炎) 등

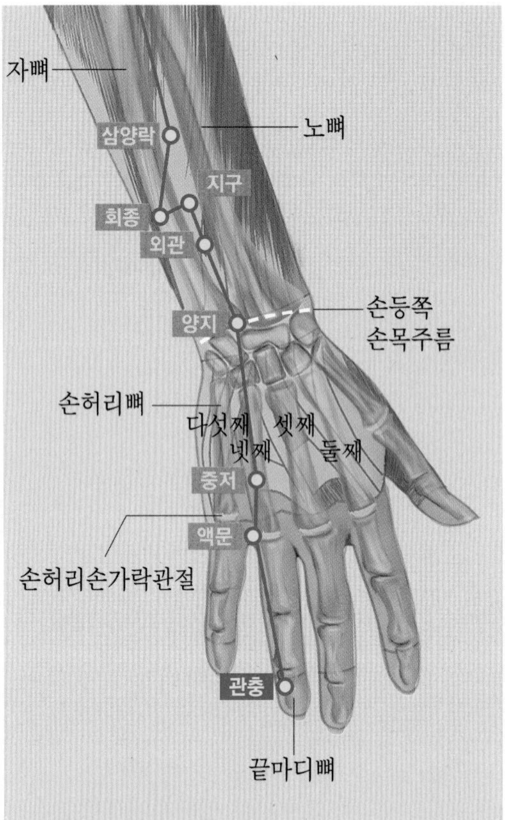

TE 2 액문(液門, Aengmun) 삼초경의 형(滎)혈

혈이름 해설 ‘액(液)’은 수액을 뜻하고, ‘문(門)’은 출입하는 문호를 가리킨다. 삼초(三焦)에는 인체의 수액대사를 조절하는 작용이 있어 삼초(三焦)를 수부(水府)라고도 부른다. 그래서 삼초경의 경혈이름에 물 수(水) 변(氵)이 붙은 글자가 많다. 이 혈에서 수액의 기가 출입한다 하여 액문이라 한다.

위 치 손등쪽에서 넷째손가락과 다섯째손가락 사이로 손샅(finger web) 가장자리 위쪽 오목부위의 적백육제

취혈방법 가볍게 주먹을 쥔 상태에서 넷째와 다섯째손가락 사이의 가장자리 위쪽의 오목한 곳

관련근육 넷째등쪽뼈사이근(第4背側骨間筋, 4th dorsal interosseous m.), 넷째벌레근(第4蟲樣筋, 4th lumbrical m.)

관련신경 자신경의 등쪽손가락신경(尺骨神經의 背側指神經, Dorsal digital n. of ulnar n.)

관련혈관 등쪽손가락동 · 정맥(背側指動 · 靜脈, Dorsal digital a. & v.)

임상적용 뇌빈혈, 두통, 이명(耳鳴), 결막염(結膜炎), 이롱(耳聾), 인후종통(咽喉腫痛) 등

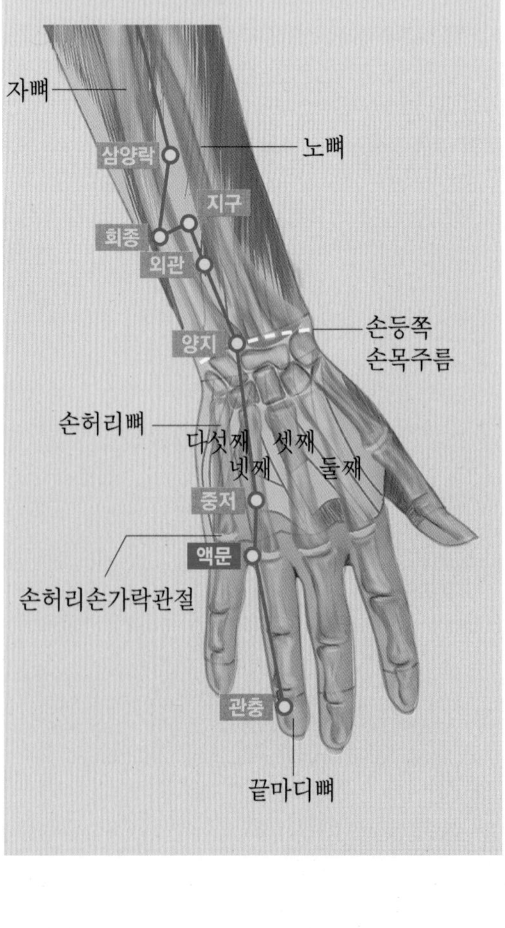

TE 3 중저(中渚, Jungjeo) 삼초경의 수(腧)혈

혈이름 해설 '중(中)'은 중간을, '저(渚)'는 물가의 모래섬 또는 큰 내(川) 가운데 있는 섬을 뜻한다. 이 혈은 액문혈에서 상행하여 2개의 손허리뼈(中手骨) 중간에 있으므로 중저(中渚)라 한다. '넷째와 다섯째손가락 사이에 있는 중주(삼각섬)'라는 뜻이다.

위 치 손등에서 넷째와 다섯째손허리뼈 사이로 넷째손허리손가락관절 위쪽의 오목부위

취혈방법 넷째와 다섯째손가락 사이에서 튀어나온 뼈를 지난 오목한 곳으로 누르면 반응이 있는 곳

관련근육 넷째등쪽뼈사이근(第4背側骨間筋, 4th dorsal interosseous m.)

관련신경 자신경의 등쪽손가락신경(尺骨神經의 背側指神經, Dorsal digital n. of ulnar n.)

관련혈관 등쪽손가락동 · 정맥(背側指動 · 靜脈, Dorsal digital a. & v.)

임상적용 눈 · 귀 · 목의 통증, 두통, 어깨 · 팔의 신경통, 발열성 질환 등

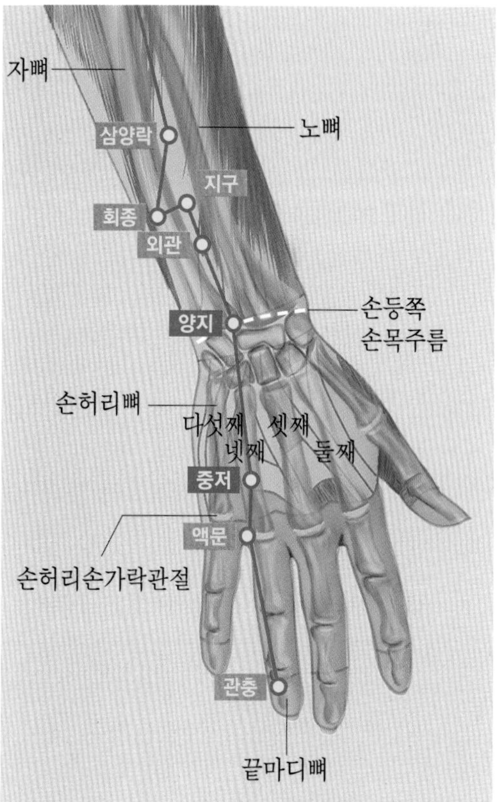

TE 4 양지(陽池, Yangji) 삼초의 원(原)혈

혈이름 해설 손등쪽을 '양(陽)'이라 하고, '지(池)'는 오목부위를 뜻한다. 손등쪽에는 이 양지혈과 양계혈(LI 5), 양곡혈(SI 5)의 3혈이 나란히 있다. '양기가 모여 흘러나가는 곳'이라는 뜻이다. 별양(別陽)이라고도 한다.

위 치 손등쪽 손목주름 위의 손가락폄근힘줄과 새끼폄근힘줄 사이로 손가락폄근힘줄에서 자쪽으로 오목한 곳

취혈방법 손목의 넷째와 다섯째손허리뼈 사이를 손가락으로 누르면서 올라가면 손목관절의 손목주름에서 손가락이 멈추는 곳으로 양계혈(LI 5) · 양곡혈(SI 5)과 같은 높이의 곳

관련근육 새끼손가락폄근(小指伸筋, Extensor digiti minimi m.), 온손가락폄근(總指伸筋, Common extensor digitorum m.)

관련신경 자신경의 손등가지(尺骨神經의 手背枝, Dorsal br. of ulnar n.), 뒤아래팔피부신경(後前腕皮神經, Posterior antebrachial cutaneous n.)

관련혈관 뒤뼈사이동 · 정맥(後骨間動 · 靜脈, Posterior interosseous a. & v.), 손등정맥그물(手背靜脈網, Dorsal venous network of hand)

임상적용 입덧, 히스테리, 팔의 통증, 당뇨병, 어깨결림 등

참 고

폄근힘줄(伸筋腱)/폄근지지띠(伸筋支帶, extensor retinaculum)

아래팔에서 손목의 등쪽을 주행하는 8개의 폄근힘줄은 폄근지지띠에 의하여 손목부위에 고정되므로 들뜨지 않는다.

8개의 폄근힘줄은 노쪽에서 다음 6개로 구분되어 폄근지지띠를 통과하고 있다.

- 긴엄지손가락벌림근힘줄, 짧은엄지손가락폄근힘줄
- 긴노쪽손목폄근힘줄, 짧은노쪽손목폄근힘줄
- 긴엄지손가락폄근힘줄
- 온손가락폄근힘줄
- 짧은손가락폄근힘줄
- 자쪽손목폄근힘줄

TE 5 외관(外關, Oegwan) 삼초경의 낙(絡)혈, 팔맥교회혈

혈이름 해설 '외(外)'는 아래팔에서 가쪽을, '관(關)'은 관요(關要)를 뜻한다. 손목에서 위로 이 혈에 이르기까지의 모습이 마치 관문과 같고, 이 혈은 수소양삼초경의 별락(別絡)을 이루고 수궐음심포경으로 달리므로 내관(內關)에 대응시켜 외관이라 한다. '바깥쪽의 요처'라는 뜻이다. 양유(陽維)라고도 한다.

위　치 자뼈와 노뼈 사이 공간의 중점으로 손등쪽손목주름에서 위로 2치 되는 곳

취혈방법 손목의 양지혈(TE 4)에서 위로 2치 되는 곳으로 자뼈와 노뼈 사이를 누르면 반응하는 오목한 부위

관련근육 온손가락폄근(總指伸筋, Common extensor digitorum m.), 긴엄지손가락폄근(長拇指伸筋, Extensor pollicis longus m.), 집게손가락폄근(示指伸筋, Extensor indicis m.), 새끼손가락폄근(小指伸筋, Extensor digiti minimi m.)

관련신경 뒤아래팔피부신경(後前腕皮神經, Posterior antebrachial cutaneous n.)

관련혈관 뒤뼈사이동·정맥(後骨間動·靜脈, Posterior interosseous a. & v.)

임상적용 두통, 유행성감기, 상한(傷寒 : 추위로 인하여 생기는 병), 비염, 해수, 이명(耳鳴), 이하선염(耳下腺炎) 등

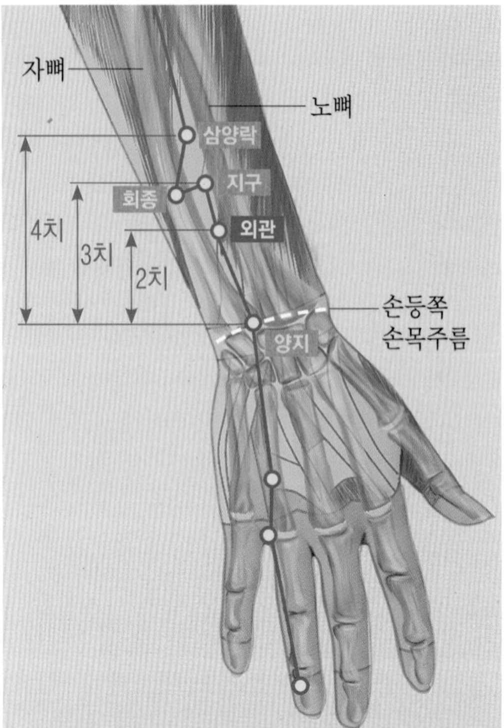

TE 6 지구(支溝, Jigu) 삼초경의 경(經)혈

혈이름 해설 '지(支)'는 팔다리의 지(肢)와 뜻이 통하고, 좁은 곳을 '구(溝)'라고 한다. 이 혈은 아래팔의 2개 근육과 2개 뼈 사이에 있으면서 경맥의 기(氣)가 지나가는 곳이므로 지구라 한다.

위　치 자뼈와 노뼈 사이 공간의 중점으로 손등쪽손목주름에서 3치 되는 곳

취혈방법 외관혈(TE 5)에서 몸쪽으로 1치이고 회종혈(TE 7)의 노쪽, 자뼈와 노뼈 사이의 곳

관련근육 온손가락폄근(總指伸筋, Common extensor digitorum m.), 긴엄지손가락폄근(長拇指伸筋, Extensor pollicis longus m.), 새끼손가락폄근(小指伸筋, Extensor digiti minimi m.)

관련신경 뒤아래팔피부신경(後前腕皮神經, Posterior antebrachial cutaneous n.), 뒤뼈사이신경(後骨間神經, Posterior interosseous n.)

관련혈관 뒤뼈사이동·정맥(後骨間動·靜脈, Posterior interosseous a. & v.)

임상적용 늑막염, 늑간신경통, 상완신경통, 변비, 구토, 흉협통(胸脇痛) 등

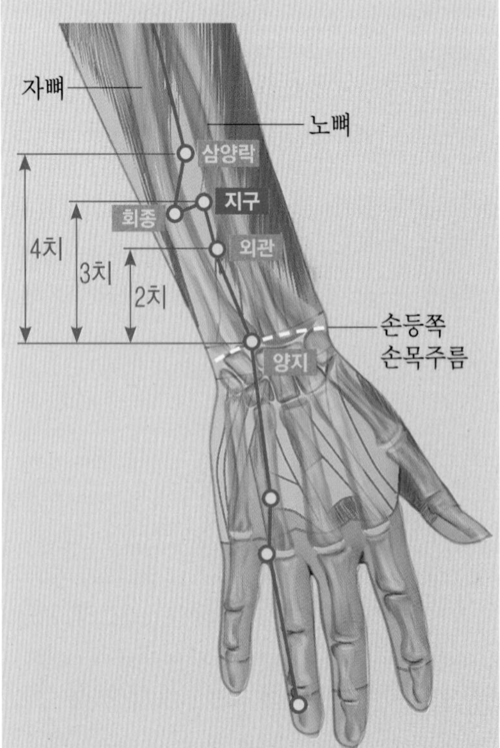

TE 7 회종(會宗, Hoejong) 삼초경의 극(郄)혈

혈이름 해설 '회(會)'는 회합한다는 뜻이고, '종(宗)'은 모인다는 뜻이다. 삼초경의 기(氣)가 지구혈(TE 6)에서 삼양락혈(TE 8)로 갈 때 반드시 이 혈에 모였다가 가므로 회종이라 한다. '힘줄이 회합한다'는 뜻이다.

위　　치 손등쪽 손목주름에서 위로 3치 되는 곳으로 자뼈의 노쪽모서리

취혈방법 손등쪽 손목주름의 양지혈(TE 4)에서 위로 3치 되는 곳으로 지구혈(TE 4) · 편력혈(LI 6)과 같은 높이의 곳

관련근육 자쪽손목폄근(尺側手根伸筋, Extensor carpi ulnaris m.), 새끼손가락폄근(小指伸筋, Extensor digiti minimi m.), 긴엄지손가락폄근(長拇指伸筋, Extensor pollicis longus m.)

관련신경 뒤아래팔피부신경(後前腕皮神經, Posterior antebrachial cutaneous n.), 노신경(橈骨神經, Radial n.)

관련혈관 뒤뼈사이동 · 정맥(後骨間動 · 靜脈, Posterior interosseous a. & v.)

임상적용 상완신경통, 전간(癲癎, 간질), 이롱, 이명(耳鳴), 난청 등

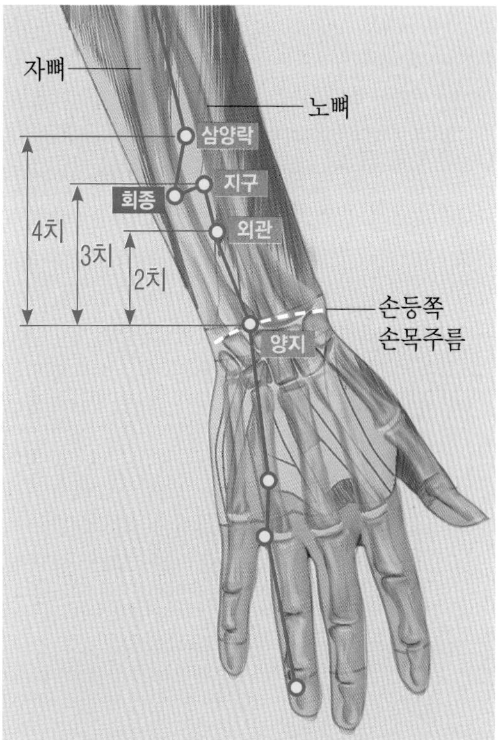

TE 8 삼양락(三陽絡, Samyangnak)

혈이름 해설 '양(陽)'은 양경을 뜻하고, '락(絡)'은 연락한다는 뜻이다. 이 혈은 수(手)의 3양경(수양명대장경, 수소양삼초경, 수태양소장경)이 연락하는 곳이므로 삼양락이라 한다. 통문(通門), 통간(通間)으로도 부른다.

위　　치 손등쪽 손목주름에서 위로 4치이고 자뼈와 노뼈 사이 공간의 중점

취혈방법 손등쪽 손목주름의 양지혈(TE 4)에서 위로 4치 되는 곳

관련근육 온손가락폄근(總指伸筋, Common extensor digitorum m.), 긴엄지손가락폄근(長拇指伸筋, Extensor pollicis longus m.), 새끼손가락폄근(小指伸筋, Extensor digiti minimi m.)

관련신경 뒤아래팔피부신경(後前腕皮神經, Posterior antebrachial cutaneous n.)

관련혈관 뒤뼈사이동 · 정맥(後骨間動 · 靜脈, Posterior interosseous a. & v.)

임상적용 이롱, 실어증(失語症), 신경쇠약, 수 · 비통(手 · 臂痛), 주(팔꿈치)통증, 각혈(咯血, 객혈) 등

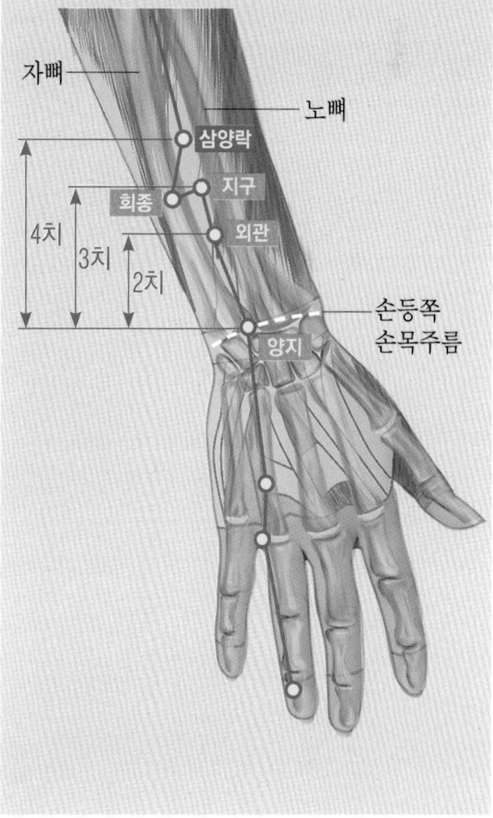

TE 9 사독(四瀆, Sadok)

혈이름 해설 '독(瀆)'은 도랑 또는 수도(水道)를 뜻한다. 옛날에 장강(長江), 회하(淮河), 황하(黃河), 한수(漢水)의 4수(四水)를 독(瀆)이라 불렀다. 삼초(三焦)는 결독(結瀆)의 관(官), 수부(水府)라고 한 것으로 볼 때 삼양락혈(TE 8) 위에 있는 사독혈은 맥기(脈氣)가 흘러가는 범위가 넓어지는 곳이다.

위 치 팔꿈치머리융기에서 아래로 5치 되는 곳으로 자뼈와 노뼈 사이의 공간

취혈방법 팔을 굽히고 팔꿈치끝에서 앞쪽 고랑을 뼈를 따라 손목쪽으로 2치 떨어진 곳(뼈 위를 누르면 반응하는 곳)

관련근육 온손가락펌근(總指伸筋, Common extensor carpi ulnaris m.), 긴엄지손가락펌근(長拇指伸筋, Extensor pollicis longus m.), 긴엄지손가락벌림근(長拇指外轉筋, Abductor pollicis longus m.), 새끼손가락펌근(小指伸筋, Extensor digiti minimi m.)

관련신경 뒤아래팔피부신경(後前腕皮神經, Posterior antebrachial cutaneous n.)

관련혈관 뒤뼈사이동·정맥(後骨間動·靜脈, Posterior interosseous a. & v.)

임상적용 두통, 이명(耳鳴), 인후염, 각혈, 실어증 등

※ 사독(四瀆) : 고대 중국에서는 江(長江), 淮(淮河), 河(黃河), 漢(漢水)의 4개 대하(大河)를 사독이라 하였다.

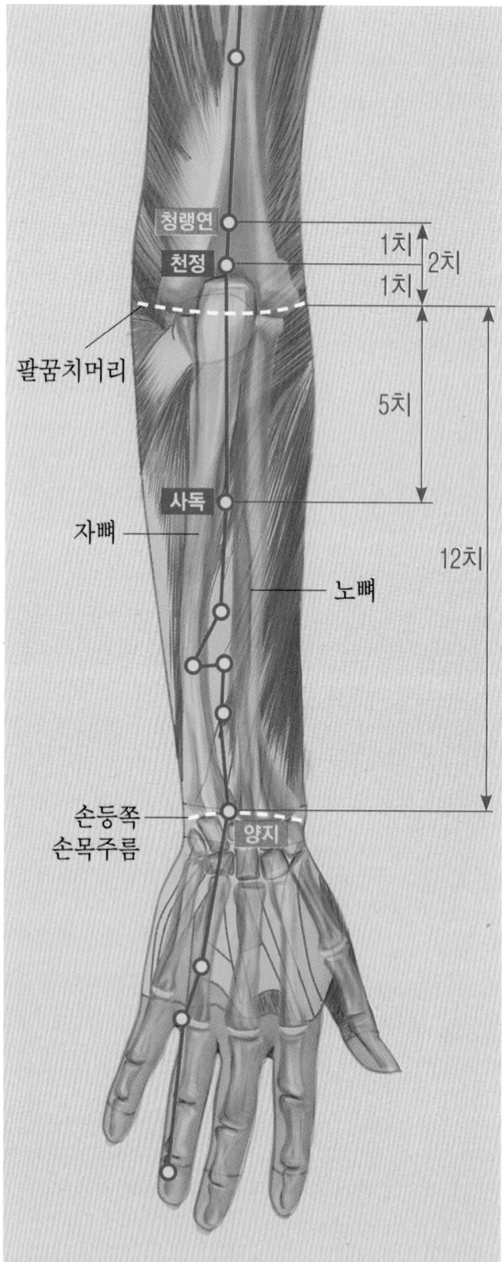

TE 10 천정(天井, Cheonjeong) 삼초경의 합(合)혈

혈이름 해설 '천(天)'은 상부를 뜻하고, '정(井)'은 파진 곳을 뜻한다. 이 혈은 자뼈팔꿈치머리(尺骨肘頭)에서 위로 1치 되는 곳인 두 근육 사이의 오목부위에 있으며, 둥글고 높은 산 위에 있는 못(池)과 같다. 그러나 삼초는 결독(結瀆)의 관(官)이고 물은 흘러나가 못(池)을 이루지 못하므로 천정이라 한다.

위 치 팔꿈치머리융기에서 위로 1치 되는 곳

취혈방법 팔꿈치를 굽히고 팔꿈치머리융기에서 위로 1치 되는 오목한 곳

관련근육 위팔세갈래근(上腕三頭筋, Triceps brachii m.)

관련신경 뒤아래팔피부신경(後前腕皮神經, Posterior antebrachial cutaneous n.), 허리신경의 근육가지(腰神經의 筋枝, Muscular br. of lumbar n.)

관련혈관 중간곁동·정맥(中側副動·靜脈, Middle collateral a. & v.), 아래자쪽곁동맥(下尺側側副動脈, Inferior ulnar collateral a.)

임상적용 주·견·항통증, 기관지염, 편도선염, 인후염, 나력(瘰癧 : 림프샘에 생기는 만성종창) 등

TE 11 청랭연(淸冷淵, Cheongnaengyeon)

혈이름 해설 '청(淸)'은 청량(淸凉)을, '랭(冷)'은 한랭(寒冷)을, '연(淵)'은 물이 가득 차 있는 곳을 뜻한다. 이 혈은 삼초에 열이 머물러 쌓여 생긴 병을 치료하는 기능이 있고, 청열(淸熱)하고 양혈(凉血)하는 혈이므로 청랭연이라 한다. 청랭천(淸冷泉), 청령(淸靈)으로도 부른다.

위　　치 팔꿈치머리융기에서 위로 2치 되는 곳으로 팔꿈치머리융기와 봉우리각을 잇는 선 위

취혈방법 팔꿈치를 펴고 팔꿈치머리에서 2치 되는 곳으로 천정혈(TE 10)에서 위로 2치 되는 곳

관련근육 위팔세갈래근(上腕三頭筋, Triceps brachii m.)

관련신경 뒤위팔피부신경(後上腕皮神經, Posterior brachial cutaneous n.)

관련혈관 중간곁동·정맥(中側副動·靜脈, Middle collateral a. & v.)

임상적용 견·배통증(肩背痛症), 주(肘)통증, 두통, 눈의 통증 등

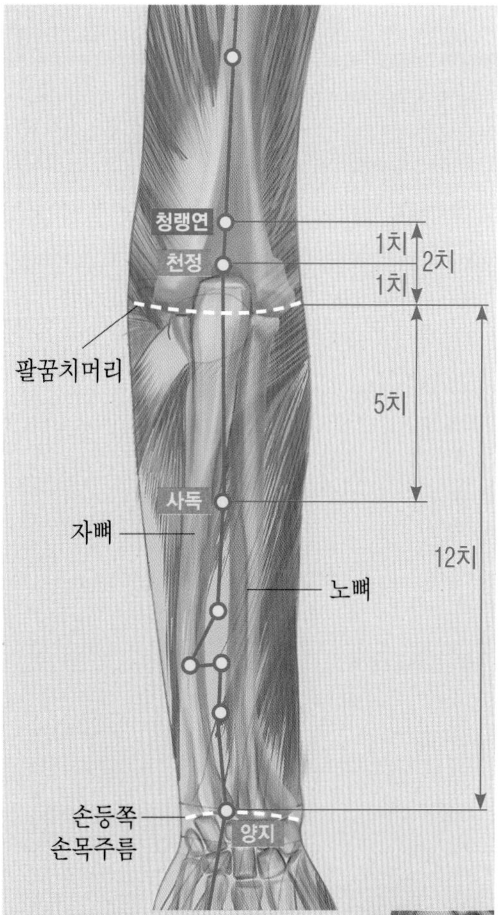

TE 12 소락(消濼, Sorak)

혈이름 해설 '소(消)'는 없앤다는 뜻이고, '락(濼)'은 열(熱)이 진액(津液)을 상하게 한다는 뜻이다. 이 혈은 소갈병(당뇨병) 치료에 효력이 있어서 소락이라 한다.

위　　치 팔꿈치머리융기에서 몸쪽으로 5치 되는 곳으로 팔꿈치머리융기와 봉우리각(肩峰角)을 잇는 선 위

취혈방법 위팔 뒤쪽의 팔꿈치머리융기와 봉우리각의 중간부위로 노회혈(TE 13)과 청랭연혈(TE 11)의 중점

관련근육 위팔세갈래근(上腕三頭筋, Triceps brachii m.)

관련신경 뒤위팔피부신경(後上腕皮神經, Posterior brachial cutaneous n.)

관련혈관 중간곁동·정맥(中側副動·靜脈, Middle collateral a. & v.)

임상적용 두통, 치통, 후두신경통, 항배강통(項背强痛 : 목 뒤의 살과 근맥이 아픈 병증) 등

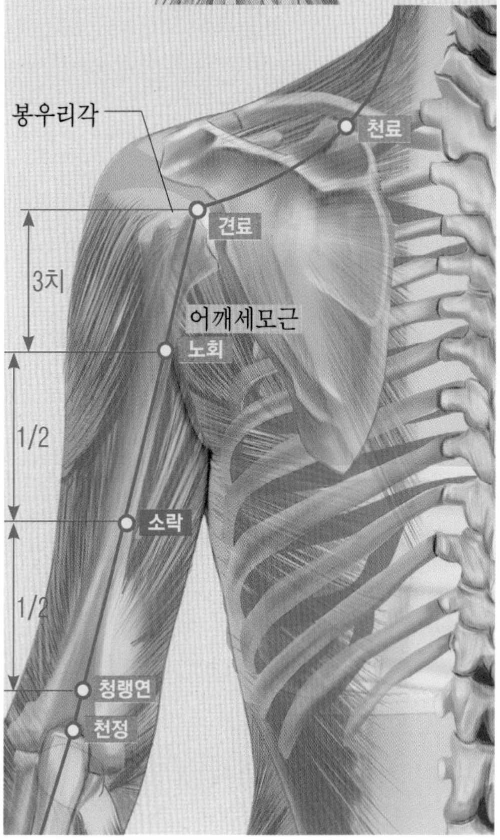

TE 13 노회(臑會, Nohoe)

혈이름 해설 위팔을 '노(臑)'라 한다. '회(會)'는 만난다는 뜻이 있다. 이 혈은 회혈(會穴)이어서 수소양삼초경과 양유맥이 만나는 곳이므로 노회라 한다. 노교(臑交), 노수(臑腧)라고도 한다.

위　　치 팔꿈치머리융기와 봉우리각 가쪽끝을 잇는 선상의 봉우리각에서 아래로 3치 되는 곳으로 어깨세모근 뒤아래모서리

취혈방법 견료혈(TE 14)에서 아래로 3치 되는 곳

관련근육 어깨세모근(三角筋, Deltoid m.), 위팔세갈래근(上腕三頭筋, Triceps brachii m.)

관련신경 뒤위팔피부신경(後上腕皮神經, Posterior brachial cutaneous n.), 노신경(橈骨神經, Radial n.), 겨드랑신경(腋窩神經, Axillary n.)

관련혈관 깊은위팔동맥(上腕深動脈, Profunda brachii a.), 뒤위팔휘돌이동 · 정맥(後上腕回旋動 · 靜脈, Posterior circumflex humeral a. & v.)

임상적용 두통, 치통, 후두신경통, 갑상선질환, 항배강통(項背强痛) 등

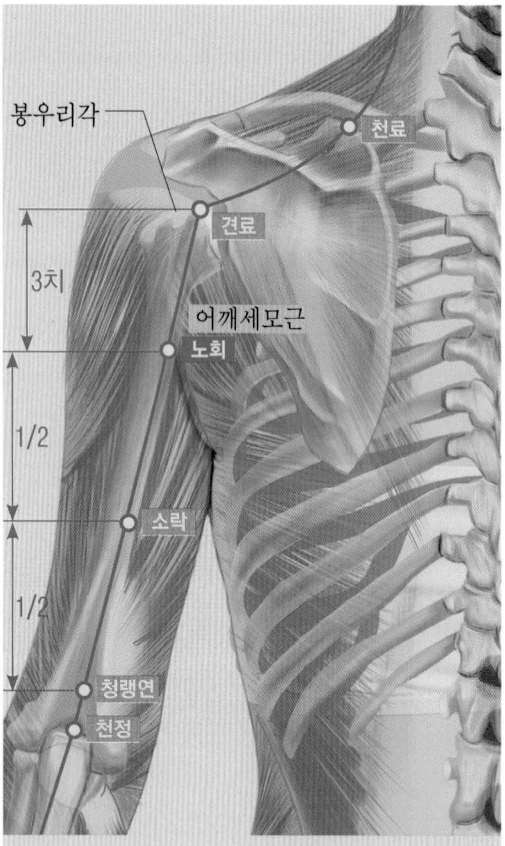

TE 14 견료(肩髎, Gyollyo)

혈이름 해설 '견(肩)'은 어깨끝이나 어깨관절부위를 가리키고, '료(髎)'는 뼈가 우묵한 곳이다. 이 혈은 어깨관절에서 뼈가 우묵한 곳에 있으므로 견료라 한다. 어깨관절에 이상이 있을 때 지압점으로 많이 활용한다.

위　　치 어깨돌림근띠(回轉筋蓋)부위의 봉우리각과 위팔뼈큰결절 사이의 오목부위

취혈방법 팔꿈치를 90도 굽혀 벌린 상태에서 어깨봉우리(肩峰) 앞뒤로 보이는 2곳의 오목부위 중 뒤쪽 오목부위

관련근육 어깨세모근(三角筋, Deltoid m.), 작은원근(小圓筋, Teres minor m.)

관련신경 겨드랑신경(腋窩神經, Axillary n.), 가쪽빗장위신경(外側鎖骨上神經, Lateral supraclavicular n.)

관련혈관 뒤위팔휘돌이동 · 정맥(後上腕回旋動 · 靜脈, Posterior circumflex humeral a. & v.)

임상적용 견 · 비통(肩 · 臂痛), 상완신경통, 어깨마비, 두드러기 등

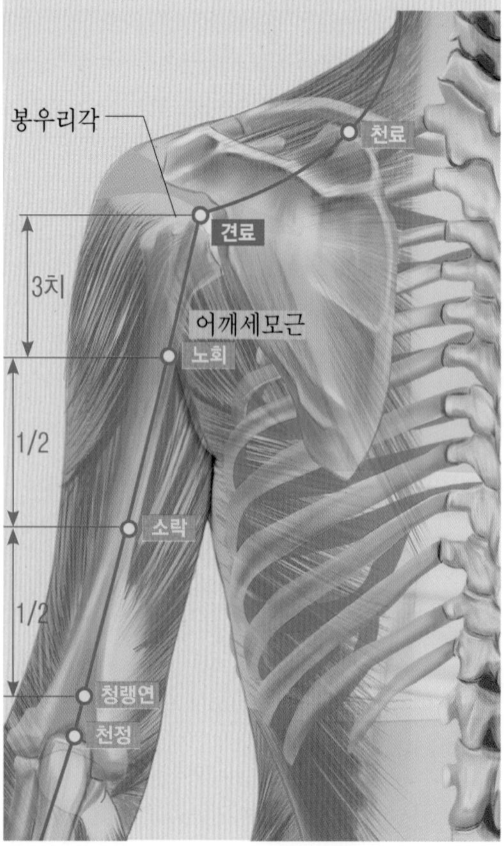

TE 15 천료(天髎, Cheollyo)

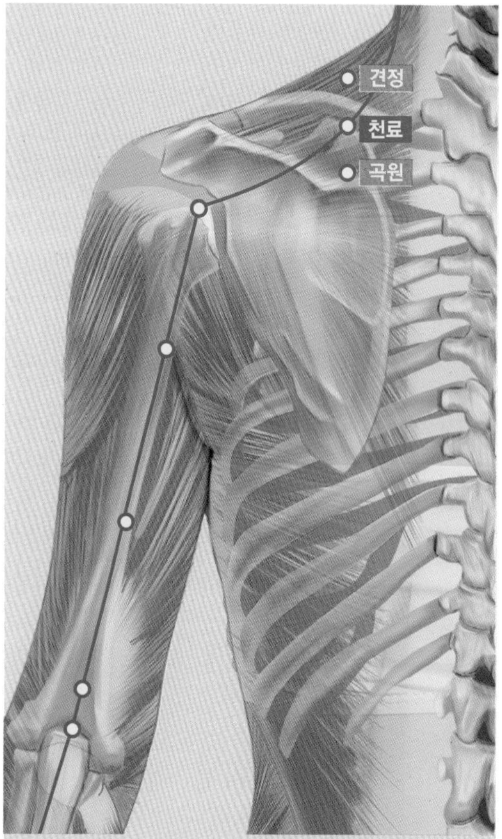

혈이름 해설 ‘천(天)’은 인체의 상부인데, 여기에서는 어깨부위를 뜻한다. 혈의 위치가 높을 때 천(天)이라 부른다. ‘료(髎)’는 뼈가 돌기된 가장자리나 갈라진 틈이나 우묵한 곳을 뜻한다. 이 혈은 어깨부위 뒤쪽 가시위오목(棘上窩) 가운데에 있으므로 천료라 한다.

위 치 어깨뼈 위쪽각에서 위로 오목한 곳

취혈방법 견정혈(GB 21)과 곡원혈(SI 13)의 중점

관련근육 등세모근(僧帽筋, Trapezius m.), 가시위근(棘上筋, Supraspinatus m.)

관련신경 등쪽어깨신경(肩胛背神經, Dorsal scapular n.), 더부신경(副神經, Accessory n.), 어깨위신경(肩胛上神經, Suprascapular n.), 빗장위신경(鎖骨上神經, Supraclavicular n.)

관련혈관 어깨위동 · 정맥(肩胛上動 · 靜脈, Suprascapular a. & v.), 등쪽어깨동 · 정맥(背側肩胛動 · 靜脈, Dorsal scapular a. & v.)

임상적용 견 · 비통, 상완신경통, 극상근건염(棘上筋腱炎), 경항강통 등

TE 16 천유(天牖, Cheonyu)

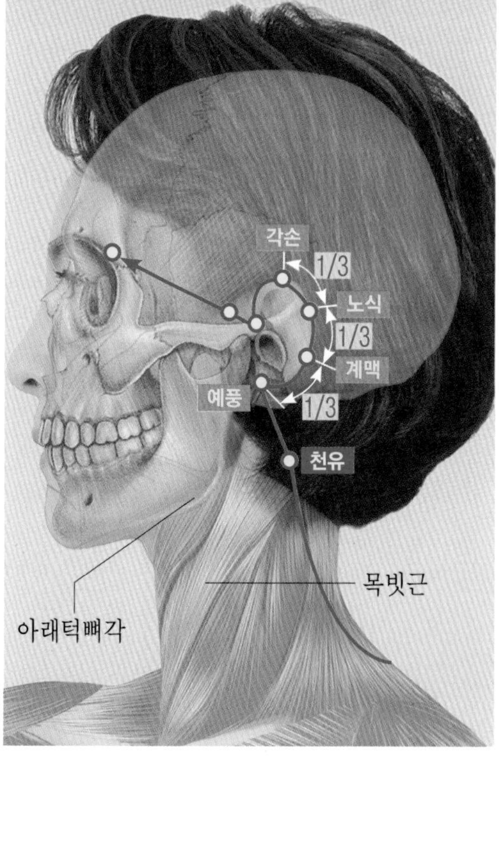

혈이름 해설 ‘천(天)’은 인체의 상부(上部)인데, 여기에서는 두항부(頭項部)를 가리킨다. ‘유(牖)’는 창(窓)으로 머리부위에 구멍이 있다는 뜻이다. ‘천정 유리와 같이 빛을 받아들이는 곳’이라는 의미이다.

위 치 목 앞쪽의 아래턱뼈각과 같은 높이로 목빗근 뒤쪽의 오목부위

취혈방법 천용혈(SI 17)과 천주혈(BL 10) 중간의 오목한 곳으로 천용혈과 같은 높이의 곳

관련근육 목빗근(胸鎖乳突筋, Sternocleidomastoid m.), 머리널판근(頭板狀筋, Splenius capitis m.), 목널판근(頸板狀筋, Splenius cervicis m.), 등세모근(僧帽筋, Trapezius m.)

관련신경 작은뒤통수신경(小後頭神經, Lesser occipital n.), 큰귓바퀴신경(大耳介神經, Great auricular n.)

관련혈관 얕은목동 · 정맥(淺頸動 · 靜脈, Superficial carotid a. & v.)

임상적용 견 · 배통, 이명(耳鳴), 이롱(耳聾), 인후염, 경항강통 등

TE 17 예풍(翳風, Yepung)

혈이름 해설 '예(翳)'는 깃털로 만든 부채로, 귀를 닮았다. '풍(風)'은 음(音)이나 성(聲)을 뜻하기도 한다. 이 혈은 귀의 뒤아래쪽 오목부위에 있고 귀의 모양이 깃털로 만든 부채와 같으며, 이명을 치료하므로 예풍이라 한다.

위　　치 귓불(耳垂, ear libe) 뒤쪽의 꼭지돌기 아래끝의 앞쪽과 아래턱뼈 사이의 오목부위

취혈방법 귀 뒤쪽에서 목덜미쪽으로 치우친 곳으로 풍지혈(GB 20)과 같이 누르면 통증이 심한 곳

관련근육 목빗근(胸鎖乳突筋, Sternocleidomastoid m.), 두힘살근(顎二腹筋, Digastric m.), 귀밑샘(耳下腺, Parotid gland)

관련신경 큰귓바퀴신경의 뒤가지(大耳介神經의 後枝, Posterior br. of great auricular n.), 얼굴신경(顔面神經, Facial n.), 뒤귓바퀴신경(後耳介神經, Posterior auricular n.)

관련혈관 뒤귓바퀴동 · 정맥(後耳介動 · 靜脈, Posterior auricular a. & v.)

임상적용 안면신경마비, 이하선염, 중풍으로 인한 반신불수, 이명(耳鳴), 이롱, 농아 등

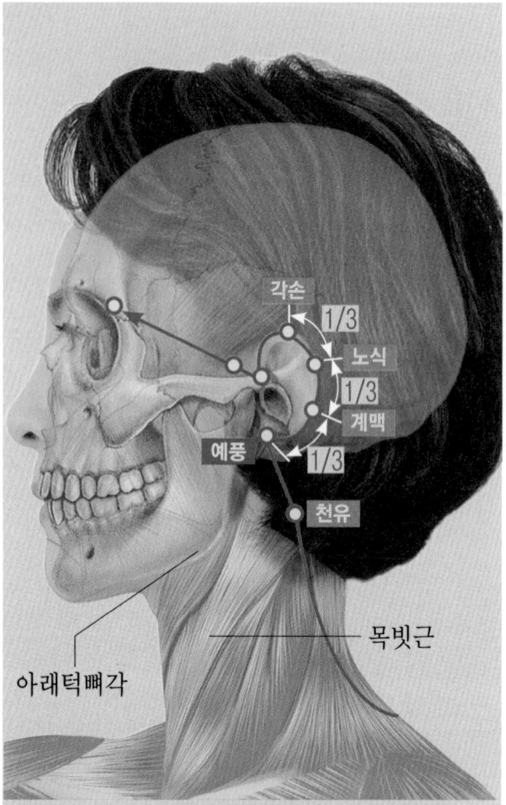

TE 18 계맥(瘈脈, Gyemaek)

혈이름 해설 '계(瘈)'는 경련을 뜻하고, '맥(脈)'은 낙맥(絡脈)을 뜻한다. 이 혈은 귀 뒤 정맥 위에 있어서 전간, 소아경련 등을 치료할 수 있으므로 계맥이라 한다.

위　　치 귓바퀴(耳介) 뒤의 꼭지돌기를 중심으로 각손혈(TE 20)과 예풍혈(TE 17)을 잇는 곡선상의 각손혈쪽에서 2/3 되는 곳

취혈방법 각손혈(TE 20)과 예풍혈(TE 17)을 잇는 곡선을 3등분하여 각손혈→노식혈(TE 19)→계맥혈→예풍혈(TE 17) 순으로 취혈

관련근육 뒤귓바퀴근(後耳介筋, Posterior auricular m.)

관련신경 큰귓바퀴신경(大耳介神經, Great auricular n.), 뒤귓바퀴신경(後耳介神經, Posterior auricular n.)

관련혈관 뒤귓바퀴동 · 정맥(後耳介動 · 靜脈, Posterior auricular a. & v.)

임상적용 두통, 난청, 이명(耳鳴), 구토, 소아경련, 전간(癲癎, 간질) 등

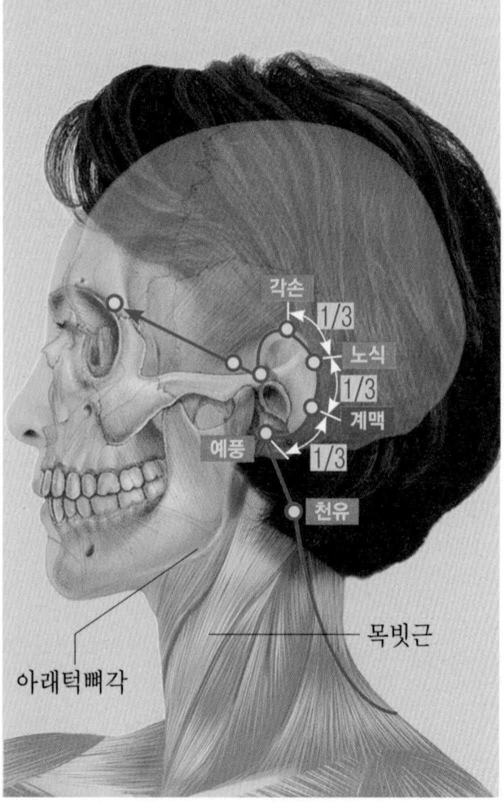

TE 19 노식(顱息, Nosik)

혈이름 해설 '노(顱)'는 머리를 가리키고, '식(息)'은 휴식이나 중지를 뜻한다. 이 혈에는 두통, 소아 전간(간질)이나 경련을 경감 또는 멎게 하는 작용이 있으므로 노식이라 한다.

위　　치 귓바퀴 뒤의 꼭지돌기(乳樣突起)를 중심으로 예풍혈(TE 17)과 각손혈(TE 20)을 잇는 곡선상의 각손혈쪽에서 1/3 되는 곳

취혈방법 각손혈(TE 20)과 예풍혈(TE 17)을 잇는 곡선을 3등분하여 각손혈→노식혈→계맥혈(TE 18)→예풍혈(TE 17) 순으로 취혈

관련근육 뒤귓바퀴근(後耳介筋, Posterior auricular m.)

관련신경 뒤귓바퀴신경(後耳介神經, Posterior auricular n.)

관련혈관 뒤귓바퀴동 · 정맥(後耳介動 · 靜脈, Posterior auricular a. & v.), 얕은관자동 · 정맥(淺側頭動 · 靜脈, Superficial temporal a. & v.)

임상적용 두통, 이명(耳鳴), 소아구토, 귀의 통증, 중이염(中耳炎) 등

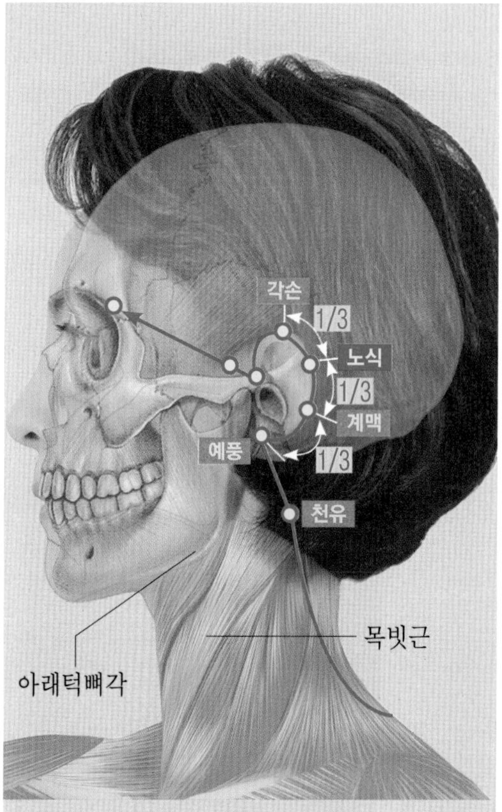

TE 20 각손(角孫, Gakson)

혈이름 해설 '각(角)'은 모퉁이나 튀어나온 끝을 가리키고, '손(孫)'은 낙맥(絡脈)의 분지(分枝)인 손맥(孫脈)을 가리킨다. 이 혈은 이첨(耳尖, 귓바퀴꼭지)을 옆머리부위에 갖다 댈 때 튀어나온 끝에 위치하는데, 여기에서 지맥(支脈)이 갈라져나오므로 각손이라 한다.

위　　치 귓바퀴꼭지(耳尖)의 바로 위쪽

취혈방법 귓바퀴를 앞으로 접어 머리에 눌러 붙일 때 귓바퀴끝이 머리에 닿는 곳

관련근육 관자마루근(側頭頭頂筋, Temporoparietalis m.), 위귓바퀴근(上耳介筋, Superior auricular m.), 관자근(側頭筋, Temporal m.)

관련신경 큰귓바퀴신경의 뒤가지(大耳介神經의 後枝, Posterior br. of great auricular n.), 작은뒤통수신경(小後頭神經, Lesser occipital n.), 귓바퀴관자신경(耳介側頭神經, Auriculotemporal n.)

관련혈관 앞귓바퀴동맥(前耳介動脈, Anterior auricular a.)

임상적용 이하선염, 백예(白翳), 이통(耳痛), 저작곤란(咀嚼困難), 구내염, 순조(唇燥 : 입술이 마르는 증상) 등

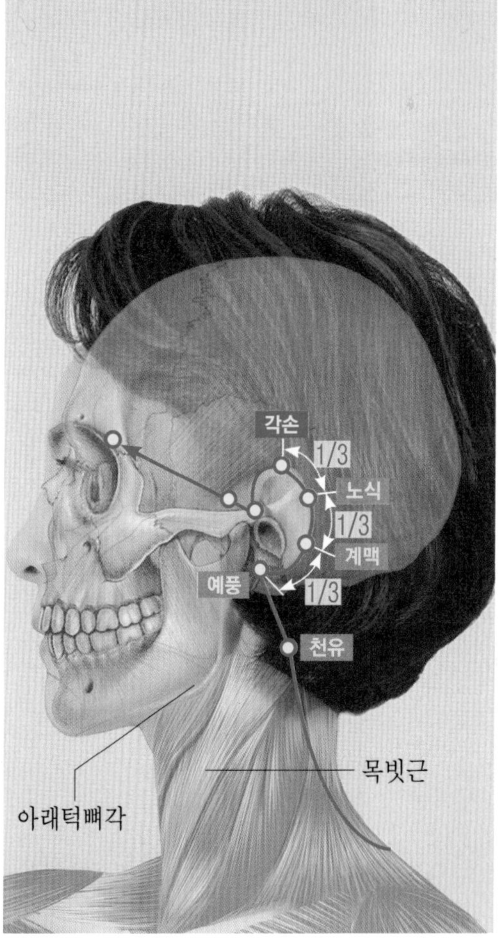

TE 21 이문(耳門, Imun)

혈이름 해설 '귀의 문'이라는 뜻에서 이문이라 한다. 이 혈은 귀 앞에 있어서 귀질환을 주로 치료한다.

위 치 귀구슬(耳珠)사이패임과 아래턱뼈관절돌기 사이의 오목부위

취혈방법 입을 약간 벌린 상태에서 귀구슬사이패임(耳珠間切痕) 앞쪽의 오목한 곳으로 청궁혈(SI 19) 바로 위쪽

관련근육 앞귓바퀴근(前耳介筋, Auricularis anterior m.), 귀밑샘(耳下腺, Parotid gland)

관련신경 귓바퀴관자신경(耳介側頭神經, Auriculotemporal n.), 얼굴신경(顔面神經, Facial n.)

관련혈관 얕은관자동 · 정맥(淺側頭動 · 靜脈, Superficial temporal a. & v.)

임상적용 중이염, 이명(耳鳴), 이롱, 치통 등

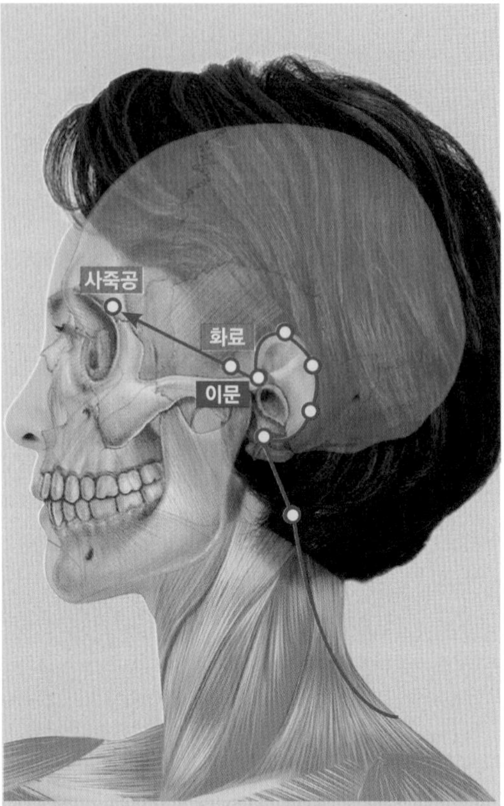

TE 22 화료(和髎, Hwaryo)

혈이름 해설 '화(和)'는 정상이라는 뜻이다. 옛날에는 '코가 정상이면(鼻和) 향취(香臭)를 잘 맡고', '입이 정상이면(口和) 오미(五味)를 잘 알고', '귀가 정상이면(耳和) 오음(五音)을 잘 듣고', '눈이 정상이면(目和) 오색(五色)을 잘 본다'라고 했다. '료(髎)'는 뼈의 틈이나 오목부위를 가리킨다. 이화료(耳和髎)라고도 한다.

위 치 관자뼈(側頭骨) 뒷면으로 귓바퀴뿌리 앞쪽의 얕은관자동맥 뒤쪽

취혈방법 이문혈(TE 21)에서 위앞쪽으로 0.5치 되는 곳

관련근육 앞귓바퀴근(前耳介筋, Auricularis anterior m.), 관자근(側頭筋, Temporal m.)

관련신경 귓바퀴관자신경(耳介側頭神經, Auriculotemporal n.), 얼굴신경(顔面神經, Facial n.)

관련혈관 얕은관자동 · 정맥(淺側頭動 · 靜脈, Superficial temporal a. & v.)

임상적용 외이염(外耳炎), 결막염(結膜炎), 이명(耳鳴), 두통 등

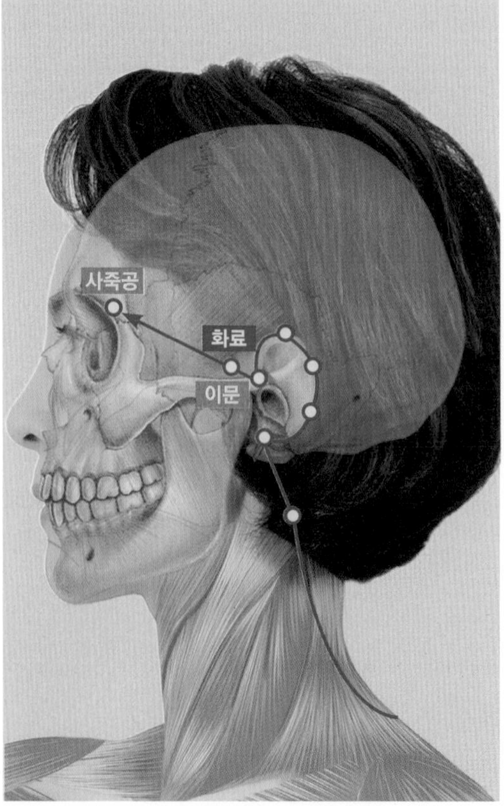

TE 23 사죽공(絲竹空, Sajukgong)

혈이름 해설 '사죽(絲竹)'은 가느다란 대나무잎인데, 여기에서는 눈썹꼬리를 가리킨다. '공(空)'은 우묵한 웅덩이를 뜻한다. 이 혈은 눈썹의 가쪽끝 오목부위에 있고, 그 모습이 사죽(絲竹)을 닮아 사죽공이라 한다. '대나무잎과 같이 가느다란 눈썹 끝부분의 홈'이라는 의미이다. 목료(目髎), 거료(巨髎)라고도 한다.

위 치 눈썹 가쪽끝의 오목한 곳

취혈방법 눈썹 가쪽끝의 오목부위로 누르면 통증이 있는 곳으로 동자료혈(GB 1)의 위쪽

관련근육 눈둘레근(眼輪筋, Orbicularis oculi m.), 관자근(側頭筋, Temporalis m.)

관련신경 얼굴신경의 관자가지(顔面神經의 側頭枝, Temporal brs. of facial n.), 눈확위신경(眼窩上神經, Supraorbital n.)

관련혈관 얕은관자동 · 정맥(淺側頭動 · 靜脈, Superficial temporal a. & v.), 광대관자동 · 정맥(顴骨側頭動 · 靜脈, Zygomaticotemporal a. & v.)

임상적용 모든 눈병, 안면신경마비, 삼차신경통 등

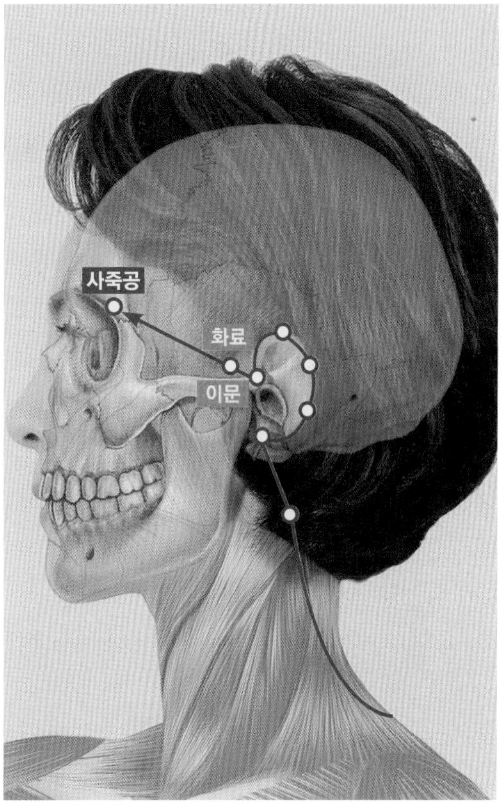

삼초(三焦)

삼초(三焦)는 횡격막 위쪽을 상초(上焦), 횡격막 밑에서 배꼽까지를 중초(中焦), 배꼽 이하를 하초(下焦)라 한다

- 수액(水液)의 대사(代謝) 과정도 폐 · 비 · 위 · 대장 · 신 · 방광 등의 장부가 협조해야 되지만, 반드시 삼초를 통해야만 정상적인 승강(昇降) 출입(出入)이 이루어질 수 있기 때문에 삼초의 기능이 정상이어야 신진대사가 정상으로 이루어질 수 있다.
- 삼초의 기능이 약하면 기(氣)의 운행이 실조되어 폐 · 비 · 신이 수액(水液)을 조절하는 기능에 이상이 생겨 진액대사(津液代謝)가 원활하지 못해 체내에 수액이 넘쳐 수종(水腫)이 나타나게 된다.

생명활동의 원동력이 되는 원기(元氣, 原氣)는 삼초를 통해 오장육부에 수송되고 온몸에 충만되어 모든 조직과 기관의 기능을 정상으로 유지시킨다

- 삼초는 기(氣)가 승강출입(昇降出入)하는 통로이면서 기화(氣化)하고 운행(運行)되는 곳이므로 온몸의 기(氣)를 주관하고 기(氣)의 운행과 기화(氣化) 기능을 조절한다.

족소양담경

(足少陽膽經, Gallbladder Meridian : GB)

족소양담경은 수소양삼초경의 맥기(脈氣)를 받아 가쪽눈구석(동자료혈)에서 시작하여 올라가 이마각(함염혈)에 도달하고, 관자부위를 내려와 귀 뒤를 돈다. 귀 뒤(완골혈)에서 반전한 후 눈썹 위(양백혈)에서 다시 뒤쪽으로 가서 목을 돌아 수소양삼초경과 교차하여 등쪽어깨부위(견정혈)를 거쳐 빗장뼈 위오목에 도달한다. 귀 뒤에서 나누어진 지맥(支脈)은 귀 안으로 들어가 가쪽눈구석에 도달한다.

그리고 가쪽눈구석에서 나누어진 지맥은 대영혈(ST 5)로 내려가 수소양삼초경과 합류하고, 눈 밑에서 목으로 내려가 빗장뼈 위오목에서 수소양삼초경과 합류한다. 빗장뼈 위오목에서 가슴 속으로 들어가 가로막을 관통하여 간에 낙(絡)하고, 담에 속한다. 그리고 옆구리를 돌아 샅(오추혈, 유도혈)으로 나와 넙다리관절부위(환도혈)에서 지맥과 합류한 다음 넙다리 가쪽→무릎 가쪽→종아리뼈 앞(양릉천혈)을 내려와 종아리뼈 아래쪽 끝에 도달한다. 그곳에서 가쪽복사 앞(구허혈)으로 나와 발등을 돌아 넷째발가락 가쪽 끝(족규음혈)에서 끝난다. 발등에서 나누어진 지맥은 엄지발가락끝에 도달하여 족궐음간경으로 이어진다.

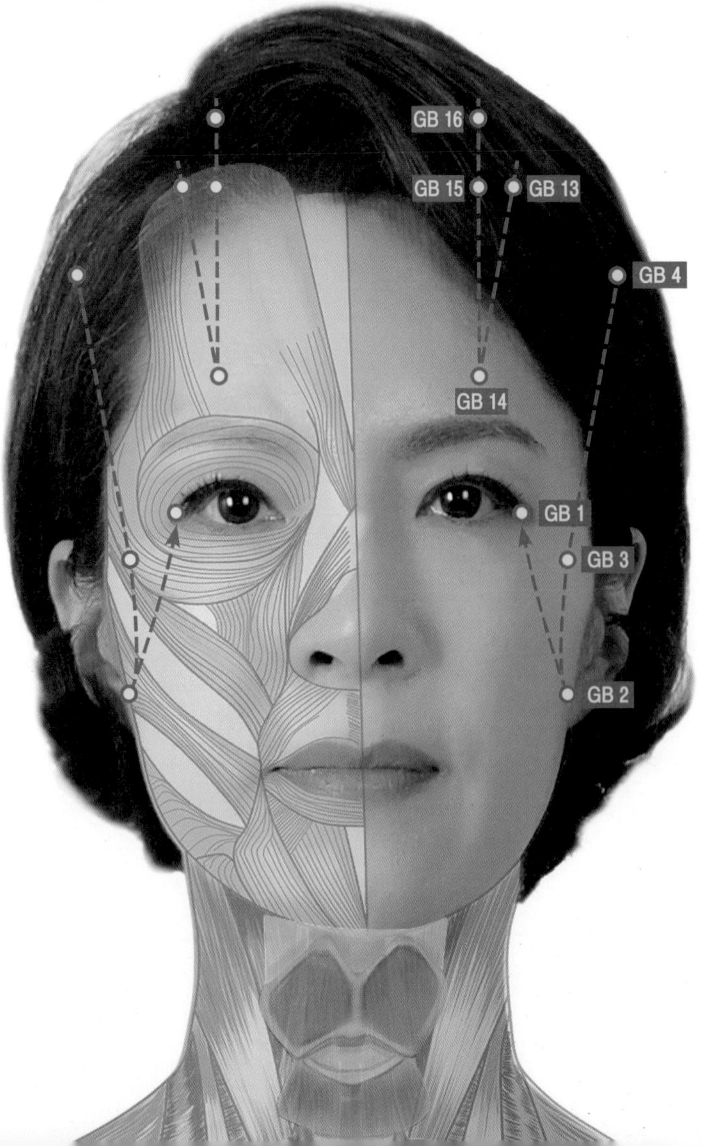

GB 1 동자료

위 치 목외자(目外眥, 가쪽눈구석)에서 가쪽으로 0.5치 되는 오목한 곳

취혈방법 목외자(目外眥)에서 가쪽으로 0.5치 되는 곳으로 눈확가쪽모서리의 오목부위

족소양담경은 편두통, 귀질환, 간·쓸개(간담)질환, 몸통가쪽이나 다리가쪽의 통증 등을 치료할 때 주로 이용한다. 그밖에 입이 쓰다, 한숨이 나온다, 안색이 어둡다, 옆구리가 팽팽하다 등의 증상 개선에도 효과가 있다.

GB 2 청회

위 치 얼굴의 귀구슬사이패임(耳珠間切痕)과 아래턱관절돌기 사이의 오목부위

취혈방법 귀구슬사이패임 앞쪽의 오목한 곳으로 입을 벌리면 움푹 들어가는 곳

GB 3 상관

위 치 머리의 광대활(顴骨弓) 중점 위쪽의 오목부위

취혈방법 귀 앞쪽 하관혈(ST 7)에서 수직 위쪽으로, 입을 벌릴 때 광대활 위쪽에 생기는 오목한 곳

GB 4 함염

위 치 두유혈(ST 8)과 곡빈혈(GB 7)을 잇는 곡선상으로 두유혈쪽에서 1/4 되는 곳

취혈방법 관자(側頭)의 발제를 따라 두유혈(ST 8)과 곡빈혈(GB 7)을 잇는 곡선상으로 두유혈쪽에서 1/4 되는 곳

GB 5 현로

위 치 관자(側頭)의 발제를 따라 두유혈(ST 8)과 곡빈혈(GB 7)을 잇는 곡선의 중점

취혈방법 관자의 발제를 따라 두유혈(ST 8)과 곡빈혈(GB 7)을 잇는 곡선의 중점

GB 6 현리

위 치 관자의 발제를 따라 두유혈(ST 8)과 곡빈혈(GB 7)을 잇는 곡선상으로 두유혈쪽에 3/4 되는 곳

취혈방법 현로혈(GB 5)에서 아래로 1치 되는 곳

GB 7 곡빈

위 치 귓바퀴꼭지(耳尖)를 지나는 수평선과 관자놀이쪽 발제의 뒤모서리(귀앞쪽)를 지나는 수직선이 만나는 곳

취혈방법 귓바퀴꼭지(耳尖)의 높이로, 발제부위에서 1치 되는 곳으로 각손혈(TE 20)에서 앞쪽으로 1치 되는 곳

GB 8 솔곡

위 치 귓바퀴꼭지(耳尖) 바로 위쪽 관자의 발제에서 위로 1.5치 되는 곳

취혈방법 각손혈(TE 20)에서 위로 1.5치 되는 오목부위로 씹을 때 관자근이 움직이는 곳

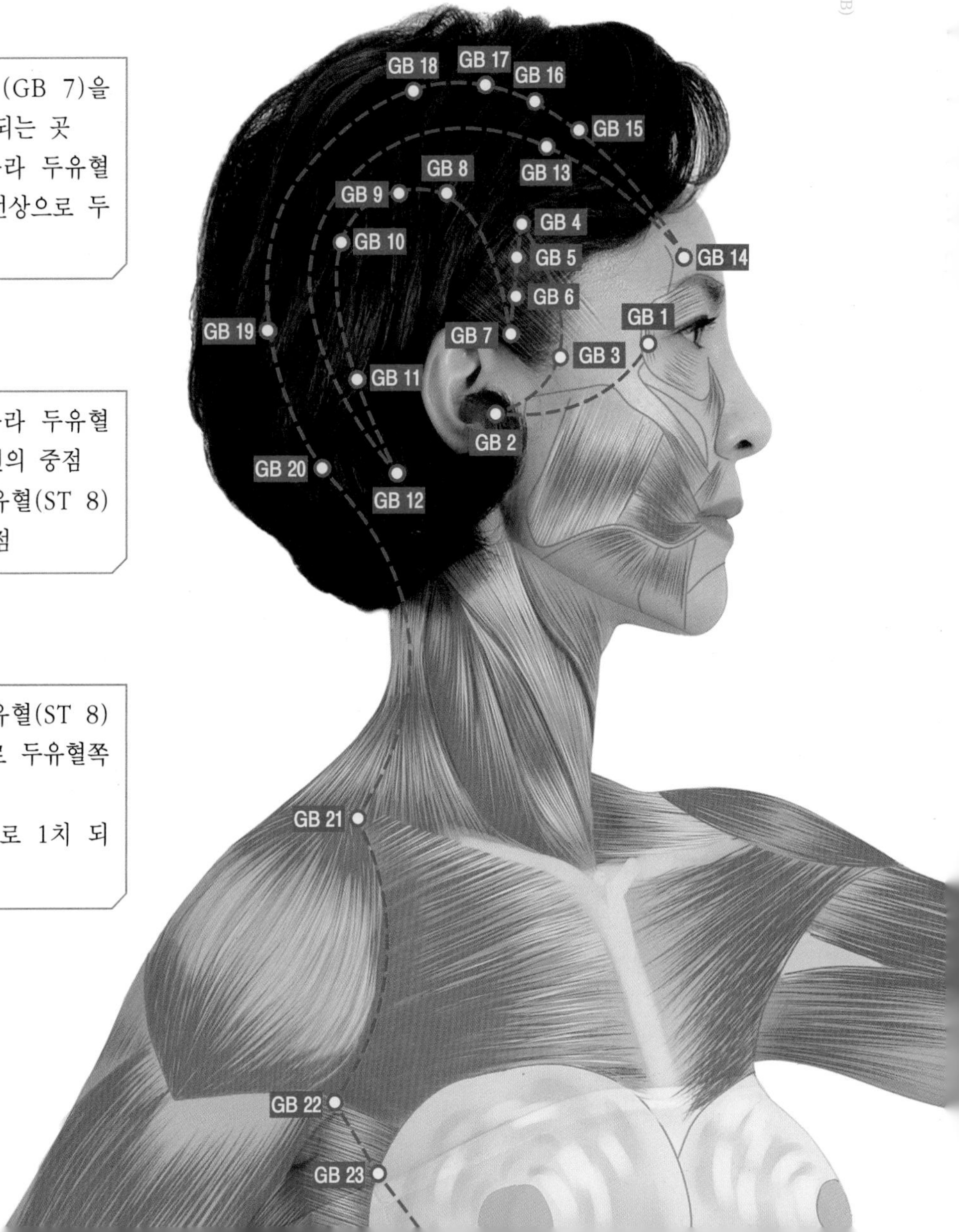

GB 9 천충

위 치 귓바퀴꼭지 뒤모서리 위쪽의 발제에서 위로 2치 되는 곳
취혈방법 솔곡혈(GB 8)에서 뒤위쪽으로 0.5치 되는 곳

GB 10 부백

위 치 꼭지돌기(乳樣突起) 위뒤쪽에서 천충혈(GB 9)과 완골혈(GB 12)을 잇는 곡선상으로 천충혈쪽에서 1/3 되는 곳
취혈방법 귓바퀴꼭지 뒤쪽의 발제에서 뒤로 1치 되는 곳

GB 11 두규음

위 치 꼭지돌기(乳樣突起) 위뒤쪽의 천충혈(GB 9)과 완골혈(GB 12)을 잇는 곡선상으로 천충혈쪽에서 2/3 되는 곳
취혈방법 부백혈(GB 10)에서 아래로 1치 되는 곳

GB 12 완골

위 치 꼭지돌기 아래뒤쪽의 오목부위
취혈방법 꼭지돌기 아래뒤쪽의 오목부위

GB 13 본신

위 치 앞정중선상의 전발제에서 아래로 0.5치이고 앞정중선에서 가쪽으로 3치 되는 곳
취혈방법 신정혈(GV 24)과 두유혈(ST 8)을 잇는 곡선상으로 신정혈쪽에서부터 2/3 되는 곳

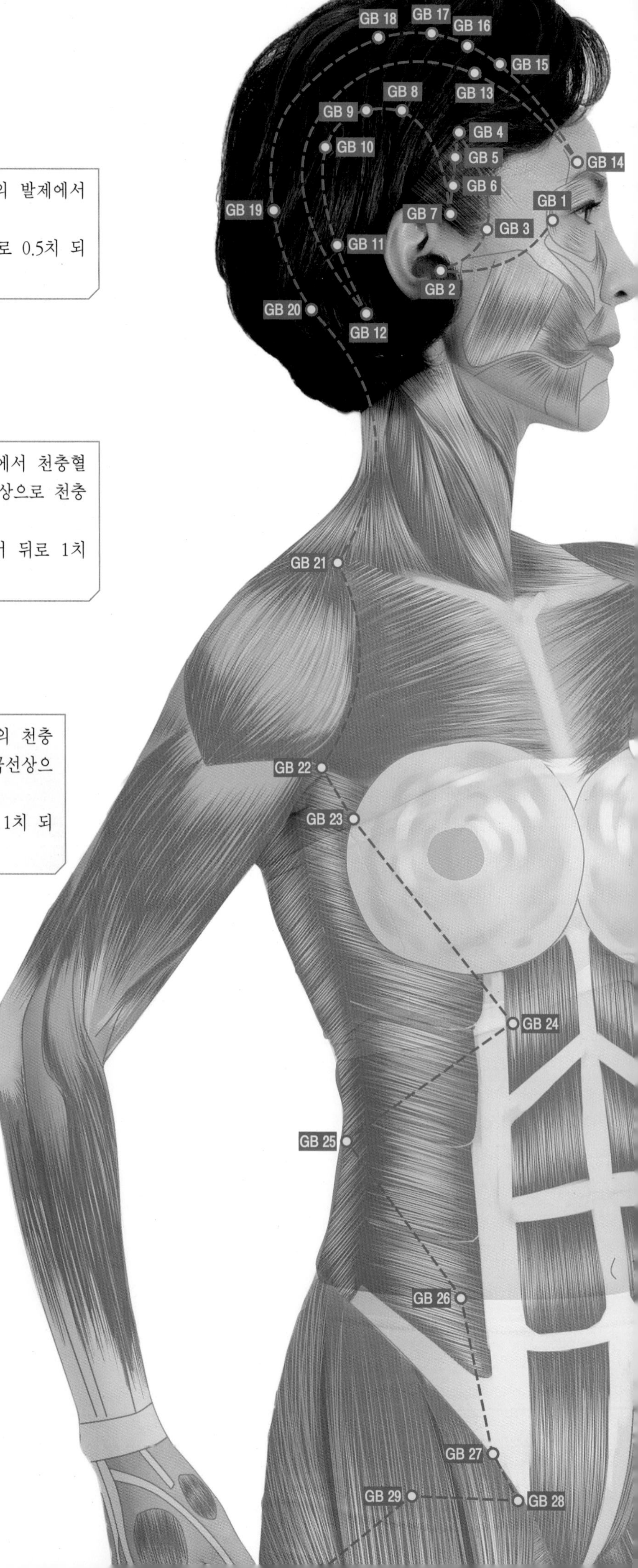

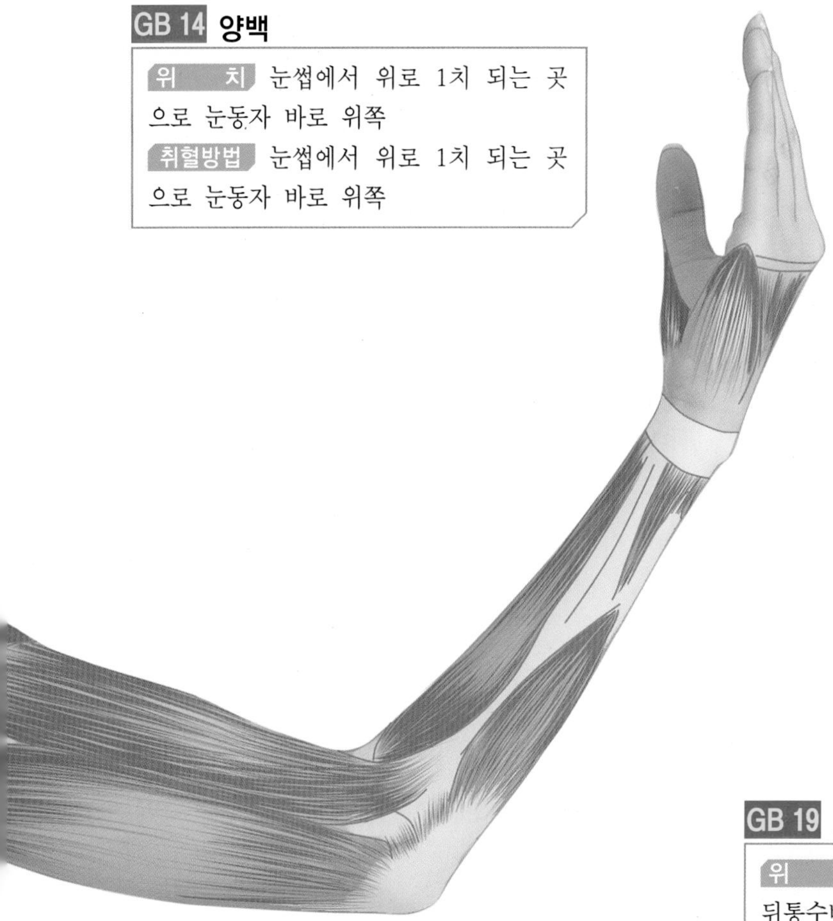

GB 14 양백

위치 눈썹에서 위로 1치 되는 곳으로 눈동자 바로 위쪽

취혈방법 눈썹에서 위로 1치 되는 곳으로 눈동자 바로 위쪽

GB 15 두임읍

위치 눈동자 바로 위쪽의 발제에서 머리 안쪽으로 0.5치 되는 곳

취혈방법 정면을 보고 있는 상태에서 눈동자 중심의 위쪽으로, 신정혈(GV 24)과 두유혈(ST 8)을 잇는 곡선의 중점

GB 16 목창

위치 눈동자의 중심에서 수직 위쪽, 두임읍혈에서 위로 1치, 발제에서 위로 1.5치, 앞정중선에서 가쪽으로 2.25치 되는 곳

취혈방법 두임읍혈(GB 15)에서 위로 1치 되는 곳

GB 17 정영

위치 눈동자의 중심에서 수직 위쪽의 발제에서 머리 안쪽으로 2.5치 되는 곳

취혈방법 두임읍혈(GB 15)에서 위로 2치 되는 곳으로 승광혈(BL 6)과 같은 높이의 곳

GB 18 승령

위치 눈동자의 중심에서 수직 위쪽의 발제에서 머리 안쪽으로 2.5치 되는 곳

취혈방법 두임읍혈(GB 15)에서 위로 2치 되는 곳으로 승광혈(BL 6)과 같은 높이의 곳

GB 19 뇌공

위치 풍지혈(GB 20)에서 수직 위쪽으로 바깥뒤통수뼈융기 위모서리와 같은 높이의 곳

취혈방법 바깥뒤통수뼈 위쪽의 뇌호혈(GV 17)·옥침혈(BL 9)과 같은 높이로 뒤정중선에서 가쪽으로 2.25치 되는 곳

GB 20 풍지

위치 뒤통수뼈 아래쪽의 오목부위와 꼭지돌기(乳樣突起) 사이

취혈방법 등세모근과 목빗근 윗면 사이의 오목한 곳으로, 풍부혈(GV 16)과 같은 높이의 곳

GB 21 견정

위치 일곱째목뼈가시돌기(第7頸椎棘突起)와 어깨봉우리가쪽끝을 연결하는 선의 중점

취혈방법 대추혈(GV 14)과 어깨봉우리를 잇는 선의 중간으로, 빗장뼈와 어깨뼈가시의 중간

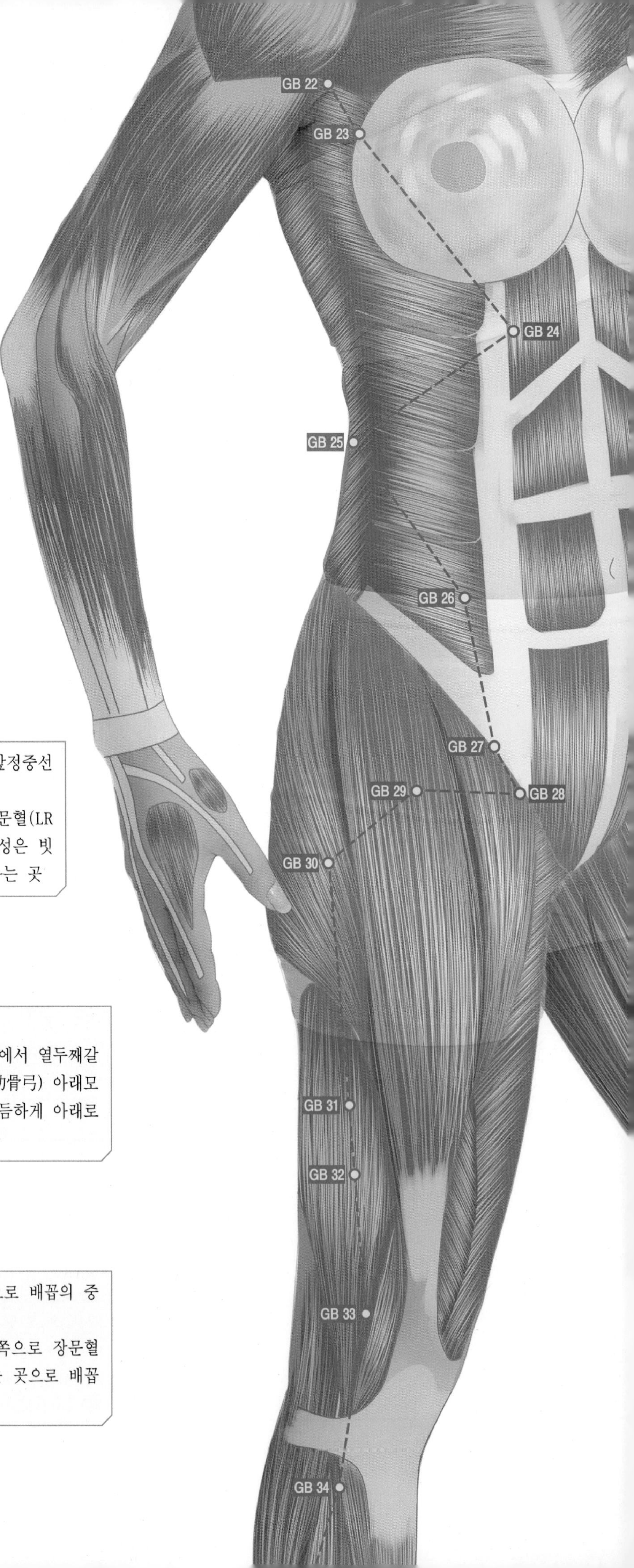

GB 22 연액

위　치 가쪽 가슴부위의 중간겨드랑선 위쪽의 넷째갈비사이공간

취혈방법 팔을 옆으로 들어올린 상태에서 중간겨드랑선 위쪽으로, 겨드랑주름 중앙에서 아래로 3치 되는 곳

GB 23 첩근

위　치 넷째갈비사이공간으로 중간겨드랑선에서 앞으로 1치 되는 곳

취혈방법 연액혈(GB 22)에서 앞으로 1치 되는 곳

GB 24 일월

위　치 일곱째갈비사이공간으로 앞정중선에서 가쪽으로 4치 되는 곳

취혈방법 젖꼭지 중심 아래쪽의 기문혈(LR 14)에서부터 갈비뼈 하나 아래쪽. 여성은 빗장중간선과 일곱째갈비사이공간이 만나는 곳

GB 25 경문

위　치 열두째갈비뼈의 아래쪽

취혈방법 팔을 머리 위로 올린 상태에서 열두째갈비뼈끝인 뒤겨드랑선 뒤쪽의 갈비활(肋骨弓) 아래모서리로 장문혈(LR 13) 가쪽에서 비스듬하게 아래로 1.8치 내려간 곳

GB 26 대맥

위　치 열한째갈비뼈끝의 아래쪽으로 배꼽의 중심과 같은 높이의 곳

취혈방법 열한째갈비뼈끝의 아래가쪽으로 장문혈(LR 13)에서 수직 아래로 1.8치 되는 곳으로 배꼽을 지나는 수평선과 만나는 곳

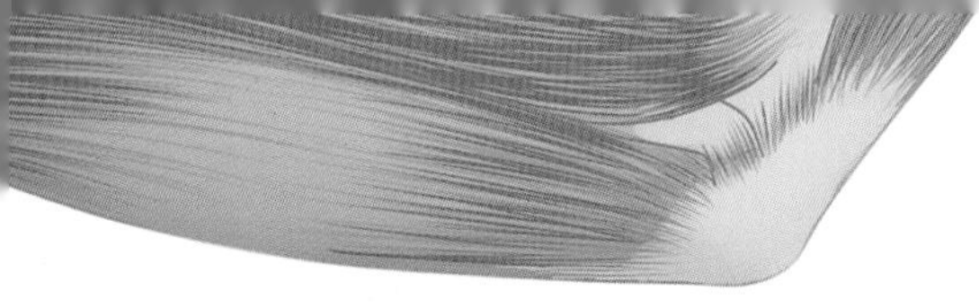

GB 27 오추

위 치 배꼽의 중심선에서 아래로 3치 되는 곳으로 위앞엉덩뼈가시(上前腸骨棘)의 안쪽
취혈방법 대맥혈(GB 26)에서 아래로 3치 되는 곳으로 관원혈(CV 4)과 같은 높이의 곳

GB 28 유도

위 치 위앞엉덩뼈가시(上前腸骨棘)에서 아래안쪽으로 0.5치 되는 곳
취혈방법 오추혈(GB 27)에서 아래안쪽으로 0.5치 되는 곳

GB 29 거료

위 치 위앞엉덩뼈가시(上前腸骨棘)와 큰돌기융기를 잇는 선의 중점
취혈방법 엉덩뼈능선 앞쪽으로 큰돌기의 가장 높은 곳과 위앞엉덩뼈가시의 중간

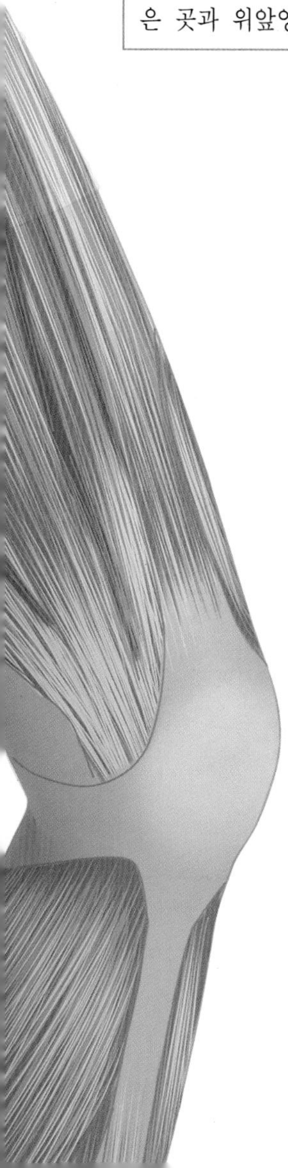

GB 30 환도

위 치 볼기에서 큰돌기융기와 엉치뼈틈새를 잇는 선상으로 가쪽에서 1/3 되는 곳
취혈방법 볼기선의 가쪽에서 발을 움직이면 크게 움직이는 둥근뼈(大轉子)가 있다. 여기에서 엉치뼈를 향해 사선 안쪽으로 2치 떨어진 곳을 찾아보면 볼기근의 얕은 홈이 있다. 그 홈의 아래쪽 둥근 근육에 있는 것이 환도혈인데, 이곳은 누르면 아프다. 엉덩관절 앞면에 해당하는 곳에서부터 이와 구조가 비슷한 어깨관절 후면의 통증에 대해서도 이용할 수 있다.

GB 31 풍시

위 치 무릎뼈 가쪽의 오금주름에서 위로 7치 되는 곳으로 넙다리두갈래근(大腿二頭筋)의 긴갈래와 짧은갈래 사이
취혈방법 똑바로 선 자세에서 양손을 내릴 때 셋째손가락끝이 닿는 엉덩정강근막띠(腸脛靭帶) 뒤쪽의 오목한 곳

GB 32 중독

위 치 넙다리 가쪽면의 엉덩정강근막띠 뒤쪽으로 오금주름에서 위로 5치 되는 곳
취혈방법 가쪽넓은근(外側廣筋)과 넙다리두갈래근 사이로 풍시혈(GB 31)에서 아래로 2치 되는 곳

GB 33 슬양관

위 치 무릎 가쪽면의 넙다리두갈래근힘줄과 엉덩정강근막띠 사이로 넙다리뼈가쪽위관절융기 위뒤쪽의 오목부위
취혈방법 넙다리뼈가쪽위관절융기 뒤위쪽의 오목한 곳으로, 무릎을 굽힐 때 무릎관절가쪽의 근육과 뼈 사이

GB 34 양릉천

위 치 종아리뼈머리에서 아래앞쪽의 오목부위
취혈방법 무릎을 굽히고 발을 내려뜨린 자세에서 종아리뼈머리(腓骨頭) 아래앞쪽, 긴종아리근힘줄의 앞모서리

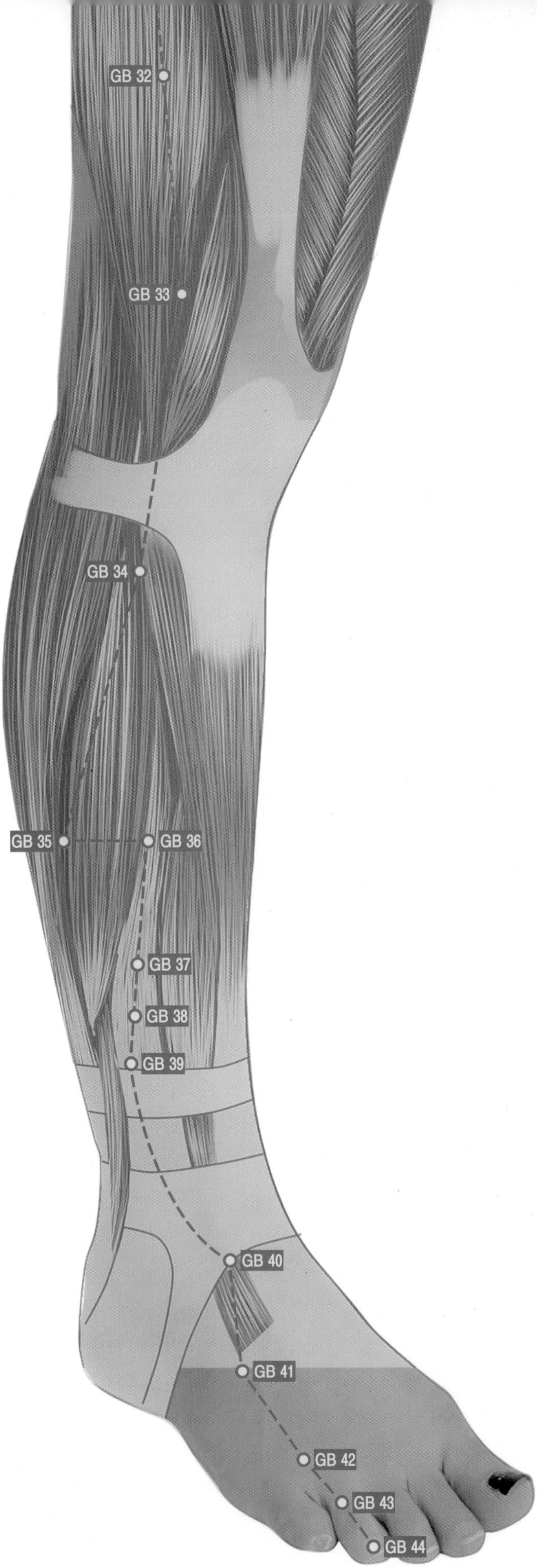

GB 35 양교

위 치 종아리뼈 뒤쪽의 가쪽복사융기에서 위로 7치 되는 곳

취혈방법 가쪽복사끝과 오금주름의 가쪽끝을 잇는 선의 중점에서 아래로 1치이고, 종아리뼈 뒤쪽 가쪽복사융기에서 위로 7치 되는 곳

GB 36 외구

위 치 종아리뼈(腓骨) 앞쪽으로 가쪽복사융기에서 위로 7치 되는 곳

취혈방법 오금주름 가쪽끝과 가쪽복사융기를 연결하는 선의 중점에서 아래로 1치 되는 곳과 같은 높이로, 양교혈(GB 35)에서 앞으로 0.5치 되는 곳

GB 37 광명

위 치 종아리뼈 앞쪽으로 가쪽복사융기에서 위로 5치 되는 곳

취혈방법 가쪽복사융기에서 위로 5치 되는 곳으로 긴발가락폄근과 긴종아리근 사이의 종아리뼈 앞모서리

GB 38 양보

위 치 종아리뼈 앞쪽으로 가쪽복사융기에서 위로 4치 되는 곳

취혈방법 종아리뼈 앞쪽으로 가쪽복사융기에서 위로 4치 되는 곳

GB 39 현종

위 치 종아리뼈앞쪽으로 가쪽복사융기에서 위로 3치 되는 곳

취혈방법 종아리뼈앞쪽으로 가쪽복사융기에서 위로 3치 되는 곳

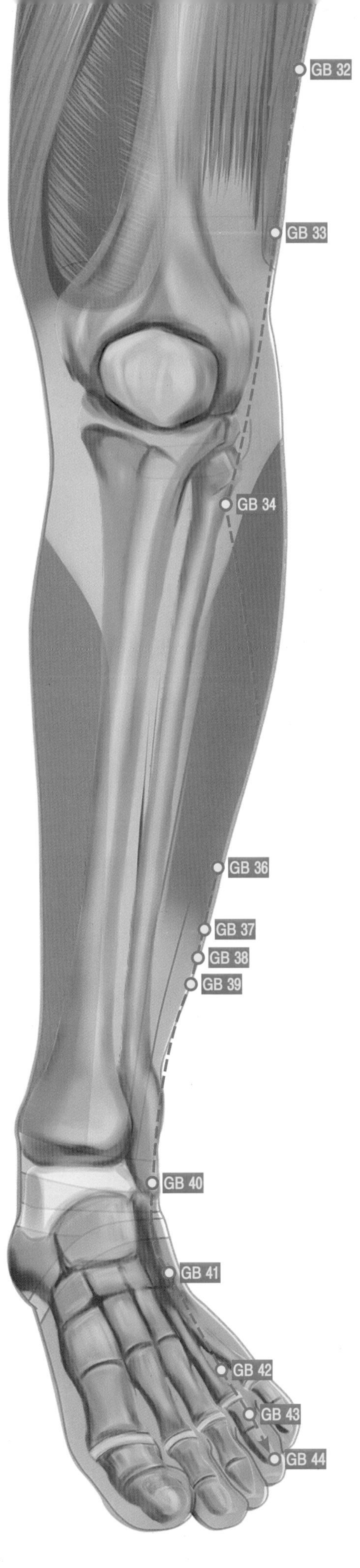

GB 40 구허

위 치 발등 가쪽의 긴발가락폄근힘줄 가쪽으로 가쪽복사 아래앞쪽의 오목부위

취혈방법 가쪽복사 앞아래쪽 긴발가락폄근힘줄에서 가장 오목한 곳으로 입방뼈와 발꿈치뼈 사이

GB 41 족임읍

위 치 발등 가쪽으로 넷째와 다섯째발허리뼈밑동 접합부 앞에 있는 오목한 곳

취혈방법 긴발가락폄근힘줄의 가쪽으로 넷째와 다섯째발허리뼈밑동 접합부 앞쪽의 오목부위

GB 42 지오회

위 치 발등에서 넷째와 다섯째발허리뼈 사이로 넷째발허리발가락관절 위쪽의 오목부위

취혈방법 발등 가쪽에서 넷째발허리발가락관절 위쪽의 오목한 곳으로 넷째 · 다섯째발허리뼈 사이로 새끼폄근힘줄의 중간

GB 43 협계

위 치 발등에서 넷째와 다섯째발가락 사이로 발살(toe web, 발갈퀴막) 가장자리 몸쪽의 적백육제

취혈방법 발등 가쪽에서 넷째와 다섯째발가락 사이로 발등과 발바닥의 경계면(적백육제)

GB 44 족규음

위 치 넷째발가락끝마디뼈의 가쪽 발톱뿌리각에서 위로 0.1치 되는 곳

취혈방법 넷째발톱의 가쪽모서리를 지나는 수직선과 발톱뿌리를 지나는 수평선이 만나는 곳

GB 1 동자료(瞳子髎, Dongjaryo)

혈이름 해설 '동자(瞳子)'는 눈동자로, 눈을 대표한다. '료(髎)'는 뼈의 틈이나 우묵한 곳을 가리킨다. 이 혈은 눈옆의 우묵한 곳에 있으므로 동자료라고 한다. 태양(太陽), 전관(前關), 후곡(後曲) 등으로도 부른다.

위 치 목외자(目外眥, 가쪽눈구석)에서 가쪽으로 0.5치 되는 오목한 곳

취혈방법 목외자(目外眥)에서 가쪽으로 0.5치 되는 곳으로 눈확 가쪽모서리의 오목부위

관련근육 눈둘레근(眼輪筋, Orbicularis oculi m.), 관자근(側頭筋, Temporal m.)

관련신경 이마신경(前頭神經, Frontal n.), 광대얼굴신경(顴骨顔面神經, Zygomaticofacial n.)

관련혈관 얕은관자동 · 정맥(淺側頭動 · 靜脈, Superficial temporal a. & v.), 광대얼굴동 · 정맥(顴骨顔面動 · 靜脈, Zygomaticofacial a. & v.)

임상적용 모든 눈병, 두통, 구안와사(口眼喎斜), 안면신경마비 등

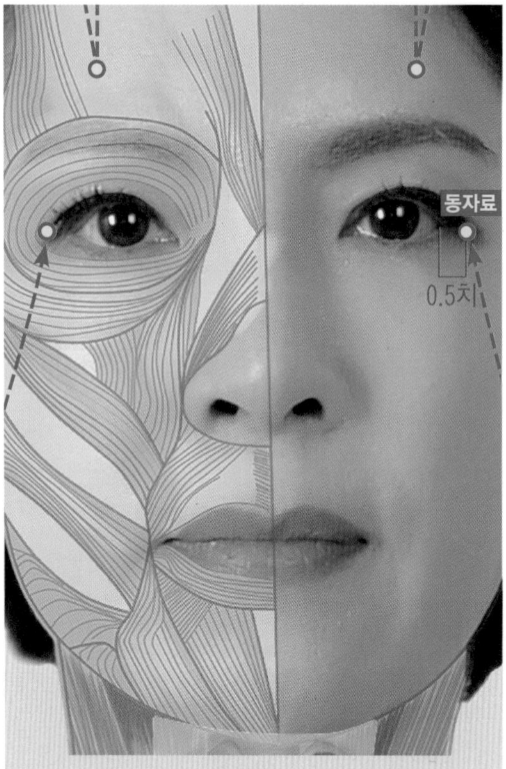

GB 2 청회(聽會, Cheonghoe)

혈이름 해설 '청(聽)'은 소리를 듣는다는 뜻이고, '회(會)'는 모인다는 뜻이다. 이 혈은 귀앞에 있고, 귀는 청각을 주관한다. 이 혈에 자침(刺針)하면 이롱(耳聾) · 기폐(氣閉)를 치료하여 청각을 집중시키므로 청회라 한다. 청하(聽河), 후관(後關)으로도 부른다.

위 치 얼굴의 귀구슬사이패임(耳珠間切痕)과 아래턱관절돌기 사이의 오목부위

취혈방법 귀구슬사이패임 앞쪽의 오목한 곳으로 입을 벌리면 움푹 들어가는 곳

관 련 샘 귀밑샘(耳下腺, Parotid gland)

관련신경 귓바퀴관자신경(耳介側頭神經, Auriculotemporal n.)

관련혈관 얕은관자동 · 정맥(淺側頭動 · 靜脈, Superficial temporal a. & v.)

임상적용 이명(耳鳴), 이롱, 중이염, 안면신경마비, 난청, 하악탈구, 아관긴폐(牙關緊閉 : 입아귀가 경직되어 입이 열리지 않는 증상) 등

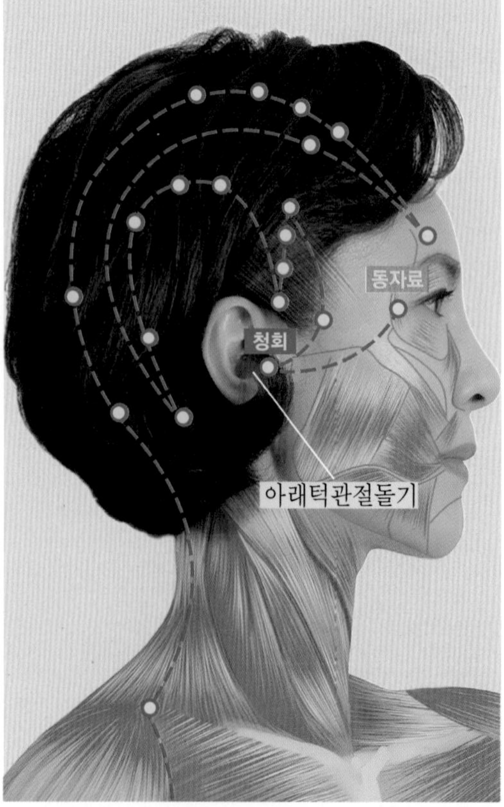

GB 3 상관(上關, Sanggwan)

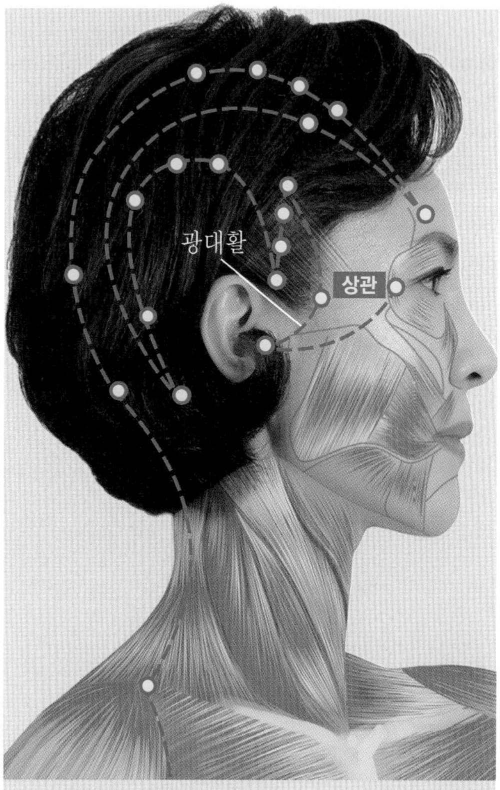

혈이름 해설 '상(上)'은 상방을 가리키고, '관(關)'은 기관을 뜻한다. 아래턱의 하관혈(ST 7)에 상대하여 위턱에 있으므로 상관이라 한다. 별명으로 '객주인(客主人)'이라 하며, 광대활(頰骨弓)을 에워싸면서 아래 부분의 하관혈을 마주보고 있다.

위 치 머리의 광대활(頰骨弓) 중점 위쪽의 오목부위

취혈방법 귀 앞쪽 하관혈(ST 7)에서 수직 위쪽으로, 입을 벌릴 때 광대활 위쪽에 생기는 오목한 곳

관련근육 관자근(側頭筋, Temporal m.)

관련신경 귓바퀴관자신경(耳介側頭神經, Auriculotemporal n.), 얼굴신경의 관자가지(顔面神經의 側頭枝, Temporal brs. of facial n.)

관련혈관 깊은관자동 · 정맥(深側頭動 · 靜脈, Deep temporal a. & v.), 광대눈확동 · 정맥(顴骨眼窩動 · 靜脈, Zygomatico-orbital a. & v.)

임상적용 이명(耳鳴), 이롱, 치통, 아관긴폐(牙關緊閉), 구안와사(口眼喎斜), 하악탈구 등

GB 4 함염(頷厭, Hamyeom)

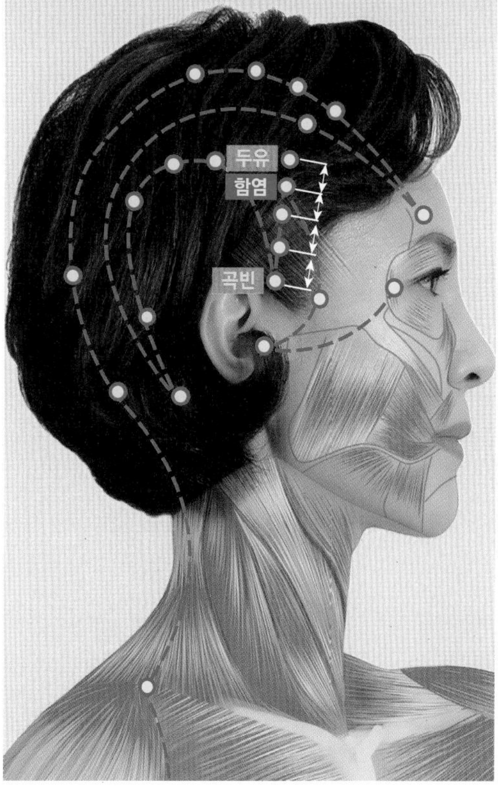

혈이름 해설 '함(頷)'은 아래턱을 가리키고, '염(厭)'은 합친다는 뜻이다. 이 혈은 두유혈(ST 8) 아래 깨물근(咬筋) 위에 있고, 아래턱이 운동할 때 씹기근(咀嚼筋)의 움직임에 합쳐져 움직이므로 함염이라 한다.

위 치 두유혈(ST 8)과 곡빈혈(GB 7)을 잇는 곡선상으로 두유혈쪽에서 1/4 되는 곳

취혈방법 관자(側頭)의 발제를 따라 두유혈(ST 8)과 곡빈혈(GB 7)을 잇는 곡선상으로 두유혈쪽에서 1/4 되는 곳

관련근육 관자근(側頭筋, Temporal m.), 관자마루근(側頭頭頂筋, Temporoparietalis m.)

관련신경 귓바퀴관자신경(耳介側頭神經, Auriculotemporal n.), 광대관자신경(顴骨側頭神經, Zygomaticotemporal n.)

관련혈관 얕은관자동 · 정맥(淺側頭動 · 靜脈, Superficial temporal a. & v.)

임상적용 두통, 현훈(眩暈), 이명(耳鳴), 비염, 이롱 등

GB 5 현로(懸顱, Hyeollo)

혈이름 해설 '현(懸)'은 매다는 뜻이고, '로(顱)'는 머리를 가리킨다. 이 혈은 옆머리의 발제에 매달린 듯 있어서 현로라 한다.

위 치 관자(側頭)의 발제를 따라 두유혈(ST 8)과 곡빈혈(GB 7)을 잇는 곡선의 중점

취혈방법 관자의 발제를 따라 두유혈(ST 8)과 곡빈혈(GB 7)을 잇는 곡선의 중점

관련근육 관자근(側頭筋, Temporal m.), 관자마루근(側頭頭頂筋, Temporoparietalis m.)

관련신경 귓바퀴관자신경(耳介側頭神經, Auriculotemporal n.), 광대관자신경(顴骨側頭神經, Zygomaticotemporal n.)

관련혈관 얕은관자동 · 정맥(淺側頭動 · 靜脈, Superficial temporal a. & v.)

임상적용 두통, 목외자통(目外眥痛 : 가쪽눈구석부위의 통증), 치통, 비염, 신경쇠약 등

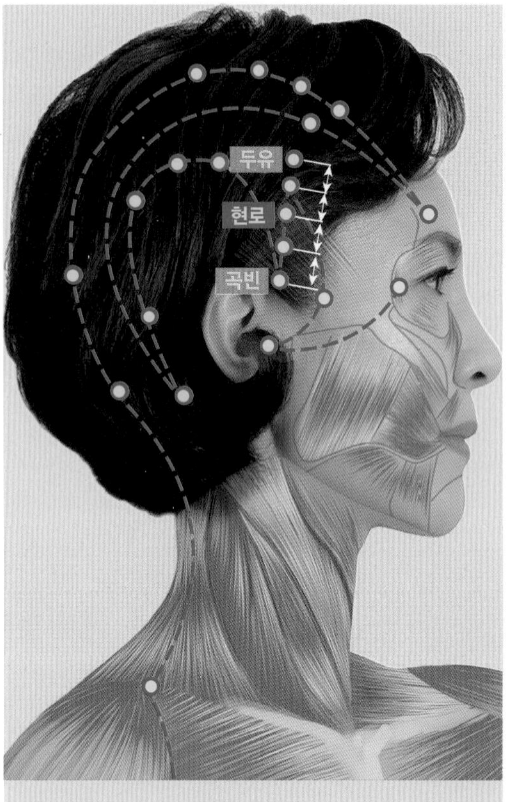

GB 6 현리(懸釐, Hyeon-ri)

혈이름 해설 '현(懸)'은 매다는 것을 뜻하고, '리(釐)'는 다스리거나 고친다는 뜻이다. 이 혈은 관자(側頭)부위에 매달리듯이 있으면서 두통 · 현훈을 멎게 하므로 현리라고 하였다.

위 치 관자의 발제를 따라 두유혈(ST 8)과 곡빈혈(GB 7)을 잇는 곡선상으로 두유혈쪽에 3/4 되는 곳

취혈방법 현로혈(GB 5)에서 아래로 1치 되는 곳

관련근육 관자근(側頭筋, Temporal m.), 관자마루근(側頭頭頂筋, Temporoparietalis m.)

관련신경 귓바퀴관자신경(耳介側頭神經, Auriculotemporal n.)

관련혈관 얕은관자동 · 정맥(淺側頭動 · 靜脈, Superficial temporal a. & v.)

임상적용 편두통, 목외자통(目外眥痛 : 가쪽눈구석부위의 통증), 치통, 신경쇠약, 면종(面腫 : 얼굴이 붓는 병) 등

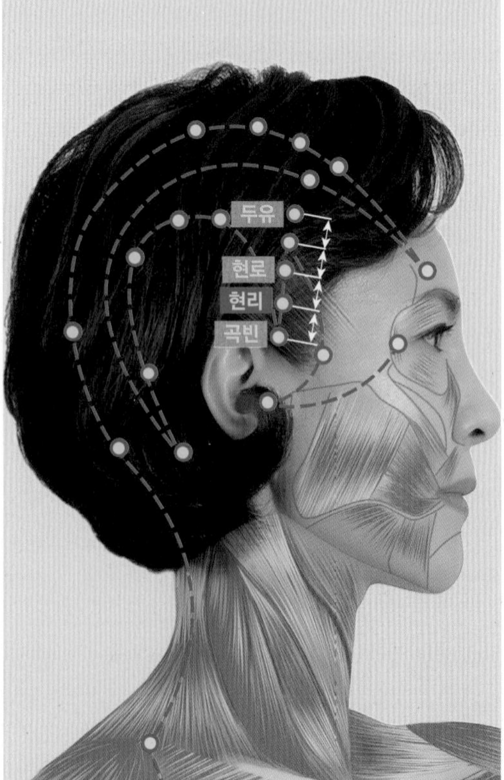

GB 7 곡빈(曲鬢, Gokbin)

혈이름 해설 '곡(曲)'은 굽은 것을 뜻하고, '빈(鬢)'은 머리 좌우 양쪽의 머리털을 가리킨다. 이 혈은 구렛나루(鬢)부위에 있고, 경맥이 여기에서 굽어져 위쪽의 솔곡혈(GB 8)까지 가므로 곡빈이라 한다.

위　치 귓바퀴꼭지(耳尖)를 지나는 수평선과 관자놀이쪽 발제의 뒤모서리(귀앞쪽)를 지나는 수직선이 만나는 곳

취혈방법 귓바퀴꼭지(耳尖)의 높이로, 발제부위에서 1치 되는 곳으로 각손혈(TE 20)에서 앞쪽으로 1치 되는 곳

관련근육 관자근(側頭筋, Temporal m.), 관자마루근(側頭頭頂筋, Temporoparietalis m.)

관련신경 귓바퀴관자신경(耳介側頭神經, Auriculotemporal n.)

관련혈관 얕은관자동·정맥(淺側頭動·靜脈, Superficial temporal a. & v.)

임상적용 편두통, 삼차신경통, 아관긴급(牙關緊急 : 중풍 등의 병증으로 입을 벌려 먹지도 못하고, 말도 못하는 증상. 口噤), 구안와사(口眼喎斜) 등

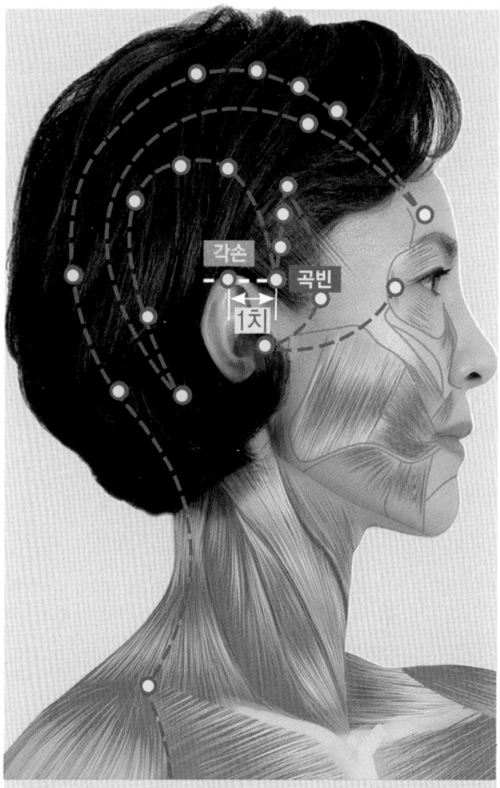

GB 8 솔곡(率曲, Solgok)

혈이름 해설 '솔(率)'에는 따라간다는 뜻이 있고, '곡(谷)'은 오목부위를 가리킨다. 이 혈은 귀끝 바로 위쪽으로 올라가 발제에서 위로 1.5치 되는 오목부위에서 취혈하므로 솔곡이라 한다.

위　치 귓바퀴꼭지(耳尖) 바로 위쪽 관자의 발제에서 위로 1.5치 되는 곳

취혈방법 각손혈(TE 20)에서 위로 1.5치 되는 오목부위로 씹을 때 관자근이 움직이는 곳

관련근육 관자근(側頭筋, Temporal m.), 위귓바퀴근(上耳介筋, Superior auricular m.)

관련신경 작은뒤통수신경(小後頭神經, Lesser occipital n.), 귓바퀴관자신경(耳介側頭神經, Auriculotemporal n.), 뒤귓바퀴신경(後耳介神經, Posterior auricular n.)

관련혈관 얕은관자동·정맥(淺側頭動·靜脈, Superficial temporal a. & v.)

임상적용 두통, 현훈(眩暈), 안질환 등

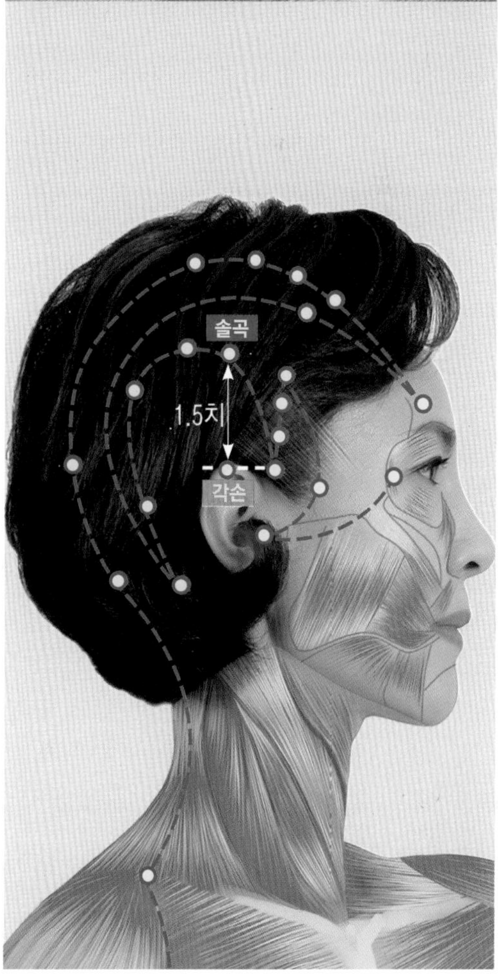

GB 9 천충(天衝, Cheonchung)

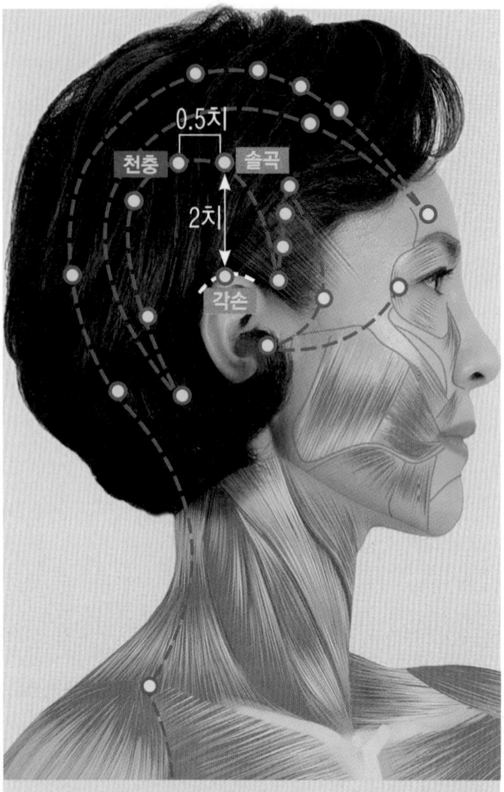

혈이름 해설 '천(天)'은 머리를 뜻하고, '충(衝)'은 통하는 길을 가리킨다. 이 혈은 백회혈(GV 20)로 통하는 길과 같은 역할을 하므로 천충이라 한다.

위 치 귓바퀴꼭지 뒤모서리 위쪽의 발제에서 위로 2치 되는 곳

취혈방법 솔곡혈(GB 8)에서 뒤위쪽으로 0.5치 되는 곳

관련근육 관자근(側頭筋, Temporal m.), 위귓바퀴근(上耳介筋, Superior auricular m.)

관련신경 작은뒤통수신경(小後頭神經, Lesser occipital n.), 뒤귓바퀴신경(後耳介神經, Posterior auricular n.)

관련혈관 뒤귓바퀴동 · 정맥(後耳介動 · 靜脈, Posterior auricular a. & v.), 얕은관자동 · 정맥(淺側頭動 · 靜脈, Superficial temporal a. & v.)

임상적용 두통, 전간(癲癇, 간질), 치통, 치은종통(齒齦腫痛 : 잇몸이 붓고 아픈 증상) 등

GB 10 부백(浮白, Bubaek)

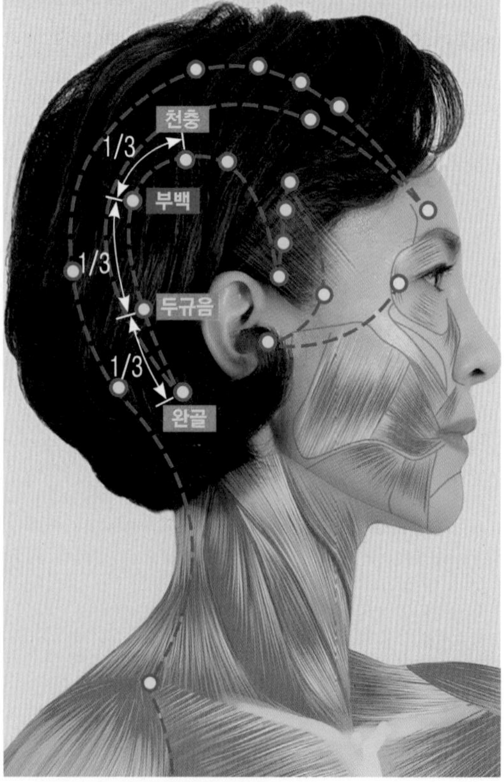

혈이름 해설 '부(浮)'는 떠다닌다는 뜻인데, 여기에서는 맥기(脈氣)가 가볍게 떠올라 상승하는 것을 가리킨다. '백(白)'은 옛부터 백(百)과 통한다. 맥기가 천충혈(GB 9)을 지나 머리꼭대기의 백회혈(GV 20)에 이르므로 부백이라 한다.

위 치 꼭지돌기(乳樣突起) 위뒤쪽에서 천충혈(GB 9)과 완골혈(GB 12)을 잇는 곡선상으로 천충혈쪽에서 1/3 되는 곳

취혈방법 귓바퀴꼭지 뒤쪽의 발제에서 뒤로 1치 되는 곳

관련근육 관자근(側頭筋, Temporal m.), 뒤통수근(後頭筋, Occipital)

관련신경 작은뒤통수신경(小後頭神經, Lesser occipital n.), 뒤귓바퀴신경(後耳介神經, Posterior auricular n.), 큰귓바퀴신경(大耳介神經, Great auricular n.)

관련혈관 뒤귓바퀴동 · 정맥(後耳介動 · 靜脈, Posterior auricular a. & v.)

임상적용 두통, 이명(耳鳴), 치통, 난청, 기관지염 등

GB 11 두규음(頭竅陰, Dugyueum)

혈이름 해설 '두(頭)'는 머리를 가리키고, '규(竅)'는 오관칠규(五官七竅)를 뜻한다. '음(陰)'은 5장(五臟)의 규(竅)가 음에 속함을 뜻한다. 이 혈은 머리 · 눈 · 코 · 귀 등의 두규 질환을 치료하는 혈이므로 두규음이라 한다. 침골(枕骨), 규음(竅陰)으로도 부른다.

위 치 꼭지돌기(乳様突起) 위뒤쪽의 천충혈(GB 9)과 완골혈(GB 12)을 잇는 곡선상으로 천충혈쪽에서 2/3 되는 곳

취혈방법 부백혈(GB 10)에서 아래로 1치 되는 곳

관련근육 뒤통수이마근의 뒤통수힘살(後頭前頭筋의 後頭筋腹, Occipital belly of occipitofrontal m.), 뒤귓바퀴근(後耳介筋, Posterior auricular m.)

관련신경 작은뒤통수신경(小後頭神經, Lesser occipital n.), 뒤귓바퀴신경(後耳介神經, Posterior auricular n.), 큰귓바퀴신경(大耳介神經, Great auricular n.)

관련혈관 뒤귓바퀴동 · 정맥(後耳介動 · 靜脈, Posterior auricular a. & v.)

임상적용 귀(耳)질환, 눈질환, 현훈(眩暈), 뇌막염, 두 · 항통증(頭項痛症), 후비(喉痺 : 목 안이 막혀 통하지 않는 증상) 등

※ '규(竅)'는 혈(穴)이라는 의미이지만, 고대 중국에서는 오장(五臟)은 모두 머리에 개규한다고 생각하였다.『황제내경』에는 간은 눈에, 신(腎)은 귀에, 심(心)은 혀에, 폐는 코에, 비(脾)는 입에 개규한다고 쓰여 있다.

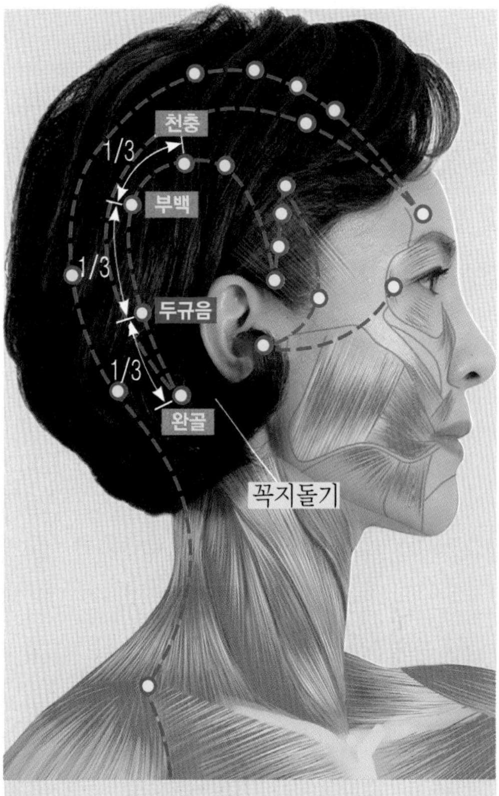

GB 12 완골(完骨, Wangol)

혈이름 해설 옛날에는 꼭지돌기(乳様突起)를 '완골(完骨)'이라 하였다. 이 혈은 그 아래쪽에 있으므로 완골이라 한다.

위 치 꼭지돌기 아래뒤쪽의 오목부위

취혈방법 꼭지돌기 아래뒤쪽의 오목부위

관련근육 목빗근(胸鎖乳突筋, Sternocleidomastoid m.), 머리널판근(頭板狀筋, Splenius capitis m.)

관련신경 큰귓바퀴신경(大耳介神經, Great auricular n.), 작은뒤통수신경(小後頭神經, Lesser occipital n.)

관련혈관 뒤귓바퀴동 · 정맥(後耳介動 · 靜脈, Posterior auricular a. & v.), 뒤통수동 · 정맥(後頭動 · 靜脈, Occipital a. & v.)

임상적용 난청, 이명(耳鳴), 후비(喉痺), 구안와사(口眼喎斜), 안면질환 등

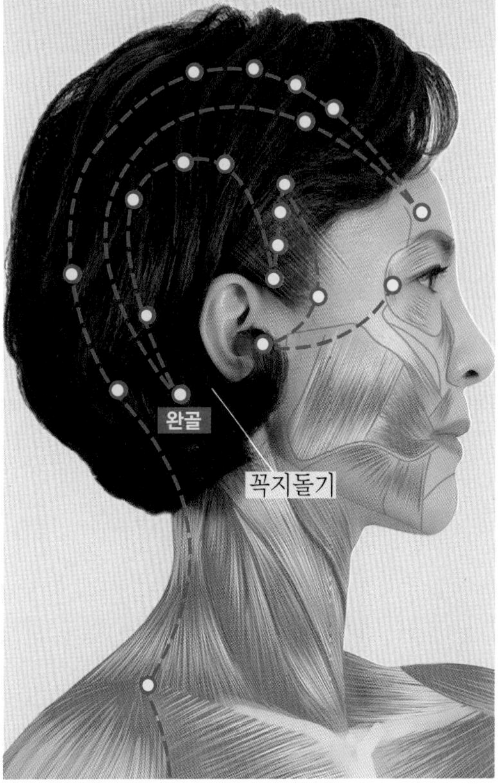

GB 13 본신(本神, Bonsin)

혈이름 해설 '본(本)'은 근본을 뜻하고, 뇌(腦)는 사람의 근본이자 원신(元神)의 부(府)이다. 이 혈은 앞머리의 신정혈(GV 24) 옆쪽 3치 되는 곳에 있고, 그 속은 뇌(腦)이므로 본신이라 한다.

위 치 앞정중선상의 전발제에서 아래로 0.5치이고 앞정중선에서 가쪽으로 3치 되는 곳

취혈방법 신정혈(GV 24)과 두유혈(ST 8)을 잇는 곡선상으로 신정혈쪽에서부터 2/3 되는 곳

관련근육 뒤통수이마근의 이마힘살(後頭前頭筋의 前頭筋腹, Frontal belly of occipitofrontal m.)

관련신경 눈확위신경(眼窩上神經, Supraorbital n.)

관련혈관 얕은관자동 · 정맥(淺側頭動 · 靜脈, Superficial temporal a. & v.), 눈확위동 · 정맥(眼窩上動 · 靜脈, Supraorbital a. & v.)

임상적용 두통, 현훈(眩暈), 정신장애, 경항강급(頸項强急), 전간(癲癎, 간질) 등

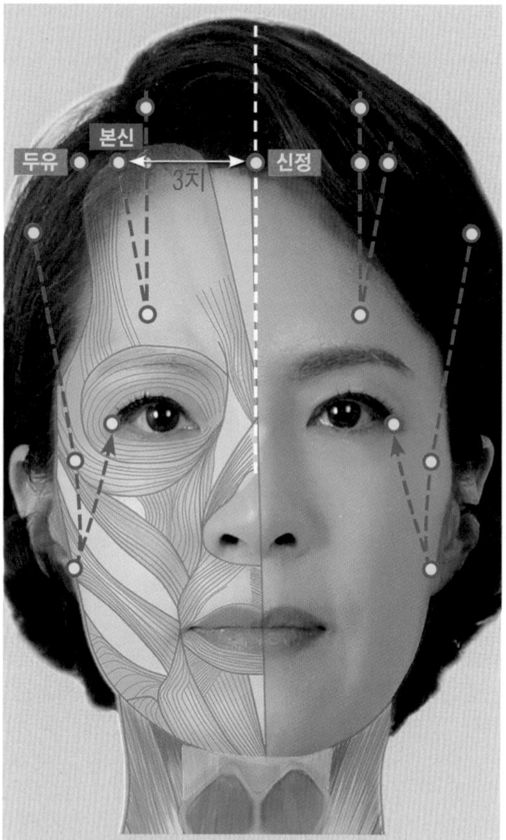

GB 14 양백(陽白, Yangbaek)

혈이름 해설 '양(陽)'은 이마를 뜻하고, '백(白)'은 광명(光明)을 말한다. 이 혈은 양유맥과 만나는 회혈(會穴)이다. 이 혈에 자침(刺針)하면 시계(視界)가 밝아지고 앞이마가 빛을 받듯이 밝아지므로 양백이라 한다.

위 치 눈썹에서 위로 1치 되는 곳으로 눈동자 바로 위쪽

취혈방법 눈썹에서 위로 1치 되는 곳으로 눈동자 바로 위쪽

관련근육 뒤통수이마근의 이마힘살(後頭前頭筋의 前頭筋腹, Frontal belly of occipitofrontal m.)

관련신경 눈확위신경(眼窩上神經, Supraorbital n.)

관련혈관 눈확위동 · 정맥(眼窩上動 · 靜脈, Supraorbital a. & v.), 얕은관자동 · 정맥(淺側頭動 · 靜脈, Superficial temporal a. & v.)

임상적용 모든 안질환, 삼차신경통, 면탄(面癱 : 얼굴이 마비되거나 뒤틀리는 증상) 등

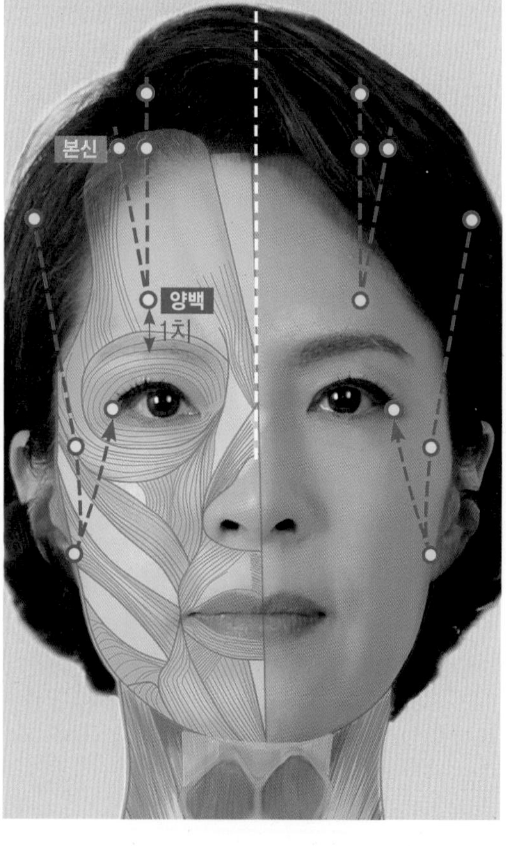

GB 15 두임읍(頭臨泣, Duimeup)

혈이름 해설 '두(頭)'는 머리이고, '임(臨)'은 높은 곳에서 아래를 내려다본다는 뜻이다. '읍(泣)'은 눈물을 가리킨다. 이 혈은 눈의 바로 위쪽 머리부위에 있으면서 눈의 질환을 잘 치료하므로 두임읍이라 한다.

위 치 눈동자 바로 위쪽의 발제에서 머리 안쪽으로 0.5치 되는 곳

취혈방법 정면을 보고 있는 상태에서 눈동자 중심의 위쪽으로, 신정혈(GV 24)과 두유혈(ST 8)을 잇는 곡선의 중점

관련근육 뒤통수이마근의 이마힘살(後頭前頭筋의 前頭筋腹, Frontal belly of occipitofrontal m.)

관련신경 눈확위신경(眼窩上神經, Supraorbital n.)

관련혈관 눈확위동 · 정맥(眼窩上動 · 靜脈, Supraorbital a. & v.), 얕은관자동 · 정맥(淺側頭動 · 靜脈, Superficial temporal a. & v.)

임상적용 급 · 만성결막염(急慢性結膜炎), 눈의 질환, 축농증(蓄膿症), 누액과다(淚液過多) 등

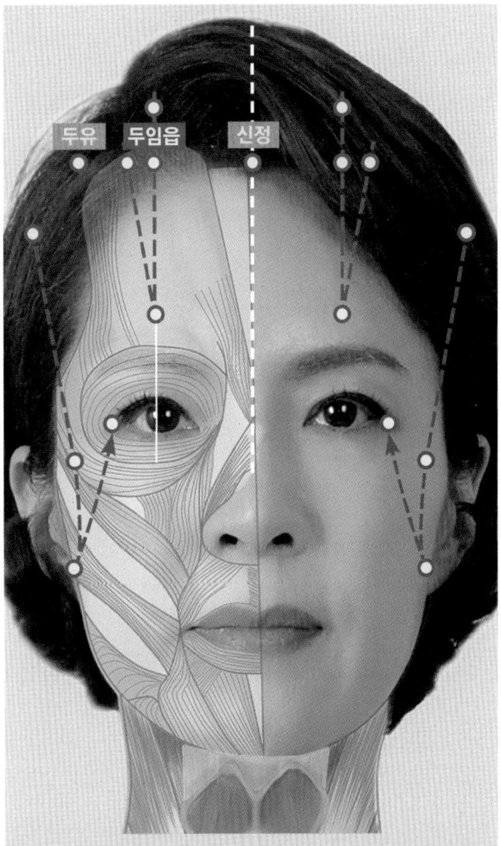

GB 16 목창(目窓, Mokchang)

혈이름 해설 '목(目)'은 눈(眼)이고, '창(窓)'은 빛이 들어오는 곳이다. 이 혈의 맥기(脈氣)는 눈으로 통하여 눈병을 치료하며, 눈의 창을 밝게 하므로 목창이라 한다. 지영(至榮)이라고도 한다.

위 치 눈동자의 중심에서 수직 위쪽, 두임읍혈에서 위로 1치, 발제에서 위로 1.5치, 앞정중선에서 가쪽으로 2.25치 되는 곳

취혈방법 두임읍혈(GB 15)에서 위로 1치 되는 곳

관련근육 뒤통수이마근의 이마힘살(後頭前頭筋의 前頭筋腹, Frontal belly of occipitofrontal m.), 머리덮개널힘줄(帽狀腱膜, Galea aponeurotica)

관련신경 눈확위신경(眼窩上神經, Supraorbital n.)

관련혈관 얕은관자동 · 정맥(淺側頭動 · 靜脈, Superficial temporal a. & v.), 눈확위동 · 정맥(眼窩上動 · 靜脈, Supraorbital a. & v.)

임상적용 두통, 안구충혈(眼球充血), 시력감퇴, 결막염(結膜炎), 안면부종(顏面浮腫) 등

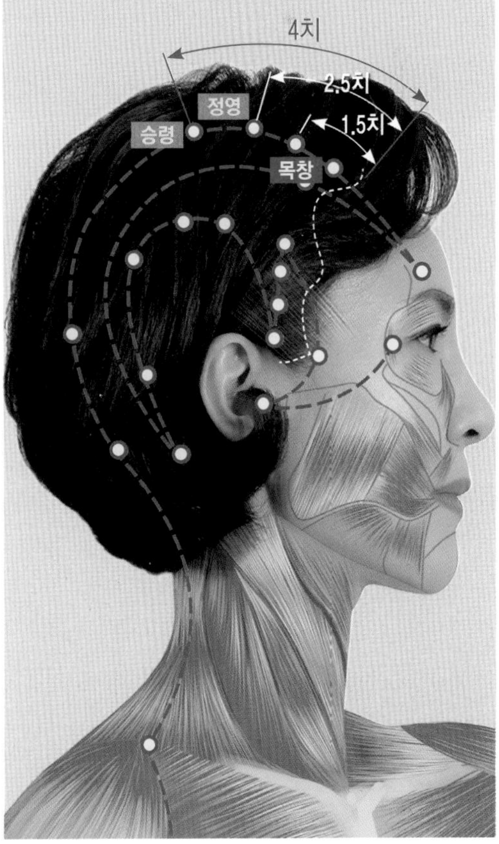

GB 17 정영(正營, Jeongyeong)

혈이름 해설 '정(正)'은 틀림없다는 뜻이고, '영(營)'은 집결하는 것을 가리킨다. 이 혈은 양유맥과 만나서 집결하는 위치에 해당하므로 정영이라 한다.

위　치 눈동자의 중심에서 수직 위쪽의 발제에서 머리 안쪽으로 2.5치 되는 곳

취혈방법 두임읍혈(GB 15)에서 위로 2치 되는 곳으로 승광혈(BL 6)과 같은 높이의 곳

관련근육 머리덮개널힘줄(帽狀腱膜, Galea aponeurotica)

관련신경 눈확위신경(眼窩上神經, Supraorbital n.)

관련혈관 얕은관자동·정맥(淺側頭動·靜脈, Superficial temporal a. & v.), 눈확위동·정맥(眼窩上動·靜脈, Supraorbital a. & v.)

임상적용 현훈(眩暈), 두·항통증(頭項痛症), 치통, 오심(惡心), 구토 등

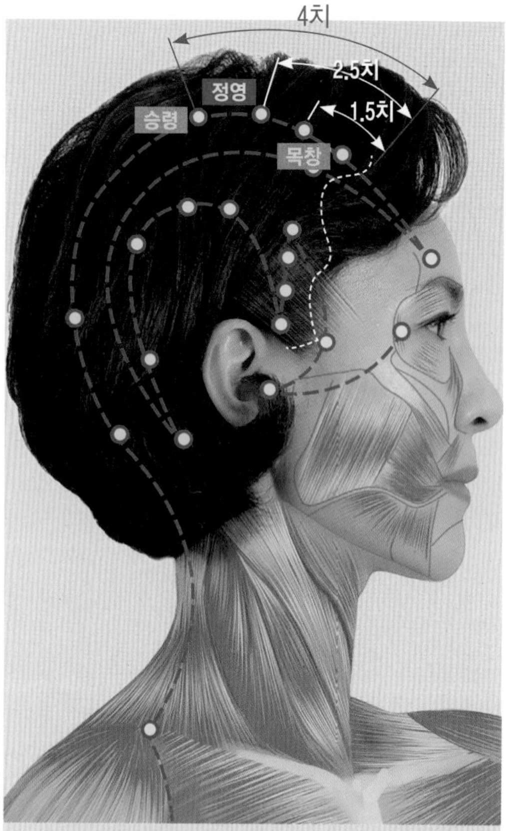

GB 18 승령(承靈, Seungnyeong)

혈이름 해설 '승(承)'은 받는 것, '령(靈)'은 신(神)을 가리킨다. 이 혈은 머리꼭대기의 통천(通天)혈(BL 17) 옆에 있으며, 머리는 원신(元神)의 부(府)이므로 승령이라 한다.

위　치 눈동자의 중심에서 수직 위쪽의 발제에서 머리 안쪽으로 4치 되는 곳

취혈방법 정영혈(GB 17)에서 뒤로 1.5치 되는 곳으로 통천혈(BL 7)과 같은 높이의 곳

관련근육 머리덮개널힘줄(帽狀腱膜, Galea aponeurotica)

관련신경 큰뒤통수신경(大後頭神經, Greater occipital n.), 얼굴신경(顔面神經, Facial n.)

관련혈관 얕은관자동·정맥(淺側頭動·靜脈, Superficial temporal a. & v.), 눈확위동·정맥(眼窩上動·靜脈, Supraorbital a. & v.)

임상적용 두통, 현훈(眩暈), 뉵혈(衄血, 코피), 기관지염 등

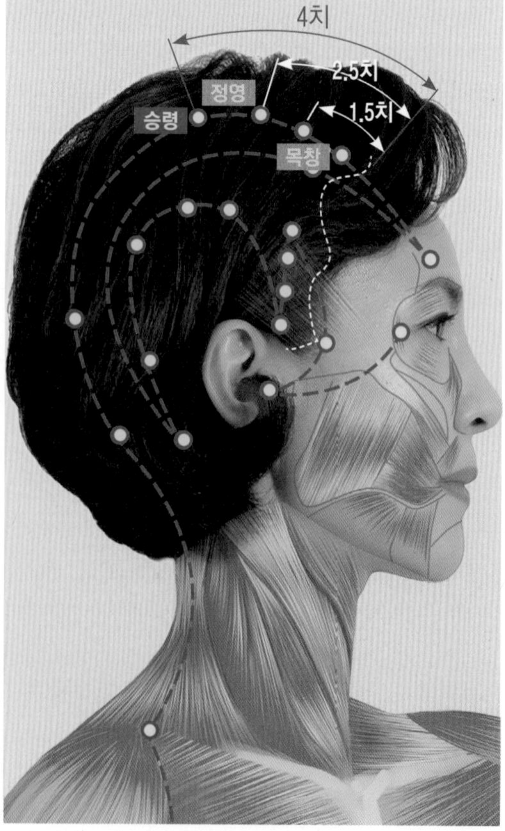

GB 19 뇌공(腦空, Noegong)

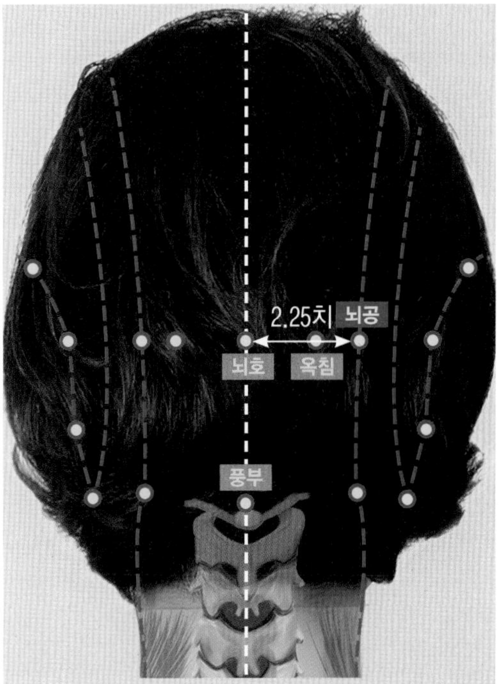

혈이름 해설 '공(空)'은 구멍이나 오목을 뜻한다. 이 혈은 뇌호혈(GV 17) 옆의 뒤통수뼈(後頭骨) 아래 오목부위에 있으므로 뇌공이라 한다.

위 치 풍지혈(GB 20)에서 수직 위쪽으로 바깥뒤통수뼈융기 위모서리와 같은 높이의 곳

취혈방법 바깥뒤통수뼈 위쪽의 뇌호혈(GV 17) · 옥침혈(BL 9)과 같은 높이로 뒤정중선에서 가쪽으로 2.25치 되는 곳

관련근육 뒤통수이마근의 뒤통수힘살(後頭前頭筋의 後頭筋腹, Occipital belly of occipitofrontal m.)

관련신경 큰뒤통수신경(大後頭神經, Greater occipital n.)

관련혈관 뒤통수동 · 정맥(後頭動 · 靜脈, Occipital a. & v.)

임상적용 두통, 목현(目眩 : 눈앞이 캄캄하고 꽃같은 헛것이 보이는 증상), 후두신경통, 두중(頭重), 현훈(眩暈), 치통, 결막염(結膜炎) 등

GB 20 풍지(風池, Pungji)

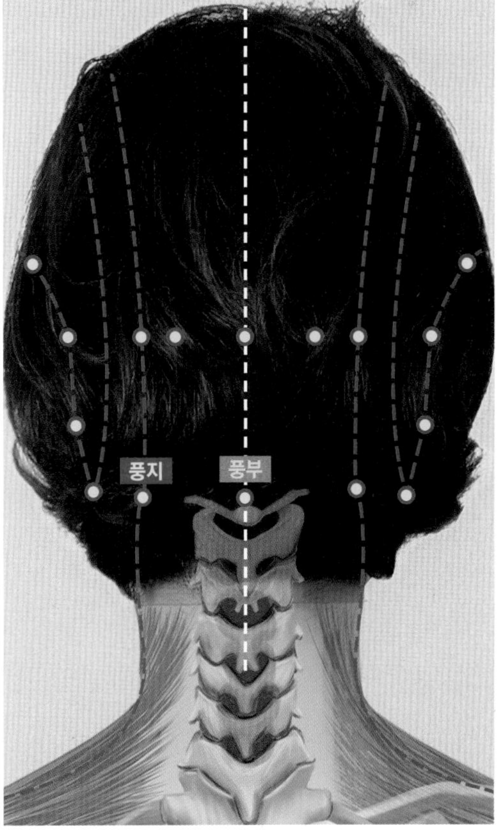

혈이름 해설 '풍(風)'은 풍사(風邪)를 뜻하고, '지(池)'는 얕은 오목부위를 가리킨다. 이 혈은 양유맥의 회혈(會穴)이다. 감기와 중풍으로 인한 편마비를 치료하며, 풍사(風邪)가 멈춰 쌓이는 곳이므로 풍지라고 한다.

위 치 뒤통수뼈 아래쪽의 오목부위와 꼭지돌기(乳樣突起) 사이

취혈방법 등세모근과 목빗근 윗면 사이의 오목한 곳으로, 풍부혈(GV 16)과 같은 높이의 곳

관련근육 등세모근(僧帽筋, Trapezius m.), 목빗근(胸鎖乳突筋, Sternocleidomastoid m.), 머리반가시근(頭部半棘筋, Semispinalis capitis m.), 머리널판근(頭板狀筋, Splenius capitis m.)

관련신경 작은뒤통수신경(小後頭神經, Lesser occipital n.)

관련혈관 뒤통수동 · 정맥(後頭動 · 靜脈, Occipital a. & v.)

임상적용 두통, 현훈(眩暈), 목현(目眩), 편두통, 유행성감기, 어지럼증, 뇌졸중(腦卒中, 중풍) 등

GB 21 견정(肩井, Gyeonjeong)

혈이름 해설　'견(肩)'은 어깨를 뜻하고, 정(井)은 깊은 오목을 가리킨다. '어깨에 있는 깊은 우물'이라는 의미이다. 머리와 목부위를 통하는 동맥과 관계가 있으며, 뇌신경의 피로, 목 · 귀 · 이와 관련된 질환과 통증을 치료할 때 이용한다. 박정(膊井), 좌위(座位)라고도 한다.

위　　치　일곱째목뼈가시돌기(第7頸椎棘突起)와 어깨봉우리가쪽끝을 연결하는 선의 중점

취혈방법　대추혈(GV 14)과 어깨봉우리를 잇는 선의 중간으로, 빗장뼈와 어깨뼈가시의 중간

관련근육　등세모근(僧帽筋, Trapezius m.), 가시위근(棘上筋, Supraspinatus m.)

관련신경　빗장위신경(鎖骨上神經, Supraclavicular n.), 등쪽어깨신경(肩胛背神經, Dorsal scapular n.)

관련혈관　가로목동 · 정맥(頸横動 · 靜脈, Transverse cervical a. & v.)

임상적용　두 · 항통증(頭項痛症), 견 · 배통증(肩背痛症), 담석통(膽石痛), 유선염, 낙침(落枕 : 목이 아파서 잘 움직이지 못하는 증상), 갑상선기능항진증 등

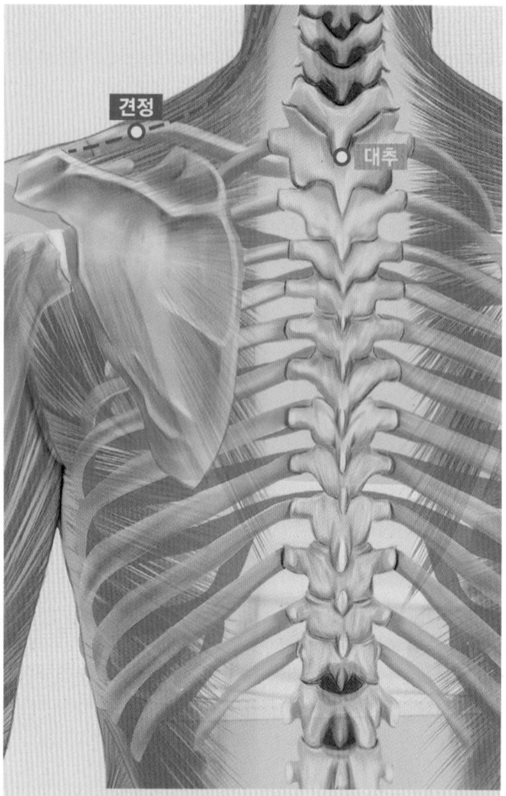

GB 22 연액(淵腋, Yeonaek)

혈이름 해설　'연(淵)'은 오목부위를 가리키고, '액(腋)'은 겨드랑이다. 이 혈은 겨드랑이 아래쪽의 오목부위에 있으므로 연액이라 한다. 천액(泉腋), 액문(腋門)으로도 부른다.

위　　치　가쪽 가슴부위의 중간겨드랑선 위쪽의 넷째갈비사이공간

취혈방법　팔을 옆으로 들어올린 상태에서 중간겨드랑선 위쪽으로, 겨드랑주름 중앙에서 아래로 3치 되는 곳

관련근육　넓은등근(廣背筋, Latissimus dorsi m.), 앞톱니근(前鋸筋, Serratus anterior m.), 바깥갈비사이근(外肋間筋, External intercostal m.), 속갈비사이근(內肋間筋, Internal intercostal m.)

관련신경　넷째갈비사이신경(第4肋間神經, 4th intercostal n.), 긴가슴신경(長胸神經, Long thoracic n.)

관련혈관　갈비사이동 · 정맥(肋間動 · 靜脈, Intercostal a. & v.), 가쪽가슴동 · 정맥(外側胸動 · 靜脈, Lateral thoracic a. & v.)

임상적용　늑막염, 늑간신경통, 견 · 비통증(肩臂痛症), 액와임파선염(腋窩淋巴腺炎), 발열 등

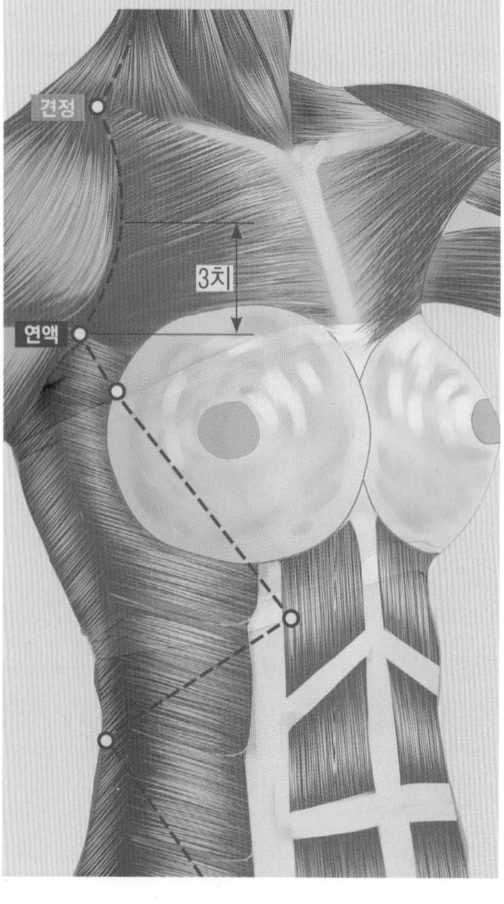

GB 23 첩근(輒筋, Cheopgeun)

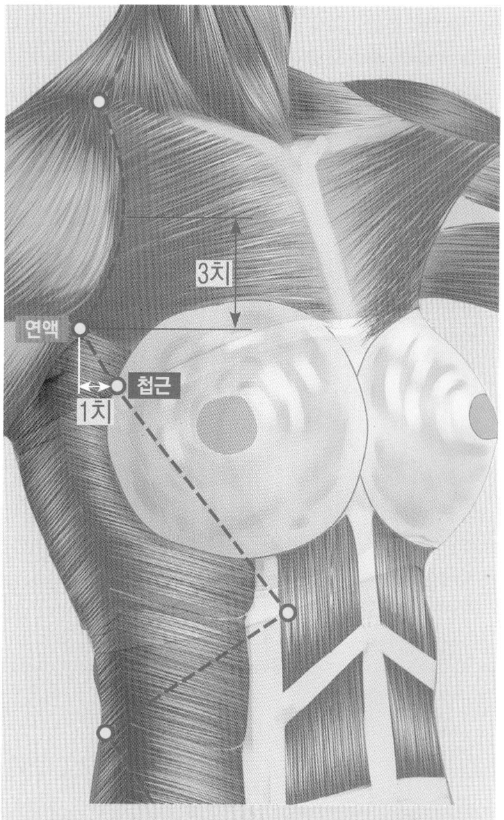

혈이름 해설 '첩(輒)'은 우마차(牛馬車) 바퀴 양쪽 위를 씌우는 둥근 판으로 사람의 갈비뼈에 비유하고, '근(筋)'은 근육을 말한다. 이 혈은 갈비뼈 사이의 근육 위에 있으므로 첩근이라 한다.

위　　치 넷째갈비사이공간으로 중간겨드랑선에서 앞으로 1치 되는 곳

취혈방법 연액혈(GB 22)에서 앞으로 1치 되는 곳

관련근육 앞톱니근(前鋸筋, Serratus anterior m.), 바깥갈비사이근(外肋間筋, External intercostal m.), 속갈비사이근(內肋間筋, Internal intercostal m.)

관련신경 넷째갈비사이신경(第4肋間神經, 4th intercostal n.), 긴가슴신경(長胸神經, Long thoracic n.)

관련혈관 갈비사이동·정맥(肋間動·靜脈, Intercostal a. & v.), 가쪽가슴동·정맥(外側胸動·靜脈, Lateral thoracic a. & v.)

임상적용 효천(哮喘 : 효증과 천증이 합쳐 나타나는 병증), 구토, 흉만(胸滿 : 가슴이 그득한 병증), 탄산(呑酸 : 위의 신물이 목구멍까지 올라가는 병증) 등

GB 24 일월(日月, Irwol) 담경의 모(募)혈

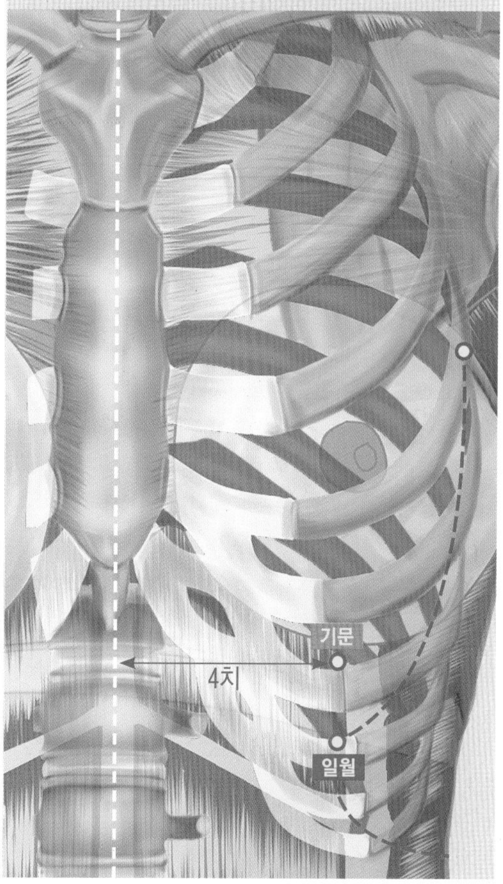

혈이름 해설 이 혈은 담(膽)의 기(氣)가 모이는 모혈(募穴)이다. 담은 결단을 주관하는데, 결단이란 밝음을 구하려는 노력이다. 밝을 '명(明)'자는 일(日)과 월(月) 두 자로 되어 있다. 이 혈은 양옆구리에 걸려 있는 일(日)과 월(月)과 같으므로 일월(日月)이라 한다. 신광(神光), 담모(膽募)라고도 한다.

위　　치 일곱째갈비사이공간으로 앞정중선에서 가쪽으로 4치 되는 곳

취혈방법 젖꼭지 중심 아래쪽의 기문혈(LR 14)에서부터 갈비뼈 하나 아래쪽. 여성은 빗장중간선과 일곱째갈비사이공간이 만나는 곳

관련근육 배바깥빗근(外腹斜筋, External oblique abdominal m.), 바깥갈비사이근(外肋間筋, External intercostal m.), 속갈비사이근(內肋間筋, Internal intercostal m.)

관련신경 일곱째갈비사이신경(第7肋間神經, 7th intercostal n.)

관련혈관 가쪽가슴동·정맥(外側胸動·靜脈, Lateral thoracic a. & v.), 갈비사이동·정맥(肋間動·靜脈, Intercostal a. & v.)

임상적용 간·담낭의 통증, 늑간신경통, 딸꾹질, 노이로제, 담낭염 등

GB 25 경문(京門, Gyeongmun) 신(腎)의 모(募)혈

혈이름 해설 '경(京)'은 수도를 뜻하고, '문(門)'은 기혈이 왕래하는 것을 가리킨다. 이 혈은 신(腎)의 모혈(募穴)이며, 아주 중요한 혈이므로 경문이라 한다. 기수(氣腧), 기부(氣府), 신모(腎募) 등으로도 부른다.

위 치 열두째갈비뼈의 아래쪽

취혈방법 팔을 머리 위로 올린 상태에서 열두째갈비뼈끝인 뒤겨드랑선 뒤쪽의 갈비활(肋骨弓) 아래모서리로 장문혈(LR 13) 가쪽에서 비스듬하게 아래로 1.8치 내려간 곳

관련근육 넓은등근(廣背筋, Latissimus dorsi m.), 배바깥빗근(外腹斜筋, External oblique abdominal m.), 배속빗근(內腹斜筋, Internal oblique abdominal m.)

관련신경 갈비밑신경(肋下神經, Subcostal n.)

관련혈관 갈비밑동 · 정맥(肋下動 · 靜脈, Subcostal a. & v.)

※ 깊은부위는 간(肝)과 오름잘록창자(上行結腸, Ascending colon)

임상적용 신장질환, 요통, 늑간신경통, 장산통(腸疝痛 : 급성창자통증) 등

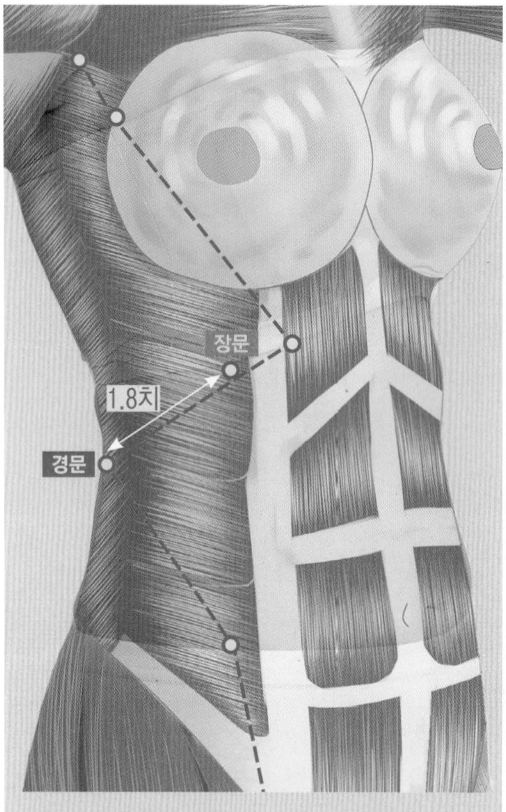

GB 26 대맥(帶脈, Daemaek)

혈이름 해설 요대(腰帶)부위에 있으므로 대맥이라 한다. 이 혈은 대맥의 경기(經氣)가 통과하는 경혈이다.

위 치 열한째갈비뼈끝의 아래쪽으로 배꼽의 중심과 같은 높이의 곳

취혈방법 열한째갈비뼈끝의 아래가쪽으로 장문혈(LR 13)에서 수직 아래로 1.8치 되는 곳으로 배꼽을 지나는 수평선과 만나는 곳

관련근육 배바깥빗근(外腹斜筋, External oblique abdominal m.), 배속빗근(內腹斜筋, Internal oblique abdominal m.)

관련신경 엉덩아랫배신경(腸骨下腹神經, Iliohypogastric n.), 엉덩샅굴신경(腸骨鼠蹊神經, Ilioinguinal n.)

관련혈관 깊은엉덩휘돌이동 · 정맥(深腸骨回旋動 · 靜脈, Deep circumflex iliac a. & v.), 갈비밑동 · 정맥(肋下動 · 靜脈, Subcostal a. & v.)

※ 깊은부위의 오른쪽은 오름잘록창자(上行結腸, Ascending colon)이고 왼쪽은 내림잘록창자(下行結腸, Descending colon)

임상적용 자궁의 난소 · 난관 등의 질환과 유착, 부인병으로부터 생기는 통증이나 경련, 요통, 하지냉증(下肢冷症), 전립선염(前立腺炎) 등

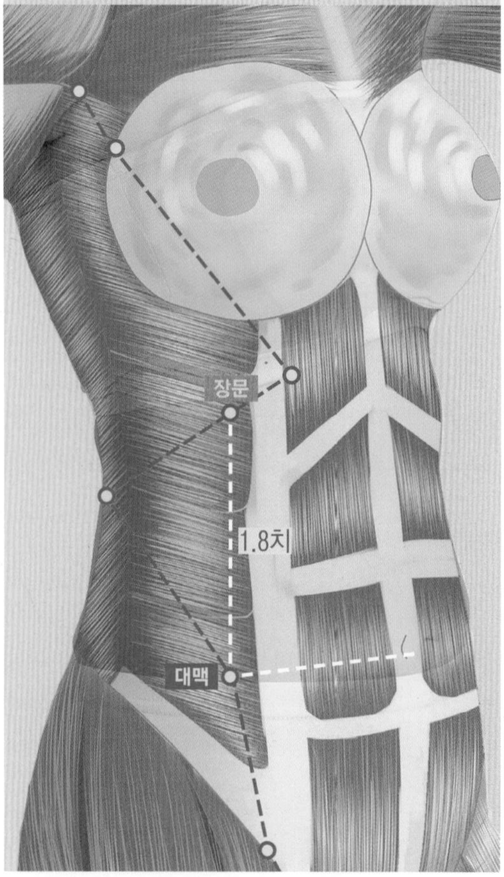

GB 27 오추(五樞, Ochu)

혈이름 해설 '오(五)'는 오장(五臟)을 뜻하고, '추(樞)'는 주요한 것을 가리킨다. 이 혈은 관원혈(CV 4) 옆에 있으면서 오장(五臟)의 기(氣)를 단전옆으로 모으는 주요한 부위이므로 오추라 한다.

위　치 배꼽의 중심선에서 아래로 3치 되는 곳으로 위앞엉덩뼈가시(上前腸骨棘)의 안쪽

취혈방법 대맥혈(GB 26)에서 아래로 3치 되는 곳으로 관원혈(CV 4)과 같은 높이의 곳

관련근육 배바깥빗근(外腹斜筋, External oblique abdominal m.), 배속빗근(內腹斜筋, Internal oblique abdominal m.)

관련신경 엉덩아랫배신경(腸骨下腹神經, Iliohypogastric n.), 엉덩샅굴신경(腸骨鼠蹊神經, Ilioinguinal n.)

관련혈관 얕은엉덩휘돌이동·정맥(淺腸骨回旋動·靜脈, Superficial circumflex iliac a. & v.), 깊은엉덩휘돌이동·정맥(深腸骨回旋動·靜脈, Deep circumflex iliac a. & v.)

임상적용 대하증(帶下症), 요통, 산통(疝痛), 고환염(睾丸炎) 등

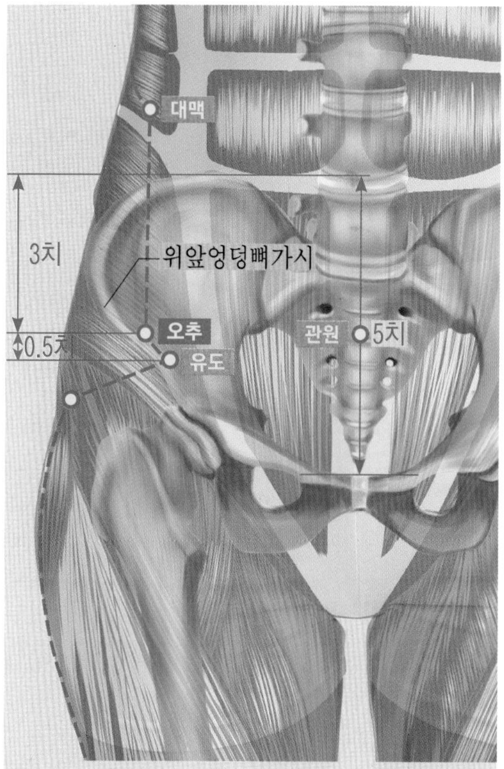

GB 28 유도(維道, Yudo)

혈이름 해설 '유(維)'는 연접(連接)을 뜻하고, '도(道)'는 길을 가리킨다. 이 혈은 대맥(帶脈)과 만나는 회혈(會穴)이고, 대맥(帶脈)에 연접하여 신체의 정면으로 통하는 길이 되므로 유도라고 한다(연락통로라는 뜻).

위　치 위앞엉덩뼈가시(上前腸骨棘)에서 아래안쪽으로 0.5치 되는 곳

취혈방법 오추혈(GB 27)에서 아래안쪽으로 0.5치 되는 곳

관련근육 배바깥빗근(外腹斜筋, External oblique abdominal m.), 배속빗근(內腹斜筋, Internal oblique abdominal m.)

관련신경 엉덩아랫배신경(腸骨下腹神經, Iliohypogastric n.), 엉덩샅굴신경(腸骨鼠蹊神經, Ilioinguinal n.)

관련혈관 얕은엉덩휘돌이동·정맥(淺腸骨回旋動·靜脈, Superficial circumflex iliac a. & v.), 깊은엉덩휘돌이동·정맥(深腸骨回旋動·靜脈, Deep circumflex iliac a. & v.)

임상적용 자궁내막염, 자궁탈수, 장산통(腸疝痛), 습관성변비, 요통 등

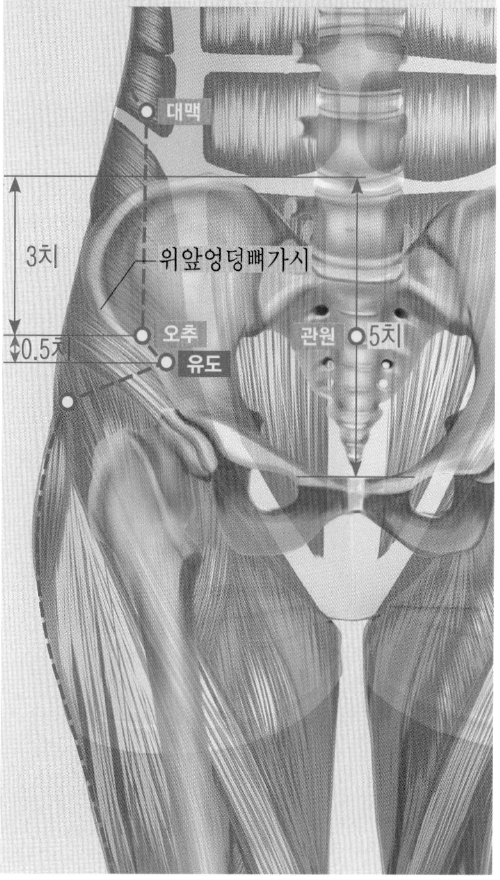

GB 29 거료(居髎, Georyo)

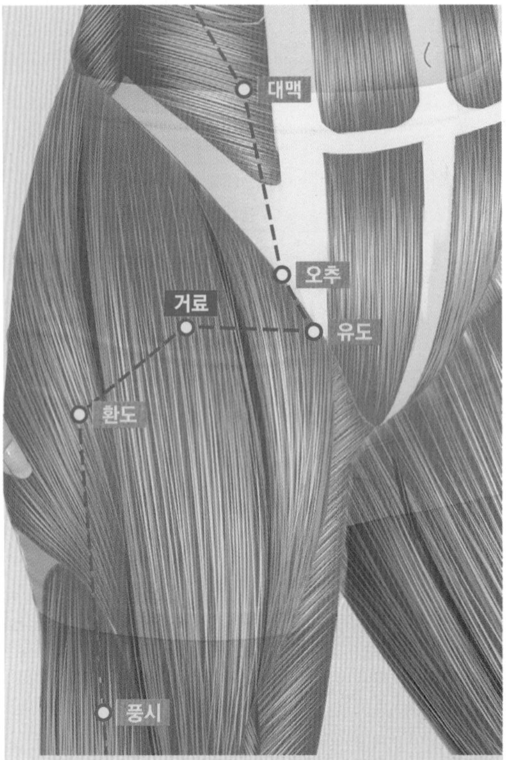

혈이름 해설 '거(居)'는 굽힌다는 뜻이다. '료(髎)'는 뼈의 오목부위이다. 무릎을 굽히면 이 혈에 오목부위가 생기므로 거료라고 한다.

위 치 위앞엉덩뼈가시(上前腸骨棘)와 큰돌기융기를 잇는 선의 중점

취혈방법 엉덩뼈능선 앞쪽으로 큰돌기의 가장 높은 곳과 위앞엉덩뼈가시의 중간

관련근육 중간볼기근(中臀筋, Gluteus medius m.), 넙다리근막긴장근(大腿筋膜張筋, Tensor m. of fascialata)

관련신경 엉덩아랫배신경(腸骨下腹神經, Iliohypogastric n.), 위볼기신경(上臀神經, Superior gluteal n.), 가쪽넙다리피부신경(外側大腿皮神經, Lateral femoral cutaneous n.)

관련혈관 위볼기동 · 정맥(上臀動 · 靜脈, Superior gluteal a. & v.), 가쪽넙다리휘돌이동 · 정맥(外側大腿回旋動 · 靜脈, Lateral circumflex femoral a. & v.)

임상적용 고환염, 임질(淋疾), 자궁내막염, 방광염, 대하증(帶下症), 무릎관절의 질환 등

GB 30 환도(環跳, Hwando)

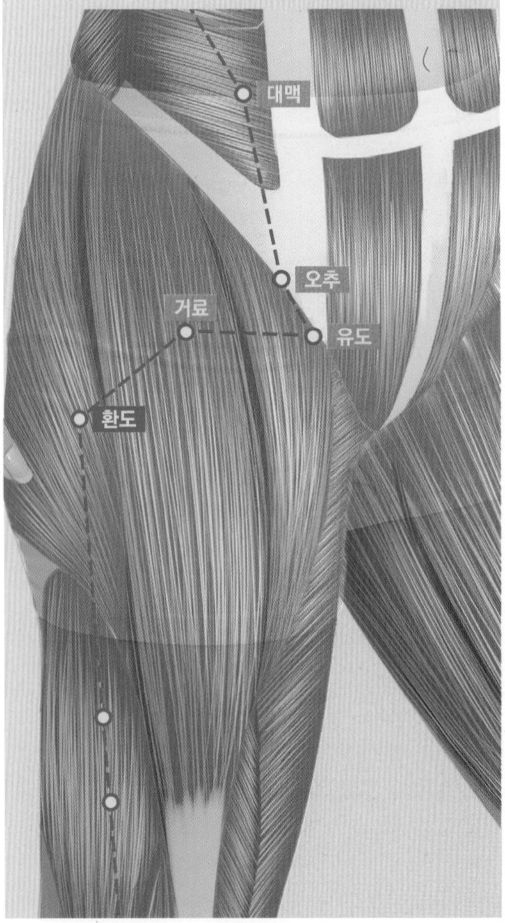

혈이름 해설 '환(環)'은 고리처럼 구부러진 것을, '도(跳)'는 도약을 가리킨다. 무릎을 굽혀 허리를 고리처럼 굽히거나 도약할 때에는 발꿈치가 이 혈에 닿는다. 이 혈에 자침(刺針)하면 하지마비환자도 도약할 수 있게 되므로 환도라 한다. 관골(髖骨), 분중(分中)으로도 부른다.

위 치 볼기에서 큰돌기융기와 엉치뼈틈새를 잇는 선상으로 가쪽에서 1/3 되는 곳

취혈방법 볼기선의 가쪽에서 발을 움직이면 크게 움직이는 둥근뼈(大轉子)가 있다. 여기에서 엉치뼈를 향해 사선 안쪽으로 2치 떨어진 곳을 찾아보면 볼기근의 얕은 홈이 있다. 그 홈의 아래쪽 둥근근육에 있는 것이 환도혈인데, 이곳은 누르면 아프다. 엉덩관절 앞면에 해당하는 곳에서부터 이와 구조가 비슷한 어깨관절 후면의 통증에 대해서도 이용할 수 있다.

관련근육 큰볼기근(大臀筋, Gluteus maximus m.)

관련신경 아래볼기신경(下臀神經, Inferior gluteal n.), 궁둥신경(坐骨神經, Sciatic n.)

관련혈관 아래볼기동 · 정맥(下臀動 · 靜脈, Inferior gluteal a. & v.), 위볼기동 · 정맥(上臀動 · 靜脈, Superior gluteal a. & v.)

임상적용 좌골신경통, 손발의 냉증, 신경마비, 저림, 하지마비 등

GB 31 풍시(風市, Pungsi)

혈이름 해설 '풍(風)'은 풍사(風邪)를 뜻하고, '시(市)'는 집합 · 집결한다는 뜻이다. 따라서 풍시란 풍기(風氣)가 집결하는 곳을 가리킨다. 이 혈은 풍사(風邪)에 의해 기혈의 순행이 장애를 받아 일어난 하지마비, 편마비, 양다리의 동통 등을 치료하여 풍(風)을 없애는 요혈이므로 풍시라 한다.

위 치 무릎뼈 가쪽의 오금주름에서 위로 7치 되는 곳으로 넙다리두갈래근(大腿二頭筋)의 긴갈래와 짧은갈래 사이

취혈방법 똑바로 선 자세에서 양손을 내릴 때 셋째손가락끝이 닿는 엉덩정강근막띠(腸脛靭帶) 뒤쪽의 오목한 곳

관련근육 가쪽넓은근(外側廣筋, Vastus lateralis), 넙다리두갈래근(大腿二頭筋, Biceps femoris m.), 엉덩정강근막띠(腸脛靭帶, Iliotibial tract)

관련신경 가쪽넙다리피부신경(外側大腿皮神經, Lateral femoral cutaneous n.)

관련혈관 가쪽넙다리휘돌이동 · 정맥(外側大腿回旋動 · 靜脈, Lateral circumflex femoral a. & v.)

임상적용 하지마비, 좌골신경통, 각기(脚氣), 슬관절염(膝關節炎) 등

※ 엉덩정강근막띠(Iliotibial tract) : 넙다리힘줄근의 가쪽이 널힘줄(腱膜)처럼 두꺼워진 것으로, 엉덩뼈능선에서 정강뼈 위쪽끝까지 뻗은 강인한 인대이다. 엉덩정강띠. 엉덩정강인대

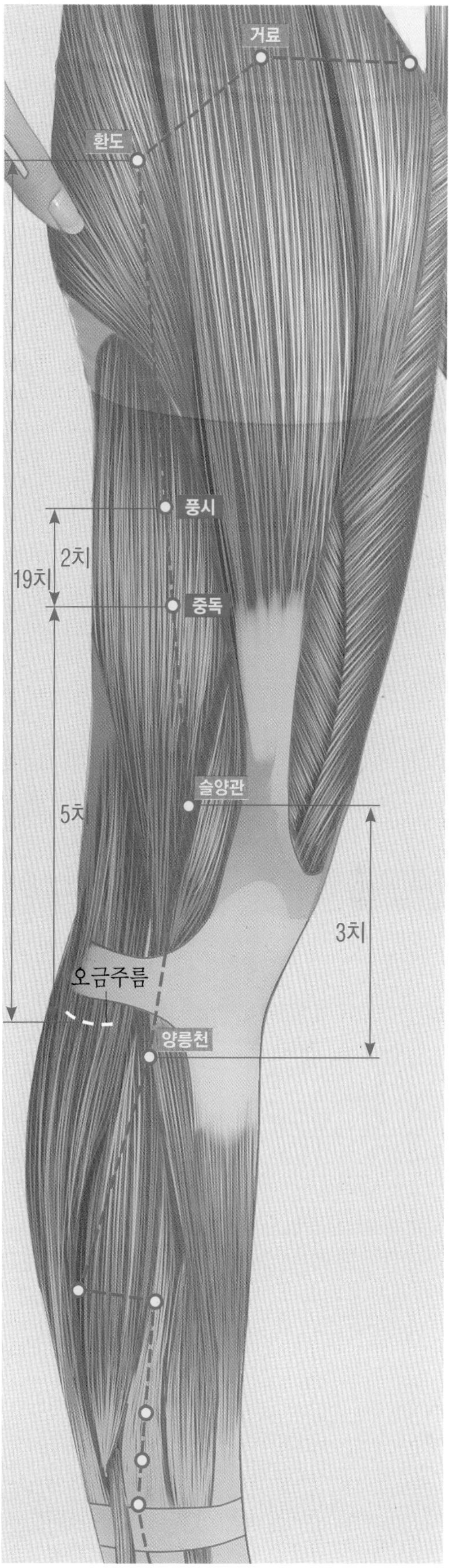

GB 32 중독(中瀆, Jungdok)

혈이름 해설 '중(中)'은 가운데를 뜻하고, 좁은 물길을 '독(瀆)'이라 한다. 이 혈의 위에는 풍시혈(GB 31)이 있고, 아래에는 슬양관혈(GB 33)이 있다. 맥기(脈氣)가 이 부위의 좁은 곳으로 물이 흐르듯이 지나므로 중독이라 한다.

위 치 넙다리 가쪽면의 엉덩정강근막띠 뒤쪽으로 오금주름에서 위로 5치 되는 곳

취혈방법 가쪽넓은근(外側廣筋)과 넙다리두갈래근 사이로 풍시혈(GB 31)에서 아래로 2치 되는 곳

관련근육 가쪽넓은근(外側廣筋, Vastus lateralis), 넙다리두갈래근(大腿二頭筋, Biceps femoris m.), 엉덩정강근막띠(腸脛靭帶, Iliotibial tract)

관련신경 가쪽넙다리피부신경(外側大腿皮神經, Lateral femoral cutaneous n.)

관련혈관 가쪽넙다리휘돌이동 · 정맥(外側大腿回旋動 · 靜脈, Lateral circumflex femoral a. & v.)

임상적용 좌골신경통, 각기(脚氣), 하지마비, 하지경련 등

GB 33 슬양관(膝陽關, Seuryanggwan)

혈이름 해설 '양(陽)'은 무릎 가쪽을 뜻하고, '관(關)'은 관절을 가리킨다. 이 혈은 무릎 가쪽에 있으므로 슬양관이라 한다.

위 치 무릎 가쪽면의 넙다리두갈래근힘줄과 엉덩정강근막띠 사이로 넙다리뼈가쪽위관절융기 위뒤쪽의 오목부위

취혈방법 넙다리뼈가쪽위관절융기 뒤위쪽의 오목한 곳으로, 무릎을 굽힐 때 무릎관절가쪽의 근육과 뼈 사이

관련근육 넙다리두갈래근(大腿二頭筋, Biceps femoris m.), 장딴지근의 가쪽갈래(腓腹筋의 外側頭, Lateral head of gastrocnemius m.), 엉덩정강근막띠(腸脛靭帶, Iliotibial tract)

관련신경 가쪽넙다리피부신경(外側大腿皮神經, Lateral femoral cutaneous n.)

관련혈관 가쪽위무릎동·정맥(外側上膝動·靜脈, Superior lateral genicular a. & v.)

임상적용 슬관절염(膝關節炎), 하지마비, 류마티스 등

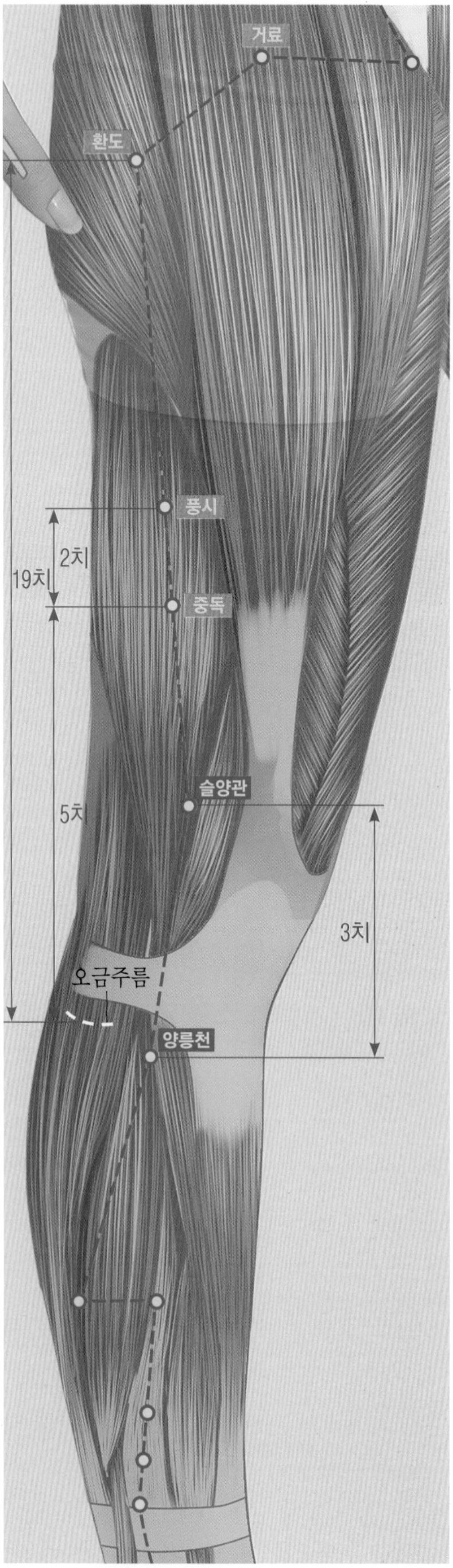

GB 34 양릉천(陽陵泉, Yangneungcheon)
담경의 합(合)혈, 팔회혈의 근회(筋會), 담의 하합(下合)혈

혈이름 해설 '양(陽)'은 가쪽면을 뜻하고, '릉(陵)'은 높은 곳인데, 여기에서는 종아리뼈머리(腓骨頭)를 가리킨다. '천(泉)'은 종아리뼈머리(腓骨頭) 앞쪽 아래의 작은 오목부위를 가리킨다. 다리의 가쪽에 있는 '구릉의 기슭, 경기가 솟는 샘'이라고 하는 의미이다. 근회(筋會)라고도 한다.

위 치 종아리뼈머리에서 아래앞쪽의 오목부위

취혈방법 무릎을 굽히고 발을 내려뜨린 자세에서 종아리뼈머리(腓骨頭) 아래앞쪽, 긴종아리근힘줄의 앞모서리

관련근육 긴종아리근(長腓骨筋, Peroneus longus m.), 긴발가락폄근(長趾伸筋, Extensor digitorum longus m.)

관련신경 가쪽종아리피부신경(外側腓骨皮神經, Lateral peroneal cutaneous n.), 온종아리신경(總腓骨神經, Common peroneal n.)

관련혈관 앞정강되돌이동맥(前脛反回骨動脈, Anterior tibial recurrent a.)

임상적용 슬관절염(膝關節炎), 좌골신경통, 각기(脚氣), 반신불수, 전신의 근육병, 담낭염(膽囊炎), 고혈압 등

GB 35 양교(陽交, Yanggyo) 양유맥의 극(郄)혈

혈이름 해설 '양(陽)'은 가쪽 또는 양경을 가리키고, '교(交)'는 교회(交會)한다는 뜻이다. 이 혈은 양유맥과 만나는 교회혈(交會穴)이다. 이 혈은 종아리 가쪽의 족양명위경과 족태양방광경 사이에 있으므로 양교라 한다.

위 치 종아리뼈 뒤쪽의 가쪽복사융기에서 위로 7치 되는 곳

취혈방법 가쪽복사끝과 오금주름의 가쪽끝을 잇는 선의 중점에서 아래로 1치(오금주름에서 아래로 9치)이고, 종아리뼈 뒤쪽 가쪽복사융기에서 위로 7치 되는 곳

관련근육 긴엄지발가락굽힘근(長拇趾屈筋, Flexor hallucis longus m.), 긴종아리근(長腓骨筋, Peroneus longus m.), 종아리세갈래근(下腿三頭筋, Triceps surae m. : 장딴지근과 가자미근)

관련신경 가쪽장딴지신경(外側腓腹神經, Lateral sural n.), 얕은종아리신경(淺腓骨神經, Superficial peroneal n.)

관련혈관 종아리동 · 정맥(腓骨動 · 靜脈, Fibular a. & v.)

임상적용 두통, 좌골신경통, 하지마비 등

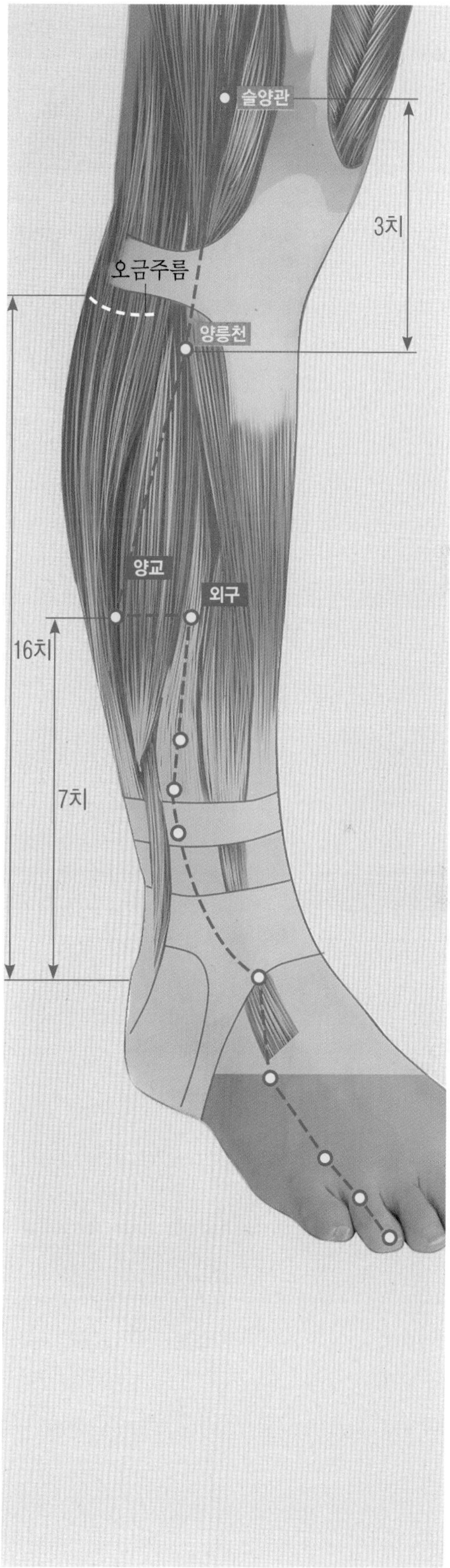

GB 36 외구(外丘, Oegu) 담경의 극(郄)혈

혈이름 해설 '외(外)'는 가쪽을 뜻하고, '구(丘)'는 융기를 가리킨다. 이 혈은 종아리 가쪽에 있으면서 달릴 때 이 부위의 근육이 언덕(丘)과 같이 융기하므로 외구라 한다.

위 치 종아리뼈(腓骨) 앞쪽으로 가쪽복사융기에서 위로 7치 되는 곳

취혈방법 오금주름 가쪽끝과 가쪽복사융기를 연결하는 선의 중점에서 아래로 1치(오금주름에서 아래로 9치) 되는 곳과 같은 높이로, 양교혈(GB 35)에서 앞으로 0.5치 되는 곳

관련근육 긴종아리근(長腓骨筋, Peroneus longus m.), 긴발가락폄근(長趾伸筋, Extensor digitorum longus m.), 긴엄지발가락폄근(長拇趾伸筋, Extensor hallucis longus m.), 종아리세갈래근(下腿三頭筋, Triceps surae m. : 장딴지근과 가자미근)

관련신경 얕은종아리신경(淺腓骨神經, Superficial peroneal n.)

관련혈관 앞정강동 · 정맥(前脛骨動 · 靜脈, Anterior tibial a. & v.)

임상적용 두통, 경 · 항통증(頸項痛症), 흉협창만(胸脅脹滿 : 가슴과 옆구리가 빵빵하면서 그득한 증상), 좌골신경통, 편마비 등

GB 37 광명(光明, Gwangmyeong) 담경의 낙(絡)혈

혈이름 해설 족소양담경은 위로 눈(目)과 통한다. 이 혈은 담경의 낙혈(絡穴)로, 여기에서 족궐음간경이 달린다. 간(肝)은 눈과 통한다. 이 혈은 눈병을 치료하고 눈을 밝게 하므로 광명이라 한다.

위　　치 종아리뼈 앞쪽으로 가쪽복사융기에서 위로 5치 되는 곳

취혈방법 가쪽복사융기에서 위로 5치 되는 곳으로 긴발가락폄근과 긴종아리근 사이의 종아리뼈 앞모서리

관련근육 긴발가락폄근(長趾伸筋, Extensor digitorum longus m.), 긴엄지발가락폄근(長拇趾伸筋, Extensor hallucis longus m.), 짧은종아리근(短腓骨筋, Peroneus brevis m.), 긴종아리근(長腓骨筋, Peroneus longus m.)

관련신경 얕은종아리신경(淺腓骨神經, Superficial peroneal n.)

관련혈관 앞정강동 · 정맥(前脛骨動 · 靜脈, Anterior tibial a. & v.)

임상적용 야맹증, 시신경위축, 근시, 결막염(結膜炎), 하지신경통, 편두통 등

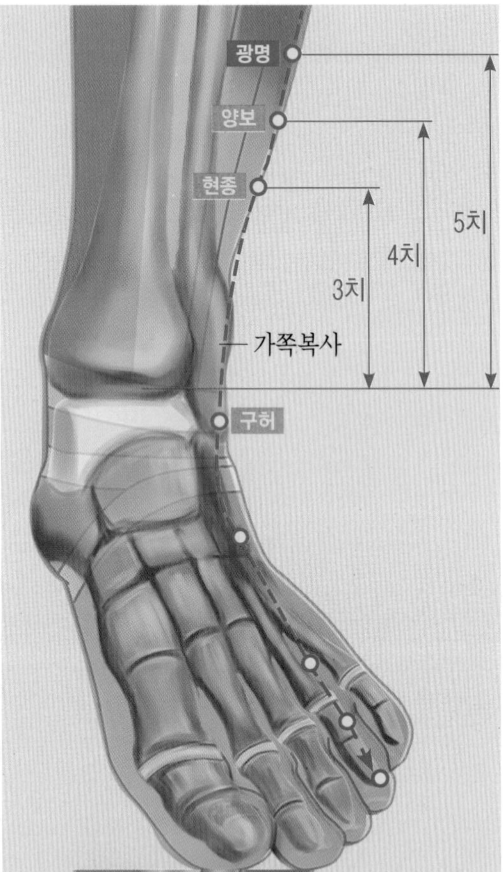

GB 38 양보(陽輔, Yangbo) 담경의 경(經)혈

혈이름 해설 옛날에는 비골(腓骨)을 보골(輔骨)이라 했다. 이 혈은 비골의 바깥쪽에 있고, 바깥은 양(陽)이므로 양보라 한다.

위　　치 종아리뼈 앞쪽으로 가쪽복사융기에서 위로 4치 되는 곳

취혈방법 종아리뼈 앞쪽으로 가쪽복사융기에서 위로 4치 되는 곳

관련근육 긴발가락폄근(長趾伸筋, Extensor digitorum longus m.), 긴엄지발가락폄근(長拇趾伸筋, Extensor hallucis longus m.), 짧은종아리근(短腓骨筋, Peroneus brevis m.), 긴종아리근(長腓骨筋, Peroneus longus m.)

관련신경 얕은종아리신경(淺腓骨神經, Superficial peroneal n.)

관련혈관 앞정강동 · 정맥(前脛骨動 · 靜脈, Anterior tibial a. & v.)

임상적용 전신동통, 요통, 슬관절염(膝關節炎), 하지신경통, 각기(脚氣), 목의 임파선염 등

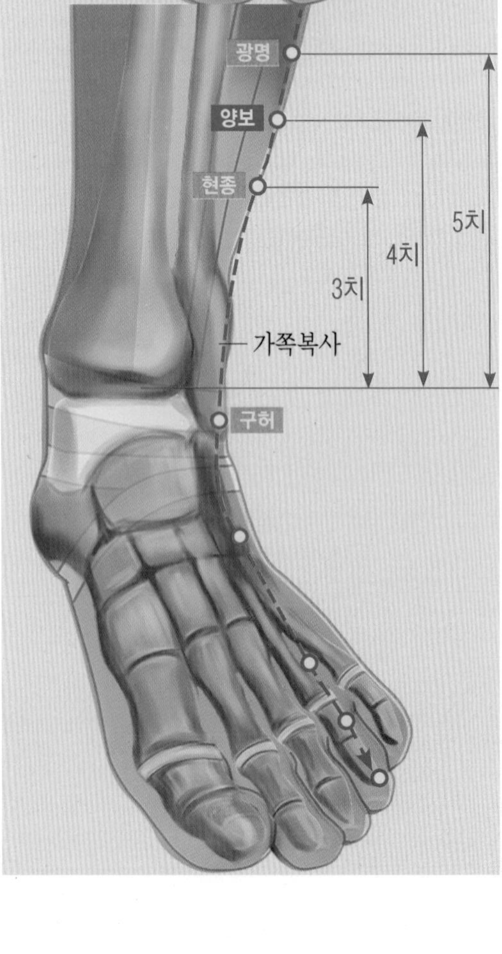

GB 39 현종(懸鍾, Hyeonjong) 팔회혈의 수회(髓會)

혈이름 해설　'현(懸)'은 매단다는 뜻이다. 옛날에 아이들이 이 부위에 종(鐘)모양의 방울을 매달았으므로 현종이라 한다. 이 혈은 절골(絶骨)이라고도 하는데, 그 이유는 종아리뼈(腓骨) 뒤쪽과 긴 · 짧은종아리근(長 · 短腓骨筋) 사이에 있는 오목부위에서 뼈가 단절되어 도랑처럼 보이기 때문이다.

위　　치　종아리뼈앞쪽으로 가쪽복사융기에서 위로 3치 되는 곳

취혈방법　종아리뼈앞쪽으로 가쪽복사융기에서 위로 3치 되는 곳

관련근육　긴발가락폄근(長趾伸筋, Extensor digitorum longus m.), 긴엄지발가락폄근(長拇趾伸筋, Extensor hallucis longus m.), 짧은종아리근(短腓骨筋, Peroneus brevis m.), 긴종아리근(長腓骨筋, Peroneus longus m.)

관련신경　얕은종아리신경(淺腓骨神經, Superficial peroneal n.)

관련혈관　앞정강동 · 정맥(前脛骨動 · 靜脈, Anterior tibial a. & v.)

임상적용　각기(脚氣), 고혈압, 반신불수, 좌골신경통, 골수염, 낙침(落枕 : 목이 아파서 잘 돌리지 못하는 증상) 등

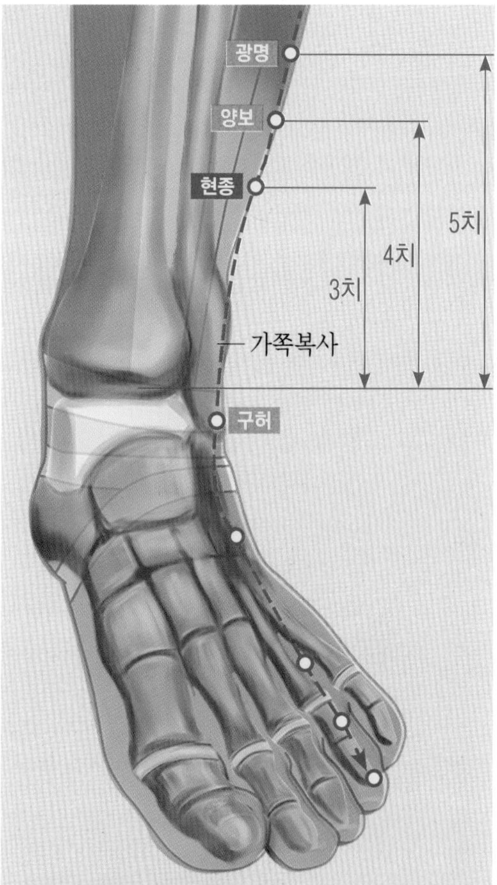

GB 40 구허(丘墟, Guheo) 담의 원(原)혈

혈이름 해설　높은 곳을 '구(丘)'라고 하며, 큰 구(丘)를 '허(墟)'라고 한다. 이 혈은 가쪽복사 앞아래쪽에 있고, 가쪽복사가 구(丘)처럼 또는 허(墟)처럼 높으므로 구허라 한다.

위　　치　발등 가쪽의 긴발가락폄근힘줄 가쪽으로 가쪽복사 아래앞쪽의 오목부위

취혈방법　가쪽복사 앞아래쪽 긴발가락폄근힘줄에서 가장 오목한 곳으로 입방뼈와 발꿈치뼈 사이

관련근육　긴발가락폄근힘줄(長趾伸筋腱, Extensor digitorum longus tendon), 짧은발가락폄근(短趾伸筋, Extensor digitorum brevis m.)

관련신경　가쪽발등피부신경(外側足背皮神經, Lateral dorsal cutaneous n.), 얕은종아리신경(淺腓骨神經, Superficial peroneal n.)

관련혈관　가쪽앞복사동맥(前外踝動脈, Anterior lateral malleolar a.), 작은두렁정맥(小伏在靜脈, Small saphenous v.)

임상적용　담낭염(膽囊炎), 늑간신경통, 좌골신경통, 하지동통 등

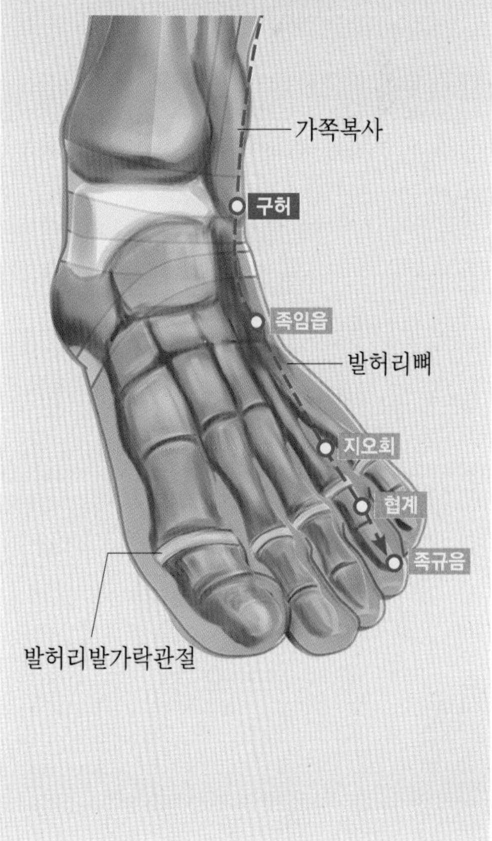

GB 41 족임읍(足臨泣, Jogimeup)

담경의 수(腧)혈, 팔맥교회혈

혈이름 해설 '임(臨)'은 아래를 내려다보는 높은 곳을 가리키고, '읍(泣)'은 흐르는 눈물을 뜻한다. 이 혈은 발에 있으면서 족소양담경에 소속되어 그 경기(經氣)가 위로 눈(目)과 통하여 눈의 병을 치료하므로 족임읍이라 한다.

위 치 발등 가쪽으로 넷째와 다섯째발허리뼈밑동 접합부 앞에 있는 오목한 곳

취혈방법 긴발가락폄근힘줄의 가쪽으로 넷째와 다섯째발허리뼈밑동 접합부 앞쪽의 오목부위

관련근육 등쪽뼈사이근(背側骨間筋, Dorsal interosseous m.), 긴발가락폄근힘줄(長趾伸筋腱, Extensor digitorum longus tendon), 짧은발가락폄근힘줄(短趾伸筋腱, Extensor digitorum brevis tendon)

관련신경 중간발등피부신경(中間足背皮神經, Intermediate dorsal cutaneous n.)

관련혈관 등쪽발허리동맥(背側中足動脈, Dorsal metatarsal a.), 발등정맥활(足背靜脈弓, Dorsal venous arch of foot)

임상적용 두통, 현기증, 결막염(結膜炎), 유선염(乳腺炎), 목의 임파선염, 발의 통증 등

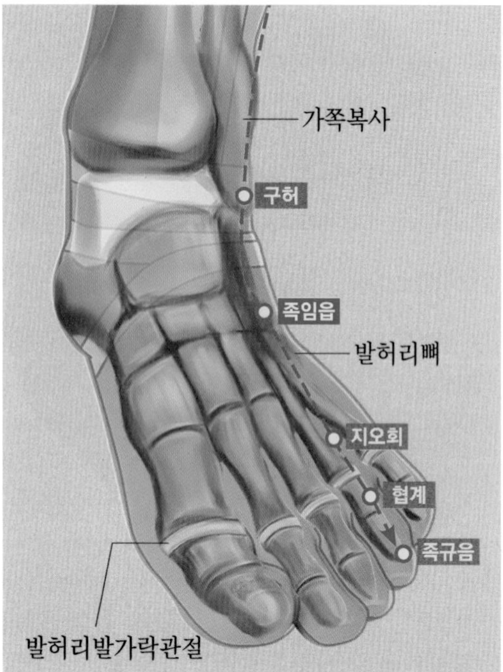

GB 42 지오회(地五會, Jiohoe)

혈이름 해설 '지(地)'는 발을 뜻하고, '오(五)'는 가운데 숫자를, '회(會)'는 회통(會通)한다는 뜻이다. 이 혈은 족소양담경에서 발등부위 5개 혈의 중간에 있으면서 상하로 경기(經氣)를 통하게 하고, 발등의 통증 때문에 다섯발가락이 땅을 밟지 못하는 것을 치료하므로 지오회라 한다.

위 치 발등에서 넷째와 다섯째발허리뼈 사이로 넷째발허리발가락관절 위쪽의 오목부위

취혈방법 발등 가쪽에서 넷째발허리발가락관절 위쪽의 오목한 곳으로 넷째 · 다섯째발허리뼈 사이로 새끼폄근힘줄의 중간

관련근육 등쪽뼈사이근(背側骨間筋, Dorsal interosseous m.), 긴발가락폄근힘줄(長趾伸筋腱, Extensor digitorum longus tendon), 짧은발가락폄근힘줄(短趾伸筋腱, Extensor digitorum brevis tendon)

관련신경 중간발등피부신경(中間足背皮神經, Intermediate dorsal cutaneous n.)

관련혈관 등쪽발허리동 · 정맥(背側中足動 · 靜脈, Dorsal metatarsal a. & v.)

임상적용 이명(耳鳴), 목적통(目赤痛 : 눈이 붉어지고 아픈 병증), 유선염, 요통 등

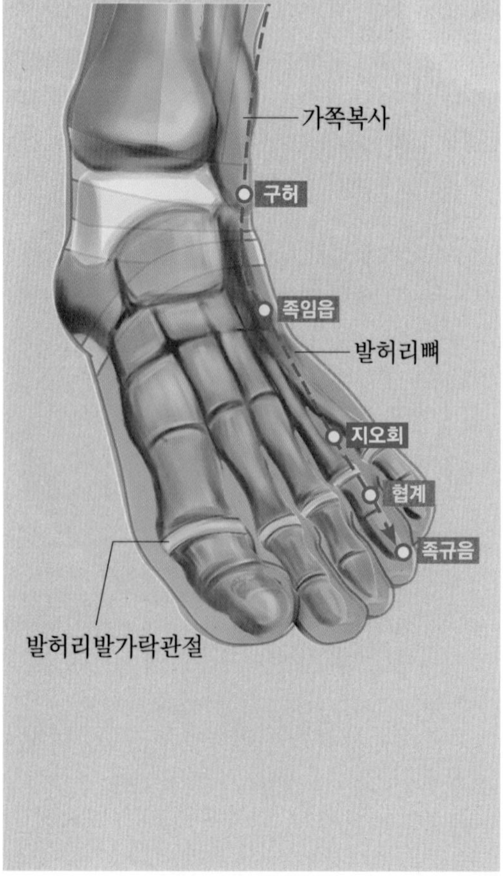

GB 43 협계(俠谿, Hyepgye) 담경의 형(滎)혈

혈이름 해설 '협(俠)'은 낄 협(挾)과 통한다. '계(谿)'는 좁은 도랑을 가리킨다. 이 혈은 넷째와 다섯째발가락 사이에 끼어 있는 도랑 안에 있으므로 협계라 한다.

위 치 발등에서 넷째와 다섯째발가락 사이로 발살(toe web, 발갈퀴막) 가장자리 몸쪽의 적백육제

취혈방법 발등 가쪽에서 넷째와 다섯째발가락 사이로 발등과 발바닥의 경계면(적백육제)

관련근육 등쪽뼈사이근(背側骨間筋, Dorsal interosseous m.), 짧은발가락폄근힘줄(短趾伸筋腱, Extensor digitorum brevis tendon), 긴발가락폄근힘줄(長趾伸筋腱, Extensor digitorum longus tendon)

관련신경 등쪽발가락신경(足背趾神經, Dorsal digital n. of foot)

관련혈관 등쪽발가락동 · 정맥(背側趾動 · 靜脈, Dorsal digital a. & v.)

임상적용 이명(耳鳴), 뇌충혈, 이롱(耳聾), 늑간신경통, 흉 · 협통증 등

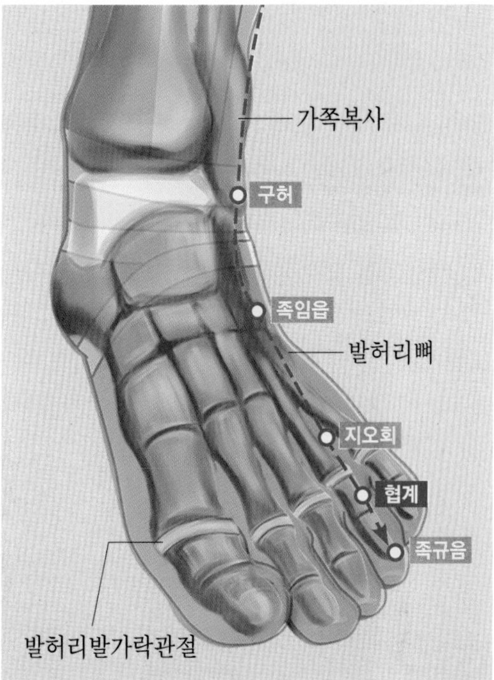

GB 44 족규음(足竅陰, Jokgyueum) 담경의 정(井)혈

혈이름 해설 '규(竅)'는 구멍으로, 여기에서는 오규(五竅)를 가리킨다. 간(肝)의 규는 눈이고, 신(腎)의 규는 귀, 심(心)의 규는 혀, 폐(肺)의 규는 코, 비(脾)의 규는 입이다. 이 오규(五竅)는 음(陰)에 속한다. 이 혈은 눈병, 이롱(耳聾), 혀의 강직, 코막힘, 기침, 입이 쓴병 등을 치료하는 머리의 두규음(頭竅陰)혈(GB 11)과 작용이 같으면서 다리에 있기 때문에 족규음이라 한다.

위 치 넷째발가락끝마디뼈의 가쪽 발톱뿌리각에서 위로 0.1치 되는 곳

취혈방법 넷째발톱의 가쪽모서리를 지나는 수직선과 발톱뿌리를 지나는 수평선이 만나는 곳

관련근육 긴발가락폄근힘줄(長趾伸筋腱, Extensor digitorum longus tendon)

관련신경 등쪽발가락신경(足背趾神經, Dorsal digital n. of foot)

관련혈관 등쪽발가락동 · 정맥(背側趾動 · 靜脈, Dorsal digital a. & v.)

임상적용 늑막염, 두통, 졸도, 이롱(耳聾), 늑간신경통, 천식 등

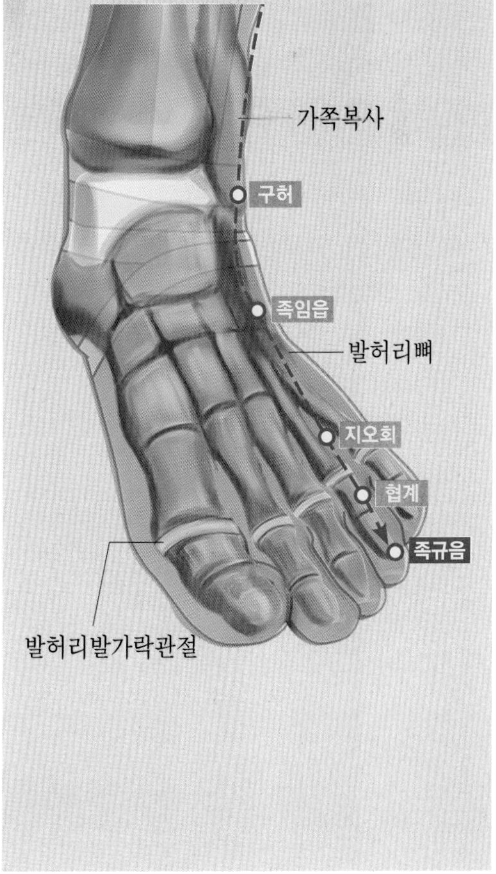

담(膽)

담은 담즙을 저장하고 배설하며, 결단력(決斷力)을 주관한다

담즙은 간에서 흘러 내리며, 간의 정기(精氣)가 변화되어 만들어진 것으로 담낭에 모이고 간의 소설(疏泄) 기능에 의해 소장(小腸)으로 흘러 내려가 소화를 촉진한다.

▶ 간과 담의 기능에 이상이 있으면 담즙의 형성과 배설에 장애가 생겨 비의 소화 기능에 영향을 주어 먹기 싫고 배가 부르고 설사가 나는 등 소화불량 증상들이 나타난다.

▶ 간과 담에 습열(濕熱)이 몰리면 소설(疏泄) 기능을 잃어 담즙이 밖으로 흘러나와 피부에 침습되므로 황달(黃疸)이 생겨 몸 · 눈 · 소변 등이 노랗게 된다.

▶ 담즙은 하강(下降)해야 정상인데, 하강하지 못하면 담즙이 위로 밀려올라 입이 쓰고 황녹색의 쓴물을 토하게 된다.

담은 사물을 판단하고 결정하는 기능을 가지고 있어 담의 기(氣)가 왕성하면 강한 정신 자극을 받아도 영향을 크게 받지 않는다

▶ 담의 기(氣)가 허(虛)하면 조그만 정신 자극으로도 무서워하고 놀라고 잠을 못자고 꿈을 많이 꾸는 증상이 나타난다.

▶ 담의 상태는 손발톱에 나타난다.

▶ 손발톱이 두껍고 누런빛이 나면 담이 크고, 손발톱이 얇고 빛이 연하면 담이 작다.

▶ 손발톱이 크고 푸른빛이 나면 담이 당겨져 있고, 손발톱이 연하고 붉은빛이 나면 늘어져 있다.

▶ 손발톱이 곧고 흰빛이 나면서 금이 없으면 담이 바로 놓여 있다.

▶ 손발톱이 밉고 검은빛이 나며 무늬가 많으면 담이 뭉쳐 있다.

▶ 담은 용감함을 주관한다. 크게 놀라거나 무서움을 당하면 담이 상한다.

▶ 담에 병이 있으면 한숨을 잘 쉬고 입이 쓰고 구역질이 나며 쓴물이 올라온다. 가슴이 울렁거리면서 누가 자기를 잡으러오는 것같이 무섭고 목구멍이 마르며 자주 침을 뱉게 된다.

▶ 담에 병이 들었을 때에는 추웠다가 열이 나는 것이 되풀이된다. 왼쪽 다섯째갈비뼈 부근에 피가 맺혀 혹이 생기거나 목구멍이 붓고 헐어 아프다.

▶ 담이 허하면 무서워서 혼자 있지 못하고, 실하면 성을 잘 내고 잠이 많다.

간(肝)과 담(膽)의 관계

간과 담은 오행(五行)으로 목(木)이며, 족궐음간경(足厥陰肝經)과 족소양담경(足少陽膽經)을 통해 표리(表裏) 관계를 이룬다.

간은 소설(疏泄) 기능을 주관하고 담즙을 분비하고, 담낭은 담즙을 저장하고 배설한다. 간과 담은 협조하여 담즙을 소장으로 보내 비와 위의 소화 작용을 촉진시킨다.

- ▶ 간과 담에 화(火)가 왕성하면 낯이 붉고 눈이 붉고 입이 쓰며 목이 마르고 답답하며 성을 잘내는 증상이 나타난다.
- ▶ 간과 담에 습열(濕熱)이 있으면 옆구리가 붓는 것처럼 아프고 입이 쓰고 식욕이 없어지고, 또 황달 증상이 나타난다.

간은 꾀(謀慮)를 주관하고 담은 결단(決斷)을 주관한다.

- ▶ 간과 담에 화(火)가 왕성하면 성질이 조급해지고 성을 잘내며, 간과 담이 허약하면 겁이 많고 잘 놀래며 꿈이 많게 된다.

족궐음간경

(足厥陰肝經, Liver Meridian : LR)

족궐음간경은 족소양담경의 맥기(脈氣)를 받아 엄지발가락 가쪽끝(대돈혈)에서 시작하여 발등→안쪽복사 앞→종아리의 앞안쪽을 올라가 안쪽복사 위쪽 8치인 곳에서 족태음비경 뒤쪽으로 교차되어 나와 오금 안쪽(곡천혈)에 도달한다. 넙다리 안쪽을 올라가 샅(급맥혈)에서 음모 속으로 들어가 생식기를 지나 아랫배에 도달한다. 옆구리를 통과하여 곡골혈(CV 2), 중극혈(CV 3), 관원혈(CV 4)에서 임맥과 교회하고, 위를 사이에 두고 간에 속하고, 담에 낙(絡)한다. 그리고 가로막을 관통하여 협늑부(脇肋部)에 분포한다. 식도→기관→후두를 따라 올라가 눈부위(안구나 시신경)로 이어져 이마에서 나와 마루부위(백회혈)에서 독맥과 교차한다.

눈부위에서 나누어진 지맥은 볼 뒤를 내려가 입술 안을 돈다. 간에서 나누어진 지맥은 가로막을 관통하여 폐로 흘러들어가 수태음폐경에 이어진다.

LR 1 태돈

위 치 엄지발가락끝마디뼈의 가쪽으로 발톱밑 동각에서 위로 0.1치 되는 곳

취혈방법 엄지발톱의 가쪽모서리를 지나는 수직선과 발톱뿌리를 지나는 수평선이 만나는 곳

LR 2 행간

위 치 발등에서 첫째와 둘째발가락 사이로 발샅(toe web, 발갈퀴막) 가장자리에서 몸쪽의 적백육제

취혈방법 첫째와 둘째발가락 사이의 적백육제로, 첫째와 둘째발가락의 발허리뼈머리 앞쪽에 있는 오목한 곳

LR 3 태충

위 치 발등에서 첫째와 둘째발허리뼈 사이로 두 뼈뿌리결합부 아래쪽의 오목부위로 발등동맥이 뛰는 곳

취혈방법 행간혈(LR 2)에서 첫째와 둘째발허리뼈 사이로 더듬어 올라가면 만져지는 오목부위

LR 4 중봉

위 치 안쪽복사에서 아래앞쪽으로 1치 되는 곳으로 앞정강근힘줄 안쪽의 오목부위

취혈방법 해계혈(ST 41)과 상구혈(SP 5)의 중점

LR 5 여구

위 치 안쪽복사융기에서 위로 5치 되는 곳으로 정강뼈 안쪽면의 중앙능선과 장딴지근 사이

취혈방법 정강뼈 안쪽모서리 중앙의 무릎뼈융기와 안쪽복사융기를 잇는 선상으로 위쪽에서 2/3 되는 곳. 축빈혈(KI 19)과 같은 높이의 곳

LR 6 중도

위 치 안쪽복사융기에서 위로 7치 되는 곳으로 정강뼈 안쪽모서리의 중점

취혈방법 무릎뼈융기와 안쪽복사융기를 잇는 선의 중점에서 아래로 0.5치 되는 곳

LR 7 슬관

위 치 정강뼈안쪽관절융기 아래뒤쪽의 오목부위

취혈방법 음릉천혈(SP 9)에서 뒤로 1치 되는 곳으로 정강뼈안쪽관절융기 아래뒤쪽의 오목한 곳

LR 8 곡천

위 치 무릎 안쪽면에서 반힘줄근힘줄과 반막근힘줄 안쪽(정강뼈쪽)의 오목부위

취혈방법 오금주름 안쪽끝으로 반힘줄근힘줄과 반막힘줄근 안쪽의 오목한 곳

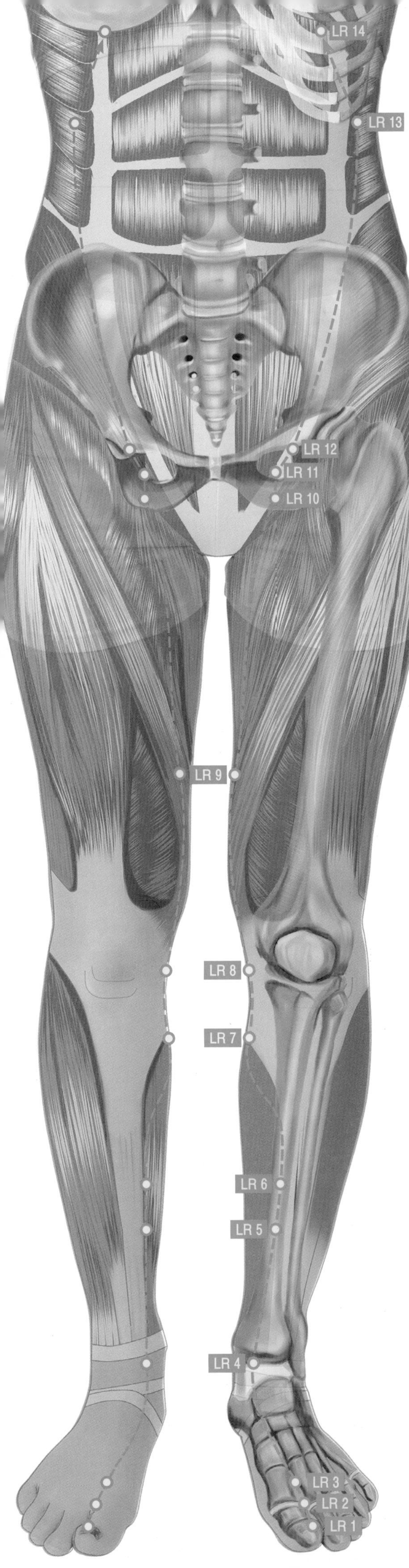

족궐음간경은 하복부팽만감, 소변(尿)장애, 요통, 두통, 현기증, 근육경련, 눈질환 등을 치료할 때 주로 이용한다. 목의 갈증, 구토, 설사, 초조·화를 잘 내는 증상 등의 개선에 효과가 있다.

LR 9 음포

위 치 두덩정강근과 넙다리빗근 사이로 무릎뼈밑동에서 위로 4치 되는 곳

취혈방법 넙다리뼈 안쪽위관절융기에서 위로 4치 되는 곳

LR 10 족오리

위 치 넙다리 안쪽면으로 기충혈(ST 30)에서 아래로 3치 되는 곳

취혈방법 긴모음근 가쪽모서리에 있는 기충혈에서 아래로 3치 되는 넙다리동맥이 뛰는 곳

LR 11 음렴

위 치 넙다리 안쪽면의 기충혈(ST 30)에서 아래로 2치 되는 곳

취혈방법 긴모음근의 가쪽모서리에서 아래로 2치 되는 곳

LR 12 급맥

위 치 샅굴에서 두덩결합 위모서리와 같은 높이로 앞정중선에서 가쪽으로 2.5치 되는 곳

취혈방법 앞정중선에서 가쪽으로 2.5치 되는 넙다리동맥이 뛰는 곳으로 곡골혈(CV 2) · 횡골혈(KI 11) · 기충혈(ST 30)과 같은 높이의 곳

LR 13 장문

위 치 옆구리쪽에서 열한째갈비뼈끝의 아래쪽으로 하완혈(CV 10)에서 가쪽으로 6치 되는 곳

취혈방법 팔을 머리 위로 올린 상태에서 갈비활 아래모서리 바로 밑에 있는 열한째갈비뼈끝

LR 14 기문

위 치 앞가슴의 앞정중선에서 가쪽으로 4치 되는 곳으로 여섯째갈비사이공간

취혈방법 젖꼭지 중심으로 아래쪽 불용혈(ST 19)에서 가쪽으로 2치 되는 곳. 여성은 빗장중간선과 여섯째갈비사이공간이 만나는 곳

LR 1 태돈(太敦, Taedon) 간경의 정(井)혈

혈이름 해설 '돈(敦)'이란 두터운 것을 뜻한다. 엄지발가락끝은 살이 두텁고 크므로 태돈이라 한다. 태돈은 족궐음간경의 '커다란 시작점'이라는 의미로, 어원은 중국의 고대 역법의 성립에 기인한다. 수천(水泉), 대순(大順)으로도 부른다.

위 치 엄지발가락끝마디뼈의 가쪽으로 발톱밑동각에서 위로 0.1치 되는 곳

취혈방법 엄지발톱의 가쪽모서리를 지나는 수직선과 발톱뿌리를 지나는 수평선이 만나는 곳

관련근육 긴엄지발가락폄근 및 힘줄(長拇趾伸筋 · 腱, Extensor hallucis longus m. and tendon)

관련신경 등쪽발가락신경(足背趾神經, Dorsal digital n. of foot)

관련혈관 등쪽발가락동 · 정맥(背側趾動 · 靜脈, Porsal digital a. & v.)

임상적용 쇼크 · 경련발작 시의 진정, 옆구리 · 하복부 · 대퇴내측의 통증, 임포텐츠, 생식기질환 등

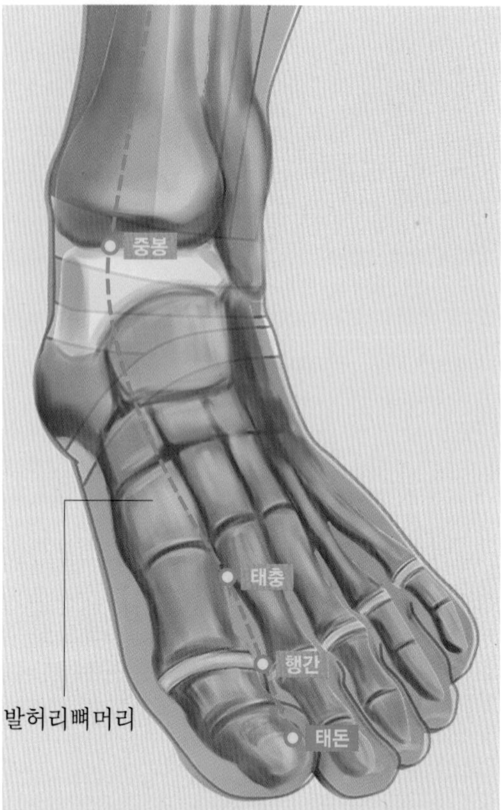

LR 2 행간(行間, Haenggan) 간경의 형(滎)혈

혈이름 해설 '행(行)'은 통과한다는 뜻이고, 통로를 가리키기도 한다. '간(間)'은 사이를 뜻한다. 이 혈은 엄지발가락과 둘째발가락 사이를 지나는 곳에 있으므로 행간이라 한다.

위 치 발등에서 첫째와 둘째발가락 사이로 발샅(toe web, 발갈퀴막) 가장자리에서 몸쪽의 적백육제

취혈방법 첫째와 둘째발가락 사이의 적백육제로, 첫째와 둘째발가락의 발허리뼈머리 앞쪽에 있는 오목한 곳

관련근육 등쪽뼈사이근(背側骨間筋, Dorsal interosseous m.)

관련신경 등쪽발가락신경(足背趾神經, Dorsal digital n. of foot)

관련혈관 등쪽발가락동 · 정맥(背側趾動 · 靜脈, Dorsal digital a. & v.)

임상적용 월경불순, 폐경, 두통, 불면, 심계항진(心悸亢進, 두근거림), 소아경풍(小兒驚風), 전간(癲癎, 간질), 녹내장 등

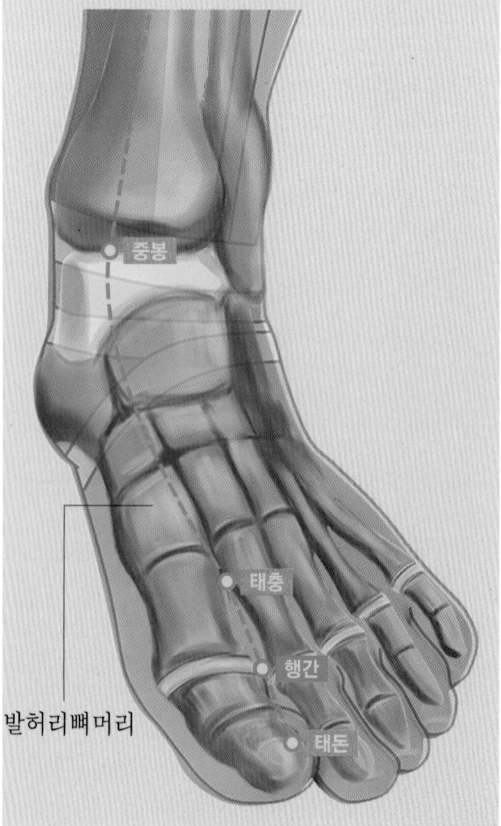

LR 3 태충(太衝, Taechung) 간의 원(原)혈, 간경의 수(腧)혈

혈이름 해설 음경맥(陰經脈)의 원혈(原穴)에는 거의 '태(太)'자가 붙는다. '충(衝)'은 요충을 가리킨다. 이 혈은 혈기가 왕성하고 족궐음간경의 기(氣)가 흘러드는 곳이고, 여자의 생리와 관계가 있으므로 태충이라 한다.

위　치 발등에서 첫째와 둘째발허리뼈 사이로 두 뼈뿌리결합부 아래쪽의 오목부위로 발등동맥이 뛰는 곳

취혈방법 행간혈(LR 2)에서 첫째와 둘째발허리뼈 사이로 더듬어 올라가면 만져지는 오목부위

관련근육 짧은엄지발가락폄근(短趾伸筋, Extensor hallucis brevis m.), 등쪽뼈사이근(背側骨間筋, Dorsal interosseous m.), 긴엄지발가락폄근힘줄(長拇趾伸筋腱, Extensor hallucis longus tendon), 짧은발가락폄근힘줄(短趾伸筋腱, Extensor digitorum brevis tendon)

관련신경 깊은등쪽발가락신경(深足背趾神經, Dorsal digital n. of foot)

관련혈관 등쪽발허리동맥(背側中足動脈, Dorsal metatarsal a.), 발등정맥활(足背靜脈弓, Dorsal venous arch of foot)

임상적용 간기능장애, 고혈압, 소아의 경풍, 두통, 현훈(眩暈), 월경불순, 자궁출혈 등

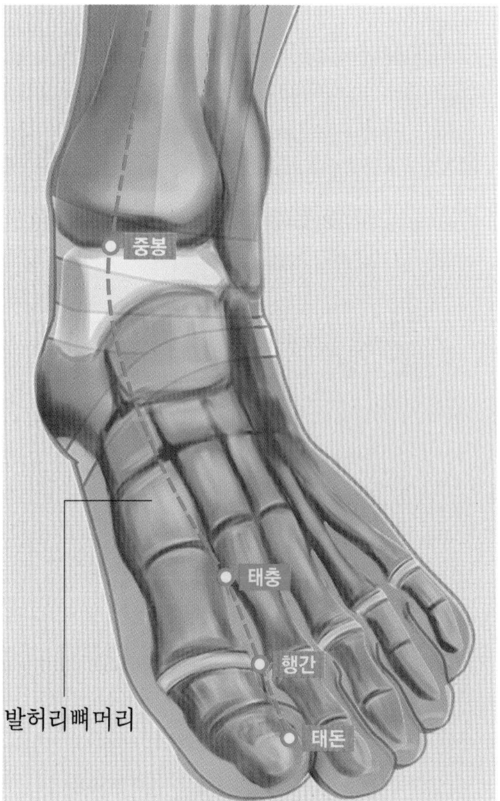

LR 4 중봉(中封, Jungbong) 간경의 경(經)혈

혈이름 해설 '중(中)'은 중간을 뜻하고, '봉(封)'에는 경계의 뜻이 포함되어 있다. 이 혈은 안쪽복사 앞쪽 1치 부위의 긴엄지발가락폄근힘줄(長拇趾伸筋腱)과 앞정강근힘줄(前脛骨筋腱)이 만나는 오목부위에 있다. 두 힘줄의 경계부위에 있으므로 중봉이라 한다.

위　치 안쪽복사에서 아래앞쪽으로 1치 되는 곳으로 앞정강근힘줄 안쪽의 오목부위

취혈방법 해계혈(ST 41)과 상구혈(SP 5)의 중점

관련근육 앞정강근 · 힘줄(前脛骨筋 · 腱, Tibialis anterior m. and tendon)

관련신경 두렁신경의 안쪽종아리피부가지(伏在神經의 內側下腿皮枝, Medial cutaneous br. of the leg of saphenous n.)

관련혈관 안쪽앞복사동 · 정맥(前內踝動 · 靜脈, Anterior medial malleolar a. & v.)

임상적용 간염(肝炎), 배뇨장애, 산기(疝氣), 요통, 황달 등

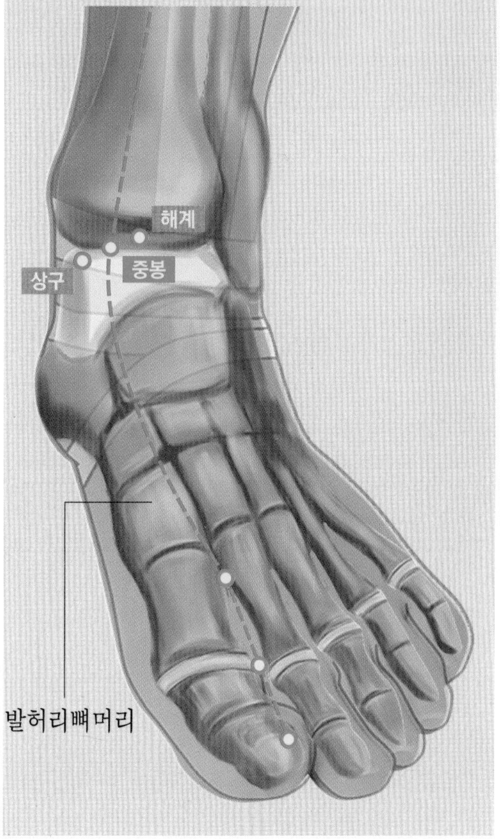

LR 5 여구(蠡溝, Yeogu) 간경의 낙(絡)혈

혈이름 해설 '여(蠡)'는 나무를 갉아먹어 구멍을 내는 벌레를 가리킨다. '구(溝)'는 좁고 작은 도랑이다. 발등을 위로 올릴 때 작은 도랑모양이 생기는데, 이곳이 피부소양증(皮膚瘙痒症 : 벌레가 기어가는 듯한 느낌을 주는 증상)을 치료하는 혈이므로 여구라 한다. '벌레먹은 나무와 같이 불규칙적으로 홈이 생긴다'라는 의미이다. 이 경혈은 족궐음간경과 족소양담경이 이어지는 곳으로, 그 양쪽을 조정하는 기능이 있다.

위 치 안쪽복사융기에서 위로 5치 되는 곳으로 정강뼈 안쪽면의 중앙능선과 장딴지근 사이

취혈방법 정강뼈 안쪽모서리 중앙의 무릎뼈융기와 안쪽복사융기를 잇는 선상으로 위쪽에서 2/3 되는 곳. 축빈혈(KI 19)과 같은 높이의 곳

관련근육 긴발가락굽힘근(長趾屈筋, Flexor digitorum longus m.), 뒤정강근(後脛骨筋, Tibialis posterior m.)

관련신경 두렁신경(伏在神經, Saphenous n.)

관련혈관 뒤정강동맥(後脛骨動脈, Posterior tibial a.), 큰두렁정맥(大伏在靜脈, Great saphenous v.)

임상적용 자궁내막염(子宮內膜炎), 월경불순, 배뇨장애, 방광염, 대하증(帶下症), 피부소양증 등

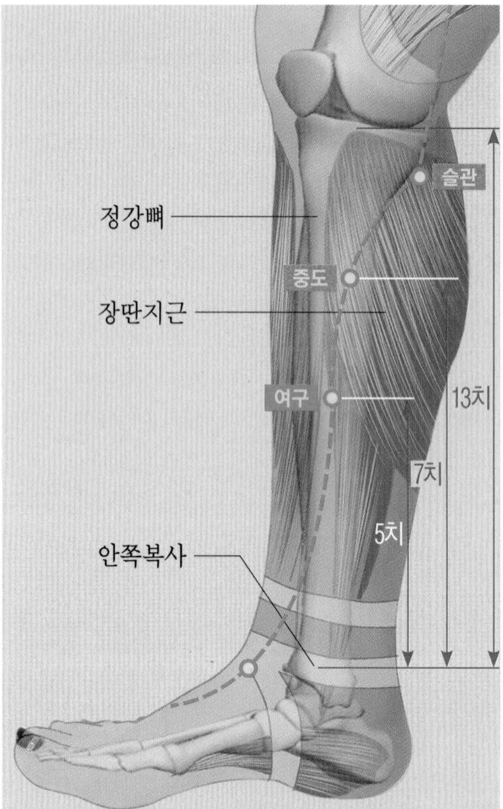

LR 6 중도(中都, Jungdo) 간경의 극(郄)혈

혈이름 해설 '중(中)'은 중앙을 가리키고, '도(都)'는 집합한다는 뜻이다. 이 혈은 기혈이 모이는 극혈(郄穴)이다. 이 혈은 안쪽복사에서 위로 7치 되는 곳인 거의 종아리안쪽 중앙의 정강뼈 위에 있으므로 중도라 한다.

위 치 안쪽복사융기에서 위로 7치 되는 곳으로 정강뼈 안쪽모서리의 중점

취혈방법 무릎뼈융기와 안쪽복사융기를 잇는 선의 중점에서 아래로 0.5치 되는 곳

관련근육 긴발가락굽힘근(長趾屈筋, Flexor digitorum longus m.), 뒤정강근(後脛骨筋, Tibialis posterior m.)

관련신경 두렁신경(伏在神經, Saphenous n.)

관련혈관 뒤정강동 · 정맥(後脛骨動 · 靜脈, Posterior tibial a. & v.), 큰두렁정맥(大伏在靜脈, Great saphenous v.)

임상적용 월경불순, 붕루(崩漏 : 불규칙적인 장출혈이 일어나는 병증), 장산통(腸疝痛 : 급성창자통증), 하지관절통, 급성통증의 진통 등

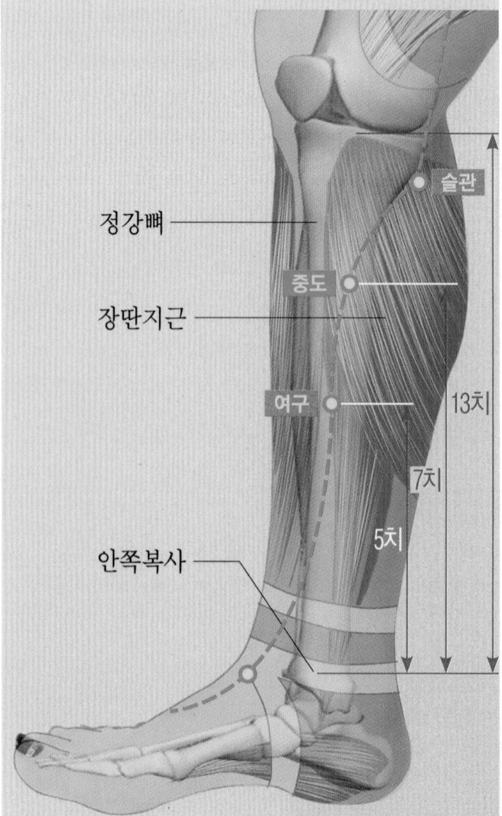

LR 7 슬관(膝關, Seulgwan)

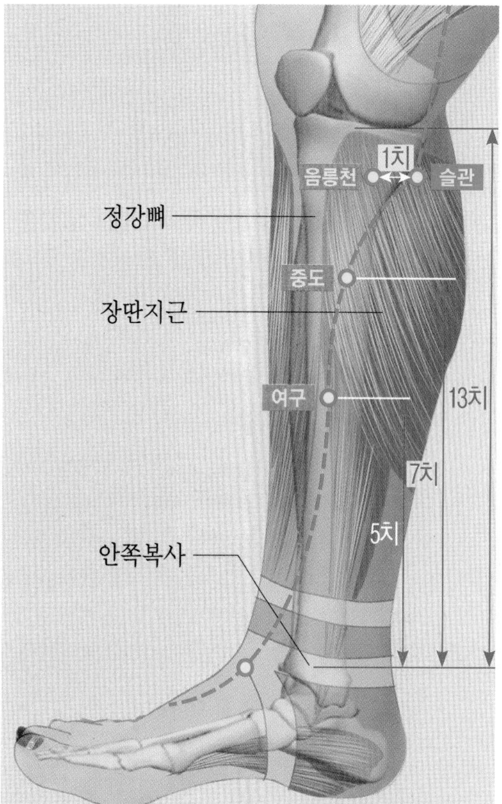

혈이름 해설　이 혈은 무릎관절(膝關節) 가까이 있으므로 슬관이라 한다.

위　치　정강뼈안쪽관절융기 아래뒤쪽의 오목부위

취혈방법　음릉천혈(SP 9)에서 뒤로 1치 되는 곳으로 정강뼈안쪽관절융기 아래뒤쪽의 오목한 곳

관련근육　반힘줄근힘줄(半腱樣筋腱, Semitendinosus tendon), 장딴지근(腓腹筋, Gastrocnemius m.)

관련신경　두렁신경(伏在神經, Saphenous n.), 정강신경(脛骨神經, Tibial n.)

관련혈관　안쪽아래무릎동맥(內側下膝動脈, Inferior medial genicular a.), 큰두렁정맥(大伏在靜脈, Great saphenous v.), 뒤정강동 · 정맥(後脛骨動 · 靜脈, Posterior tibial a. & v.)

임상적용　슬관절통증, 반신불수, 통풍(痛風), 인후통(咽喉痛) 등

LR 8 곡천(曲泉, Gokcheon) 간경의 합(合)혈

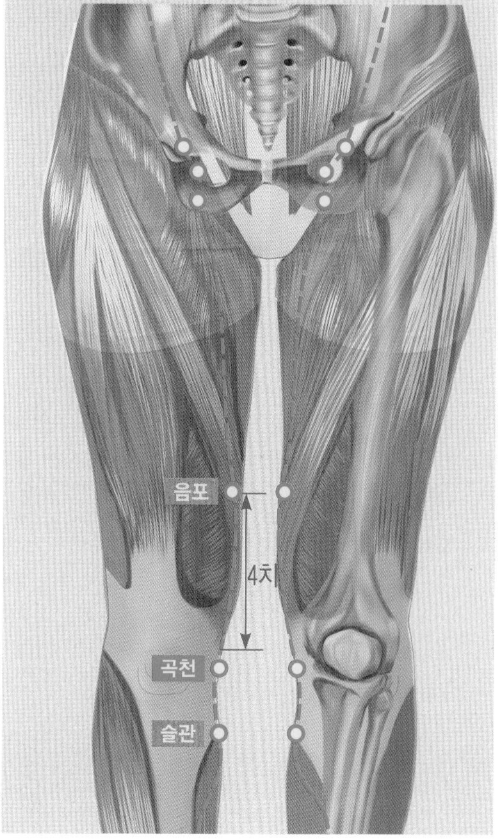

혈이름 해설　'곡(曲)'은 굽히는 것을 뜻하고, '천(泉)'은 오목부위를 뜻한다. 무릎을 굽히면 웅덩이처럼 들어가는 곳이므로 곡천이라 한다. '무릎의 모퉁이로서, 생기가 샘솟는 곳'이라는 뜻이다.

위　치　무릎 안쪽면에서 반힘줄근힘줄과 반막근힘줄 안쪽(정강뼈쪽)의 오목부위

취혈방법　오금주름 안쪽끝으로 반힘줄근힘줄과 반막힘줄근 안쪽의 오목한 곳

관련근육　반막근힘줄(半膜樣筋腱, Semimembranous tendon), 반힘줄근힘줄(半腱樣筋腱, Semitendinosus tendon), 넙다리빗근(縫工筋, Sartorius m.), 두덩정강근(薄筋, Gracilis m.)

관련신경　두렁신경(伏在神經, Saphenous n.)

관련혈관　안쪽아래무릎동맥(內側下膝動脈, Inferior medial genicular a.), 큰두렁정맥(大伏在靜脈, Great saphenous v.), 안쪽위무릎동맥(內側上膝動脈, Superior medial genicular a.)

임상적용　방광염, 요도염, 자궁하수(子宮下垂), 전립선염 등

LR 9 음포(陰包, Eumpo)

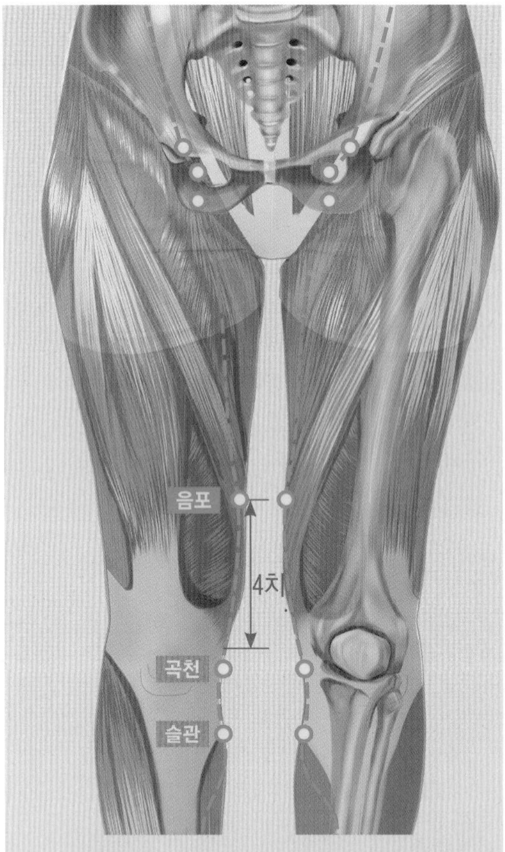

혈이름 해설 넙다리 안쪽을 '음(陰)'이라고 하며, '포(包)'는 포장하는 것을 가리킨다. 이 혈은 족태음비경과 족소음신경 사이에 있으면서 둥글게 포장한 모습과 같다. 포(包)는 포(胞)와 뜻이 통해 자궁(子宮)을 가리킨다. 이 경맥의 기(氣)가 자궁을 지나므로 음포라 한다.

위 치 두덩정강근과 넙다리빗근 사이로 무릎뼈밑동에서 위로 4치 되는 곳

취혈방법 넙다리뼈 안쪽위관절융기에서 위로 4치 되는 곳

관련근육 반막근(半膜樣筋, Semimembranous m.), 두덩정강근(薄筋, Gracilis m.), 넙다리빗근(縫工筋, Sartorius m.)

관련신경 두렁신경(伏在神經, Saphenous n.), 폐쇄신경의 앞가지(閉鎖神經의 前枝, Anterior br. of obturator n.)

관련혈관 큰두렁정맥(大伏在靜脈, Great saphenous v.), 넙다리동 · 정맥(大腿動 · 靜脈, Femoral a. & v.)

임상적용 월경불순, 배뇨장애, 요 · 둔근경련(腰臀筋痙攣), 요실금(尿失禁) 등

LR 10 족오리(足五里, Jogori)

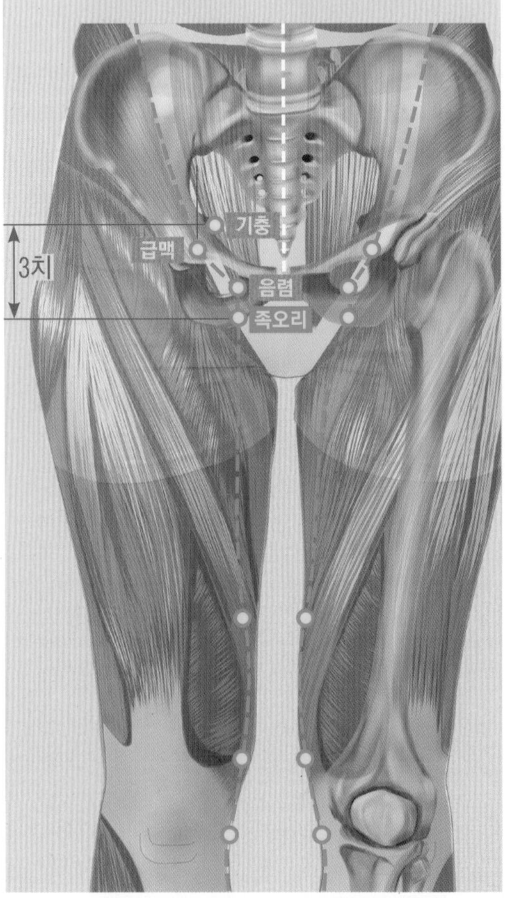

혈이름 해설 곡골혈(CV 2)에서 양가쪽으로 2치, 바로 아래로 3치, 기문혈(LR 14)에서 위로 약 5치 되는 곳이므로 오리(五里)라고 한다.

위 치 넙다리 안쪽면으로 기충혈(ST 30)에서 아래로 3치 되는 곳

취혈방법 긴모음근 가쪽모서리에 있는 기충혈에서 아래로 3치 되는 넙다리동맥이 뛰는 곳

관련근육 긴모음근(長內轉筋, Adductor longus m.), 짧은모음근(短內轉筋, Adductor brevis m.), 큰모음근(大內轉筋, Adductor magnus m.), 두덩근(恥骨筋, Pectineus m.)

관련신경 넙다리신경(大腿神經, Femoral n.), 폐쇄신경의 앞가지(閉鎖神經의 前枝, Anterior br. of obturator n.)

관련혈관 안쪽넙다리휘돌이동 · 정맥(內側大腿回旋動 · 靜脈, Medial circumflex femoral a. & v.), 넙다리동 · 정맥(大腿動 · 靜脈, Femoral a. & v.)

임상적용 복창(腹脹 : 신장병으로 붓거나 배가 더부룩한 병증), 배뇨장애, 음랑습진 등

LR 11 음렴(陰廉, Eumnyeom)

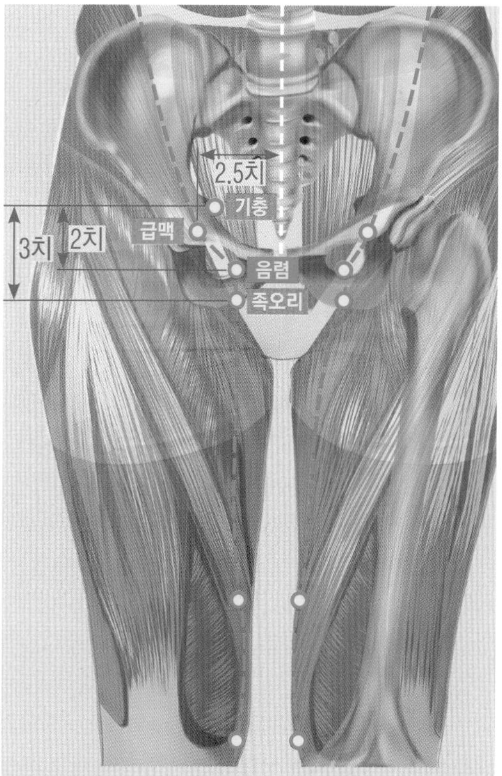

혈이름 해설	넙다리 안쪽은 '음(陰)'이라 하고, 가장자리를 '렴(廉)'이라 한다. 곡골혈(CV 2)에서 양가쪽으로 2치이고, 바로 아래로 2치 되는 곳에 있는데, 음기(陰器)의 옆에 있는 혈이므로 음렴이라 한다.
위 치	넙다리 안쪽면의 기충혈(ST 30)에서 아래로 2치 되는 곳
취혈방법	긴모음근의 가쪽모서리에서 아래로 2치 되는 곳
관련근육	긴모음근(長內轉筋, Adductor longus m.), 짧은모음근(短內轉筋, Adductor brevis m.), 두덩근(恥骨筋, Pectineus m.), 큰모음근(大內轉筋, Adductor magnus m.)
관련신경	넙다리신경(大腿神經, Femoral n.)
관련혈관	넙다리동 · 정맥(大腿動 · 靜脈, Femoral a. & v.), 안쪽넙다리휘돌이동 · 정맥(內側大腿回旋動 · 靜脈, Medial circumflex femoral a. & v.)
임상적용	월경불순, 불임증, 음부소양증(陰部搔癢症), 대하, 산통 등

LR 12 급맥(急脈, Geummaek)

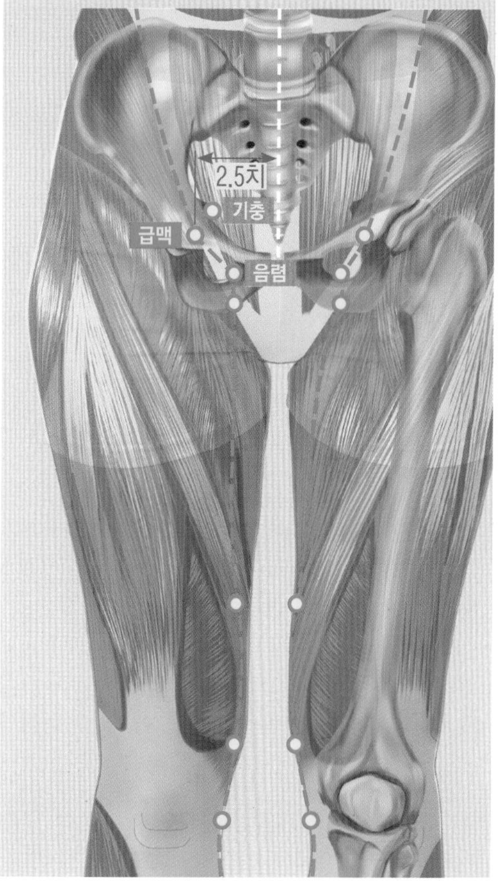

혈이름 해설	'급(急)'은 급박하다는 뜻으로 맥이 급하게 뛰는 것을 뜻한다. 이 혈은 음기(陰器) 옆에 '맥(脈)'이 급하게 뛰는 곳에 있으므로 급맥이라 한다.
위 치	샅굴에서 두덩결합 위모서리와 같은 높이로 앞정중선에서 가쪽으로 2.5치 되는 곳
취혈방법	앞정중선에서 가쪽으로 2.5치 되는 넙다리동맥이 뛰는 곳으로 곡골혈(CV 2) · 횡골혈(KI 11) · 기충혈(ST 30)과 같은 높이의 곳
관련근육	두덩근(恥骨筋, Pectineus m.), 엉덩허리근(腸腰筋, Iliopsoas m.), 큰모음근(大內轉筋, Adductor magnus m.)
관련신경	넙다리신경(大腿神經, Femoral n.), 엉덩샅굴신경(腸骨鼠蹊神經, Ilioinguinal n.)
관련혈관	넙다리동 · 정맥(大腿動 · 靜脈, Femoral a. & v.), 얕은배벽동 · 정맥(淺腹壁動 · 靜脈, Superficial epigastric a. & v.), 아래배벽동 · 정맥(下腹壁動 · 靜脈, Inferior epigastric a. & v.), 큰두렁동맥(大伏在動脈, Great saphenous a.)
임상적용	음경통(陰莖痛), 산통(疝痛), 자궁탈수, 하복부 · 대퇴내측통증 등

LR 13 장문(章門, Jangmun)

비의 모(募)혈, 팔회혈의 장회(臟會)

혈이름 해설 '장(章)'은 밝은 것을 뜻하고, '문(門)'은 출입하는 곳이다. 이 혈은 족궐음간경에 속하는데, 간(肝)은 푸른색이고 봄(春)을 뜻한다. 좌우 옆구리로 나뉘어 문과 같은 모습을 하고 있으므로 장문이라 한다. 족궐음간경의 경혈이면서 족태음비경의 모혈이며, 비경과 그 장기의 반응이 잘 나타나는 곳이다. '신체의 성쇠가 잘 나타나는 곳'이라는 의미이다. 장문혈을 손가락으로 눌러 물렁물렁한 갈비뼈 안쪽에 손가락이 들어가게 되면 '3년 이내에 뇌졸중 등의 큰 병에 걸린다'는 이야기가 있다.

위 치 옆구리쪽에서 열한째갈비뼈끝의 아래쪽으로 하완혈(CV 10)에서 가쪽으로 6치 되는 곳

취혈방법 팔을 머리 위로 올린 상태에서 갈비활 아래모서리 바로 밑에 있는 열한째갈비뼈끝

관련근육 배바깥빗근(外腹斜筋, External oblique abdominal m.), 배속빗근(內腹斜筋, Internal oblique abdominal m.)

관련신경 열째갈비사이신경(第10肋間神經, 10th intercostal n.)

관련혈관 열째갈비사이동 · 정맥(第10肋間動 · 靜脈, 10th intercostal a. & v.)

임상적용 황달, 장염, 소화불량, 설사, 비장종대(脾臟腫大), 늑간신경통, 천식 등

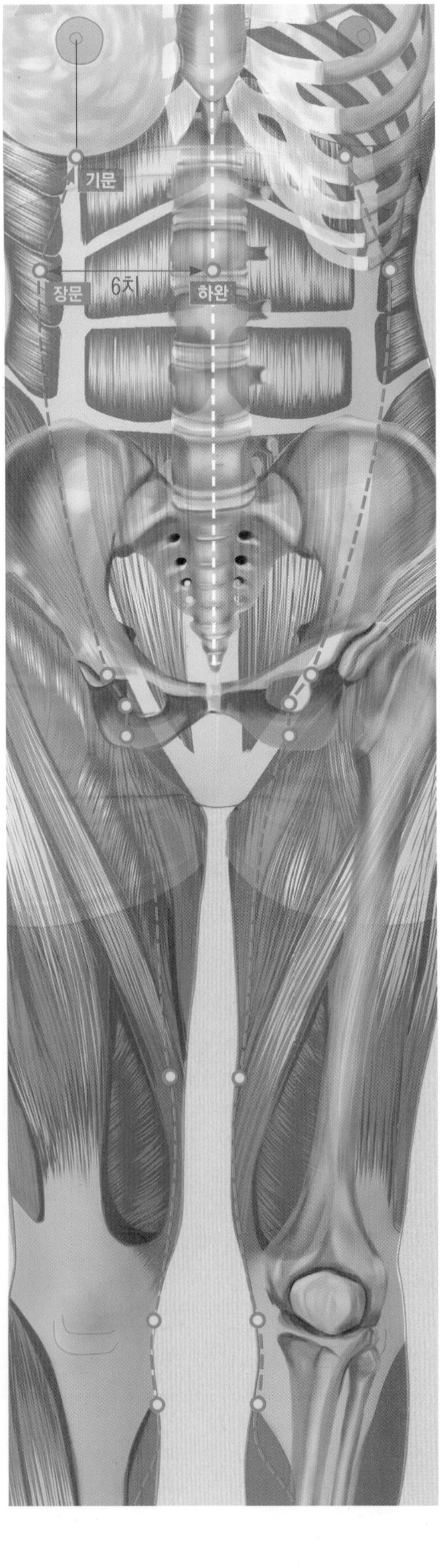

LR 14 기문(期門, Gimun) 간경의 모(募)혈

혈이름 해설 '기(期)'는 일주(一周)한다는 뜻이고, '문(門)'은 양쪽으로 열린 문을 닮은 혈의 위치를 가리킨다. 인체의 기혈은 수태음폐경의 중부혈(LU 1)에서 시작하여 12경맥을 돌아 기문혈에서 끝난다. 이 혈은 12경(經) 361혈(穴)의 종점으로, 기혈(氣血)이 일주하므로 기문이라 한다. '경혈이 마치는 곳'이라는 의미이다. 족궐음간경의 모혈로서 간경과 그 장기의 반응이 잘 나타난다.

위　　치 앞가슴의 앞정중선에서 가쪽으로 4치 되는 곳으로 여섯째갈비사이공간

취혈방법 젖꼭지 중심으로 아래쪽 불용혈(ST 19)에서 가쪽으로 2치 되는 곳. 여성은 빗장중간선과 여섯째갈비사이공간이 만나는 곳

관련근육 배바깥빗근(外腹斜筋, External oblique abdominal m.), 바깥갈비사이근(外肋間筋, External intercostal m.), 속갈비사이근(內肋間筋, Internal intercostal m.)

관련신경 여섯째갈비사이신경(第6肋間神經, 6th intercostal n.)

관련혈관 여섯째갈비사이동 · 정맥(第6肋間動 · 靜脈, 6th intercostal a. & v.), 가슴봉우리동 · 정맥(胸肩峰動 · 靜脈,, Thoracoacromial a. & v.)

임상적용 늑간신경통, 간염, 신장염, 담낭염, 기관지천식 등

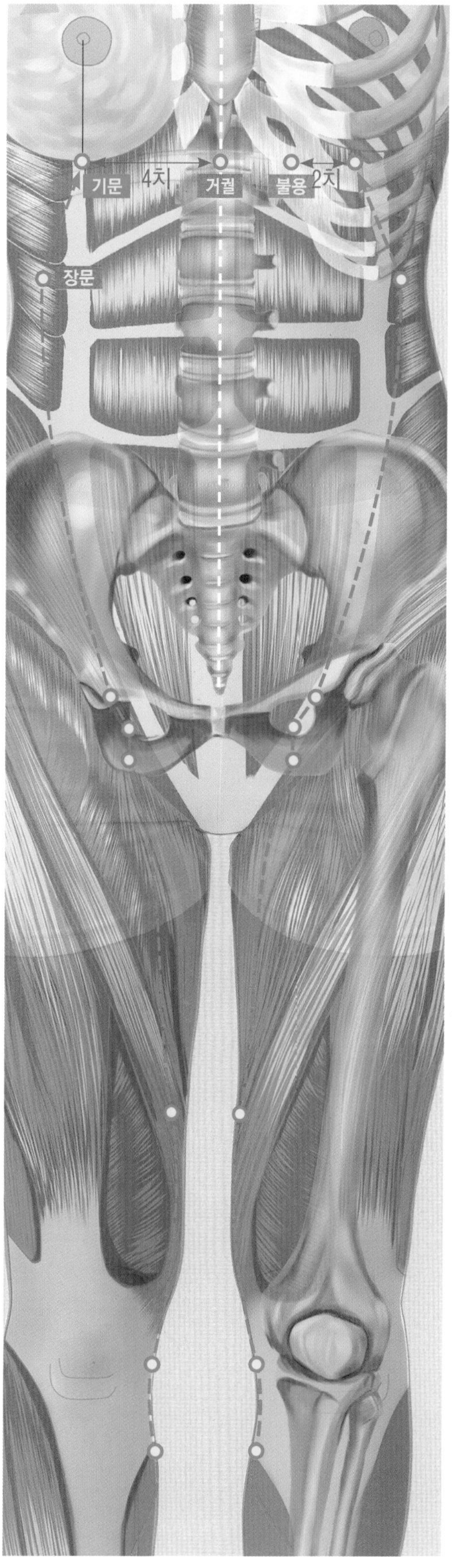

간(肝)

간은 소설(疏泄) 기능을 주관한다

간의 소설(疏泄) 기능은 기(氣)를 소통(疏通)시키고 혈액과 진액의 운행을 조절하는 생리기능이다. 정서(情緖)의 변화는 심(心)이 주관하는 정신(精神) 작용에 의한 것이지만, 간도 깊은 관계가 있다.

▶ 간의 소설 기능이 정상으로 작동하여 기의 소통이 순조로워야 기혈이 화평(和平)하여 마음이 편안하게 된다. 소설 기능이 모자라면 정서가 우울하여 가슴이 답답하고 한숨을 쉬고 양쪽 옆구리가 붓는 것처럼 아픈 증상이 나타난다. 소설 기능이 지나치면 간의 기(氣)가 위로 몰려 성질이 조급해지고 성을 잘 내고 얼굴과 눈이 충혈되고 머리와 눈이 부어오르는 듯이 아픈 증상이 나타난다. 반대로 크게 성을 내거나 지나치게 우울하면 간의 소설 기능이 떨어져 간의 기가 울결(鬱結)하게 되는 증상이 나타난다.

소화의 주요 기관은 비와 위인데, 간도 깊은 관계가 있다. 위(胃)의 기(氣)는 음식물을 소장(小腸)으로 하강시키고, 비(脾)의 기(氣)는 흡수한 수곡정기를 폐(肺)로 상승시킨다. 이러한 비의 상승 기능과 위의 하강 기능은 간의 소설 기능에 의해서만이 정상으로 유지될 수 있다. 그리고 간에 붙어 있는 담낭은 간의 소설 기능에 의해 담즙을 분비하여 비와 위의 소화 · 흡수 기능을 돕는다.

▶ 간의 소설 기능이 떨어지면 비와 위의 승강 기능도 떨어져 간과 비의 협조 기능이 떨어져 간기(肝氣)의 울결(鬱結), 트림이 나고 메스껍고 토하거나 배가 팽팽하고 설사가 나는 증상 등이 나타난다.

▶ 혈액의 순행은 기의 승강출입(昇降出入) 운동에 의하므로, 간의 소설 기능이 정상이어야 기의 운행이 순조로워 혈액이 순행한다.

▶ 간의 소설 기능이 떨어지면 기(氣)가 울결(鬱結)되어 혈액 순환에 장애가 일어나 어혈(瘀血)이 생긴다. 그래서 옆구리가 찌르는 듯이 아프고, 종괴(腫塊)가 생기고, 여성은 월경이 고르지 않거나 통경(通經) · 폐경(閉經) 등의 증상이 나타난다.

간은 혈(血)을 저장하는 기능을 주관한다

혈액은 비(脾)에서 수곡정기를 근원으로 생성되어 간(肝)에 저장된다. 간에 저장된 혈액은 간 자체를 영양할 뿐만 아니라 간의 양기(陽氣)가 지나치게 항진(亢進)을 하는 것을 억제하여 간의 소설 기능을 유지시키고 출혈을 방지한다.

▶ 간이 혈을 저장하지 못하면 간혈이 부족하여 양기(陽氣)가 항진되고, 혈액의 순행을 방해하여 출혈을 일으키기도 한다.

▶ 간에 저장된 혈은 격렬한 활동으로 인체의 각 부위가 필요로 하는 혈액을 채워주고, 활동이 줄어들어 남는 혈액은 다시 간에 저장된다.

▶ 얼굴빛이 푸르고 살결이 부드러운 사람은 간이 작고, 살결이 거친 사람은 간이 크다.

▶ 가슴이 실한 사람은 간이 든든하고, 갈비뼈가 약한 사람은 간도 약하다.

▶ 가슴과 등의 균형이 잘 잡힌 사람은 간이 똑바르고, 한쪽 갈비뼈가 들린 사람은 간이 한쪽으로 치우쳐 있다.

▶ 간이 든든하면 장이 편안하고 잘 상하지 않는다. 반면 간이 약하면 소갈(당뇨병)이나 황달이 잘 생긴다.

PART

3

기경8맥

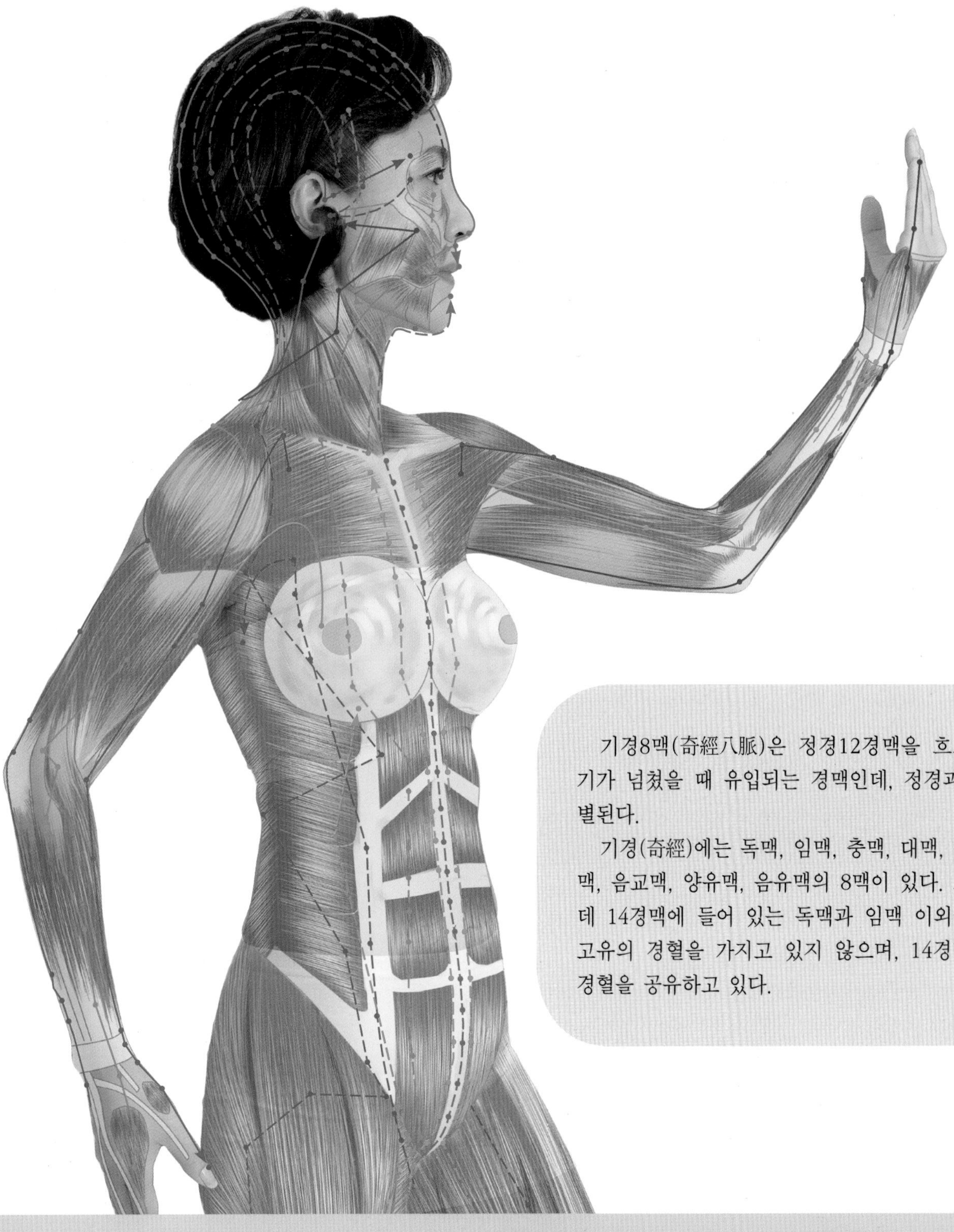

기경8맥(奇經八脈)은 정경12경맥을 흐르는 기가 넘쳤을 때 유입되는 경맥인데, 정경과 구별된다.

기경(奇經)에는 독맥, 임맥, 충맥, 대맥, 양교맥, 음교맥, 양유맥, 음유맥의 8맥이 있다. 그런데 14경맥에 들어 있는 독맥과 임맥 이외에는 고유의 경혈을 가지고 있지 않으며, 14경맥의 경혈을 공유하고 있다.

독맥

(督脈, Governor Vessel : GV)

독맥은 회음부(會陰部)에서 시작하여 배부정중선상을 따라 올라가 견갑부에서 좌우로 나누어졌다가 다시 정중선상에서 합하여 상행하고, 목덜미(項部)에서 마루(頭頂)의 정중선을 통해 앞으로 나와서 상치은부(위잇몸)에서 정지한다.

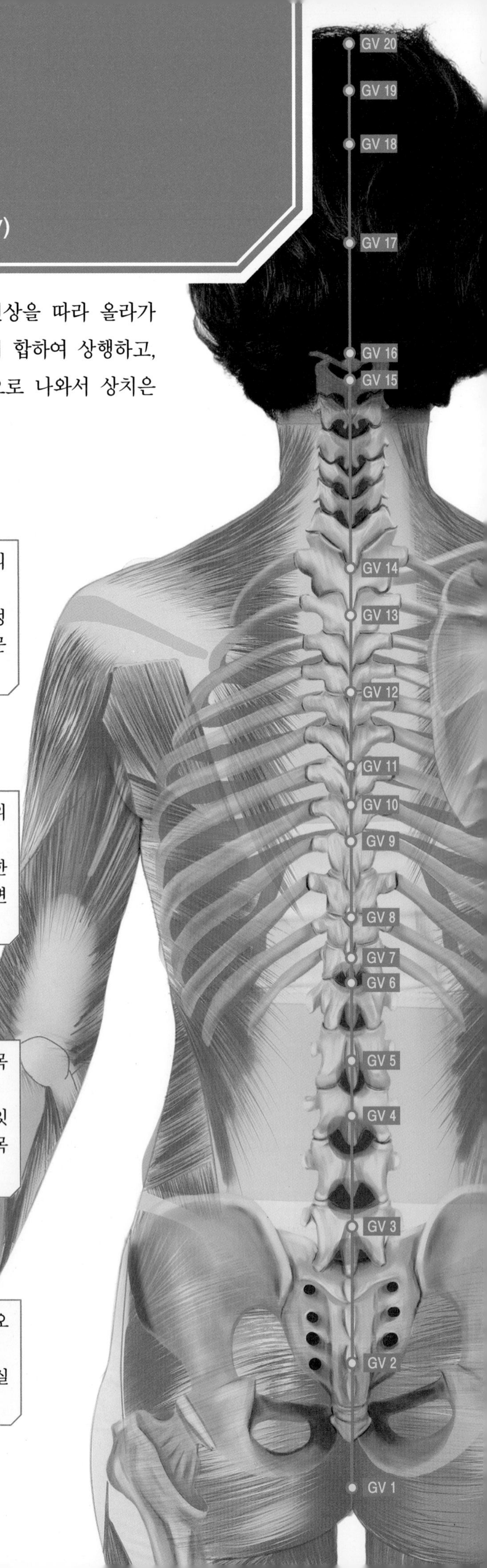

GV 1 장강

위 치 꼬리뼈(尾骨)에서 아래로 3치 되는 곳으로 꼬리뼈끝과 항문 사이를 잇는 선의 중점

취혈방법 무릎을 꿇고 엎드리거나 무릎을 가슴에 대고 엉덩이를 들어올린 자세(膝胸位)에서 꼬리뼈 아래끝과 항문 사이의 오목한 곳

GV 2 요수

위 치 엉치부위로 뒤정중선상의 넷째엉치뼈 아래쪽의 엉치뼈틈새(薦骨裂孔)

취혈방법 항문 바로 위쪽에서 만질 수 있는 작고 오목한 곳인 엉치뼈틈새로 백환수혈(BL 30) · 하료혈(BL 34) · 질변혈(BL 54)과 같은 높이의 곳

GV 3 요양관

위 치 뒤정중선상의 넷째허리뼈가시돌기 아래의 오목부위

취혈방법 양쪽 엉덩뼈능선(腸骨稜)의 가장 높은 곳을 잇는 선의 중점에서 찾은 넷째허리뼈가시돌기 아래쪽의 오목한 곳으로 대장수혈(BL 25)과 같은 높이의 곳

GV 4 명문

위 치 뒤정중선상의 둘째허리뼈가시돌기 아래쪽의 오목부위

취혈방법 요양관혈(GV 3) 위쪽으로 신수혈(BL 23) · 지실혈(BL 52)과 같은 높이의 곳

독맥은 양맥(陽脈)의 바다라고 불리며, 전신에 있는 양경(陽經)의 경기를 조절한다. 척주통증, 정신증상, 신경증상 등을 치료할 때 주로 이용한다. 또한 호흡계통, 순환계통, 소화계통, 비뇨계통, 치핵, 치루, 탈항, 생식계통이나 부인과 질환 등의 개선에도 도움이 된다.

GV 5 현추

위 치 뒤정중선상의 첫째허리뼈가시돌기 아래쪽의 오목부위

취혈방법 명문혈(GV 4) 위쪽으로 삼초수혈(BL 22) · 황문혈(BL 5)과 같은 높이의 곳

GV 6 척중

위 치 뒤정중선상의 열한째등뼈가시돌기 아래쪽의 오목부위

취혈방법 열한째등뼈 아래쪽의 오목한 곳으로 비수혈(BL 20) · 의사혈(BL 49)과 같은 높이의 곳

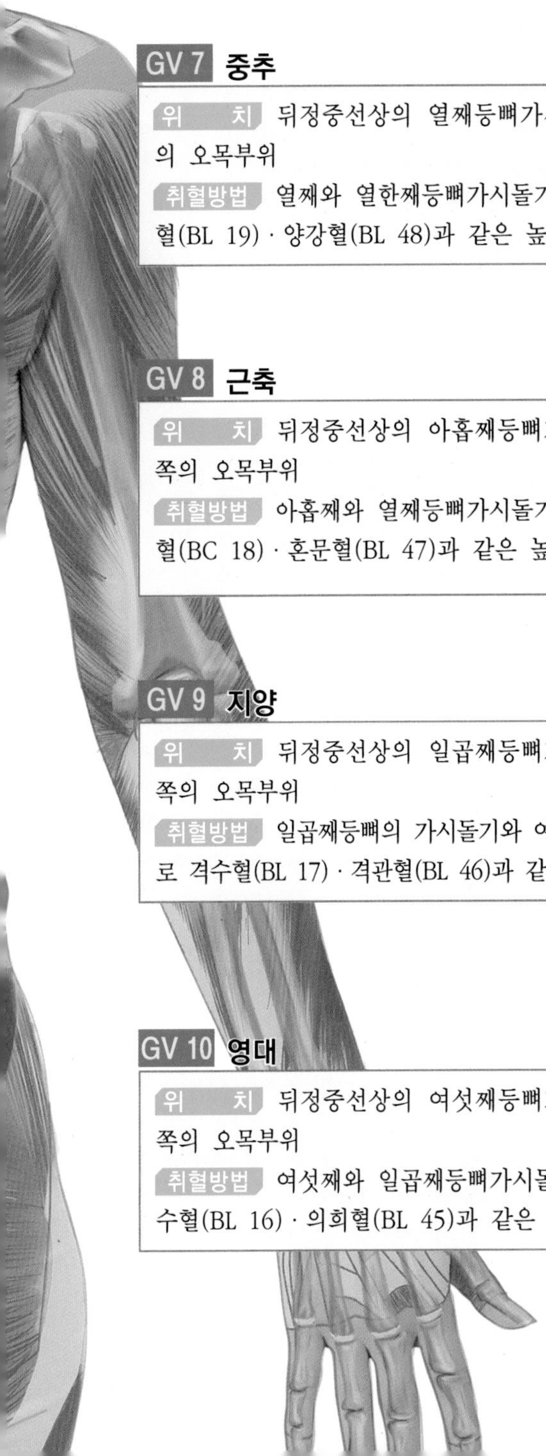

GV 7 중추

위 치 뒤정중선상의 열째등뼈가시돌기 아래쪽의 오목부위

취혈방법 열째와 열한째등뼈가시돌기 사이로 담수혈(BL 19) · 양강혈(BL 48)과 같은 높이의 곳

GV 8 근축

위 치 뒤정중선상의 아홉째등뼈가시돌기 아래쪽의 오목부위

취혈방법 아홉째와 열째등뼈가시돌기 사이로 간수혈(BC 18) · 혼문혈(BL 47)과 같은 높이의 곳

GV 9 지양

위 치 뒤정중선상의 일곱째등뼈가시돌기 아래쪽의 오목부위

취혈방법 일곱째등뼈의 가시돌기와 여덟째등뼈 사이로 격수혈(BL 17) · 격관혈(BL 46)과 같은 높이의 곳

GV 10 영대

위 치 뒤정중선상의 여섯째등뼈가시돌기 아래쪽의 오목부위

취혈방법 여섯째와 일곱째등뼈가시돌기 사이로 독수혈(BL 16) · 의희혈(BL 45)과 같은 높이의 곳

GV 11 신도

위 치 뒤정중선상의 다섯째등뼈가시돌기 아래쪽의 오목부위

취혈방법 다섯째와 여섯째등뼈가시돌기 사이로 심수혈(BL 15) · 신당혈(BL 44)과 같은 높이의 곳

GV 12 신주

위 치 뒤정중선상의 셋째등뼈가시돌기 아래쪽의 오목부위

취혈방법 셋째와 넷째등뼈가시돌기 사이로 폐수혈(BL 13) · 백호혈(BL 42)과 같은 높이의 곳

GV 13 도도

위 치 뒤정중선상의 첫째등뼈가시돌기 아래쪽의 오목부위

취혈방법 첫째와 둘째등뼈가시돌기 사이로 대저혈(BL 11) · 견외수혈(SI 14)과 같은 높이의 곳

GV 14 대추

위 치 뒤정중선상의 일곱째목뼈가시돌기 아래쪽의 오목부위

취혈방법 일곱째목뼈가시돌기와 첫째등뼈가시돌기 사이로 견중수혈(SI 15)과 같은 높이의 곳

GV 15 아문

위 치 뒤정중선상의 둘째목뼈가시돌기 위쪽의 오목부위

취혈방법 목뒤의 발제에서 위로 0.5치 되는 곳으로 천주혈(BL 10)과 같은 높이의 곳. 풍부혈(GV 16)에서 아래로 0.5치 되는 곳

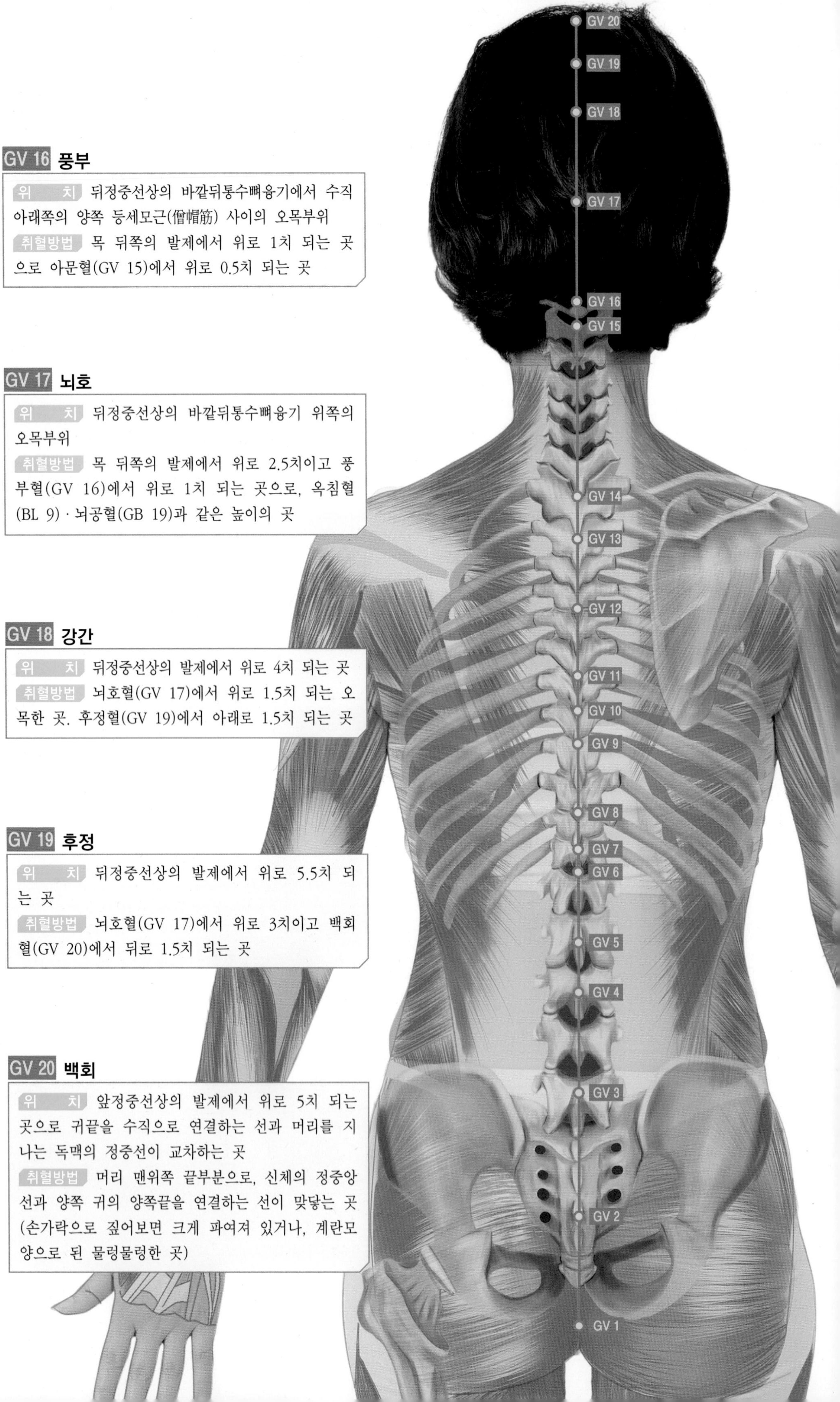

GV 16 풍부

위 치 뒤정중선상의 바깥뒤통수뼈융기에서 수직 아래쪽의 양쪽 등세모근(僧帽筋) 사이의 오목부위

취혈방법 목 뒤쪽의 발제에서 위로 1치 되는 곳으로 아문혈(GV 15)에서 위로 0.5치 되는 곳

GV 17 뇌호

위 치 뒤정중선상의 바깥뒤통수뼈융기 위쪽의 오목부위

취혈방법 목 뒤쪽의 발제에서 위로 2.5치이고 풍부혈(GV 16)에서 위로 1치 되는 곳으로, 옥침혈(BL 9) · 뇌공혈(GB 19)과 같은 높이의 곳

GV 18 강간

위 치 뒤정중선상의 발제에서 위로 4치 되는 곳

취혈방법 뇌호혈(GV 17)에서 위로 1.5치 되는 오목한 곳. 후정혈(GV 19)에서 아래로 1.5치 되는 곳

GV 19 후정

위 치 뒤정중선상의 발제에서 위로 5.5치 되는 곳

취혈방법 뇌호혈(GV 17)에서 위로 3치이고 백회혈(GV 20)에서 뒤로 1.5치 되는 곳

GV 20 백회

위 치 앞정중선상의 발제에서 위로 5치 되는 곳으로 귀끝을 수직으로 연결하는 선과 머리를 지나는 독맥의 정중선이 교차하는 곳

취혈방법 머리 맨위쪽 끝부분으로, 신체의 정중앙선과 양쪽 귀의 양쪽끝을 연결하는 선이 맞닿는 곳(손가락으로 짚어보면 크게 파여져 있거나, 계란모양으로 된 물렁물렁한 곳)

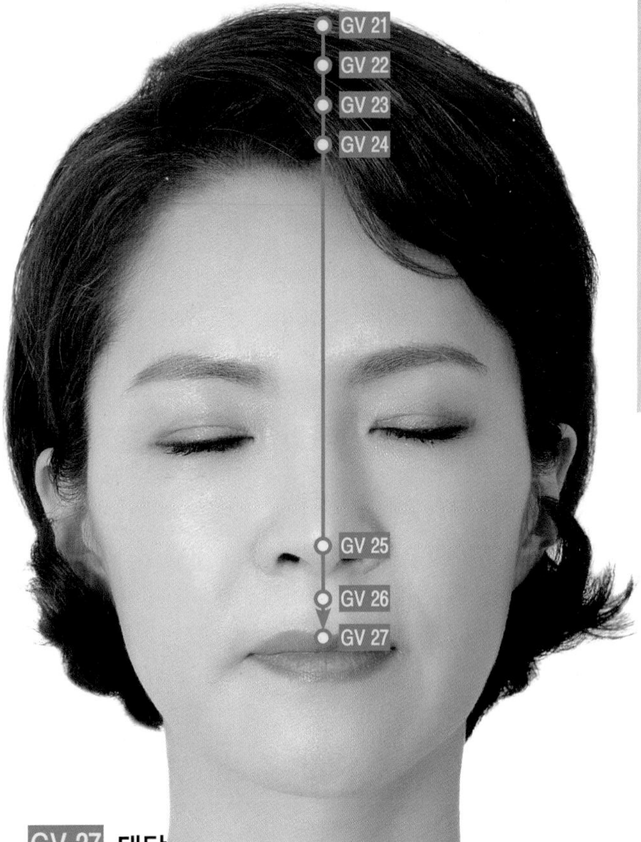

GV 21 전정

위 치 앞정중선상의 발제에서 위로 3.5치 되는 곳

취혈방법 백회혈(GV 20)과 신회혈(GV 22)을 잇는 선의 중점

GV 22 신회

위 치 앞정중선상의 발제에서 위로 2치 되는 곳

취혈방법 상성혈(GV 23)에서 뒤로 1치이고 백회혈(GV 20)에서 앞으로 3치 되는 곳

GV 23 상성

위 치 앞정중선상의 발제에서 위로 1치 되는 곳

취혈방법 신회혈(GV 22)과 신정혈(GV 24)을 잇는 선의 중점

GV 24 신정

위 치 앞정중선상의 발제에서 위로 0.5치 되는 곳

취혈방법 양쪽 눈썹의 안쪽끝을 잇는 선의 중점에서 위로 3.5치 되는 곳

GV 25 소료

위 치 코끝의 정중앙

취혈방법 코끝의 정중앙

GV 26 수구

위 치 코 아래쪽의 인중 도랑의 중점

취혈방법 콧구멍홈에서 위로 1/3 되는 곳(보통 '인중'이라고 하며, 코와 윗입술 중간부위이다. 이 곳은 누르면 통증을 많이 느낀다)

GV 27 태단

위 치 얼굴에서 위입술결절의 중점

취혈방법 인중 아래쪽과 붉은입술이 이루는 경계선의 중점

GV 28 은교

위 치 얼굴에서 위입술주름띠와 윗잇몸이 만나는 곳

취혈방법 위입술을 들춘 상태에서 위입술주름띠와 위잇몸이 만나는 곳

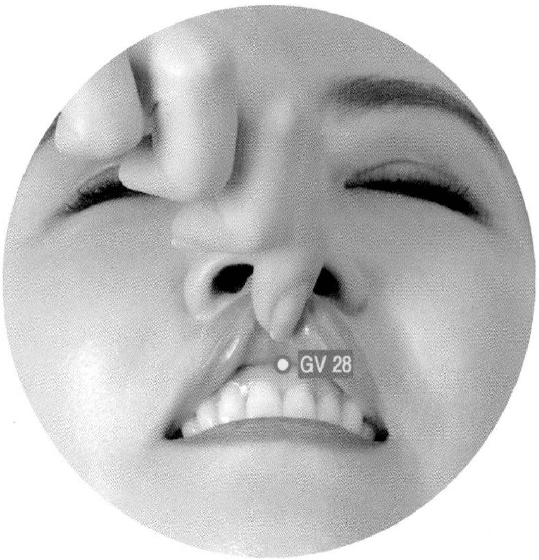

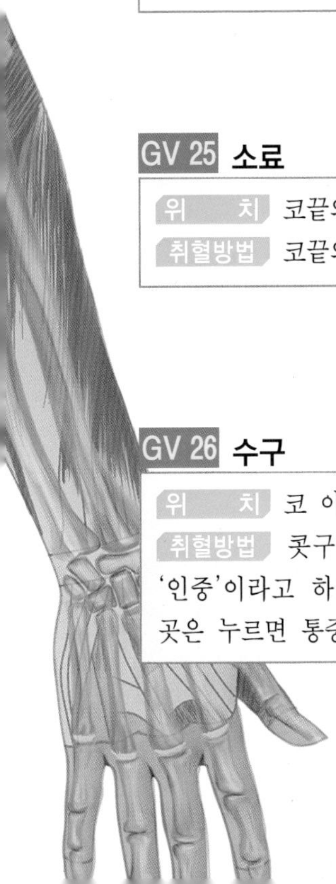

GV 1 장강(長强, Janggang) 독맥의 낙(絡)혈

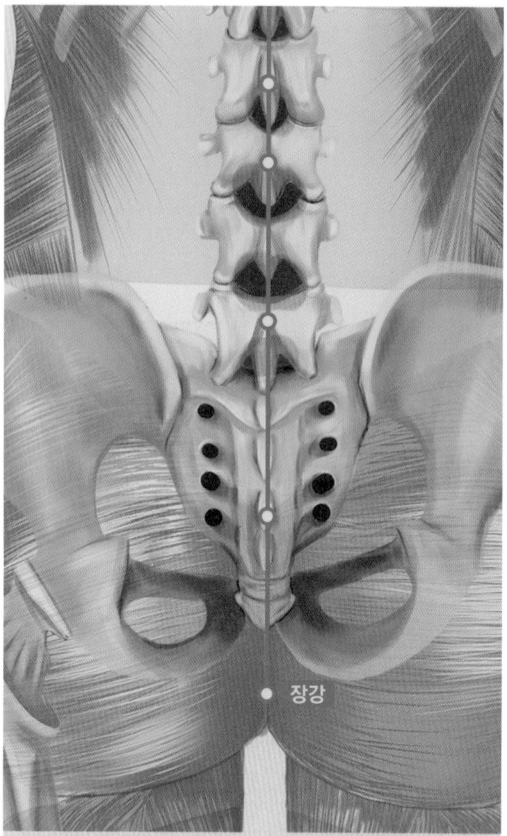

혈이름 해설 '장(長)'이란 독맥이 길게 분포되어 있는 모습을 가리킨다. '강(强)'이란 작용이 강하다는 뜻이다. 이 혈은 양경(陽經)의 주류인 독맥의 낙(絡)혈로서 '작용이 강하다'라는 의미이다. 자율신경, 특히 교감신경의 급소인 뇌와 밀접한 관계가 있으며, 옛부터 광기를 치료하는 경혈로 알려져 있다. 저골(骶骨), 기지음극(氣之陰郄), 미간(尾間) 등으로도 부른다.

위 치 꼬리뼈(尾骨)에서 아래로 3치 되는 곳으로 꼬리뼈끝과 항문 사이를 잇는 선의 중점

취혈방법 무릎을 꿇고 엎드리거나 무릎을 가슴에 대고 엉덩이를 들어올린 자세(膝胸位)에서 꼬리뼈 아래끝과 항문 사이의 오목한 곳

관련근육 항문꼬리인대(肛門尾骨靭帶, Anococcygeal lig.), 항문조임근(肛門括約筋, Anal sphincter.m)

관련신경 아래곧창자신경(下直腸神經, Inferior rectal n.)

관련혈관 아래곧창자동 · 정맥(下直腸動 · 靜脈, Inferior rectal a. & v.)

임상적용 치질, 설사, 탈항(脫肛), 요통, 장염, 변비, 두통, 전간(癲癎, 간질), 정신분열증 등

GV 2 요수(腰兪, Yosu)

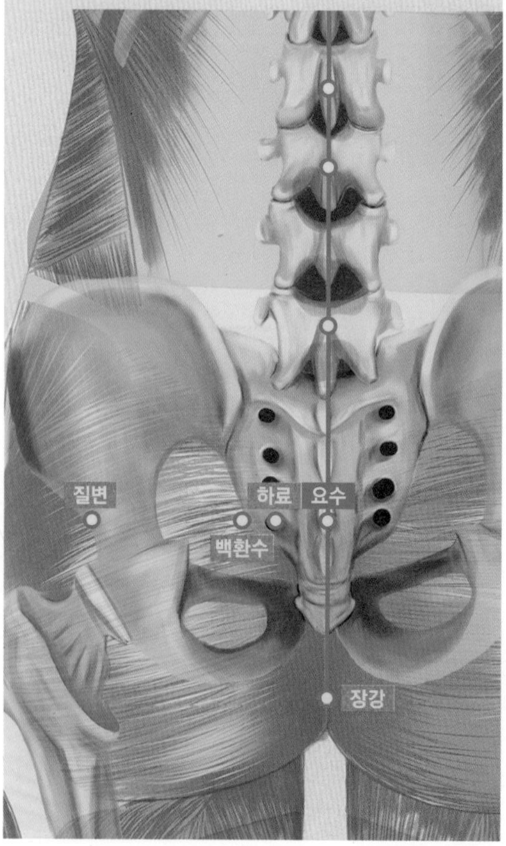

혈이름 해설 '요(腰)'는 허리엉치부위(腰薦部)를 가리키고, '수(兪)'는 맥기(脈氣)가 구르는 곳을 가리킨다. 이 혈은 엉치뼈구멍(薦骨孔)에 해당하는 곳이어서 요수라 한다. 수공(髓空), 배해(背解), 수공(髓孔), 요주(腰柱) 등으로도 부른다.

위 치 엉치부위로 뒤정중선상의 넷째엉치뼈 아래쪽의 엉치뼈틈새(薦骨裂孔)

취혈방법 항문 바로 위쪽에서 만질 수 있는 작고 오목한 곳인 엉치뼈틈새로 백환수혈(BL 30) · 하료혈(BL 34) · 질변혈(BL 54)과 같은 높이의 곳

관련근육 항문꼬리인대(肛門尾骨靭帶, Anococcygeal lig.), 항문조임근(肛門括約筋, Anal sphincter)

관련신경 아래곧창자신경(下直腸神經, Inferior rectal n.)

관련혈관 아래곧창자동 · 정맥(下直腸動 · 靜脈, Inferior rectal a. & v.)

임상적용 월경불순, 요신경통, 치질, 하혈(下血), 하지냉증 등

GV 3 요양관(腰陽關, Yoyanggwan)

혈이름 해설 이 혈의 위에는 인체의 진화(眞火)가 있는 명문혈(GV 4)이 있다. 이 혈은 허리에서 양기(陽氣)가 통행하는 곳이므로 요양관이라 한다. '요부 · 배부의 검문소'라는 의미이다.

위 치 뒤정중선상의 넷째허리뼈가시돌기 아래의 오목부위

취혈방법 양쪽 엉덩뼈능선(腸骨稜)의 가장 높은 곳을 잇는 선의 중점에서 찾은 넷째허리뼈가시돌기 아래쪽의 오목한 곳으로 대장수혈(BL 25)과 같은 높이의 곳

관련근육 등허리근막(腰背筋膜, Thoracolumbar fascia), 가시위근(棘上筋, Supraspinatus m.), 가시사이인대(棘間靭帶, Interspinous lig.)

관련신경 넷째허리신경뒤가지의 안쪽가지(第4腰神經後枝의 內側枝, Medial br. of posterior brs. of 4th lumbar n.)

관련혈관 허리동맥의 등쪽가지(腰動脈의 背側枝, Dorsal br. of lumbal a.)

임상적용 요통, 좌골신경통, 척수염(脊髓炎), 유정(遺精), 하지마비 등

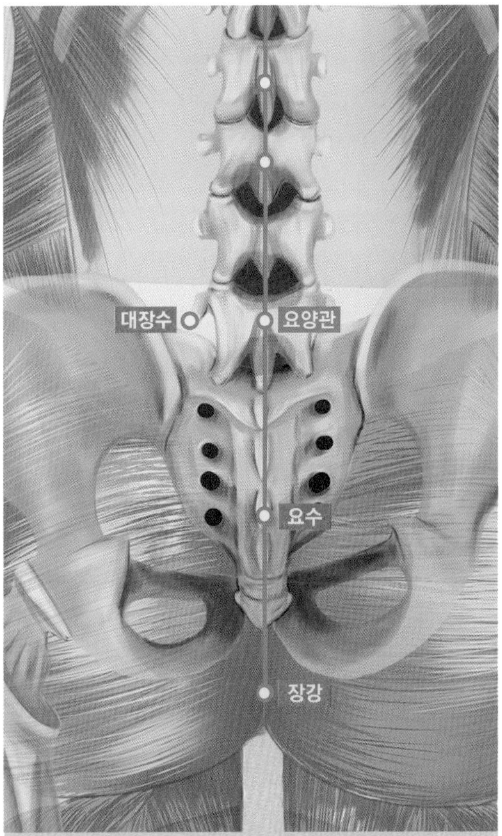

GV 4 명문(命門, Myeongmun)

혈이름 해설 '명(命)'은 생명을 뜻하고, '문(門)'은 문호를 가리킨다. 이 혈은 양쪽 신수혈(BL 23) 사이에 있으면서 사람의 생명에 관련된 중요한 문호(門戶)이며, 신(腎)은 인체의 근본이므로 명문이라 한다. 좌우 콩팥(腎臟)에 관련되며, 그 뜻은 '생명의 문'이다. 고환 · 유방 · 골반의 상태를 조정하고, 성능력을 지배하여 노화방지에 도움이 되는 중요한 경혈이다. 속루(屬累), 정궁(精宮), 죽장(竹杖) 등으로도 부른다.

위 치 뒤정중선상의 둘째허리뼈가시돌기 아래쪽의 오목부위

취혈방법 요양관혈(GV 3) 위쪽으로 신수혈(BL 23) · 지실혈(BL 52)과 같은 높이의 곳

관련근육 등허리근막(腰背筋膜, Thoracolumbar fascia), 가시위근(棘上筋, Supraspinatus m.), 가시사이인대(棘間靭帶, Interspinous lig.)

관련신경 둘째허리신경 뒤가지의 안쪽가지(第2腰神經後枝의 內側枝, Medial br. of posterior brs. of 2nd lumbar n.)

관련혈관 허리동맥의 등쪽가지(腰動脈의 背側枝, Dorsal br. of lumbal a.)

임상적용 유정, 음경위축, 대하증(帶下症), 자궁내막염, 비뇨생식기질환, 요통, 이명(耳鳴), 신장염 등

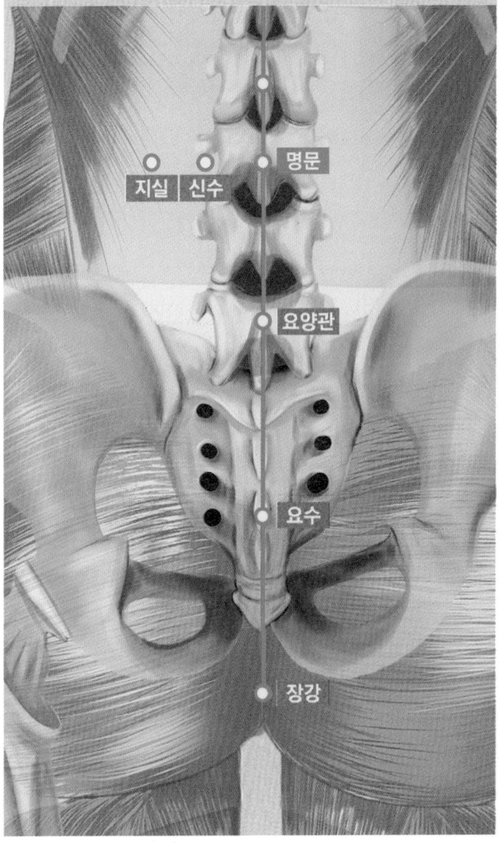

GV 5 현추(懸樞, Hyeonchu)

혈이름 해설 '현(懸)'은 매달아 건다는 뜻이고, '추(樞)'는 운동을 하는 장치를 가리킨다. 이 혈은 양쪽 삼초수혈(BL 22) 사이에 있고, 삼초(三焦)는 기(氣) 운동을 주관하므로 현추라 한다.

위 치 뒤정중선상의 첫째허리뼈가시돌기 아래쪽의 오목부위

취혈방법 명문혈(GV 4) 위쪽으로 삼초수혈(BL 22) · 황문혈(BL 5)과 같은 높이의 곳

관련근육 등허리근막(腰背筋膜, Thoracolumbar fascia), 가시위인대(棘上靭帶, Supraspinatus lig.), 가시사이인대(棘間靭帶, Interspinous lig.), 가시사이근(棘間筋, Interspinous m.)

관련신경 첫째허리신경 뒤가지의 안쪽가지(第1腰神經後枝의 內側枝, Medial br. of posterior brs. of 1st lumbar n.)

관련혈관 허리동맥의 등쪽가지(腰動脈의 背側枝, Dorsal br. of lumbal a.)

임상적용 요척강통(腰脊强痛), 비위허약(脾胃虛弱), 설사, 소화불량 등

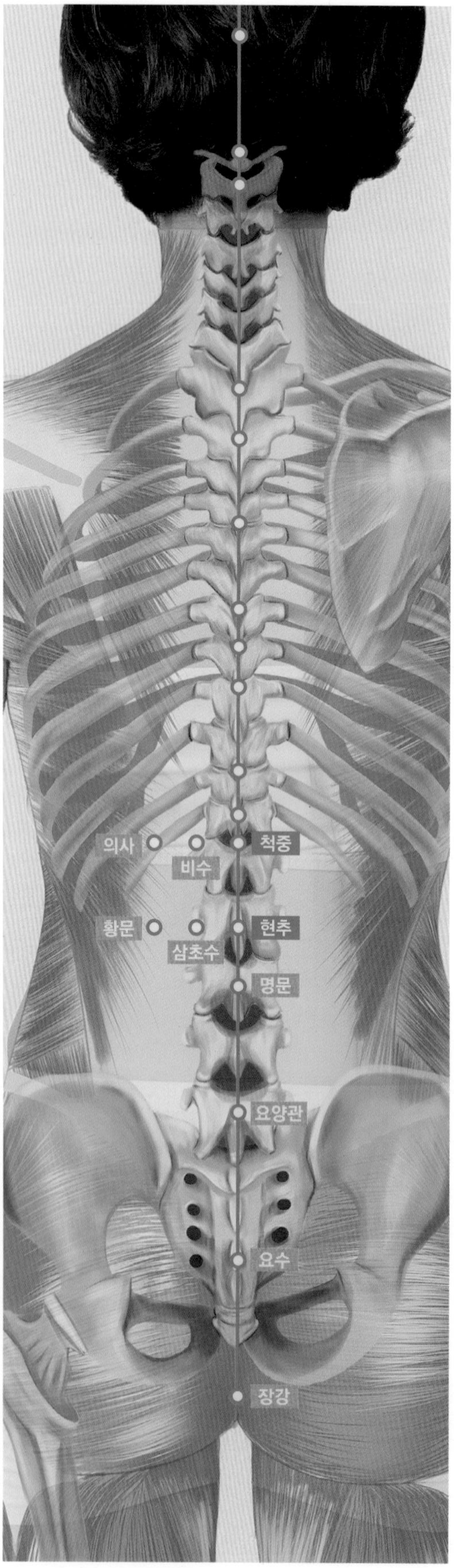

GV 6 척중(脊中, Cheokjung)

혈이름 해설 '척(脊)'은 척주를 뜻하고, '중(中)'은 중앙을 가리킨다. 이 혈은 척주의 중앙에 있으므로 척중이라 한다. 신종(神宗), 척수(脊腧)로도 부른다.

위 치 뒤정중선상의 열한째등뼈가시돌기 아래쪽의 오목부위

취혈방법 열한째등뼈 아래쪽의 오목한 곳으로 비수혈(BL 20) · 의사혈(BL 49)과 같은 높이의 곳

관련근육 등허리근막(腰背筋膜, Thoracolumbar fascia), 가시위인대(棘上靭帶, Supraspinatus lig.), 가시사이인대(棘間靭帶, Interspinous lig.), 척주세움근(脊柱起立筋, Erector spinae m.)

관련신경 열한째가슴신경뒤가지의 안쪽가지(第11胸神經後枝의 內側枝, Medial br. of posterior brs. of 11th thoracic n.)

관련혈관 열한째뒤갈비사이동맥의 등쪽가지(第11後肋間動脈의 背側枝, Dorsal br. of 11th posterior intercostal a.)

임상적용 위장질환, 전간(癲癎, 간질), 장염, 소아탈항(小兒脫肛), 황달 등

GV 7 중추(中樞, Jungchu)

혈이름 해설 '중(中)'은 중간을 뜻하고, '추(樞)'는 운동을 하는 장치를 가리킨다. 이 혈은 척주의 중간에 있으면서 신체의 움직임을 주관하므로 중추라 한다.

위　　치 뒤정중선상의 열째등뼈가시돌기 아래쪽의 오목부위

취혈방법 열째와 열한째등뼈가시돌기 사이로 담수혈(BL 19)·양강혈(BL 48)과 같은 높이의 곳

관련근육 등허리근막(腰背筋膜, Thoracolumbar fascia), 가시위인대(棘上靭帶, Supraspinatus lig.), 가시사이인대(棘間靭帶, Interspinous lig.), 척주세움근(脊柱起立筋, Erector spinae m.)

관련신경 열째가슴신경 뒤가지의 안쪽가지(第10胸神經後枝의 內側枝, Medial br. of posterior brs. of 10th thoracic n.)

관련혈관 열째뒤갈비사이동맥의 등쪽가지(第10後肋間動脈의 背側枝, Dorsal br. of 10th posterior intercostal a.)

임상적용 요통, 강직성경련(强直性痙攣), 전간(간질), 위통, 정신질환, 시력감퇴 등

GV 8 근축(筋縮, Geunchuk)

혈이름 해설 '근(筋)'은 근육을 뜻하고, '축(縮)'은 수축을 가리킨다. 이 혈은 양쪽 간수혈(BL 18) 사이에 있으면서, 근경련과 같은 근육의 병을 치료하므로 근축이라 한다. 간(肝)은 근육의 움직임을 주관한다.

위　　치 뒤정중선상의 아홉째등뼈가시돌기 아래쪽의 오목부위

취혈방법 아홉째와 열째등뼈가시돌기 사이로 간수혈(BC 18)·혼문혈(BL 47)과 같은 높이의 곳

관련근육 등허리근막(腰背筋膜, Thoracolumbar fascia), 가시위인대(棘上靭帶, Supraspinatus lig.), 가시사이인대(棘間靭帶, Interspinous lig.), 척주세움근(脊柱起立筋, Erector spinae m.)

관련신경 아홉째가슴신경뒤가지의 안쪽가지(第9胸神經後枝의 內側枝, Medial br. of posterior brs. of 9th thoracic n.)

관련혈관 아홉째뒤갈비사이동맥의 등쪽가지(第9後肋間動脈의 背側枝, Dorsal br. of 9th posterior intercostal a.)

임상적용 요·배신경통(腰背神經痛), 근마비, 신경쇠약, 간염, 근육관련질환 등

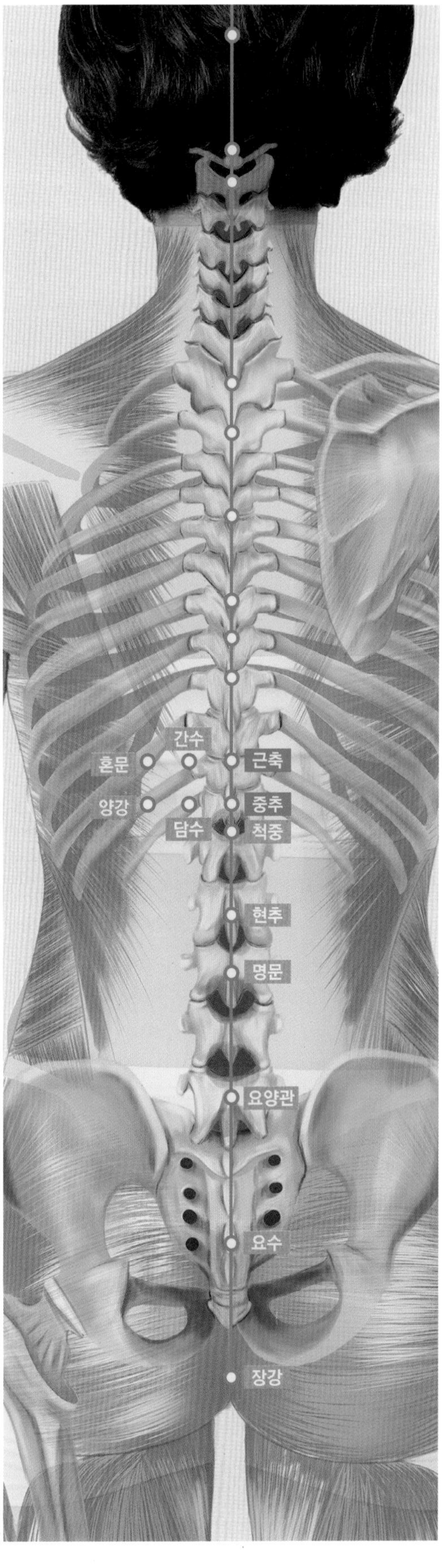

GV 9 지양(至陽, Jiyang)

혈이름 해설 '지(至)'는 도달한다는 뜻이고, '양(陽)'은 등(背部)을 가리킨다. 이 혈은 위쪽으로 양(陽)에 도달한다는 뜻으로 지양이라 한다.

위 치 뒤정중선상의 일곱째등뼈가시돌기 아래쪽의 오목부위

취혈방법 일곱째등뼈의 가시돌기와 여덟째등뼈 사이로 격수혈(BL 17) · 격관혈(BL 46)과 같은 높이의 곳

관련근육 등허리근막(腰背筋膜, Thoracolumbar fascia), 가시위인대(棘上靭帶, Supraspinatus lig.), 가시사이인대(棘間靭帶, Interspinous lig.), 척주세움근(脊柱起立筋, Erector spinae m.)

관련신경 일곱째가슴신경뒤가지의 안쪽가지(第7胸神經後枝의 內側枝, Medial br. of posterior brs. of 7th thoracic n.)

관련혈관 일곱째뒤갈비사이동맥의 등쪽가지(第7後肋間動脈의 背側枝, Dorsal br. of 7th posterior intercostal a.)

임상적용 요 · 배신경통, 늑간신경통, 심장질환, 간염, 황달(黃疸) 등

※ 양(陽) 중의 양·음(陰) 중의 음 : 몸통의 음양은 앞뒤로 나누어지는데, 등쪽이 양이 된다. 또 몸의 상하로도 음양을 나누어 가로막(횡격막)을 경계로 위를 양, 아래를 음으로 본다. 즉 등 위쪽은 '양 중의 양', 등 아래쪽은 '양 중의 음'이 된다. 가슴은 '음 중의 양', 배는 '음 중의 음'이 된다.

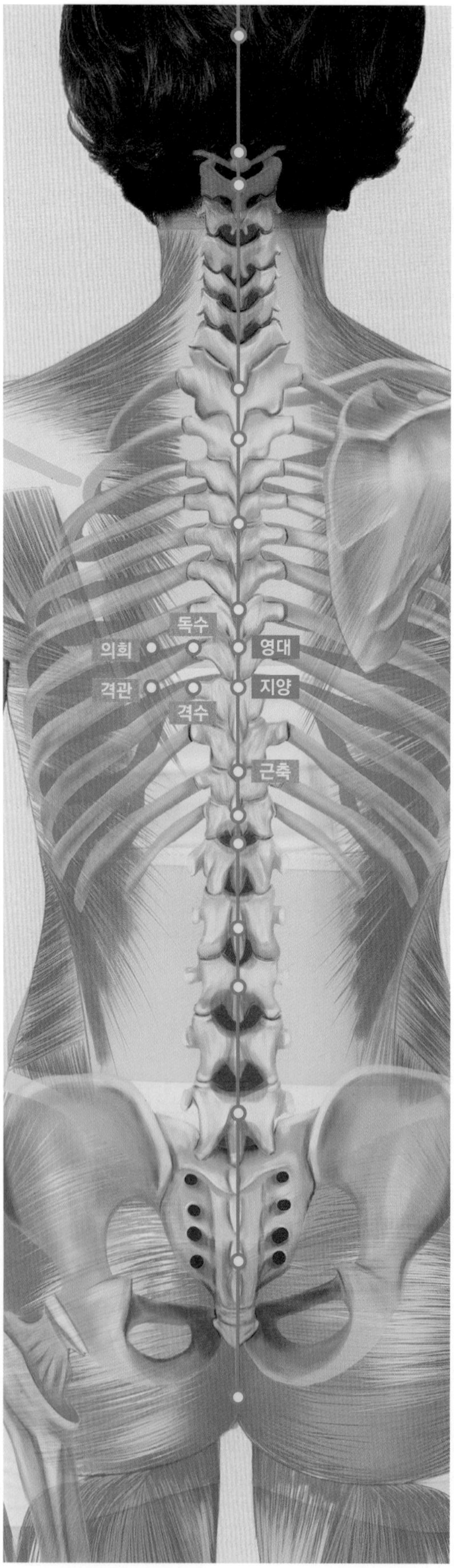

GV 10 영대(靈臺, Yeongdae)

혈이름 해설 '영(靈)'은 심령을 뜻하고, '대(臺)'는 높고 편평한 지역을 가리킨다. 이 혈의 앞쪽에는 심장이 있어서 심장질환을 치료하므로 영대라 한다. '심장(영)의 대좌'라는 의미이다. 발한(發汗), 지한(止汗), 체온조절, 신경감동 등을 지배하는 경혈이다.

위 치 뒤정중선상의 여섯째등뼈가시돌기 아래쪽의 오목부위

취혈방법 여섯째와 일곱째등뼈가시돌기 사이로 독수혈(BL 16) · 의희혈(BL 45)과 같은 높이의 곳

관련근육 등허리근막(腰背筋膜, Thoracolumbar fascia), 가시위인대(棘上靭帶, Supraspinatus lig.), 가시사이인대(棘間靭帶, Interspinous lig.), 척주세움근(脊柱起立筋, Erector spinae m.)

관련신경 여섯째가슴신경뒤가지의 안쪽가지(第6胸神經後枝의 內側枝, Medial br. of posterior brs. of 6th thoracic n.)

관련혈관 여섯째뒤갈비사이동맥의 등쪽가지(第6後肋間動脈의 背側枝, Dorsal br. of 6th posterior intercostal a.)

임상적용 해수, 천식, 기관지염, 항강증(項强症 : 목 뒤의 힘줄이 뻣뻣해지고 아파서 목을 움직일 수 없는 병증), 정신질환, 소아감창(小兒疳瘡 : 소아의 생식기질환) 등

GV 11 신도(神道, Sindo)

혈이름 해설 '신(神)'은 신명(神明)을 뜻하고, '도(道)'는 통로를 가리킨다. 이 혈은 양쪽 심수혈(BL 15) 사이에 있으면서 심수혈의 기(氣)를 통과시키는데, 신(神)은 심(心)에 통하고 정신 · 신경성 질환을 치료하므로 신도라 한다. '신(神)과 통한다'라는 의미가 있다. 자율신경의 중추와 관련되어 있고, 호르몬분비이상을 조절하는 경혈이다. 장수(藏腧), 충도(衝道)라고도 한다.

위 치 뒤정중선상의 다섯째등뼈가시돌기 아래쪽의 오목부위

취혈방법 다섯째와 여섯째등뼈가시돌기 사이로 심수혈(BL 15) · 신당혈(BL 44)과 같은 높이의 곳

관련근육 등허리근막(腰背筋膜, Thoracolumbar fascia), 가시위인대(棘上靭帶, Supraspinatus lig.), 가시사이인대(棘間靭帶, Interspinous lig.), 척주세움근(脊柱起立筋, Erector spinae m.)

관련신경 다섯째가슴신경뒤가지의 안쪽가지(第5胸神經後枝의 內側枝, Medial br. of posterior brs. of 5th thoracic n.)

관련혈관 다섯째뒤갈비사이동맥의 등쪽가지(第5後肋間動脈의 背側枝, Dorsal br. of 5th posterior intercostal a.)

임상적용 갱년기장애, 노이로제, 두통, 심계항진(心悸亢進), 늑간신경통, 건망증(健忘症) 등

GV 12 신주(身柱, Sinju)

혈이름 해설 '신(身)'은 몸을 뜻하고, '주(柱)'는 지지(支持)하는 것을 가리킨다. 이 혈의 양 가쪽에는 폐수혈(BL 13)이 있고, 폐(肺)는 전신의 기(氣)를 주관하므로 신주라 한다.

위 치 뒤정중선상의 셋째등뼈가시돌기 아래쪽의 오목부위

취혈방법 셋째와 넷째등뼈가시돌기 사이로 폐수혈(BL 13) · 백호혈(BL 42)과 같은 높이의 곳

관련근육 등허리근막(腰背筋膜, Thoracolumbar fascia), 가시위인대(棘上靭帶, Supraspinatus lig.), 가시사이인대(棘間靭帶, Interspinous lig.), 척주세움근(脊柱起立筋, Erector spinae m.)

관련신경 셋째가슴신경 뒤가지의 안쪽가지(第3胸神經 後枝의 內側枝, Medial br. of posterior brs. of 3rd thoracic n.)

관련혈관 셋째뒤갈비사이동맥의 등쪽가지(第3後肋間動脈의 背側枝, Dorsal br. of 3rd posterior intercostal a.)

임상적용 기관지염, 뇌척수질환, 해수(咳嗽), 폐결핵, 전간(간질), 소아경련 등

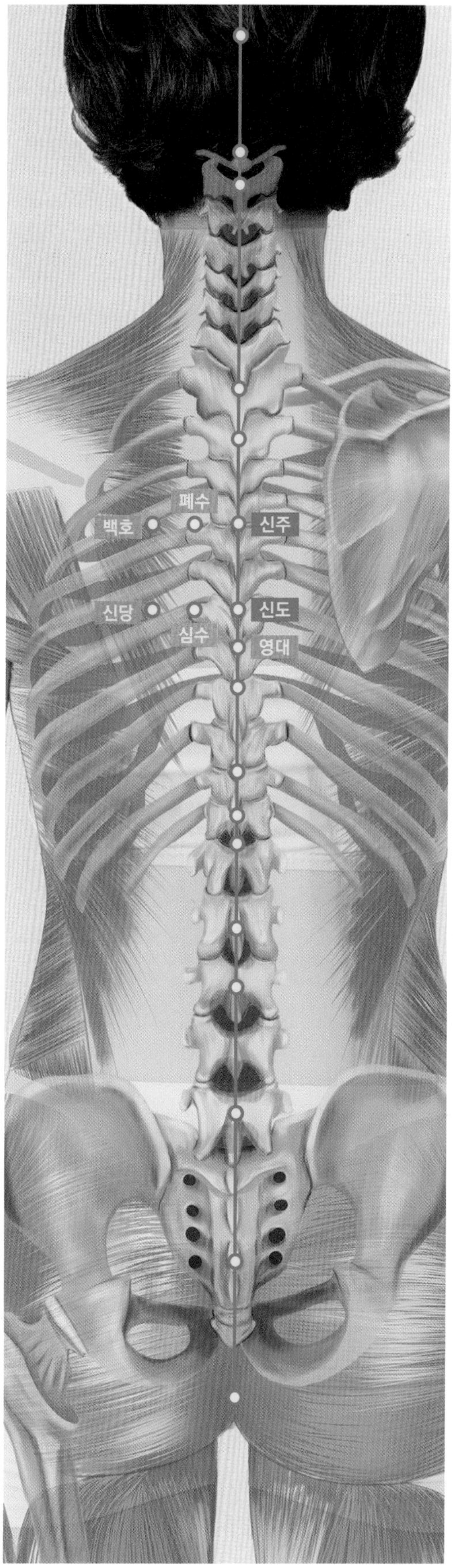

GV 13 도도(陶道, Dodo)

혈이름 해설 '도(陶)'는 마음이 태평하고 괴로움과 걱정이 없이 즐거운 상태를 말하고, '도(道)'는 길을 뜻한다. 이 혈은 우울, 번민, 머리통증 등을 치료할 때 이용한다. 한편 독맥은 양화기(陽火氣)의 근원으로, 마치 도기(陶器)를 만드는 가마[窯]의 화기(火氣)가 타오르는 듯하다. 이 혈은 화기(火氣)가 타오르는 길이므로 도도(陶道)라 한다.

위 치 뒤정중선상의 첫째등뼈가시돌기 아래쪽의 오목부위

취혈방법 첫째와 둘째등뼈가시돌기 사이로 대저혈(BL 11) · 견외수혈(SI 14)과 같은 높이의 곳

관련근육 등허리근막(腰背筋膜, Thoracolumbar fascia), 가시위인대(棘上靭帶, Supraspinatus lig.), 가시사이인대(棘間靭帶, Interspinous lig.), 척주세움근(脊柱起立筋, Erector spinae m.)

관련신경 첫째가슴신경뒤가지의 안쪽가지(第1胸神經後枝의 內側枝, Medial br. of posterior brs. of 1st thoracic n.)

관련혈관 첫째뒤갈비사이동맥의 등쪽가지(第1後肋間動脈의 背側枝, Dorsal br. of 1st posterior intercostal a.)

임상적용 급성열병, 오한(惡寒), 발열, 전간, 신경쇠약(神經衰弱) 등

GV 14 대추(大椎, Daechu)

혈이름 해설 '대(大)'는 높고 큰 것을 가리키고, '추(椎)'는 척추뼈를 뜻한다. 일곱째목뼈(隆椎) 아래쪽에 이 혈이 있으므로 대추라 한다. '중요한 또는 큰 추골'이라는 의미로, 내장에 분포하는 미주신경을 조정하는 경혈이다. 백로(百勞)라고도 한다.

위 치 뒤정중선상의 일곱째목뼈가시돌기 아래쪽의 오목부위

취혈방법 일곱째목뼈가시돌기와 첫째등뼈가시돌기 사이로 견중수혈(SI 15)과 같은 높이의 곳

관련근육 등허리근막(腰背筋膜, Thoracolumbar fascia), 가시위인대(棘上靭帶, Supraspinatus lig.), 가시사이인대(棘間靭帶, Interspinous lig.), 가시사이근(棘間筋, Interspinales m.)

관련신경 여덟째목신경뒤가지의 안쪽가지(第8頸神經後枝의 內側枝, Medial br. of posterior brs. of 8th cervical n.)

관련혈관 가로목동 · 정맥의 오름가지(頸橫動 · 靜脈의 上行枝, Ascending br. of transverse a. & v. of neck)

임상적용 급성열병, 뇌막염, 기관지염, 편도선염, 항강(項强), 해수, 담마진(蕁麻疹, 두드러기) 등

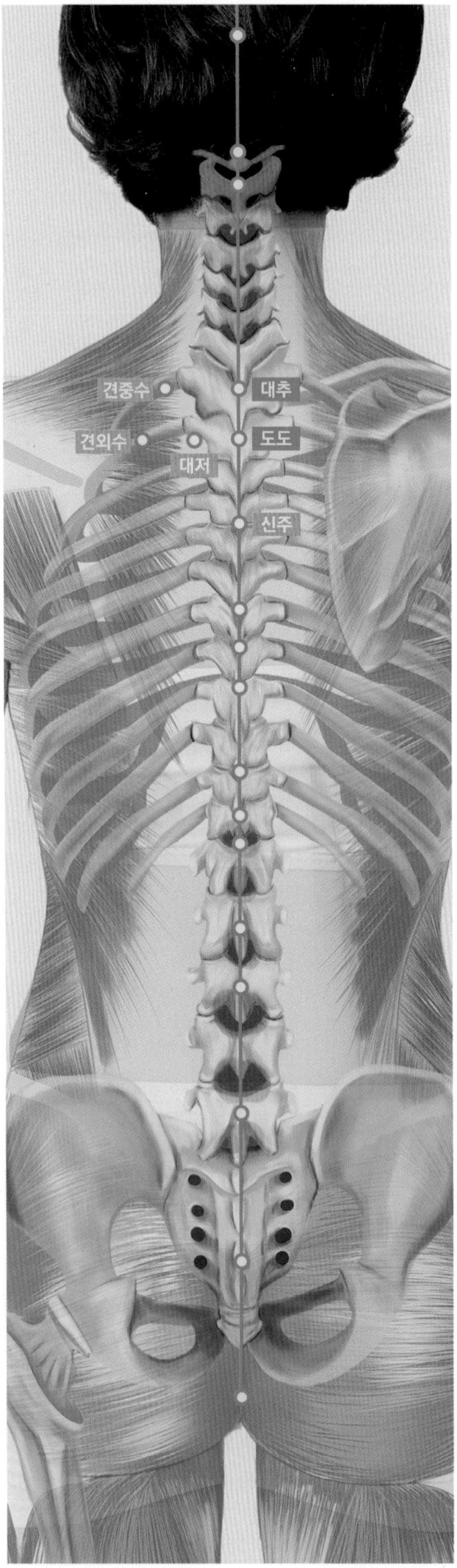

GV 15 아문(瘂門, Amun)

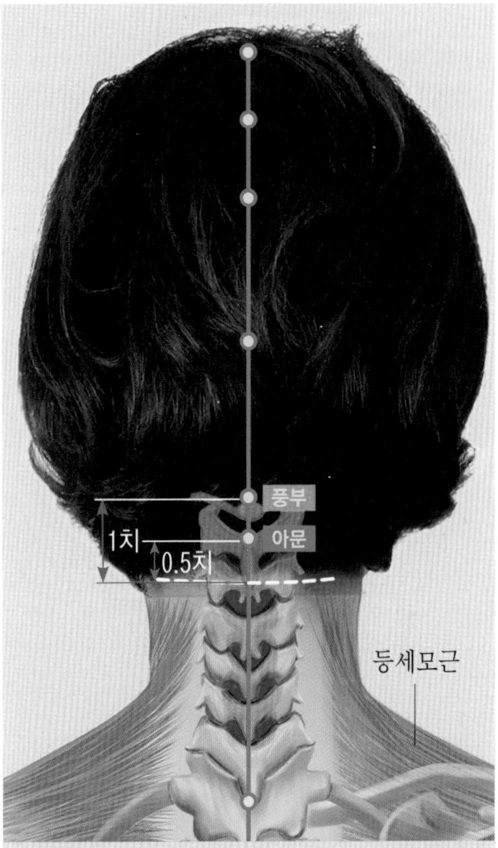

혈이름 해설 '아(瘂)'는 벙어리를 뜻하고, '문(門)'은 문호를 가리킨다. 이 혈은 벙어리를 치료하는 중요한 문호(門戶)이므로 아문이라 한다. 숨골(延髓) 바로 뒤에 있으며, 뇌·코·혀·침샘(唾液腺)·미주신경에 관계하는 경혈이다. 아문(啞門), 설횡(舌橫), 설압(舌壓) 등으로도 부른다.

위 치 뒤정중선상의 둘째목뼈가시돌기 위쪽의 오목부위

취혈방법 목뒤의 발제에서 위로 0.5치 되는 곳으로 천주혈(BL 10)과 같은 높이의 곳. 풍부혈(GV 16)에서 아래로 0.5치 되는 곳

관련근육 목덜미인대(項靭帶, Ligamentum nuchae), 가시사이인대(棘間靭帶, Interspinous lig.), 머리널판근(頭板狀筋, Splenius capitis m.), 머리반가시근(頭部半棘筋, Semispinal m. of head), 목반가시근(頸半棘筋, Semispinal m. of neck)

관련신경 셋째뒤통수신경(第3後頭神經, 3rd occipital n.)

관련혈관 뒤통수동·정맥(後頭動·靜脈, Occipital a. & v.), 가로목동·정맥의 오름가지(頸橫動·靜脈의 上行枝, Ascending br. of transverse a. & v. of neck)

임상적용 정신병, 전간, 중풍후유증(中風後遺症), 뇌진탕후유증(腦震蕩後遺症), 농아, 정신분열증 등

GV 16 풍부(風府, Pungbu)

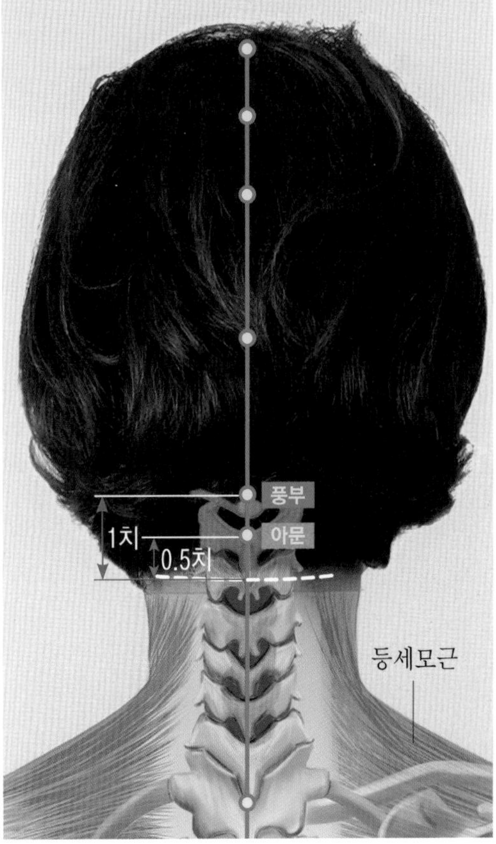

혈이름 해설 '부(府)'는 집회하는 곳을 뜻하고, '풍(風)'은 풍사(風邪)를 가리킨다. 풍(風)은 양(陽)의 사(邪)로 그 성질이 가벼워 정수리까지 오른다. 이 혈은 모든 풍사로 인한 질환을 치료하므로 풍부라 한다. 설목(舌木), 귀침(鬼枕), 귀혈(鬼穴) 등으로도 부른다.

위 치 뒤정중선상의 바깥뒤통수뼈융기에서 수직 아래쪽의 양쪽 등세모근(僧帽筋) 사이의 오목부위

취혈방법 목 뒤쪽의 발제에서 위로 1치 되는 곳으로 아문혈(GV 15)에서 위로 0.5치 되는 곳

관련근육 목덜미인대(項靭帶, Ligamentum nuchae), 머리반가시근(頭半棘筋, Semispinal m. of head), 뒤통수근(後頭筋, Occipital m.)

관련신경 큰뒤통수신경(大後頭神經, Greater occipital n.), 셋째뒤통수신경(第3後頭神經, 3rd occipital n.)

관련혈관 뒤통수동·정맥(後頭動·靜脈, Occipital a. & v.), 가로목동·정맥의 오름가지(頸橫動·靜脈의 上行枝, Ascending br. of transverse a. & v. of neck)

임상적용 중풍후유증, 감기, 현훈, 경·항부통증, 항강(項强), 코피 등

GV 17 뇌호(腦戶, Noeho)

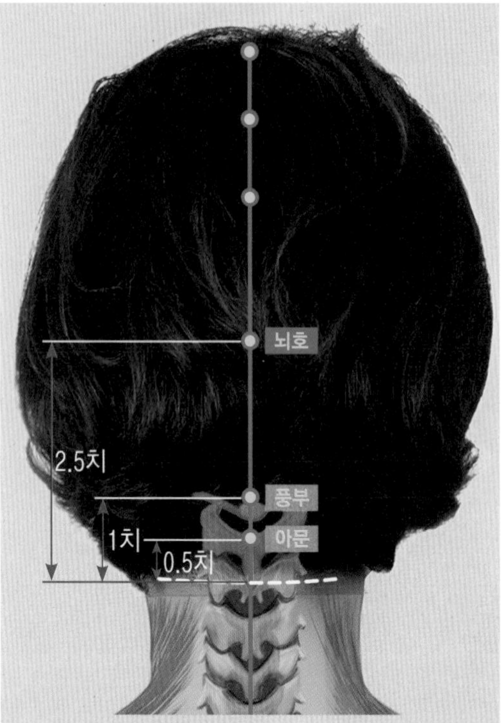

혈이름 해설	'뇌(腦)'는 뇌수(腦髓)를 뜻하고, '문(門)'은 문호를 가리킨다. 독맥은 상행하여 뇌로 들어간다. 이 혈은 맥기(脈氣)가 뇌로 들어가는 문호로서 뇌와 관련된 질환을 치료하므로 뇌호라 한다.
위 치	뒤정중선상의 바깥뒤통수뼈융기 위쪽의 오목부위
취혈방법	목 뒤쪽의 발제에서 위로 2.5치이고 풍부혈(GV 16)에서 위로 1치 되는 곳으로, 옥침혈(BL 9) · 뇌공혈(GB 19)과 같은 높이의 곳
관련근육	머리덮개널힘줄(帽狀腱膜, Galea aponeurotica), 뒤통수근(後頭筋, Occipital m.)
관련신경	큰뒤통수신경(大後頭神經, Greater occipital n.), 셋째 뒤통수신경(第3後頭神經, 3rd occipital n.)
관련혈관	뒤통수동 · 정맥(後頭動 · 靜脈, Occipital a. & v.)
임상적용	안면 및 삼차신경통, 눈의 충혈, 불면증, 전간 등

GV 18 강간(强間, Ganggan)

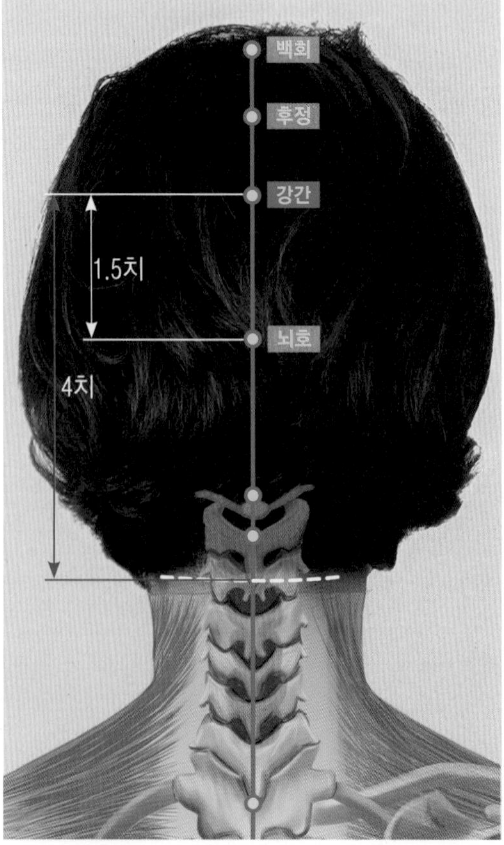

혈이름 해설	'강(强)'은 머리뼈가 강견(强堅)하다는 뜻이고, '간(間)'은 간극(틈새)을 가리킨다. 이 혈은 마루부위(頭頂部)의 강한 통증을 치료하므로 강간이라 한다. 대우(大羽)라고도 한다.
위 치	뒤정중선상의 발제에서 위로 4치 되는 곳
취혈방법	뇌호혈(GV 17)에서 위로 1.5치 되는 오목한 곳. 후정혈(GV 19)에서 아래로 1.5치 되는 곳
관련근육	머리덮개널힘줄(帽狀腱膜, Galea aponeurotica)
관련신경	큰뒤통수신경(大後頭神經, Greater occipital n.)
관련혈관	뒤통수동 · 정맥(後頭動 · 靜脈, Occipital a. & v.)
임상적용	두통, 현훈, 전간, 정신병, 불면증 등

GV 19 후정(後頂, Hujeong)

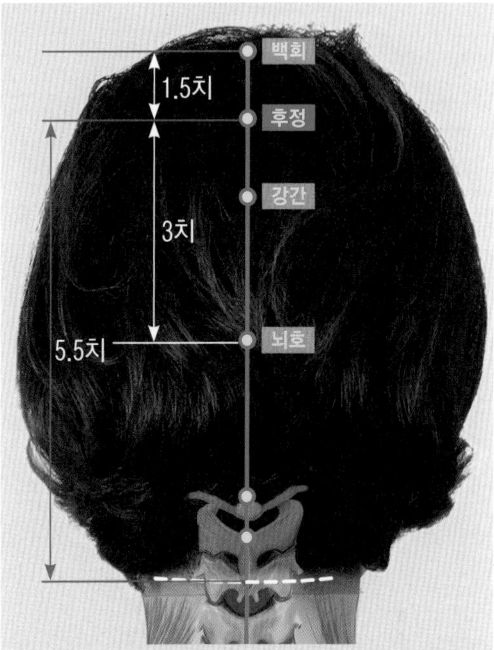

혈이름 해설 '후(後)'는 후방을 뜻하고, '정(頂)'은 머리의 중앙에서 가장 높은 곳(마루부위)을 가리킨다. 이 혈은 머리의 정상에 있는 백회혈(GV 20) 뒤에 있으므로 후정이라 한다. 교충(交衝)이라고도 한다.

위 치 뒤정중선상의 발제에서 위로 5.5치 되는 곳

취혈방법 뇌호혈(GV 17)에서 위로 3치이고 백회혈(GV 20)에서 뒤로 1.5치 되는 곳

관련근육 머리덮개널힘줄(帽狀腱膜, Galea aponeurotica)

관련신경 큰뒤통수신경(大後頭神經, Greater occipital n.)

관련혈관 뒤통수동 · 정맥(後頭動 · 靜脈, Occipital a. & v.)

임상적용 두통, 전간, 현훈, 불면증 등

GV 20 백회(百會, Baekhoe)

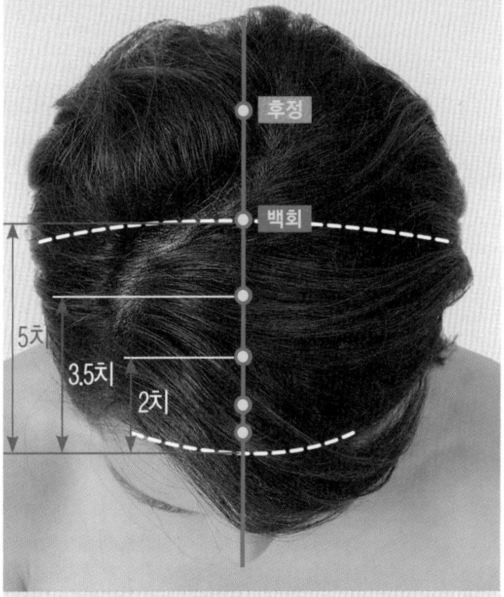

혈이름 해설 '백(百)'은 다종, 다양, 모두 등을 뜻하고, '회(會)'는 모임을 가리킨다. 이 혈은 모든 양(陽)이 모이는 머리의 마루부위(頭頂部)에 있다. 삼양오회(三陽五會), 즉 족태양방광경 · 수소양삼초경 · 족소양담경 · 족궐음간경 · 독맥이 모이는 곳이므로 백회라 한다. 대부분의 경혈이 여기에서 '회합하여 모이는 것'을 의미한다. 발바닥의 용천혈(KI 1)을 전기의 어스라고 한다면, 백회혈은 안테나와 같은 것이다. 삼양오회(三陽五會), 전상(巓上), 천만(天滿) 등으로도 부른다.

위 치 앞정중선상의 발제에서 위로 5치 되는 곳으로 귀끝을 수직으로 연결하는 선과 머리를 지나는 독맥의 정중선이 교차하는 곳

취혈방법 머리 맨위쪽 끝부분으로, 신체의 정중앙선과 양쪽 귀의 양쪽끝을 연결하는 선이 맞닿는 곳(손가락으로 짚어보면 크게 파여져 있거나, 계란모양으로 된 물렁물렁한 곳)

관련근육 머리덮개널힘줄(帽狀腱膜, Galea aponeurotica)

관련신경 큰뒤통수신경(大後頭神經, Greater occipital n.), 눈신경(眼神經, Ophthalmic n.)

관련혈관 뒤통수동 · 정맥(後頭動 · 靜脈, Occipital a. & v.), 얕은관자동 · 정맥(淺側頭動 · 靜脈, Superficial temporal a. & v.), 눈확위동 · 정맥(眼窩上動 · 靜脈, Supraorbital a. & v.)

임상적용 두통, 현훈, 전간, 정신병, 자궁탈수, 탈항, 건망증, 이명 등

GV 21 전정(前頂, Jeonjeong)

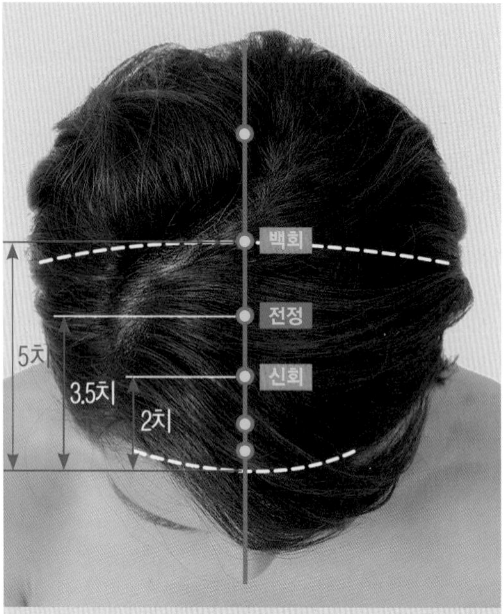

혈이름 해설 '정(頂)'은 머리 중앙의 가장 높은 곳을 가리킨다. 이 혈은 마루부위(頭頂部)의 백회혈 앞에 있으므로 전정이라 한다.

위　　치 앞정중선상의 발제에서 위로 3.5치 되는 곳

취혈방법 백회혈(GV 20)과 신회혈(GV 22)을 잇는 선의 중점

관련근육 머리덮개널힘줄(帽狀腱膜, Galea aponeurotica)

관련신경 눈확위신경(眼窩上神經, Supraorbital n.), 눈신경(眼神經, Ophthalmic n.)

관련혈관 얕은관자동 · 정맥(淺側頭動 · 靜脈, Superficial temporal a. & v.), 눈확위동 · 정맥(眼窩上動 · 靜脈, Supraorbital a. & v.)

임상적용 두통, 뇌빈혈, 목현(目眩), 비염, 소아급 · 만성경풍 등

GV 22 신회(顖會, Sinhoe)

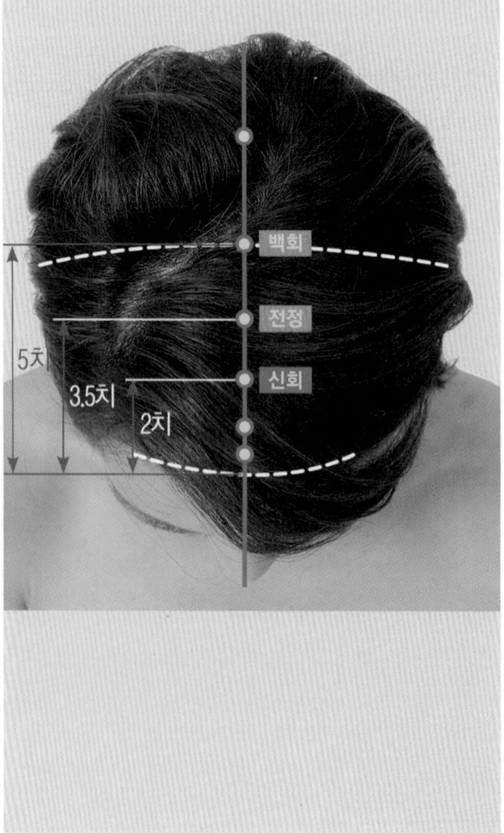

혈이름 해설 '신(顖)'은 대천문(大泉門)을 가리키고, '회(會)'는 만나는 것을 뜻한다. 대천문은 봉합 몇 개가 만나는 곳이므로 신회라 한다. 이것은 '대천문(大泉門) 봉합'이라는 뜻인데, 이 곳은 누르면 들어간다. 귀문(鬼門), 정문(頂門), 신문(顖門) 등으로도 부른다.

위　　치 앞정중선상의 발제에서 위로 2치 되는 곳

취혈방법 상성혈(GV 23)에서 뒤로 1치이고 백회혈(GV 20)에서 앞으로 3치 되는 곳

관련근육 머리덮개널힘줄(帽狀腱膜, Galea aponeurotica), 뒤통수이마근의 이마힘살(後頭前頭筋의 前頭筋, Frontal belly of occipitofrontal m.)

관련신경 눈신경(眼神經, Ophthalmic n.)

관련혈관 얕은관자동 · 정맥(淺側頭動 · 靜脈, Superficial temporal a. & v.), 눈확위동 · 정맥(眼窩上動 · 靜脈, Supraorbital a. & v.)

임상적용 두통, 비염, 안면창백, 비색(鼻塞, 코막힘) 등

GV 23 상성(上星, Sangseong)

혈이름 해설 '상(上)'은 높은 곳이다. '성(星)'은 하늘의 별인데, 여기에서는 혈이 있는 위치를 뜻한다. 옛말에 천기(天氣)는 코로 통하고, 눈빛은 일월성신(日月星辰)과 닮았다고 했다. 이 혈은 코가 막혀 통하지 않는 것을 치료하고 높은 곳에 있으므로 상성이라 한다. '인체의 천공(上顟)에 있는 별'이라는 뜻이다. 신당(神堂), 귀당(鬼堂), 사당(思堂), 명당(明堂) 등으로도 부른다.

위 치 앞정중선상의 발제에서 위로 1치 되는 곳

취혈방법 신회혈(GV 22)과 신정혈(GV 24)을 잇는 선의 중점

관련근육 머리덮개널힘줄(帽狀腱膜, Galea aponeurotica)

관련신경 눈확위신경(眼窩上神經, Supraorbital n.), 눈신경(眼神經, Ophthalmic n.)

관련혈관 얕은관자동 · 정맥(淺側頭動 · 靜脈, Superficial temporal a. & v.), 눈확위동 · 정맥(眼窩上動 · 靜脈, Supraorbital a. & v.)

임상적용 뇌빈혈, 두통, 현기증, 눈 · 코의 질환, 축농증(蓄膿症) 등

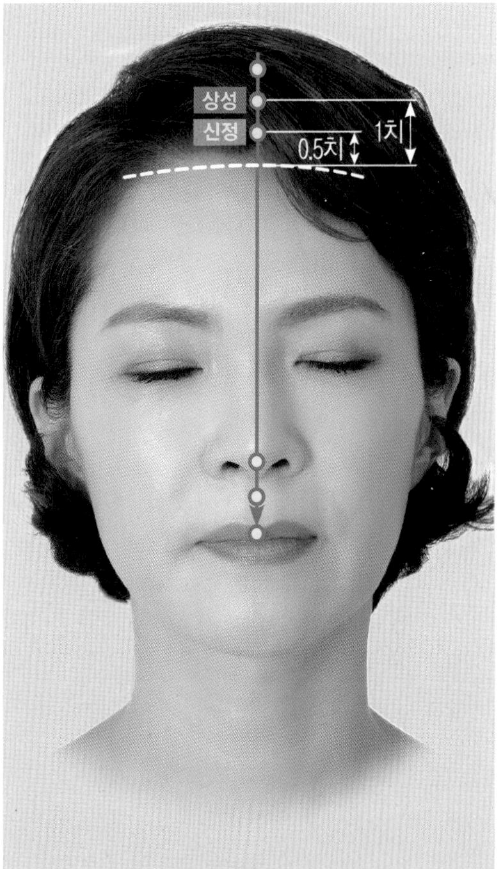

GV 24 신정(神庭, Sinjeong)

혈이름 해설 '신(神)'은 신명(神明)을 뜻하고, '정(庭)'은 전정(前庭)을 뜻한다. 뇌는 원신(元神)의 부(府)이고, 이마는 전정이라고 한다. 이 혈은 원신을 다스려 진정성신(鎭靜醒神)의 효능이 있고 이마 앞에 있으므로 신정이라 한다.

위 치 앞정중선상의 발제에서 위로 0.5치 되는 곳

취혈방법 양쪽 눈썹의 안쪽끝을 잇는 선의 중점에서 위로 3.5치 되는 곳

관련근육 뒤통수이마근의 이마힘살(後頭前頭筋의 前頭筋, Frontal belly of occipitofrontal m.), 이마근(前頭筋, Frontal m.)

관련신경 눈신경(眼神經, Ophthalmic n.), 눈확위신경(眼窩上神經, Supraorbital n.)

관련혈관 얕은관자동 · 정맥(淺側頭動 · 靜脈, Superficial temporal a. & v.), 눈확위동 · 정맥(眼窩上動 · 靜脈, Supraorbital a. & v.), 도르래위동 · 정맥(滑車上動 · 靜脈, Supratrochlear a. & v.)

임상적용 두통, 현훈, 비염, 정신병 등

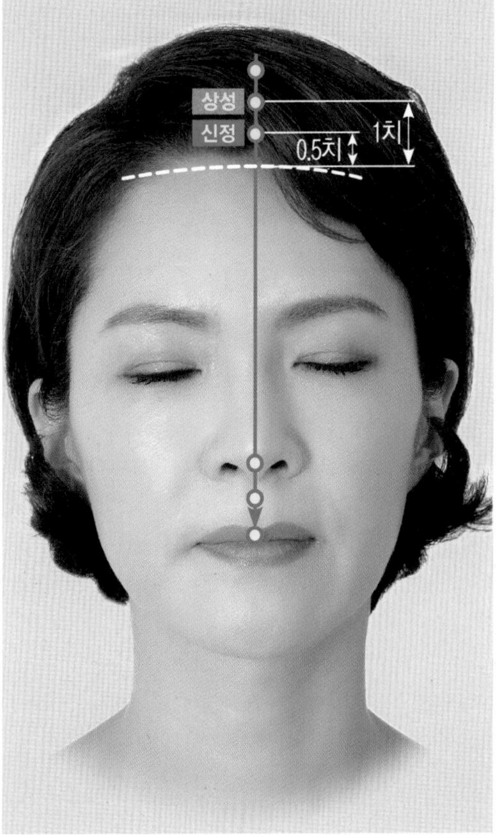

GV 25 소료(素髎, Soryo)

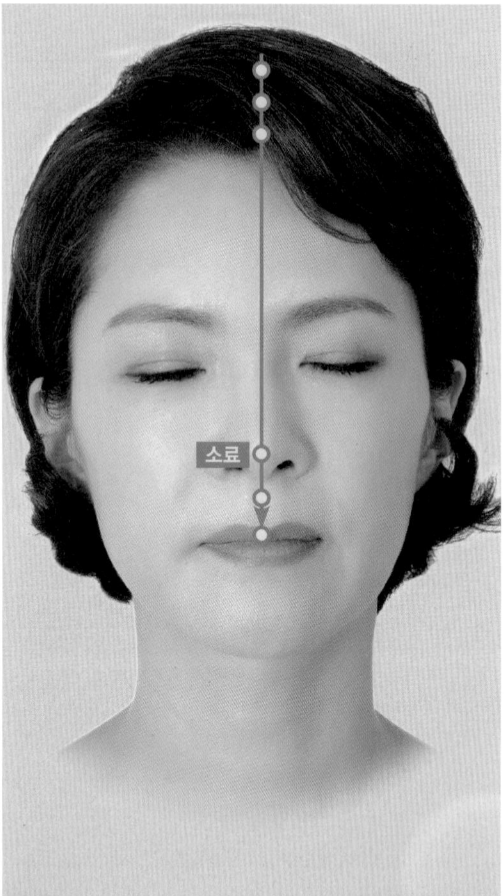

혈이름 해설 '소(素)'는 원시 또는 백색을 뜻한다. '료(髎)'는 뼈 사이의 구멍 또는 혈자리를 가리킨다. 이 혈은 코끝 가운데에 있고, 코는 폐(肺)의 통로이며 폐의 색(色)은 백색이므로 소료라 한다. 면옥(面玉), 면왕(面王), 준두(準頭) 등으로도 부른다.

위 치 코끝의 정중앙

취혈방법 코끝의 정중앙

관련근육 코중격연골(鼻中隔軟骨, Nasal septal cartilage)

관련신경 앞벌집신경의 바깥코가지(前篩骨神經의 外鼻枝, External nasal br. of anterior ethmoidal n.)

관련혈관 위입술동 · 정맥(上脣動 · 靜脈, Superior labial a. & v.), 콧등동맥(鼻背動脈, Dorsal nasal a.), 바깥코정맥(外鼻靜脈, External nasal v.), 앞벌집동맥(前篩骨動脈, Anterior ethmoidal a.), 얼굴동 · 정맥(顔面動 · 靜脈, Facial a. & v.)

임상적용 저혈압, 뉵혈(衄血, 코피), 전간, 소아급경풍, 곽란(癨亂), 쇼크회생 등

GV 26 수구(水溝, Sugu)

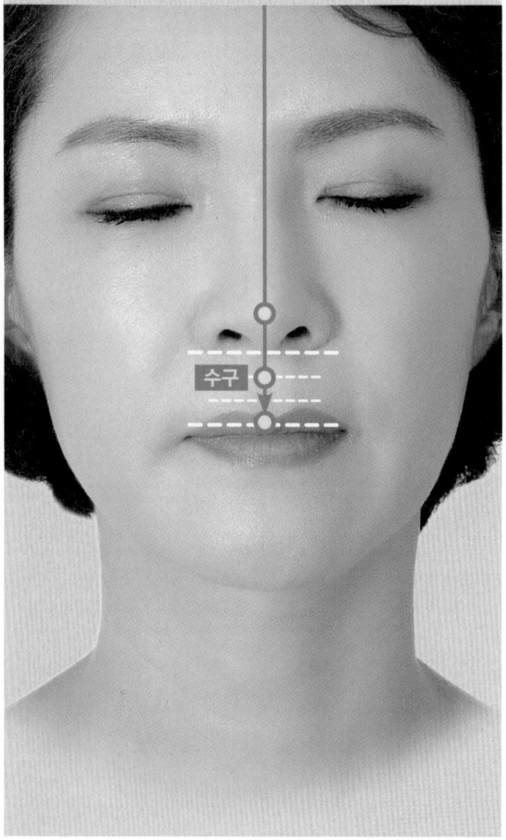

혈이름 해설 코는 호흡으로 천기(天氣)를 주관하고, 입은 음식으로 지기(地氣)를 주관한다. 이 혈은 코와 입 사이에 있어 마치 콧물(水)이 고이는 도랑(溝)과 같아서 수구라 한다. 인중(人中), 귀궁(鬼宮), 귀객청(鬼客廳) 등으로 부른다.

위 치 코 아래쪽의 인중 도랑의 중점

취혈방법 콧구멍홈에서 위로 1/3 되는 곳(보통 '인중'이라고 하며, 코와 윗입술 중간부위이다. 이 곳은 누르면 통증을 많이 느낀다)

관련근육 입둘레근(口輪筋, Orbicularis oris m.), 코중격내림근(鼻中隔下掣筋, Depressor septi m.)

관련신경 위턱신경(上顎神經, Maxillary n.), 눈확아래신경의 위입술가지(眼窩下神經의 上脣枝, Superior labial brs. of infraorbital n.), 얼굴신경의 볼가지(顔面神經의 頰筋枝, Buccal brs. of facial n.)

관련혈관 위입술동 · 정맥(上脣動 · 靜脈, Superior labial a. & v.)

임상적용 정신혼미(精神昏迷), 정신병, 전간, 구안와사, 응급처치 시 등

GV 27 태단(兌端, Taedan)

혈이름 해설 '태(兌)'는 예(銳)와 뜻이 통하는데, 옛날에는 입이라고 했다. '단(端)'은 끝을 가리킨다. 이 혈은 위입술의 끝에 있으므로 태단이라 한다.

위　치 얼굴에서 위입술결절의 중점

취혈방법 인중 아래쪽과 붉은입술이 이루는 경계선의 중점

관련근육 입둘레근(口輪筋, Orbicularis oris m.)

관련신경 위턱신경(上顎神經, Maxillary n.), 눈확아래신경의 위입술가지(眼窩下神經의 上脣枝, Superior labial brs. of infraorbital n.), 얼굴신경의 볼가지(顔面神經의 頰筋枝, Buccal brs. of facial n.)

관련혈관 위입술동 · 정맥(上脣動 · 靜脈, Superior labial a. & v.)

임상적용 구토, 비색(코막힘), 비염, 정신병, 치은염 등

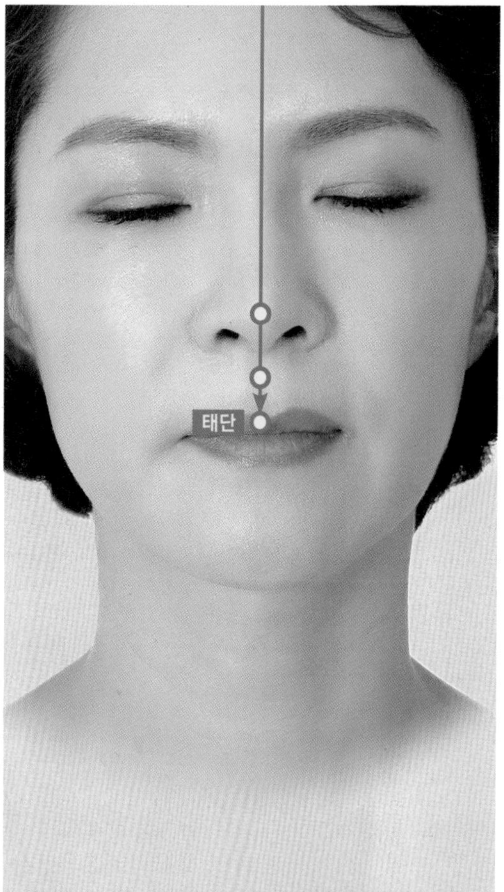

GV 28 은교(齦交, Eungyo)

혈이름 해설 '은(齦)'은 위잇몸을 가리키고, '교(交)'는 만난다는 뜻이다. 이 혈은 위잇몸과 위입술이 만나는 곳에 있는데, 이곳은 임맥과 독맥이 교회(交會)하는 곳이므로 은교(齦交)라 한다.

위　치 얼굴에서 위입술주름띠와 위잇몸이 만나는 곳

취혈방법 위입술을 들춘 상태에서 위입술주름띠와 위잇몸이 만나는 곳

관련근육 위입술주름띠(上脣小帶, Frenulum of the upper lip)

관련신경 위턱신경(上顎神經, Maxillary n.), 눈확아래신경의 위입술가지(眼窩下神經의 上脣枝, Superior labial brs. of infraorbital n.)

관련혈관 위입술동 · 정맥(上脣動 · 靜脈, Superior labial a. & v.), 앞위이틀동맥(前上齒槽動脈, Anterior superior alveolar a.)

임상적용 전광(간질과 광기), 비염, 치통, 치질, 구취, 축농증 등

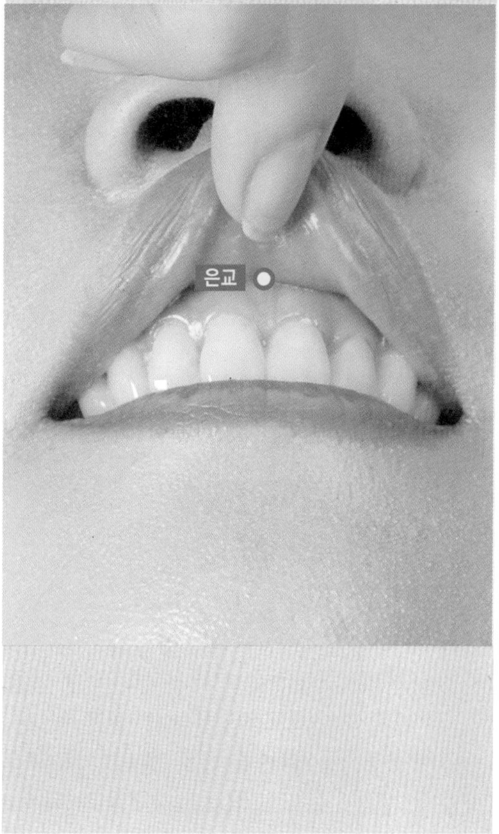

임맥

(任脈, Conception Vessel : CV)

임맥은 회음부(會陰部)에서 시작하여 외음부에 들어갔다가 음모제(陰毛際)를 상행하여, 복부정중선상의 배꼽(臍)을 통하여 뒤통수(後頭)까지 올라가 턱(顎)에서 안면으로 나와서 입술(脣)을 돌아서 둘로 나누어져 양쪽 눈의 중앙 하부에서 양교맥과 족양명위경의 2경(二經)과 만나서 끝난다.

CV 1 회음

위 치 남성 : 샅굴(鼠蹊)에서 항문과 음낭모서리를 잇는 선의 중점
여성 : 항문과 대음순접합부를 잇는 선의 중점
취혈방법 옆으로 눕거나 무릎을 가슴에 댄 상태로 항문과 생식기를 잇는 선의 중점

CV 2 곡골

위 치 앞정중선상 두덩결합(恥骨結合) 위쪽의 오목부위
취혈방법 중주혈(CV 3)에서 아래로 1치 되는 곳으로 횡골혈(KI 11) · 기충혈(ST 30) · 급맥혈(LV 12)과 같은 높이의 곳

CV 3 중극

위 치 앞정중선상의 배꼽 중심에서 아래로 4치 되는 곳
취혈방법 곡골혈(CV 2)에서 위로 1치 되는 곳으로 대혁혈(KI 12) · 귀래혈(ST 29)과 같은 높이의 곳

CV 4 관원

위 치 앞정중선상의 배꼽 중심에서 아래로 3치 되는 곳
취혈방법 곡골혈(CV 2)에서 위로 2치 되는 곳으로 기혈혈(KI 13) · 수도혈(ST 28)과 같은 높이의 곳

CV 5 석문

위 치 앞정중선상의 배꼽 중심에서 아래로 2치 되는 곳
취혈방법 곡골혈(CV 2)에서 위로 3치 되는 곳으로 사만혈(KI 14) · 대거혈(ST 27)과 같은 높이의 곳

CV 6 기해

위 치 앞정중선상의 배꼽 중심에서 아래로 1.5치 되는 곳
취혈방법 아랫배의 중심[배꼽부터 두덩뼈(恥骨)까지의 길이를 5등분하였을 때 배꼽쪽에서 5분의 1 내려간 곳이 '음교혈', 5분의 2 내려간 곳이 '석문혈'인데, 기해혈은 그 사이에 있다]

CV 7 음교

위 치 앞정중선상의 배꼽 중심에서 아래로 1치 되는 곳
취혈방법 배꼽 중앙과 석문혈(CV 5)을 잇는 선의 중점으로 중주혈(KI 15) · 외릉혈(ST 26)과 같은 높이의 곳

CV 8 신궐

위 치 배꼽의 중심
취혈방법 배꼽의 중심으로 황수혈(KI 16) · 천추혈(ST 25) · 대횡혈(SP 15)과 같은 높이의 곳

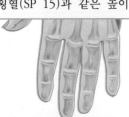

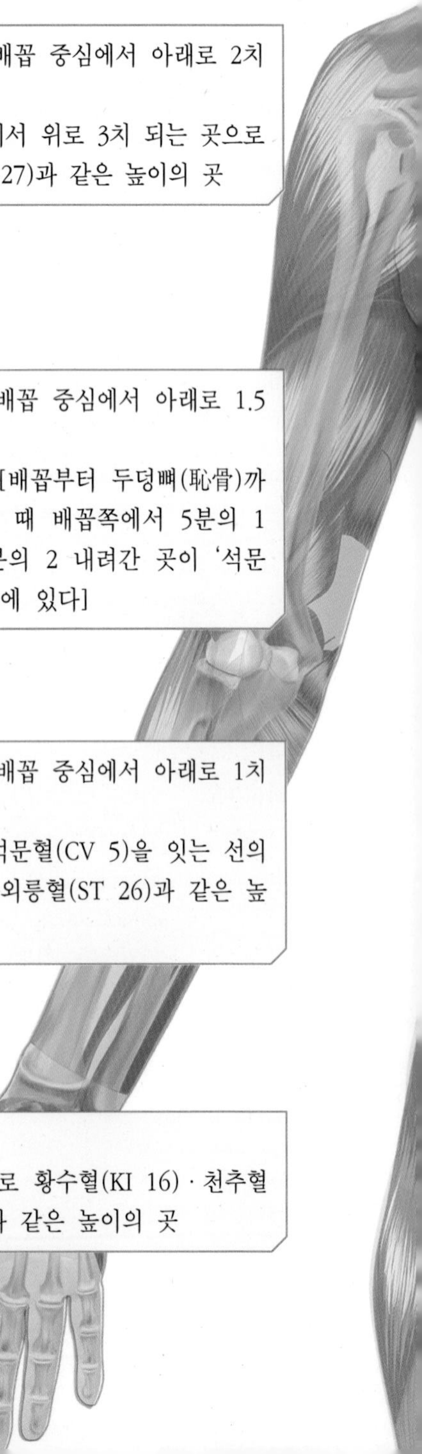

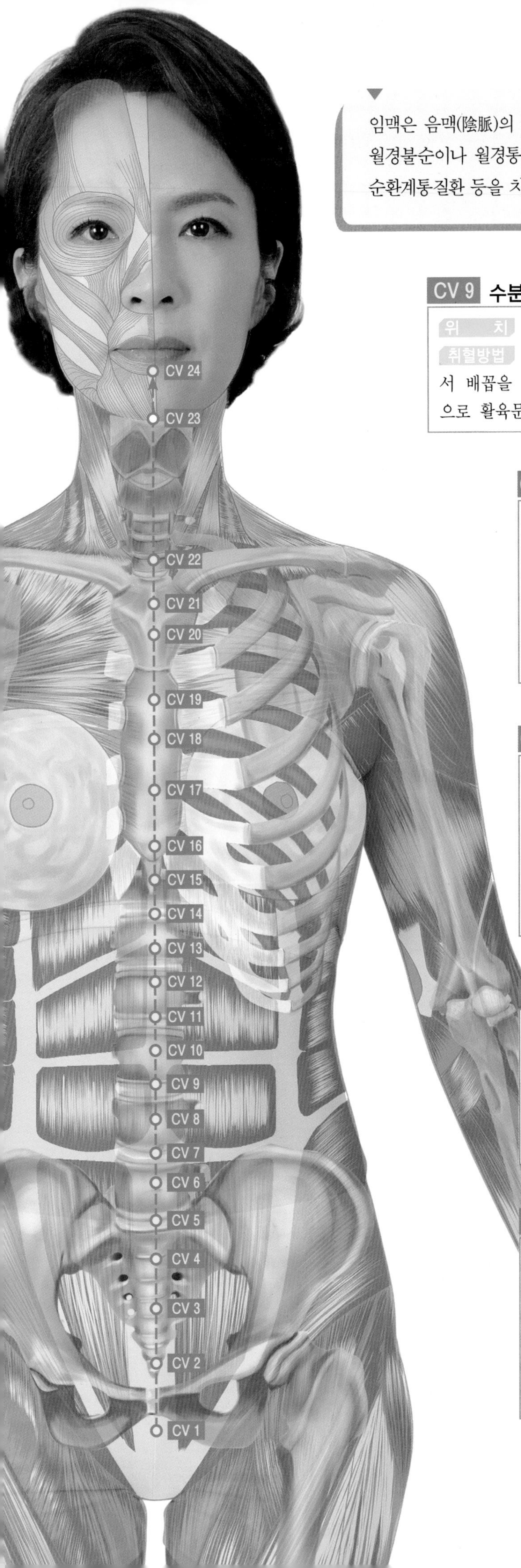

임맥은 음맥(陰脈)의 바다라고 불리며, 전신에 있는 음경의 경기를 조절한다. 월경불순이나 월경통과 같은 부인과질환, 생식·비뇨계통질환, 소화계통질환, 순환계통질환 등을 치료할 때 주로 이용한다.

CV 9 수분

위 치 앞정중선상의 배꼽 중심에서 위로 1치 되는 곳

취혈방법 칼돌기연결(劍狀突起連結, Xiphisternal junction)끝에서 배꼽을 잇는 선을 8등분하여 배꼽쪽에서 1/8(1치) 되는 곳으로 활육문혈(ST 24)과 같은 높이의 곳

CV 10 하완

위 치 앞정중선상의 배꼽 중심에서 위로 2치 되는 곳

취혈방법 칼돌기연결(劍狀突起連結, Xiphisternal junction)끝과 배꼽을 잇는 선을 8등분하여 배꼽쪽에서 2/8(2치) 되는 곳으로 상곡혈(KI 17) · 태을혈(ST 23)과 같은 높이의 곳

CV 11 건리

위 치 앞정중선상의 배꼽 중심에서 위로 3치 되는 곳

취혈방법 칼돌기연결(劍狀突起連結, Xiphisternal junction)끝에서 배꼽을 잇는 선을 8등분하여 배꼽쪽에서 3/8(3치) 되는 곳으로 석관혈(KI 18) · 관문혈(ST 22) · 복대혈(SP 16)과 같은 높이의 곳

CV 12 중완

위 치 앞정중선상의 배꼽 중심에서 위로 4치 되는 곳

취혈방법 칼돌기연결(劍狀突起連結, Xiphisternal junction)끝과 배꼽을 잇는 선의 중점으로 음도혈(KI 19) · 양문혈(ST 21)과 같은 높이의 곳

CV 13 상완

위 치 앞정중선상의 배꼽 중심에서 위로 5치 되는 곳

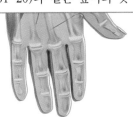

취혈방법 칼돌기연결(劍狀突起連結, Xiphisternal junction)끝과 배꼽을 잇는 선을 8등분하여 배꼽쪽에서 5/8(5치) 되는 곳으로 복통곡혈(KI 20) · 승만혈(ST 20)과 같은 높이의 곳

CV 14 거궐

위 치 앞정중선상의 배꼽 중심에서 위로 6치 되는 곳

취혈방법 칼돌기연결(劍狀突起連結, Xiphisternal junction)끝과 배꼽을 잇는 선을 8등분하여 배꼽쪽에서 6/8(6치) 되는 곳으로 유문혈(KI 21) · 불용혈(ST 19)과 같은 높이의 곳

CV 15 구미

위 치 앞정중선상의 칼돌기연결(劍狀突起連結, Xiphisternal junction)끝에서 아래로 1치 되는 곳

취혈방법 칼돌기연결(劍狀突起連結, Xiphisternal junction)끝과 배꼽을 잇는 선을 8등분하여 배꼽쪽에서 7/8(7치) 되는 곳

CV 16 중정

위 치 앞정중선상의 칼돌기연결(劍狀突起連結, Xiphisternal junction)의 중점

취혈방법 앞정중선과 칼돌기연결(劍狀突起連結, Xiphisternal junction)을 잇는 선이 만나는 곳으로 보랑혈(KI 22) · 유근혈(ST 8) · 식두혈(SP 17)과 같은 높이의 곳

CV 17 단중

위 치 앞정중선상의 넷째갈비사이공간과 같은 높이의 곳

취혈방법 양쪽 젖꼭지를 잇는 선의 중점으로 신봉혈(KI 23) · 유중혈(ST 17) · 천계혈(SP 18) · 천지혈(PC 1)과 같은 높이의 곳

CV 18 옥당

위 치 앞정중선상의 셋째갈비사이공간과 같은 높이의 곳

취혈방법 단중혈(CV 17)에서 위로 1.6치 되는 곳으로 영허혈(KI 24) · 응창혈(ST 16) · 흉향혈(SP 19)과 같은 높이의 곳

CV 19 자궁

위 치 앞정중선상의 둘째갈비사이공간과 같은 높이의 곳

취혈방법 단중혈(CV 17)에서 위로 3.2치 되는 곳으로 신장혈(KI 25) · 옥예혈(ST 15) · 주영혈(SP 20)과 같은 높이의 곳

CV 20 화개

위 치 앞정중선상의 첫째갈비사이공간과 같은 높이의 곳

취혈방법 복장뼈자루(胸骨柄) 아래쪽 천돌혈(CV 22)에서 아래로 2치 되는 곳으로 욱중혈(KI 26) · 고방혈(ST 14) · 중부혈(LU 1)과 같은 높이의 곳

CV 21 선기

위 치 앞정중선상의 목아래오목에서 아래로 1치 되는 곳

취혈방법 복장뼈자루(胸骨柄)로, 천돌혈(CV 22)에서 아래로 1치 되는 곳으로 수부혈(KI 27) · 기호혈(ST 13) · 운문혈(LU 2)과 같은 높이의 곳

CV 22 천돌

위 치 앞정중선상의 목아래오목 중심

취혈방법 양쪽 빗장뼈 안쪽끝 사이의 중심에서 오목한 곳

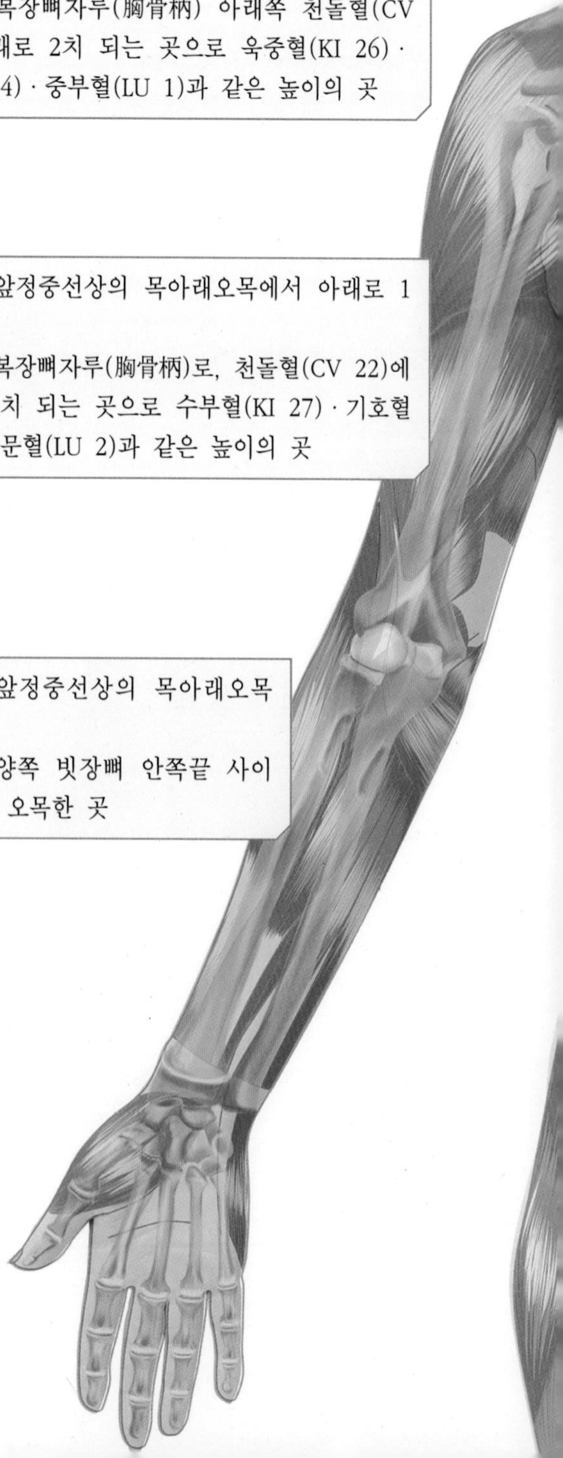

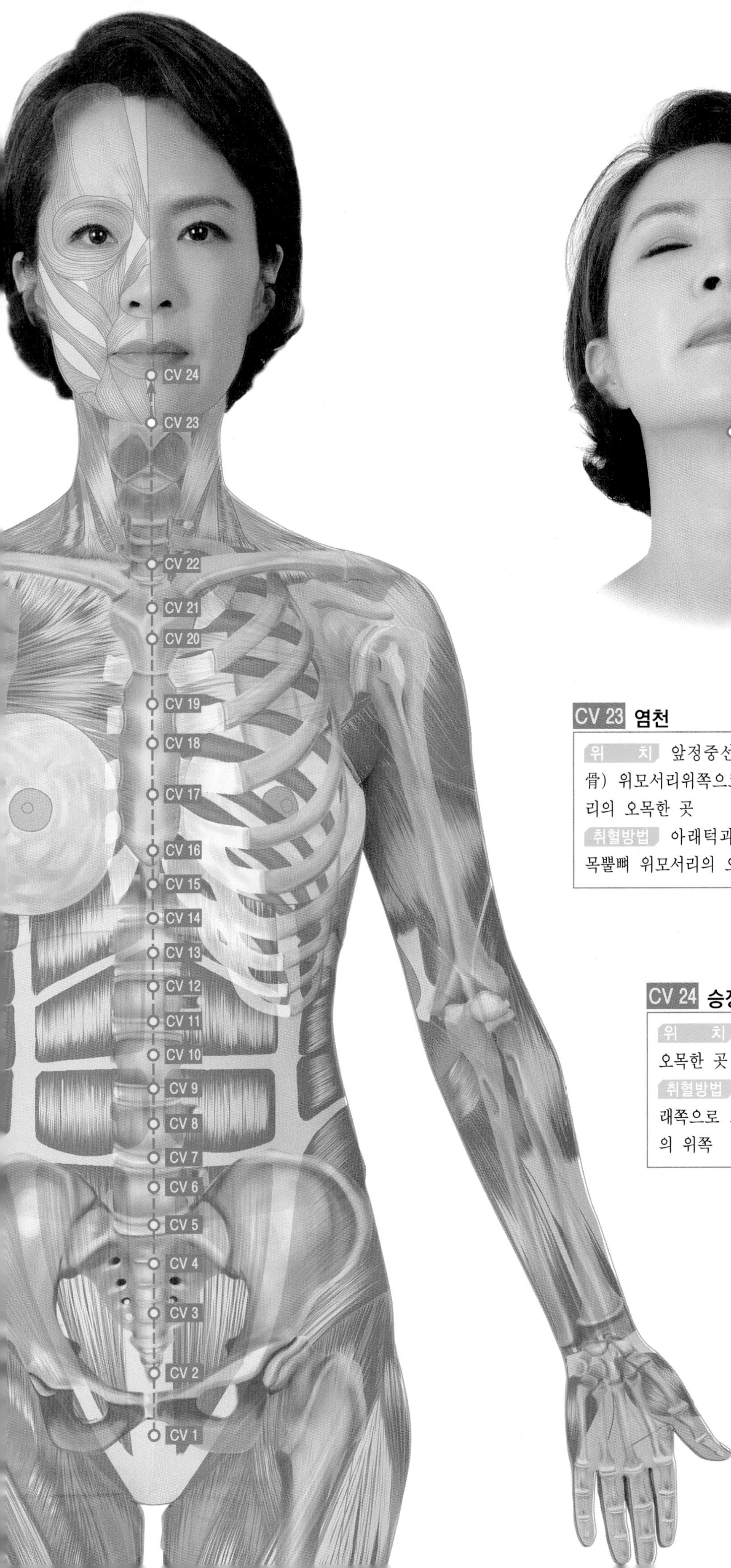

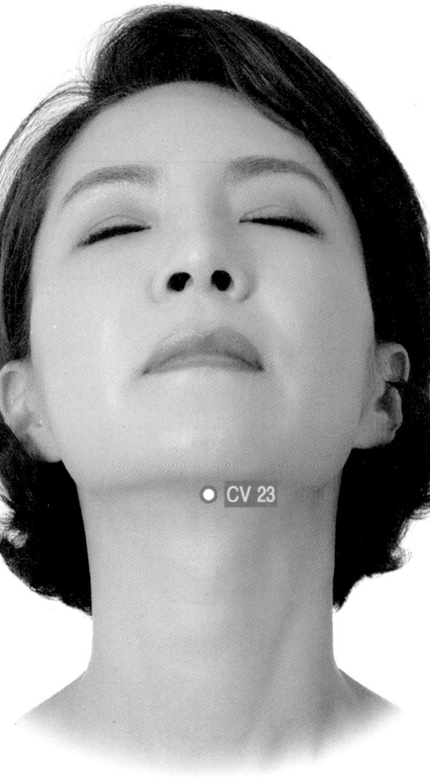

CV 23 염천

위　치 앞정중선상의 방패연골(甲狀軟骨) 위모서리위쪽으로 목뿔뼈(舌骨) 위모서리의 오목한 곳

취혈방법 아래턱과 방패연골의 중간으로 목뿔뼈 위모서리의 오목한 곳

CV 24 승장

위　치 턱끝입술고랑 중심의 오목한 곳

취혈방법 아랫입술 중심에서 아래쪽으로 오목한 곳으로 턱끝결절의 위쪽

CV 1 회음(會陰, Hoeeum)

혈이름 해설　'회(會)'는 서로 만난다는 뜻으로 집결하는 것을 가리킨다. '음(陰)'은 전음(前陰), 후음(後陰)을 가리킨다. 이 혈은 두 음(陰) 사이에 있다. 임맥 · 독맥 · 충맥의 시작점으로, 3음맥이 만나는 곳이어서 회음이라 한다. 하음별(下陰別), 병예(屛翳), 금문(金門), 해저(海底) 등으로도 부른다.

위　치　남성 : 샅굴(鼠蹊)에서 항문과 음낭모서리를 잇는 선의 중점
여성 : 항문과 대음순접합부를 잇는 선의 중점

취혈방법　옆으로 눕거나 무릎을 가슴에 댄 상태로 항문과 생식기를 잇는 선의 중점

관련근육　샅가로근(橫會陰筋, Transverse m. of perineum), 바깥항문조임근(外肛門括約筋, Sphincter ani externus m.), 항문올림근(肛門擧筋, Levator ani m.)

관련신경　뒤넙다리피부신경(後大腿皮神經, Posterior femoral cutaneous n.), 샅신경(會陰神經, Perineal n.)

관련혈관　샅동 · 정맥(會陰動 · 靜脈, Perineal a. & v.)

임상적용　음부소양증, 음습(陰濕), 질염, 월경불순, 치질, 전광(癲狂 : 간질과 광기), 기사회생(起死回生), 요도염, 전립선염 등

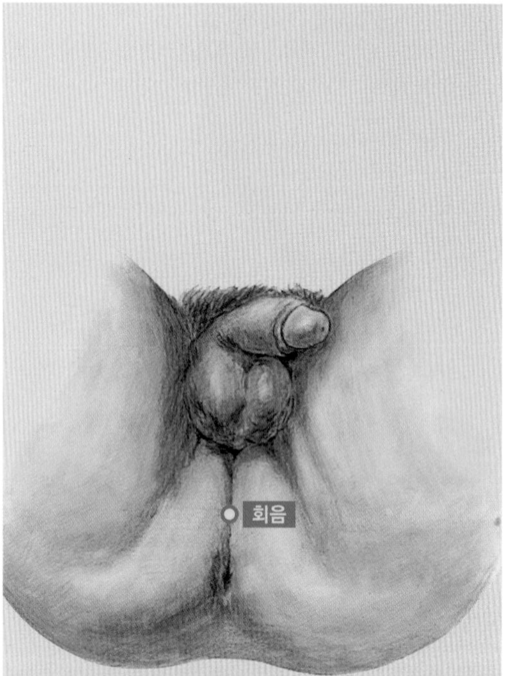

CV 2 곡골(曲骨, Gokgol)

혈이름 해설　옛날에는 두덩뼈(恥骨)를 횡골(橫骨)이라 했고, 그 모양은 만곡되어 있다. 이 혈은 두덩뼈 윗쪽 중앙 음모 가운데에 있으므로 곡골이라 한다. 굴골(屈骨), 회골(回骨), 요포(尿胞) 등으로도 부른다.

위　치　앞정중선상 두덩결합(恥骨結合) 위쪽의 오목부위

취혈방법　중주혈(CV 3)에서 아래로 1치 되는 곳으로 횡골혈(KI 11) · 기충혈(ST 30) · 급맥혈(LV 12)과 같은 높이의 곳

관련근육　백색선(白線, Linea alba), 배가로근막(腹橫筋膜, Transversalis fascia)

관련신경　엉덩아랫배신경의 앞피부가지(腸骨下腹神經의 前皮枝, Anterior cutaneous br. of iliohypogastric n.), 엉덩샅굴신경(腸骨鼠蹊神經, Ilioinguinal n.)

관련혈관　아래배벽동 · 정맥(下腹壁動 · 靜脈, Inferior epigastric a. & v.), 얕은배벽동 · 정맥(淺腹壁動 · 靜脈, Superficial epigastric a. & v.), 바깥음부동 · 정맥(外陰部動 · 靜脈, External pudendal a. & v.)

임상적용　유정(遺精), 배뇨장애, 자궁내막염 등 부인과질환, 생식기질환 등

※ 백색선 : 좌우의 배곧은근(腹直筋) 사이에 있는 백색널힘줄(白色腱膜)의 근육

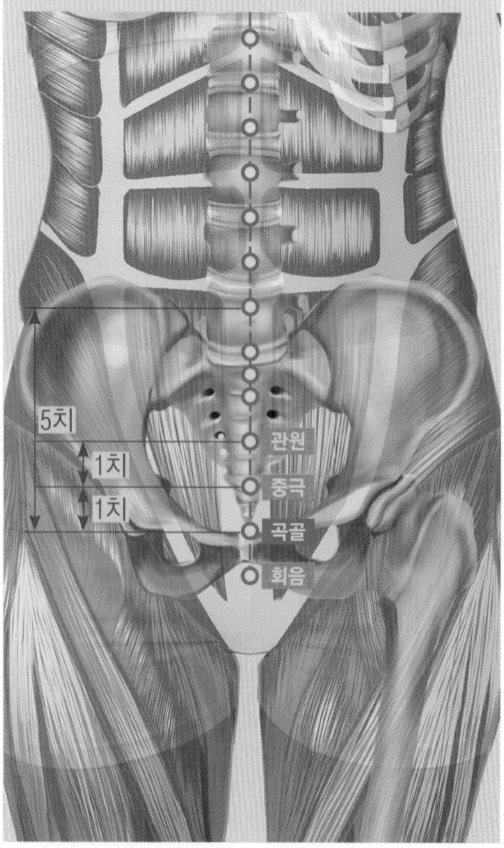

CV 3 중극(中極, Junggeuk) 방광의 모(募)혈

혈이름 해설 샅(會陰 : 항문과 성기의 중간)을 '하극'이라 하고, 이 혈이 있는 곳을 '중극'이라 한다. 중극이란 '정중앙의 끝'이라는 의미이다. 족태양방광경의 모(募)혈로서 방광경과 그 장기에 이상이 생겼을 때 반응이 잘 나타나는 곳이다. 옥천(玉泉), 기원(氣原)으로도 부른다.

위 치 앞정중선상의 배꼽 중심에서 아래로 4치 되는 곳

취혈방법 곡골혈(CV 2)에서 위로 1치 되는 곳으로 대혁혈(KI 12) · 귀래혈(ST 29)과 같은 높이의 곳

관련근육 백색선(白線, Linea alba), 배곧은근(腹直筋, Rectus m.)

관련신경 엉덩아랫배신경의 앞피부가지(腸骨下腹神經의 前皮枝, Anterior cutaneous br. of iliohypogastric n.)

관련혈관 얕은배벽동 · 정맥(淺腹壁動 · 靜脈, Superficial epigastric a. & v.), 아래배벽동 · 정맥(下腹壁動 · 靜脈, Inferior epigastric a. & v.)

임상적용 신장질환, 방광질환, 자궁질환, 복막염(腹膜炎), 전립선염 등

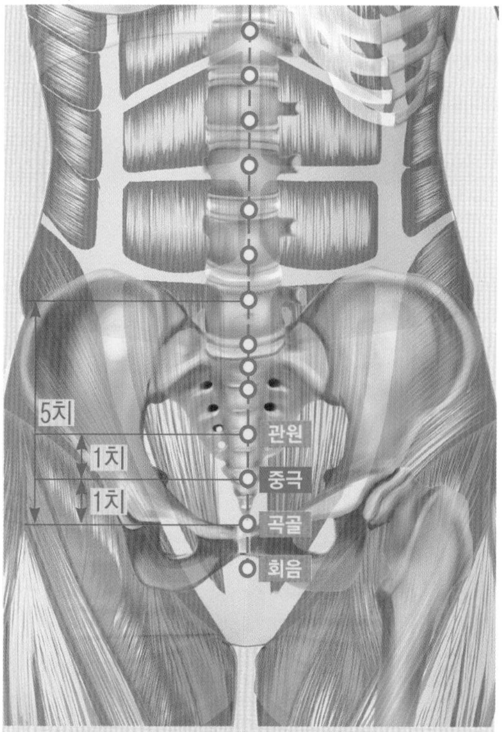

CV 4 관원(關元, Gwanwon) 소장경의 모(募)혈

혈이름 해설 '관(關)'은 장소 또는 존재하는 곳을 뜻하며, '원(元)'은 원기(元氣)를 가리킨다. 이 혈은 임맥에 속하고, 배꼽 아래에서 원기를 지니고 있는 곳이므로 관원이라 한다. '원기의 본산'이라는 의미이다. '제하단전(臍下丹田)'이라고도 한다. 수태양소장경의 모혈(募穴)로서, 소장경과 그 장기에 이상이 있을 경우에 반응이 잘 나타나는 곳이다. 단전(丹田), 대중극(大中極), 하황(下肓), 차문(次門) 등으로도 부른다.

위 치 앞정중선상의 배꼽 중심에서 아래로 3치 되는 곳

취혈방법 곡골혈(CV 2)에서 위로 2치 되는 곳으로 기혈혈(KI 13) · 수도혈(ST 28)과 같은 높이의 곳

관련근육 백색선(白線, Linea alba), 배곧은근(腹直筋, Rectus m.)

관련신경 갈비밑신경의 앞피부가지(肋下神經의 前皮枝, Anterior cutaneous br. of subcostal n.)

관련혈관 얕은배벽동 · 정맥(淺腹壁動 · 靜脈, Superficial epigastric a. & v.), 아래배벽동 · 정맥(下腹壁動 · 靜脈, Inferior epigastric a. & v.)
※ 깊은부위는 작은창자(小腸)

임상적용 비뇨생식기질환, 설사, 하복부질환 등

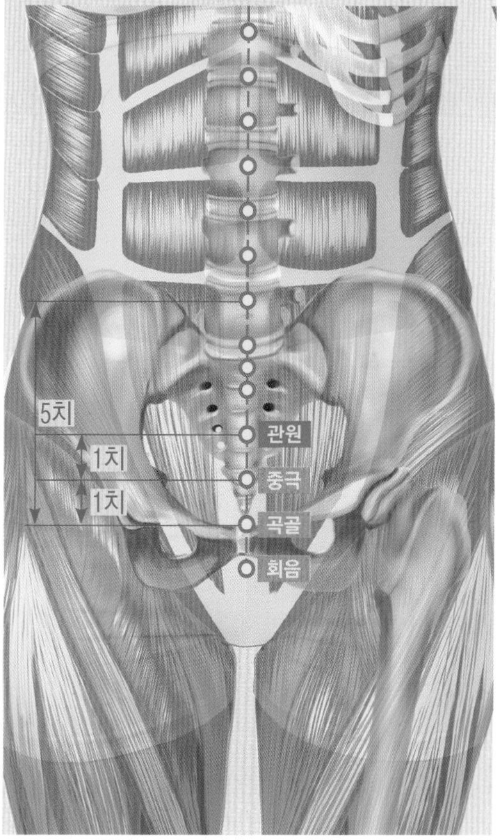

CV 5 석문(石門, Seongmun) 삼초의 모(募)혈

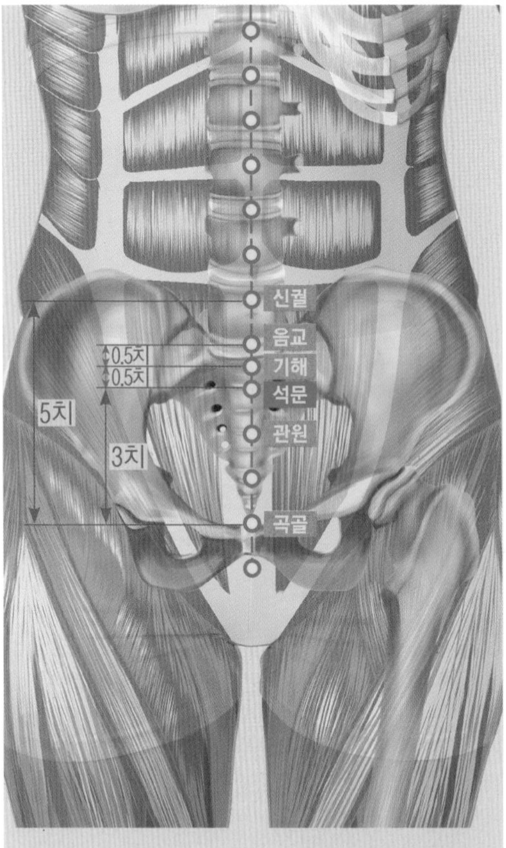

혈이름 해설 '석(石)'은 불통한다는 뜻이다. 따라서 석은 불임을 의미한다. 이 혈은 삼초(三焦 : 영양의 흡수와 전신의 에너지 배분을 조절하는 일련의 계통으로, 옛부터 형태는 없으나 기능은 존재한다고 알려져 있다)의 모혈(募穴)로서 수소양삼초경과 그 내부에 이상이 잘 나타나는 곳이다. 잘못 시술하면 불임이 되므로 석문이라 한다. 이기(利機), 정로(精露), 단전(丹田), 명문(命門), 절자(絶子) 등으로도 부른다.

위 치 앞정중선상의 배꼽 중심에서 아래로 2치 되는 곳

취혈방법 곡골혈(CV 2)에서 위로 3치 되는 곳으로 사만혈(KI 14) · 대거혈(ST 27)과 같은 높이의 곳

관련근육 백색선(白線, Linea alba), 배곧은근(腹直筋, Rectus m.)

관련신경 갈비사이신경의 앞피부가지(肋間神經의 前皮枝, Anterior cutaneous br. of intercostal n.)

관련혈관 배벽동 · 정맥(腹壁動 · 靜脈, Superficial epigastric a. & v.), 아래배벽동 · 정맥(下腹壁動 · 靜脈, Inferior epigastric a. & v.)

※ 깊은부위는 작은창자(小腸)

임상적용 부인과질환, 소화불량에 의한 하복부의 통증이나 설사 등

CV 6 기해(氣海, Gihae)

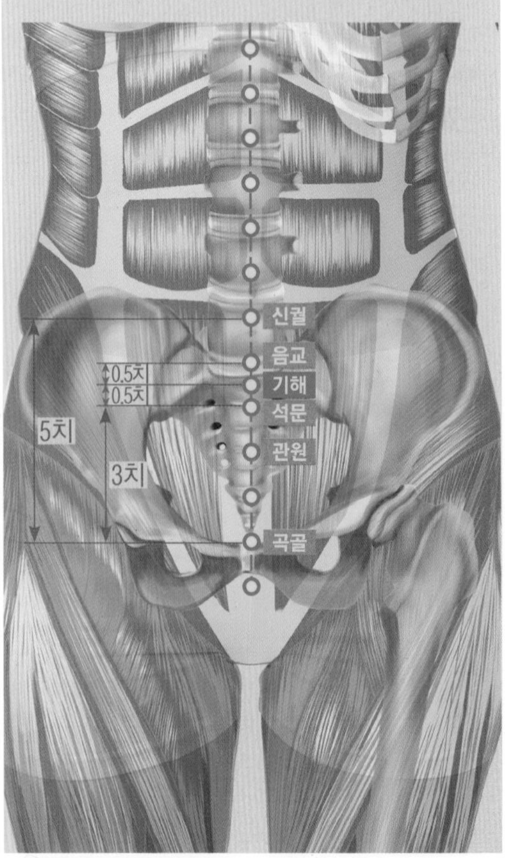

혈이름 해설 '기(氣)'는 선천(先天)의 원기(元氣)를 뜻하고, '해(海)'는 바다를 가리킨다. 이 혈은 선천(先天)의 원기(元氣)가 모이는 바다와 같은 곳이므로 기해(氣海)라 한다. 하기해(下氣海), 하황(下肓), 단전(丹田), 발앙(脖胦) 등으로도 부른다.

위 치 앞정중선상의 배꼽 중심에서 아래로 1.5치 되는 곳

취혈방법 아랫배의 중심[배꼽부터 두덩뼈(恥骨)까지의 길이를 5등분하였을 때 배꼽쪽에서 5분의 1 내려간 곳이 '음교혈', 5분의 2 내려간 곳이 '석문혈'인데, 기해혈은 그 사이에 있다]

관련근육 백색선(白線, Linea alba), 배곧은근(腹直筋, Rectus m.)

관련신경 갈비사이신경의 앞피부가지(肋間神經의 前皮枝, Anterior cutaneous br. of intercostal n.)

관련혈관 얕은배벽동 · 정맥(淺腹壁動 · 靜脈, Superficial epigastric a. & v.), 아래배벽동 · 정맥(下腹壁動 · 靜脈, Inferior epigastric a. & v.)

※ 깊은부위는 작은창자(小腸)

임상적용 유정(遺精), 유뇨(遺尿), 무월경, 고혈압, 중풍, 불면증, 복통, 설사 등

CV 7 음교(陰交, Eumgyo)

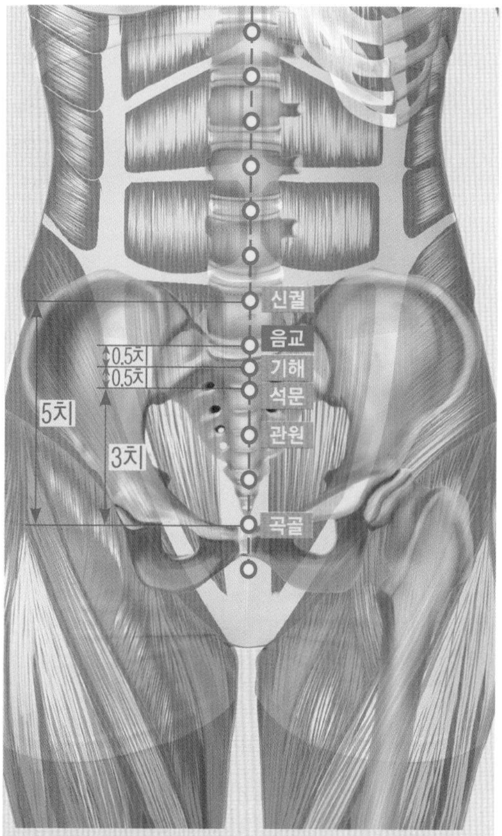

혈이름 해설 '교(交)'는 만나는 곳을 가리킨다. 이 혈은 임맥·충맥·족소음신경이 만나는 곳이므로 음교라 한다. 소관(少關), 횡호(橫戶)로도 불린다.

위 치 앞정중선상의 배꼽 중심에서 아래로 1치 되는 곳

취혈방법 배꼽 중앙과 석문혈(CV 5)을 잇는 선의 중점으로 중주혈(KI 15)·외릉혈(ST 26)과 같은 높이의 곳

관련근육 백색선(白線, Linea alba), 배곧은근(腹直筋, Rectus m.)

관련신경 갈비사이신경의 앞피부가지(肋間神經의 前皮枝, Anterior cutaneous br. of intercostal n.)

관련혈관 위배벽동·정맥(上腹壁動·靜脈, Superior epigastric a. & v.), 아래배벽동·정맥(下腹壁動·靜脈, Inferior epigastric a. & v.)
※ 깊은부위는 작은창자(小腸)

임상적용 붕루(崩漏 : 월경주기와 무관하게 불규칙적인 출혈이 잘 일어나는 증상), 대하증, 월경불순, 불임증, 음부소양, 생식기질환 등

CV 8 신궐(神闕, Singwol)

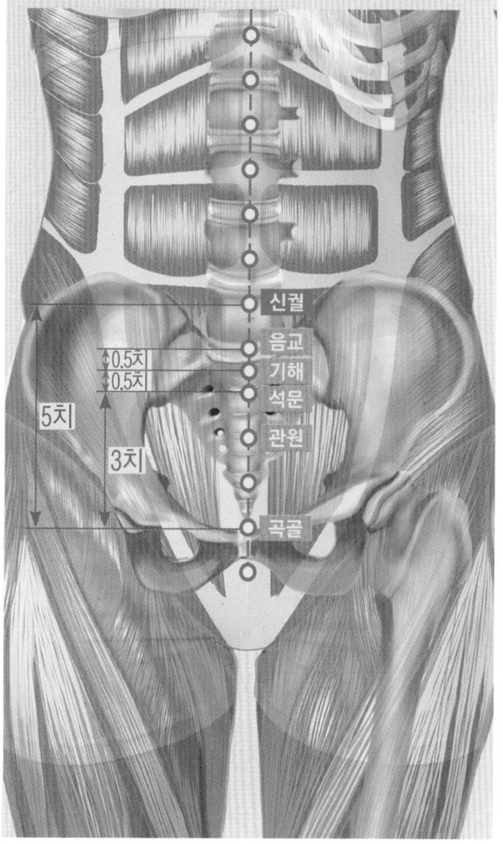

혈이름 해설 헤아려 알 수 없는 것을 '신(神)'이라 한다. '궐(闕)'은 원래 누문(樓門), 누각(樓閣)을 가리키나, 여기에서는 중요한 곳을 뜻한다. 이 혈은 태아 때에 탯줄을 통해 선천(先天)의 신기(神氣)를 받은 문호이고, 그 변화를 헤아려 알 수 없으므로 신궐이라 한다. 제중(臍中), 기사(氣舍), 기합(氣合) 등으로 부른다.

위 치 배꼽의 중심

취혈방법 배꼽의 중심으로 황수혈(KI 16)·천추혈(ST 25)·대횡혈(SP 15)과 같은 높이의 곳

관련근육 백색선(白線, Linea alba), 배곧은근(腹直筋, Rectus m.)

관련신경 갈비사이신경의 앞피부가지(肋間神經의 前皮枝, Anterior cutaneous br. of intercostal n.)

관련혈관 위배벽동·정맥(上腹壁動·靜脈, Superior epigastric a. & v.), 아래배벽동·정맥(下腹壁動·靜脈, Inferior epigastric a. & v.), 위배벽동·정맥(上腹壁動·靜脈, Superior epigastric a. & v.), 배꼽옆정맥(臍傍靜脈, Paraumbilical v.)

임상적용 급·만성장염, 복부팽만(腹部膨滿), 복통, 설사, 탈항(脫肛), 소화불량 등

CV 9 수분(水分, Subun)

혈이름 해설 갈라져 나온 것을 '분(分)'이라 한다. 이 혈의 속에는 작은창자(小腸)가 있다. 작은창자는 탁한 것과 맑은 것을 구분하여 수액(水液)은 방광으로 보내고 찌꺼기는 큰창자(大腸)로 보낸다. 이 혈에 자침(刺針)하면 이수(利水 : 소변 등의 액체가 배출이 잘 되게 함)의 효과가 있고, 수독(水毒)에 뜸하면 대단한 효과가 있으므로 수분이라 한다. 중수(中水)라고도 한다.

위 치 앞정중선상의 배꼽 중심에서 위로 1치 되는 곳

취혈방법 칼돌기연결(劍狀突起連結, Xiphisternal junction)끝에서 배꼽을 잇는 선을 8등분하여 배꼽쪽에서 1/8(1치) 되는 곳으로 활육문혈(ST 24)과 같은 높이의 곳

관련근육 백색선(白線, Linea alba), 배곧은근(腹直筋, Rectus m.)

관련신경 갈비사이신경의 앞피부가지(肋間神經의 前皮枝, Anterior cutaneous br. of intercostal n.)

관련혈관 위배벽동 · 정맥(上腹壁動 · 靜脈, Superior epigastric a. & v.)

※ 깊은부위는 작은창자(小腸)

임상적용 설사, 복통, 복명(腹鳴), 수종(水腫), 복수(腹水), 배뇨장애, 소화불량 등

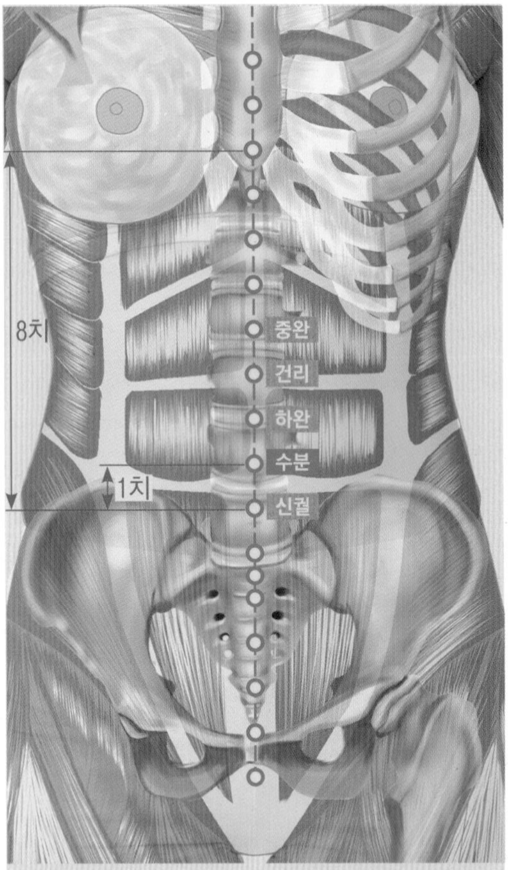

CV 10 하완(下脘, Hawan)

혈이름 해설 이 혈은 위(胃)의 하구(下口)에 있다. 위(胃)의 하부를 옛날에는 하완이라 하였으므로 하완이라 한다.

위 치 앞정중선상의 배꼽 중심에서 위로 2치 되는 곳

취혈방법 칼돌기연결(劍狀突起連結, Xiphisternal junction)끝과 배꼽을 잇는 선을 8등분하여 배꼽쪽에서 2/8(2치) 되는 곳으로 상곡혈(KI 17) · 태을혈(ST 23)과 같은 높이의 곳

관련근육 백색선(白線, Linea alba), 배곧은근(腹直筋, Rectus m.)

관련신경 갈비사이신경의 앞피부가지(肋間神經의 前皮枝, Anterior cutaneous br. of intercostal n.)

관련혈관 위배벽동 · 정맥(上腹壁動 · 靜脈, Superior epigastric a. & v.)

※ 깊은부위는 작은창자(小腸)와 가로잘록창자(橫行結腸)

임상적용 위경련, 만성위염 · 장염, 구토, 생식기질환 등

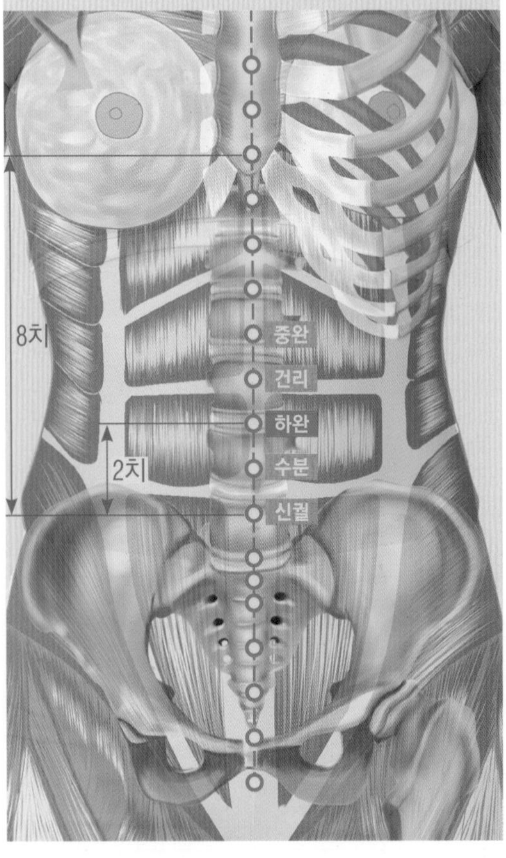

CV 11 건리(建里, Geolli)

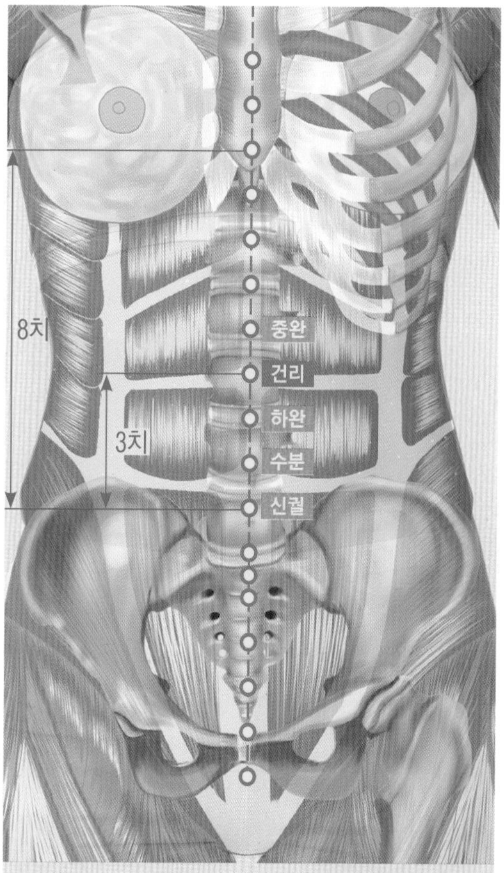

혈이름 해설 '건(建)'은 세운다는 뜻이고, '리(里)'는 거처한다는 뜻이다. 여기에서 위(胃)로 들어가고, 위기(胃氣)를 다스리는 작용이 있으므로 건리라고 한다.

위 치 앞정중선상의 배꼽 중심에서 위로 3치 되는 곳

취혈방법 칼돌기연결(劍狀突起連結, Xiphisternal junction)끝에서 배꼽을 잇는 선을 8등분하여 배꼽쪽에서 3/8(3치) 되는 곳으로 석관혈(KI 18) · 관문혈(ST 22) · 복대혈(SP 16)과 같은 높이의 곳

관련근육 백색선(白線, Linea alba), 배곧은근(腹直筋, Rectus m.)

관련신경 갈비사이신경의 앞피부가지(肋間神經의 前皮枝, Anterior cutaneous br. of intercostal n.)

관련혈관 위배벽동 · 정맥(上腹壁動 · 靜脈, Superior epigastric a. & v.)

※ 깊은부위는 작은창자(小腸)와 가로잘록창자(橫行結腸)

임상적용 급 · 만성위염, 구토, 복부팽만, 위궤양(胃潰瘍), 수종(水腫) 등

CV 12 중완(中脘, Jungwan)

위의 모(募)혈, 팔회혈(八會穴)의 부회(腑會)

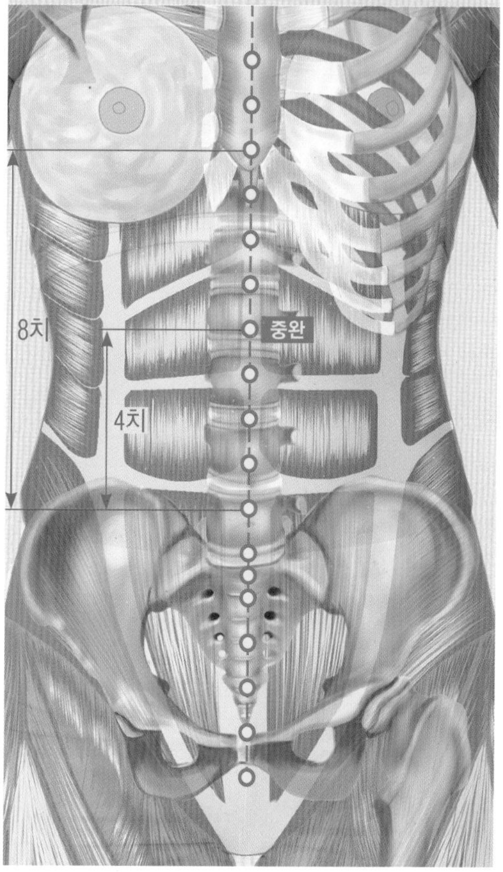

혈이름 해설 '중(中)'은 중간을 뜻하고, '완(脘)'은 위부(胃腑)를 가리킨다. 배꼽과 칼돌기연결(劍狀突起連結, Xiphisternal junction)끝을 잇는 선의 중점에 위치하고, 속은 위(胃)의 중앙부에 해당하므로 중완(中脘)이라 한다. 족양명위경의 모혈(募穴)로서, 위경과 장기의 반응이 잘 나타나는 곳이다. 태창(太倉), 위완(胃脘), 상기(上紀), 중관(中寬), 위모(胃募) 등으로도 부른다.

위 치 앞정중선상의 배꼽 중심에서 위로 4치 되는 곳

취혈방법 칼돌기연결(劍狀突起連結, Xiphisternal junction)끝과 배꼽을 잇는 선의 중점으로 음도혈(KI 19) · 양문혈(ST 21)과 같은 높이의 곳

관련근육 백색선(白線, Linea alba), 배곧은근(腹直筋, Rectus m.)

관련신경 갈비사이신경의 앞피부가지(肋間神經의 前皮枝, Anterior cutaneous br. of intercostal n.)

관련혈관 위배벽동 · 정맥(上腹壁動 · 靜脈, Superior epigastric a. & v.)

※ 깊은부위는 위(胃)와 가로잘록창자(橫行結腸)

임상적용 내장 · 소화기계의 질환, 식욕부진, 노이로제, 불면증 등

CV 13 상완(上脘, Sangwan)

혈이름 해설 '완(脘)'은 위부(胃腑)를 가리킨다. 이 혈은 배꼽 위쪽 5치 되는 곳에 있어 위의 상부에 해당하므로 상완이라 한다. 위완(胃脘), 상관(上管)으로도 부른다.

위 치 앞정중선상의 배꼽 중심에서 위로 5치 되는 곳

취혈방법 칼돌기연결(劍狀突起連結, Xiphisternal junction)끝과 배꼽을 잇는 선을 8등분하여 배꼽쪽에서 5/8(5치) 되는 곳으로 복통곡혈(KI 20) · 승만혈(ST 20)과 같은 높이의 곳

관련근육 백색선(白線, Linea alba), 배곧은근(腹直筋, Rectus m.)

관련신경 갈비사이신경의 앞피부가지(肋間神經의 前皮枝, Anterior cutaneous br. of intercostal n.)

관련혈관 위배벽동 · 정맥(上腹壁動 · 靜脈, Superior epigastric a. & v.)

※ 깊은부위는 위(胃)와 가로잘록창자(橫行結腸)

임상적용 급 · 만성위염, 위경련, 위통, 위궤양, 장경련, 소화불량, 구토 등

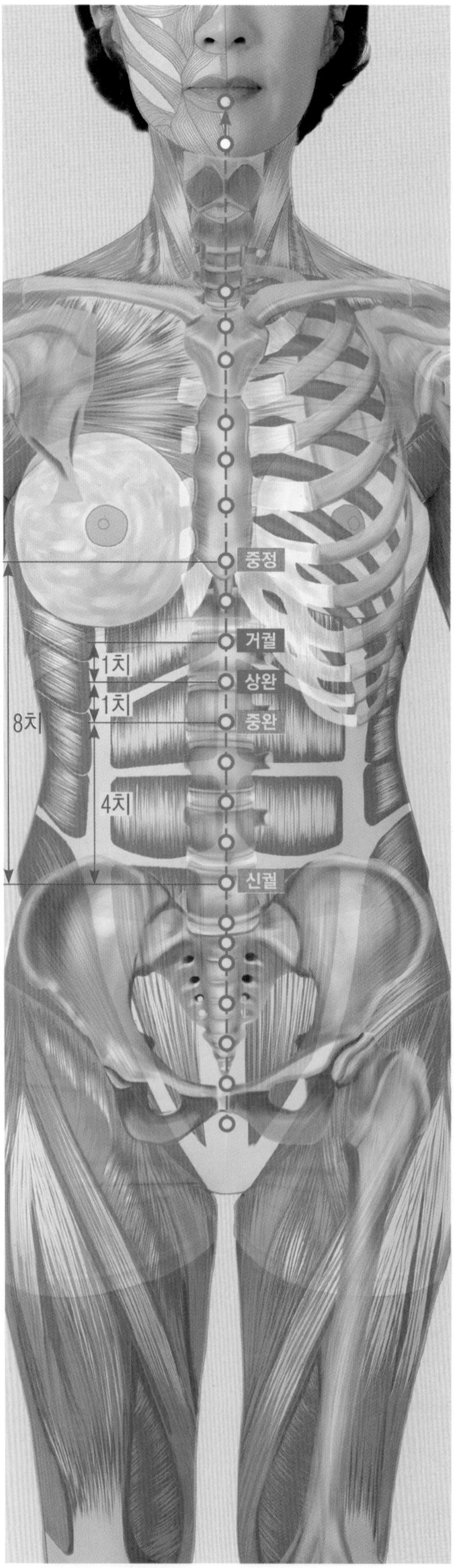

CV 14 거궐(巨闕, Geowol) 심(心)의 모(募)혈

혈이름 해설 이 혈은 심(心)에 속하는 모혈(募穴)이다. '거(巨)'는 크다는 뜻이고, '궐(闕)'은 궁궐을 뜻한다. 이 혈은 심(心)의 모혈로서 군주(君主)의 관(官)인 심이 거처하는 곳이며, 심경의 맥기(脈氣)가 많이 결집되는 곳이므로 거궐이라 한다. 심장과 소화기능이 나쁠 때 많이 이용하는 경혈이다.

위 치 앞정중선상의 배꼽 중심에서 위로 6치 되는 곳

취혈방법 칼돌기연결(劍狀突起連結, Xiphisternal junction)끝과 배꼽을 잇는 선을 8등분하여 배꼽쪽에서 6/8(6치) 되는 곳으로 유문혈(KI 21) · 불용혈(ST 19)과 같은 높이의 곳

관련근육 백색선(白線, Linea alba), 배곧은근(腹直筋, Rectus m.)

관련신경 갈비사이신경의 앞피부가지(肋間神經의 前皮枝, Anterior cutaneous br. of intercostal n.)

관련혈관 위배벽동 · 정맥(上腹壁動 · 靜脈, Superior epigastric a. & v.)

※ 깊은부위는 위와 간장

임상적용 심계항진(心悸亢進), 심장통증, 횡격막경련, 위궤양, 정신분열증 등

CV 15 구미(鳩尾, Gumi) 임맥의 낙(絡)혈

혈이름 해설 '구(鳩)'는 비둘기를 가리키고, '미(尾)'는 꼬리를 뜻한다. 칼돌기(劍狀突起)는 비둘기꼬리와 닮았으므로 그 아래에 있는 이 혈을 구미라고 한다. 미예(尾翳)라고도 한다.

위 치 앞정중선상의 칼돌기연결(劍狀突起連結, Xiphisternal junction)끝에서 아래로 1치 되는 곳

취혈방법 칼돌기연결(劍狀突起連結, Xiphisternal junction)끝과 배꼽을 잇는 선을 8등분하여 배꼽쪽에서 7/8(7치) 되는 곳

관련근육 백색선(白線, Linea alba), 배곧은근(腹直筋, Rectus m.)

관련신경 갈비사이신경의 앞피부가지(肋間神經의 前皮枝, Anterior cutaneous br. of intercostal n.)

관련혈관 위배벽동 · 정맥(上腹壁動 · 靜脈, Superior epigastric a. & v.)

※ 깊은부위는 간장

임상적용 심장에 관련된 질환, 기관지병, 정신병, 위염, 전간, 구토 등

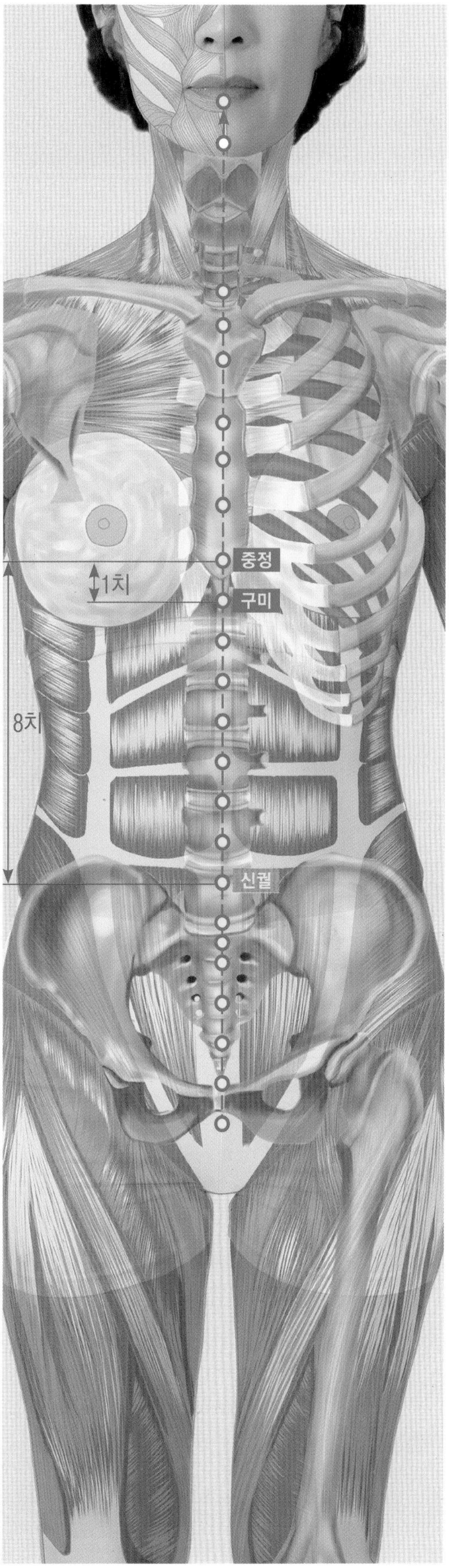

CV 16 중정(中庭, Jungjeong)

혈이름 해설 '중정(中庭)'은 궁궐 앞 광장을 뜻한다. 이 혈은 군주(즉 심장)가 거쳐하는 궁궐 앞의 정원에 비유하여 중정이라 한다.

위 치 앞정중선상의 칼돌기연결(劍狀突起連結, Xiphisternal junction)의 중점

취혈방법 앞정중선과 칼돌기연결(劍狀突起連結, Xiphisternal junction)을 잇는 선이 만나는 곳으로 보랑혈(KI 22) · 유근혈(ST 8) · 식두혈(SP 17)과 같은 높이의 곳

관련근육 백색선(白線, Linea alba), 배곧은근(腹直筋, Rectus m.)

관련신경 갈비사이신경의 앞피부가지(肋間神經의 前皮枝, Anterior cutaneous br. of intercostal n.)

관련혈관 위배벽동 · 정맥(上腹壁動 · 靜脈, Superior epigastric a. & v.)

※ 깊은부위는 복장뼈아래쪽의 칼돌기

임상적용 심통(心痛), 구토, 식도경련, 기관지협착증, 늑막염(肋膜炎), 늑간신경통, 천식 등

CV 17 단중(膻中, Danjung)

심포의 모(募)혈, 팔회혈의 기(氣)혈

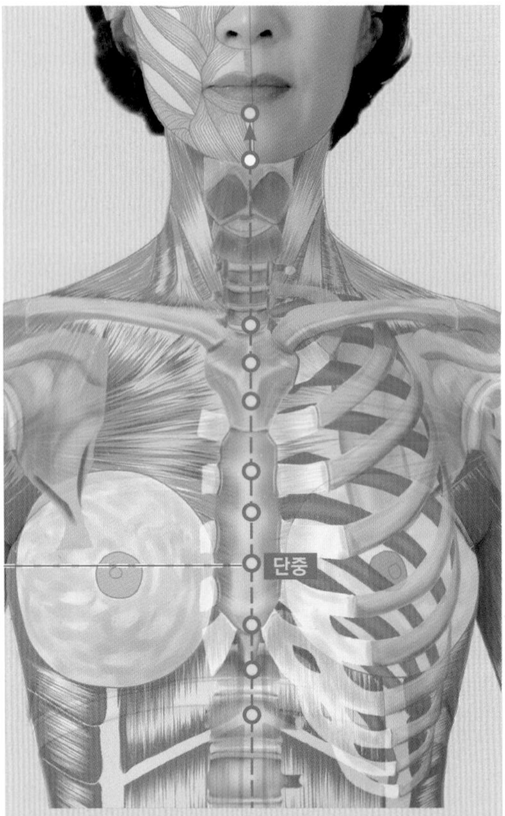

혈이름 해설 '단(膻)'은 심(心)의 궁성을 가리키고, 가쪽 주위의 조직이다. 단중은 '앞가슴부위(前胸部)의 중심'이라는 의미이다. 그리고 앞가슴부위는 이마와 관련이 있으므로 두통에도 이용될 수 있다. 수궐음심포경의 모혈(募穴)로서 심포경과 그 장기의 반응이 잘 나타나는 곳이다. 흉당(胸堂), 상기해(上氣海)라고도 한다.

위 치 앞정중선상의 넷째갈비사이공간과 같은 높이의 곳

취혈방법 양쪽 젖꼭지를 잇는 선의 중점으로 신봉혈(KI 23) · 유중혈(ST 17) · 천계혈(SP 18) · 천지혈(PC 1)과 같은 높이의 곳

관련근육 복장근(胸骨筋, Sternalis m.), 큰가슴근(大胸筋, Pectoralis major m.)

관련신경 갈비사이신경의 앞피부가지(肋間神經의 前皮枝, Anterior cutaneous br. of intercostal n.), 가쪽가슴근신경(外側胸筋神經, Lateral pectoral n.)

관련혈관 속가슴동 · 정맥(內胸動 · 靜脈, Internal thoracic a. & v.)

임상적용 심장 · 호흡기 · 늑간신경 · 유선 등의 통증, 식도경련, 구토, 해수 등

CV 18 옥당(玉堂, Okdang)

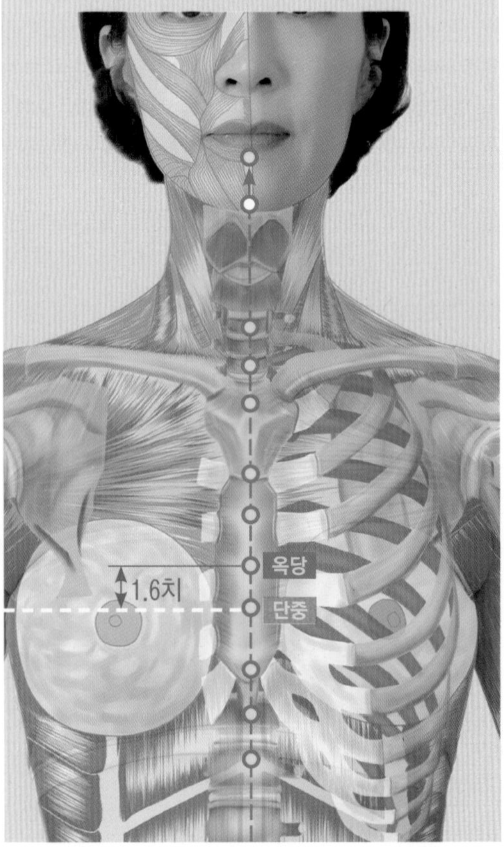

혈이름 해설 '당(堂)'은 높고 큰 건축물이나 주택을 뜻한다. '옥(玉)'은 고귀한 것을 가리킨다. 심(心)이 거처하는 곳은 고귀한 곳임을 뜻하는 말이다. 폐의 색은 백색으로, 이 혈은 폐질환인 흉부팽만(胸部膨滿)이나 옆으로 눕지 못하고 숨이 차는 증상을 치료하므로 옥당이라 한다. 옥영(玉英)이라고도 한다.

위 치 앞정중선상의 셋째갈비사이공간과 같은 높이의 곳

취혈방법 단중혈(CV 17)에서 위로 1.6치 되는 곳으로 영허혈(KI 24) · 응창혈(ST 16) · 흉향혈(SP 19)과 같은 높이의 곳

관련근육 복장근(胸骨筋, Sternalis m.), 큰가슴근(大胸筋, Pectoralis major m.)

관련신경 갈비사이신경의 앞피부가지(肋間神經의 前皮枝, Anterior cutaneous br. of intercostal n.), 가쪽가슴근신경(外側胸筋神經, Lateral pectoral n.)

관련혈관 속가슴동 · 정맥(內胸動 · 靜脈, Internal thoracic a. & v.)

※ 깊은부위는 심장

임상적용 흉통, 기관지염, 늑막염, 구토, 천식, 늑간신경통 등

CV 19 자궁(紫宮, Jagung)

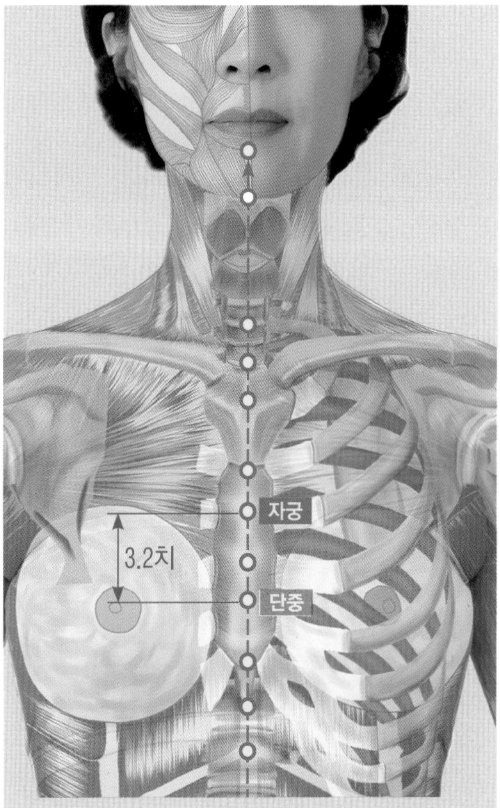

혈이름 해설 '자(紫)'는 자주색으로 고귀한 군주를 상징하는 말이고, '궁(宮)'은 궁궐을 뜻한다. 이 혈의 내부에는 군주(君主)의 관(官)인 심(心)이 있으므로 자궁이라 한다.

위　　치 앞정중선상의 둘째갈비사이공간과 같은 높이의 곳

취혈방법 단중혈(CV 17)에서 위로 3.2치 되는 곳으로 신장혈(KI 25) · 옥예혈(ST 15) · 주영혈(SP 20)과 같은 높이의 곳

관련근육 복장근(胸骨筋, Sternalis m.), 큰가슴근(大胸筋, Pectoralis major m.)

관련신경 갈비사이신경의 앞피부가지(肋間神經의 前皮枝, Anterior cutaneous br. of intercostal n.), 가쪽가슴근신경(外側胸筋神經, Lateral pectoral n.)

관련혈관 속가슴동 · 정맥의 관통가지(內胸動 · 靜脈의 貫通枝, Perforating br. of internal thoracic a. & v.)

임상적용 기관지염, 천식, 흉통(胸痛), 폐결핵(肺結核) 등

CV 20 화개(華蓋, Hwagae)

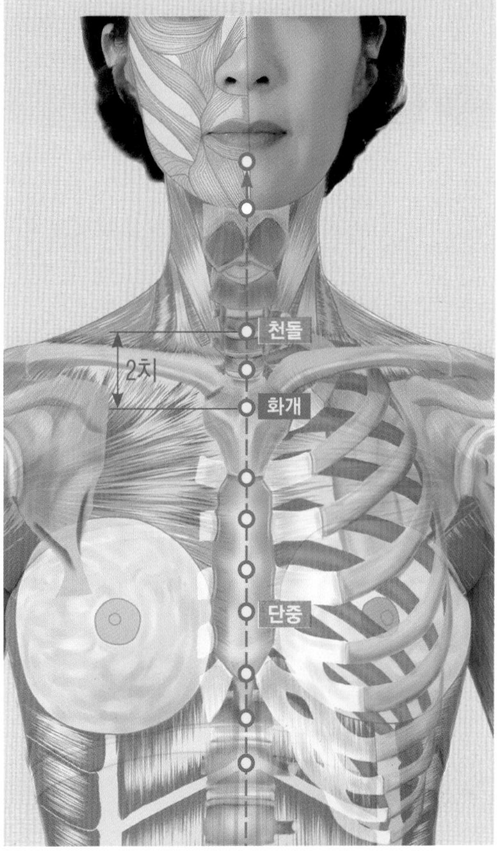

혈이름 해설 '화개(華蓋)'는 옛날 천자(天子) · 제왕(帝王)이 외출할 때 차에 씌운 덮개를 가리킨다. '폐(肺)'는 오장의 화개(華蓋)이다. 심(心)은 군주(君主)의 관(官)이고 흉중(胸中)에 있다. 폐엽(肺葉)은 둥근 덮개처럼 그 위를 덮고, 폐질환을 치료하므로 화개라 한다.

위　　치 앞정중선상의 첫째갈비사이공간과 같은 높이의 곳

취혈방법 복장뼈자루(胸骨柄) 아래쪽 천돌혈(CV 22)에서 아래로 2치 되는 곳으로 욱중혈(KI 26) · 고방혈(ST 14) · 중부혈(LU 1)과 같은 높이의 곳

관련근육 복장근(胸骨筋, Sternalis m.), 큰가슴근(大胸筋, Pectoralis major m.)

관련신경 갈비사이신경의 앞피부가지(肋間神經의 前皮枝, Anterior cutaneous br. of intercostal n.), 가쪽가슴근신경(外側胸筋神經, Lateral pectoral n.)

관련혈관 속가슴동 · 정맥의 관통가지(內胸動 · 靜脈의 貫通枝, Perforating br. of internal thoracic a. & v.)
※ 깊은부위는 심장

임상적용 기관지염, 편도선염, 인후염(咽喉炎), 가슴의 통증 등

CV 21 선기(璇璣, Seon-gi)

혈이름 해설 북두칠성의 첫째부터 넷째 별을 통틀어 '선기(璇璣)'라 한다. 옛사람들은 천(天)은 자루가 달린 기구(斗)를 닮아 기(璣)라고 하였으며, 천(天)은 북두칠성을 중심으로 하고 사람은 심(心)을 중심으로 한다고 설명하고 있다. 이 혈은 마치 하늘의 북두칠성과 같아 선기라 한다.

위 치 앞정중선상의 목아래오목에서 아래로 1치 되는 곳

취혈방법 복장뼈자루(胸骨柄)로, 천돌혈(CV 22)에서 아래로 1치 되는 곳으로 수부혈(KI 27) · 기호혈(ST 13) · 운문혈(LU 2)과 같은 높이의 곳

관련근육 복장근(胸骨筋, Sternalis m.), 큰가슴근(大胸筋, Pectoralis major m.)

관련신경 빗장위신경(鎖骨上神經, Supraclavicular n.), 갈비사이신경의 앞피부가지(肋間神經의 前皮枝, Anterior cutaneous br. of intercostal n.)

관련혈관 속가슴동 · 정맥(內胸動 · 靜脈, Internal thoracic a. & v.)

임상적용 만성기관지염, 늑간신경통, 늑막염, 천식 등

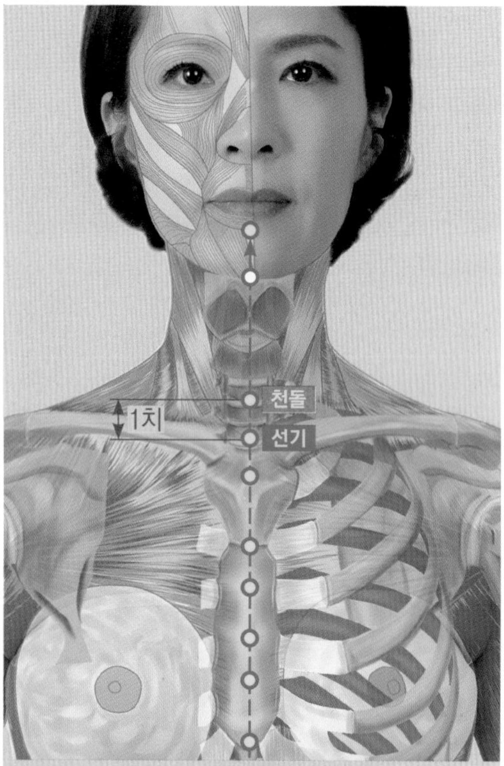

CV 22 천돌(天突, Cheondol)

혈이름 해설 '천(天)'은 높은 위치를 말하는데, 여기에서는 상부를 가리킨다. '돌(突)'은 돌출 · 돌기인데, 여기에서는 후두융기(喉頭隆起)를 뜻한다. 이 혈은 후두융기 아래 2치 되는 곳에 있고 후두질환을 치료하고, 기침을 멈추게 하는 효과가 있으므로 천돌이라 한다.

위 치 앞정중선상의 목아래오목 중심

취혈방법 양쪽 빗장뼈 안쪽끝 사이의 중심에서 오목한 곳

관련근육 복장목뿔근(胸骨舌筋, Sternohyoid m.), 복장방패근(胸骨甲狀筋, Sternothyroid m.), 목빗근(胸鎖乳突筋, Sternocleidomastoid m.)

관련신경 안쪽빗장위신경(內側鎖骨上神經, Medial supraclavicular n.)

관련혈관 아래갑상동 · 정맥(下甲狀腺動 · 靜脈, Inferior thyroid a. & v.)

임상적용 인두염, 후두염, 천식, 해수, 애역(呃逆), 호흡곤란 등

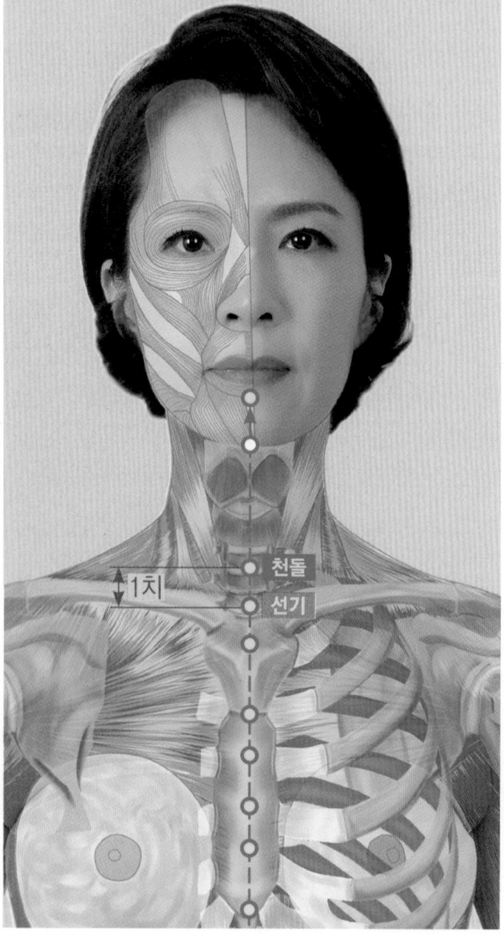

CV 23 염천(廉泉, Yeomcheon)

혈이름 해설　혀(舌)를 '염(廉)'이라고 하며, 뾰족한 모서리를 가리킨다. '천(泉)'은 수액(水液)을 뜻한다. 이 혈은 후두융기 위에 있다. 후두융기는 뾰족한 뿔을 닮았으며, 안쪽은 혀아래이고, 혀부위의 질환을 치료하므로 염천이라 한다. 본지(本池), 설목(舌木)으로도 부른다.

위　　치　앞정중선상의 방패연골(甲狀軟骨) 위모서리위쪽으로 목뿔뼈(舌骨) 위모서리의 오목한 곳

취혈방법　아래턱과 방패연골의 중간으로 목뿔뼈 위모서리의 오목한 곳

관련근육　턱목뿔근(顎舌骨筋, Mylohyoid m.), 턱끝목뿔근(頤舌骨筋, Geniohyoid m.), 목뿔혀근(舌骨舌筋, Hyoglossus m.), 넓은목근(廣頸筋, Platysma)

관련신경　혀밑신경(舌下神經, Hypoglossal n.), 가로목신경(頸橫神經, Transverse cervical n.)

관련혈관　위갑상동 · 정맥(上甲狀腺動 · 靜脈, Superior thyroid a. & v.), 앞목정맥(前頸靜脈, Anterior jugular v.)

임상적용　인후두염(咽喉頭炎), 언어장애, 성문경련(聲門痙攣), 기관지염, 갑상선염 등

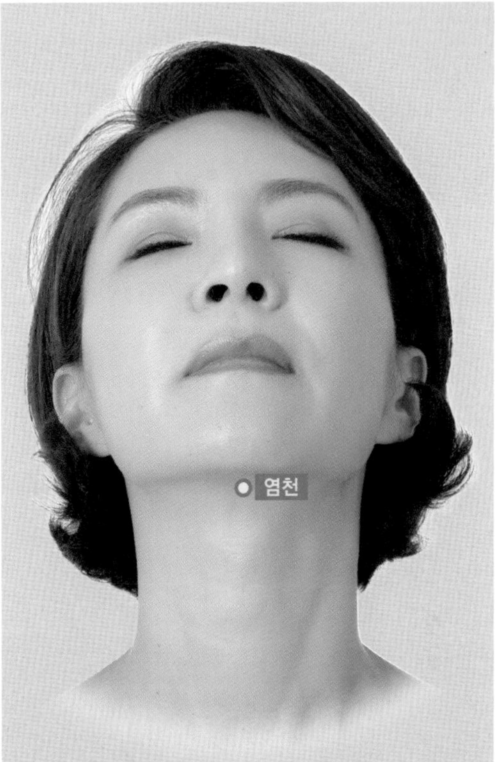

CV 24 승장(承漿, Seungjang)

혈이름 해설　'승(承)'은 받는다는 뜻이고, '장(漿)'은 침이나 미음을 가리킨다. 이 혈은 침이 흘러나왔을 때 받는 곳이므로 승장이라 한다. 천지(天池), 귀시(鬼市), 현장(懸漿) 등으로 부른다.

위　　치　턱끝입술고랑 중심의 오목한 곳

취혈방법　아랫입술 중심에서 아래쪽으로 오목한 곳으로 턱끝결절의 위쪽

관련근육　입둘레근(口輪筋, Orbicularis oris m.), 턱끝근(頤筋, Mentalis m.), 아래입술내림근(下脣下制筋, Depressor labii inferioris m.)

관련신경　턱끝신경의 턱끝가지(頤神經의 頤枝, Mental brs. of mental n.)

관련혈관　아래입술동 · 정맥(下脣動 · 靜脈, Inferior labial a. & v.)

임상적용　구안와사, 구창(口瘡), 안면부종, 졸도(卒倒), 치통, 삼차신경통 등

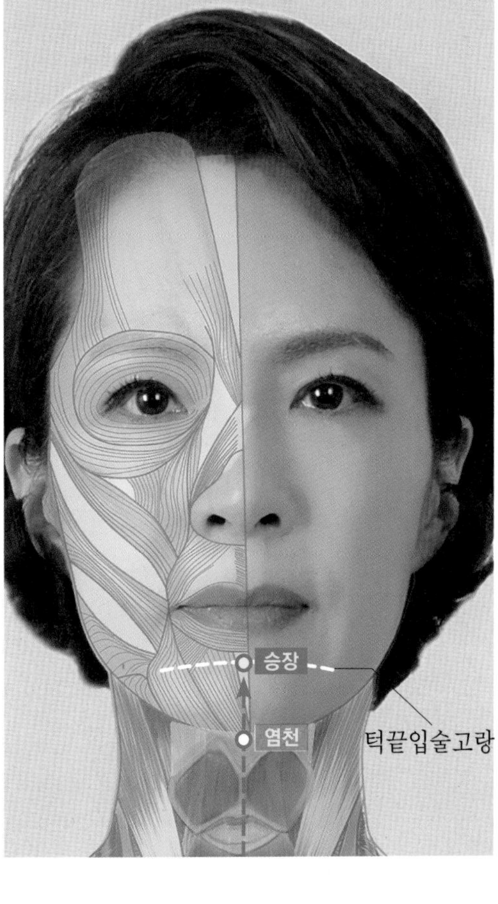

충맥

(衝脈, Thoroughfare Vessel : TV)

충맥(衝脈)은 하복부에서 시작하여 척주의 깊은부위(심부)를 돌아 몸통(체간)의 앞쪽에서는 음경의 여러 맥(脈)들과 교회하고, 뒤쪽에서는 양경의 여러 맥들과 교회하여 경락의 바다가 된다. 피부밑(피하)으로 나온 충맥은 횡골혈(치골)에서 족소음신경과 나란히 상행하여 가슴부위를 거쳐 목으로 가고, 좌우가 합쳐져 얼굴에 도달한 다음 다시 나누어져 입술(口脣)을 돈다.

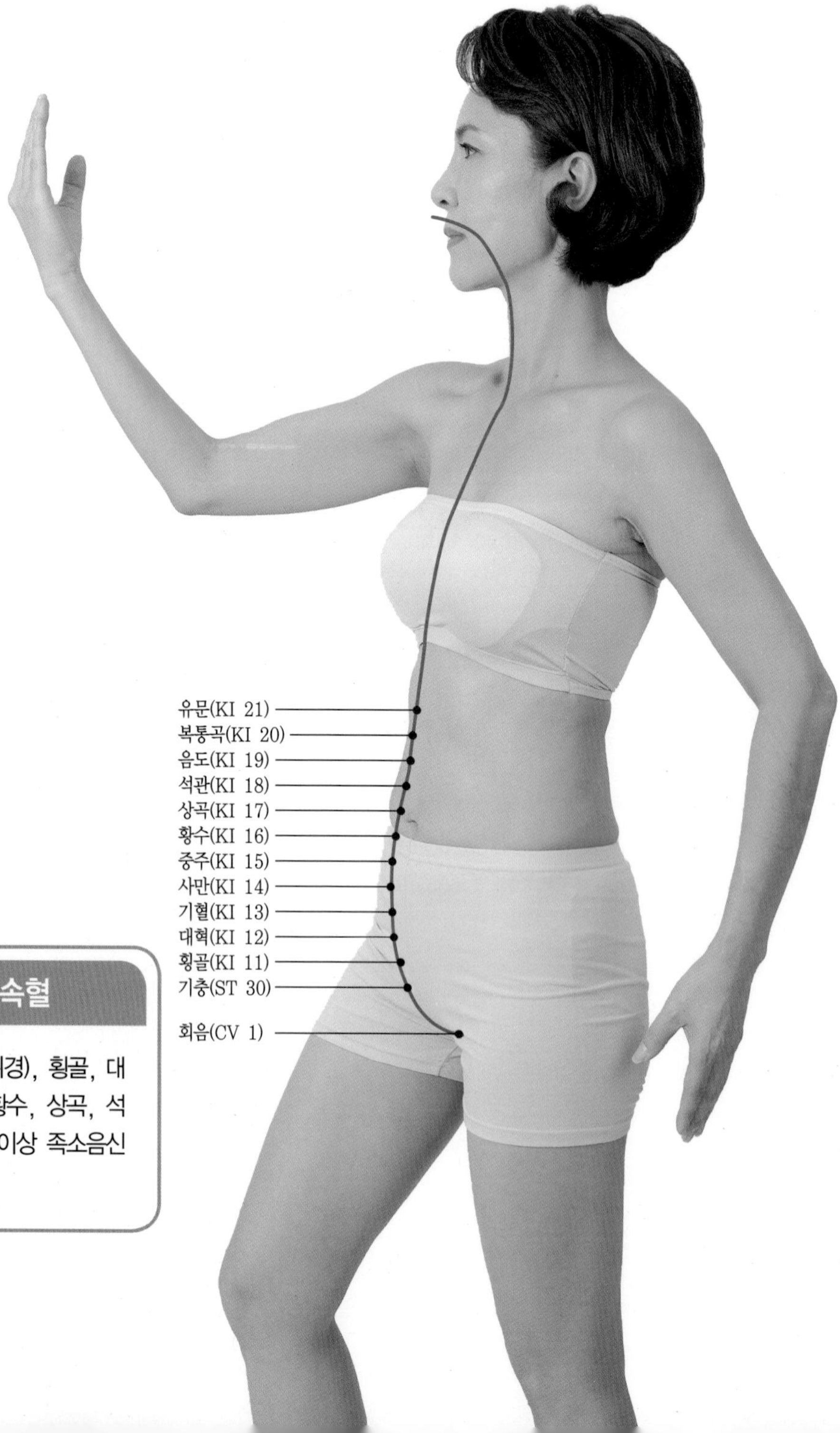

교회혈 및 소속혈

회음(임맥), 기충(족양명위경), 횡골, 대혁, 기혈, 사만, 중주, 황수, 상곡, 석관, 음도, 복통곡, 유문(이상 족소음신경)

대맥

(帶脈, Belt Vessel : BV)

대맥(帶脈)은 계륵부위(季肋部位 : 제11, 12갈비뼈부위)에서 시작하여 옆구리에 있는 족소양담경의 대맥혈(GB 26)에서 나와 아래로 내려가 띠처럼 허리~배부위를 일주한다.

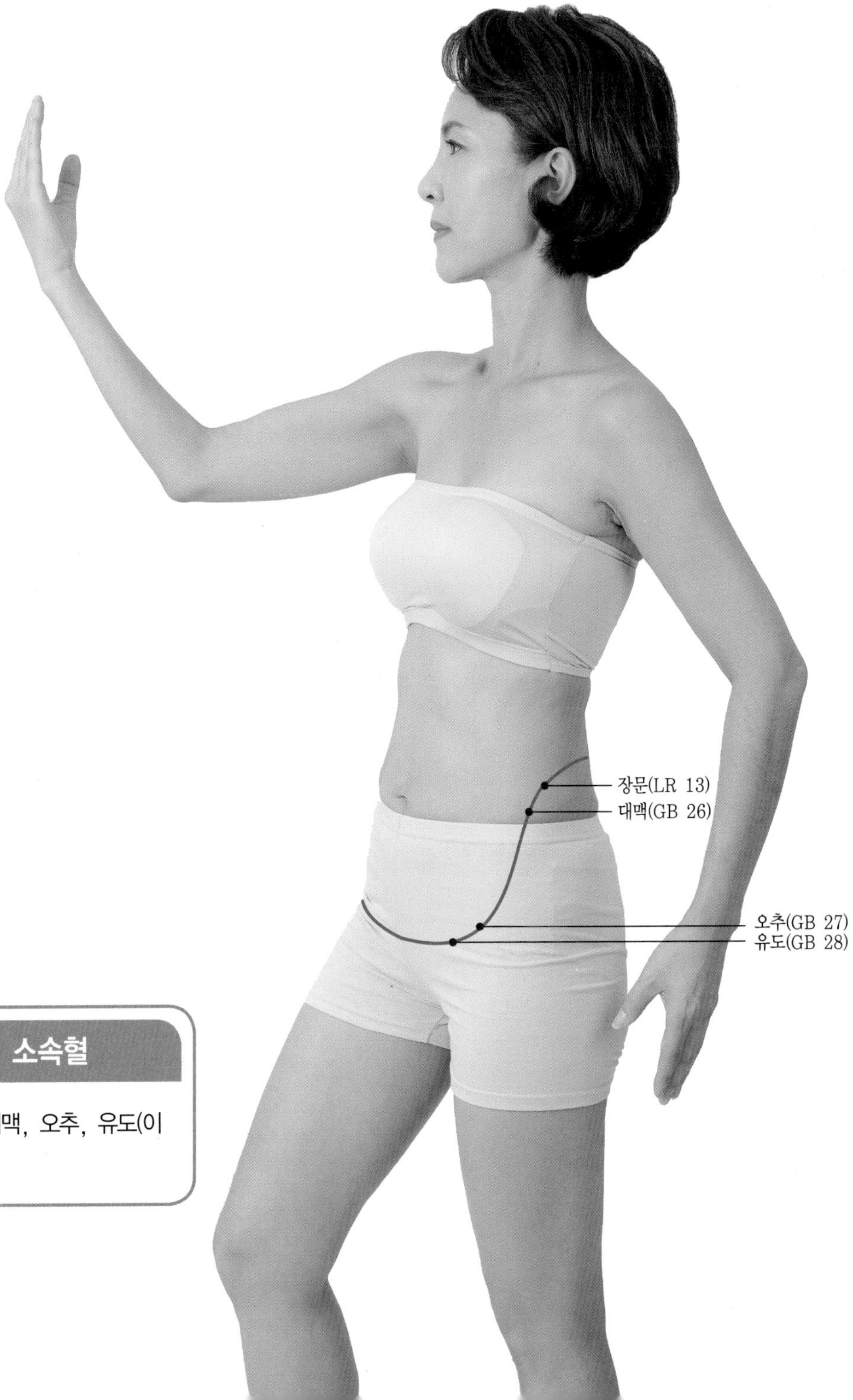

교회혈 및 소속혈

장문(족궐음간경), 대맥, 오추, 유도(이상 족소양담경)

양교맥

(陽蹻脈, Yang Heel Vessel : Yang HV)

양교맥(陽蹻脈)은 족태양방광경의 별맥(別脈)이라고 불린다. 발꿈치 가쪽에서 시작하여 가쪽복사뼈(外踝) 아래에 있는 족태양방광경의 신맥혈에서 나와 방광경과 나란히 무릎까지 간 다음, 넙다리(대퇴부) 가쪽을 상행하여 위앞쪽엉덩뼈가시(상전장골극) 가까이에서 족소양담경의 거료혈과 교회한다. 옆구리(측복부)에서부터 겨드랑이(액와) 뒤쪽에서 수태양소장경의 노수혈과 교회한다. 그리고 수양명대장경의 견우→거골혈을 거쳐 목(경)동맥 가쪽을 따라 목을 올라가 얼굴에서 족양명위경의 지창→거료→승읍혈과 교회하여 족태양방광경의 정명(睛明)혈로 가서 머리를 돌아 뒤통수(후두부)에 있는 족소양담경의 풍지혈에서 끝난다.

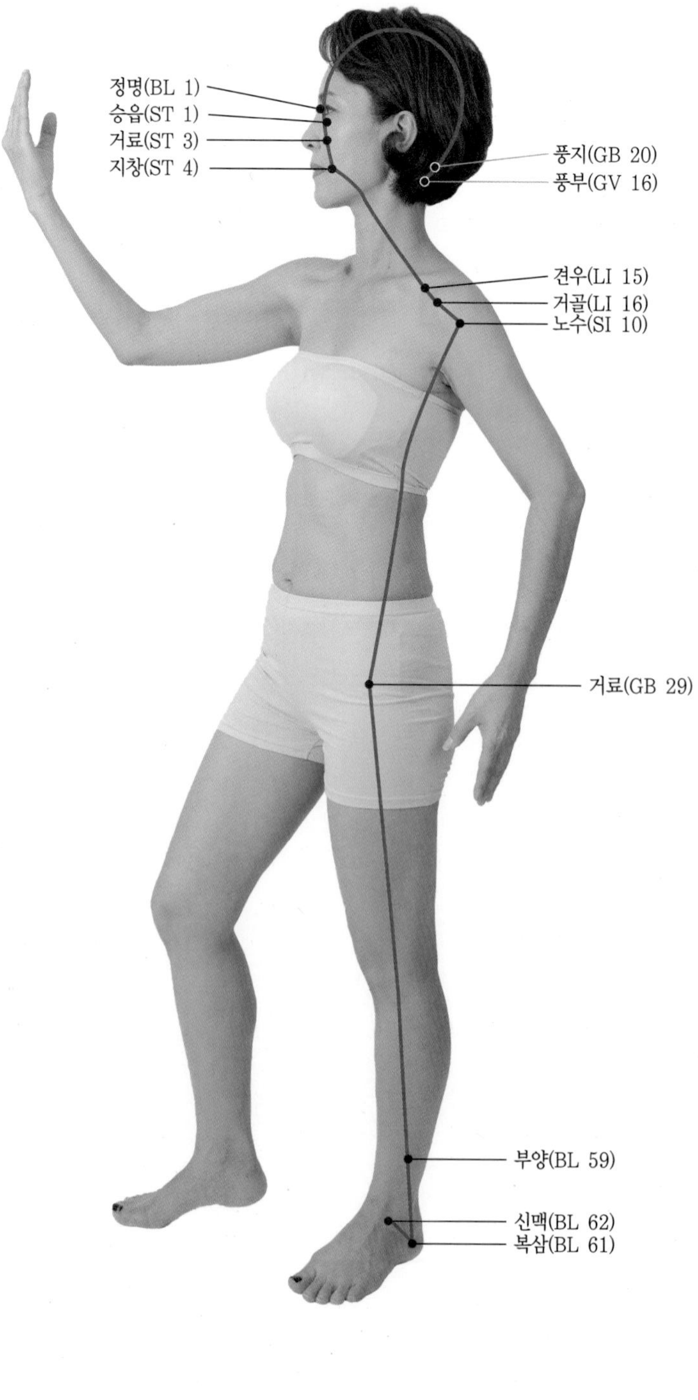

교회혈 및 소속혈

복삼, 신맥, 부양(이상 족태양방광경), 거료(족소양담경), 노수(수태양소장경), 거골, 견우(이상 수양명대장경), 지창, 거료, 승읍(이상 족양명위경), 정명(족태양방광경), 풍지(족소양담경), 풍부(독맥)

음교맥

(陰蹻脈, Yin Heel Vessel : Yin HV)

음교맥(陰蹻脈)은 족소음신경의 별맥이라고 불린다. 발꿈치 안쪽에서 시작하여 족소음신경의 조해혈을 나와 족소음신경과 나란히 교신혈까지 올라가 종아리→넙다리 안쪽을 통과하여 앞쪽 서혜부에서 하복부로 들어간다. 그리고 위쪽으로 올라가 가슴 앞쪽의 약간 깊은 부위를 상행하여 빗장위오목(쇄골상와)에 있는 결분혈에서 목동맥 안쪽으로 올라간다. 그다음 코로 들어가 정명혈에서 족태양방광경과 교회한다.

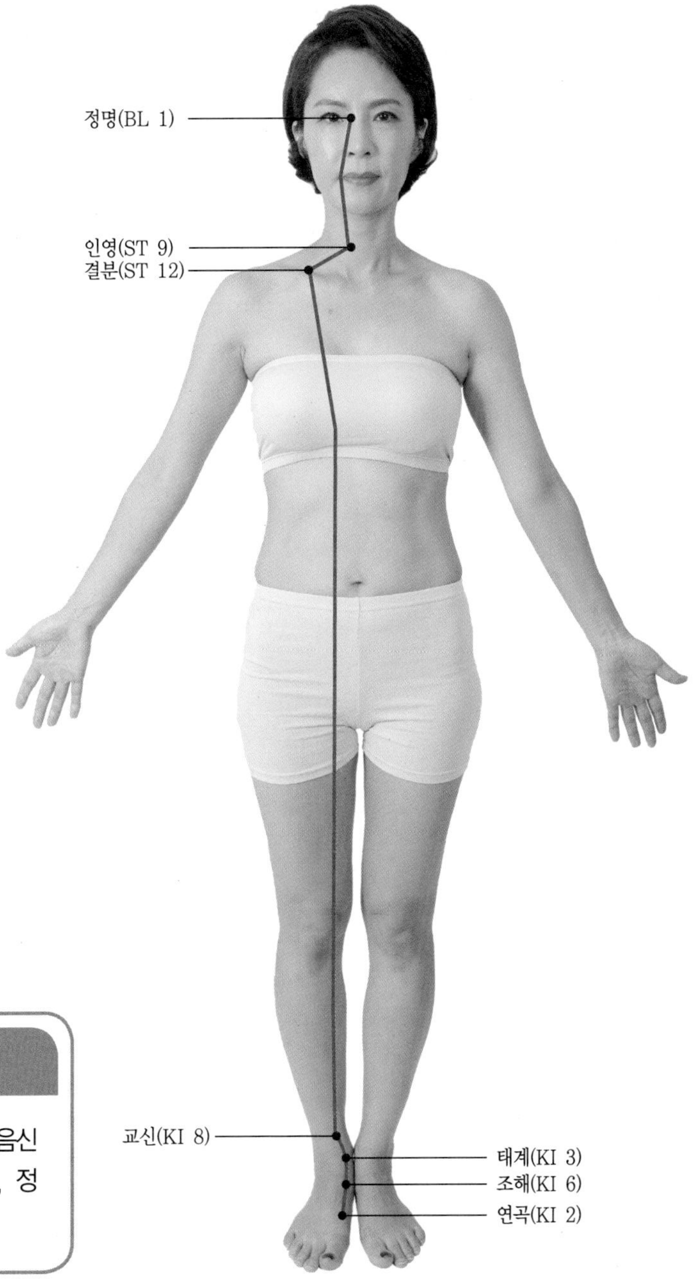

교회혈 및 소속혈

연곡, 태계, 조해, 교신(이상 족소음신경), 결분, 인영(이상 족양명위경), 정명(족태양방광경)

양유맥

(陽維脈, Yang Link Vessel : Yang LV)

양유맥(陽維脈)은 모든 양경(陽經)과 연락하고 있다. 족태양방광경의 금문혈에서 시작하여 다리를 올라가 족소양담경의 양교혈과 교회한다. 넙다리 가쪽에서 옆구리(측복부)→측흉부를 올라가 수태양소장경의 노수혈과 교회하고, 천료혈에서 수소양삼초경과 교회한다. 족소양담경의 견정혈에서 2줄기로 나누어진다. 그 하나는 견정혈에서 머리쪽으로 상행하여 족소양담경의 양백→본신→두임읍혈 등을 통과하여 뒤통수의 풍지혈에서 끝난다. 그리고 다른 하나는 아문 · 풍부혈에서 독맥과 교회한다.

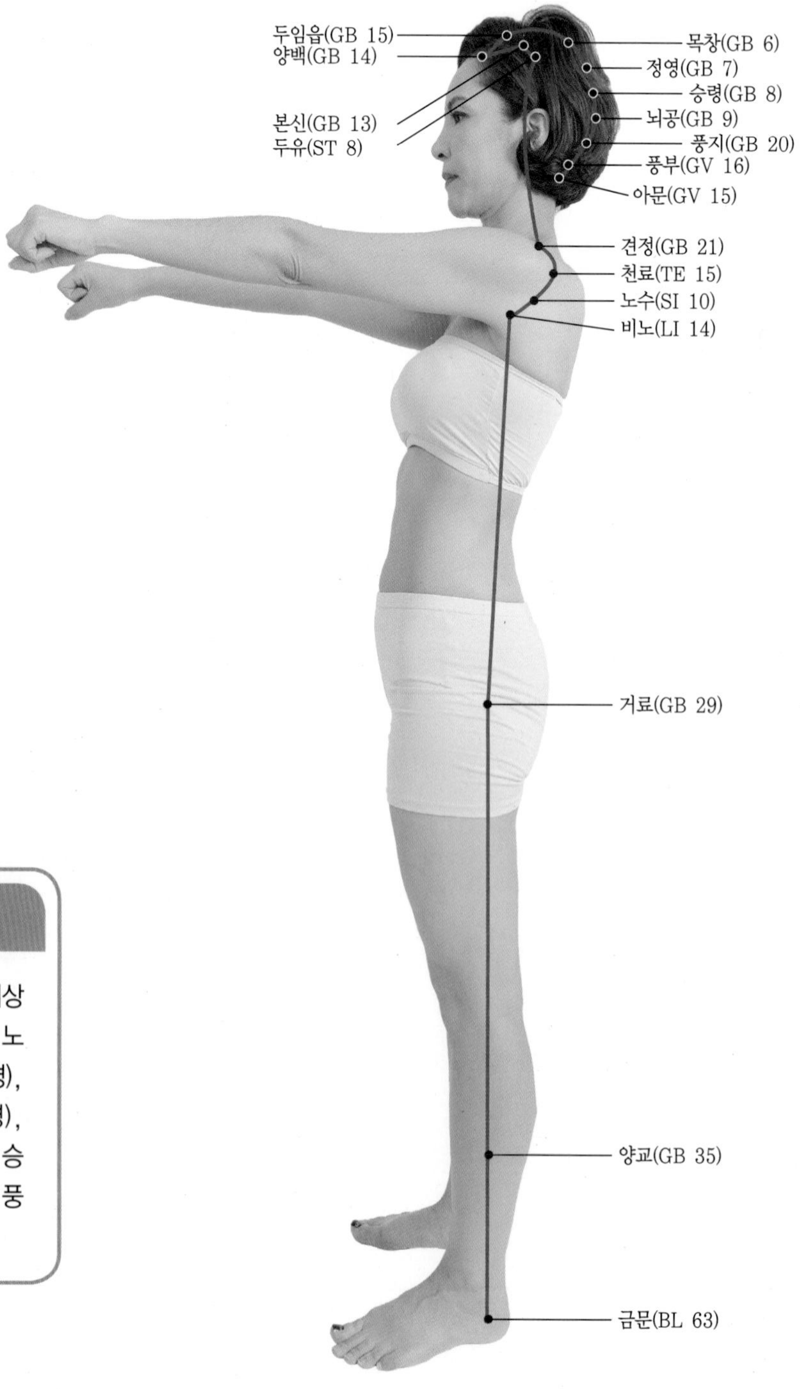

교회혈 및 소속혈

금문(족태양방광경), 양교, 거료(이상 족소양담경), 비노(수양명대장경), 노수(수태양소장경), 천료(수소양삼초경), 견정(족소양담경), 두유(족양명위경), 본신, 양백, 두임읍, 목창, 정영, 승령, 뇌공, 풍지(이상 족소양담경), 풍부, 아문(이상 독맥)

음유맥

(陰維脈, Yin Link Vessel : Yin LV)

음유맥은 모든 음경(陰經)과 연락하고 있다. 족소음신경의 축빈혈에서 시작하여 넙다리 안쪽을 올라가 하복부로 들어간다. 족태음비경의 충문→부사→대횡→복애혈을 거쳐 족궐음간경의 기문혈에서 교회한다. 가슴부위를 올라가 목에서 임맥의 천돌→염천혈에 도달하여 끝난다.

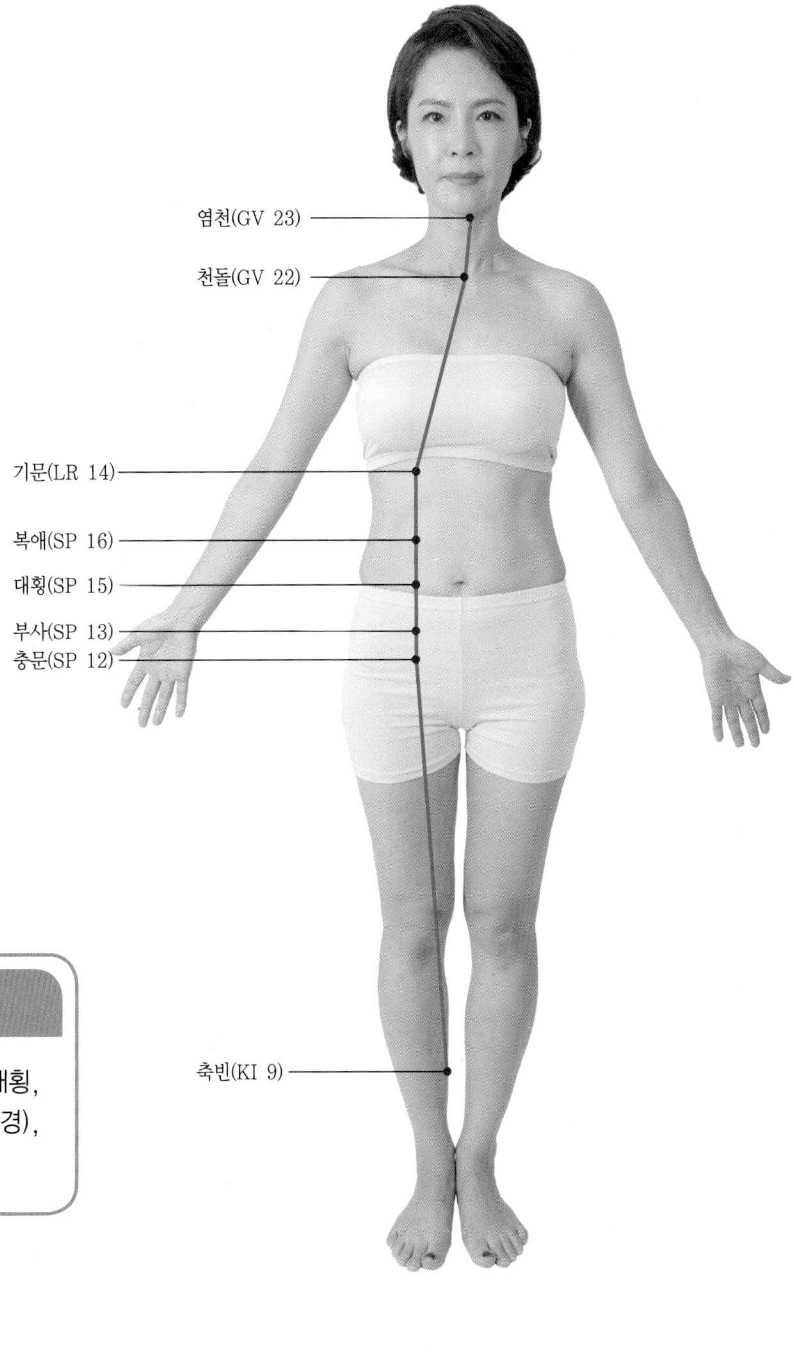

교회혈 및 소속혈

축빈(족소음신경), 충문, 부사, 대횡, 복애(족태음비경), 기문(족궐음간경), 천돌, 염천(이상 임맥)

PART

4

경외기혈

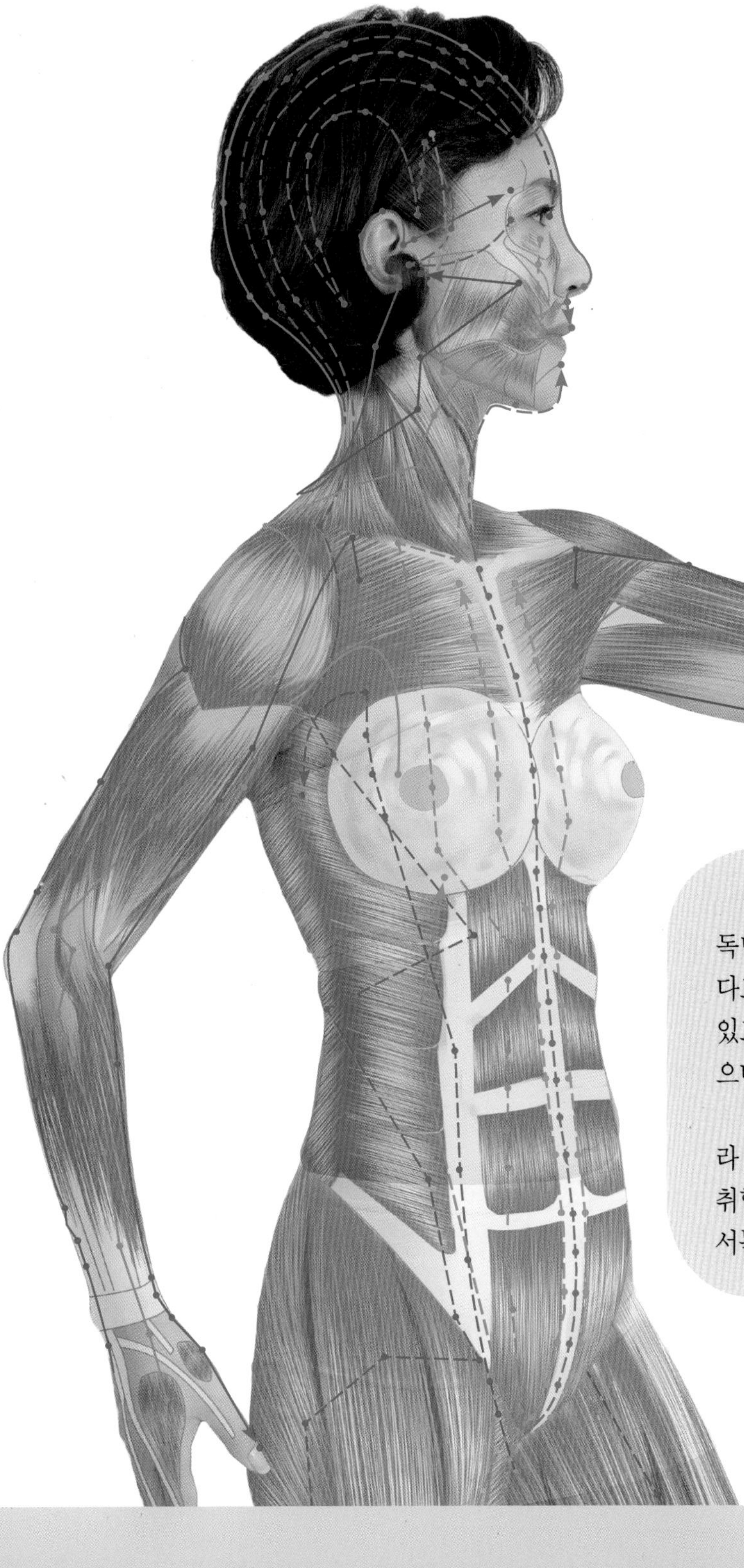

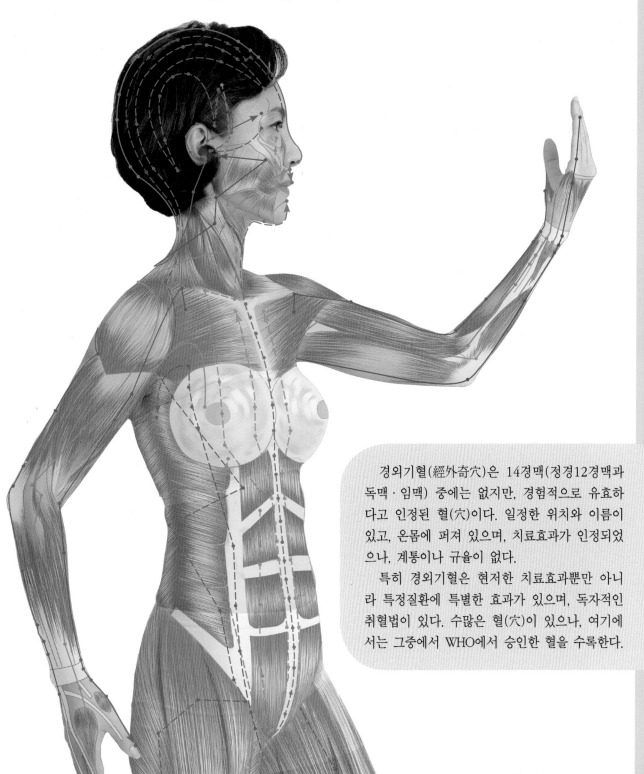

경외기혈(經外奇穴)은 14경맥(정경12경맥과 독맥 · 임맥) 중에는 없지만, 경험적으로 유효하다고 인정된 혈(穴)이다. 일정한 위치와 이름이 있고, 온몸에 퍼져 있으며, 치료효과가 인정되었으나, 계통이나 규율이 없다.

특히 경외기혈은 현저한 치료효과뿐만 아니라 특정질환에 특별한 효과가 있으며, 독자적인 취혈법이 있다. 수많은 혈(穴)이 있으나, 여기에서는 그중에서 WHO에서 승인한 혈을 수록한다.

두경혈

(頭頸穴, 머리 · 목부위의 혈 ; point of Head and Neck : Ex-HN)

Ex-HN 1 사신총(四神聰, Sasinchong)

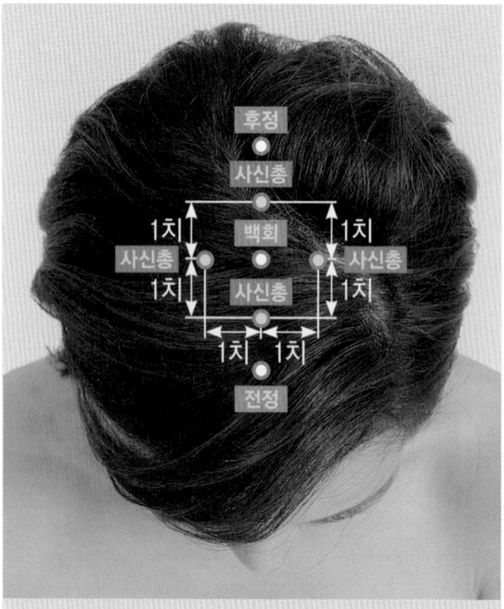

혈이름 해설 '사(四)'는 4혈을 뜻하고, '신(神)'은 신지(神志)를, '총(聰)'은 총명함을 뜻한다.

위 치 백회혈(GV 20)에서 전후좌우로 각 1치 되는 4곳

취혈방법 바로 앉은 자세에서 백회혈을 취한 다음, 그곳에서 전후좌우로 각 1치 되는 곳

관련근육 머리덮개널힘줄(帽狀腱膜, Galea aponeurotica)

관련신경 눈확위신경(眼窩上神經, Supraorbital n.), 큰뒤통수신경(大後頭神經, Greater occipital n.)

관련혈관 뒤통수동 · 정맥(後頭動 · 靜脈, Occipital a. & v.), 얕은관자동 · 정맥의 마루가지(淺側頭動 · 靜脈의 頭頂枝, Parietal br. of superficial temporal a. & v.)

임상적용 편두통, 치통, 눈의 충혈 · 부기 · 통증, 급성결막염, 안검경련(眼瞼痙攣), 안검하수(眼瞼下垂) 등

Ex-HN 2 당양(當陽, Dangyang)

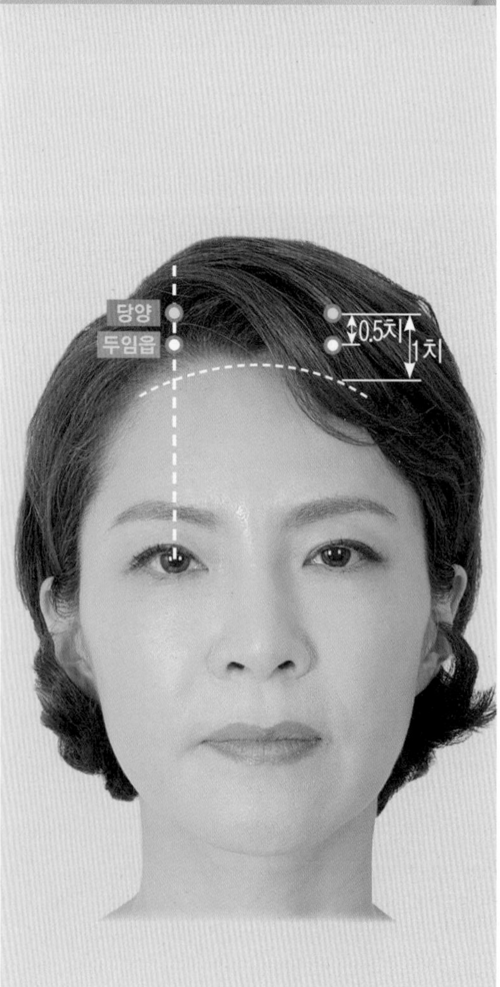

혈이름 해설 '당(當)'은 붙어 있다는 뜻이고, '양(陽)'은 음양할 때의 양이다(이마는 양에 해당된다).

위 치 동공(瞳孔) 바로 위쪽의 발제(髮際)에서 1치 되는 곳으로 두임읍혈(GB 15)에서 위로 0.5치 되는 곳

취혈방법 동공(눈동자) 바로 위쪽의 발제에서 1치 위쪽

관련근육 뒤통수이마근의 이마힘살(後頭前頭筋의 前頭筋腹, Frontal belly of occipitofrontalis m.)

관련신경 눈확위신경(眼窩上神經, Supraorbital n.)

관련혈관 눈확위동 · 정맥(眼窩上動 · 靜脈, Supraorbital a. & v.), 얕은관자동 · 정맥(淺側頭動 · 靜脈, Superficial temporal a. & v.)

임상적용 코막힘, 감기, 두통, 급성눈통증, 급성결막염(急性結膜炎) 등

Ex-HN 3 인당(印堂, Indang)

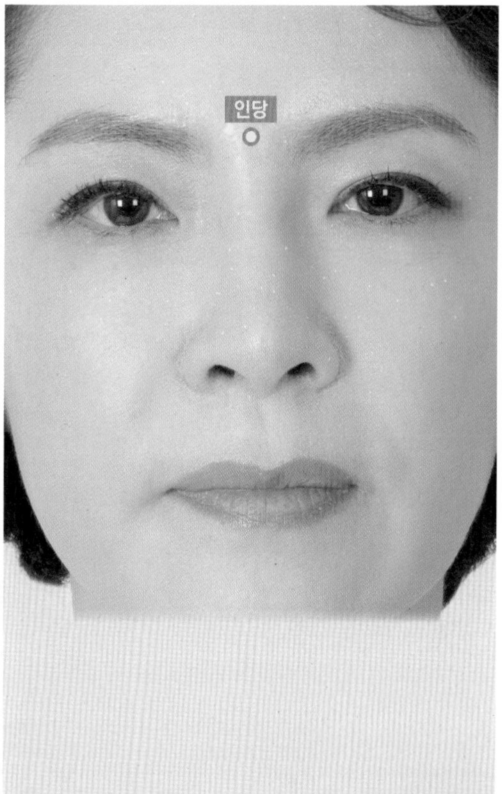

혈이름 해설 양쪽 눈썹 사이를 '인당(印堂)'이라 한다.

위　　치 양쪽 눈썹머리를 잇는 선 중간의 오목부위

취혈방법 이마에서 양쪽 눈썹 사이의 오목한 곳

관련근육 눈살근(鼻根筋, Procerus m.)

관련신경 도르래아래신경의 눈꺼풀가지(滑車下神經의 眼瞼枝, Palpebral brs. of infratrochlear n.)

관련혈관 눈구석동맥(眼角動脈, Angular a.), 도르래위정맥(滑車上靜脈, Supratrochlear v.)

임상적용 소아의 급·만성경풍(急慢性驚風), 급성두통, 눈의 충혈·부기·통증, 비염, 비출혈, 삼차신경통, 불면증 등

Ex-HN 4 어요(魚腰, Eoyo)

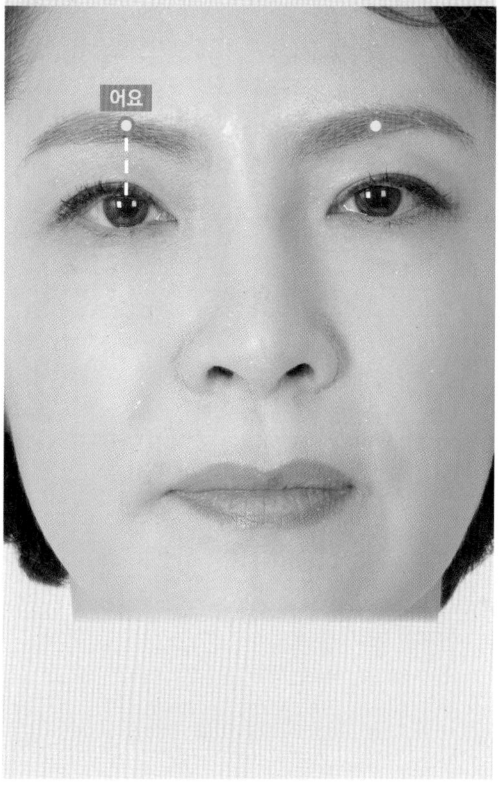

혈이름 해설 '어(魚)'는 물고기를 뜻하며, '요(腰)'는 물체의 중간부위를 뜻한다. 눈썹의 모양은 물고기와 비슷하므로 어요라 한다.

위　　치 동공 바로 위쪽의 눈썹 중간

취혈방법 앞을 보고 앉은 자세에서 동공 바로 위쪽의 눈썹 중앙부위

관련근육 눈둘레근(眼輪筋, Orbicularis oculi m.), 뒤통수이마근의 이마힘살(後頭前頭筋의 前頭筋腹, Frontal belly of occipitofrontalis m.)

관련신경 눈확위신경(眼窩上神經, Supraorbital n.)

관련혈관 얕은관자동·정맥(淺側頭動·靜脈, Superficial temporal a. & v.), 눈확위동·정맥(眼窩上動·靜脈, Supraorbital a. & v.)

임상적용 눈의 충혈·부기·통증, 목예(目翳 : 눈에 예막이 생긴 증상), 급성결막염, 안검경련, 안검하수, 안면신경마비 등

Ex-HN 5 태양(太陽, Taeyang)

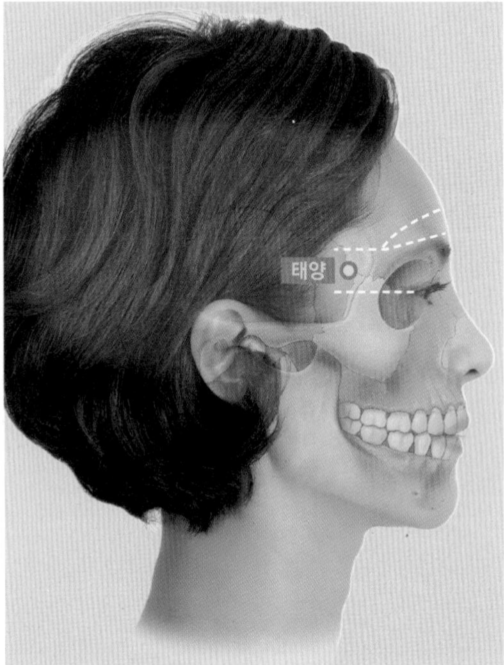

- 혈이름 해설 관자놀이의 약간 오목한 부위를 '태양(太陽)'이라 한다.
- 위 치 눈썹꼬리와 가쪽눈구석(目外眥, 눈초리)을 잇는 선의 중간에서 뒤로 1치 되는 오목부위
- 취혈방법 앞을 보고 앉은 자세에서 눈썹 가쪽끝과 가쪽눈구석(目外眥)의 중점에서 뒤로 1치 되는 곳
- 관련근육 관자마루근(側頭頭頂筋, Temporoparietalis m.), 앞귓바퀴근(前耳介筋, Auricularis anterior m.)
- 관련신경 얼굴신경의 관자가지(顔面神經의 側頭枝, Temporal brs. of facial n.)
- 관련혈관 얕은관자동 · 정맥(淺側頭動 · 靜脈, Superficial temporal a. & v.)
- 임상적용 편두통, 눈의 충혈 · 부기 · 통증, 급성결막염, 안검경련(眼瞼痙攣), 안검하수(眼瞼下垂), 삼차신경통 등

Ex-HN 6 이첨(耳尖, Icheom)

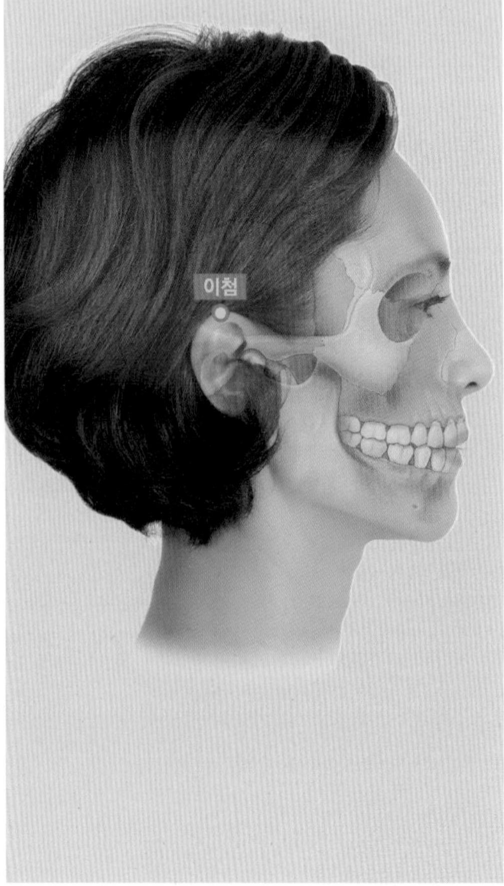

- 혈이름 해설 '이(耳)'는 귀둘레를 뜻하고, '첨(尖)'은 정점을 뜻한다.
- 위 치 귀를 접으면 위쪽으로 뾰족한 이개(耳介, 귓바퀴)의 최정점
- 취혈방법 귀를 접어서 그 꼭대기가 머리의 피부에 닿는 곳
- 관련근육 큰귀둘레근(大耳輪筋, Helicis major m.)
- 관련신경 뒤귓바퀴신경의 귓바퀴가지(後耳介神經의 耳介枝, Auricular br. of posterior auricular n.)
- 관련혈관 뒤귓바퀴동 · 정맥(後耳介動 · 靜脈, Posterior auricular a. & v.)
- 임상적용 눈의 충혈 · 부기 · 통증, 두통, 맥립종(麥粒腫, 다래끼), 급성결막염 등

Ex-HN 7 구후(球後, Guhu)

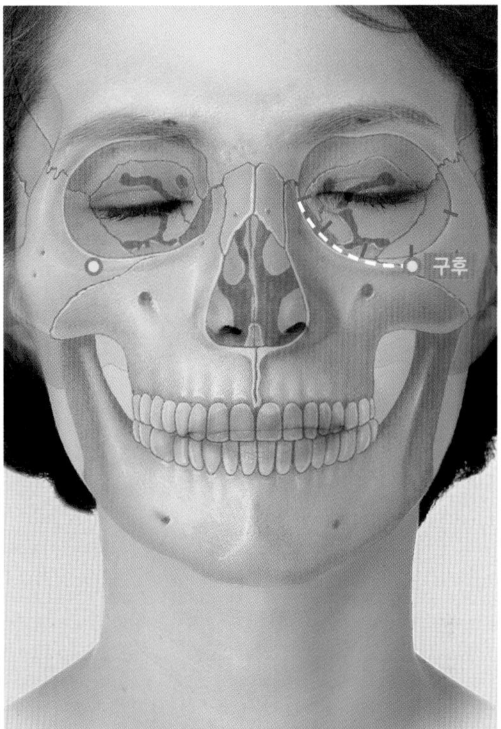

혈이름 해설 '구(球)'는 안구를 뜻하고, '후(後)'는 뒤쪽을 말한다.
위 치 눈확 아래모서리를 4등분하여 가쪽에서 1/4 되는 곳
취혈방법 안쪽눈구석(目內眥)과 가쪽눈구석(目外眥)을 잇는 선의 가쪽에서 1/4 되는 눈확아래모서리(眼窩下緣)
관련근육 눈둘레근(眼輪筋, Orbicularis oculi m.)
관련신경 눈확아래신경(眼窩下神經, Infraorbital n.), 얼굴신경(顔面神經, Facial n.)
관련혈관 눈확아래동 · 정맥(眼窩下動 · 靜脈, Infraorbital v.), 아래눈꺼풀동맥(下眼瞼動脈, Inferior palpebral a.)
임상적용 안검경련, 안검하수, 녹내장(綠內障), 백내장(白內障), 시신경염, 시신경위축 등

Ex-HN 8 상영향(上迎香, Sangyeonghyang)

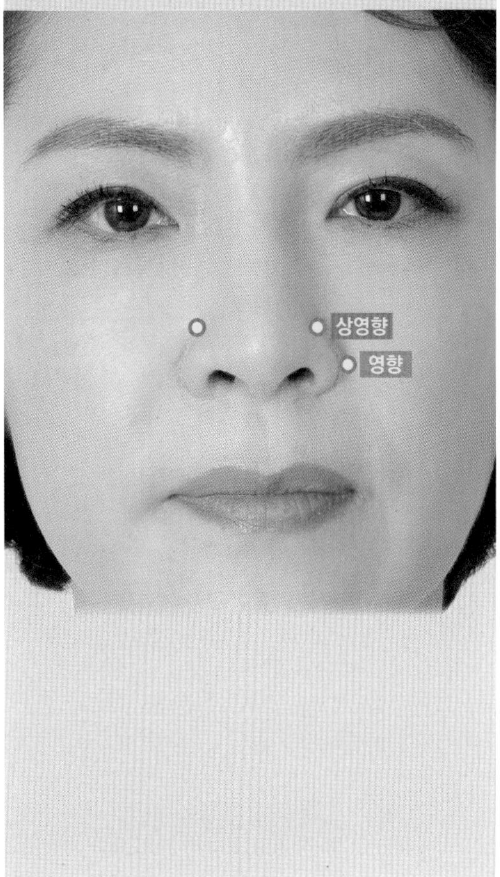

혈이름 해설 영양혈 위쪽에 있으므로 상영향이라 한다.
위 치 코연골(鼻軟骨)과 코선반능선(鼻甲介稜)이 만나는 곳
취혈방법 코연골과 코선반능선이 만나는 코입술고랑(鼻脣溝)의 위쪽 끝부분
관련근육 위입술올림근(上脣擧筋, Levator labii superioris m.)
관련신경 눈확아래신경(眼窩下神經, Infraorbital n.), 얼굴신경(顔面神經, Facial n.)
관련혈관 위입술동 · 정맥(上脣動 · 靜脈, Superior labial a. & v.), 눈확아래동 · 정맥(眼窩下動 · 靜脈, Infraorbital a. & v.)
임상적용 두통, 코막힘, 급성결막염, 현훈(眩暈, 어지럼증) 등

Ex-HN 9 내영향(內迎香, Naeyeonghyang)

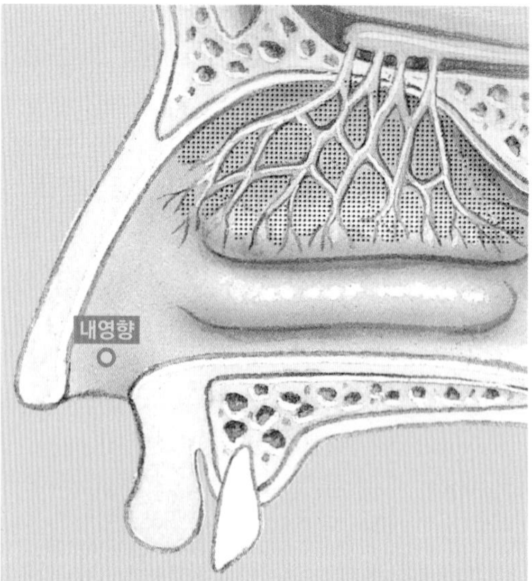

혈이름 해설 콧구멍 속에 있으면서 영향혈(LI 20)과 콧방울(鼻翼)을 마주한다.

위 치 콧구멍 속에서 코연골과 코선반능선(鼻甲介稜)이 만나는 점막부위

취혈방법 코속공간(鼻腔) 위쪽 코점막 위에서 코뼈와 코연골이 만나는 곳

관련근육 코근(鼻筋, Nasalis m.)

관련신경 눈확아래신경의 속코가지(眼窩下神經의 內鼻枝, Internal nasal brs. of infraorbital n.), 앞벌집신경의 속코가지(前篩骨神經의 內鼻枝, Internal nasal brs. of anterior ethmoidal n.)

관련혈관 위입술동맥의 코중격가지(上脣動脈의 鼻中膈枝, Nasal septal br. of superior labial a.)

임상적용 두통, 급성결막염, 후두염, 열병(熱病), 어지럼증, 각종 비염 등

Ex-HN 10 취천(聚泉, Chwicheon)

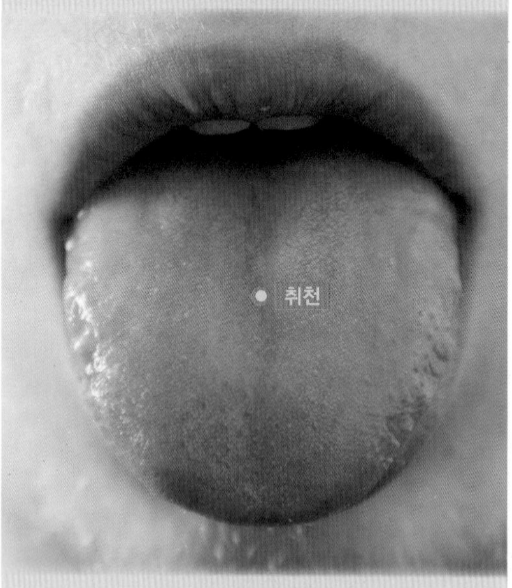

혈이름 해설 '취(聚)'는 모인다는 뜻이고, '천(泉)'은 샘물을 뜻한다. 입속공간(口腔) 속의 진액이 샘물같이 모인다는 뜻이다.

위 치 혓바닥 윗면의 중앙

취혈방법 혀를 내민 상태에서 혓바닥 정중선의 중점

관련근육 혀위세로근(上縱舌筋, Superior longitudinal m. of tongue)

관련신경 혀신경(舌神經, Lingual n.)

관련혈관 혀동 · 정맥(舌動 · 靜脈, Lingual a. & v.)

임상적용 혀가 뻣뻣해지는 증상, 미각장애, 실어증 등

Ex-HN 11 해천(海泉, Haecheon)

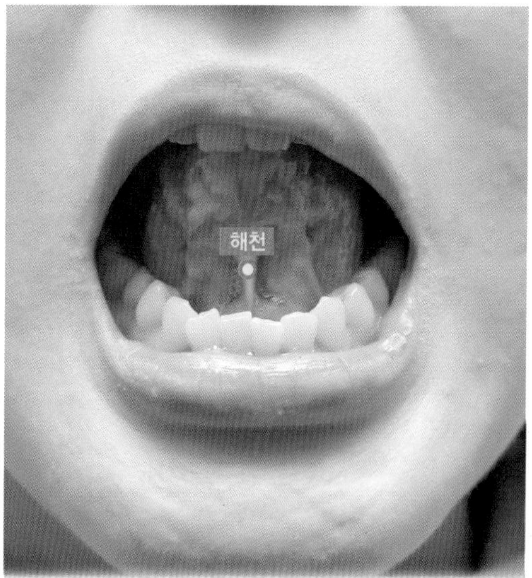

혈이름 해설 '해(海)'는 바다물이고, '천(泉)'은 샘물을 뜻한다. 입속공간(口腔)의 진액이 해수, 천수와 같이 끊이지 않으므로 해천이라 한다.

위 치 혀밑의 혀주름띠의 중점

취혈방법 혀를 위로 말아서 혀주름띠(舌小帶) 중점의 정맥부위

관련근육 혀아래세로근(下縱舌筋, Inferior longitudinal m. of tongue)

관련신경 혀신경(舌神經, Lingual n.)

관련혈관 혀밑동·정맥(舌下動·靜脈, Sublingual a. & v.)

임상적용 당뇨병, 급성 구강감염, 횡격막경련, 딱꾹질(呃逆) 등

Ex-HN 12 금진(金津, Geumjin)

Ex-HN 13 옥액(玉液, Okaek)

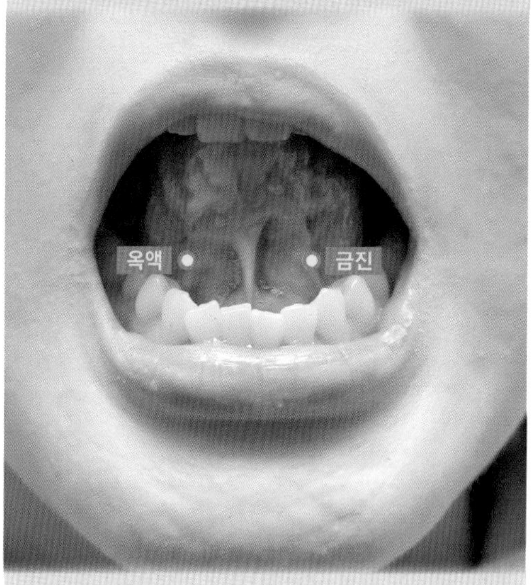

혈이름 해설 '금(金)'은 귀중한 것을 비유한 말이며, '진(津)'은 침(唾液)을 가리킨다. 혀주름띠(舌小帶)의 정맥에 있으면서 침을 분비하는 중요한 곳이므로 왼쪽을 금진, 오른쪽을 옥액이라 한다.

위 치 혀밑의 혀주름띠 안쪽 정맥부위. 왼쪽이 금진, 오른쪽이 옥액

취혈방법 혀를 위로 말아서 혀밑의 혀주름띠 안쪽 정맥의 왼쪽에서 금진혈을, 오른쪽에서 옥액혈을 취혈한다.

관련근육 혀아래세로근(下縱舌筋, Inferior longitudinal m. of tongue)

관련신경 혀신경(舌神經, Lingual n.)

관련혈관 혀밑동·정맥(舌下動·靜脈, Sublingual a. & v.)

임상적용 당뇨병, 혀마비, 감기, 편도선염(扁桃腺炎), 궤양성구내염, 구토 등

Ex-HN 14 예명(翳明, Yemyeong)

혈이름 해설 '예(翳)'는 덮개를 뜻하고, '명(明)'은 밝음을 가리킨다. 눈질환을 치료하여 밝게 한다는 뜻이다.

위　치 꼭지돌기(乳樣突起) 아래쪽 예풍혈(TE 17)에서 뒤로 1치 되는 곳

취혈방법 뒤통수와 머리의 접합부인 귀뒤쪽으로, 예풍혈(TE 17)에서 뒤로 1치 되는 곳

관련근육 목빗근(胸鎖乳突筋, Sternocleidomastoid m.)

관련신경 큰귓바퀴신경의 뒤가지(大耳介神經의 後枝, Posterior br. of great auricular n.), 더부신경(副神經, Accessory n.), 작은뒤통수신경(小後頭神經, Lesser occipital n.)

관련혈관 뒤귓바퀴동 · 정맥(後耳介動 · 靜脈, Posterior auricular a. & v.), 뒤통수동맥(後頭動脈, Occipital artery)

임상적용 노안(老眼), 근시, 백내장 초기, 시신경위축, 이하선염, 두통, 이명, 현훈, 불면증 등

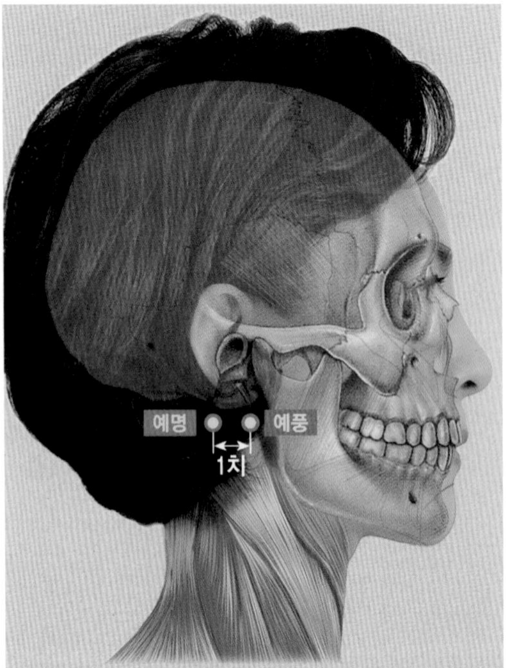

Ex-HN 15 경백로(頸百勞, Gyeongbaekro)

혈이름 해설 '경(頸)'은 목을, '백(百)'은 수가 많음을, '로(勞)'는 심한 고생으로 마음이 상한 것(勞傷)을 뜻한다. 목에 있으면서 각종 노상을 치료하므로 경백로라 한다.

위　치 일곱째등뼈가시돌기 아래쪽 대추혈(GV 14)에서 바로 위로 2치, 옆으로 1치 되는 곳

취혈방법 대추혈(GV 14) 바로 위로 2치 되는 곳으로뒤정중선에서 가쪽으로 1치 되는 곳

관련근육 등세모근(僧帽筋, Trapezius m.), 어깨올림근(肩胛擧筋, Levator scapulae m.), 목널판근(頸板狀筋, Splenius cervicis m.)

관련신경 다섯째목신경의 뒤가지(第5頸神經의 後枝, Posterior br. of the 5st cervical n.), 더부신경(副神經, Accessory n.)

관련혈관 가로목동 · 정맥(頸橫動 · 靜脈, Transverse cervical a. & v.), 뒤통수동 · 정맥(後頭動 · 靜脈, Occipital a. & v.)

임상적용 천식, 해수, 만성기관지염, 백일해(百日咳), 후경부통증 · 염좌 등

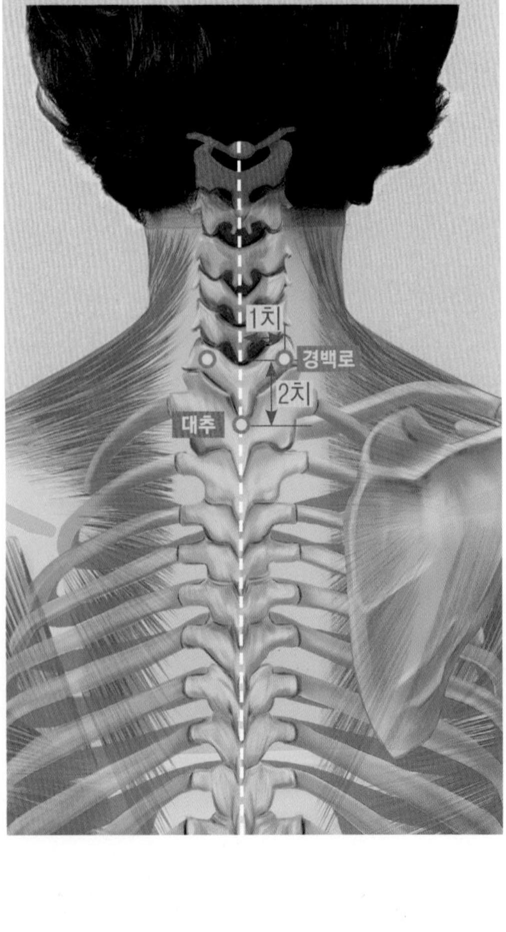

흉복혈

(胸腹穴, 가슴 · 배부위의 혈 ; point of Chest and Abdomen : Ex-CA)

Ex-CA 1 자궁(子宮, Jagung)

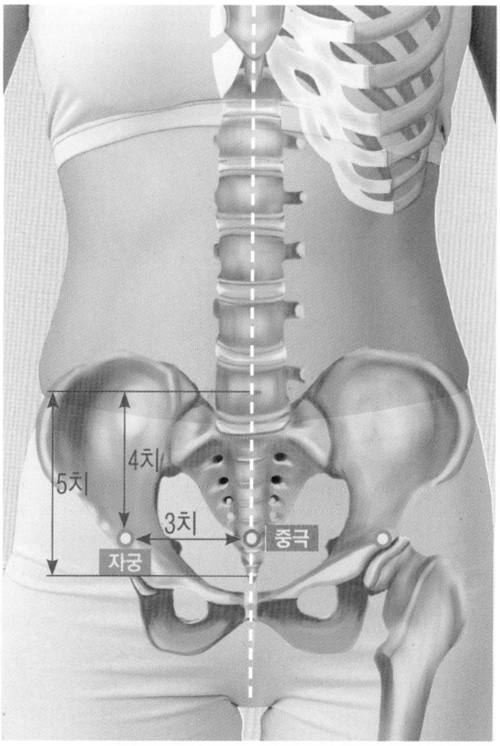

혈이름 해설	주로 자궁질환을 치료하므로 '자궁'이라 한다.
위 치	배꼽(臍)에서 아래로 4치 되는 곳으로 중극혈(CV 3)에서 가쪽으로 3치 되는 곳
취혈방법	배꼽의 중심에서 아래로 4치이고, 앞정중선에서 가쪽으로 3치 되는 곳
관련근육	배곧은근(腹直筋, Rectus abdominis m.), 배바깥빗근(外腹斜筋, Obliquus abdominis externus m.), 배가로근(腹橫筋, Transverse abdominis m.)
관련신경	엉덩배신경의 앞피부가지(腸骨腹壁神經의 前皮枝, Anterior cutaneous br. of iliohypogastric n.), 엉덩샅굴신경(腸骨鼠蹊神經, Ilioinguinal n.)
관련혈관	아래배벽동 · 정맥(下腹壁動 · 靜脈, Inferior epigastric a. & v.), 얕은배벽동 · 정맥(淺腹壁動 · 靜脈, Superficial epigastric a. & v.)
임상적용	월경불순, 월경통, 산부인과질환, 방광염, 요통 등

요배혈

(腰背穴, 허리 · 등부위의 혈 ; point the Back : Ex-B)

Ex-B 1 정천(定喘, Jeongcheon)

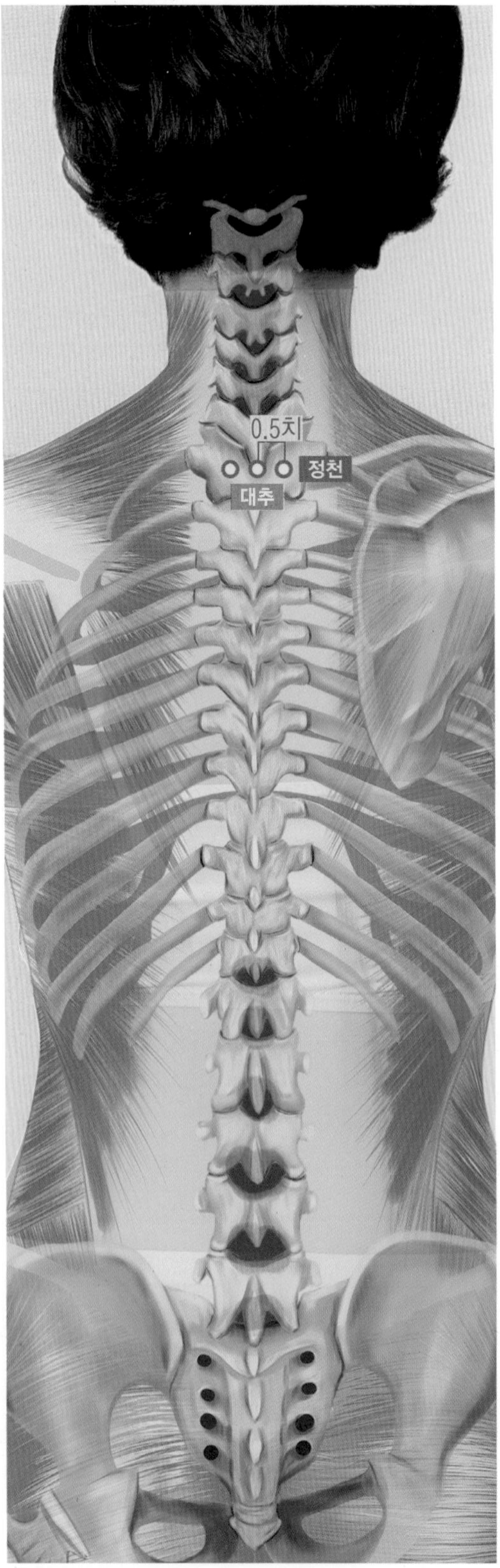

혈이름 해설 '정(定)'은 평정을 뜻하고, '천(喘)'은 효천(哮喘, 효증과 천증 : 효증은 백일해, 천증은 가래 끓는 소리 없이 숨이 차는 증상)을 뜻한다. 이 혈은 효천발작을 진정시키는 역할을 한다.

위 치 뒤정중선 위의 일곱째등뼈가시돌기 아래쪽의 대추혈(GV 14)에서 가쪽으로 0.5치 되는 곳

취혈방법 대추혈(GV 14)에서 가쪽으로 0.5치 되는 곳

관련근육 등세모근(僧帽筋, Trapezius m.), 작은마름근(小菱形筋, Rhomboid minor m.), 목널판근(頸板狀筋, Splenius cervicis m.)

관련신경 일곱째목신경의 뒤가지(第7頸神經의 後枝, Posterior br. of the 7st cervical n.)

관련혈관 가로목동 · 정맥(頸橫動 · 靜脈, Transverse cervical a. & v.)

임상적용 해수, 천식, 담마진(蕁麻疹, 두드러기), 낙침(落枕 : 목이 아파서 잘 돌리지 못하는 증상), 견 · 배부통증, 상지통증 등

Ex-B 2 협척(夾脊, Hyeopcheok)

혈이름 해설 '협(夾)'은 양쪽에서 마주보고 압력을 가해 고정시킨다는 뜻이고, '척(脊)'은 척주를 가르킨다.

위 치 첫째등뼈가시돌기부터 다섯째등뼈가시돌기까지 매 가시돌기 아래에서 옆으로 0.5치 되는 곳(좌우 17혈, 합계 34혈)

취혈방법 첫째등뼈~다섯째허리뼈의 가시돌기 아래에서 가쪽으로 0.5치 되는 곳(독맥에서 좌우로 0.5치)의 17개의 혈(좌우 34혈)

관련근육 가장긴근(最長筋, Longissimus m.), 반가시근(半棘筋, Semispinalis m.), 뭇갈래근(多裂筋, Multifidus m.), 돌림근(回旋筋, Rotatores m.), 등세모근(僧帽筋, Trapezius m.), 큰마름근(大菱形筋, Rhomboid major m.), 작은마름근(小菱形筋, Rhomboid minor m.), 위뒤톱니근(上後鋸筋, Serratus posterior superior m.), 넓은등근(廣背筋, Latissimus dorsi m.), 척주세움근(Erector spinae m.)

관련신경 가슴신경(胸神經, Thoracic n.), 허리신경(腰神經, Lumbar n.), 첫째가슴신경~다섯째허리신경의 뒤가지(第1胸神經~第5腰神經의 後枝, Posterior br. of 1st thoracic n.~5th lumbar n.)

관련혈관 첫째~열둘째뒤갈비사이동 · 정맥(第1~第12後肋間動 · 靜脈, 1st~12th posterior intercostal a. & v.), 첫째~다섯째허리동 · 정맥(第1~第5腰動 · 靜脈, 1st~5th lumbar a. & v.)

임상적용 척추 각 부위의 관절병증 및 각 장부의 질환(흉부 상부의 협척혈은 심 · 폐 · 상완의 질환, 흉부 하부의 협척혈은 위 · 장의 질환, 요부 하부의 협척혈은 요부 · 복부 · 하지의 질환) 등

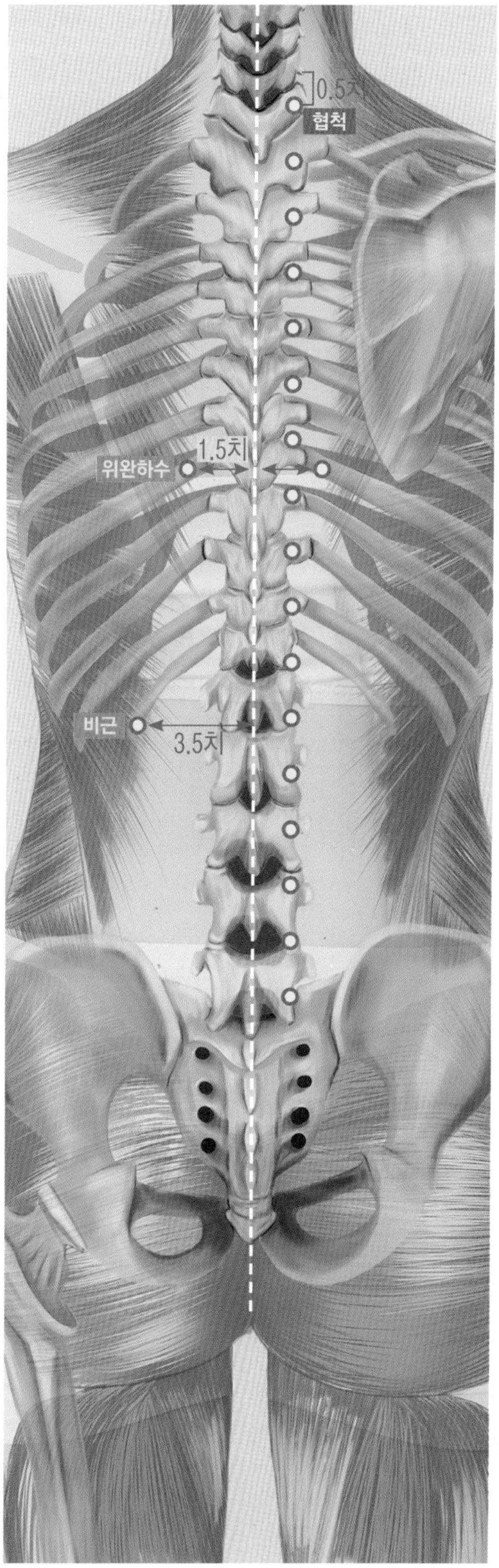

Ex-B 3 위완하수(胃脘下兪, Wiwanhasu)

혈이름 해설 '위완(胃脘)'은 갈비활(肋骨弓) 아래의 상복부를 뜻하고, '하(下)'는 아래쪽, '수(兪)'는 기혈을 전수(轉輸)하는 곳을 뜻한다.

위 치 등의 여덟째 · 아홉째등뼈가시돌기 사이에서 가쪽으로 1.5치 되는 곳

취혈방법 여덟째등뼈가시돌기 아래에서 가쪽으로 1.5치 되는 곳으로, 격수혈(BL 17)과 간수혈(BL 18)의 중점

관련근육 등세모근(僧帽筋, Trapezius m.), 등허리근막(腰背筋膜, Thoracolumbar fascia), 넓은등근(廣背筋, Latissimus dorsi m.), 엉덩갈비근(腸肋筋, Iliocostalis m.)

관련신경 여덟째가슴신경의 뒤가지(第8胸神經의 後枝, Posterior br. of the 8th thoracic n.), 등쪽어깨신경(背側肩胛神經, Dorsal scapular n.)

관련혈관 여덟째뒤갈비사이동 · 정맥(第8後肋間動 · 靜脈, The 8th posterior intercostal a. & v.)

임상적용 위통, 췌장염(膵臟炎), 해수, 흉 · 협통(胸脇痛), 복통 등

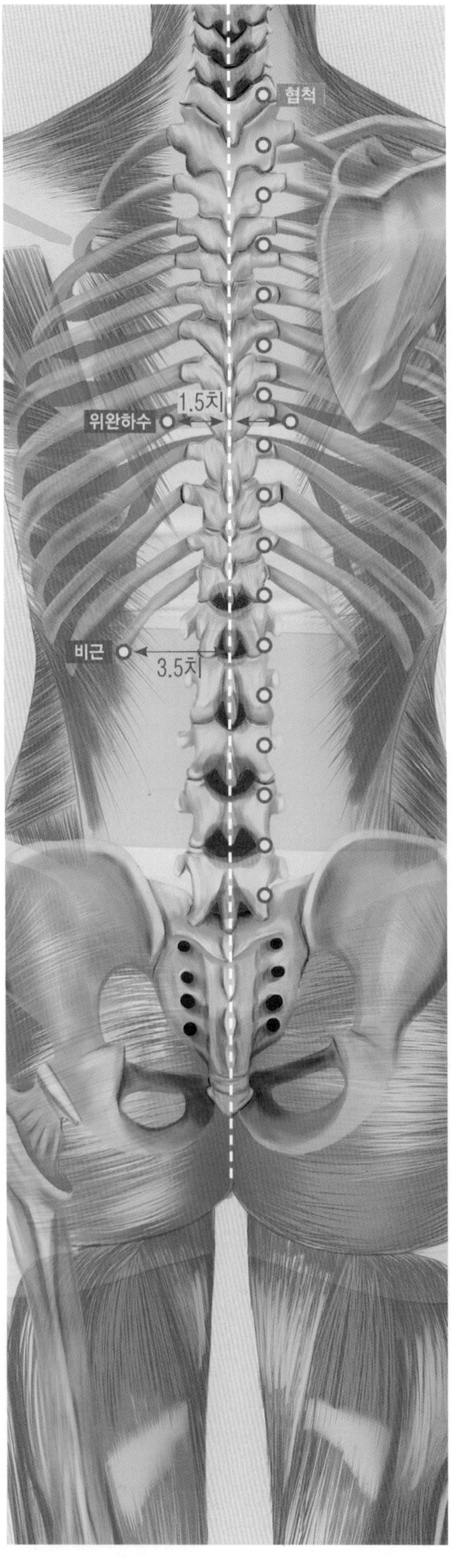

Ex-B 4 비근(痞根, Bigeun)

혈이름 해설 '비(痞)'는 비괴(痞塊 : 배속공간에 생긴 적괴)를, '근(根)'은 뿌리를 뜻한다. 이 혈은 비괴를 근본적으로 치료한다.

위 치 첫째허리뼈가시돌기 아래에서 가쪽으로 3.5치 되는 곳

취혈방법 첫째허리뼈가시돌기 아래에서 가쪽으로 3.5치 되는 곳

관련근육 넓은등근(廣背筋, Latissimus dorsi m.), 엉덩갈비근(腸肋筋, Iliocostalis m.), 허리네모근(腰方形筋, Quadratus lumborum m.)

관련신경 첫째허리신경의 뒤가지(第1腰神經의 後枝, Posterior br. of the 1th lumbar n.)

관련혈관 첫째허리동 · 정맥(第1腰動 · 靜脈, 1th lumbar a. & v.)

임상적용 비괴(痞塊 : 배속공간에 적괴 · 음식 · 어혈 등이 생겨 명치끝에 덩어리가 찬 증상), 위통, 위경련, 장염, 요통 등

Ex-B 5 하극수(下極腧, Hageuksu)

혈이름 해설 '하(下)'는 아래쪽을, '극(極)'은 말단을 뜻하고, '수(腧)'는 기혈이 수주(腧注)하는 것을 뜻한다.

위 치 뒤정중선상의 셋째와 넷째허리뼈가시돌기 사이

취혈방법 허리의 뒤정중선상에서 셋째허리뼈가시돌기 아래쪽의 오목부위로, 요양관혈(GV 3) 위로 1개의 가시돌기를 지나 위쪽의 오목한 곳. 기해수혈(BL 24)과 같은 높이의 곳

관련근육 등허리근막(腰背筋膜, Thoracolumbar fascia), 가시끝인대(棘上靭帶, Supraspinous lig.), 가시사이인대(棘間靭帶, Interspinous lig.)

관련신경 셋째허리신경의 뒤가지(第3腰神經의 後枝, Posterior brs. of 3th lumbar n.)

관련혈관 허리동맥의 등쪽가지(腰動脈의 背側枝, Dorsal br. of lumbal a.)

임상적용 복통, 설사, 하복부냉증, 배뇨장애, 유뇨, 요통, 하지통증 등

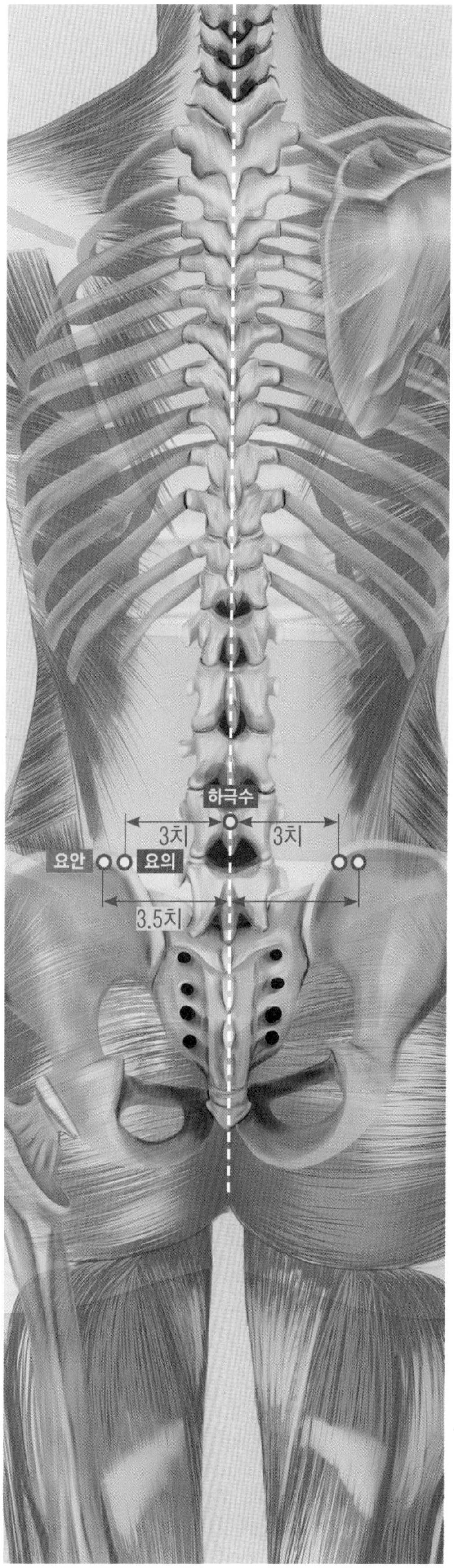

Ex-B 6 요의(腰宜, Youi)

혈이름 해설 '요(腰)'는 허리를 뜻하고, '의(宜)'는 마땅하는 뜻이다.

위 치 넷째허리뼈가시돌기 아래에서 가쪽으로 3치 되는 곳

취혈방법 요양관혈(GV 3)에서 가쪽으로 3치 되는 곳으로, 대장수혈(BL 25)과 같은 높이의 곳

관련근육 넓은등근(廣背筋, Latissimus dorsi m.), 엉덩갈비근(腸肋筋, Iliocostalis m.), 허리네모근(腰方形筋, Quadratus lumborum m.)

관련신경 넷째허리신경(第4腰神經, 4th lumbar n.)

관련혈관 넷째허리동·정맥의 뒤가지(第4腰動·靜脈의 後枝, Posterior brs. of the 4th lumbar a. & v.)

임상적용 요통, 배뇨장애, 생리불순, 붕루(崩漏 : 월경주기와 무관한 불규칙적인 질 출혈) 등

Ex-B 7 요안(腰眼, Yoan)

혈이름 해설 '요(腰)'는 허리를, '안(眼)'은 움푹 들어간 부위를 뜻한다.

위 치 셋째와 넷째허리뼈가시돌기 사이에서 가쪽으로 3~4치 되는 곳

취혈방법 넷째허리뼈가시돌기 위에서 가쪽으로 3~4치 되는 오목부위

관련근육 등허리근막(腰背筋膜, Thoracolumbar fascia), 엉덩갈비근(腸肋筋, Iliocostalis m.), 허리네모근(腰方形筋, Quadratus lumborum m.)

관련신경 넷째허리신경의 뒤가지(第4腰神經의 後枝, Posterior br. of the 4th lumbar n.)

관련혈관 넷째허리동 · 정맥의 뒤가지(第4腰動 · 靜脈의 後枝, Posterior brs. of the 4th lumbar a. & v.)

임상적용 요통, 생식기질환 등

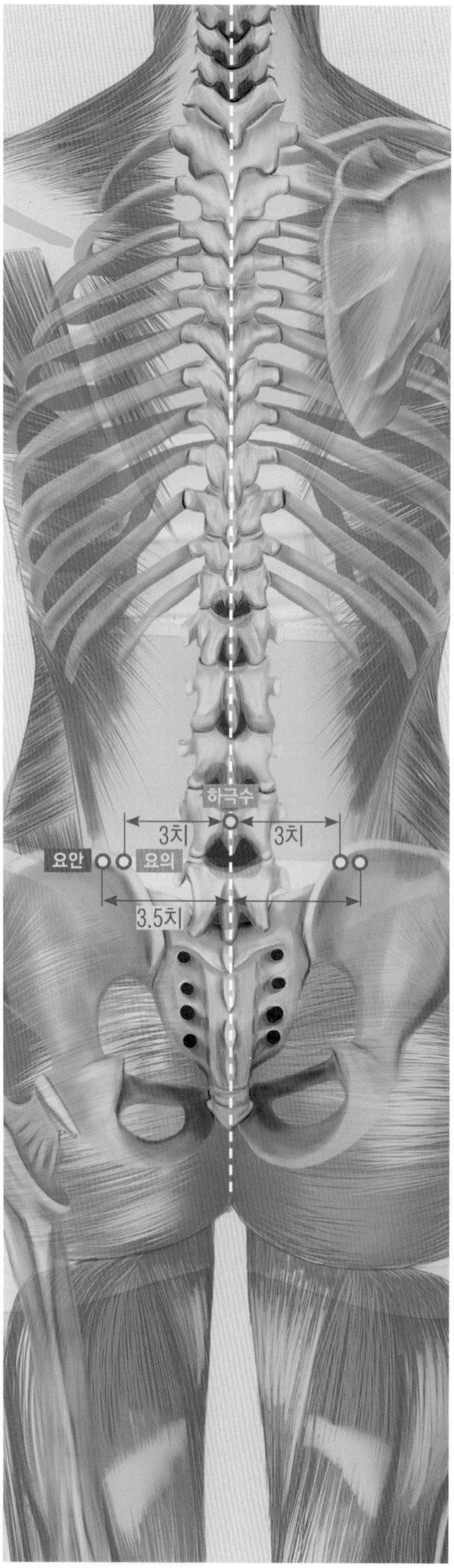

Ex-B 8 십칠추(十七椎, Sipchilchu)

혈이름 해설 17추(다섯째허리뼈)가시돌기(棘突起) 아래에 있으므로 십칠추라 한다.

위　치 다섯째허리뼈가시돌기 아래의 오목부위

취혈방법 요양관혈(GV 3)에서 아래로 척추뼈가시돌기 하나만큼 떨어진 오목부위

관련근육 등허리근막(腰背筋膜, Thoracolumbar fascia), 가시끝인대(棘上靭帶, Supraspinous lig.), 가시사이인대(棘間靭帶, Interspinous lig.)

관련신경 다섯째허리신경 뒤가지(第5腰神經의 後枝, Posterior brs. of the 5th lumbar n.)

관련혈관 허리동맥의 등쪽가지(腰動脈의 背側枝, Dorsal br. of lumbal a)

임상적용 월경통, 배뇨곤란, 치질 등

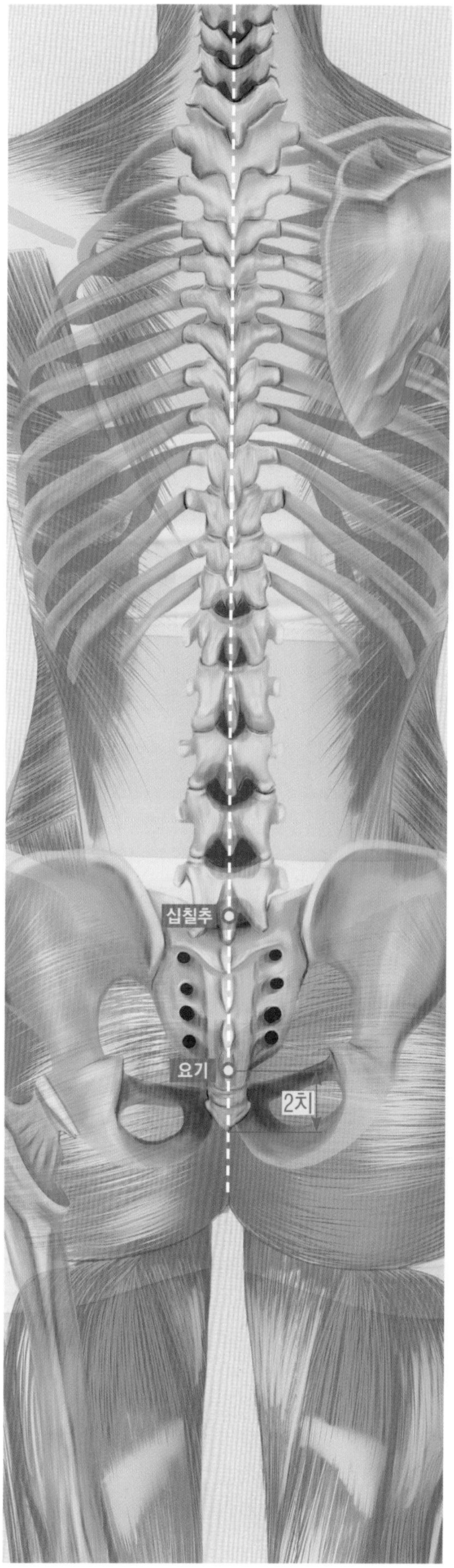

Ex-B 9 요기(腰奇, Yogi)

혈이름 해설 '요(腰)'는 허리를, '기(奇)'는 뛰어난 것을 뜻한다. 이 혈은 변비, 두통, 간질 등의 치료효과가 뛰어나다.

위　치 꼬리뼈끝(尾骨尖)에서 뒤정중선 위로 2치 되는 곳

취혈방법 꼬리뼈끝에서 위로 2치 되는 곳으로 둘째와 셋째엉치뼈가시돌기 사이

관련근육 등허리근막(腰背筋膜, Thoracolumbar fascia), 가시끝인대(棘上靭帶, Supraspinous lig.)

관련신경 둘째엉치신경(第2薦骨神經, 2nd sacral n.)

관련혈관 가쪽엉치동·정맥(外側薦骨動·靜脈, Lateral sacral a. & v.)

임상적용 간질, 치질, 변비, 두통 등

상지혈

(上肢穴, 팔의 혈 ; point of Upper Extremities : Ex-UE)

Ex-UE 1 주첨(肘尖, Jucheom)

혈이름 해설 '주첨(肘尖)'은 팔꿈치머리를 가리킨다.
위　　치 팔꿈치머리
취혈방법 팔은 굽힌 다음 팔꿈치끝에서 뾰족하게 튀어나온 곳
관련근육 위팔세갈래근(上腕三頭筋, Triceps brachii m.)
관련신경 안쪽아래팔피부신경(內側前腕皮神經, Medial antebrachial cutaneous n.), 자신경(尺骨神經, Ulnar n.)
관련혈관 자쪽피부정맥(尺側皮靜脈, Basilic v.), 자쪽되돌이동맥(尺側反回動脈, Ulnar recurrent a.)
임상적용 림프샘결핵, 각종 종기, 구토 등

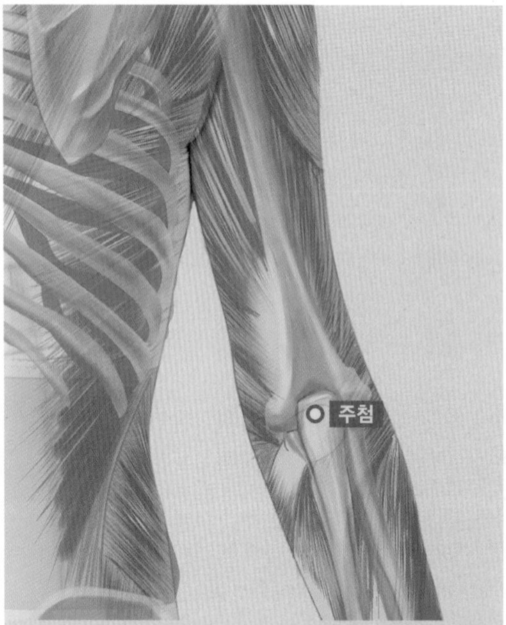

Ex-UE 2 이백(二白, Ibaek)

혈이름 해설 '이(二)'는 2개를, '백(白)'은 흰색으로 폐(허파)를 뜻한다.
위　　치 손바닥쪽 손목주름에서 위로 4치 되는 곳으로 노쪽손목굽힘근의 양 가쪽
취혈방법 아래팔 앞쪽의 손목주름에서 위로 4치 되는 곳으로 노쪽손목굽힘근의 자쪽과 노쪽에서 2혈(좌우 4혈)을 취한다.
관련근육 노쪽손목굽힘근(橈側手根屈筋, Fiexor carpi radialis m.), 얕은손가락굽힘근(淺指屈筋, Flexor digitorum superficialis m.), 깊은손가락굽힘근(深指屈筋, Flexor digitorum profundus m.), 긴손바닥근(長掌筋, Palmaris longus m.), 긴엄지굽힘근(長拇指屈筋, Flexor pollicis longus m.)
관련신경 정중신경(正中神經, Median n.), 앞뼈사이신경(前骨間神經, Anterior interosseous n.), 안쪽아래팔피부신경(內側前腕皮神經, Medial antebrachial cutaneous n.)
관련혈관 아래팔중간정맥(前腕中間皮靜脈, Median antebrachial v.), 앞뼈사이동 · 정맥(前骨間動 · 靜脈, Anterior interosseous a. & v.)
임상적용 치루하혈(痔屢下血), 탈항(脫肛), 전완통증, 흉 · 협통증 등

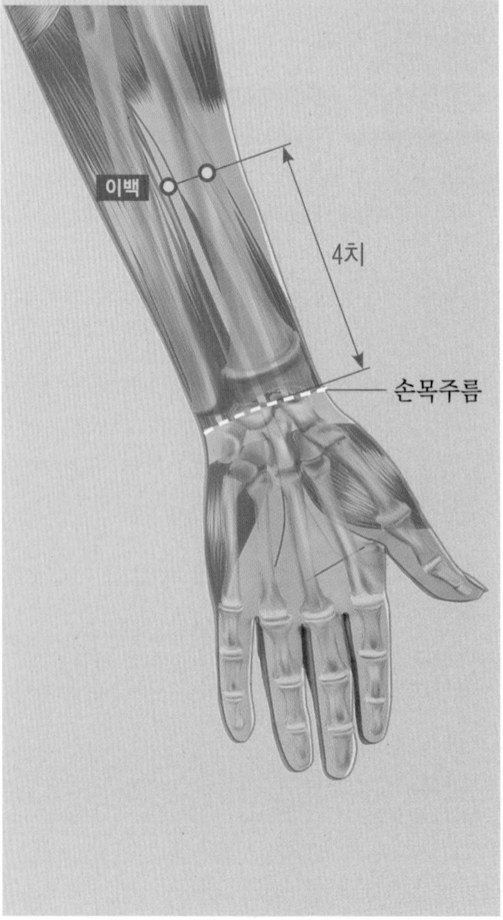

Ex-UE 3 중천(中泉, Jungcheon)

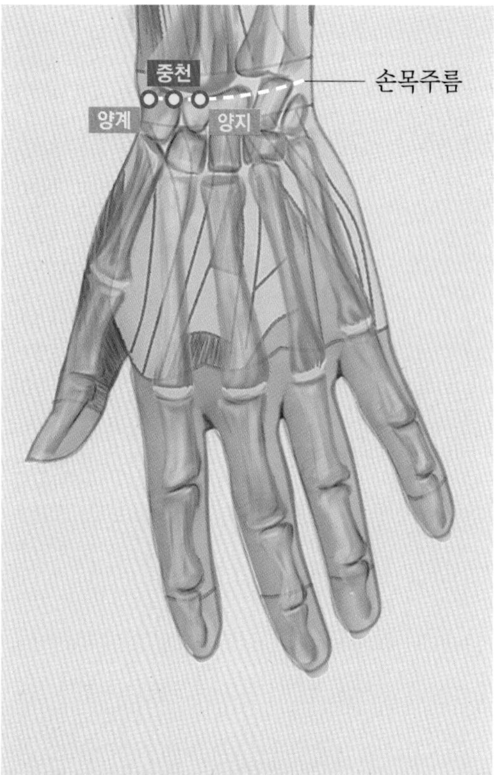

혈이름 해설	'중(中)'은 중간을, '천(泉)'은 샘(水源)으로 체표면에서 오목부위를 뜻한다.
위 치	손등쪽 손목주름 위로 손가락폄근의 노쪽오목부위
취혈방법	손바닥을 아래로 한 채 양계혈(LI 5)과 양지혈(TE 4) 중간의 오목한 곳
관련근육	긴노쪽손목폄근(長橈側手根伸筋, Extensor carpi radialis longus m.), 짧은노쪽손목폄근(短橈側手根伸筋, Extensor carpi radialis brevis m.), 손가락폄근(指伸筋, Extensor digitorum m.), 긴엄지폄근(長拇指伸筋, Extensor pollicis longus m.)
관련신경	노신경(橈骨神經, Radial n.), 뒤아래팔피부신경(後前腕皮神經, Posterior antebrachial cutaneous n.)
관련혈관	노쪽피부정맥(橈側皮靜脈, Cephalic v.), 노동맥(橈骨動脈, Radial a.)
임상적용	흉중기만(胸中氣滿 : 가슴이 가득 찬 듯하고 답답한 증상), 위기상역(胃氣上逆 : 위의 기가 하강하지 못하고 치밀어 오르는 증상), 복통, 천식 등

Ex-UE 4 중괴(中魁, Junggoe)

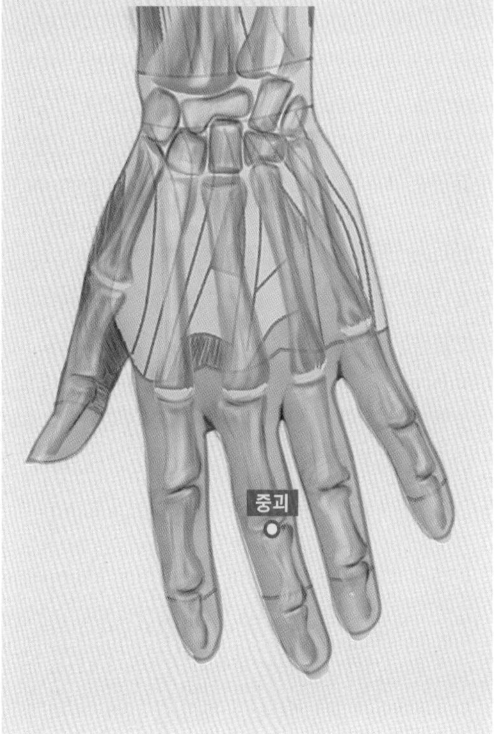

혈이름 해설	'중(中)'은 가운데손가락을, '괴(魁)'는 융기부위를 뜻한다.
위 치	셋째손가락의 몸쪽손가락사이관절의 손등쪽 중점
취혈방법	손가락을 굽힌 채 셋째손가락의 몸쪽손가락사이관절의 손등쪽 중앙
관련근육	손가락폄근(指伸筋, Extensor digitorum m.)
관련신경	바닥쪽손가락신경(掌側指神經, Palmar digital n.), 노신경(橈骨神經, Radial a.)
관련혈관	바닥쪽손가락동맥(掌側指動脈, Palmar digital a.), 바닥쪽손가락정맥(掌側指靜脈, Palmar digital v.), 등쪽손가락동맥(背側指動脈, Dorsal digital a.)
임상적용	욕지기, 구토, 딸꾹질, 식도경련, 코피, 백납(살가죽에 흰 어우러기가 생겨 점점 커지는 병. 白癜風) 등

Ex-UE 5 대골공(大骨空, Daegolgong)

혈이름 해설 '대(大)'는 크다는 뜻이고, '골(骨)'은 골두(骨頭)를, '공(空)'은 공극(空隙)을 뜻한다.

위 치 엄지손가락 손가락뼈사이관절의 손등쪽 중앙

취혈방법 가볍게 주먹을 쥔 상태에서 엄지손가락의 손가락뼈사이관절의 손등쪽 중앙

관련근육 짧은엄지손가락폄근(短拇指伸筋, Extensor pollicis brevis m.), 긴엄지손가락폄근(長拇指伸筋, Extensor pollicis longus m.)

관련신경 등쪽손가락신경(背側指神經, Dorsal digital n.), 바닥쪽 손가락신경(掌側指神經, Palmar digital n.)

관련혈관 등쪽손가락동맥(背側指動脈, Dorsal digital a.), 바닥쪽 손가락동 · 정맥(掌側指動 · 靜脈, Palmar digital a. & v.)

임상적용 눈의 통증, 각막혼탁(角膜混濁), 구토, 코피 등

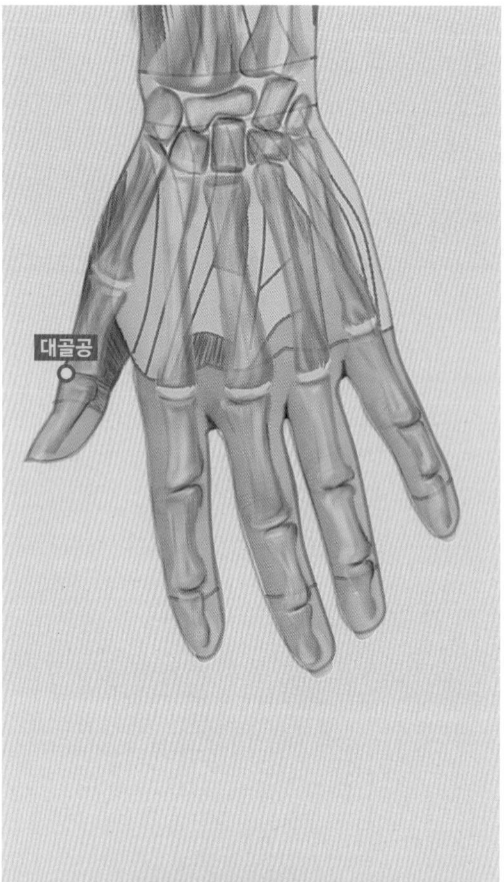

Ex-UE 6 소골공(小骨空, Sogolgong)

혈이름 해설 '소(小)'는 작다는 뜻이고, '골(骨)'은 골두(骨頭)이며, '공(空)'은 공극(空隙)을 뜻한다.

위 치 새끼손가락 손가락뼈사이관절의 손등쪽 중앙

취혈방법 새끼손가락을 약간 굽힌 상태에서 새끼손가락 손가락뼈사이관절의 손등쪽 중앙

관련근육 새끼손가락폄근(小指伸筋, Extensor digiti minimi m.), 손가락폄근(指伸筋, Extensor digitorum m.)

관련신경 등쪽손가락신경(背側指神經, Dorsal digital n.), 바닥쪽 손가락신경(掌側指神經, Palmar digital n.)

관련혈관 등쪽손가락동맥(背側指動脈, Dorsal digital a.), 바닥쪽 손가락동 · 정맥(掌側指動 · 靜脈, Palmar digital a. & v.)

임상적용 눈의 충혈, 각막혼탁, 인후염, 편도선염 등

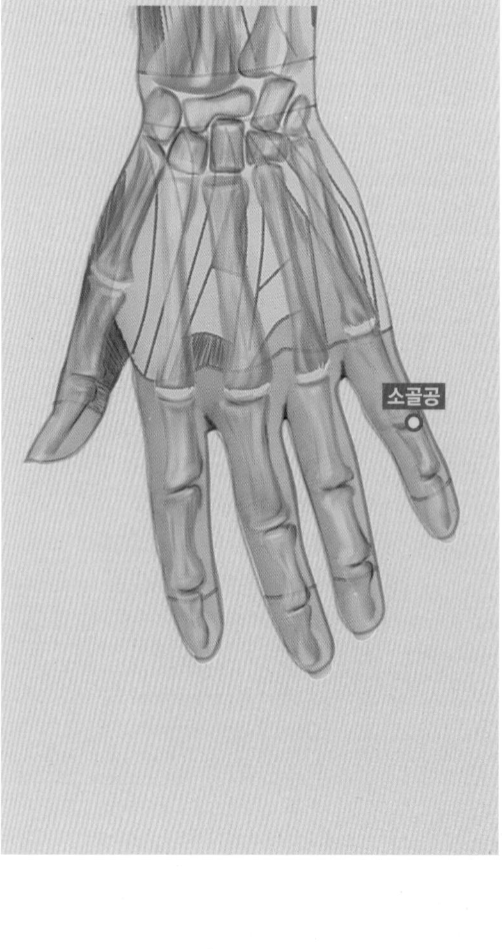

Ex-UE 7 요통점(腰痛點, Yotongjeom)

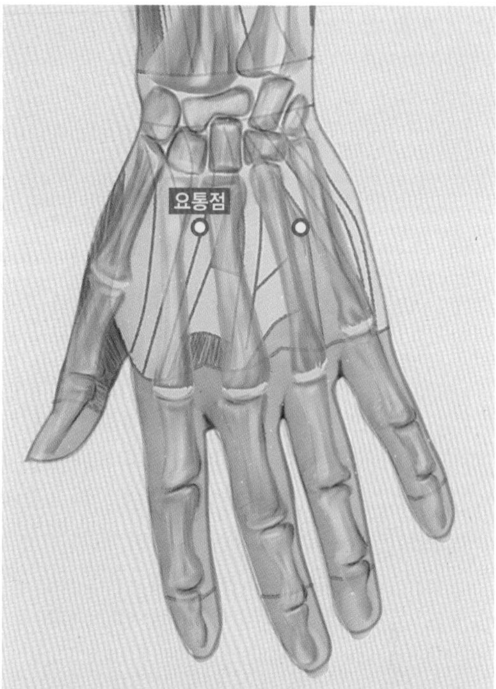

혈이름 해설 '요(腰)'는 허리를 뜻하고, '통(痛)'은 통증이며, '점(點)'은 지점을 뜻한다. 이 혈은 요통을 치료하는 효과가 뛰어나다.

위 치 둘째와 셋째손허리뼈 사이에서 둘째손허리뼈사이관절 앞쪽의 오목부위와, 넷째와 다섯째손허리뼈 사이에서 넷째손허리뼈사이관절앞쪽의 오목부위

취혈방법 손등의 둘째와 셋째손허리뼈 사이에서 둘째손허리뼈사이관절 앞쪽의 오목부위에서 1혈, 넷째와 다섯째손허리뼈 사이에서 넷째손허리뼈사이관절 앞쪽의 오목부위에서 1혈(좌우 손 4혈)

관련근육 등쪽뼈사이근(背側骨間筋, Interossei dorsales m.)

관련신경 등쪽손가락신경(背側指神經, Dorsal digital n.), 자신경의 손등가지(尺骨神經의 手背枝, Dorsal br. of ulnar n.)

관련혈관 등쪽손허리동 · 정맥(背側中手動 · 靜脈, Dorsal metacarpal a. & v.)

임상적용 요추염좌(腰椎捻挫), 두통, 소아의 경기 등

Ex-UE 8 외노궁(外勞宮, Woenogung)

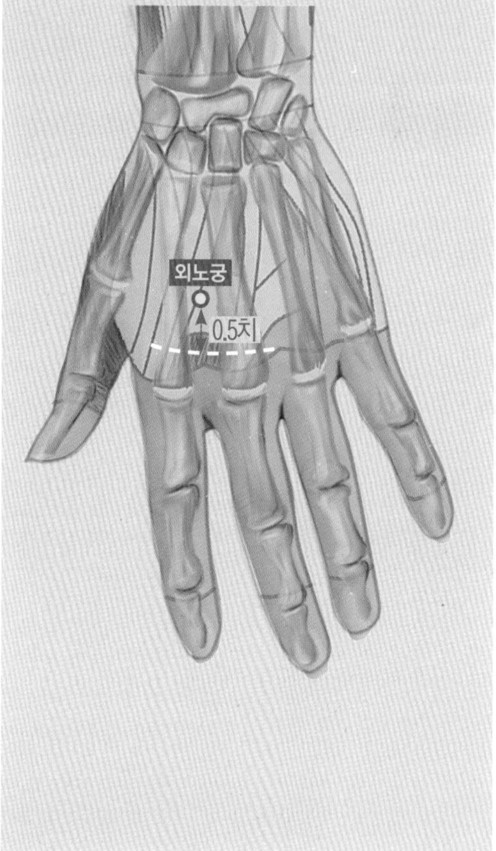

혈이름 해설 '외(外)'는 바깥을 뜻하고, '노궁(勞宮)'은 수궐음심포경의 노궁혈(PC 8)을 뜻한다.

위 치 손바닥쪽에 있는 노궁혈(PC 8)의 반대쪽인 손등쪽

취혈방법 손등쪽 둘째와 셋째손허리뼈의 손허리손가락관절 뒤로 둘째와 셋째손허리뼈머리를 잇는 선에서 위로 0.5치 되는 곳

관련근육 등쪽뼈사이근(背側骨間筋, Interossei dorsales m.)

관련신경 등쪽손가락신경(背側指神經, Dorsal digital n.), 자신경의 손등가지(尺骨神經의 手背枝, Dorsal br. of ulnar n.)

관련혈관 등쪽손허리동 · 정맥(背側中手動 · 靜脈, Dorsal metacarpal a. & v.)

임상적용 경추통증, 소아의 경풍, 편두통, 소화불량, 위통, 인후통, 설사 등

Ex-UE 9 팔사(八邪, Palsa)

혈이름 해설 '팔(八)'은 8개를 뜻하고, '사(邪)'는 병사(病邪)를 뜻한다. 이 혈은 사독의 병을 치료하는 8개의 혈이다.

위 치 손등에서 각 손가락이 갈라지는 사이(각 손 4혈, 합계 8혈 : 엄지와 둘째손가락 사이는 大都, 둘째와 셋째손가락 사이는 上都, 셋째와 넷째손가락 사이는 中都, 넷째와 다섯째손가락 사이는 下都라 한다)

취혈방법 가볍게 주먹을 쥐고 손바닥을 아래로 한 상태에서 둘째~다섯째 손허리손가락관절 사이의 오목한 부위 4곳으로, 손바닥과 손등의 경계면(좌우 8혈)

관련근육 등쪽뼈사이근(背側骨間筋, Interossei dorsales m.)

관련신경 등쪽손가락신경(背側指神經, Dorsal digital n.)

관련혈관 등쪽손허리동 · 정맥(背側中手動 · 靜脈, Dorsal metacarpal a. & v.)

임상적용 손과 팔의 부기 · 통증, 치통, 두통 등

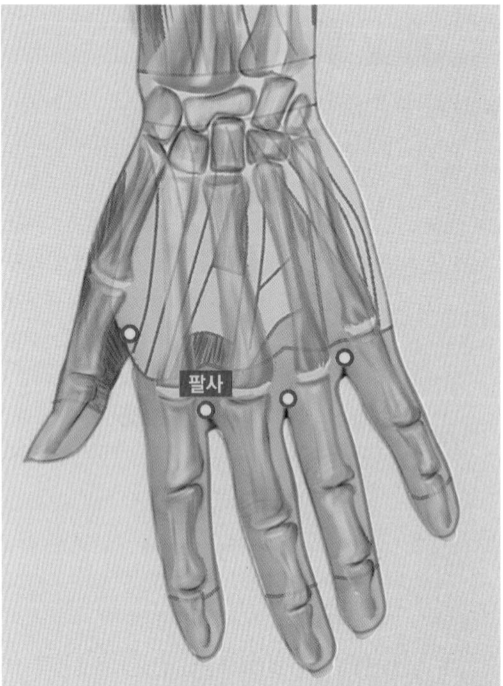

Ex-UE 10 사봉(四縫, Sabong)

혈이름 해설 '사(四)'는 4개의 손가락을 뜻하고, '봉(縫)'은 혈(穴) 깊은 곳의 골봉(骨縫 : 부러진 뼈의 뾰족한 끝)을 뜻한다.

위 치 둘째~다섯째손가락의 몸쪽첫마디 손가락뼈사이관절주름의 손바닥쪽 중점

취혈방법 손바닥에서 둘째 · 셋째 · 넷째 · 다섯째손가락의 중간마디와 끝마디 손가락사이관절의 손바닥쪽 중점

관련근육 손가락굽힘근(指屈筋, Flexor digitorum m.)

관련신경 바닥쪽손가락신경(掌側指神經, Palmar digital n.)

관련혈관 바닥쪽손가락동 · 정맥(掌側指動 · 靜脈, Palmar digital a. & v.)

임상적용 소아의 소화불량, 설사, 구토, 백일해 등

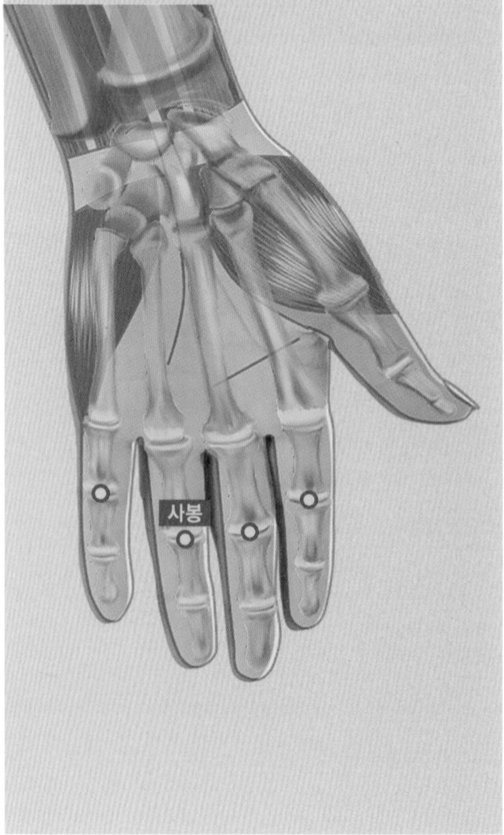

Ex-UE 11 십선(十宣, Sipseon)

혈이름 해설 '십(十)'은 10개의 손가락을 뜻하고, '선(宣)'은 선산(宣散 : 기운을 펴서 발산시키는 것)을 뜻한다. 10개의 손가락끝에 있으면서 산열(散熱 : 열을 방산함) · 개규(開竅 : 열을 꺼주거나, 담을 없애거나, 냉기를 없애서 정신이 혼미한 증상을 치료하는 것)의 효능이 있다.

위 치 열손가락끝의 중앙으로 손톱끝에서 0.1치 되는 곳

취혈방법 열손가락의 손톱끝에서 0.1치 떨어진 곳

관련근육 깊은손가락굽힘근(深指屈筋, Flexor digitorum profundus m.)

관련신경 바닥쪽손가락신경(掌側指神經, Palmar digital n.), 등쪽손가락신경(背側指神經, Dorsal digital n.)

관련혈관 바닥쪽손가락동 · 정맥(掌側指動 · 靜脈, Palmar digital a. & v.), 등쪽손가락동맥(背側指動脈, Dorsal digital a.)

임상적용 실신, 쇼크, 급성뇌출혈, 중풍, 고열, 간질, 고혈압 등

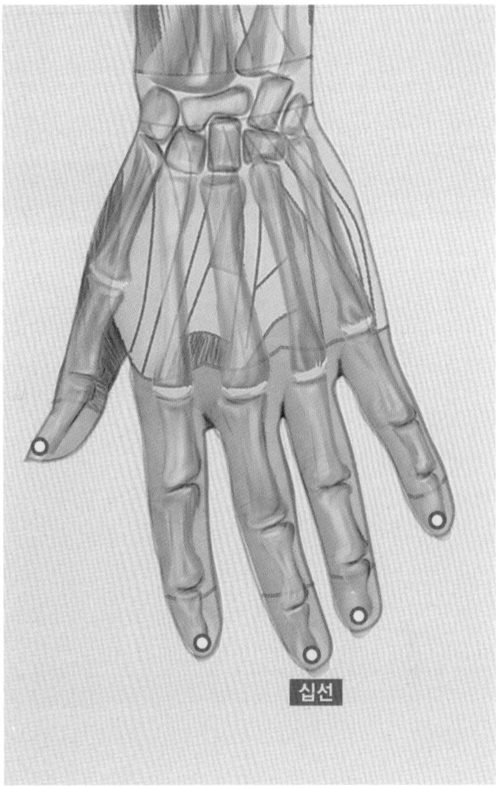

하지혈

(下肢穴, 다리의 혈 ; points of Lower Extremities : Ex-LE)

Ex-LE 1 관골(髖骨, Gwangol)

혈이름 해설 '관(髖)'은 엉덩이부위를 뜻하고, '골(骨)'은 골두(骨頭)를 뜻한다.

위 치 무릎뼈 위모서리에서 위로 2치 되는 곳으로, 양구혈(ST 34)에서 양가쪽으로 1.5치 되는 곳

취혈방법 넙다리 앞면의 양구혈에서 양가쪽으로 1.5치 되는 곳(좌우 4혈)

관련근육 넙다리곧은근힘줄(大腿直筋腱, Rectus femoris tendon), 중간넓은근(中間廣筋, Vastus intermedius m.), 안쪽넓은근(內側廣筋, Vastus medialis m.), 가쪽넓은근(外側廣筋, Vastus lateralis m.)

관련신경 넙다리신경(大腿神經, Femoral n.), 가쪽넙다리피부신경(外側大腿皮神經, Lateral femoral cutaneous n.)

관련혈관 가쪽넙다리휘돌이동 · 정맥(外側大腿回旋動 · 靜脈, Lateral circumflex femoral a. & v.), 넙다리동 · 정맥(大腿動 · 靜脈, Femoral a. & v.), 큰두렁정맥(大伏在靜脈, Great saphenous v.)

임상적용 무릎통증, 종아리통증, 중풍 등

Ex-LE 2 학정(鶴頂, Hakjeong)

혈이름 해설 '학정(鶴頂)'은 학의 정수리라는 뜻으로, 무릎의 모양을 지칭한다.

위 치 무릎뼈 위모서리 정중앙의 오목부위

취혈방법 무릎을 굽힌 자세에서 무릎뼈바닥 위쪽의 오목한 곳

관련근육 넙다리곧은근(大腿直筋, Rectus femoris m.), 중간넓은근(中間廣筋, Vastus intermedius m.)

관련신경 넙다리신경(大腿神經, Femoral n.)

관련혈관 무릎동 · 정맥(膝動 · 靜脈, Genicular a. & v.)

임상적용 무릎통증, 하지마비 또는 무력(無力) 등

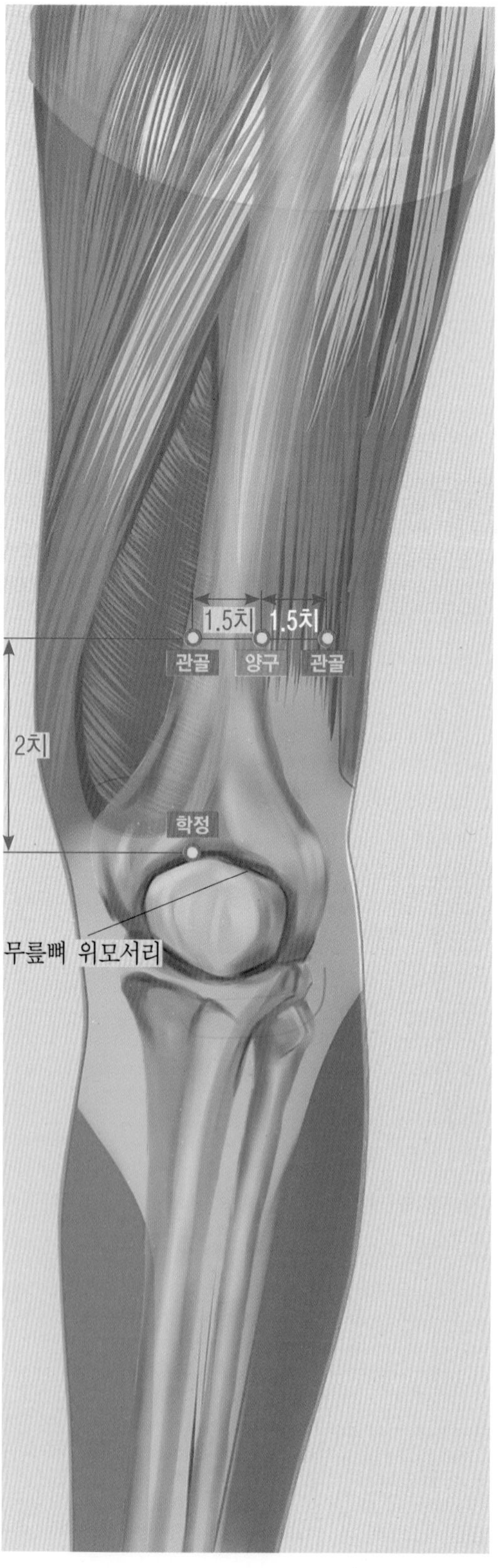

Ex-LE 3 백충와(百蟲窩, Baekchungwa)

혈이름 해설 '백(百)'은 많다는 뜻이고, '충와(蟲窩)'는 병을 일으키는 벌레가 사는 오목부위를 뜻한다.

위 치 무릎뼈 위모서리에서 위로 3치이고, 혈해혈(SP 10)에서 위로 1치 되는 곳

취혈방법 앉아서 무릎을 굽히거나 누워서 무릎을 편 자세에서 무릎뼈바닥의 안쪽끝에서 위로 3치 되는 곳

관련근육 넙다리빗근(縫工筋, Sartorius m.), 안쪽넓은근(內側廣筋, Vastus medialis m.)

관련신경 폐쇄신경(閉鎖神經, Obturator n.), 넙다리신경(大腿神經, Femoral n.)

관련혈관 넙다리동 · 정맥(大腿動 · 靜脈, Femoral a. & v.), 큰두렁정맥(大伏在靜脈, Great saphenous v.)

임상적용 두드러기, 풍진(風疹 : 얼굴과 팔다리에 좁쌀 크기의 뾰루지가 났다가 3~4일만에 없어지는 증상), 피부소양증, 습진 등

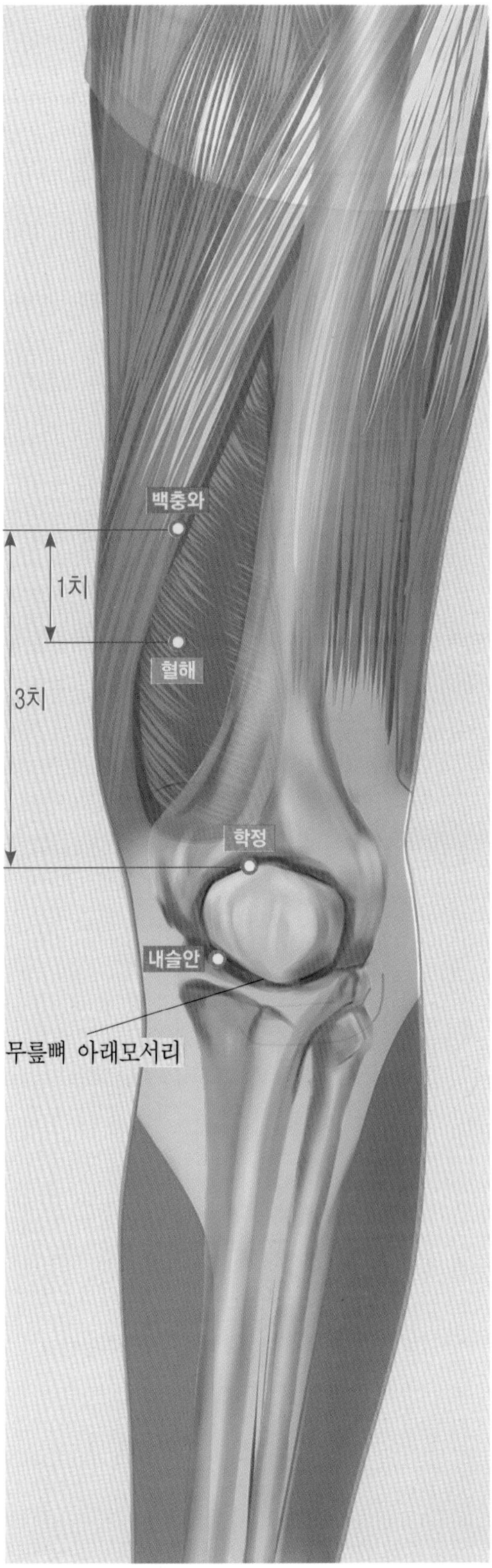

Ex-LE 4 내슬안(內膝眼, Naeseulan)

혈이름 해설 '내(內)'는 안쪽을, '슬(膝)'은 무릎을, '안(眼)'은 눈확(眼窩)을 뜻한다. 무릎인대 안쪽의 오목부위가 눈확(眼窩)과 모양이 비슷하다.

위 치 무릎뼈 아래모서리에서 무릎인대 안쪽의 오목부위

취혈방법 무릎을 45도 굽히고 앉아서 무릎뼈 아래안쪽의 오목한 곳

관련근육 무릎인대(膝靭帶, Patellar lig.)

관련신경 두렁신경의 무릎아래가지(伏在神經의 膝下枝, Infrapatellar br. of saphenous n.)

관련혈관 무릎지지띠(膝骨筋支帶, Patellar retinaculum), 무릎정맥(膝靜脈, Genicular v.)

임상적용 무릎통증 · 부기, 각기, 중풍, 슬개골연화증 등

Ex-LE 5 외슬안(外膝眼, Oeseulan)

혈이름 해설 '외(外)'는 가쪽을, '슬(膝)'은 무릎을, '안(眼)'은 눈확(안와)을 뜻한다. 무릎인대 가쪽의 오목부위가 눈확(안와)과 모양이 비슷하다.

위 치 무릎뼈 아래모서리에서 무릎인대 가쪽의 오목부위

취혈방법 무릎을 45도 굽히고 앉아서 무릎뼈 아래가쪽의 오목한 곳

관련근육 무릎인대(膝靭帶, Patellar lig.)

관련신경 두렁신경의 무릎아래가지(伏在神經의 膝下枝, Infrapatellar br. of saphenous n.)

관련혈관 무릎지지띠(膝骨筋支帶, Patellar retinaculum), 무릎정맥(膝靜脈, Genicular v.)

임상적용 무릎통증 · 부기, 각기, 중풍, 슬개골연화증 등

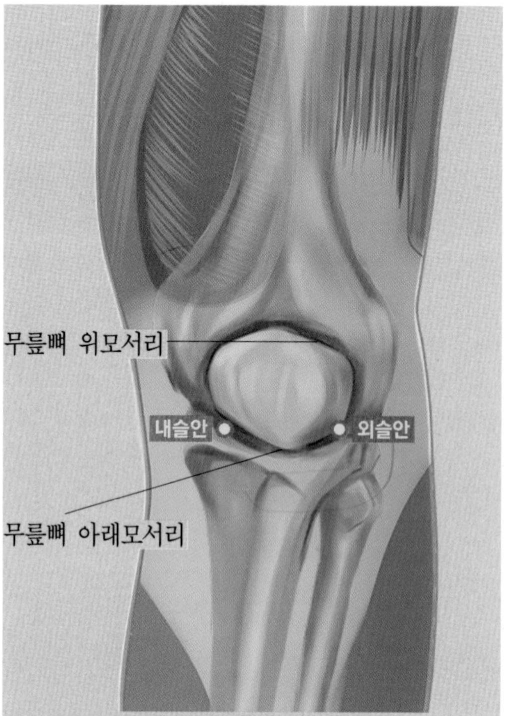

Ex-LE 6 담낭(膽囊, Damnang)

혈이름 해설 주로 담낭(쓸개주머니)질환을 치료하므로 붙여진 이름이다.

위 치 종아리뼈머리 앞모서리에서 아래로 1.5치 되는 오목부위

취혈방법 누워서 무릎뼈 아래가쪽으로 1치, 종아리뼈머리에서 앞모서리 아래로 1.5치 되는 오목한 곳으로 양릉천혈(GB 34)에서 아래로 2치 되는 곳

관련근육 긴종아리근(長腓骨筋, Peroneus longus m.), 긴발가락폄근(長趾伸筋, Extensor digitorum longus m.)

관련신경 얕은종아리신경(淺腓骨神經, Superficial peroneal n.)

관련혈관 앞정강동 · 정맥(前脛骨動 · 靜脈, Anterior tibial a. & v.)

임상적용 급 · 만성담낭염, 담석증, 옆구리통증 등

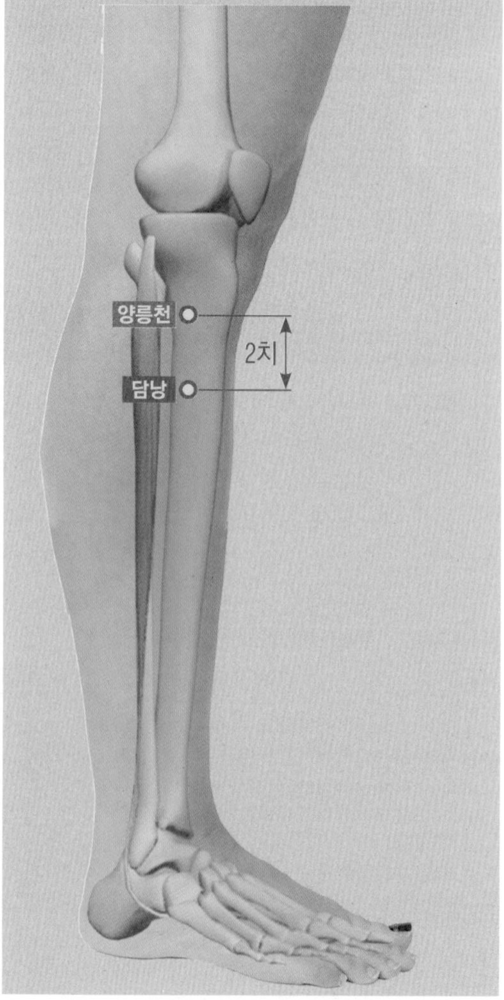

Ex-LE 7 난미(闌尾, Nanmi)

혈이름 해설 난미염(蟲垂炎)의 주치혈이어서 붙여진 이름이다.

위 치 종아리 앞면의 족삼리혈(ST 36)에서 아래로 2치, 독비혈(ST 35)에서 아래로 5치 되는 곳

취혈방법 누워서 무릎을 굽힌 자세에서 족삼리혈과 상거허혈(ST 35) 사이의 압통점(독비혈에서 아래로 5치 되는 곳)

관련근육 앞정강근(前脛骨筋, Tibialis anterior m.), 긴발가락폄근(長趾伸筋, Extensor digitorum longus m.)

관련신경 가쪽장딴지피부신경(外側腓腹皮神經, Lateral sural cutaneous n.), 깊은종아리신경(深腓骨神經, Deep peroneal n.)

관련혈관 앞정강동 · 정맥(前脛骨動 · 靜脈, Anterior tibial a. & v.)

임상적용 충수염, 급성 복통, 소화불량, 하지마비 등

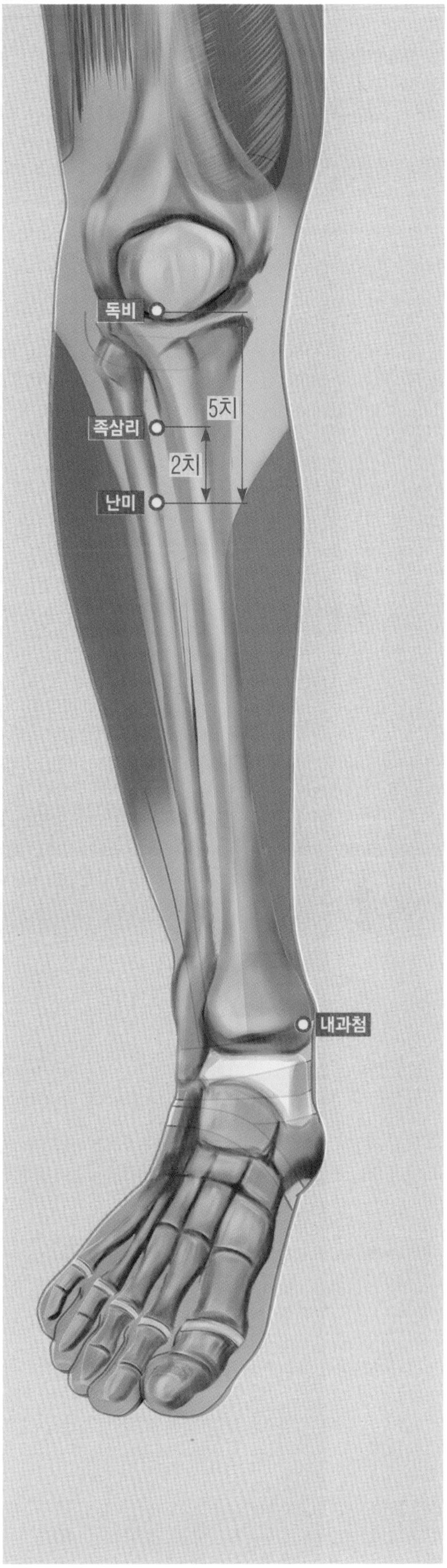

Ex-LE 8 내과첨(內踝尖, Naegwacheom)

혈이름 해설 '내(內)'는 안쪽을, '과(踝)'는 복사를, '첨(尖)'은 돌출된 것을 뜻한다.

위 치 발목 안쪽의 안쪽복사에서 가장 융기된 부분

취혈방법 발목 안쪽의 안쪽복사에서 가장 튀어나온 곳

관련근육 없음

관련신경 정강신경의 안쪽발꿈치가지(脛骨神經의 內側踵骨枝, Medial calcaneal brs. of tibial n.)

관련혈관 뒤정강동 · 정맥(後脛骨動 · 靜脈, Posterior tibial a. & v.), 큰두렁정맥(大伏在靜脈, Great saphenous v.)

임상적용 치통, 편도선염, 다리경련 등

Ex-LE 9 외과첨(外踝尖, Oegwacheom)

혈이름 해설 '외(外)'는 가쪽을, '과(踝)'는 복사를, '첨(尖)'은 돌출된 것을 뜻한다.
위 치 발목 가쪽의 가쪽복사에서 가장 융기된 부분
취혈방법 발목 가쪽의 가쪽복사에서 가장 튀어나온 곳
관련근육 없음
관련신경 장딴지신경(腓腹神經, sural n.)
관련혈관 종아리동 · 정맥(腓骨動 · 靜脈, Peroneal a. & v.), 작은두렁정맥(小伏在靜脈, Small saphenous v.)
임상적용 치통, 인후통, 편도선염, 각기, 다리경련 등

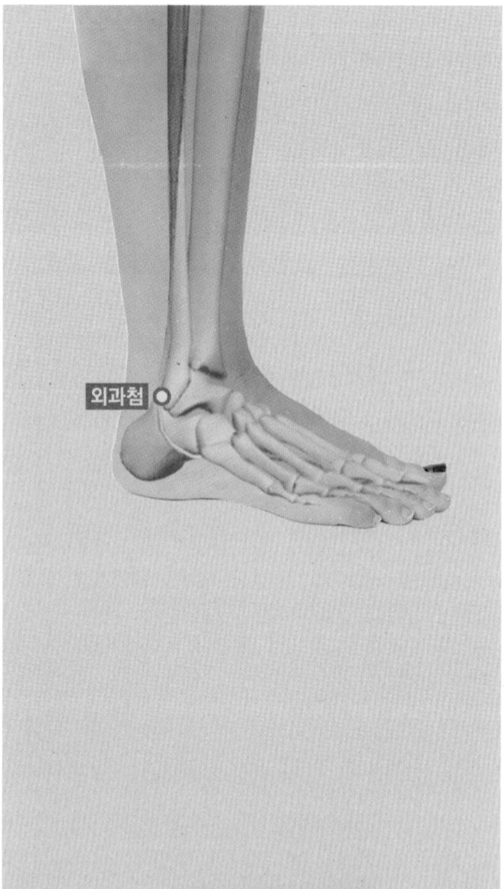

Ex-LE 10 팔풍(八風, Palpung)

혈이름 해설 '팔(八)'은 8개를 뜻하고, '풍(風)'은 풍사(風邪)로 질병을 일으킨다는 뜻이다. 풍독을 치료하는 8개의 혈이다.
위 치 발등쪽에서 발허리발가락관절 사이의 오목부위(각 발 4혈)
취혈방법 발등과 발가락 경계면에 있는 오목부위(각 발 4혈)
관련근육 등쪽뼈사이근(背側骨間筋, Dorsal interosseous m.)
관련신경 등쪽발가락신경(足背趾神經, Dorsal digital n. of foot)
관련혈관 등쪽발가락동 · 정맥(背側趾動 · 靜脈, Dorsal digital a. & v.)
임상적용 발등의 부기 · 통증, 두통, 월경불순, 각기 등

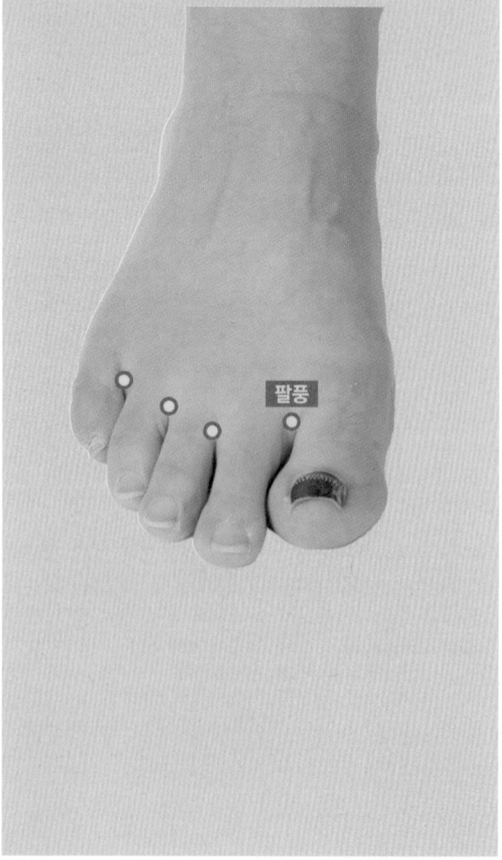

Ex-LE 11 독음(獨陰, Dokeum)

혈이름 해설 '독(獨)'은 하나를, '음(陰)'은 아래쪽을 뜻한다.

위　치 둘째발가락에서 먼쪽발가락뼈사이관절 발바닥쪽주름의 중앙

취혈방법 둘째발가락에서 먼쪽발가락뼈사이관절 발바닥쪽주름의 중앙

관련근육 벌레근(蟲樣筋, Lumbricals pedis m.), 짧은발가락굽힘근(短趾屈筋, Flexor digitorum brevis m.), 긴발가락굽힘근(長趾屈筋, Flexor digitorum longus m.)

관련신경 온바닥쪽발가락신경(總蹠側趾神經, Common plantar digital n.)

관련혈관 바닥쪽발가락동 · 정맥(蹠側趾動 · 靜脈, Plantar digital a. & v.)

임상적용 월경불순, 가슴과 배의 통증, 구토, 토혈 등

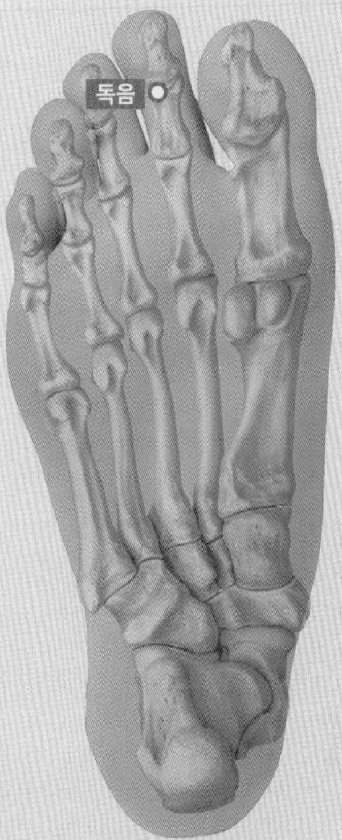

Ex-LE 12 기단(氣端, Gidan)

혈이름 해설 '기(氣)'는 경맥의 기를 뜻하고, '단(端)'은 끝부분을 뜻한다.

위　치 열개발가락의 발톱끝에서 0.1치 떨어진 곳

취혈방법 열개발가락의 발톱끝에서 0.1치 떨어진 곳(좌우 10혈)

관련근육 긴발가락굽힘근(長趾屈筋, Flexor digitorum longus m.), 짧은발가락굽힘근(短趾屈筋, Flexor digitorum brevis m.)

관련신경 온바닥쪽발가락신경(總蹠側趾神經, Common plantar digital n.)

관련혈관 바닥쪽발가락동 · 정맥(蹠側趾動 · 靜脈, Plantar digital a. & v.)

임상적용 급성복부통증, 중풍, 발가락마비, 발등의 부기 · 통증 등

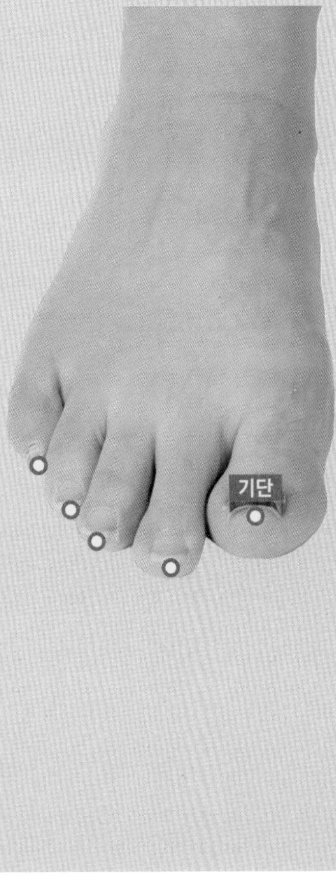

부록

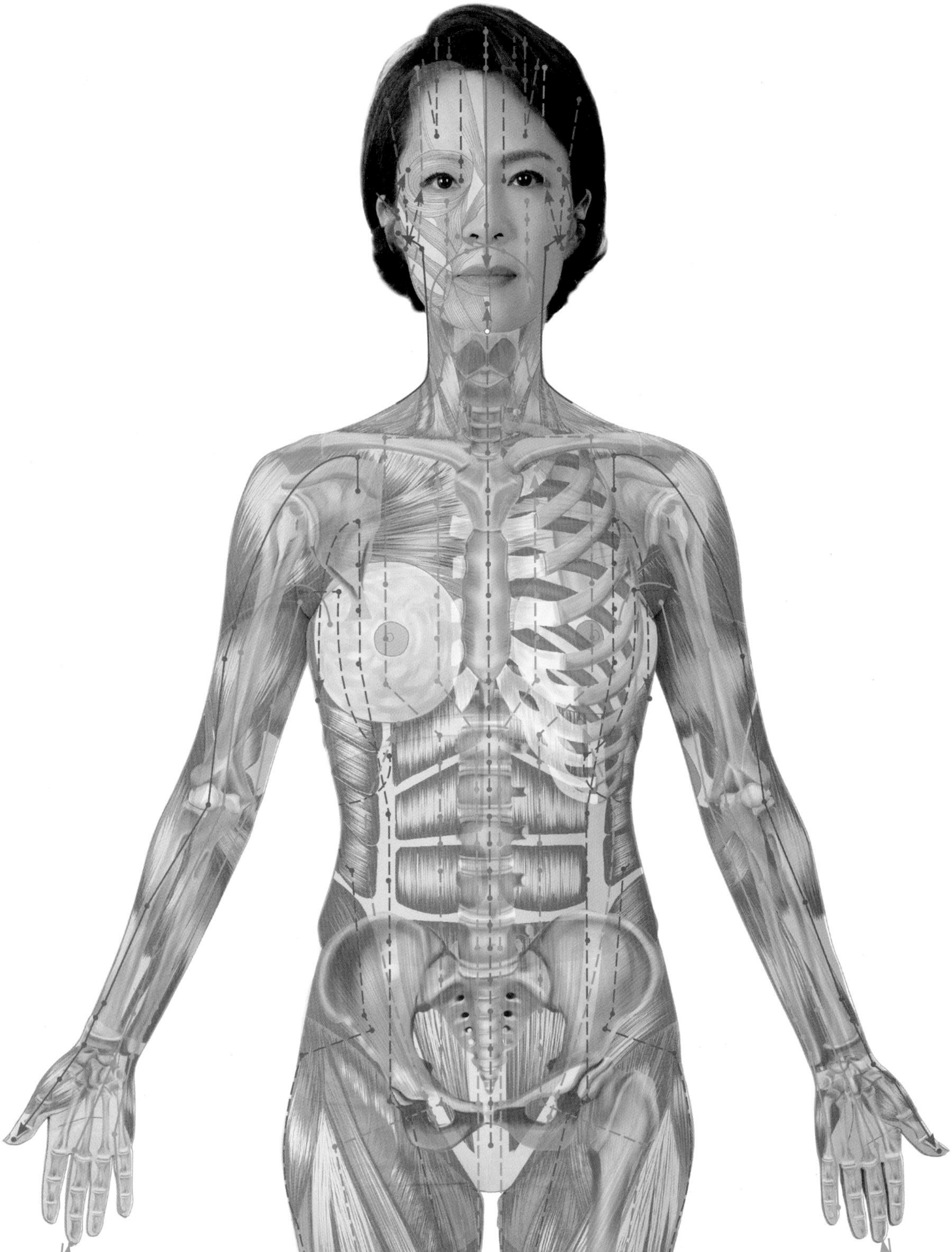

경혈표기일람

수태음폐경 手太陰肺經, Lung Meridian : LU

국제표준 경혈기호	한글 경혈이름	한문 경혈표기	한국표준 영문표기	국제표준 경혈기호	한글 경혈이름	한문 경혈표기	한국표준 영문표기
LU 1	중부	中府	Jungbu	LU 7	열결	列缺	Yeolgyeol
LU 2	운문	雲門	Unmun	LU 8	경거	經渠	Gyeonggeo
LU 3	천부	天府	Cheonbu	LU 9	태연	太淵	Taeyeon
LU 4	협백	俠白	Hyeopbaek	LU 10	어제	魚際	Eoje
LU 5	척택	尺澤	Cheoktaek	LU 11	소상	少商	Sosang
LU 6	공최	孔最	Gongchoe				

수양명대장경 手陽明大腸經, Large Intestine Meridian : LI

국제표준 경혈기호	한글 경혈이름	한문 경혈표기	한국표준 영문표기	국제표준 경혈기호	한글 경혈이름	한문 경혈표기	한국표준 영문표기
LI 1	상양	商陽	Sangyang	LI 11	곡지	曲池	Gokji
LI 2	이간	二間	Igan	LI 12	주료	肘髎	Juryo
LI 3	삼간	三間	Samgan	LI 13	수오리	手五里	Suori
LI 4	합곡	合谷	Hapgok	LI 14	비노	臂臑	Bino
LI 5	양계	陽谿	Yanggye	LI 15	견우	肩髃	Gyeonu
LI 6	편력	偏歷	Pyeollyeok	LI 16	거골	巨骨	Geogol
LI 7	온류	溫溜	Ollyu	LI 17	천정	天鼎	Cheonjeong
LI 8	하렴	下廉	Haryeom	LI 18	부돌	扶突	Budol
LI 9	상렴	上廉	Sangnyeom	LI 19	화료	禾髎	Hwaryo
LI 10	수삼리	手三里	Susamni	LI 20	영향	迎香	Yeonghyang

족양명위경 足陽明胃經, Stomach Meridian : ST

국제표준 경혈기호	한글 경혈이름	한문 경혈표기	한국표준 영문표기	국제표준 경혈기호	한글 경혈이름	한문 경혈표기	한국표준 영문표기
ST 1	승읍	承泣	Seungeup	ST 24	활육문	滑肉門	Hwaryungmun
ST 2	사백	四白	Sabaek	ST 25	천추	天樞	Cheonchu
ST 3	거료	巨髎	Georyo	ST 26	외릉	外陵	Oereung
ST 4	지창	地倉	Jichang	ST 27	대거	大巨	Daegeo
ST 5	대영	大迎	Daeyeong	ST 28	수도	水道	Sudo

국제표준 경혈기호	한글 경혈이름	한문 경혈표기	한국표준 영문표기	국제표준 경혈기호	한글 경혈이름	한문 경혈표기	한국표준 영문표기
ST 6	협거	頰車	Hyeopgeo	ST 29	귀래	歸來	Gwirae
ST 7	하관	下關	Hagwan	ST 30	기충	氣衝	Gichung
ST 8	두유	頭維	Duyu	ST 31	비관	髀關	Bigwan
ST 9	인영	人迎	Inyeong	ST 32	복토	伏兎	Bokto
ST 10	수돌	水突	Sudol	ST 33	음시	陰市	Eumsi
ST 11	기사	氣舍	Gisa	ST 34	양구	梁丘	Yanggu
ST 12	결분	缺盆	Gyeolbun	ST 35	독비	犢鼻	Dokbi
ST 13	기호	氣戶	Giho	ST 36	족삼리	足三里	Joksamni
ST 14	고방	庫房	Gobang	ST 37	상거허	上巨虛	Sanggeoheo
ST 15	옥예	屋翳	Ogye	ST 38	조구	條口	Jogu
ST 16	응창	膺窓	Eungchang	ST 39	하거허	下巨虛	Hageoheo
ST 17	유중	乳中	Yujung	ST 40	풍륭	豐隆	Pungnyung
ST 18	유근	乳根	Yugeun	ST 41	해계	解谿	Haegye
ST 19	불용	不容	Buryong	ST 42	충양	衝陽	Chungyang
ST 20	승만	承滿	Seungman	ST 43	함곡	陷谷	Hamgok
ST 21	양문	梁門	Yangmun	ST 44	내정	內庭	Naejeong
ST 22	관문	關門	Gwanmun	ST 45	여태	厲兌	Yeotae
ST 23	태을	太乙	Taeeul				

족태음비경 足太陰脾經, Spleen Meridian : SP

국제표준 경혈기호	한글 경혈이름	한문 경혈표기	한국표준 영문표기	국제표준 경혈기호	한글 경혈이름	한문 경혈표기	한국표준 영문표기
SP 1	은백	隱白	Eunbaek	SP 12	충문	衝門	Chungmun
SP 2	대도	大都	Daedo	SP 13	부사	府舍	Busa
SP 3	태백	太白	Taebaek	SP 14	복결	腹結	Bokgyeol
SP 4	공손	公孫	Gongson	SP 15	대횡	大橫	Daehoeng
SP 5	상구	商丘	Sanggu	SP 16	복애	腹哀	Bogae
SP 6	삼음교	三陰交	Sameumgyo	SP 17	식두	食竇	Sikdu
SP 7	누곡	漏谷	Nugok	SP 18	천계	天谿	Chengye
SP 8	지기	地機	Jigi	SP 19	흉향	胸鄕	Hyunghyang
SP 9	음릉천	陰陵泉	Eumneungcheon	SP 20	주영	周榮	Juyeong
SP 10	혈해	血海	Hyeolhae	SP 21	대포	大包	Daepo
SP 11	기문	箕門	Gimun				

수소음심경 手少陰心經, Heart Meridian : HI

국제표준 경혈기호	한글 경혈이름	한문 경혈표기	한국표준 영문표기	국제표준 경혈기호	한글 경혈이름	한문 경혈표기	한국표준 영문표기
HT 1	극천	極泉	Geukcheon	HT 6	음극	陰郄	Eumgeuk
HT 2	청령	青靈	Cheongnyeong	HT 7	신문	神門	Sinmun
HT 3	소해	少海	Sohae	HT 8	소부	少府	Sobu
HT 4	영도	靈道	Yeongdo	HT 9	소충	少衝	Sochung
HT 5	통리	通里	Tong-ri				

수태양소장경 手太陽小腸經, Small Intestine Meridian : SI

국제표준 경혈기호	한글 경혈이름	한문 경혈표기	한국표준 영문표기	국제표준 경혈기호	한글 경혈이름	한문 경혈표기	한국표준 영문표기
SI 1	소택	少澤	Sotaek	SI 11	천종	天宗	Cheonjeong
SI 2	전곡	前谷	Jeongok	SI 12	병풍	秉風	Byeongpung
SI 3	후계	後谿	Hugye	SI 13	곡원	曲垣	Gogwon
SI 4	완골	腕骨	Wangol	SI 14	견외수	肩外腧	Gyeonoesu
SI 5	양곡	陽谷	Yanggok	SI 15	견중수	肩中腧	Gyeonjungsu
SI 6	양로	養老	Yangno	SI 16	천창	天窓	Cheonyong
SI 7	지정	支正	Jijeong	SI 17	천용	天容	Cheonyong
SI 8	소해	小海	Sohae	SI 18	관료	顴髎	Gwollyo
SI 9	견정	肩貞	Gyeonjeong	SI 19	청궁	聽宮	Cheonggung
SI 10	노수	臑腧	Nosu				

족태양방광경 足太陽膀胱經, Bladder Meridian : BL

국제표준 경혈기호	한글 경혈이름	한문 경혈표기	한국표준 영문표기	국제표준 경혈기호	한글 경혈이름	한문 경혈표기	한국표준 영문표기
BL 1	정명	睛明	Jeongmyeong	BL 35	회양	會陽	Hoeyang
BL 2	찬죽	攢竹	Chanjuk	BL 36	승부	承扶	Seungbu
BL 3	미충	眉衝	Michung	BL 37	은문	殷門	Eunmun
BL 4	곡차	曲差	Gokcha	BL 38	부극	浮郄	Bugeuk
BL 5	오처	五處	Ocheo	BL 39	위양	委陽	Wiyang
BL 6	승광	承光	Seunggwang	BL 40	위중	委中	Wijung

국제표준 경혈기호	한글 경혈이름	한문 경혈표기	한국표준 영문표기	국제표준 경혈기호	한글 경혈이름	한문 경혈표기	한국표준 영문표기
BL 7	통천	通天	Tongcheon	BL 41	부분	附分	Bubun
BL 8	낙각	絡却	Nakgak	BL 42	백호	魄戶	Baekho
BL 9	옥침	玉枕	Okchim	BL 43	고황	膏肓	Gohwang
BL 10	천주	天柱	Cheonju	BL 44	신당	神堂	Sindang
BL 11	대저	大杼	Daejeo	BL 45	의희	譩譆	Uihui
BL 12	풍문	風門	Pungmun	BL 46	격관	膈關	Gyeokgwan
BL 13	폐수	肺腧	Pyesu	BL 47	혼문	魂門	Honmun
BL 14	궐음수	厥陰腧	Gworeumsu	BL 48	양강	陽綱	Yanggang
BL 15	심수	心腧	Simsu	BL 49	의사	意舍	Uisa
BL 16	독수	督腧	Doksu	BL 50	위창	胃倉	Wichang
BL 17	격수	膈腧	Gyeoksu	BL 51	황문	肓門	Hwangmun
BL 18	간수	肝腧	Gansu	BL 52	지실	志室	Jisil
BL 19	담수	膽腧	Damsu	BL 53	포황	胞肓	Pohwang
BL 20	비수	脾腧	Bisu	BL 54	질변	秩邊	Jilbyeon
BL 21	위수	胃腧	Wisu	BL 55	합양	合陽	Habyang
BL 22	삼초수	三焦腧	Samchosu	BL 56	승근	承筋	Seunggeun
BL 23	신수	腎腧	Sinsu	BL 57	승산	承山	Seungsan
BL 24	기해수	氣海腧	Gihaesu	BL 58	비양	飛揚	Biyang
BL 25	대장수	大腸腧	Daejangsu	BL 59	부양	跗陽	Buyang
BL 26	관원수	關元腧	Gwanwonsu	BL 60	곤륜	崑崙	Gollyun
BL 27	소장수	小腸腧	Sojangsu	BL 61	복삼	僕參	Boksam
BL 28	방광수	膀胱腧	Banggwangsu	BL 62	신맥	申脈	Sinmaek
BL 29	중려수	中膂腧	Jungnyeosu	BL 63	금문	金門	Geummun
BL 30	백환수	白環腧	Baekwansu	BL 64	경골	京骨	Gyeonggol
BL 31	상료	上髎	Sangnyo	BL 65	속골	束骨	Sokgol
BL 32	차료	次髎	Charyo	BL 66	족통곡	足通谷	Joktonggok
BL 33	중료	中髎	Jungnyo	BL 67	지음	至陰	Jieum
BL 34	하료	下髎	Haryo				

족소음신경 足少陰腎經, Kidney Meridian : KI

국제표준 경혈기호	한글 경혈이름	한문 경혈표기	한국표준 영문표기	국제표준 경혈기호	한글 경혈이름	한문 경혈표기	한국표준 영문표기
KI 1	용천	涌泉	Yongcheon	KI 15	중주	中注	Jungju
KI 2	연곡	然谷	Yeongok	KI 16	황수	肓腧	Hwangsu
KI 3	태계	太谿	Taegye	KI 17	상곡	商曲	Sanggok
KI 4	태(대)종	太(大)鐘	Taejong	KI 18	석관	石關	Seokgwan
KI 5	수천	水泉	Sucheon	KI 19	음도	陰都	Eumdo
KI 6	조해	照海	Johae	KI 20	복통곡	腹通谷	Boktonggok
KI 7	복류	復溜	Bokryu	KI 21	유문	幽門	Yumun
KI 8	교신	交信	Gyosin	KI 22	보랑	步廊	Borang
KI 9	축빈	築賓	Chukin	KI 23	신봉	神封	Sinbong
KI 10	음곡	陰谷	Eumgok	KI 24	영허	靈墟	Yeongheo
KI 11	횡골	橫骨	Hoenggol	KI 25	신장	神藏	Sinjang
KI 12	대혁	大赫	Daehyeok	KI 26	욱중	彧中	Ukjung
KI 13	기혈	氣穴	Gihyeol	KI 27	수부	腧府	Subu
KI 14	사만	四滿	Saman				

수궐음심포경 手厥陰心包經, Pericardium Meridian : PC

국제표준 경혈기호	한글 경혈이름	한문 경혈표기	한국표준 영문표기	국제표준 경혈기호	한글 경혈이름	한문 경혈표기	한국표준 영문표기
PC 1	천지	天池	Cheonji	PC 6	내관	內關	Naegwan
PC 2	천천	天泉	Cheoncheon	PC 7	태(대)릉	太(大)陵	Taereung
PC 3	곡택	曲澤	Goktaek	PC 8	노궁	勞宮	Nogung
PC 4	극문	郄門	Geungmun	PC 9	중충	中衝	Jungchung
PC 5	간사	間使	Gansa				

수소양삼초경 手少陽三焦經, Triple Energizer Meridian : TE

국제표준 경혈기호	한글 경혈이름	한문 경혈표기	한국표준 영문표기	국제표준 경혈기호	한글 경혈이름	한문 경혈표기	한국표준 영문표기
TE 1	관충	關衝	Gwanchung	TE 13	노회	臑會	Nohoe
TE 2	액문	液門	Aengmun	TE 14	견료	肩髎	Gyeollyo
TE 3	중저	中渚	Jungjeo	TE 15	천료	天髎	Cheonllyo
TE 4	양지	陽池	Yangji	TE 16	천유	天牖	Cheonyu
TE 5	외관	外關	Oegwan	TE 17	예풍	翳風	Yepung

국제표준 경혈기호	한글 경혈이름	한문 경혈표기	한국표준 영문표기	국제표준 경혈기호	한글 경혈이름	한문 경혈표기	한국표준 영문표기
TE 6	지구	支溝	Jigu	TE 18	계맥	瘈脈	Gyemaek
TE 7	회종	會宗	Hoejong	TE 19	노식	顱息	Nosik
TE 8	삼양락	三陽絡	Samyangnak	TE 20	각손	角孫	Gakson
TE 9	사독	四瀆	Sadok	TE 21	이문	耳門	Imun
TE 10	천정	天井	Cheonjeong	TE 22	화료	禾髎	Hwaryo
TE 11	청랭연	淸冷淵	Cheongnaengyeon	TE 23	사죽공	絲竹空	Sajukgong
TE 12	소락	消濼	Sorak				

족소양담경 足少陽膽經, Gallbladder Meridian : GB

국제표준 경혈기호	한글 경혈이름	한문 경혈표기	한국표준 영문표기	국제표준 경혈기호	한글 경혈이름	한문 경혈표기	한국표준 영문표기
GB 1	동자료	瞳子髎	Dongjaryo	GB 23	첩근	輒筋	Cheopgeun
GB 2	청회	聽會	Cheonghoe	GB 24	일월	日月	Irwol
GB 3	상관	上關	Sanggwan	GB 25	경문	京門	Gyeongmun
GB 4	함염	頷厭	Hamyeom	GB 26	대맥	帶脈	Daemaek
GB 5	현로	懸顱	Hyeollo	GB 27	오추	五樞	Ochu
GB 6	현리	懸釐	Hyeon-Ri	GB 28	유도	維道	Yudo
GB 7	곡빈	曲鬢	Gokbin	GB 29	거료	居髎	Georyo
GB 8	솔곡	率谷	Solgok	GB 30	환도	環跳	Hwando
GB 9	천충	天衝	Cheonchung	GB 31	풍시	風市	Pungsi
GB 10	부백	浮白	Bubaek	GB 32	중독	中瀆	Jungdok
GB 11	두규음	頭竅陰	Dugyueum	GB 33	슬양관	膝陽關	Seuryanggwan
GB 12	완골	完骨	Wangol	GB 34	양릉천	陽陵泉	Yangneungcheon
GB 13	본신	本神	Bonsin	GB 35	양교	陽交	Yanggyo
GB 14	양백	陽白	Yangbaek	GB 36	외구	外丘	Oegu
GB 15	두임읍	頭臨泣	Duimeup	GB 37	광명	光明	Gwangmyeong
GB 16	목창	目窓	Mokchang	GB 38	양보	陽輔	Yangbo
GB 17	정영	正營	Jeongyeong	GB 39	현종	懸鍾	Hyeonjong
GB 18	승령	承靈	Seungnyeong	GB 40	구허	丘墟	Guheo
GB 19	뇌공	腦空	Noegong	GB 41	족임읍	足臨泣	Jogimeup
GB 20	풍지	風池	Pungji	GB 42	지오회	地五會	Jiohoe
GB 21	견정	肩井	Gyeonjeong	GB 43	협계	俠谿	Hyepgye
GB 22	연액	淵腋	Yeonaek	GB 44	족규음	足竅陰	Jokgyueum

족궐음간경 足厥陰肝經, Liver Meridian : LR

국제표준 경혈기호	한글 경혈이름	한문 경혈표기	한국표준 영문표기	국제표준 경혈기호	한글 경혈이름	한문 경혈표기	한국표준 영문표기
LR 1	태(대)돈	太(大)敦	Taedon	LR 8	곡천	曲泉	Gokcheon
LR 2	행간	行間	Haenggan	LR 9	음포	陰包	Eumpo
LR 3	태충	太衝	Taechung	LR 10	족오리	足五里	Jogori
LR 4	중봉	中封	Jungbong	LR 11	음렴	陰廉	Eumnyeom
LR 5	여구	蠡溝	Yeogu	LR 12	급맥	急脈	Geummaek
LR 6	중도	中都	Jungdo	LR 13	장문	章門	Jangmun
LR 7	슬관	膝關	Seulgwan	LR 14	기문	期門	Gimun

독맥 督脈, Governor Vessel : GV

국제표준 경혈기호	한글 경혈이름	한문 경혈표기	한국표준 영문표기	국제표준 경혈기호	한글 경혈이름	한문 경혈표기	한국표준 영문표기
GV 1	장강	長强	Janggang	GV 15	아문	瘂門	Amun
GV 2	요수	腰腧	Yosu	GV 16	풍부	風府	Pungbu
GV 3	요양관	腰陽關	Yoyanggwan	GV 17	뇌호	腦戶	Noeho
GV 4	명문	命門	Myeongmun	GV 18	강간	强間	Ganggan
GV 5	현추	懸樞	Hyeonchu	GV 19	후정	後頂	Hujeong
GV 6	척중	脊中	Cheokjung	GV 20	백회	百會	Baekhoe
GV 7	중추	中樞	Jungchu	GV 21	전정	前頂	Jeonjeong
GV 8	근축	筋縮	Geunchuk	GV 22	신회	顖會	Sinhoe
GV 9	지양	至陽	Jiyang	GV 23	상성	上星	Sangseong
GV 10	영대	靈臺	Yeongdae	GV 24	신정	神庭	Sinjeong
GV 11	신도	神道	Sindo	GV 25	소료	素髎	Soryo
GV 12	신주	身柱	Sinju	GV 26	수구	水溝	Sugu
GV 13	도도	陶道	Dodo	GV 27	태단	兌端	Taedan
GV 14	대추	大椎	Daechu	GV 28	은교	齦交	Eungyo

임맥 任脈, Conception Vessel : CV

국제표준 경혈기호	한글 경혈이름	한문 경혈표기	한국표준 영문표기	국제표준 경혈기호	한글 경혈이름	한문 경혈표기	한국표준 영문표기
CV 1	회음	會陰	Hoeeum	CV 13	상완	上脘	Sangwan
CV 2	곡골	曲骨	Gokgol	CV 14	거궐	巨闕	Geogwol
CV 3	중극	中極	Junggeuk	CV 15	구미	鳩尾	Gumi

국제표준 경혈기호	한글 경혈이름	한문 경혈표기	한국표준 영문표기	국제표준 경혈기호	한글 경혈이름	한문 경혈표기	한국표준 영문표기
CV 4	관원	關元	Gwanwon	CV 16	중정	中庭	Jungjeong
CV 5	석문	石門	Seongmun	CV 17	단중	膻中	Danjung
CV 6	기해	氣海	Gihae	CV 18	옥당	玉堂	Okdang
CV 7	음교	陰交	Eumgyo	CV 19	자궁	紫宮	Jagung
CV 8	신궐	神闕	Singwol	CV 20	화개	華蓋	Hwagae
CV 9	수분	水分	Subun	CV 21	선기	璇璣	Seon-gi
CV 10	하완	下脘	Hawan	CV 22	천돌	天突	Cheondol
CV 11	건리	建里	Geolli	CV 23	염천	廉泉	Yeomcheon
CV 12	중완	中脘	Jungwan	CV 24	승장	承漿	Seungjang

경혈가(經穴歌)

수태음폐경 手太陰肺經, Lung Meridian : LU

수태음폐 십일혈手太陰肺十一穴 중부 운문 천부결中府雲門天府訣
협백 척택 공최존俠白尺澤孔最存 열결 경거 태연섭列缺經渠太淵涉
어제 소상 여구엽魚際少商如韮葉

수양명대장경 手陽明大腸經, Large Intestine Meridian : LI

수양명혈 기상양手陽明穴起商陽 이간 삼간 합곡장二間三間合谷藏
양계 편력 온류장陽谿偏歷溫溜長 하렴 상렴 수삼리下廉上廉手三里
곡지 주료 오리근曲池肘髎五里近 비노 견우 거골당臂臑肩髃巨骨當
천정 부돌 화료접天鼎扶突禾髎接 비방 오분호 영향鼻傍五分號迎香

족양명위경 足陽明胃經, Stomach Meridian : ST

사십오혈 족양명四十五穴足陽明 승읍 사백 거료경承泣四白巨髎經
지창 대영등 협거地倉大迎登頰車 하관 두유대 인영下關頭維對人迎
수돌 기사연 결분水突氣舍連缺盆 기호 고방 옥예둔氣戶庫房屋翳屯
응창 유중하 유근膺窓乳中下乳根 불용 승만출 양문不容承滿出梁門
관문 태을 활육기關門太乙滑肉起 천추 외릉 대거리天樞外陵大巨裏

수도 귀래달 기충水道歸來達氣衝 비관 복토주 음시髀關伏兎走陰市
양구 독비 족삼리梁丘犢鼻足三里 상거허연 조구저上巨虛連條口底
하거허하 유풍륭下巨虛下有豊隆 해계 충양 함곡중解谿衝陽陷谷中
내정 여태 양명혈內庭厲兌陽明穴 대지차지 지단종大趾次趾之端終

족태음비경 足太陰脾經, Spleen Meridian : SP

이십일혈 비중주二十一穴脾中洲 은백재족 대지두隱白在足大趾頭
대도 태백 공손성大都太白公孫盛 상구 삼음교가구商丘三陰交可求
누곡 지기 음릉천漏谷地機陰陵泉 혈해 기문 충문개血海箕門衝門開
부사 복결 대횡배府舍腹結大横排 복애 식두연 천계腹哀食竇連天谿
흉향 주영 대포수胸鄕周榮大包隨 좌우합이 사십이左右合而四十二

수소음심경 手少陰心經, Heart Meridian : HI

구혈오시 수소음九穴午時手少陰 극천 청령 소해심極泉青靈少海深
영도 통리 음극수靈道通里陰郄遂 신문 소부 소충심神門少府少衝尋

수태양소장경 手太陽小腸經, Small Intestine Meridian : SI

수태양혈 일십구手太陽穴一十九 소택 전곡 후계수少澤前谷後谿藪
완골 양곡 양로승腕骨陽谷養老繩 지정 소해외보주支正小海外輔肘
견정 노수접 천종肩貞臑腧接天宗 료외 병풍 곡원착髎外秉風曲垣着
견외수연 견중수肩外腧連肩中腧 천창내여 천용우天窓乃與天容偶
예골지단상 관료銳骨之端上顴髎 청궁이전 주상주聽宮耳前珠上走

족태양방광경 足太陽膀胱經, Bladder Meridian : BL

족태양경 육십칠足太陽經六十七 정명목내 홍육장睛明目內紅肉藏
찬죽 미충여 곡차攢竹眉衝與曲差 오처촌반상 승광五處上寸半承光
통천 낙각 옥침앙通天絡却玉枕昂 천주후제 대근외天柱後際大筋外
대저배부 제이행大杼背部第二行 풍문 폐수 궐음수風門肺腧厥陰腧
심수 독수 격수강心腧督腧膈兪强 간 담 비 위구애차肝膽脾胃俱挨次
삼초 신 기해 대장三焦腎氣海大腸 관원 소장도 방광關元小腸到膀胱

중려 백환자세량中膂白環仔細量 자종대저 지백환自從大杼至白環
각각절외 촌반장各各節外寸半長 상료 차료중복하上髎次髎中復下
일공이공 요과당一空二空腰髁當 회양음미 골외취會陽陰尾骨外取
부분 협척 제삼행附分俠脊第三行 백호 고황여 신당魄戶膏肓與神堂
의희 격관 혼문구譩譆膈關魂門九 양강 의사잉 위창陽綱意舍仍胃倉
황문 지실 포황속肓門志室胞肓續 이십추하 질변장二十椎下秩邊場
승부비횡 문중앙承扶臀橫紋中央 은문부극 도위양殷門浮郄到委陽
위중 합양 승근시委中合陽承筋是 승산 비양과 부양承山飛揚踝跗陽
곤륜 복삼련 신맥崑崙僕參連申脈 금문 경골 속골망金門京骨束骨忙
통곡 지음소지방通谷至陰小趾傍 좌우합 백삼십사左右合百三十四

족소음신경 足少陰腎經, Kidney Meridian : KI

족소음혈 이십칠足少陰穴二十七 용천 연곡 태계일涌泉然谷太谿溢
태종 수천통 조해大鍾水泉通照海 복류 교신 축빈실復溜交信築賓實
음곡슬내 부골후陰谷膝內跗骨後 기상종족 주지슬已上從足走至膝
횡골 대혁련 기혈橫骨大赫連氣穴 사만 중주 황수제四滿中注肓腧臍
상곡 석관 음도밀商曲石關陰都密 통곡 유문반촌벽通谷幽門半寸闢
절량복상 분십일折量腹上分十一 보랑 신봉응 영허步廊神封膺靈墟
신장 욱중 수부필神藏彧中腧府畢

수궐음심포경 手厥陰心包經, Pericardium Meridian : PC

구혈심포 수궐음九穴心包手厥陰 천지 천천 곡택심天池天泉曲澤深
극문 간사 내관대郄門間使內關對 태릉 노궁 중충침太陵勞宮中衝侵

수소양삼초경 手少陽三焦經, Triple Energizer Meridian : TE

이십삼혈 수소양二十三穴手少陽 관충 액문 중저방關衝液門中渚傍
양지 외관 지구회陽池外關支溝會 회종 삼양 사독배會宗三陽四瀆配
천정합거 청랭연天井合去淸冷淵 소락 노회 견료편消濼臑會肩髎偏
천료 천유동 예풍天髎天牖同翳風 계맥 노식 각손통瘈脈顱息角孫通
이문 화료 사죽공耳門和髎絲竹空

족소양담경 足少陽膽經, Gallbladder Meridian : GB

소양족경 동자료少陽足經瞳子髎 사십사혈 행초초四十四穴行迢迢
청회 상관 함염집聽會上關頷厭集 현로 현리 곡빈교懸顱懸釐曲鬢翹
솔곡 천충 부백차率谷天衝浮白次 규음 완골 본신요竅陰完骨本神邀
양백 임읍 목창벽陽白臨泣目窓闢 정영 승령 뇌공요正營承靈腦空搖
풍지 견정 연액부風池肩井淵腋部 첩근 일월 경문표輒筋日月京門標
대맥 오추 유도속帶脈五樞維道續 거료 환도 풍시초居髎環跳風市招
중독 양관 양릉혈中瀆陽關陽陵穴 양교 외구 광명소陽交外丘光明宵
양보 현종 구허외陽輔懸鍾丘墟外 족임읍 지오 협계足臨泣地五俠谿
제사지단 규음필第四指端竅陰畢

족궐음간경 足厥陰肝經, Liver Meridian : LR

일십사혈 족궐음一十四穴足厥陰 태돈 행간 태충침太敦行間太衝浸
중봉 여구 중도근中封蠡溝中都近 슬관 곡천 음포림膝關曲泉陰包臨
오리 음렴 급맥계五里陰廉急脈系 장문상대 기문심章門常對期門深

독맥 督脈, Governor Vessel : GV

독맥행배 지중행督脈行背之中行 이십팔혈시 장강二十八穴始長强
요수 양관입 명문腰腧陽關入命門 현추 척중 중추장懸樞脊中中樞長
근축 지양귀 영대筋縮至陽歸靈臺 신도 신주 도도개神道身柱陶道開
대추 아문연 풍부大椎瘂門連風府 뇌호 강간 후정배腦戶强間後頂排
백회 전정통 신회百會前頂通顖會 상성 신정 소료대上星神庭素髎對
수구 태단재진상水溝兌端在脣上 은교상치 봉지내齦交上齒縫之內

임맥 任脈, Conception Vessel : CV

임맥이사 기회음任脈二四起會陰 곡골 중극 관원예曲骨中極關元銳
석문 기해 음교잉石門氣海陰交仍 신궐 수분 하완배神闕水分下脘配
건리 중상완상련建里中上脘相連 거궐 구미폐골하巨闕鳩尾蔽骨下
중정 단중모 옥당中庭膻中慕玉堂 자궁 화개 선기야紫宮華蓋琁璣也
천돌결후시 염천天突結喉是廉泉 진하완완 승장사脣下宛宛承漿舍

참고문헌

권영미 외 역(2015). Structure & Function of the Body. 대경북스.

김두원 편저(1999). 황제보감 I . 주식회사 성한앤드김.

김승수 편(1999). 화타경혈치료비법. 명문당.

김용남(1999). 한방물리치료학. 현문사.

김용수 외(2016). 눈으로 배우는 사람해부. 대경북스.

김원출 외(1995). 지압과 경혈요법. 해문출판사.

김창국 외(2015). 인체해부학 아카데미. 대경북스.

김창환 · 김용석 편역(2016). 질병을 치료하는 지압 동의보감 1, 2. 중앙생활사.

김현제 외(1983). 한의학사전. 성보사.

나창수 외(2001). 한의학 총강. 의성당.

남경중의학원(1987). 동양의학개론(한방의학총서). 한림원.

맹경춘 편(1993). 한의학개론. 의성당.

박종관 편저(1993). 실용 지압치료법. 서림문화사.

배원식 외(1973). 한방치료대전. 남산당.

송범룡 외(1993). 한방임상총론. 정담.

신민교(1996). 최신한방임상진료 . 영림사.

신원범(2017). 인체경혈경락학. 대경북스.

안영기 편저(1986). 경혈학총서 : 칼라 경락해부도. 성보사.

엄진국(2000). 경혈응용해부도해. 일중사.

원황철(1999). 구당 김남수 구술 생활침뜸의학. 보성사.

이병국 저(1995). 경혈도(상 · 하). 도서출판 현대침구원.

이병국(1995). 경혈을 찾는 법. 현대침구원.

이병국(2003). 한의학 입문. 침코리아.

이봉교 편(1992). 한방진단학. 성보사.

전국한의과대학 경혈학교실 편(2000). 경혈학(도해). 정문각.

전국한의과대학 침구학교실 편(2000). 한방통증치료학. 대성의학사.

최수찬(2015). 361 지압 경혈백과. 지식서간.

편집부 편(1997). 인체경맥경혈도. 성보사.

守口龍三(2016). 人体の経穴[ツボ]と経絡. ナツメ社.

守口龍三 · 影山幾男(2015). 人体のツボ. ナツメ社.

中山仁二(1999). 特效手足のツボ刺激療法. 株式會社 大泉書店.

佐藤久三(1991). 病氣をなおす100の秘法. 株式會社 ナツメ社.

佐藤久三(1993). 人體ツボの秘法. 株式會社 ナツメ社.

Peter Deadman, Kevin Baker, Mazin Al-Khafaji(1998). *A Manual of Acupuncture*. Eastland Press.

Giovanni Maciocia, Giovanni Macviocia(1994). *The Practice of Chinese Medicine: The Treatment of Diseases With Acupuncture and Chinese Herbs*. Churchill Livingstone.

Art Riggs(2002). *Deep Tissue Massage: A Visual Guide to Techniques*. North Atlantic Books.

Michael Reed Gach(1990). *Acupressure's Potent Points: A Guide to Self-Care for Common Ailments*. Bantam Doubleday Dell Pub.

Terry Oleson (1996). *Auriculotherapy Manual: Chinese and Western Systems of Ear Acupuncture*. Health Care Alternatives.

John F. Thie, Keith Marks(1979). *Touch for Health: A Practical Guide to Natural Health Using Acupressure Touch and Massage to Improve Postural Balance and Reduce Physical and Mental Pain and Tension*. DeVorss & Company.

경혈이름 찾아보기

ㅁ, ㅂ

ㅅ

ㅇ

ㅈ

ㅊ